应用分子药理学

（第2版）

主　编　王晓良

副主编　陈乃宏　陈晓光　胡卓伟

　　　　　李　燕　邵荣光　朱海波

编　者（以姓氏笔画为序）

马　昂　王文杰　王贵彬　王晓良　方莲花　申竹芳

史会杰　刘　明　吕晓希　孙　华　孙　岚　孙　巍

朱海波　杜冠华　花　芳　李玉环　李　瑾　李聪然

李　燕　邵荣光　张　丹　张均田　张建军　张晓伟

张　雯　张德昌　宋俊科　陈乃宏　陈晓光　陈　博

环　奕　金　晶　武玉洁　苑玉和　杨信怡　胡卓伟

阎　雨　黄林章　盛　莉　蒋建东　彭　英　游雪甫

薛妮娜

中国协和医科大学出版社

图书在版编目（CIP）数据

应用分子药理学 / 王晓良主编．—北京：中国协和医科大学出版社，2015.9
ISBN 978-7-5679-0411-8

Ⅰ．①分…　Ⅱ．①王…　Ⅲ．①分子-药理学　Ⅳ．①R966

中国版本图书馆 CIP 数据核字（2015）第 180583 号

应用分子药理学（第 2 版）

主　　编：王晓良
责任编辑：许进力

出版发行：中国协和医科大学出版社
（北京东单三条九号　邮编 100730　电话 65260378）
网　　址：www. pumcp. com
经　　销：新华书店总店北京发行所
印　　刷：北京佳艺恒彩印刷有限公司

开　　本：889×1194　　1/16 开
印　　张：37. 25
字　　数：960 千字
版　　次：2015 年 9 月第 2 版　　　2015 年 9 月第 1 次印刷
印　　数：1—2000
定　　价：120. 00 元

ISBN 978-7-5679-0411-8

序

随着人类基因组学的重大突破和生物医学相关领域的飞速发展，药理学学科也经历了多个革命性的重大发展阶段，从20世纪早期和中期的整体到器官水平为主的药理学，到后期的分子药理学；进入21世纪后，治疗重大疾病的药物全新作用机制和药靶不断涌现，药理学研究正由单一机制、单一靶点向多机制多靶点转移。网络药理学、系统生物学、生物信息学和人源化动物的药理学评价等，都大大促进了药理学，特别是分子药理学的发展，使基因、蛋白表达及核受体水平的调节成为可能。生命科学的发展提高了人们对生命现象和疾病发生机制的认识，而分子药理学，则有助于发现预防、治疗这些疾病药物的方法和手段。特别是近年来“转化医学”概念的提出和应用，大大加速了基础研究成果服务于临床实践的步伐，而药理学是介于基础与临床之间的学科是转化医学的重要桥梁，分子药理学则代表了更高层次的转化。值得一提的是，目前方兴未艾的“精准医疗”在精准定位的基础上，更寄希望于在分子水平上发挥药理学的巨大威力。因此，分子药理学即是一门与时俱进的基础学科，又是一门与临床疾病和新药研发密切相关的应用学科。

“国家科技重大专项”中的“药物创新专项”经过十一五和十二五，已取得多项重大成果，我国研发的新靶点药物、抗体药物、ADC抗体偶联药物、免疫检查点的肿瘤免疫治疗药、表观遗传治疗药物都已取得令人鼓舞的进展。我国的药理学科已经进入到以分子靶点，基因调控和信号通路等为基础的药理毒理评价和开发阶段。面对未来十三五国家发展战略，继续加强药理学基础研究，研制重大产品、满足重大需求、解决重点临床需要，促进应用开发和产业化，最大限度地造福患者，造福社会，是药学工作者的重大责任。本书的再版和发行顺应了国家十三五发展战略，对药学高级人才培养，理论与实际应用结合将发挥较重要的作用。

《应用分子药理学》作为北京协和医学院研究生药理学课程的主要教材，十年来发挥了重要作用，因学科发展需要和实际工作的与时俱进，此次再版增加了十个章节，使内容更加系统、完整，与常见疑难疾病的病理生理和药物的作用机制联系更加紧密，不仅有益教学，对临床工作者和药物研究人员也是一本重要的参考书。

本书编写人员以中国医学科学院药物研究所，医药生物技术研究所和基础医学研究所的中青年药理学科研、教学骨干为主，他们也是我国药理学科研和新药开发的有生力量，在长期的科研、教学活动中积累了丰富的经验。中国医学科学院药物研究所多年来一直是我国最重要的药理学科研基地和高级人才培养基地之一，也是我国创新药物开发的最重要基地之一。在此，祝贺该书的再版发行，感谢各位编写人员将他们的知识和经验分享给广大读者。

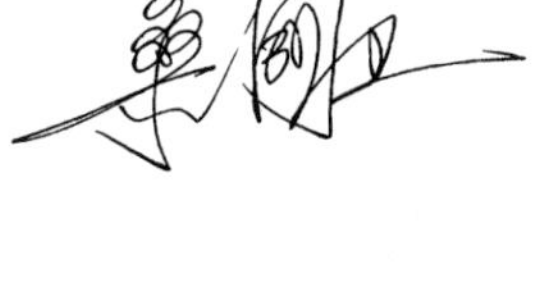

前　言

《应用分子药理学》出版已经十年了，在过去的十年中，该书在北京协和医学院研究生教学中发挥了重要作用。十年来，生命科学的各个领域，以及医药科技领域取得了巨大的进展，《应用分子药理学》第一版已不适应当前的研究生教学和作为临床、科研人员的参考书，因此决定再版。

新版《应用分子药理学》从第一版的共十四个章节增加到二十四章，使内容更加完整、系统；包含了分子药理学的总论，如受体、离子通道、信号转导系统的分子水平调控等；以及神经、精神系统药物，神经退行性疾病药物，心脑血管药物，调血脂药物，糖尿病等代谢性疾病药物，抗炎免疫、抗肿瘤、抗菌、抗病毒药物的分子药理学。特别值得指出的是，根据临床需求和目前医药市场的需求和未来发展，这一版中加进了抗组织纤维化药物，生物技术药物，即主要为抗体药物的设计、药理学作用及机制的新的内容。同时这一版也对有些内容进行了删减，如去掉了生殖激素类药物一章，将单独 P450 一章合并为药物代谢酶与转运蛋白调控及分子机制等。

此书不同于基础和临床药理学教科书，以突出临床上重大疾病的分子药理学为主，而非面面俱到；特别是突出了近年来与生命科学进展相关的药理学新理论、新靶点、新方法和新进展，因而本书的目标是有利于培养具有较高理论水平，了解国内外进展，可从事独立研究的实用型药理学人才。

本书虽主要为北京协和医学院研究生教学而编写，也希望对临床医学、药学工作者和从事新药研究开发的人员有所帮助。

王晓良

2015 年 6 月

目 录

第一章　受体药理学总论

目前临床应用的大多数药物通过与器官、组织、细胞上特定的结合位点（即靶点）发挥作用，影响和改变人体的功能，产生药理效应。目前已经发现的药物作用靶点主要涉及基因位点、受体、酶、离子通道、核酸等，有500多个。现有药物中，以受体为作用靶点的药物超过50%，是最主要和最重要的作用靶点。药理学中的受体是指位于细胞能够直接特异地介导细胞内和细胞间化学信号传导的大分子。受体不仅能够识别特异信号分子，通过识别结合后，还能够引发细胞膜通透性或细胞活性发生改变，触发后续的生理或药理效应。因此深入研究受体的结构特点、作用机制及功能对于创新药物的研究具有重要意义。

第一节　概　　述

一、受体的定义

受体（receptor）是一类特殊蛋白质分子，它能特异性识别配体并与之结合，产生各种生理效应。受体在细胞生物学中是一个很泛的概念，指任何能够同激素、神经递质、药物或细胞内的信号分子结合并能引起细胞功能变化的生物大分子。受体在药理学中是指糖蛋白或脂蛋白构成的生物大分子，存在于细胞膜、胞质或细胞核内，可以识别并特异地与有生物活性的化学信号物质（配体）结合，它能把识别和接受的信号正确无误地放大并传递到细胞内部，从而激活或启动一系列生物化学反应，最后导致该信号物质特定的生物效应。每一种细胞都有其独特的受体和信号转导系统，细胞对信号的反应不仅取决于其受体的特异性，而且与细胞的固有特征有关。相同的信号可产生不同的效应，不同信号也产生相同的效应，而细胞持续处于信号分子刺激下的时候，细胞通过多种途径使受体钝化，产生适应。因此深入研究受体的功能对于创新药物的研究具有重要的意义。

二、受体的功能

通常受体具有两个功能。

（一）识别并结合配体的功能

配体，是指一些特殊的信号物质，除了与受体结合外本身并无其他功能，它不能参加代谢产生有用产物，也不直接诱导任何细胞活性，更无酶的特点，它唯一的功能就是通知细胞在环境中存在一种特殊信号或刺激因素。同一配体可能有两种或两种以上的不同受体，同一配体与不同类型受体结合会产生不同的细胞反应。

（二）传导信号

把识别和接受的信号准确无误地放大并传递到细胞内部，启动一系列胞内生化反应，最后导致特定的细胞反应，使得胞间信号转换为胞内信号。

三、受体与配体的结合特点

（一）特异性

这种特异性是由受体和配体的特异的空间结构决定的，通过受体与配体反应基团的定位和分子构象的相互契合来实现。特异性除了可以理解为一种受体仅能与一种配体结合之外，还可以表现为在同一细胞或不同类型的细胞中，同一配体可能有两种或两种以上的不同受体；同一配体与不同类型受体结合会产生不同的细胞反应。特异性是受体与配体结合的最基本特点，保证了信号传导的正确性。

（二）高度的亲和力

受体与相应的配体具有高度的亲和性。比如血液中激素的浓度很低，约为 10^{-10} mol/L，但足以同其受体结合，发挥正常的生理作用，这说明受体对激素的亲和力很强。

（三）饱和性

由于细胞表面或胞质的受体的数目是有限的，因此其能结合的配体量也是有限的，因此受体具有饱和性，在药物的作用上反映为最大效应。当药物达到一定浓度后，其效应不会随其浓度增加而继续增加。

（四）可逆性

受体与配体多数通过离子键、氢键和范德华力结合，所形成的复合物可以解离，也可被另一种特异性配体所置换，表现出受体和配体结合的可逆性。

第二节　受体分类

研究受体，首先需要对其进行分类。目前学术界对受体划分方法尚不统一，本书中根据受体在细胞中的亚细胞定位将受体分为膜受体、胞内受体，具体如下。

一、细胞膜受体

膜受体即存在于细胞膜上的受体，根据其结构特点和功能又分为不同类别。

（一）G 蛋白偶联受体

G 蛋白偶联受体（G Protein-Coupled Receptos，GPCR）是一大类膜蛋白受体的统称。这类受体的共同点是其结构中都有七个跨膜α螺旋，且其肽链的 C 端和连接第 5 个和第 6 个跨膜螺旋的胞内环上都有 G 蛋白（鸟苷酸结合蛋白）的结合位点。目前为止，研究显示 G 蛋白偶联受体只见于真核生物之中，而且参与了很多细胞信号转导过程。在这些过程中，G 蛋白偶联受体能结合细胞周围环境中的化学物质并激活细胞内的一系列信号通路，最终引起细胞状态的改变。与 G 蛋白偶联受体结合的配体包括气味、信息素（费洛蒙）、激素、神经递质、趋化因子等等。这些受体可以是小分子的糖类、脂质、多肽，也可以是蛋白质等生物大分子。

（二）离子通道受体

离子通道受体在结构上的共同特征为：均由数个亚基组成，每个亚基都有细胞外、细胞内和跨膜等 3 种结构域，每个亚基一般有 4 个跨膜区段，其中的某些部分组成了离子通道。当受体与激动剂结合后，导致离子通道开放，促进细胞内、外离子的快速流动，产生去极化或超极化。因此，这类受体也称为“配体门控离子通道受体”。根据离子通道的性质，又被进一步区分为阳离子通道受体和阴离子通道受体，这与各亚单位靠近通道入口处的氨基酸残基所带电荷密切相关。阳离子通道（如 N-胆碱受体-Na^+通道）入口处的氨基酸多带负电荷，反之，阴离子通道（GABA 受体-Cl^-）则多带正电荷。

（三）酪氨酸激酶受体

迄今所发现的大多数生长因子的受体都含有酪氨酸激酶的肽链序列。所以，这类受体统称酪氨酸激酶受体（receptor tyrosine kinases）。这些受体具有非常相似的结构：细胞外的一段糖基化肽链，是与配体结合的部位；中间是单一的疏水性的跨膜区；然后是具有酪氨酸激酶活性的膜内区。受体酪氨酸激酶通过与各种生长因子或激素结合，调节细胞的基本功能，如细胞周期、细胞代谢、细胞存活及增殖和分化等过程，因此受体酪氨酸激酶在药物的研发中是重要的靶点。

（四）细胞因子受体

细胞因子受体（cytokine receptor）家族包括有：白介素（interleukins）、促红细胞生成素（erythropoietin）、粒-巨噬细胞集落刺激因子（granulocyte macrophage colony stimulating factor）、粒细胞集落刺激因子（granulocyte colony stimulating factor）、催乳素（prolactin）以及生长激素（growth hormone）等受体。这类受体由两个亚基（α 和 β）组成，在生理状态下可与细胞因子形成亲和力结合，α 亚基与细胞因子结合的选择性以及低亲和力结合有关，β 亚基与信号转导以及高亲和力结合有关。在两种亚基的细胞外部分为有 4 个半胱氨酸残基的区段在 N 末端，而 Trp-ser-x-trp-ser 结构则位于跨膜区段外延部分：在细胞内部分，各种受体的氨基酸序列则无相似之处，α 亚基有一短的细胞内区段，富含脯氨酸及丝氨酸残基，两个亚基均有单一的跨膜区。总之，所有细胞因子受体均由 α 和 β 亚基组成，在细胞内区段并未发现有酶的活性。

二、细胞核受体

核受体家族主要包括固醇类激素受体、视黄素受体、甲状腺素受体以及过氧化酶增殖体激活受体（peroxisome proliferator-activated receptors，PPARs）。当甾体激素、视黄酸、维生素 A、维生素 D、甲状腺素等进入细胞后，与核受体结合，形成复合物，在细胞核中产生作用。这类受体家族具有共同的结构特征，都具有 6 个相同的结构区。

PPARs 有三种亚型，它们是不同基因表达的产物，可分为 PPARα，PPARγ 和 PPARδ，PPARs 拥有一个与其他核受体家族成员相同的区域结构。各类亚型的 DNA 结合区域（DBD）的序列比较，表明它们有相当高的保守性。然而，配体结合区域（LBD）在各种亚型中则有极低水平的保守性。在 LBD 内，某些保守氨基酸对于受体信号转导起重要作用，而位于配体结合腔的氨基酸残基上有很重要的序列变异。事实表明，每个受体亚型都有药理学区别。在各种亚型中，受体的 N-端区域只有很低的序列同源性，在总体上缺少明显特征。最近的数据表明，正是由于 N-端区域的不同，才导致了各受体亚型的生物功能差异。此外，PPARs N-端区域受有丝分裂原激活蛋白激酶（MAPK）的作用而发生磷酸化作用，将影响到受体的转录活性及可能的配体结合。

第三节 受体与配体的相互作用

具有结构特异性的配基，在很小剂量时即可产生生物效应，这是由于配基与体内特异性受体形成复合物的结果。关于药物与受体相互作用可能产生的作用方式，曾有不少学者提出多种学说。

一、占领学说（occupation theory）

Clark 最早提出占领学说，认为药物作用的强度与药物占领受体的数量成正比。受体学说可用下面最简单的方式表达：

$$R+D \underset{K_{-1}}{\overset{K_1}{\rightleftharpoons}} RD \longrightarrow E$$

式中，R 代表受体；D 代表药物分子；RD 代表药物受体复合物；E 代表药理效应；K_1 及 K_{-1} 分别为结合和解离速度常数。根据 Clark 的理论可以推出，被占领的受体数量决定于受体周围的药物浓度及单位面积，或单位容积内的受体总数（Rt）。当被占领受体数增加时，药物作用也随之增强，当受体被完全占领时，则可达到最大药理作用。

$$E=\frac{Em[D]}{Kd+[D]}$$

式中 ［D］为药物浓度；Kd 为平衡时的解离常数；E 代表药理效应；Em 代表最大药理效应。这一方程与大家所熟悉的酶与底物关系的经典 Michaelis-Menten 式相同。

$$V=\frac{Vm[S]}{Km+[S]}$$

式中 V 代表反应速率；Vm 为最大反应速率；［S］代表底物浓度；［Km］代表酶-底物复合物的解离常数。图 1-1 和图 1-2 分别代表药物-受体相互作用所产生的效应 E 对药物浓度［D］的关系，以及酶反应速率 V 对底物浓度［S］的关系。

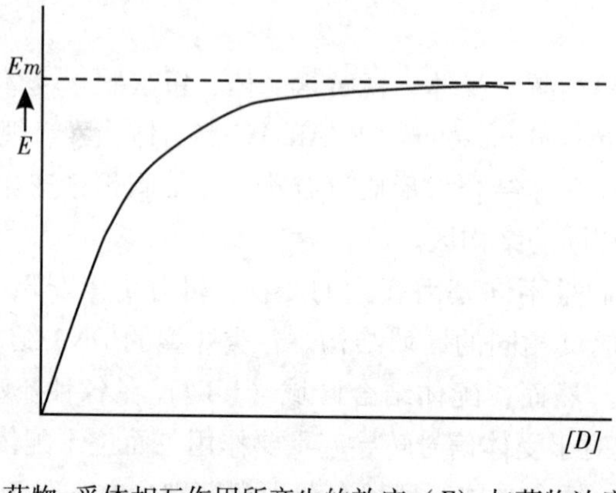

图 1-1 药物-受体相互作用所产生的效应（E）与药物浓度的关系

按照占领学说，反应的大小应取决于被占领的受体数量，由于激动剂对受体的亲和力不完全相同，因而要使受体达到同等程度的占领就需要不同的剂量才能出现相同的反应。可是不同的激动剂作用于相同的受体部位却明显地产生程度不等的最大效应。同样，与同一受体部位具有相等亲和力的不同配基，如果所用浓度相同，按照占领学说，产生的效应也应相同。但实际情况是有的相同，有的却不同，并表现拮抗作用。

$$E_D=\alpha[DR]=\frac{\alpha(Rt)}{1+(Kd/[D])}$$

式中 E_D为药物产生的效应；α决定药物与受体结合时产生效应大小的性质，取值范围可从 0～

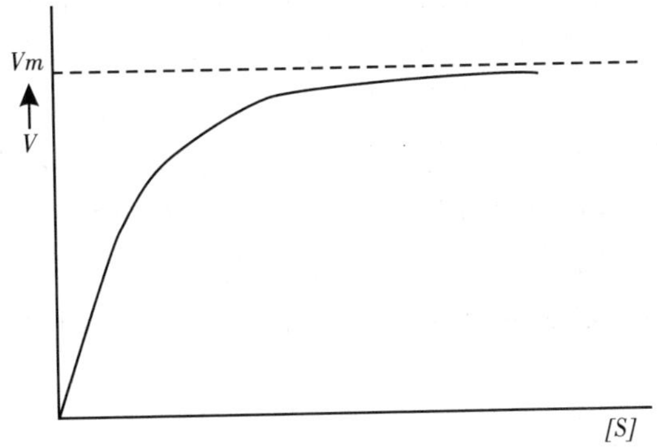

图 1-2　酶反应速率（V）与底物浓度（［S］）的关系

1，如α=1，则药物为完全激动剂，α<1 时，药物为部分激动剂，α=0 时为拮抗剂。阻断剂虽然也能占领受体，并可具有强的亲和力，但由于其缺乏内在活性而不产生生物效应，完全激动剂不仅亲和力高而且具有高的内在活性，因而产生生物效应，如以生物效应与药物浓度的对数作图，可得 *S* 型曲线，如一组药物的曲线有相同高度，则认为具有相等的内在活性。药物亲和力越大，则产生等效应所需要的药物浓度越低，即 *Kd* 值越小，反之亲和力越小，*Kd* 值越大。

占领学说已经说明了一些问题，又经 Ariens 和 stephenson 修改，但仍然不能令人满意地解释为什么药物的作用类型有所不同，不能从分子水平用化学结构来阐明药物的作用机制，而且用数学分析证明，药物作用不能用简单的受体占领学说来解释。

二、速率学说（rate theory）

Croxatto 和 Huidobro 认为药物的效应只表明在与受体接触的一瞬间，在此基础上，Paton 提出速率学说。他认为药物作用并不与受体被占领数成正比，而是与单位时间内药物与受体接触次数成正比，药物作用仅仅是药物分子与受体间的结合速率及解离速率的函数，而与形成药物受体复合物无关。每次结合为生物效应构成一个刺激“量子”，对激动剂来说，即结合速率与解离速率。此学说也不能解释多种现象，如有的激动剂具有形成受体复合物较易，但有不易解离的特性。另外，速率学说与占领学说一样，都不能解释在分子水平上发生的现象，进一步说明为什么一个药物是激动剂，而另一个结构相似的药物却是拮抗剂。

三、诱导契合学说（induced fit theory）

Koshland 对酶与底物、半抗原与抗体、药物与受体间的相互作用提出了诱导契合学说。他根据底物与酶、药物与受体蛋白相互作用可产生明显的构象干扰的事实来解释药物的作用方式，认为药物与受体蛋白结合时，可使蛋白质三级结构产生可逆的改变，并形容成“锁与钥”的关系，这种变构作用可产生生物效应。以后 Koshland 又调整了他的学说，可以解释协同效应，即一个配基分子如与一个受体蛋白结合，可诱导其中一个亚基发生构象变化，这一亚基的构象变化可影响其他亚基的稳定性，使其余亚基更易与配基结合。

四、两态模型（two-state model）

Changeux 与 Karlin 分别于 1967 年提出受体的两态模型，即受体可存在活性状态 R^* 与非活性状态R两种不同的构象，两者均可与药物结合，而R^*与R之间也可以互相转化。一个激动剂主要与R^*结合，使平衡向成AR^*转移，一个阻断剂主要与R结合，使平衡向AR方向转移。部分激动剂则与R^*和R均可结合，视其与R^*与R的亲和力比例而决定。

还有一种固定的两态模型，这个学说是根据一些实验结果提出来的，因一些受体与激动剂结合后，激动剂容易被取代而阻断剂不易被取代；反之，如受体与阻断剂结合后，则激动剂不易被取代，而阻断剂容易被取代，从而提出固定的两态模型：即受体存在两种不同状态，互相不能转化，彼此独立存在，一种状态易与激动剂结合，而另一种状态易与阻断剂结合，并分别产生激动作用和阻断作用，部分激动剂则可与此两种状态的受体结合，从而产生部分激动剂生物效应。

五、常用作图法

被占领的受体与配基间的关系，可以在不同坐标系内用图解法表示，主要作图法有5种。

（一）直接作图法

［RL］为已结合的配基的浓度，［L］为游离配基的浓度。以［RL］对［L］作图，因为此种作图法过于简单，能说明的问题有限，故多同时将这些数据进一步处理后，得到Scatchard和Hill图，以更说明问题。

（二）半对数作图

以log［L］为横坐标，以［RL］为纵坐标作图。在坐标系中，所得到的是一条S型曲线，该曲线与最大结合量半量水平相对的一点在横坐标的投影，即为lotKd。

（三）双倒数作图法

以1/［L］为横坐标，1/［RL］为纵坐标作图。在该坐标系内，曲线的斜率为Kd/B_{max}，其在横坐标的截距为-1/Kd，在纵坐标的截距为$1/B_{max}$。

（四）以［RL］为纵坐标，［L］为横坐标作图

这是目前为止在受体研究中应用最广泛的作图法之一。通过Scatchard图，可以达到3种信息：①所得曲线在横坐标截距，为最大结合容量；②曲线的斜率为-1/Kd；③曲线的形状能够反映是单一亲和力的受体（直线）还是两种以上亲和力的受体（曲线）。

（五）Hill作图法

以log（［RL］/$[RL]_{max}$-［RL］)为纵坐标，以log［L］为横坐标作图。在该坐标系中Clark方程呈直线，直线的斜率即Hill系数（n_H）。n_H是一个很有价值的指标，它可反映受体与配基结合作用中协同性的程度，当$n_H=1.0$时，表示不存在协同；大于1.0时，为正协同；而当小于1.0时，则或者为负协同，或者表示存在不同亲和力的结合部位。

第四节 受体的作用机制

一、受体的磷酸化

很多膜受体在与相应配基结合后，往往发生受体的磷酸化。其中酪氨酸蛋白激酶（TPK）通过使底物蛋白中酪氨酸磷酸化而起作用是近年来研究得最多和最深入的。

具有酪氨酸蛋白激酶活性的生长因子受体（RTK）是一类重要的受体，他们在调节细胞的生长和分化中起重要作用。其特点是当配基与受体结合后，受体自身的酪氨酸残基被磷酸化，而这些磷

酸化的酪氨酸残基为胞质内信号分子提供高度选择性结合位点。当配基结合后，可引起受体胞外结构的构象变化，形成受体二聚体。二聚体形成后可激活自身的酪氨酸激酶的活性，相互磷酸化对方的酪氨酸残基。还有一种情况是配基结合后，可引起二硫键联结的四聚体的构象改变，即可引起自身磷酸化或其他蛋白的酪氨酸残基磷酸化。

二、受体介导的内吞作用

受体介导的内吞作用是指配体与膜受体相结合，随即引发细胞膜的内陷，形成的囊泡将配体裹入并输入到细胞内的过程。因此，它是一种专一性很强的内吞作用，能使细胞选择性地摄入大量的专一性配体。如动物细胞摄取胆固醇的过程就是通过受体介导的内吞作用实现的。细胞摄取胆固醇是进行膜的生物合成所必需的，胆固醇与载脂蛋白结合以脂蛋白复合物形式运输。低密度脂蛋白是一种大的球形颗粒，直径约22nm，每一个低密度脂蛋白含有一个由大约1500个胆固醇分子组成的核心，其周围被含有单一蛋白质的脂质双层包围。当动物细胞需要胆固醇进行生物合成时，产生的低密度脂蛋白受体蛋白插入脂膜中，并迁移至被膜窦区，与被膜窦区相结合。随后被膜窦脱落而形成被膜窦泡。因此，结合于低密度脂蛋白受体的低密度脂蛋白颗粒迅速实现内部化而完成内吞作用。其后，被膜囊泡迅速失去其被膜，并与其他的囊泡形成较大的被称为内吞小体的囊泡，并依次与初级溶酶体融合形成次级溶酶体。以低密度脂蛋白形式存在的胆固醇在溶酶体中水解成游离的胆固醇，用于新的生物膜合成。

三、膜脂类代谢作用

由于膜表面受体是与膜的脂质双层相互作用的，膜脂类特别是磷脂代谢的变化，在受体调节中起很重要的作用。近年来的研究表明，在激动剂长期作用下，某些受体的失敏与磷脂酶 A_2（PLA_2）的激活密切相关。PLA_2 的底物是磷脂酰胆碱（PC），PC 在 PLA_2 催化下可生成花生四烯酸（AA）和溶血磷脂酰胆碱。这一作用一方面改变了膜的流动性，为受体内吞创造了条件。另一方面其产物AA 又是合成前列腺素和白三烯等生物活性物质的底物，后二者对受体也有一定的调节作用。应用 PLA_2 的抑制剂，可有效地防止某些受体的下行调节。

第五节　受体药理常用的研究方法

一、受体的放射性配基结合分析

受体的放射性配基结合分析（radioligand binding assay of receptors，RBA）简称为受体放射分析（radioassay of receptors），它是应用放射性核素标记配基与特异受体相结合，研究受体的亲和力和受体的数量，以及研究受体亚型的常用方法。受体放射性配基结合分析的基本原理和放射免疫相似。放射性标记配基（激动剂或拮抗剂）和组织、细胞，或含有受体的制剂一起温育，使受体和配基充分结合，形成受体-配基复合物，终止反应后，用过滤或离心的方法除去未被结合的标记物，测定滤膜或沉淀物中的放射性，即可计算出和配基结合的受体的量。

二、荧光共振能量转移技术

（一）技术基本原理

荧光能量共振转移（fluorescence resonance energy transfer，FRET）是指距离很近的两个荧光分子间产生的一种能量转移现象。当供体荧光分子的发射光谱与受体荧光分子的吸收光谱重叠，并且两个分子的距离在10nm范围以内时，当供体分子吸收一定频率的光子后被激发到更高的电子能态，在该电子回到基态前，通过偶极子相互作用，实现了能量向邻近的受体分子转移（即发生能量共振转移）就会发生一种非放射性的能量转移，即FRET现象，使得供体的荧光强度比它单独存在时要低得多（荧光猝灭），而受体发射的荧光却大大增强（敏化荧光）。

（二）FRET技术的应用

1. 检测酶活性变化

蛋白质磷酸化是细胞信号转导过程中的重要标志，研究其中的酶活性是研究信号通路的一个重要方面。以往酶活性测定主要是利用放射性以及免疫化学发光等方法，但前提都是要破碎细胞，用细胞提取物测定酶活性，还无法做到活细胞内定时、定量、定位地观测酶活性变化。而利用FRET方法就可以很好地解决这个问题：如Zhang等人利用FRET原理设计了一种新的探针（一种融合蛋白）。新探针包含一个对已知蛋白激酶特异性的底物结构域，一个与磷酸化底物结构域相结合的磷酸化识别结构域。这个探针蛋白的两端是GFP的衍生物CFP与YFP，利用FRET原理工作。当底物结构域被磷酸化后，分子内部就会发生磷酸化识别结构域与其结合而引起的内部折叠，两个荧光蛋白相互靠近就会发生能量迁移。如果磷酸酶进行作用将其去磷酸化，分子就会发生可逆性的变化。由此可见，利用FRET方法可以很好地观察活细胞内酶活性变化，并且能做到定时、定量、定位，是一种非常有效的研究手段。

2. 受体激活效应在细胞膜上的横向扩散

膜蛋白的研究一直都是信号通路研究中的重点和难点。当细胞膜局部受外界刺激后，相应受体被激活然后向细胞内传导信号，可是在这之前是否会有细胞膜上的横向效应呢？近来Peter等人在*Science*杂志上报道细胞膜局部受刺激后，膜受体活化效应可迅速扩展到整个细胞膜。他们将膜受体EGFR（epidermal growth factor receptor）与GFP融合，抗活化后的EGFR抗体用Cy3染料标记，刺激因子EGF（epidermal growth factor）用Cy5染料标记，这样可以很明显地观察到EGF在细胞膜上的局部分布。当EGF作用细胞后，EGFR活化并与其抗体结合，于是GFP与Cy3染料充分接近发生FRET，利用此方法可以很明显地观测到细胞膜局部受刺激后，受体活化效应迅速扩散到整个细胞膜。

3. 膜蛋白的定位修饰

膜蛋白定位于细胞膜上不同的区域中，如脂质筏（lipid rafts）和小窝（caveolae），小窝包含着丰富胆固醇、鞘磷脂和信号蛋白。利用FRET技术可研究膜蛋白在膜上的定位。用GFP的突变体CFP（cyan fluorescent protein）和YFP（yellow fluorescent protein）来标记各种酰基化修饰的敏感序列，结果发现产生的FRET信号非常强，说明FRET技术能够对膜蛋白在细胞膜上进行标记定位。

4. 细胞膜受体之间相互作用

外界刺激因素向细胞内的信号传递一般认为通过其在胞膜上的受体，当配体与受体结合后，引起受体构象变化或化学修饰，介导信号传递。应用FRET技术发现二聚体的受体间可发生相互作用，而且当两受体的配体都存在时才出现FRET，说明两受体被激活时才发生相互作用。

三、离体器官生物检定

在医学与生物学迅猛发展的今天，一些经典的药理学中常用的方法仍是受体药理学研究中不可替代的方法与手段。它可以用来观察药物直接作用于靶器官并测定其生物活性，方法快速、简单又可定量。往往由于不同的离体器官含有不同的受体亚型，因此离体器官生物鉴定法也是鉴别亚型受体的很好的方法，如豚鼠回肠对吗啡类药物反应敏感，而小鼠输精管对脑啡肽作用特别敏感，豚鼠回肠含有μ受体，而小鼠输精管富含δ受体。因此在含有已知受体的离体器官标本，研究药物作用的特性。基本方法有两种：①激动剂或阻断剂的强度比较，要确定未知药物是否作用于某种受体，作用性质是激动还是阻断，只要在富含某些受体的标本上试验，分析其作用性质，并与已知药物进行比较，便可知其结果。但有时一个标本含有多种受体，此时需要用特异性受体阻断剂加以分析。激动剂的激动强度（ED_{50}）可由浓度效应曲线中求得，阻断剂的作用强度以 pA_2 值表示；②阻断剂的解离常数和 pA_2 值，所谓 pA_2 值就是使激动剂浓度增加到 X 倍而效应仍保留在原水平的阻断剂克分子浓度的负对数。用 A-S（Anmlakshana Schild）作图法可测得 pA_2 值。Schild 的 A_2 值是分析药物与受体作用的有力工具，如果两个激动剂作用于同一受体，则他们可被同一竞争性阻断剂所阻断，并且有相同的 pA_2 值。反之，同一阻断剂对这两个激动剂的 pA_2 值不同，可推测这两个激动剂作用于不同受体。

四、分子生物学技术进行受体分析

这是近年来进展最快的研究领域。因为它可以使人们从分子水平上了解受体的结构特征和作用机制以及药物作用的受体学机制。目前许多神经递质、激素、生长因子、细胞因子等受体均由克隆得到，并阐明了其一级结构，这为受体结构功能研究以及新药的寻找展示了美好的前景。当然，采用的方法有多种，如采用经典的 cDNA 的克隆方法、功能表达的筛选方法、低严谨杂交法以及利用位点定向突变和缺失突变等分子遗传学技术，对膜受体结合部位的研究取得了明显进展，利用类似技术在阐明受体调节机制方面取得了重大的突破。

值得提及的是，在受体药理学研究中，上述所谈及的任何一种方法都存在着片面性，只有把配基-配体-信号转导-生物效应作为一个完整系统，在取得完整的资料信息后，方可得出肯定性的结论。

五、影像学技术在药理学中的应用

随着生物科学技术的发展，越来越多的技术可用于受体学的研究，尤其是荧光技术。最初是将小分子有机染料与各种抗体相连接，来研究各种受体的定位与分布，不过这种使用抗体的方法需要对细胞进行固定和透化操作。近几年，荧光蛋白的出现使得进行非侵入性的活体细胞成像成为了可能将荧光蛋白与目的受体基因融合，利用绿色荧光蛋白指示细胞表面或细胞内的受体，通过共聚焦显微镜可实时监控受体的表达、定位、运输情况，如果再结合电镜技术，还可以对蛋白质的定位情况进行研究。

第六节　细胞内信使系统与药物研究

一、细胞内信使系统

自从班廷（Banting）等人于 1921 年发现胰岛素对糖尿病的神奇疗效以后，在糖尿病多发的美国，阐明胰岛素降糖机制便成为生化学家追求的一个梦想。柯里夫妇（Card and Geity Coris）在二战前后首先由蛙肌匀浆中纯化了葡萄糖-1-磷酸，以后又陆续纯化了葡萄糖-6-磷酸等系列“柯里酯”（Cori esters），并阐明糖原降解为磷酸葡萄糖这一可逆性反应由糖原磷酸化酶 b（非活性形式）转变为 a（活性形式）的调节机制，是糖原降解的一个限速步骤，从而发现肝糖原转变为血糖以供肌肉活动的能量，以及血中乳糖进入肝脏后再合成糖原这一“Cori 循环”。凭此，柯里夫妇获得 1947 年诺贝尔奖。胰岛素降低血糖与高血糖素、肾上腺素升高血糖作用机制完全不同。Cori 的成就引出更大的知识空白和追求力量，其中激素调节糖原代谢的研究导致了细胞内信使系统的发现。

（一）蛋白激酶A对细胞功能的调节

蛋白激酶A（protein kinase A，PKA）由两个催化单位（C，catalytic subunit，单体分子量约42kD）及两个调节亚单位（R，regulatory subunit，单体分子量约50kD）组成四聚体（R_2C_2），构成全酶，分布于真核细胞内多种部位。在环磷腺苷cAMP作用下，cAMP与调节亚单位（R）结合（结合4个cAMP分子饱和）而释放出有激酶活性的C亚单位，对底物蛋白进行磷酸化。这种R亚单位与C亚单位能够各自分离，这也是蛋白激酶A不同于其他绝大多数蛋白激酶的特点。从氨基酸序列看，蛋白激酶G（protein kinase G），蛋白激酶B（protein kinase B）与蛋白激酶C最为接近，组成ABGC亚家族。蛋白激酶A的催化亚单位有α、β与γ三种亚型（或同工酶），已由等电点电泳及克隆证实。它的主要保守性氨基酸基序（motif）包括Mg^{2+}-ATP结合区，富含甘氨酸与碱性氨基酸残基，是激酶结构中最保守不变的序列。异喹啉磺胺（isoquanoline sulfonamide）衍生物H8是PKA特异性结合剂（IC_{50}约1.2μmol/L）。此外，底物结合区，ATP的γ-磷酸转移区也是氨基酸序列的保守结构，还有一些翻译后修饰结构如豆蔻酰链接（mysristylated，$CH_3(CH_2)_{12}COOH$）区也是保守序列。PKA调节亚单位有Ⅰ与Ⅱ两亚型，又各分α与β两种而组成$Ⅰ_α$、$Ⅰ_β$与$Ⅱ_α$、$Ⅱ_β$四种亚型，每个亚型可结合两分子cAMP而与催化亚单位分离，使催化亚单位的底物结合区暴露并发生ATP的γ位磷酸转移反应。此外，调节亚单位上的假底物抑制序列，就是PKA在没有cAMP作用时，全酶（R_2C_2）结构中封闭催化亚单位的底物结合区。假底物也是序列保守区。锚接结构区（anchoring protein）结构保守，是决定PKA在细胞中局部定位的结构，如对激酶结合于细胞骨架微管结合蛋白（MAP2）或calcinurin蛋白等有指导意义。负责PKA各亚单位双聚的氨基酸序列也是保守结构。

PKA的生理性底物很多，如因磷酸化作用增加磷酸化酶激酶、蛋白磷酸酶抑制肽（$Ⅰ_1$）、果糖2,6-二磷酸酶、激素敏感性脂肪酶、胆固醇酯酶、苯丙胺羟化酶、酪氨酸羟化酶、PDF4、PDF5亚型等的活性，而抑制糖原合成酶，PP_1（糖原结合亚单位）、乙酰辅酶A羧化酶、丙酮酸激酶、磷脂酶Cγ、Ca^{2+}通道、ACⅥ等的活性。

（二）腺苷酸环化酶

腺苷酸环化酶（AC，adenylyl cyclase，adenyl cyclase或adenylate cyclase）它是研究PKA时被确证由G蛋白转导作用的第一个效应物（effector）。催化三磷酸腺苷（ATP）产生cAMP（环磷酸腺苷，cyclic adenasine 3′，5′-monophephate）与一分子焦磷酸。在哺乳动物，现已克隆9种AC，其中有些还可在前mRNA阶段由不同剪接而形成更多亚型，因此，AC是含有多种成员的庞大家族，成员互相间有60%~80%的氨基酸序列相同。作为一种产生cAMP分子的效应酶，它受信号传导链中两种重要成分的活性调节：一种是G蛋白，另一种是不同蛋白激酶的磷酸化作用。细胞外第一信使，如激素和神经递质，激活β肾上腺素能受体各亚型、组胺受体（H_2）、多巴胺能受体（D_1、D_5）垂体后叶加压素（V_2）、胰高血糖素、血管活性肽等数十种受体后，G蛋白亚型Gs三聚体分解，活化相应的各种腺苷酸环化酶，使cAMP含量升高。植物药foskolin对9种AC亚型都有不同程度的刺激作用而升高胞质cAMP水平。与此相反，毒蕈碱受体（M_2，M_4）、肾上腺素能受体（$α_2$各亚型）、多巴胺能受体（D_2、D_3、D_4）、5-HT能受体（5HTi各亚型）、阿片受体（多种亚型）代谢型谷氨酸受体（$mGlu_2$、$mGlu_3$、$mGlu_4$、$mGlu_5$、$mGlu_6$亚型），GABAB受体及生长抑素受体（SSt_{1-5}型）等数十种受体激活可通过G蛋白亚型Gi（G protein inhibition）的作用而降低cAMP水平，其原理可能系Gi经受体活化分解成大量α-GDP和β-γ二聚体，而β-γ与Gs分解的浓度较低的αs结合，从而降低了相应AC的活性，因而使产生的cAMP量减少。此外，也有些受体激活后产生的β-γ复合体有直接活化AC（2，4，7亚型）的作用而产生cAMP升高或通过AC_1、AC_3、AC_8亚型而降低cAMP。

（三）磷酸二酯酶

磷酸二酯酶（phosplodiesterase，PDEs）是水解cAMP分子成为腺苷-5′磷酸（adenosine-5′-monophosphate，5′-AMP）而失活的代谢酶。在发现第二信使 cAMP 的同时已经认识到了它的作用。通过生化、药理研究，最后克隆磷酸二酯酶，共发现 11 个亚型（PDE_{1-11}），经过前 mRNA 阶段的不同剪接，PDE_s共有 50 多种同工酶。

在 PDEs 的抑制剂研究中，已发现苯噻嗪（phenothiazines）能选择性抑制 PDE_1 亚型。Vinpocetine 也是 Ca^{2+}/CaM 依赖性 PDE_1 抑制剂，并表现很好的抗肿瘤作用，此外还有通过 GMP 系统对细胞内 Ca^{2+}波-振荡有明显效应。咯利普兰（Rolipram）选择性抑制 PDE_4 亚型酶活性，增加 cAMP 含量，对临床抑郁症有良好疗效，因此是一种引起人们关注的药物。

二、cGMP 与蛋白激酶 G（protein kinase G）系统

20 世纪 60 年代初期，许多实验室的一些极富开创性的学者，经过环磷酸尿嘧啶（UTP）与环磷酸胞嘧啶（CTP）等比较研究指出环磷酸鸟苷可能有第二信使作用。3′，5′-环磷酸鸟苷（cGMP）与 cAMP 一样具有成为第二信使的条件，血、尿、组织液、细胞均含这种物质。虽然它的含量低于 cAMP 的$\frac{1}{100}$~$\frac{1}{10}$，却也可为不少激素（乙酰胆碱、氨甲酰胆碱、生长抑素、胰岛素、5-HT、白细胞介素 1、白细胞介素 2 等）活化。在细胞膜上可发现 cGMP 合成酶、胞质中有 cGMP 降解酶，cGMP 在生理浓度有取代第一信使对靶细胞产生生理反应的能力。因此，许多实验室竞相分离一种由 cGMP 调节活性的蛋白激酶。Greengard 实验室首先纯化成功（1969）。以后证明胞膜受体型鸟苷酸环化酶有心房钠肽（ANP）、脑钠肽（BNP）、肠内毒素、ACTH 等亚型。胞质中亲水性 GC 则是著名的第二信使性气体、小分子 NO（可能包括 CO）的受体。它们在受到激活后，以三磷酸鸟苷为底物，经 Mn^{2+}等催化产生 cGMP（及焦磷酸）。作为第二信使 cGMP 对细胞功能的调节不如 cAMP 广泛，但 cGMP 可调节免疫活性细胞的功能如淋巴细胞增殖、淋巴因子产生、淋巴细胞分化、吞噬活性、趋化性、杀菌、抑菌等多方面功能，与 cAMP 相辅相成，在神经、代谢等方面也多如此。但不像 cAMP 的靶分子是蛋白激酶 A，cGMP 激活的蛋白激酶（PKG）在一些组织（肝、横纹肌、肾）分布较少。PKG 磷酸化作用有舒张平滑肌，抑制血小板黏附，抑制心肌慢相 Ca^{2+}内流等作用。cGMP 有重要的直接结合细胞膜阳离子通道，调控 Na^+、Ca^{2+}内流作用，对于调节视觉、嗅觉与肾小管上皮功能都有重要作用。此外，cGMP 通过直接结合一些磷酸二酯酶亚型，可以分别活化 PDE_2、PDE_5、PDE_9 亚型或抑制 PDE_3 亚型。

三、钙调蛋白与 Ca^{2+}信号系统

（一）Ca^{2+}作为第二信使概念形成及其重大价值

早在 19 世纪，Locke 与 Ringer 分别确定 Ca^{2+}为多种细胞营养液的必需成分。之后发现 Ca^{2+}至少与几十种细胞功能有关，但是机制不详。约在 1947 年有人观察了骨骼肌细胞内注入微量 Ca^{2+}引起收缩反应。1963 年，日本江桥发现横纹肌与心肌的肌钙蛋白 C 与 Ca^{2+}直接作用后可促使肌丝蛋白收缩。1964 年，Krebs 实验室的 Mayer 等人发现糖原磷酸化酶激酶是依赖 Ca^{2+}才出现活性的一种蛋白激酶。后来确定此酶为 4 种不同亚单位组成的异质性四聚体（$(\alpha\beta\gamma\delta)_4$），其中 δ 多肽蛋白亚单位就是钙调蛋白（CaM），为全酶的催化结构。这个发现使人们意识到 Ca^{2+}的生物学活性竟与 cAMP 惊人的相似。但因为肌钙蛋白仅存于横纹肌，当时糖原磷酸化酶激酶的底物又有限，因此对 Ca^{2+}信使作用的研究仍无进展。不过由第二信使的观点到发现 Ca^{2+}的靶酶，再到后来发现钙调蛋白 CaM 的条件已完全成熟。这一重要成就主要由 3 位亚洲科学家完成。

（二）CaM 依赖性蛋白激酶家族及 Ca^{2+}的功能研究

CaM 蛋白本身没有酶活性，Ca^{2+}/CaM 活化的肌凝轻链的底物酶蛋白是肌球蛋白轻链激酶（ML-

CK)。PKA 活化的磷酸化激酶所具有的 Ca^{2+} 活性也是通过外源或自身具有的 CaM 组分两种途径产生酶活性。而 Ca^{2+}/CaM 激酶Ⅰ及多功能的 Ca^{2+}/CaM-依赖性激酶Ⅱ（CaMKⅡ）是两种 Ca^{2+}/CaM 依赖性酶蛋白。

CaMKⅡ是 3 个多功能蛋白激酶之一（其他为 PKA 及 PKC），有数十种重要底物。CaMKⅡ有 α、$β_1$/$β_2$、γ 与 δ 共 4 种亚型（大鼠），分子量在 54~60kD。全酶是多聚体，分子量在 300~640kD，内脏如胃分泌细胞中存在 CaMPKⅡ亚型与脑中的不同：脑中存在酶的多种亚型，约占脑蛋白中的 0.3%，在海马结构中达 2%，而在突触后膜蛋白中占 30%~50% 比重。本酶氨基酸顺序特点是酶的催化结构域在 N-端，调节域在 C 端。CaMKⅡ在 Ca^{2+}/CaM 激活下可发生短时程的对底物的磷酸化活化，但当其 α/β 亚单位苏氨酸 286/287 位自身磷酸化（autophosphory-lation），其活性便不依赖调节区 Ca^{2+}/CaM 的结合，如苏氨酸 305/306 位再自磷酸化，便不再依赖 Ca^{2+}/CaM 而长期保持活性。这是 CaMKⅡ参与海马结构、小脑结构长时程生理活动（如长时增强或长时抑制电位变化即 LTP 与 LTD）必需的生理机制。动物海马 CAl 试验（在位或薄片组织培养或多种细胞株培养试验），电激引起 LTP 可为 Ca^{2+} 刺激取代，可为 PK 抑制剂（如 KN-62、calmidazolium、假底物肽链等）所取消。而谷氨酸受体刺激等实验也都得到类似结果，有关 CaM 及 CaMKⅡ对谷氨酸受体（NMDAR，AMPAR）的活化作用引起 LTP 反应也早有坚实的实验基础。有趣的是，在转基因动物的行为实验中同样看到，如果小鼠缺少 CaMKⅡ亚单位（如 α）便缺少突触的可塑性、缺少 LTP 电反应及水迷宫实验中不能完成空间学习条件反射活动，而这正是动物海马损伤出现空间学习能力损害、人类海马损害缺失近记忆能力的有力印证。多功能 CaMKⅡ对底物丝氨酸/苏氨酸磷酸化后，磷酸化酶激酶（糖原降解）活性升高，磷脂酶 A_2、N 型钙通道（神经元）、肌醇 3 激酶，CaM 激酶Ⅳ（使 CREB 磷酸化）、PP2B、AC_1（脑）、可溶性 NO 合成酶Ⅲ（鸟苷酸环化酶）活性均升高；而乙酰辅酶 A 羧化酶，糖原合成酶、Ca^{2+}-泵 ATP 酶、cAMP 磷酸二酯酶等磷酸化后，活性降低。Tau 与 MAP2 磷酸化后促进微管降解。

四、脂肪族第二信使与蛋白激酶 C（或 Ca^{2+}/磷脂依赖性蛋白激酶）

早在 1953 年，Hokin 夫妇发现 M 胆碱受体激动剂强烈促进 ^{32}P 参入磷脂，成为乙酰胆碱磷脂效应的基础，即“磷脂酰肌醇反应”。1964 年证明细胞膜内快速的肌醇磷脂循环（Plcycle），即磷脂酰肌醇甘油二酯活化后重新合成磷脂酰肌醇的循环反应，是细胞膜内普遍性代谢机制。但在 50~60 年代，总的来说，人们对膜磷脂代谢的脑内信使意义估计不足。而 M 胆碱受体激动剂与 α 肾上腺素能激动剂等跨膜作用与 Sutherland 关于激素作用的研究极为相似。直到 1969 年才出现关于神经递质通过受体引起磷脂降解成（P1）类物质向膜内传递信号的假说。这无疑是 Sutherland 第二信使学说影响的产物，而且也是对这种学说的重大验证。1975 年英国年轻学者 Michell 以 ^3H 标记肌醇磷酸（^3H-1P）实验后发现兴奋药引起肌醇磷脂含量下降而其分解产物浓度上升，提出胞外活性物质通过受体降低磷脂酰肌醇使细胞膜“钙门”开放，引起胞质钙浓度升高而发生种种细胞效应的著名假说。这一理论将游离 Ca^{2+} 置于第二信使的中心位置。但与 cAMP 或 cGMP 不同的是，Ca^{2+} 不会通过酶产生或降解，而是通过“钙门”（gate）这种后来证明为离子通道（channel）及钙泵（pump）的效应蛋白或蛋白复合体来完成浓度变化的调节。磷脂酰肌醇（inositol 1，4，5-triphosphate，IP_3）启动钙通道增加钙浓度的假说虽引起很大争论，但很快取得突破。Streb 等证明 IP_3 有开放钙通道的作用；曾与 Lipinam 有师生渊源并在那里获得激酶研究素养的日本学者西塚泰美于 1979 年在进行磷酸化的研究中发现甘油二酯（diacyl glycerol）可加强蛋白磷酸化作用，并证明它活化了一种蛋白激酶即蛋白激酶 C（protein kinase C，PKC）。研究表明磷脂酶 C（PLC）使磷脂酰肌醇水解所产生的甘油二酯（diacylglycerol，DAG）使胞质 PKC 活化并结合于膜结构，Ca^{2+} 与磷脂丝氨酸等也都使 PKC 的酶活性进一步增强。

英国剑桥学者 Berridge 等人 1984 年发现磷脂酶 C 水解磷脂酰肌醇（I_1P_3、I_4P_3、I_5P_3）产生双信使（dual signals）。除 IP_3 开放胞内 Ca^{2+}通道外，甘油二酯活化 PKC。胞膜磷脂代谢参与 PKC 活性调节激起人们极大兴趣。现发现除 DAG 外，磷脂丝氨酸（PS）活化作用最强，其他如磷脂酸（PA）、不饱和脂肪酸（FFA）产物如花生四烯酸（AA）、血栓烷（thromboxane）、溶血性磷脂酸（LPA）、佛波酯（如 TPA、PD-BU、长时间活化 PKC）等都是 PKC 活化剂。PKC 抑制物则有鞘氨醇、神经节苷脂及神经酰胺（cermnide，可能通过 CAPP 即神经酰胺活化蛋白磷酸酶间接抑制 PKC 效应）。这些脂类活化物分别是 PLC，磷脂酶 D（PLD），PLA_2 或脂质激酶等的代谢产物，它们调节 PKC 的活性强度与作用时间，这些协作信使（co-messengers）和 DAG、PS 共同调控不同敏感度的各类 PKC 的底物磷酸化水平。在哺乳动物，按照酶的催化特性与氨基酸结构特征，已发现 PKC 的 12 种亚型（其分子量在 67~83kD，氨基酸数目在 592~737），并分为 4 组。一组为经典性 PKC（classicPKC，cPKC），包括 α、β_1、β_2 与 γ 共 4 种同工酶，其特征为均受 Ca^{2+}活化，磷脂类活化物为 DAG、PS、FFA、lysoPC 与 $P_{1,3,4,5}P$ 等。二组为新型 PKC（novolPKC，nPKC），包括与 δ、θ、ε 与 η 共 4 种亚型。主要特征是对 Ca^{2+}不敏感（结构中缺 Ca^{2+}结合区），为单纯磷脂依赖性蛋白激酶。第三组为非典型 PKC（atypicalPKC，aPKC），包括 ζ 与 ι 两种亚型，不为 Ca^{2+}与 DAG 活化，仅为 PS，$P_{1,3,4,5}P$ 及 FFA 活化。第 4 组目前有 μ（又称蛋白激酶 D，PKD）及 v 亚型。从 PKC 的氨基酸一级结构看，N 端为调节结构域，含有两个相邻的富集半胱氨酸基元（motif），该段称 C1 区（第三组只含一个 C1 基元），假底物基元（PKC 活性的抑制结构），第 4 组 PKCμ 无此基元，而且有 PH（蛋白相互作用区），是保守序列。此外，第一组 PKC 各成员均含 Ca^{2+}基元，属 C2 区，其他各组 PKC 结构中没有钙结合区。PKC 的 C 端为催化结构区域，包含 ATP 结合区，底物结合区及磷酯键转移区；从构造看第 4 组 PKC 的催化区氨基酸序列与 Ca^{2+}/CaM 激酶Ⅱ的更相近。PKC 的 V3 区经蛋白酶断裂后也是形成有激酶活性的 PKC 的一种方式。PKC 广泛存在于人体各种细胞，有数十种底物蛋白，磷酯化底物的丝氨酸/苏氨酸，如 Raf（MAPK 级联反应上游激酶）。IK-B（转录抑制蛋白）、Na^+/H^+反向通道、酪氨酸羟化酶、色氨酸羟化酶被 PKC 磷酸化后活性升高，糖原合成酶 α、DNA 聚合酶 β、二磷酸腺苷核糖多聚酶、羟甲谷胺还原酶等为磷酸化抑制。

五、酪氨酸蛋白激酶（PTK）与有丝分裂活化蛋白激酶 MAPK 级联反应

PKA、PKC、Ca^{2+}/CaM kinaseⅡ等都是典型的非受体型底物丝氨酸/苏氨酸磷酸化激酶，是第二信使依赖性蛋白激酶。此外，还有许多蛋白激酶是非第二信使依赖性的蛋白激酶，它们被受体、连接蛋白或其他蛋白激酶组合在级联反应链中发挥重要的链接，调控和放大信号的传导作用，具体如下。

（一）生长因子与酪氨酸蛋白激酶受体

生长因子中绝大多数的受体是 PTKR（protein tyrosine kinase receptor），以哺乳动物的神经生长因子如 NGF 或 TrKA 为例。NGF 作为配基结合 PTKR 后引起 TrKA 双聚化（胰岛素除外）而活化，膜内面酪氨酸激酶激活并在其结构域周围出现多酪氨酸位点自磷酸化，形成 Y-P 停靠位点（docking site），迅速导致含有-SH_2 结构的分子，包括接头分子（adaptors）、P13K 与 PKC 等向 Y~P 停靠而活化。其中接头分子 Crb2（或 shc-Crb2）再与鸟苷酸交换酶 RAS 同系物 Sos 结合，在胞膜下形成复合体或称信号体（signalosome），并将胞外刺激传给下游 MAPK 级联反应系统。Sos 活化 Raf（MAP kinase kinase kinase，MAPKKK，一种丝氨酸/苏氨酸蛋白激酶），其底物为 MAPKK；即 ERKK（extracellular signal regulated kinase kinase）或 MEK（mitogen activated ERK-activeted kinase），是一种能磷酸化酪氨酸与丝氨酸/苏氨酸的两性（dual）激酶，它的磷酸化底物是 MAPK（即 ERK_2，一种丝氨

酸/苏氨酸蛋白激酶），其本身被磷酸化后便可通过未明机制由胞质进入胞核。MAPK 的底物蛋白种类多，有转录因子如 ELKi，通过与血清反应因子等的结合，可以活化多种基因的启动子，包括 C-Fos 等；其他作为生理性底物蛋白的还有酪氨酸羟化酶、磷脂酶 A_2、核糖体 S6 激酶（现知它除调节核糖体蛋白外还可调节 CREB 转录因子）、MAPK 活化蛋白激酶（MAPKAP）等。作为 MAPK 最佳底物的微管联合蛋白如 MAP-2、tau 因子等，因为它所磷酸化的丝氨酸/苏氨基酸旁有脯氨酸存在（导向），所以和 CDKs 等都称为脯氨酸导向 PK（directed PK），以与 PKA、Ca^{2+}/CaMKⅡ、PKC 等相区别。

MAPK 信号传导通路（cascade 反应）活性的强度与其持续时间可受明显的调控。如 MAPK 对 SOS 与 MAPKK 有反馈性抑制作用，PKA、PKC 也分别有抑制 Raf 与 MAPKK 的作用。不过 MAPK 信使通路最主要的抑制作用来自相应蛋白磷脂酶的脱磷酸作用，如 MAPKKK 主要由 PP1 或者还有 PP2A 进行脱磷酸失活。MAPKK 主要由 PP2A 抑制，MAPK 则由 PP2A、CL-100、PAC-1 等脱磷酸。如从蛋白酪氨酸磷酸酶的结构看，PTP1 与 PTP2，CD45，Syp 等一级结构中均有 $-SH_2$、$-SH_3$ 等接头蛋白的结构域，因此它们都有使磷酸化的酪氨酸残基脱磷酸化而失活的作用。从大量蛋白激酶与蛋白磷酸酶对细胞功能反应的对抗调节角度，一些权威学者提出“阴-阳”学说概括它们的作用。

（二）肌醇磷脂-3 激酶信号传导途径

生长因子活化受体酪氨酸激酶还引起 PI3K 活化。它使膜磷脂 PI3P、PI4P 转变为 PI3P、PI4P、PI5P（P1P3）。上述产物作为第二信使，可活化重要激酶——蛋白激酶 B（PKB）。多个实验室同时从分析氨基酸序列等角度发现了这种激酶，因它介于 PKA 与 PKC 之间因而被命名为 PKB。因为它是 V-akt 癌基因表达产物，所以也称 Akt。PKB/Akt 由 P13K 与 $PDK_{(1,2)}$ 实行多部位磷脂化而充分活化，PKB/Akt 一个重要底物是糖原合成酶激酶 3（GSK3），这是调控胰岛素信号通路的一个关键激酶。PKB/Akt 使 GSK3 磷酸化而抑制其活性，从而导致糖原合成酶脱磷酸化而活化，减少游离葡萄糖。此外，PKB/Akt 还磷酸化真核细胞的蛋白合成起始因子 2B（elF2B），增加蛋白质合成。

六、第二个 MAPK 家族：应激活化蛋白激酶家族及其他

近来证明，当脑部受一些细胞因子或突触活动刺激，都能引起 SAPK kinases（SEKs）活化 SAPK 的级联反应，而它们的上游是 MEK 激酶，最上游是 p21 活化激酶（p21 activated kinase，PAK），也就是在胞质发生一个由 Ras 样 G 蛋白（Rac，cdc42）引发的连续 4 个激酶的级联反应。由于胞质涉及底物酶或功能蛋白太多，很多复杂过程还在研究中，而它们引起的细胞核内 DNA 转录反应涉及 C-Jun、ELK-1 或 ATF 等转录因子，以及影响血清反应因子，最后启动包括 C-Fos 因子、CREB 以及 STAT3 转录因子等，已有许多报道。总之，胞外信号通过引起转录反应 JNK（SAPK）通路连续 4 个激酶级联反应，其细胞效应是应激应答反应、程序死亡、细胞周期停滞、细胞膜保护、形态变化等复杂的活化或抑制性结果。

除 DNA 转录反应外，在胞质中级联反应已知涉及酪氨酸羟化酶、磷脂酶 A2、核糖 S6 激酶、雌激素受体（核内）、Sos、髓磷脂碱性蛋白、MAP2 等反应。但信号传导详细机制还需深入研究。

七、蛋白磷酸（酯）酶

蛋白磷酸（酯）酶（proteinphosphatases，PPs）的功能与 PKs 相对，是水解磷酸化的蛋白氨基酸残基而对功能或酶蛋白进行活性、结构、活动能力等的全面调节。

PP1 类被胞质耐热小分子抑制剂（$inhibitor_{-1}$，$Ⅰ_{-1}$）与 I_{-2} 或 DARPP-32（dopamine and cAMP-regulated phosphopretein）所抑制，并以磷酸化酶激酶（αβγδ）4 中的 β-亚单位为最佳底物；PP2 类对上述 $Ⅰ_{-1,2}$ 不敏感，最佳测试底物为 α-亚单位。PP2 又被分成三个亚型：PP2A（最佳底物为 PKC 磷酸化的组蛋白-1，PPlA 本身为多胺活化）、PP2B（为 Ca^{2+}/CaM 依赖性酶，另名为 calcineurin）与

PP2C（Mg^{2+}依赖性磷酸酶、对 NaF 与多胺不敏感）。以后，在 cDNA 克隆基础上，以氨基酸结构相似性为基础，有人将当时发现的 40 余种 PPs 进行分类。结果，基本点框架未变，亦分为两个家族，即 PP 家族Ⅰ（PPP 家族），包括 PP1、PP2A、与 PP2B。PP1 与 PP2A 同质性约 50%，PP1 亚家族内同质性>85%，与新成员间同质性近 65%，PP2A 等亚家族情况与此类似。PP 家族Ⅱ（PPM 家族）包括 PP2C、线粒体定位的丙酮酸脱氢酶磷酸酯酶等。有关它们的新成员陆续发现了很多，如 PPP1 的 Ppy，$Ppzl_{1,2}$，PPq_1 等，PPP2A 的 PP4（ppx）、PP6、PPV、PP6A 等，PPP2B 的 RdgC 等，另外 PPP5 为 PPP 家族中的第 4 个亚家族。这些亚家族成员也都有不同的同工酶存在，这些酶以其结构特征为基础广泛分布于细胞内不同部位，有着与经典性磷酸酶不同的许多功能。

已经发现，自然界存在不少 PPs（PP1，PP2A，PP4，PP5，PP2B 等）毒性很强的抑制剂，如冈田酸（okada acid），源自蓝、绿藻的肝脏毒物 microcystin，都是致癌药。其他如互变霉素（tautomycin）、花萼海绵诱癌素 A（calyculinA），nodularn，来自传统中药动物性毒物的斑蝥素（cantharidin），它们虽然比冈田酸弱，但却成功用于疾病治疗。

蛋白磷酸酶的第三家族是酪氨酸磷酸酶家族（PTP family），至今已发现约 100 种 PTPS。以 PTPs 酶生化特性与氨基酸结构功能相似性为基础，PTPs 可分为 3 个亚家族，即经典性（受体型）PTPS、两性（dual specificity）PTPs 与低分子量 PTPs。它们催化底物磷酸水解的信号基元（signature motif）都是相同的，即（组/缬）-半胱（x）$_5$-精-（丝/苏）。

使用酶的催化亚单位结构部分作为蛋白磷酸酶分类基础。而 PPP 家族 PP1、PPP2A 及 PP2B 的调节亚单位（regulatory subunit）已发现很多，如 PPl 的催化亚单位有 GM、GL、M110、N1PP-1、R110、L5、sds22，RBgene 产物，Ⅰ-1，Ⅰ-2，DARPP-32，splicing factor 等，在不同细胞、不同功能状态、不同亚细胞部位等情况与 PPl 结合成全酶。PP2A 的调节亚单位包括 A 亚单位（PR65），B 亚单位（PR55，PR72，PR61）、PTPA、SET、小 T 抗原、Ⅰ-1^{2A}、Ⅰ-2^{2A}等。PP2B 调节亚单位有 B-亚单位，AKAP（在蛋白激酶 A 富集处多聚）及亲免素（immunophilins）等，它们实际也都是各催化结构的抑制蛋白。

第七节　蛋白激酶

一、蛋白激酶的命名

在发现第一个以蛋白为底物的磷酸转移酶时便用“底物+激酶”相称呼，如“糖原磷酸化酶激酶”“酪蛋白激酶”等。但底物分类法无法适应多底物蛋白激酶的重大发现。遂出现以调节物命名的方法，如“环核苷酸依赖性蛋白激酶”“钙-磷脂依赖性蛋白激酶（即 PKC）”“钙-钙调素依赖性蛋白激酶”（包括 CaMⅠ、caMⅡ、caMⅢ、caMⅣ激酶、磷酸化酶激酶等 10 余种）。由于对蛋白激酶调节复杂性的不断认识，如细胞分裂周期蛋白（CDC），在其实际应用时再冠以细胞来源、分子量等特征。但调节细胞周期的酶绝不仅是激酶，CDC 也许不只调节细胞周期。最后介绍一种极重要的用蛋白底物靶氨基酸的分类法。它将蛋白激酶分成“丝/苏氨酸蛋白激酶”（包括 PKA、PKC、CaM 激酶、CDC28、酪蛋白激酶等）及“蛋白酪氨酸激酶”两大类。近年发现原核细胞有大量可使组氨酸、赖氨酸等 6 种氨基酸磷酸化的酶，还有大量即磷酸化丝/苏氨酸、及磷酸化酪氨酸的新型激酶存在。在蛋白激酶级联反应中的激酶看来都不是第二信使活化的非传统型激酶，而有 360 多种底物的酪蛋白激酶至今不是第二信使活化也不是级联反应活化的蛋白激酶。总之，蛋白激酶已发展成最大的蛋白家族。现有分类法均难概括且常引起混乱，如 CDC_2 又称周期素 CDC_2 成分、MPF（成熟促进因子）或磷酸化 $P_{36}CDC_2$ 等，而一酶多名（3~4 种）是蛋白激酶—蛋白磷酸酶目前的普遍现象。

二、蛋白激酶的作用机制

蛋白激酶是一种磷酸转移酶，催化磷酸酰基由供体 ATP（少数为 GTP）转移到底物蛋白的氨基酸碱基上。具体反应是蛋白上特定小环境的某些类氨基酸，主要是丝/苏氨酸的β-碳羟基或酪氨酸β-碳酚的羟基接受 ATP 的丁-磷酸，缩合成较高能的共价键，即形成 O-磷酸或 O-磷酸单酯，从而引起蛋白质构象及电性变化而改变活性。至今生理和生化意义不明的磷酸化称“静息磷酸化”。蛋白激酶的重大意义不仅在于引起底物酶蛋白发生快速、高能的磷酸化修饰作用，还有至少三个因素使这种调节在上百种蛋白质翻译后修饰中，比常见的甲基化、乙基化、核糖基化、硫酸化等修饰要更加普遍，从而有“至高无上的调节”之称：一为磷酸化反应是高度可逆的，即它与蛋白磷酸酶组成了磷酸化脱磷酸化偶联反应调节；二为蛋白激酶活性可接受多种因素的调节，如 CaM 或抑制蛋白对 CaM 激酶与 PKA 等的调节、蛋白酶裂解活化 PKC，金属离子对多种激酶的广泛调节，pH、液压、寡聚、药物等因素对激酶的调节；蛋白激酶自身磷酸化即全酶催化自身某几个固定氨基酸磷酸化常对激酶功能有重要调节作用；另外，激酶-激酶调节也常极复杂，其他如糖原磷酸化酶激酶为（αβγδ）4 寡聚体，δ 为 CaM 分子，为酶的调节部分，α 与 β 也是调节单位，如 PKA 使磷酸化的速度慢于 β，但 α 充分磷酸化后便构成 β 发生脱磷酸化的条件，并使 β 脱磷酸化不再依赖 Mn^{2+} 与 Mg^{2+} 的调节而成为催化亚单位酶活性下调的独立方式；三为大量蛋白激酶有多种底物蛋白，是多功能的酶。

三、蛋白激酶的结构

体内蛋白激酶在为全酶时，即由催化亚基与调节亚基合成，为高度折叠的四级结构。催化亚单位多在羧基端（CaM 类激酶在氨基端）。活性时常呈寡聚体，如 CaM 激酶为 12 聚体（脑内有多种寡聚体）、PKA 为二聚体 $(\alpha\beta)_2$ 等。调节亚基的假底物区抑制催化亚基的活性中心，第二信使等活化物通过对活化物作用区的启动，引起构象变化暴露出活化中心而产生底物蛋白磷酸化反应。

（一）催化亚基的结构域

以牛 A 激酶（a）为例，从 40~285 位残基的结构是实验的 65 种丝/苏及酪氨酸源激酶共同的保守性结构，称为催化核心。催化亚基则有 11 个保守区（subdomain），分别为低保守区相隔。在保守区主要发生磷酸转移反应。11 个区中含 9 个不变与 5 个几乎不变的最保守氨基酸。它们完成对 ATP 底物高亲和力结合（以 ATP-Mg^{2+} 桥-酶小区三聚体立体组合，主要由 1 区甘^{50}—X—甘^{52}—X—X—甘^{55}等组成的袢与Ⅵ区天冬酰胺^{166}、Ⅶ区 184~186 位三联体等组成的结构完成的）、γ 位磷酸转移作用（Ⅱ区 72 位赖氨酸有重要参与）及蛋白底物识别与磷酸化—Ⅵ与Ⅶ区肽小段组成识别丝/苏与酪氨酸残基磷酸化羟基的最富特异性与保守性的酶催化中心结构。它们的相应肽段已用来指导合成有关 cDNA 探针及从新肽链中指认新的丝/苏或酪氨酸蛋白源激酶。此外，本区还包含自身磷酸化、豆蔻酸化等与激酶活性和定位等有关的保守氨基酸小段。

（二）调节亚基

调节亚基（regulatory subunit）抑制催化亚基的功能主要由假底物区或自动抑制结构域（autoinhibitory domain）与一些其他部位的氨基酸残基组成。

假底物小段对各类激酶有共同作用特点，即由碱性氨基酸围绕丙氨酸等不能磷酸化的氨基酸构成，如 PKA 的是精-精-门酰胺-丙/甘-异亮，若将该氨基酸换为丝/苏氨酸等相应可磷酸化氨基酸就常变为优良底物短肽。调节亚基的另一相对保守区是活化物作用区，活化物（activator，trigger，effector）作为细胞功能活动的信号作用于本区，如 PKA 调节亚基的 cAMP 结合部（两个）、C 激酶的甘油二酯结合部（C_1 的锌指纹区两个）和 Ca^{2+}结合小区（C_2 区），还可能包括 Ca^{2+}依赖蛋白酶水解小区（C^2 区）以及 CaM 作用小区等。本区在活化物作用下主要通过酶的变构式裂解将假底物由催化中心移去暴露催化部位。国内外尤其国外对蛋白激酶有大量三维 X 线衍射及功能调节与变构关系研究，随着分辨率不断加大，将使我们对酶的作用机制的理解有极大提高。调节亚基的自身磷酸化、寡聚结合、膜结合活化、DNA 结合等小区也是相对保守性结构。

总之，蛋白激酶对细胞功能的复杂调节能力均有相应的蛋白序列及其构象基础。其深入研究将成为重大实用性成果的基础或前提。

四、蛋白激酶调节

酶的调节物、亚型及底物等均对酶动力学有影响。已知 PKA 以组蛋白 H_1 及 Mg-ATP 为底物时，催化过程类似乒乓式双双机制；若肽为底物，则为有序双双，不过目前尚有争论。酪蛋白激酶（病毒或细胞 $pp60^{src}$）以多种肽为底物时（如血管加压素Ⅱ等），催化反应为先结合 Mg-ATP 的有序双双过程。肌凝蛋白轻链激酶为随机双双催化反应。大鼠脑 PKC（γ，α 或混合型），全酶时，当以组蛋白（Ⅲs）为底物的磷酸转移为乒乓双双；而催化亚单位（蛋白酶消化后）自身时为随机双双，催化反应的研究是难度极高的工作，对阐明其多调节物、多底物的独特性质及调控机制又是必不可少的。

第八节 细胞内信使系统药物的研制开发

信使系统或细胞内信号转导系统不仅涉及更多、更复杂的药物作用靶点，而且它还和膜受体一起组成更完整的生命调节体系，因此针对细胞内信使系统，包括磷酸化-脱磷酸化可逆性调节的研究会更强劲地带动新药研制与医学治疗学的进步。

筛选新药总体策略则是以整体实验动物（包括转基因动物模型）、人体试验结果为准绳，离体器官、细胞培养、细胞器、纯化分子或克隆产物为模靶，高通量筛选。整体试验与离体、化学反应试验互补。药物最后由整体试验过渡到临床试用。

一、传统药物对细胞内信使系统影响概况举例

已知的临床有效药物，有不少对细胞内信使系统有明显影响，但特异性往往不高或常常不尽如人意。因此，对已有药物进行分子修饰或完全改造，提高其受体结合的特异性或作用强度便成为一般发展新药的框架。经典药常是第一代药物、先导或原型药物，随后出现第二代、第三代新药。

（一）吩噻嗪类药

吩噻嗪类药（phenothiazines）中包括第一个有效治疗精神分裂症（正性症状）的药物氯丙嗪（chlorpromazine，CPZ）及作用更强的三氟拉嗪（triflupromazine）等数十种药。这类药对精神药理学的诞生有重要的促进作用。它们是一类非选择性多巴胺受体阻断剂。其疗效公认来自对大脑纹状体 D_2 受体的阻断作用，D_1 受体阻断则常是对负性症状患者没有疗效的原因。此外，这类药对脑内磷酸二酯酶（PDE_{1A}）有良好的抑制作用，可作为专业生化药理学酶抑制的教学试验。此外，吩噻嗪类药对 CaM 也有强大的抑制作用。

（二）阿司匹林类药

阿司匹林类（Aspirin）是合成的乙酰水杨酸（acetylsalicylic acid），来源于柳树的水杨酸，1898 年由德国的贝尔药厂研发成功。100 多年来在新药不断涌现的情况下，保持常盛不衰，成为高效、经济治疗和预防多发病或缓解症状的典范。阿司匹林属于非甾体解热抗炎药（NSAIDs）及非吗啡类镇痛药。其作用机制在 1971 年由 Vane 开辟出了正确途径，发现 aspirin 类药在生物体内抑制脂肪酸氧

化特别是前列腺素及凝血素合成，是花生四烯酸代谢酶环氧化酶（Coxl 与 Cox2）抑制剂。20 世纪末期合成了 Cox_2 特异性如 celecoxib（celebrex，SC58625）与 rofecoxib（vioxx，MK0966）等许多临床显效的解热、镇痛药。这些药很少有严重胃肠副作用，也没有 Cox_1 抑制所引起的抗血小板凝聚作用。这些新药对肾脏的副作用以及是否损害 Cox_1 与 Cox_2 酶产物平衡而有副作用等还需长时间的临床验证。最近，确认阿司匹林可作为第二信使 NO 释放而有保护内皮、神经细胞、抑制程序死亡等作用，对预防治疗一些肿瘤及治疗糖尿病等明显有利。已有新药“NO-aspirin（NCX-4016）”问世，是一种释放 NO 的阿司匹林。

（三）锂盐

锂（Li^+）盐可称为治疗精神病（躁狂抑郁症或双极情感障碍）的第一个有效药。本药作为情绪稳定剂，疗效确定，但在低血浓度（即应小于 1mmol/L）监测的情况下难以推广使用。锂作为一价活泼碱金属，作用复杂，靶点多，对细胞有非常广泛的活性。从疗效观点看，锂对单胺类神经递质系统有广泛影响，可抑制 NA 在神经末梢的释放；也可加强摄取，增强 5-HT 作用，防止强安定药诱发多巴胺超敏感作用；还有下调 β-肾上腺素能受体、抑制腺苷酸环化酶、降低 cAMP 含量等作用，有稳定情绪的疗效。但锂盐治疗躁狂抑郁的主要机制可能还是由 Berridge 等人奠基的神经细胞游离肌醇（inositol）耗竭假说。Li^+在治疗剂量时有抑制多种肌醇磷酸酯酶（inositol polyphosphases），尤其是肌醇单磷酸酶的作用，因而可使磷酸酯酶（多种 IP 及一些 IP_2、IP_3）堆积、肌醇消耗、排空。长期用药便自然会使多种神经递质、调制以及花生四烯酸类物质受到影响。发生稳定情感而且是表现复杂的疗效。近来发现情感稳定剂酰胺脒嗪（carbamazepine）与丙戊酸（valproic acid）虽然分别有糖原合成酶（GSKs）与组蛋白脱乙酰酶（histone deacetylase，HDAC）抑制作用，但它们与 Li^+都共同有使培养细胞感觉神经元生长堆（growth cone）增生的作用，而抑制 GSKs 与 HDAC 却不影响生长堆增生，但肌醇却能够抑制生长堆增生。因此看来情感稳定剂共同的作用机制还是肌醇耗竭。

（四）甲基黄嘌呤类药

甲基黄嘌呤类药（methylxanthines）包括咖啡因、茶碱、可可碱等药物或饮料成分。它们是一些磷酸二酯酶（phosphodiesterases，PDEs）的非选择性抑制剂。PDEs 的主要类型都为这些抑制药，可使神经、肌肉 cAMP 等增加，它们在一般剂量下，有轻度的兴奋中枢神经系统、强心和血管舒张的良好作用。此外，它们在较高浓度时，还有刺激细胞内 Rya 钙通道，增加细胞钙浓度的效应。黄嘌呤类药物有竞争性阻断腺苷受体的作用。

（五）产生 NO 的经典药物与体内 NO 信使物质

硝酸甘油（nitroglycerin）、亚硝酸异戊酯（amylnitrite）、硝普钠（nitroprusside）等都是历史悠久的心肌梗死急救药。穆拉德（Murad）、依格那罗（Ignarro）等在 20 世纪 70~80 年代证实了它们的作用和体内血管平滑肌产生的 NO 一样。NO 由血管内皮细胞产生，扩散到血管平滑肌，成为第二信使，活化鸟苷酸环化酶，通过产生环磷酸鸟苷（cGMP）激活 cGMP 依赖性蛋白激酶（PKG）等相关的激酶，来调节底物蛋白磷酸化从而强力地舒张血管。在中枢神经系统，NO 作用也极为重要，如对海马结构及小脑内相应神经元的长时程增强（LTP）与长时程抑制（LTD）电位的形成都有重要关联。作为抑制 NO 合酶减少 NO 形成的药物与释放 NO 的药物的研究也都有许多进展。依格那罗（Ignarro）与费茨格特（Furchgott）研制的治阳痿药昔多芬（俗名“伟哥”，viagra）可能是开发 NO 临床价值的一次著名尝试。

二、来自植物成分的信使系统作用药物

植物药常是世界上最古老的药物。中国最古老的药学经典《神农本草》记载的 365 种药物中大

多是植物药，在古国印度及欧洲国家也都是历史久远的植物药。这些植物药的纯化学成分很多都成为了很好的治疗药或工具药，在近代常常作为结构改造的原型，发展出更好的药物，举例如下。

（一）毛喉萜

由印度植物紫绵苏中提取的二萜三环类药，结构中只含碳、氢、氧三种元素。毛喉萜（Foskolin）是蛋白激酶A活化剂，其机制就是能够激活腺苷酸环化酶，增高细胞内cAMP浓度，有抗高血压、正性肌力作用，抑制MAP激酶，也有抑制血小板凝聚作用。是著名的信使研究工具药。

（二）佛波酯

佛波酯（phorbol ester，大戟二萜醇酯）是巴豆油的有效成分之一，有明显促癌、致炎症效应。体内外试验证明对蛋白激酶C都有很强的活化作用，其结构类似二酰甘油，又难于降解，所以活化PKC时间更长。此外，还有促NO合成酶（iNOS）表达、促进释放花生四烯酸的作用。有多种结构类似的同系物出售，作为PKC研究的工具药。

（三）兰诺啶

兰诺啶（Ryanodine）是由植物*Ryania speciosa*中分离的一种生物碱，特异性活化一种广泛存在于肌细胞肌质网（sarcoplasmic reticulum）及神经细胞、肝细胞等内质网（endoplasmic reticulum）上的钙通道亚型，被称为Ryanodine通道或受体（Rya通道或受体），分子量为452kD，由四聚体组成钙通道。它与IP_3通道氨基酸组成相似，但分子量约大1倍。它们可能对胞质刺激通道开放的钙浓度形成互补状态，一般Ca^{2+}刺激IP_3通道开放，低或高Ca^{2+}可刺激Rya通道活化。细胞内源物质cADP-核糖（cyclic ADP-ribose，cADPR）是其激动剂，FK506靶蛋白$FKBP_{12}$也是通道的调控蛋白，腺苷、咖啡因、茶碱可刺激通道的开放。普鲁卡因、钌（ruthenium）抑制通道开放。Rya与IP_3钙通道与神经细胞、分泌细胞胞质内钙振荡（calcium oscillation）形成相关。Rya受体也定位于突触前神经末梢，而与神经递质释放有关。在非兴奋细胞也发现有Rya样Ca^{2+}通道蛋白的表达。因此，Rya蛋白的重要性是毋庸置疑的。

（四）阿托品及其类似物

山莨菪碱、樟柳碱等最初由唐古特莨菪（scopolis tangutica）等植物中纯化，它们对数十种显示有微循环障碍的临床疾病如感染性休克、移植排异反应等疾病有治疗作用。作为传统抗胆碱药，它们对M_1及M_2等受体有竞争性抑制作用，剂量大时也对抗α受体等受体。山莨菪碱的中枢作用不明显，与阿托品、樟柳碱等不同，长期给药对脑内M-胆碱受体也无下调作用。654-2等解胆碱药有抑制血栓素（TXA_2，TXB）形成及抑制前列腺素I_2升高等作用，对膜磷脂活动也有明显的影响。

（五）紫杉醇

紫杉醇（taxol）是一种里程碑式的抗癌药物，1971年最先由美国太平洋紫杉（Pacific yew，学名为Taxus brevifolia）树皮中分离成功，是一种复杂的二萜四环化合物，对难治性多发癌如卵巢癌、乳腺癌、黑色素瘤等疗效好。因原植物为生长缓慢的乔木，因此药源稀缺。目前从欧洲红豆杉（Taxus baccata）中已分离了供紫杉醇合成的中间原料，也从真菌*Taxomyces andreanae*中纯化出紫杉醇，因此药源问题已逐步解决。Taxol的作用机制是抑制细胞微管蛋白（microtubules）解聚。而与传统的抑制微管组装药不同，Taxol对真核细胞复制强烈抑制，使细胞停顿于G_2-M分裂象，引起细胞死亡。原因是taxol与微管蛋白（tubulin）β亚单位N端区有强亲和力，形成抗解聚的稳定微管蛋白。这种作用也使taxol成为实验室纯化微管蛋白、提高tau和MAP_2等微管联合蛋白收率的手段。紫杉醇的作用机制与原有多种抗癌药如长春碱等增强微管解聚的作用是相反的。

三、20 世纪 80 年代以后发展、开发的细胞内信使系统药物

在蛋白激酶与蛋白磷酸（酯）酶的调控研究中，酶的抑制剂研究具有重要的地位。因为在传统穿膜受体信号传递（transmission）通路中，G 蛋白起着源头性信号转导器（transductor）的作用，它将各种受体接受的信号转导到各种效应蛋白分子（effector）、酶离子通道分子。然后通过产生的各种第二信使，作用于蛋白激酶或蛋白磷酸酶可逆性磷酸化或脱磷酸化的级联反应（cascade）系统，然后将信号转变成生理效应或进行信使系统间的交谈（cross-talk）或者传导到细胞核内发生其他长时效的第三信使作用。这一最后步骤的调控蛋白是极为复杂的各种 DNA 或 RNA 调控蛋白复合体，至今有许多未明之处。根据细胞内信号传导和控制过程，将经典蛋白激酶调节视为开发药物作用的靶点。因此很早以来就有许多科学家从事这方面的工作。

（一）以萘磺酰胺及异喹啉环等为核心的系列化合物

Hidaka（日高宏义）为首的工作组发现了一大批很有价值的蛋白激酶抑制剂与钙调素（CaM）抑制剂，它们的 Ki 值在 1μmol/L 上下，是著名的实验室工具药，并从中努力发展临床治疗药。

W7 是带有 6 碳长链的萘磺酰胺类化合物（naphthalene sulfonamide），作用点在钙调素上而具有竞争性拮抗（抑制）钙调素的作用，因此不同程度地抑制多种 CaM 下游的酶活性，也抑制肌凝蛋白轻链激酶的活性而对平滑肌等有松弛效应。但当缩短其碳链长度而成二碳即（N［6-aminoethyl］-5-cholro-naphthalene sulfonamide）时，这种代号 A-3 的化合物便成为一种蛋白激酶的抑制剂了。用二氮䓬环（diazepine）取代-SO_2 基上的碳链，所得物代号为 ML-9 时，则成为一种对肌凝蛋白轻链激酶有选择性抑制的药物。

如果用异喹啉核取代上述药的萘主环合成的一系列异喹啉硫胺基（isoquinoline sulfonamides）化合物时，发展出一系列传统蛋白激酶的竞争性抑制剂。如 H-7［1-（5-soquinolinyl sulfonyl）2-methylpiperazine］、H-9 是通过直接作用的蛋白激酶 C 抑制剂，对 CaM 系列蛋白激酶作用相对要弱许多倍。其他如代号为 HA-140、HA-1007、CKI-7、HA-140、KN-62 等的异喹啉硫胺基类化合物也都分别表现出对蛋白激酶 A、肌凝蛋白轻链激酶、酪蛋白激酶Ⅰ或Ⅱ以及 Ca^{2+}/CaMPKⅡ等相对较好的选择性抑制的作用。因此许多年来，由 Hidaka 发展起来的萘磺酰胺与异喹啉硫胺基类化合物已成为实验室蛋白激酶的重要工具药。而且，其中有的药如 HA-1077［1-（5-isoquinoline-sulfonyl）-homopiperazine］由于有很强的血管松弛作用，在多种模型中对颅内血管高度敏感，临床试验已证实具有脑保护作用而开始临床更多病种的再试用。此外，在抗钙调素的合成药物中，calmidazolium 可能仍是目前为止最强效的一个药物，其 IC_{50} 在 30nmol/L 上下。

（二）吲哚咔唑类合成蛋白激酶抑制剂

20 多年来，另一系列重要的蛋白激酶抑制剂是吲哚咔唑基类化合物（indole carbazole group）。这是一类来自土壤微生物的抗生素类化合物。Staurospozine（十字形孢菌素）（AM—2282）是第一个由放线菌属微生物中分离成功的代表药物，它作用于蛋白激酶与 ATP 结合部位。对蛋白激酶 C 或肌凝蛋白轻链激酶（MLCK）的抑制浓度（IC_{50}）达 1nmol/L 左右，对蛋白激酶 A 或 G 的 IC_{50} 值接近 10nmol/L，对 Ca^{2+}/CaM 蛋白激酶活性极低。

来自诺卡放线菌（Nocardiopsis sp）的 K-252a 及其丙氧基取代物 KT5926，来自放线菌的 staurosporine 类似物 UCN-01、UCN-02 也都是多种蛋白激酶的强抑制剂，不过 K-252a 没有特异性，而 T5929 则是 MLCK 的强抑制剂（Ki = 18nmol/L），与之比较，对 PKC、PKA 或 PKG 要弱 10～100 倍。UCN-01（7—hydroxy staurosporine）对 Ca^{2+} 依赖性 PKC（cPKCs）显示有较特异性的抑制作用（IC_{50} 约为 30nmol/L），它对 nPKCs 的抑制作用要弱 15 倍左右，对非典型 PKCs 未见抑制作用。它对多种人体

肿瘤细胞株及癌基因转染细胞都有显著的抑制增殖作用。值得注意的是，另外一些有高度选择性的PKC抑制剂如GF109203X，都未显示抗增生效应。因此，UCN-01的抗增殖作用可能并不仅仅是由于它的抑制PKC作用。有关UCN-01的研究报道还很多，但值得在此介绍的是UCN-01在人体的代谢速度（$t_{1/2}$）比动物实验结果长近100倍，达600小时。现已进行临床Ⅱ期抗肿瘤试验。

此外，像异喹啉与萘磺酰胺类药一样，吲哚咔唑类药也有许多活性不同的成员，如RK—286C，CGP41，CGP251，K2126，KT5926，KT5720等（其中KT5720对PKA的IC_{50}<60nmol/L，KT5926对PKG、对MLCK-l的IC_{50}为18nmol/L），它们的活性与特异性已经显示出这组蛋白激酶抑制剂的发展前景。

四、蛋白酪氨酸激酶抑制剂

蛋白酪氨酸激酶（protein tyrosine kinase，PTKs）在调节细胞增生、分泌、程序死亡及信号转导通路中地位重要，其功能失调可导致多种疾病。人们深信研制有关激酶的特异、高效药物会对治疗肿瘤、免疫疾患、糖尿病、动脉粥样硬化等许多疾病有空前效果，而且也会对阐明细胞各种功能起到不可替代的作用。

PTKs种类近百，分子的关键部位是催化结构域中的ATP结合区域与底物结合区域两个部分，还有配适器（adoptor，如SH2、SH3、PH等）结构域、细胞外配基结合部位、分子跨膜结构域等都是新药活性针对的靶部位。目前以研制竞争ATP结合部位小分子药物的工作最为活跃。

由于PTKs的发现时间晚于丝氨酸/苏氨酸蛋白激酶发现时间许多年，而且酪氨酸残基磷酸化在蛋白磷酸化的比例中小于0.1%，所以工作开展时间也较晚。因此，对丝氨酸/苏氨酸蛋白激酶的那些有效药也都用在了PTKs的研究，由于PTKsR是信号传导通路的起始点，表皮生长因子的选择性抑制对肿瘤研究有代表意义，自然成为研究起点。真菌代谢产物槲皮素quorcetin、染料木素黄酮genistein、lovendustin、erbetatin对经典丝氨酸/苏氨酸磷酸化蛋白激酶的抑制水平以μmol/L计，对PTKs也表现抑制作用。Staurospozine类药在抑制PTKs的实验中有效剂量IC_{50}值也可达到纳摩尔水平。经过对其结构改造，取得了重大进展，如喹唑啉（quinozolines）二环改造成三环结构的衍生物如imidozolo，pyrezolo后，有些新药PTKs的IC_{50}值已达到pmol/L范围。有些水溶性高的合成物已进入临床Ⅰ/Ⅱ期验证阶段。

蛋白酪氨酸激酶受体（PTKsR）是一种由自磷酸化导致活化的酶分子，而配基分子与受体结合引起PTK分子双聚（dimer）才能活化。根据这一原理，已有工作组合成名为GFB-111的药物（胺甲基苯四肽水油两亲复合分子）能够特异性结合细胞膜外面的受体分子，阻止血小板衍生生长因子酪氨酸激酶受体的自磷酸化（autophosphorylation）。因此，应是从源头处阻断了这条信号传导通路。动物实验显示，GFB-1ll表现了良好的临床前（相对特异的）抗PDGF活性，抑制多种肿瘤动物模型的增生，目前在进行Ⅱ期临床试验。

五、蛋白磷酸酯酶抑制剂

冈田酸（Okadaic acid）是第一个由黑海绵（sponge helichondria okadai）中分离的活性物，是继佛波酯后又一个重要促癌药物。抑制蛋白磷酸酶（PP）的顺序是PP2A（1C50=0.1nmol/L）=PP4>PP5>PP1>>PP2B。它对人们建立蛋白激酶活化剂可促细胞增殖（促肿瘤），而蛋白磷酸酶活化则抑制细胞增生（肿瘤抑制）的一般观念有很大影响。但因它们功能复杂，可出“例外”。Okadaic acid在细胞信号传导过程中有诱导一氧化氮合成酶（NOS）活性及诱导CaMPKⅡ失活等重要作用。

Fostriecin（CI-920）是由链丝菌（Streptomyces pubverceus）发酵液纯化的抗生素。体内外实验都有良好的抗肿瘤效果。抑制蛋白磷酸酶的顺序是PP2A（IC_{50}=1.5nmol/L）>PP4>>PP1（45000nmol/

L）>PP2B。抗肿瘤效应可能与干涉细胞周期中蛋白磷酸化作用有关。

环孢素（环孢多肽 A，cyclosporin，CsA），为真菌代谢物（Tolypocladium infiatum）环状十二烯酸多肽。它最先在 1983 年发展成为免疫抑制剂。对器官移植成功有划时代的影响。作用机制见下面对 FK506 的介绍内容。

FK506（tacrolhmus），是由 Streptomyces tsukubaensis 真菌纯化的大环内醇。其免疫抑制活性甚至比环孢素更强。FK506 抑制细胞免疫的机制为，K506 可渗入细胞膜，胞内受体是细胞固有的一种蛋白，叫作 K506 结合蛋白（$FKBP_{12}$），是一种亲免疫的蛋白，亲免素（immunophilins）与亲环素（cyclophilins）同类。FK506—$FKBP_{12}$二联体的靶蛋白是 calcineurin（PP2B，CaN），复合体与 CaN 结合的 Ki 值约为 30nmol/L，而对其他蛋白磷酸酶的抑制活性都很低（对 PP1，PP2A，PP2C 的 Ki>lμmol/L）。在 CaN 的氨基酸序列中有与 FK506 结合的自身抑制性结构（autoinhibitory domain，AID）。因此，胞质 CaN-$FKBP_{12}$-FK506 三联体在进入胞核后可与 T 淋巴细胞的转录因子——活化 T 细胞核因子（nuclear factor of activated Tcells，NFAT）结合，又与转录因子 JUN/FOS 组成抑制 DNA 转录的复合体单元，调控白介素 2（1L-2）、肿瘤坏死因子（TNF）等基因，从而抑制各种免疫反应。FK506 抑制 NFAT 活性的 IC_{50}为 0. 5nmol/L，是很好的排异反应抑制药。与此相似，环孢霉素、Rapamycin 等排异反应抑制剂的作用机制与 FK506 类似，如 CsA 抑制 NFAT 活性的 IC_{50}也很高，约 35nmol/L。除此之外，FK506 类药物在胞质中与钙离子通道在三磷酸肌醇（IP_3）受体可以组成 FK506-$FKBP_{12}$-IP_3 受体复合体，通过 CaN 抑制作用与 IP_3 对钙通道的复杂调控作用，抑制 T 淋巴细胞 Ca^{2+} 波及振荡，从而抑制其免疫作用。

六、丝裂原活化蛋白激酶抑制剂的开发

丝裂原活化蛋白激酶（mitogen-actiontel protein kinases，MAPKs）的激酶级联反应对酪氨酸蛋白激酶受体或称细胞外信号调节激酶（extracellular signal-regulated kinases，ERKs）是真核细胞介导细胞增殖、分化、程序死亡等核心功能的激酶，属非经典的丝氨酸/苏氨酸蛋白激酶调节系统。作为药物靶酶，虽为不少研究机构看好，但发展较晚。不过也取得一些可喜进展，如代号分别为 Vertex 745（VX745）与 RPR200765A 的 P38（MAPK）抑制剂已通过多种类型试验模型进入风湿性关节炎治疗临床Ⅱ期试验。SB235699（HEP689）也在进行银屑病治疗的临床试验。MEK 抑制剂 PD184352 在进行临床抗肿瘤试验。还有许多进入临床治疗试验的合成药还有不少。总之，多种类型经过结构改造的化学药物从各大药厂、实验室进入临床试验阶段。它们对许多模型的有效剂量已达 nmol/L 级水平，常称为“第二代”化学结构的治疗药物。

总之，第二信使、第三信使、蛋白激酶/蛋白磷酸酶信使系统平衡调节细胞与机体生理活动的概念已经深入生物医学研究领域，它牢固地奠定了药理—药物研究的科学基础。

（苑玉和　陈乃宏）

参 考 文 献

1. Cohen P. The origins of protein phosphorylation. Nature Cell Biology，2002，4：E127-129.
2. Krebs E. The phosphorylation of proteins：a major mechanisms for biological regulation. Biochemical Society Transactions，1985，13：813-820.
3. Bauman AL，et al. Kinase-and phosphatase-anchoring proteins：harnessing the dynamic duo. Nature Cell Biology，2002，4：E203-207.
4. PKB/AKT. Functional insights from genetic models. Nature reviews. Molecular Cell Biology，2001，2：760-767.
5. Rhee SG. Regulation of phosphoinositide-specific phospholipase C. From：Annu-Rev. Biochem，2001，281-312.

6. Kyriakis JM. Mammalian MAP kinase pathways. From: Protein kinase functions. Edit-ed: Woodgett. Oxford univ Press, 2000.
7. Ingebritsen TS, et al. Protein Phosphatases: Properties and role in cellular regulation. Advances Enzymology, 1999, 61: 149-200.
8. Leinivard LA. Calcineurin inhibition and cardiac hypertrophy: A matter of halance. PNAS, 2001, 98: 3947-2949.
9. Gibbs JB. Mechanism-bassed target indentification and drug discovery in Cancer research. Science, 2000, 287: 1967-1969.
10. Giese KP, et al. Autophosphorylation at Thr286 of the a calcium-CaM kinase Ⅱ in LTP and learning. Science, 1999, 279: 870-873.
11. Corcoran EE, et al. Defining Ca^{2+}/CaM-dependent protein kinaes cascades in transcript-tional regulation. JBC 2001, 276: 2975-2978.
12. Kini Rm. Venorn phospholipase A2 enzymes: structure, function and mechanism. Ed: John Wiley sons, 1997.
13. Reith MEA. Cerebral signal transduction (from 1at to 4th messenger) ed: Humana, Press, 2000.
14. Laychock SG, et al. Lipid second messengers. CRC Press, 1999.
15. Nishizuka Y. Protein kinase C and lipid signaling for sustained cellular responses. FASEB, 1995, 9: 484-496.
16. Miyanoto E, et al. Role of Ca^{2+}/CaM-dependent protein kinase Ⅱ in neuronal regula-tion. From: Kinase and Phosphtases in Lymphocyte and neuronal Signaling. Ed Yakura, Edited Springer, 1997.
17. Blumberg PM, et al. Inhibitors of protein kinase C and related recephtors for the Lipophilic secon-Messenger sn-1, 2-diacylglycerol. From: Signaling networks and cell cycle con-trol. Ed. By Gutkind IS, Humann Press, Totawa, 2000.
18. Nestler EJ, et al. Serine and Threonine Phosphorylation. From: Basic neurochemistry: molecular, cellular and Medical aspects. 6th Ed. Edited by Siegel GI et al. Lippincott-Raven, Philadeiphia, 1999.
19. Hunter T. Protein kinases and Phosphatases: the yin and yang of protein phosphorylation and signaling. Cell, 1995, 80: 225-236.
20. Picciotto M, et al. Structure, regulation and function of calcium/CaM protein kinase I. Adv Pharmacol, 1996, 36: 251-275.
21. Barford D. Molecular mechanisms of the protein serine/threonine phosphatases. TiBs, 1996, 21: 407-412.
22. Raymond LA. Receptor regulation by phosphorylation. From: Amino acid neurotransmis-sion. Ed, Stephenson. Edited by Portland Press, 1998.
23. Cohen P. The regulation of protein function by multisite phosphorylation-a 25 year update. TiBs, 2000, 25: 596-601.
24. Camps M, et al. dual specificity phosphatases: A gane family for control of MAP kinase function. FASEB. Journal, 2000, 14: 6-16.
25. Shenoliker S, et al. Protion phosphatases: Recent Progress. From Advances in second messenger and phophoprotion research. Ed Greengard. Reven Press (New York), 1991.
26. Yevich JP. Drug development: from discovery to marketing. From: A textbook of drug design and development. (2nd edition). Ed Krogsgaard-Lassen P, et al. Edited by Har-word Acad Pub, 1996.
27. Flower BJ. The development of cox I inhibitors. Nature reviews, drug discovery. 2003: 179-191.
28. Hui KK, et al. Protein kinase A/C inhibitors potentiates isoproterenol induced cAMP accu-mulation in intact human lymphocytes. Life Sci, 1990, 47: 269.
29. Tulp M, et al. Fimctopma; versis cje, oca; doversotu; isbiodiversity important for drug dis-covery? TiPS, 2002, 23: 226-231.
30. Robin SB, et al. A common mechanism of action for three mood-stabilizing drugs. Nature, 2002, 417: 292-295.
31. Jensen PR, et al. Marine microorganisms and drug discovery: Current staties and future potential. 6-29, from: the sea. Ed: Fusetani N. edited: Karger, Basel, 2000.
32. Gibbs IB. Anticancer drug targets: growthfactors and growthfactor signaling. The Journal Clinical investigation, 2000, 105: 9-13.

33. Levitzki A. Protein tyrosine kinase inhibitors as novel therapeutic agents. From: Signal-ing Networds and cell cycle control. Ed: Gutking IS, Humans Press Jnc, Totowa, 2000.
34. Neer EJ. Heterotrimeric G proteins; Organizers of transmembrane signals. Cell, 1995, 80 : 249.
35. Lefkowitz RJ, G protein-coupled receptor kinases. Cell, 1993, 74 : 409.
36. Hall A. The cellular functions of small GTP-binding proteins. Science, 1990, 249 : 635.
37. Putney LK, Denker SP and Barbe DL, The changing face of the Na^+/H^+ exchanger, NHEI: structure, regulation, and cellular actions. Annu Rev Pharmacol Toxicol, 2002, 42 : 527.
38. Salomon DS, Brandt R and Ciardiello F, et al. Epidermal growth factor-related peptides and their receptors in human malignancies. Crit Rev Oncol Hematol, 1995, 19 : 183.
39. Mohammadi M, McMahon G, Sun L, et al. Stuctures of the tyrosine kinase domain of fibroblast growth factor receptor receptor in complex with inhibitors. Science, 1997, 276 : 955.
40. Foreman J C. Textbook of receptor pharmacology, CRC Press Inc; 3rd 2010.

第二章　G 蛋白和信息转导系统的分子机制

机体内细胞间的信息传递是维持机体正常功能的基本生物学机制之一。细胞之间的信息交换主要是通过各种化学信使物质实现的。这些细胞间的信使物质如何被细胞识别并导致特定的效应是生命科学的基本问题之一。细胞对某种特定外界信息物质的反应，通常会涉及非常复杂多样的分子。而且，这些分子是通过特定的化学反应十分有序地整合在一起的。这就是我们通常所说的跨膜信息传递机制。一般说来，包括下列主要步骤（图 2-1-1）。

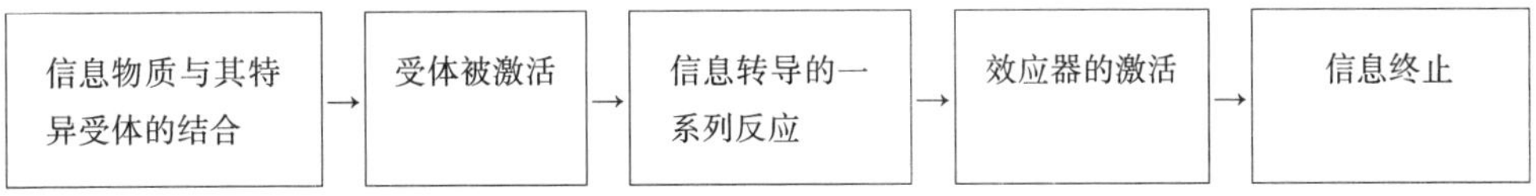

图 2-1-1　跨膜信息传递机制的主要步骤

特定的信息物质有其特定的受体。每种受体都有其特定的激活方式。各种受体的转导途径及其效应器都有其自己的特点，信息传递中止的机制也各具特色。这些都是其特异性的保证。但是，在这些步骤中也有共性可寻。大多数特异作用的药物都是通过影响跨膜信息传递机制中的某个或某些特定的环节发挥药理作用的。从这层意义上讲，不了解跨膜信息传递的基本原理，就无法真正理解大多数药物的药理作用。本章主要介绍 G 蛋白和 G 蛋白偶联受体相关的跨膜信息传递机制概况。

第一节　概　　述

一、细胞外信息物质的分类

细胞外信息物质种类繁多。根据它们在细胞外的不同可分为内分泌（endocrine）、旁分泌（paracrine）、自分泌（autocrine）和黏附分泌（juxtacrine）等。

（一）内分泌系统

内分泌系统产物是种类繁多的激素。它们共同的特点是产生于腺体细胞并被释放到血液中，随血液循环到达其作用靶细胞。其作用弥散，到达靶细胞往往需要较长的时间，作用持续时间也较长。

（二）旁分泌

旁分泌是指组织中某种细胞可能释放特定的调节物质，作用于与其邻近的细胞。旁分泌典型的例证是神经元在神经突触释放神经递质。其特点是，释放的物质主要只作用在很局限的范围，传输速度非常快。由于往往有特异的灭活机制，所以作用时间非常短，且一般并不进入血液循环。除了各种神经递质之外，旁分泌信息系统在创伤恢复和胚胎发育过程中都起主导作用。

（三）自分泌

自分泌是局部细胞对有限的信息发生反应常用的机制。在自分泌环路或通路中，细胞对其自身产生的信号发生反应。某细胞产生某种信息分子，同时在这个细胞的表面，就有这种信息分子的特异受体，与之结合并导致相应的效应。这细胞本身也就受到它分泌的信息分子的调控。这里特别值得指出的是，细胞产生的信息分子必须首先被分泌到细胞外，并且这个细胞也必须有相应的受体接受这种信息分子，才能有自分泌调节。信息分子在被分泌到细胞外之前，是不会导致本身细胞效应的。自分泌在免疫系统普遍存在，而且常与旁分泌共存。

（四）黏附分泌

在生理和病理情况下，血细胞和心血管内皮细胞、血细胞和血细胞之间都常常发生黏附。而细胞黏附过程中涉及复杂的信息传递机制。通常称之为黏附分泌（juxtacrine）。黏附分泌的信息物质常常会影响黏附在一起的细胞双方。细胞黏附与信息传导通常是紧密偶联的。典型的例证有血管内皮损伤开始时的血小板聚集过程，以及内皮损伤或炎症时中性粒细胞和单核细胞的聚集等。黏附分泌的通路也见于细胞和细胞外间质分子的相互作用。

二、细胞外信息物质的跨膜属性及其受体

根据细胞外信息物质的物理化学性质可以把它们分成两大类。一类是亲脂性物质，它们可以通过膜脂质双分子层，自由进入细胞，与胞质或细胞核内的相应受体反应，从而影响基因的活动，如固醇类激素（糖皮质激素、盐皮质激素、性激素等）、甲状腺素、视黄醛类物质（维生素A、维生素D等）等。通常这类信息物质与载体蛋白结合通过细胞膜，进入细胞后与胞质中的受体结合形成复合体，进入细胞核，调控特定基因的表达，统称为受体不在细胞膜表面的信息传导通路。

另外一类是亲水性物质，其中包括蛋白质、多肽、氨基酸、乙酰胆碱、生物胺等。它们共同的物理化学特点是不能通过脂质双分子层。因此，必须先与细胞表面的特定受体结合，因而统称为受体在细胞膜表面的信息传导通路。这些受体都是整合膜蛋白（integral membrane protein）。根据这些受体的生化特性，可以把它们分成如下7类。

（一）G蛋白偶联受体（receptors coupled to G proteins）

受体与细胞外信息物质结合后首先激活特殊的G蛋白。通过G蛋白各亚单位调节效应体系的活性。其效应体系有腺苷酸环化酶（adenylate cyclase）、磷脂酶（phospholipases）、离子通道（ion channels）、cGMP磷酸二酯酶（cGMP phosphodiesterase）等。

（二）本身是离子通道的受体（receptors as ion channels）

受体本身就是通道蛋白。信息物质与之结合后导致通道开放，特定的离子内流或外流。

（三）心钠利尿因子受体（atrial natriuretic factor receptor）

心钠利尿因子与其受体结合导致受体本身具有的鸟苷酸环化酶催化部位被激活。最终导致钠离子内流。

（四）具有激酶部位的受体（receptors that have kinase domains）

受体具有酪氨酸激酶部位。信息物质与受体结合后激酶被激活，导致其胞质内底物蛋白磷酸化。

（五）胞质内酪氨酸激酶激活受体（receptors activated by cytosolic tyrosine）

这种酪氨酸激酶通常存在于胞质内。它并不是受体分子的一部分，只是在细胞表面的受体被激活时，才通过非共价键与受体结合在一起。因此不同于上述的酪氨酸激酶受体。

（六）本身是磷酸酶的受体（receptor that are phosphatases）

受体被激活使其磷酸酶激活。

（七）细胞因子受体（cytokine receptors）

这类受体在结构上有明显的共性。常共用信息转导亚单位。并且常有通用性。

本章以介绍与G蛋白偶联的机制及其相关受体为主要内容，其他类型的受体及其信息转导机制将在其他章节述及。

三、跨膜信息传递中的第二信使分子

本身不能进入细胞的细胞外信息物质，与其受体结合之后，往往通过特定的机制导致细胞内生成特定的分子。这些分子在细胞内的基本作用就是放大细胞外信息，而其浓度随细胞外信息物质与其受体结合而变化，或升高或降低，这就是所谓的第二信使分子。第二信使分子在细胞内升高或降低的速度往往很快。目前所知的第二信使分子都是小分子物质，有环磷酸腺苷（cyclic adenosine monophosphate，cAMP）、环磷酸鸟苷（cyclic guanosine monophosphate，cGMP）、二酰甘油（diacylglycerol，DAG）、三磷酸肌醇（inositol 1，4，5-triphosphate，IP_3）和钙离子。

环磷酸腺苷（cAMP）是ATP在腺苷酸环化酶催化下生成的。细胞内的cAMP浓度会很快升高，也会很快被细胞内的cAMP磷酸二酯酶（cAMP phosphodiesterase）降解。cAMP是很多信息传导通路的中心环节。它在细胞内的浓度受控于细胞膜上的受体及其偶联的G蛋白。受体对cAMP的调控有两种可能的方向：使其胞内浓度升高；或使其降低。

环磷酸鸟苷（cGMP）是GTP在鸟苷酸环化酶催化下生成的。其作用及调节机制将在下文详述。

二酰甘油（DAG）和三磷酸肌醇（IP_3）是细胞膜中的肌醇磷酸酯（inositolphospholipid）在磷脂酶C（phospholipase C）催化下生成的两种产物。（图2-1-2）

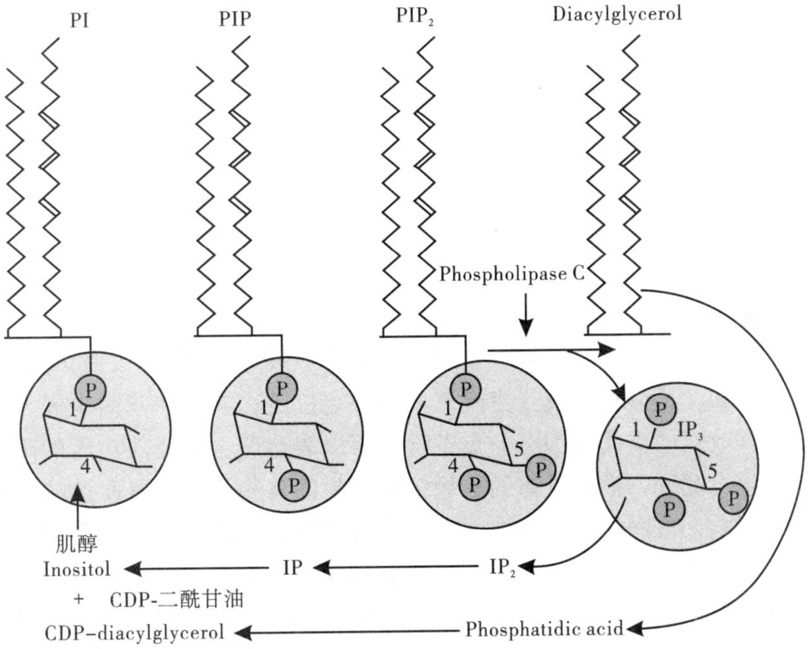

图2-1-2　肌醇磷酸酯的生物转化

膜中肌醇磷脂的代谢及两种信使物质三磷酸肌醇（IP_3）和二酰甘油（diacylglycerol，DAG）的生成。P代表磷酸根；phosphatidylinositol（PI）：磷脂酰肌醇；PIP：磷脂酰磷酸肌醇；PIP_2：磷脂酰二磷酸肌醇；IP_3：1，4，5-三磷酸肌醇；IP_2：二磷酸肌醇；IP：磷酸肌醇；phospholipase C：磷脂酶C

钙离子能与激酶或钙结合蛋白上特定的位点结合，对它们的功能进行调节。而这些激酶或蛋白在信息传递中又往往是至关重要的因子。无论是细胞外钙离子进入细胞质，或者细胞内钙储池钙离子外流到胞质，都导致细胞质内钙离子浓度的变化，从而影响激酶或蛋白的活性。因此，钙离子是在信息传递中有非常重要的第二信使之一。

上述的各种细胞内信息物质的调控，常与G蛋白及（或）G蛋白偶联受体直接或间接相关。

第二节　G蛋白和G蛋白偶联受体

G蛋白偶联受体是目前已经发现的种类最多的受体。以这种方式工作的受体遍布机体的各个器官组织，其激动剂的种类包括生物胺、蛋白激素、多肽激素、肠多肽、花生四烯酸系列的活性物质、淋巴细胞活性因子、光以及其他许多因子。同时，这类受体也是与药效学联系最多的受体。

这些受体与其效应器间都经过G蛋白介导，且受体在结构上也有很大的相似性。它们都由一条肽链形成，其N末端在细胞外，C末端在细胞内；而且肽链形成7个跨膜螺旋结构和相应的三个细胞外环和三个细胞内环。即使是不同配基的受体，其一级结构（氨基酸序列）也表现出相当大的相似性（图2-2-1)。尤其是跨膜螺旋部位更为明显。正是利用这种特点，很多这类受体的一级结构都已经或正在用分子克隆技术予以阐明。

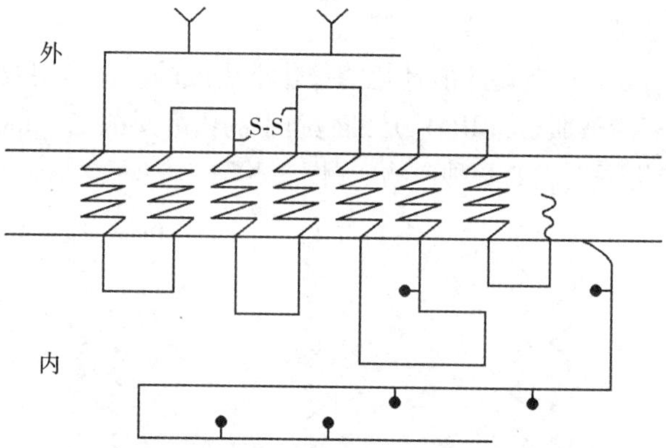

图2-2-1　G蛋白偶联的受体一般模式图

特别值得指出的是，分子生物学技术不仅应用于受体一级结构的阐明，同时也应用于受体功能及构效关系的研究。例如，可以相应改变克隆基因的特定位点；或者在基因中嵌入一段序列，使之形成杂合体。经过这样改变的受体基因在一定条件下得以表达后，研究其功能的改变，即可得到受体构效关系的直接证据。此外，根据受体的一级结构，制备某些关键片段肽链的特异抗体，观察这些抗体对受体功能的影响，也同样是很有效的方法。由于这些方法的应用，我们对受体与配基的结合，与G蛋白及效应器的偶联机制等，都有了不少新的认识。例如，目前已知，小分子的生物胺及某些小肽的受体的主要结合部位并不在细胞膜外面，而是在若干跨膜螺旋构成的“袋状”结构之中；而大分子的蛋白激素的结合位点则主要由细胞外侧肽链的N末端某些部位组成。更为特殊的是，凝血酶与其受体结合后，使受体被部分切除，然后才被激活。

在这一节里，我们将首先讨论G蛋白的一般特性，然后逐一讨论它介导的各种跨膜信息传递机制。

一、G 蛋白的结构及调节机制

（一）G 蛋白的种类和结构

与受体偶联的 G 蛋白种类繁多。但它们无论在结构还是功能上都有许多共性：所有此类 G 蛋白都是膜整合蛋白；都由 3 个不同的亚单位组成；α 亚单位分子量在 39～46kD；β 和 γ 亚单位通常组成紧密的二聚体，共同发挥作用。

在 G 蛋白发现之初，人们发现不同 G 蛋白的结构上的差别主要表现在 α 亚单位。正因为有了 α 亚单位的多样化，G 蛋白才能实现对生物体的多种功能调节。例如，受体对腺苷酸环化酶的调节有两种结果，即激活（如 β 肾上腺素受体）和抑制（如阿片受体），介导这两种作用的 G 蛋白也不相同，前者称为 Gs，后者则称之为 Gi。即使是 Gs 和 Gi 也有许多不同的类型。表 2-2-1 列举了目前已知的各种 G 蛋白的 α 亚单位及其基本性质。尽管表 2-2-1 所列的亚单位性质各有不同，作为一个家族的成员，G 蛋白 α 亚单位的共性仍然是十分明显的。它们都具有特异的 GTP 结合位点，有 GTP 酶活性。同时，都能被细菌毒素催化发生 ADP-核苷化（ADP-ribosylation）。然而，不同的 G 蛋白可被不同的毒素催化。如表 2-2-1 所列，Gs 只能被霍乱毒素催化，G_i则只能被百日咳毒素催化，而 G_t则既能被百日咳毒素也能被霍乱毒素催化发生 ADP-核苷化。百日咳毒素与 G 蛋白反应后，使 G 蛋白与受体和效应器脱偶联，从而阻断了 G 蛋白介导的效应。而霍乱毒素则使 Gs 或 Gt 的 GTP 酶活性降低，使 G 蛋白结合的 GTP 不被水解，G 蛋白持续处于激活状态。利用细菌毒素对 G 蛋白的相对选择性，可以在试验研究中确定 G 蛋白作用的存在，并初步区别 G 蛋白的种类。

目前已发现 α 亚单位 23 种，β 亚单位 7 种，γ 亚单位 12 种，βγ 亚单位在体内以异源二聚体形式存在，因此又有多种组合。一般将 G 蛋白根据 α 亚单位分成 4 个亚家族。这 4 个亚家族包括：Gs 主要激活腺苷酸环化酶，产生重要的胞内信使 CAMP，继而激活依赖于 cAMP 的蛋白激酶 A，还可以激活磷脂酶 C 和钙通道；Gi 抑制腺苷酸环化酶，并调控一些离子的转运和磷脂肌醇的代谢，通常我们把 Gt 和 Go 也归入该家族，其中 Gαi 和 Gαo 组成了 G 蛋白 α 亚单位中最丰富的群体，这个家族的 G 蛋白还参与了促有丝分裂原蛋白激酶级联和 Hh（Hedgehog）信号传导途径；Gq 家族介导了磷脂酶 C 的激活和多种胞内第二信使的产生及蛋白激酶 C 的激活；Gα12 和 Gα13 代表着最后一个亚家族，它们与凝血酶受体偶联，参与激活 MAPK 且不依赖于 Rho 因子，还介导了 Rho 因子依赖的传导信号到细胞骨架的过程。

表 2-2-1　G 蛋白 α 亚单位的种类及功能

种类	分子量（kD）	相似性	毒素	组织分布	相关受体	效应/作用
αs（s）	44.2	100%	CTX	广泛	βAR，胰高血糖素	AC↑，Ca^{2+}通道↑
αs（L）	45.7	-	CTX	广泛	TSH，其他	Na^{+}通道↓
αolf	44.7	88%	CTX	嗅神经上皮嗅觉	AC↑	
αi1	40.3	100%	PTX	广泛	M_2Ch，α_2AR	K^{+}通道↑，Ca^{2+}通道↓
αi2	40.5	88%	PTX	广泛其他	AC↓（?）PLC↑	
αi3	40.5	94%	PTX	广泛	PLA2↑（?）	
GoA	40.0	73%	PTX	脑	Met-脑啡肽，	
Go	40.1	73%	PTX	脑	α_2AR，其他	
αt1	40	68%	CTX，PTX	视网膜视紫蛋白	cGMP 磷酸	

续 表

种类	分子量（kD）	相似性	毒素	组织分布	相关受体	效应/作用
αt2	40.1	68%	CTX，PTX	视网膜视紫蛋白二酯酶		
αg	40.5	67%	CTX	味蕾味觉（?）	?	
αz	40.9	60%		脑，肾上腺 前列腺其他（?） 其他（?）	M_2Ch（?）	AC↓（?）
αq	42	100%		广泛	M_1Ch，α1AR	PLC-β1
α11	42	88%		广泛其他	-β2，β3 等↑	
α14	41.5	79%		肺，肾，肝		
α15	43	57%		B 细胞，骨髓细胞	?	?
α16	43.5	58%		T 细胞，骨髓细胞	?	PLC-β1，β2，β3↑
α12	44	100%		广泛	?	?
α13	44	67%		广泛	?	?

注：相似性系指同族之中氨基酸组成的一致性，毒素指催化该种 G 蛋白发生 ADP-核苷化的细菌毒素，PTX：百日咳毒素，CTX：霍乱毒素，Ch：胆碱受体，AR：肾上腺素受体。

（二）G 蛋白的调节机制

根据多年来大量的研究成果，总结出了如图 2-2-2 所示的 G 蛋白作用机制。

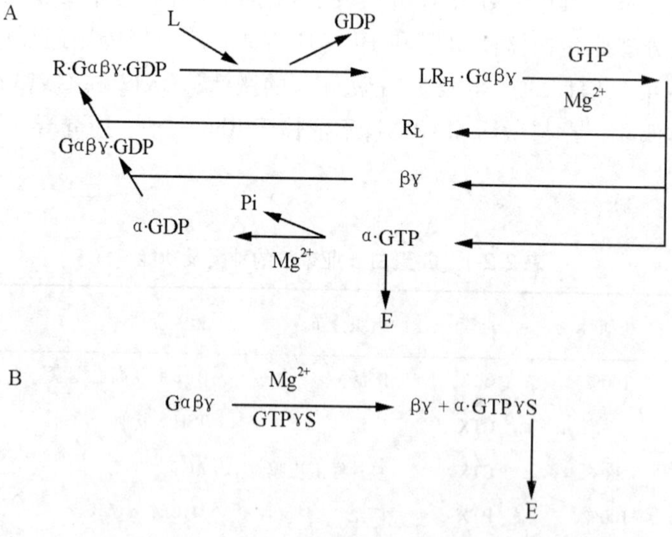

图 2-2-2 G 蛋白调节受体及其效应器的一般机制

当外环境中不存在受体的激动剂时，G 蛋白的 3 个亚单位呈聚合状态，α 亚单位与 GDP 结合（α·GDP）。而当外环境中存在受体的激动剂时，受体与之结合，同时释放 GDP，形成 LR_H·Gαβγ 复合体（L 代表受体的激动剂，R_H 代表高亲和力受体），这时受体与激动剂的亲和力较高（LR_H）。

在 Mg^{2+} 存在的条件下，GTP 取代 GDP，并使整个复合体解离为三部分，即 R_L（对激动剂呈低亲和力状态的受体）、βγ 复合体以及被激活的 αs · GTP 亚单位。αs · GTP 可激活效应器，如腺苷酸环化酶。由于 αs 亚单位本身具有 GTP 酶活性，因而 GTP 被水解成为 αs · GDP，后者再与 βγ 亚单位形成 Gs 三聚体。由于 α 亚单位上的 GTP 酶催化速度很慢，所以，一般认为 GDP 的释放是这个循环中的限速步骤。

在这一反应中，实际上包括了两种调节机制，即受体调节和 G 蛋白调节。前者受控于相应的激动剂与其受体结合；后者则受控于 GTP-GDP 的转换。两种调节间存在着重要的联系。这就是 G 蛋白对受体亲和力的调控。释出 GDP 的 G 蛋白（$G_{\alpha\beta\gamma}$）与受体结合（$LR_H \cdot G_{\alpha\beta\gamma}$），此时受体处于高亲和力状态，易与相应的激动剂结合；一旦 GTP 与 G 蛋白结合，受体-G 蛋白复合体即解离，释出有活性的 α · GTP 去激活其效应器，受体又回到低亲和力状态（R_L）。

上述内容重点表示了 G 蛋白的 αs 亚单位的作用方式，也是所有 G 蛋白的基本作用模式。虽然其他的 G 蛋白调节机制会略有不同。另外，根据早期的观点，βγ 亚单位只是调节 α 亚单位的活性状态，本身并不直接调节效应器的活性。近年来的研究对这些观点都做了修正，详见下文的论述。

二、G 蛋白参与调节的跨膜信息转导效应体系

G 蛋白参与调节的跨膜信息效应体系有：腺苷酸环化酶、磷脂酶 C（PLC）、磷脂酶 A_2（PLA_2）、磷脂肌醇 3-激酶（phosphoinositide 3-kinase）、β 肾上腺素受体激酶 β-adrenergic receptor kinase（βARK）。G 蛋白的 α 亚单位和 βγ 亚单位都参与上述效应体系的调节。但每种效应体系的调节过程都是特异的。即使是同样的效应体系，如腺苷酸环化酶，也有不同的亚型。有的受 α 亚单位调节，有的则受 βγ 亚单位调节。

（一）G 蛋白对腺苷酸环化酶活性的调节

很多激素或递质的受体通过调节细胞膜上的腺苷酸环化酶（adenylate cyclase，AC）活性产生效应。参与受体与腺苷酸环化酶偶联的有两类 G 蛋白：介导激活腺苷酸环化酶作用的 Gs 和介导抑制腺苷酸环化酶的 Gi。

Gs 通过图 2-2-3 所示的机制发挥其对腺苷酸环化酶的激活作用，其关键是生成活性状态的 α · GTP。某些激素或递质与受体结合后会导致 AC 活性降低。人们也分离和纯化了另外一种 Gi。它的 β 和 γ 亚单位与 Gs 基本相同，只是 α 亚单位有较明显的差别（表 2-2-1）。根据一般设想，Gi 对 AC 的抑制作用可能会类似图 2-2-3 所示的机制，只是将 Gαs 改成 Gαi 而已。事实上 Gi 与 GTPγS 结合后，也解离成 Giα · GTPγS 和 βγ 两个部分，而且 Giα · GTPγS 的确能抑制 AC 活性。但是这种抑制很不完全，无法解释 AC 的抑制程度。事实上，AC 的活性主要取决于被激活的 Gαs 的数量。由于 Gi 的含量往往高于 Gi（5~10 倍）。因此，Gi 被激活后释出的 βγ 亚单位会远远高于被激活的 Gαs，并使之被灭活。

腺苷酸环化酶被激活或抑制后，导致细胞内第二信使物质 cAMP 浓度上升或下降，以此调节蛋白激酶 A（protein kinase A，PKA）的活性。而 cAMP 激活蛋白激酶 A 是一个非常重要的起点。从这一起点开始的有如下一些信息传导通路：代谢通路、基因转录调控、激活磷酸酶、促使磷酸化的 PKA 脱磷酸失活等。

1. 蛋白激酶 A 调控的代谢通路　糖原生成作用是细胞中重要的代谢通路。葡萄糖在己糖激酶催化下生成 6-磷酸葡萄糖，在葡萄糖磷酸变位酶催化下生成 1-磷酸葡萄糖，然后在焦磷酸化酶催化下加上一个 UTP，生成 UDP-葡萄糖。最后，糖原合成酶（glyxogen synthetase）利用 UDP-葡萄糖合成糖原，在包括心肌在内的肌肉细胞中持续不断地进行糖原合成，以储存能量。另一方面，肌肉收缩时糖原分解成 1-磷酸葡萄糖进入糖酵解途径，提供收缩时的能量。肾上腺素激活 β 肾上腺素受体，通

过G蛋白激活腺苷酸环化酶，使细胞内cAMP浓度提高。cAMP与PKA的调节亚单位结合，释放出被激活的PKA催化亚单位，导致图2-2-3瀑布式的反应。除了上述的代谢之外，PKA在其他很多代谢途径中也起调节作用。

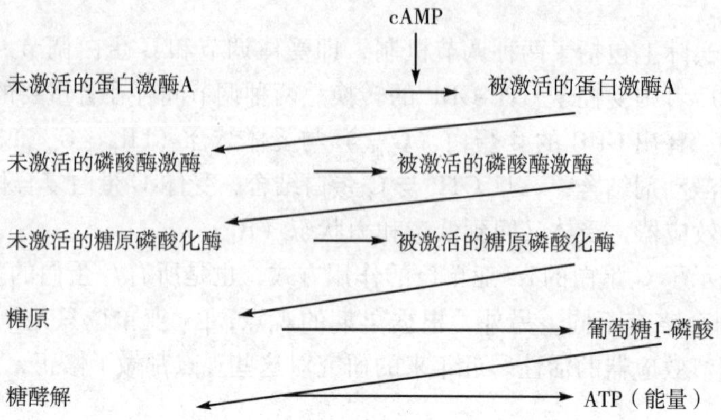

图2-2-3　Gs对腺苷酸环化酶的激活作用的机制

2. 蛋白激酶A对基因转录的调控作用　几乎所有的基因都有一个位于其转录起始部位上游的调节区（regulatory，promoter region）。某些DNA结合蛋白能与这一区域中的特定DNA序列结合，促进基因的转录。这些特定的DNA序列就叫作反应元件（responsive element）。PKA被cAMP激活之后，一部分被激活的PKA催化亚单位进入细胞核，使cAMP反应元素结合蛋白（cAMP responsive element binding protein，CREB）被磷酸化而激活。被激活的CREB与基因的反应元件结合，促进基因转录。

3. 蛋白激酶A对蛋白脱磷酸的调节　如前所述，蛋白磷酸酶（phosphatase）能除去蛋白激酶加到蛋白分子上的磷酸根。所以，细胞内蛋白磷酸化的水平实际上取决于蛋白激酶和蛋白磷酸酶活性之间的平衡。上文曾经提到的丝氨酸/苏氨酸磷酸酶有四种亚型已经确定：蛋白磷酸酶Ⅰ，蛋白磷酸酶ⅡA，蛋白磷酸酶ⅡB和蛋白磷酸酶ⅡC。

蛋白磷酸酶Ⅰ可使很多PKA激活的酶灭活，其中包括CREB。蛋白磷酸酶ⅡA能使丝氨酸/苏氨酸激酶催化的蛋白脱磷酸，与细胞周期的调控有较密切的关系。蛋白磷酸酶ⅡB又叫作calcineurin，它在脑中含量丰富，并能被游离的钙离子激活。蛋白磷酸酶ⅡC与上述三种结构不同，它与合成胆固醇的酶有密切的关系。蛋白磷酸酶在进化上是十分保守的。这说明这类酶在所有真核细胞的功能中都是十分重要的。事实上，丝氨酸/苏氨酸磷酸化的蛋白占能被激活的细胞内总磷酸化蛋白的97%左右。由此可见，与这种磷酸化相连的蛋白激酶和蛋白磷酸酶在细胞信息传递调节中的重要性。

酪氨酸蛋白磷酸酶主要与酪氨酸激酶相关的调节联系，将在本书的其他章节介绍。

（二）G蛋白对磷酯酶C活性的调节

细胞膜上的肌醇磷酸酯是很多第二信使物质的前体。实验证实多种介质和激素［如乙酰胆碱、组胺、肾上腺素、5羟色胺、血栓烷（thromboxane）、谷氨酸等］的受体都通过G蛋白与磷酯酶C（phospholipase C，PLC）偶联，调节其活性，从而影响诸如1,4,5-三磷酸肌醇（IP3）和甘油二酯（diacylglycerol，DG）等第二信使物质的产生。

PLC有多种同工酶，如PLC-β，PLC-γ，PLC-δ等。每种之中又分成若干亚型，如PLC-β就分成PLC-β_1，PLC-β_2等。目前已经知道，PLC-β和PLC-γ都参与肌醇磷酸酯代谢，但其作用机制有所不同。PLC-β（主要是磷脂酶C-β_2）是通过G蛋白（Gαq）调节参与肌醇磷酸酯代谢的。而PLC-γ则往往是与生长因子类的受体相偶联。这种调节并不通过G蛋白介导，而是通过蛋白磷酸化实现。

IP3与细胞内质网上的IP3受体结合，激活钙通道，使内质网中的钙离子释放到胞质中，提高胞质钙离子的浓度，调节胞内各种酶的活性。在肌肉细胞中，则作用于肌浆网的ryanodine通道（ryanodine channels），使钙离子从肌浆网中释放到胞质，提高胞质钙离子浓度。这种通道广泛存在于多种细胞之中，似乎并不因细胞不同而变化。与通道结合的IP_3被胞质中的磷酸酶水解，并从通道上解离，通道关闭。胞质中升高的钙浓度通过Na^+-K^+-ATPase或钙泵的调节，恢复到基础水平。

甘油二酯（DAG）有两方面的信息传递作用。一方面，DAG本身就是非常重要的第二信使。它能激活蛋白激酶C（protein kinase C，PKC）。PKC通常由接近氨基末端的调节部位，接近羧基末端的催化部位，和靠近催化部位的ATP结合部位组成。完全激活PKC需要有钙离子、DAG和与之结合在一起的细胞膜内侧磷脂。在未激活的状态，PKC是游离在胞质中的。当胞质中钙离子浓度提高时，PKC易位并且“泊定”到细胞膜。PKC有钙离子的结合位点，游离钙离子与PKC结合，导致PKC蛋白构象变化，使其被激活。当DAG被水解或胞质内钙离子浓度降低时，PKC活性降低到基础水平。PKC是细胞中广泛存在的一个激酶大家族。同工酶有不下10种之多，分子量为65~78kD。它们在对钙离子的需求、底物要求、细胞内定位、组织分布、灭活的速率等方面都有所不同。值得指出的是，在同一个细胞中有多种PKC存在。PKC参与调节细胞的分化、分泌、胞裂外排（exocytosis）、离子电导性、平滑肌收缩等多种功能。尤其应引起注意的是PKC对基因表达的调节通路。PKC激活细胞质中的促有丝分裂蛋白激酶（mitogen-activated protein kinase，MAPK），由此导致一系列蛋白激酶激活的反应，使细胞核中的基因转录调控因子Elk-1被磷酸化。促进细胞分裂的蛋白因子转录表达。另一方面，磷脂酶A_2（phospolipase A_2，PLA_2）可能水解甘油二酯（DAG）分子，使之释放出脂肪酸，尤其是花生四烯酸。众所周知，花生四烯酸是一系列二十碳烯酸（eicosanoids）的起始物质。

（三）G蛋白对一些受体门控的离子通道的调节

以上所述G蛋白的功能都涉及酶活性的变化，以及细胞内信息物质（cAMP，cGMP，IP_3，DG）的变化。改变细胞膜的离子通透性或膜电位是另一种调节方式。膜电位及通透性的变化受多种机制的调节，近年来的研究表明，膜上的一些离子通道也受激素或递质的调节，如钾通道和钙通道。以心房肌和心脏节律细胞为例，迷走神经释放Ach后，激活这两种细胞膜上的M胆碱受体，导致钾通道开放，形成细胞膜超极化状态，从而使细胞的节律性去极化减慢。近年采用的膜片钳（patch clamp）技术，可以用来说明G蛋白与离子通道之间的作用机制。一些作者发现，Gi的α亚单位可以直接激活膜片段上的钾通道，而Gi的βγ亚单位则没有明显作用。另外一些学者则发现，牛脑中提取的Gi蛋白质的α亚单位不能激活钾通道，而β、γ亚单位则能激活钾通道。这种矛盾的原因尚未明了，但无论如何，都表明G蛋白的确是参与钾通道的调节的。此外，实验证明Gs或Go也参与钙通道的调节。G蛋白对钙通道的调节有两种方式，一种方式与上述钾通道的调节相类似，G蛋白与钙通道直接偶联直接调节。另一种方式为间接调节。以儿茶酚胺类及乙酰胆碱等对心肌的节律及收缩力的调节为例，儿茶酚胺激活β受体，通过Gs使AC活性提高，产生大量cAMP，从而使蛋白激酶A的活性提高，而钙通道则是蛋白激酶的底物之一。换言之，蛋白激酶A使钙通道磷酸化，改变其活性。

（四）G蛋白通过调节cGMP磷酸二酯酶活性来调节视网膜光感传导

视网膜的杆状细胞的细胞膜及其盘状体（disks）上都存在感光物质视紫红质（rodopsin）。这是一种相当于G蛋白偶联受体的跨膜蛋白，分子量40000左右，其羟基末端附近在光照后可被视紫红质蛋白激酶磷酸化，该部位也是Gt蛋白的结合位点。通过Gt蛋白对cGMP磷酸二酯酶的调节来改变细胞内 cGMP 的浓度，控制细胞膜离子通道的通透性，调节细胞膜电位，达到调节感光的生理效应。不仅与一般光感有关，并且与色觉相关。详细的调节过程，可以参见标准的生理学教科书有关视觉的介绍。因其与药理学关联较少，兹不详述。

三、G 蛋白 βγ 亚单位也直接参与信息传递的调节

到目前为止，已发现 7 种 β 亚单位（35/36kD）和 12 种 γ 亚单位（6~8kD）。βγ 亚单位在体内以异源二聚体形式存在。早期认为，βγ 亚单位仅仅是调节 α 亚单位的活性，本身并不具有直接调节效应器的作用。近来的研究发现，βγ 亚单位同样作为一个功能单位参与整个信号传导过程。Gβγ 不仅直接参与调节效应器的活动，而且还是 G 蛋白偶联受体和受体酪氨酸激酶两种跨膜传导系统的交叉点，将两者有机地联系起来。

β 亚单位具有广泛的组织分布性，在 β_1、β_2、β_3、β_4、β_5、β_5L 六个亚型中，β_1~β_4 在氨基酸水平非常相似，都由 340 个氨基酸残基组成，同源性高达 79%~90%，它们在哺乳动物组织中的分布几乎是无所不在的，新发现的 β_5 含 353 个氨基酸残基，同源性为 58%。由于 β 亚单位的广泛表达，所以有人认为它对信号传导的特异性和受体后效应的多样性贡献很小。但是 β_5 和 β_5L 是例外，它们各自表达于中枢神经系统和视网膜。

γ 亚单位的分型是根据其结构的相似性，转录后修饰及与 β、γ 亚单位的相互作用进行的。γ 亚单位由 68~75 个氨基酸组成，本身无特有的三级结构，含有两个 α 螺旋区。γ 亚单位的亚型之间氨基酸同源性很低，存在多样性，并且其组织分布和表达可变性很强。在 γ 亚单位中存在着广泛的转录后修饰，特别是对其 C-末端残基的修饰，如 γ_1 的 C 末端 12 个氨基酸残基的异戊烯化对于蛋白的膜定位是必需的。其他 γ 亚单位的 C 末端也存在着法呢基修饰或香叶基（geranyl）修饰，这些修饰被认为是 βγ 亚单位参与信号转导的前提条件。

在 βγ 复合体中，β 亚单位与 γ 亚单位的氨基末端间形成的连接对 βγ 二聚体的形成起重要作用，γ 亚单位的中段与 β 亚单位的第 5、6、7 叶片决定了 $G_{\beta\gamma}$形成的选择性。

近年来的研究证实，$G_{\beta\gamma}$除调节腺苷酸环化酶、磷脂酶 C、离子通道及 G 蛋白偶联受体激酶外，还可以激活 Ras、MAPK，参与对各种生长因子激活的酪氨酸激酶传导系统的调节。

（一）$G_{\beta\gamma}$对腺苷酸环化酶的调节

$G_{\beta\gamma}$对腺苷酸环化酶Ⅱ、Ⅳ（ACⅡ、ACⅣ）有激活作用，但仍然依赖于 G_α，与 $G_{\alpha s}$有协同作用；而 $G_{\beta\gamma}$对 ACⅠ的抑制作用不依赖于 G_α，并可拮抗 $G_{\alpha s}$的作用，加强 $G_{\alpha i}$的作用；但对 ACⅢ、ACⅤ、ACⅦ三种亚型无作用。Gilman 等研究者用 βγ 重组实验观察到除 $G_{\beta1\gamma1}$外，其他 $G_{\beta\gamma}$对 ACⅠ、ACⅡ作用无明显区别，$G_{\beta1\gamma1}$对 ACⅠ、ACⅡ的作用分别为其他 $G_{\beta\gamma}$的 1/10 和 1/30。这说明 βγ 亚单位的作用也与其不同亚型密切相关。

（二）$G_{\beta\gamma}$对磷脂酶 C 的调节

$G_{\beta\gamma}$仅对 PLCβ 有调节作用，其兴奋作用不依赖于 G α。但不同组合的 $G_{\beta\gamma}$对不同亚型的 PLCβ 之作用强度不尽相同。

（三）$G_{\beta\gamma}$对 G 蛋白偶联受体激酶（G protein coupled receptor kinases，GRKs）的调节作用

一些 G 蛋白偶联受体被其激动剂激活之后，可以通过相应的 G 蛋白激活其效应器。例如，肾上腺素激活 β 肾上腺素受体，然后通过 Gs 激活腺苷酸环化酶使 cAMP 水平提高。但如果长期使受体暴露于激动剂，就会发生受体的失敏（desensitization）现象，即同样水平的激动剂不能使受体的效应器被激活。这种现象是通过 G 蛋白偶联受体激酶（G protein coupled receptor kinases，GRKs）实现的。GRKs 是一类特殊的蛋白激酶，它们的底物是某些特定的受体。GRKs 被激活后，能催化其底物（受

体）的特定部位发生磷酸化，使受体不再激活与其偶联的G蛋白，结果也就不能再激活其偶联的效应器。有意思的是，一些GRKs也是与G蛋白偶联的。换言之，G蛋白在受体与效应器偶联的正负两个方向都起关键性的作用。G蛋白偶联受体激酶包括β肾上腺素受体激酶1、β肾上腺素受体激酶2（β-ARK1、β-ARK2）、GRK5及视紫红质激酶（RK）等。β-ARK_1可使激活的α_2、β_2肾上腺素受体、M_2乙酰胆碱受体、P物质受体及视紫红质激酶的丝氨酸/苏氨酸残基磷酸化，使其失去活性。以往的研究多集中在α亚单位对受体激酶的作用。最近的研究发现，βγ亚单位对受体激酶同样有调节作用。$G_{\beta\gamma}$使β-ARK_1活性提高10倍，可使β_2肾上腺素受体磷酸化强度由4提高到10mol磷酸根/mol受体。另外，β-ARK_2也可被Gβγ激活，而GRK5和RK则对$G_{\beta\gamma}$无反应。在β-ARKs距羧基末端199个氨基酸处有一个约125个氨基酸的PH区（peckstrin同源区），$G_{\beta\gamma}$与此区特异性结合，使胞质中的β-ARK向胞膜移动，靠近其作用底物，附着于细胞膜，然后使受体磷酸化，产生失敏反应。没有异戊烯化的$G_{\beta\gamma}$不能激活β-ARK；含有法呢基的RK本身即附着于细胞膜，不需要$G_{\beta\gamma}$激活，两者都支持上述观点。由于$G_{\beta\gamma}$与β-ARK_1的作用位点在其羧基末端，所以β-ARK_1的羧基末端多肽常被用作$G_{\beta\gamma}$抑制剂研究$G_{\beta\gamma}$调节功能。

（四）$G_{\beta\gamma}$对钾离子通道的调节

Clapham等（1987）首次发现$G_{\beta\gamma}$可以使心房肌细胞钾通道开放频率提高150倍。随后，大量实验证实，G蛋白偶联受体对内向整流钾通道的调节主要由$G_{\beta\gamma}$介导。$G_{\beta\gamma}$可直接兴奋G蛋白偶联内向整流钾通道（GIRK），而G_α作用微弱。$G_{\beta\gamma}$对GIRK的兴奋作用被β-ARK_1的羧基末端和含有豆蔻酸的GIRK的羧基末端抑制，两者均含有$G_{\beta\gamma}$结合区。Wickman等研究者利用Sf9细胞重组实验发现除$G_{\beta1\gamma1}$外，其他$G_{\beta\gamma}$对心房肌细胞GIRK的作用强度相似，$G_{\beta1\gamma1}$作用稍弱。近年来在G蛋白对GIRK功能调节的研究主要集中于$G_{\beta\gamma}$对重组的GIRK的调节方面。例如，Jan等发现$GIRK_1$与G_β和G_γ共同表达出现持续激活的通道活动，含$G_{\beta\gamma}$结合区的β-ARK_1融合蛋白对通道活动有抑制作用。从心房肌分离的GIRK可以在非洲蟾蜍卵上成功表达，但是电流值低而且只能在蟾蜍卵表达，在哺乳动物细胞上，可产生大量的$GIRK_1$的mRNA，但不能引导出GIRK1样电流，因而推测$GIRK_1$可能与其他相似的亚基组成聚合体。Kofuji等研究者在非洲蟾蜍卵细胞共同表达$GIRK_1$、$GIRK_2$和$GIRK_3$，乙酰胆碱或$G_{\beta\gamma}$诱发实验表明$GIRK_1$可能同$GIRK_2$或$GIRK_3$形成异源二聚体，产生一种受$G_{\beta\gamma}$调节的电流值更大的内向整流钾通道。还有研究表明，在心房肌上GIRK与CIR（一种序列和电生理特性类似于K_{ATP}的钾通道）结合，也支持$GIRK_1$在体内形成二聚体的观点。但到目前为止，$G_{\beta\gamma}$对GIRK的调节机制还不明确，尚不知其是否为直接调控。

（五）$G_{\beta\gamma}$对钙通道的调节

G蛋白对钙通道的调节有多种方式。G蛋白对心肌、骨骼肌L型钙通道的兴奋作用主要依赖于$G_{\alpha s}$引起的PKA磷酸化系统，但近期研究认为$G_{\alpha s}$也可直接调节L型钙通道的活动。除此之外，在鸡感觉神经元α_2肾上腺素受体兴奋时，经G_α激活PLC-β，再刺激PKC，对N型钙通道产生电压依赖性抑制作用。Ikeda证实，在鼠交感神经元上，$G_{\beta\gamma}$引起N型钙通道的电压依赖性抑制，与去甲肾上腺素作用相似，而G_α无此作用。Herlitze观察到$G_{\beta\gamma}$抑制交感神经节细胞P/Q型和N型钙通道的活动，G_α缺乏此作用，而单独表达G_β也可引起类似的反应。说明$G_{\beta\gamma}$在肾上腺素等Gi偶联受体对N型、P/Q型钙通道的抑制作用中起主要作用。

（六）$G_{\beta\gamma}$对PLA_2的调节

$G_{\beta\gamma}$可以激活PLA_2，引发花生四烯酸代谢，产生一系列二十碳烷酸系列的物质。在胰腺细胞上，高亲和力缩胆囊素（CCK）受体激活后通过$G_{\beta\gamma}$刺激PLA_2，引起胞内钙离子浓度增加；低亲和力CCK受体则通过Gαq对PLC的激活作用，产生IP_3和DAG，引起胞内钙库释放钙离子，两者都导致胰淀粉酶释放。

（七）Gβγ 在酪氨酸激酶传导系统中的作用

传统观点认为，G 蛋白介导的信号传导系统和受体酪氨酸激酶体系及胞质酪氨酸激酶，在构成和功能上都相互独立，但近年来的研究表明，G 蛋白通过激活 Src、Ras、Raf、MAPK、PI3K 等，将两个系统有机的联系在一起。

最早将两个体系联系在一起的是 LPA 刺激引发的效应（G 蛋白介导）可以被一种 PTK 抑制剂 genistein 所阻断。过表达 $G_{\beta\gamma}$亚单位可以模拟 c-Src 的激活，暗示是 $G_{\beta\gamma}$而不是 G_{α} 介导了 c-Src 和 Src 家族激酶的激活。许多研究小组发现 GPCR 的激动剂血管紧张素 2、血栓素、内皮素-1、LPA 可分别诱导 PDGFR、IGF-1R、EGFR 的 transactivation，而且在多种细胞和多种激动剂作用下都是如此，虽然其中的机制并不清楚，但是这种反式激活对 G 蛋白介导的 ERK 的激活是必须的，而且过表达 $G_{\beta\gamma}$ 可以模拟 Gi 偶联受体引发的 EGFR 的反式激活，初步认为 c-Src 的激活与这种反式激活有关。Src 磷酸化后与 Grb2、SOS 形成复合体，再通过 $G_{\beta\gamma}$的转位作用定位于细胞膜，与 Ras 相互作用，触发 Raf、MAPK 的活动，$G_{\beta\gamma}$也可以直接与 Raf-1 结合，激活 Raf-1，不通过 Ras 而直接激活 MAPK。$G_{\beta\gamma}$ 和 PLCβ 还可以通过 PKC 或其他激酶激活 MAPK。另外 $G_{\beta\gamma}$也可以结合于 Btk/Tec 家族的 PH DOMAINS，不清楚这种结合与 Btk 激活的关系，但是最近人们发现 $G_{\alpha q}$在体内和体外都能直接激活 Btk，这种激活对 Gq 偶联受体介导的 p38-MAPK 的激活是必须的。

$G_{\beta\gamma}$亚单位还可以抑制 MAPK 信号通路，Ras 的激酶抑制物 KSR 是 Raf 的结构类似物，并且是 MAPK 通路的一环，在通路中位于 Raf 的上游或与之平行。KSR 作为一个支架蛋白必须定位于膜上才能发挥功能，它的转位也与 βγ 亚单位有关。Bell 发现在培养细胞中过表达 KSR 能抑制 βγ 亚单位诱导的 MAPK 的激活，也就是说，βγ 对 KSR 的转位作用是对 KSR 负性调节 MAPK 通路的协同。相反的证据来自在斑鱼中过表达 βγ 或 KSR 可以刺激 MAPK 的活性。βγ 亚单位一方面激活 MAPK，另一方面通过 KSR 抑制 MAPK，也许这种双象作用是 $G_{\beta\gamma}$亚单位在 G 蛋白和蛋白酪氨酸激酶信号传导系统交联中的负反馈效应。

作为 G 蛋白偶联受体机制的总结，表 2-2-2 列出了通过 G 蛋白偶联的主要受体及其偶联的 G 蛋白和效应体系。

表 2-2-2　通过 G 蛋白介导的主要神经递质的受体亚型及其效应体系

肾上腺素能受体（adrenoceptors）
α_1受体：又可分为 A、B、D 三种亚型。通过 Gq/11 蛋白激活磷脂酶 C，生成 IP_3 和 DG
α_2受体：又可分为 A、B、C 三种亚型。通过 Gi/o 蛋白与腺苷酸环化酶偶联，抑制该酶活性
β_1受体：通过 Gs 蛋白与腺苷酸环化酶偶联，使之激活
β_2 受体：通过 Gs 蛋白与腺苷酸环化酶偶联，使之激活
β_3 受体：通过 Gs 蛋白与腺苷酸环化酶偶联，使之激活
多巴胺能受体（Dopamine receptors）
D_1受体：通过 Gs 蛋白与腺苷酸环化酶偶联，使之激活
D_2受体：通过 Gi/o 蛋白与腺苷酸环化酶偶联，抑制该酶的活性
D_3受体：通过 Gi/o 蛋白与腺苷酸环化酶偶联，抑制该酶的活性
D_4 受体：通过 Gi/o 蛋白与腺苷酸环化酶偶联，抑制该酶的活性
D_5受体：通过 Gs 蛋白与腺苷酸环化酶偶联，使之激活
5-羟色胺能受体（5-HT receptors）
$5\text{-}HT_{1A}$、$5\text{-}HT_{1B}$、$5\text{-}HT_{1C}$、$5\text{-}HT_{1D}$、$5\text{-}HT_{1E}$、$5\text{-}HT_{1F}$　受体：通过 Gi/o 蛋白与腺苷酸环化酶偶联，抑制该酶的活性
$5\text{-}HT_{1B}$受体：通过 Gi/o 蛋白与腺苷酸环化酶偶联，抑制该酶的活性
$5\text{-}HT_{1D}$受体：通过 Gi/o 蛋白与腺苷酸环化酶偶联，抑制该酶的活性

续　表

5-HT_{1E}受体：通过 Gi/o 蛋白与腺苷酸环化酶偶联，抑制该酶的活性
5-HT_{1F}受体：通过 Gi/o 蛋白与腺苷酸环化酶偶联，抑制该酶的活性
5-HT_{2A}受体：通过 Gq/11 蛋白激活磷脂酶 C，生成 IP_3 和 DG
5-HT_{2B}受体：通过 Gq/11 蛋白激活磷脂酶 C，生成 IP_3 和 DG
5-HT_{2C}受体：通过 Gq/11 蛋白激活磷脂酶 C，生成 IP_3 和 DG
5HT_4 受体：通过 Gs 蛋白与腺苷酸环化酶偶联，使之激活
乙酰胆碱能受体（cholinoceptors）
毒碱型受体，M-受体（muscarinic receptors）
M_1 受体：通过 Gq/11 蛋白激活磷脂酶 C，生成 IP_3 和 DG
M_2 受体：通过 Gi/o 蛋白与腺苷酸环化酶偶联，抑制该酶的活性
M_3 受体通过 Gq/11 蛋白激活磷脂酶 C，生成 IP_3 和 DG
M_4 受体：通过 Gi/o 蛋白与腺苷酸环化酶偶联，抑制该酶的活性
M_5 受体：通过 Gq/11 蛋白激活磷脂酶 C，生成 IP_3 和 DG
阿片受体（opioid receptors）
μ 受体：通过 Gi/o 蛋白与腺苷酸环化酶偶联，抑制该酶的活性
δ 受体：通过 Gi/o 蛋白与腺苷酸环化酶偶联，抑制该酶的活性
κ 受体：通过 Gi/o 蛋白与腺苷酸环化酶偶联，抑制该酶的活性
γ-氨基丁酸受体（GABaneric receptors）
$GABA_B$受体通过 Gi/o 蛋白与腺苷酸环化酶偶联，抑制该酶的活性
组氨酸受体（histamine receptors）
H_1 受体：通过 Gq/11 蛋白激活磷脂酶 C，生成 IP_3 和 DG
H_2 受体：通过 Gs 蛋白与腺苷酸环化酶偶联，使之激活

四、G 蛋白偶联受体的下调和失敏机制

受体长时间或反复暴露于某种激素或递质或其激动剂，往往会导致受体对这种外界信息物质的反应下降。这就是所谓的受体失敏（desensitization）现象。造成受体失敏的机制有两种：受体内在化（receptor internalization）和受体磷酸化。

受体内在化时会形成包含受体在内的膜囊泡，并且这些囊泡进入细胞。因此导致细胞膜上受体的数目减少，是细胞对信息物质的敏感度下降，有时又称为受体的下调（down regulation）。

另一种情况下，并不发生细胞表面受体数目的减少。只是受体虽然与激动剂结合，但导致效应降低。目前所知，这是受体磷酸化的结果。以 β 肾上腺素受体为例，就存在非常明显的这种失敏作用。这是因为细胞中存在依赖 cAMP 的蛋白激酶——β 肾上腺素受体激酶（β-adrenegic receptor kinase，BARK）。受体长期被激活使细胞内 cAMP 持续升高，激活 BARK。被激活的 BARK 促使 β 肾上腺素受体在细胞内的特定氨基酸残基被磷酸化。被磷酸化的受体构象发生变化，与细胞质中另外一种调节蛋白 β-arrestin 结合，使受体无法与 G 蛋白发生反应，阻断了受体产生效应，从而造成失敏。

事实上，受体的磷酸化和非磷酸化状态在细胞中始终处于一种动态平衡。长期过度的激动剂暴露，使细胞中的 cAMP 浓度持续升高，导致 BARK 被激活，受体磷酸化程度增高，平衡向失敏方向移动。到一定程度后，达到新的平衡。如果在细胞外的激动剂浓度很低，被激活的受体比例很少，细胞内的 cAMP 水平就很低。此时 BARK 很少被激活，受体大多处于非磷酸化状态，平衡向失敏的相反方向移动。此时细胞对激动剂的反应往往非常敏感。这种调剂对细胞适应体内信息物质浓度变

化、保证正常反应是至关重要的。这种现象并不仅仅发生在β受体，也发生在其他很多G蛋白偶联受体。但是激酶的种类有所不同。

五、RGS蛋白与G蛋白的调节

（一）RGS蛋白家族

G蛋白信号转导虽然形式多样，但其共同过程均为鸟苷酸酶循环（GTPase cycle）即GTP/GDP交换和GTP水解两个过程。GTP的水解最初被认为是一个不受调节的过程，但后来的研究却产生了突破性的认识。1982年Chan和Otte通过遗传学筛选的方法从酵母中首先发现了Sst2蛋白，此后在丝状菌、线虫及哺乳动物细胞中发现了很多与Sst2相似的物质，由于它们在结构上与Sst2蛋白相似均存在高度保守的RGS结构域，因而统称为RGS（regulators of G protein signaling）蛋白。目前对RGS蛋白在G蛋白信号转导中的调节作用及其结构与功能的关系已经进行了大量的体内外实验，结果表明RGS蛋白主要与G蛋白α亚单位作用，促进其GTPase活性从而加速GTP的水解。

RGS蛋白分子大小不一，它们的结构中除了包含一个高度保守的氨基酸序列即RGS结构域以外，还存在多种作用各异的其他结构域，如GGL结构域、PTB结构域等。RGS结构域与RGS蛋白的GAP活性有关，其他结构域的作用则较为复杂多变。

RGS蛋白广泛存在于真菌、原虫及哺乳动物细胞中，它们的分子结构中均存在长约130个氨基酸残基的保守序列即RGS结构域。RGS结构域可以单独和G蛋白α亚单位结合并产生GAP（GTPase activating proteins）活性。根据RGS结构域同源性大小可以将RGS蛋白分为5个不同的亚家族RZ、R4、R7、R12、RA。RGS蛋白的RGS结构域存在25%~85%的同源性。根据氨基酸的排序，RGS结构域还可进一步分为三个高度保守的GH（GAIP/GOS homology）区域即GH1、GH2和GH3。RGS结构域可能是RGS蛋白对Gα亚单位发挥GAP活性的结构基础，因为去掉RGS结构域后，RGS蛋白将丧失GAP活性。由于分子大小不同，RGS蛋白RGS结构域的两侧往往包含有大小不等，结构不一的其他功能结构域。这些结构域差异很大，仅在同一亚家族中有一定同源性。由于它们与胞内其他蛋白质之间的相互作用，这些区域除了调节RGS结构域与G蛋白的亲和力和选择性以外，更可能与RGS蛋白参与的其他信号转导作用有关。

（二）RGS蛋白的GAP活性及效应机制

1. RGS蛋白与Gα亚单位的相互作用　Gα亚单位作为分子转换器结合和水解GTP，活化型Gα-GTP的存在时间直接决定G蛋白信号转导的持续时间。作为负性调节因子，RGS蛋白作用于Gα亚单位，一方面通过阻止GDP的释放抑制GTP与Gα亚单位的结合，另一方面发挥GAP活性，缩短Gα-GTP存在的时间。大量的生物化学和结构学资料显示，绝大多数RGS蛋白都具有GAP活性，它们可以将GTP水解的速度提高100~1000倍。除了GAP活性外，RGS蛋白与Gα亚单位的相互作用还可以产生其他方面的作用，如调节Gβγ二聚体的功能等。从现有资料来看，RGS蛋白与Gα亚单位之间的相互作用具有以下特点。①RGS蛋白倾向于与活化型Gα亚单位结合，Gα亚单位的存在形式有活化型GTP-Gα和非活化型GDP-Gα，竞争性结合实验显示，RGS蛋白可选择性与Gα亚单位活化型结合。例如，RGS4与模拟过渡态Giα-GDP-AlF4的亲和力比其与其他状态的Giα的亲和力大很多。②结合界面的非连续性：晶体衍射分析表明，RGS蛋白的α螺旋与Gα的三个开关（switch）区呈间断性结合。③RGS蛋白与Gα亚单位相互作用的相对选择性：从体外实验的结果来看，RGS蛋白与Gα亚单位相互作用具有一定选择性。一般认为，几乎所有RGS蛋白都能选择性作用于一种或几种Gi家族成员（Giα1、Giα2、Giα3、Goα、Gtα、Gzα）或（和）Gqα而发挥GAP活性，但未发现它们对Gsα有相同作用。④效应的共同性：虽然不同的RGS蛋白与Gα之间的作用方式存在很大差别，但由于RGS结构域的保守性，从低等真核细胞到哺乳动物，RGS对Gα亚单位均能产生GAP作用，只是这种活性产生的具体条件和方式有所改变而已。

2. RGS蛋白作用的主要原理

就目前的研究资料而言，RGS蛋白发挥作用的机制主要有以下三个方面。①作为GAP（GTPase activating proteins）促进G蛋白Gα亚单位水解GTP的活性：无论是试管水平、细胞水平抑或是体内实验，都证明几乎所有的RGS蛋白都能促进G蛋白水解GTP的活性。但不同的RGS蛋白GAP活性的大小有一定的差异，这可能与RGS结构域本身的结构差别以及RGS结构域侧翼结构的影响有关。前期资料大多认为RGS蛋白的GAP作用无明显特异性，但后来的研究表明，RGS蛋白和G蛋白之间的选择性直接决定RGS蛋白的功能特点。②拮抗G蛋白效应器的功能：在研究PLC-β_1的过程中发现，PLC-β_1除了作为效应器引发一系列下游反应外，同时亦参与信号转导的调节。其由Gqα激活后，可以充当GAP反馈增强Gqα水解GTP的活性。而PLC-β1与Gq蛋白之间的结合可以受到来自RGS蛋白的物理位阻性拮抗，据报道RGS4既能竞争性拮抗PLC-β1与Gq-GDP-ALF4$^-$（GTP→GDP的模拟过渡态）的结合，又能抑制由GTPγS激活的Gq诱导PLC-β1催化磷脂酰肌醇水解的作用。RGS蛋白拮抗效应器功能的结构基础目前尚不明了，有人认为可能是因为G蛋白结合效应器与结合RGS蛋白的位点处于同一位置有关，但对Gs与Gt的研究并未发现这种重叠现象。②增强Gα亚单位与βγ二聚体的结合力：RGS蛋白通过增强Gα亚单位与βγ二聚体的结合可以促进G蛋白三聚体的重新聚合，同时改变能与效应器结合的βγ二聚体的数目。例如，RGS4的超表达可以抑制由IL8（Gi）和铃蟾肽［bombesin（Gq）］的βγ亚单位引起的MAPK的激活；RGS1、RGS2、RGS4和RGS8的超表达可以加速由βγ亚单位激活的G蛋白偶联的内向整合K^+通道（GIRKs）的关闭。但也有部分研究表明，RGS蛋白的超表达可以促进GIRKs的开放。RGS蛋白对βγ亚单位功能的影响可能与其和Gα亚单位结合的时间长短有关。

④作为一种GAPs，RGS的作用在于改变Gα-GTP的构象，使Gα水解GTP的酶活性更强。但它与其他作用于单体G蛋白的GAPs不同，因为它并不直接参与GTP的水解作用。⑤RGS蛋白的GAP活性除了影响活化型Gα的作用以外，对Gβγ介导的信号反应也有广泛的调节作用。

六、广义的G蛋白调节机制

除了上文所介绍的与跨膜信息传递机制相联系的各种G蛋白外，体内尚有为数众多的能与GDP-GTP特异结合的蛋白质，其功能也受GTP-GDP转换的调节（表2-2-3）。

小分子量G蛋白一般只有一个亚单位，而且GTP酶的活性也需要其他的调节因子。这些小分子量G蛋白与信息传递、细胞生长与分化、蛋白质合成、合成后的加工及转运机制都有密切的关系。现以Ras蛋白为例说明之。

Ras蛋白是一组分子量在21kD的小分子量G蛋白。研究表明，此类蛋白在细胞的增生与分化过程中都是关键的调节因子。编码Ras蛋白的基因突变或调节失常与许多人类肿瘤有关。晚近的资料表明，30%的人类肿瘤细胞中可以检出突变的Ras基因。体外培养细胞的转化实验及转基因动物实验也都表明，突变

表2-2-3 GTP结合蛋白的超级家族

介导跨膜信息传递的G蛋白
蛋白合成的翻译因子
肽链延长因子Tu（Elongation factor Tu）
RAS蛋白
Ha-ras p21，Ki-ras p21，N-ras p21，R-ras
其他小分子量G蛋白
ADP-核苷化因子（ADP-ribosylation factor）
Ral
Rab1，Rab2，Rab3，Rab4，Rab5，Rab8，Rab9
Rap1A，Rap1B，Rap2
Rho A，Rho B，Rho C
Smg p25A，Smg p25B，Smg p25C，Smg p21
Ran
微管蛋白（Tublins）
其他受GTP-GDP调节的代谢酶
Succinate thiokinase，Phosphoenolpyruvate carboxyinase

的 Ras 蛋白的确能干扰细胞的生长与分化。此外，能使受体酪氨酸激酶活性增加的某些细胞外因子或刺激，同样也使 Ras 蛋白被激活，提示二者之间的某些联系。Ras 蛋白在跨膜信息传递过程中起着重要的作用。

像所有的 G 蛋白一样，Ras 蛋白的活性取决于其结合的是 GTP 还是 GDP。与 GTP 结合的是激活的 Ras，而与 GDP 结合的则是非活性形式。Ras 也有 GTP 酶，但其基础活性很低，需要特殊的调节因子 GAPs（GPTase activating proteins）使之激活，才能将 GTP 水解成 GDP，使 Ras 失活。另一方面，Ras 与 GDP 的结合也很难解离，因此也需要特殊的因子促其解离。在哺乳动物中，起这种作用的是 SOS 蛋白（在酵母中是 SDC25 或 CDC25）。SOS 首先与 Ras-GDP 结合，使 GDP 与 Ras 的亲和力降低，并与之解离。此时若没有 GTP 存在，则生成“空载”的 Ras，但在生理条件下，则重新生成活性状态的 Ras-GTP。

与此同时，人们发现了另外一类蛋白，它们起一种连接器的作用，使激活 Ras 的 SOS 蛋白与被激活的酪氨酸磷酸化蛋白连接，这种蛋白就是 Grb2 蛋白。除此之外，近年来人们还发现，Ras 与 Raf 蛋白的直接结合及其对 Raf 蛋白功能的调节作用。Ras-Raf 作用导致了一系列蛋白磷酸化连锁反应，使信息在细胞内不断传递。同时有结果表明，与 Ras 相关的 Rap1 基因表达产物 Rap1 蛋白能与 Ras 竞争 Raf 的结合位点。此外，也有证据表明，Ras 与 Raf 的结合受 cAMP 浓度的调节。说明不同的信息传递体系之间的交叉联系。

第三节　信号传导体系之间的相互调节

根据我们对已知的受体、效应器以及细胞内重要的信使物质的了解，受体及其内源性配基的种类远远超过已知的效应器体系。细胞外的信号物质数目种类更是远远超过已知的细胞内信使物质。这样，多种细胞外信号物质必然共用有限的效应体系与细胞内信使物质发挥作用。因此，多种介质、激素及调节物质作用于同一细胞的情况，就可以部分地归结为有限的几种细胞内信使物质之间的相互作用。以最常提到的 Ca^{2+} 和 cAMP 之间的关系为例，我们可以看到这些信号系统间相互影响的情况（图 2-3-1）。

为便于说明，我们只观察通过 G 蛋白介导的腺苷酸环化酶体系和磷脂酶 C 之间的相互关系。通过 Gq 与磷脂酶 C（PLCβ）偶联的受体被激活以后，使膜中的 PIP_2 被水解，产生 IP_3 和 DAG。IP_3 促使细胞内钙储池释放 Ca^{2+}，使胞质内钙离子浓度升高。导致多种效应。其中包括激活蛋白激酶 C（PKC）、激活腺苷酸环化酶、与钙调蛋白结合调节腺苷酸环化酶和磷酸二酯酶的活性等。DAG 则直接激活 PKC，而 PKC 通过蛋白磷酸化对腺苷酸环化酶起调节作用。当然，PKC 对细胞的调节作用决不仅仅是调节腺苷酸环化酶。

上述例子中，作为细胞内的信使物质，Ca^{2+} 和 cAMP 来源于不同的信号体系；在其细胞内效应体系之间又会发生复杂的相互作用。这种作用可以是直接的（改变 Ca^{2+} 或 cAMP 的含量），也可以是间接的（共用相同的作用靶）。这种看起来十分复杂的相互影响，正是多种外界因子调节时，细胞产生正确的综合应答的基础。

信号系统之间的相互作用发生在各个不同的水平。除了细胞内信使物质的相互作用之外，还发生在受体-G 蛋白偶联的水平、受体水平，乃至细胞外信使水平之上。设想某细胞受到特定作用之后，必然会影响它的递质释放或激素分泌，这又反过来影响其他细胞释放或分泌的水平，发生更为复杂的变化。

与 G 蛋白偶联的受体仅在哺乳动物中即已超过百种，其中包括各种受体的亚型。如 M 胆碱受体的 5 个亚型，肾上腺素受体已确定的 8 个亚型和 5HT 受体已知的 5 个亚型等。同一递质不同亚型的

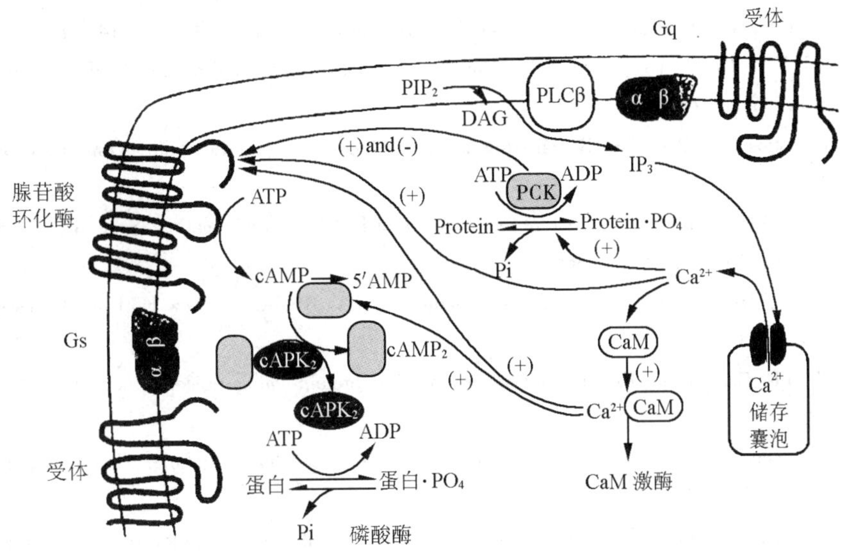

图 2-3-1　通过 G 蛋白偶联的跨膜信号体系之间的交联与整合机制示意图

受体通常与不同的第二信使通路偶联，或者调节不同种类的离子通道。事实上，某种受体亚型可能与若干不同的效应器偶联，而若干不同种受体又可能影响同一效应器。除了受体的多型性之外，近年来的研究，尤其是基因克隆技术的广泛应用，也表明效应器也是有多型性的。例如，目前已确定了多种腺苷酸环化酶、磷脂酶 C 和多种磷脂酶 A2，此外，与 G 蛋白偶联的离子通道也有不同亚型。如此众多种类的受体与效应器都要通过特定的 G 蛋白来正确地偶联，才能发挥生物作用。那么问题是，需要多少种 G 蛋白才能满足这种复杂的受体效应器偶联？这些受体与 G 蛋白及效应器偶联的机制如何？不同受体-效应器通路间是如何发生相互作用的？对于某一特定的体系来说，受体-G 蛋白-效应器之特异性，其时相及信息放大的机制以及体系中各部分信息间的相互作用机制是如何决定的？这些都是目前特别受到重视的问题。事实上，这正是多种信号系统在细胞水平上如何整合，最终产生协调一致的作用的问题，也是当前最受重视的研究领域。

（张德昌）

参 考 文 献

1. Hancock J. Cyclic nucleotides, cyclases and G proteins. in Cell Signallling 3rd ed. by John Hancock Oxford University Press, 2010: 50.
2. Gomperts BD. GTP-binding Proteins and Signal transduction. in Signal Transduction 2nd ed. by Gomperts BD, et al. Academic Press, 2009: 81.
3. Birnbaumer L. Signal Transduction by G Proteins-Basic Principles, Molecular Diversitu, and Structural Basis of Their Actions. In Handbook of Cell Signaling, Vol 2, Section G. Elsevier Inc, 2003: 557.
4. Strange PG. 2010 Use of the GTPγS ([35S] GTPγS and Eu-GTPγS) binding assay for analysis of ligand potency and efficacy at G protein-coupled receptors. Br J Pharmacol, 161 (6) : 1238-1249.
5. Lundstrom K. 2009 An overview on GPCRs and drug discovery: structure-based drug design and structural biology on GPCRs. *Methods Mol Biol*, 552 : 51-66.
6. Baltoumas FA, Theodoropoulou MC, Hamodrakas SJ. 2013 Interactions of the α-subunits of heterotrimeric Gproteins with

GPCRs, effectors and RGS proteins: a critical review and analysis of interacting surfaces, conformational shifts, structural diversity and electrostatic potentials. *J. Struct. Biol*, 182 : 209–218.

7. Chung KY. Structural Aspects of GPCR-G Protein Coupling. Toxicol Res, 2013, 29 (3) : 149–155.
8. Wauson EM, Dbouk HA, Ghosh AB, et al. 2014 G protein-coupled receptors and the regulation of autophagy. Trends Endocrinol Metab, 2014 (5) : 274–282.
9. Irannejad R, von Zastrow M. 2014 GPCR signaling along the endocytic pathway. Curr Opin Cell Biol, 2014, 27 : 109–116.
10. Kumar KK[1], Burgess AW, Gulbis JM. Structure and function of LGR5: An enigmatic G-protein coupled receptor marking stem cells. Protein Sci, 2014, 23 : 551–565.
11. Bortolato A, Doré AS, Hollenstein K, et al. 2014 Structure of Class B GPCRs: New Horizons for Drug Discovery. Br J Pharmacol, Mar 14.
12. Lohse MJ, Maiellaro I, Calebiro D. Kinetics and mechanism of G protein-coupled receptor activation. Curr Opin Cell Biol, 2014, 27 : 87–93.
13. Tian X, Kang DS, Benovic JL. β-arrestins and G protein-coupled receptor trafficking. Handb Exp Pharmacol, 2014, 219 : 173–186.
14. Csépányi-Kömi R, Lévay M, Ligeti E. Small G proteins and their regulators in cellular signalling. Mol Cell Endocrinol, 2012, 28 : 353 (1–2) : 10–20.
15. Gough NR. Focus issue: Cracking the G protein-coupled receptor code. Sci Signal, 2011, 4 (185): eg7.
16. Jastrzebska B, Debinski A, Filipek S, et al. 2011 Role of membrane integrity on G protein-coupled receptors: Rhodopsin stability and function. Prog Lipid Res, 2011, 50 : 267–277.
17. Wang D, Hu L, Zhang G, et al. G protein-coupled receptor 30 in tumor development. Endocrine, 2010, 38 : 29–37.
18. Flynn R, Zamponi GW. Regulation of calcium channels by RGK proteins. Channels (Austin), 2010, 4 : 434–439.
19. Masseck OA, Rubelowski JM, Spoida K, et al. Light-and drug-activated G-protein-coupled receptors to control intracellular signalling. Exp Physiol, 2011, 96 (1) : 51–56.
20. Ye X, Carew TJ. Small G protein signaling in neuronal plasticity and memory formation: the specific role of ras family proteins. Neuron, 2010, 68 : 340–361.
21. Li YY, Hou TJ, Goddard WA 3rd. Computational modeling of structure-function of g protein-coupled receptors with applications for drug design. Curr Med Chem, 2010, 17 : 1167–1180.
24. Almendro V, García-Recio S, Gascón P. Tyrosine kinase receptor transactivation associated to G protein-coupled receptors. Curr Drug Targets, 2010, 9 : 1169–1180.
25. Hipser C, Bushlin I, Gupta A, et al. Role of antibodies in developing drugs that target G-protein-coupled receptor dimers. Mt Sinai J Med, 2010, 4 : 374–380.
26. Spehr M, Munger SD. Olfactory receptors: G protein-coupled receptors and beyond. J Neurochem, 2009, 109 : 1570–1583.

第三章　离子通道药物分子药理学

离子通道（ion channel）是一类跨膜糖蛋白，它们在细胞膜上形成的亲水性孔道使带电荷的离子得以进行跨膜转运，是神经、肌肉、腺体等许多组织细胞膜上的基本兴奋单元。它们能产生和传导电信号，具有重要生理功能，也是除了G蛋白偶联受体外一类最重要的药物作用靶点。由于近年来生物物理学、分子生物学等技术在离子通道研究领域中得到普及应用，人们对离子通道的孔道特性、动力学过程、结构与功能的关系、生理功能的表达和调节、病理状态下的变异和重构（remodeling）等的认识已深入到分子水平。本章将在介绍一般细胞电生理学和离子通道特性的基础上，介绍细胞膜离子通道的种类、分子结构与功能的关系及以离子通道为靶点的药物的分子药理学。

第一节　概　　述

一、离子通道的生理学与病理学

细胞膜离子通道几乎存在于所有细胞中，离子通道的活性与细胞生理功能密切相关，尤其是与细胞的兴奋性紧密相关，如心动周期的形成和神经元的放电和冲动传导都是以离子通道的活性改变为基础的：当膜电位达到钠离子通道的开放阈值，引起钠离子内流，细胞膜快速去极化，使细胞进入兴奋状态，随后的钙离子通道和钾离子通道激活则促进了细胞的多样化功能和随后的复极化，使细胞重新回到静息状态，而完成一次兴奋周期。许多非兴奋性细胞的功能同样依赖离子通道的活性，如胰岛细胞释放胰岛素、免疫细胞的活化和神经胶质细胞的功能激活等都需要离子通道的参与。

当细胞膜离子通道的基因表达异常，或通道表达发生突变，则功能和活性发生改变，将导致组织、器官功能变化，甚至产生疾病。例如，临床上常见的长QT综合征，主要由于家族性遗传导致的基因突变，引起心脏钾离子通道或钠离子通道功能异常；或者由于某些药物抑制了特定的心脏钾离子通道，而引起的QT间期延长；严重时可引起尖端扭转型心律失常，并可导致患者猝死。又如，钠通道（α-亚单位不同位点氨基酸）基因突变可引起高血钾周期性瘫痪、肌强直和长QT综合征等疾病；而钙通道异常可引起低血钾周期性瘫痪（L-型钙通道基因突变）、家族性偏头痛（脑P/Q型钙通道α_1-亚单位基因突变）和共济失调等；钾通道基因突变主要引起上面提到的心律失常和发作性共济失调等；氯离子通道基因发生突变也可引起很多疾病，如氯离子通道亚型ClC-1突变可引发肌强直症，ClC-5突变可引发遗传性肾结石病，CFTR突变可导致肾脏的囊性纤维性变。

除了上面提到的基因突变导致的离子通道改变，许多疾病状态也可改变离子通道的活性，如脑缺血及阿尔茨海默病、帕金森病等神经退行性疾病可引起脑内谷氨酸的释放增加，它们持续作用于NMDA、AMPA等受体上，可导致相关离子通道的过度激活而产生所谓的兴奋性毒性；由于脑外伤、缺血、衰老等引起脑内钠通道、钾通道和钙通道的改变，与癫痫、痴呆和抑郁症等也有密切的联系。

二、离子通道的药理学意义

细胞膜离子通道是仅次于G蛋白偶联受体（GPCR）的已上市药物的第二大类药物靶标，是神经、心血管和骨骼肌等可兴奋细胞、器官电活动和各种内分泌细胞等生物学功能的重要分子基础。以离子通道为靶标的药物超过上市药物的10%。见图3-1-1离子通道药物已广泛用于高血压、心肌缺血、心律失常、脑血管疾病、神经退行性疾病、癫痫、疼痛、内分泌及糖尿病等重大疾病的治疗。据统计，1939~2012年美国FDA共批准上市2265个小分子化学药物，其中730个药物的作用涉及离子通道。大量研究证明，离子通道的功能异常与老年痴呆、精神分裂症、重度抑郁症和癌症的发生、发展，以及肿瘤多药耐药的机制密切相关。随着与离子通道密切相关的心脑血管疾病、神经精神疾病发病率的日益增加，寻找并确认与这些重大疾病相关的离子通道药物作用靶标是当前重要的科学需求和社会需求。同时，以生物学信息和特有资源的天然产物结构为导向带动药物分子设计能力的提升、加快以离子通道为靶标的新药研发，对围绕重大疾病的新药开发有着重要的现实意义。

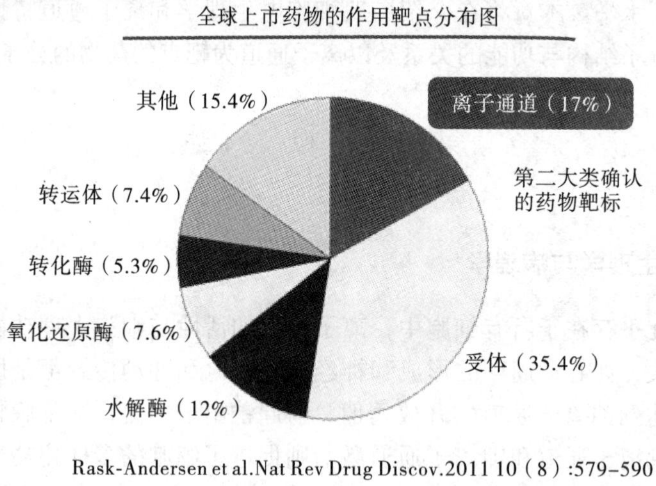

图3-1-1　全球上市药物的作用靶点分布图

三、离子通道的电生理学及药理学

（一）离子跨膜运动与膜静息电位和动作电位

心肌、血管平滑肌、神经、骨骼肌等可兴奋细胞，主要是通过电活动形式表现其兴奋性的发生和传播。可兴奋细胞的细胞膜，是由双层脂质分子和镶嵌于其中的蛋白质分子所构成。双层脂质分子的疏水部分排列在膜的内部，而亲水部分则分布在膜与细胞外组织液及细胞内胞浆液相接的两侧。这种结构形成一道屏障，使亲水性物质不能自由通过细胞膜，因而造成细胞膜内外不同物质的浓度差异。在细胞内外液中存在着各种带电离子如钠（Na^+）、钾（K^+）、钙（Ca^{2+}）、氯（Cl^-）等。由于这些离子均为高度极化的亲水性物质，不能自由通过细胞膜屏障，从而造成分布在细胞膜两侧的各种离子成分和浓度的差异。这种电化学差异形成了跨膜电位差，即膜电位（membrane potential）。

正常生活细胞是通过镶嵌在细胞膜脂质双层上的特定蛋白来实现细胞膜内外的离子交换，产生和维持膜内外离子浓度差的。离子泵（ion pump）是膜上可以通过消耗能量的形式完成逆化学浓度差的离子转运体，即主动转运（active transportation）的一类蛋白。这些离子泵实际上是ATP酶。例如，Na^+-K^+泵可在水解一个 ATP 分子而消耗能量的同时将细胞内的 3 个 Na^+泵出细胞外，并把 2 个 K^+从细胞外转入细胞内，从而产生一个相当于由一个 Na^+流出细胞外而引起的膜电流（$I_{Na^+\text{-}K^+pump}$）。离子交换体（ion exchanger）则是膜上一类能在帮助某离子顺电化学离子梯度转运的同时也带动另一种离子作反方向跨膜转运的蛋白质，例如 Na^+/Ca^{2+}交换体、Cl^-/HCO_3^- 交换体等。与离子泵和离子交换体不同，离子通道（通常是较大分子的跨膜糖蛋白）则在膜上形成特殊的亲水性孔道（pore），在感受到一定的刺激（如膜内外电位变化）时，孔道开放而有选择性地让某种离子通过膜而顺其电化学梯度进行被动转运（passive transportation），并产生膜电流（图 3-1-2）。

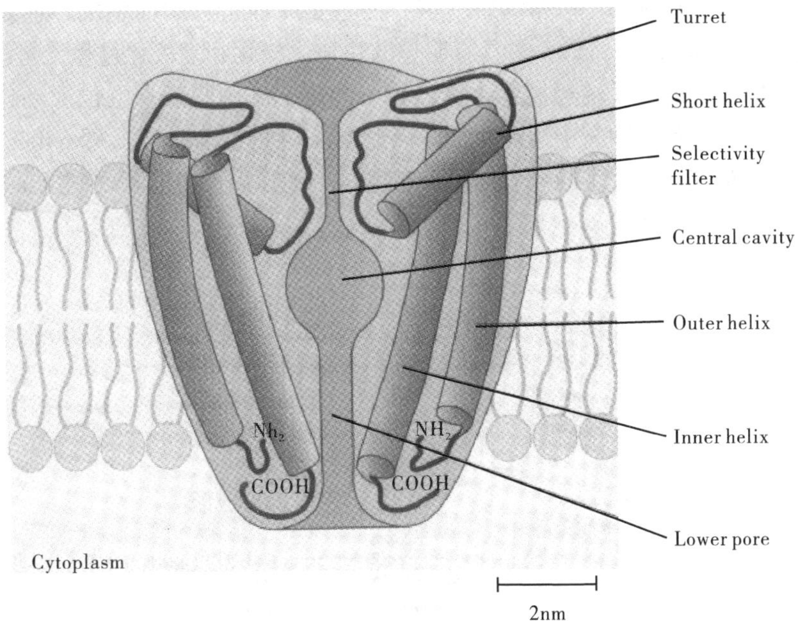

图 3-1-2　离子通道结构图

在静息状态下，各种带电离子通过离子泵、离子交换体、离子通道等机制在细胞膜内外的转运处于一种动态平衡状态，从而使膜电位处于一个相对稳定的水平，称之为静息膜电位（resting membrane potential）。它是由所有参与跨膜转运的离子的平衡电位（equilibrium potential）及其在膜上的通透性（permeability）所决定的。每个参与跨膜转运的离子的平衡电位（Es）可由 Nernst 公式求出：

$$Es=\frac{RT}{z_sF}\ln\frac{[S]I}{[S]o}=2.303\frac{RT}{z_sF}\log\frac{[S]I}{[S]o}$$

式中，R 是气体常数（8.3J/K mol）；T 是绝对温度；z_s 为离子价；F 是法拉第常数（96500c/mol）；$[S]_I$和 $[S]_o$分别为膜内和膜外离子浓度。多种离子的综合性膜电位（Em）则可由 Goldman-Hodgkin-Katz 公式求出：

$$Em=\frac{RT}{F}\ln\frac{P_K[K]_I+P_{Na}[Na]_I+P_{Cl}[Cl]_o}{P_K[K]_o+P_{Na}[Na]_o+P_{Cl}[Cl]_I}$$

式中，P_K、P_{Na}、P_{Cl}分别为 K^+、Na^+、Cl^-在膜上的通透性。通常静息状态下 PK 比 PNa 大得多，且由于 Na^+-K^+泵可使 Na^+和 K^+在膜内外保持很大的浓度差［如在心肌细胞，通常 $[Na]_o/[Na^+]_I$=

140/（6~12）mmol/L，[K]$_o$/[K]$_I$=（4~6）/150 mmol/L]。因此，膜静息电位多接近于 K^+的平衡电位，且处于一种膜内电位远较膜外为负的极化状态。

如果膜对离子的通透性或膜内外离子浓度差发生变化，均会对静息电位产生影响。若带正电的离子（如 K^+）由膜内向膜外转运增加而产生外向电流（outward current，通常规定正电荷移动的方向为电流方向），将使膜内电位变得更负，称为超极化（hyperpolarization）；若带正电的离子（如 Na^+、Ca^{2+}）由膜外向膜内转运增加而产生内向电流（inward current），将使膜内电位变正，原有的负极化程度变小，称之为去极化或除极化（depolarization）；细胞由去极化状态重建其静息电位的负性极化状态的过程，被称为复极化（repolarization）。心肌细胞的复极化主要由 K^+外流，也可能辅以 Cl^-内流而产生外向电流所引起。这种细胞兴奋周期（静止—兴奋—静止）中完整的、连续动态变化的膜电位，称为动作电位（action potential），它具有明显的快速去极化和复极化过程，是细胞兴奋性的基础和电生理特征。不同离子的跨膜转运发生改变，均可能影响细胞膜静息电位和动作电位的形态，换句话说，动作电位的形态是各种离子通道及离子转运体活性的综合体现。图 3-1-3 以心肌细胞为例，列出各种主要离子的跨膜转运产生的电流与膜静息电位和动作电位各时程之间的关系。

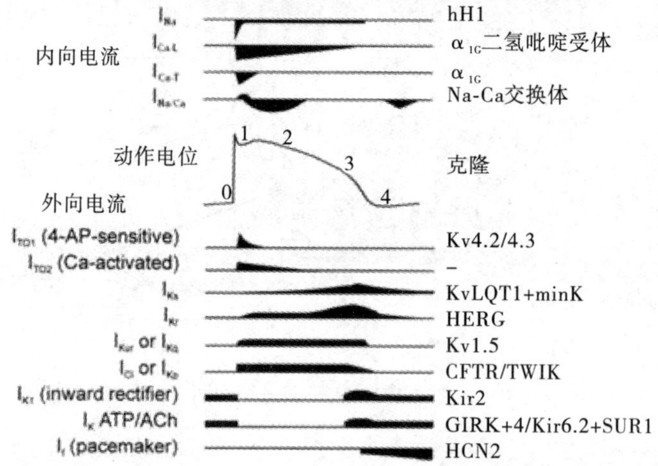

图 3-1-3　跨膜离子电流与膜静息电位和动作电位时程的关系

上图心室肌细胞的动作电位时程（0~4 五个时相）列于图中央部分。其中，0 为快速除极相，1~3 分别为复极化过程中的快速复极相、平台期和慢速复极相，4 为静息期。参与动作电位各时相变化的主要内向电流（包括钠电流 I_{Na}、L-型钙电流 I_{Ca-L}、T-型钙电流 I_{Ca-T}、钠-钙交换电流 $I_{Na/Ca}$）和外向电流（包括背景内向整流钾电流 I_{K1}、瞬间外向电流 I_{to1}和 I_{to2}、乙酰胆碱激活的钾电流 I_K、氯电流 I_{Cl}、Na^+-K^+泵电流 I_{Na-k}及平台期钾电流 I_{kp}）。每个电流在各时相中的相对幅度变化用粗黑线表示。

（二）离子选择性

不同离子通道对各种离子的通透性不同，即具有离子选择性（ionic selectivity）。这是由通道的结构所决定的（见后述）。根据离子选择性的不同，通道可分为钠通道、钙通道、钾通道、氯通道等。但须指出，通道的离子选择性只是相对的而不是绝对的。比如，钠通道除主要对 Na^+通透外，对 NH_4^+也通透，甚至于对 K^+也稍有通透。

第二节　离子通道的多样性与功能

一、离子通道的多样性

细胞膜离子通道目前已知至少有 200 多种亚型，它们多以选择性通过的离子来命名，如钠离子通道、钾离子通道和钙离子通道等，又由于多数通道的活性可被细胞膜电位调节，有一些则被特定的配体调节，因而，离子通道又可被分为电压门控和配体门控的离子通道见图 3-2-1。早期人们还采用其他多种命名分类法，比如根据阻断剂或开放剂、受体激动剂、与疾病的关系（囊性纤维变性跨膜传导调节因子，CFTR）等来命名分类。随着通道克隆的出现，离子通道的命名更为多样化，每个首先得到通道克隆的实验室都为其克隆序列“创造”了一个名字，如 ROMK、GIRK、PN2 等等，使得通道的命名分类更为丰富和复杂。近年来国际药理联合会（IUPHAR）已经提出一套对通道的统一分类法，得到了学术界的普遍接受和使用。本章将采用根据通透离子的分类命名法和国际通用命名来描述通道的结构与功能的关系。以下将进一步介绍离子通道的分类、结构及药理学基础。

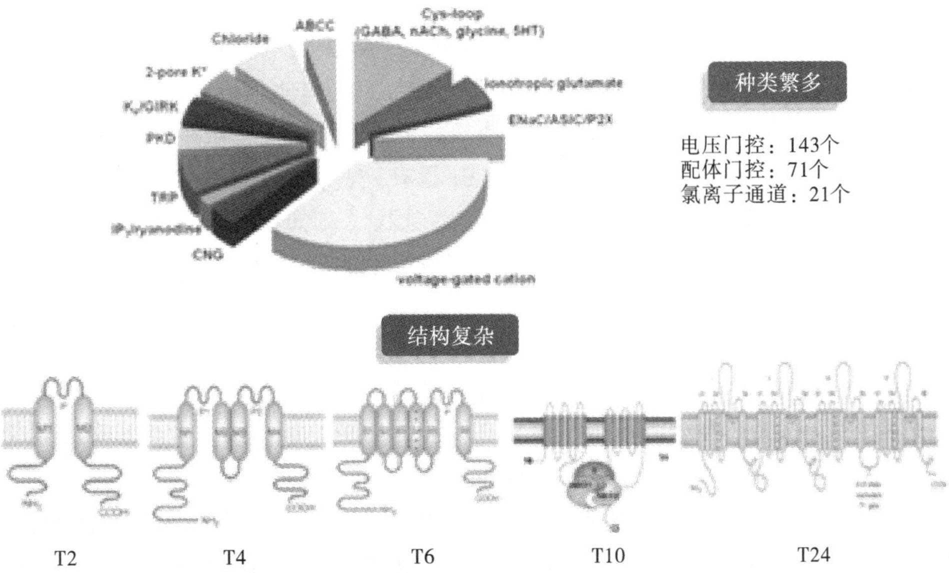

图 3-2-1　离子通道靶标药物研发的挑战与机遇

二、钠离子通道

钠离子通道广泛分布于可兴奋细胞中，现已克隆出至少 9 种钠通道（Nav1.1～1.9），其中多数对钠通道选择性拮抗剂河豚毒素（TTX）较敏感，如Ⅰ、Ⅱ、$Ⅱ_A$、Ⅲ、NaG 和 NaCh6 等亚型均主要分布于中枢神经系统，SKM_1 和 SKM_2（分别为对 TTX 敏感型和不敏感型）主要分布于骨骼肌中，而心肌细胞中存在的一种主要类型的钠通道（hl 型，Nav1.5），则对 TTX 的敏感度较低（较其他钠通道亚型低约 200 倍）。而 Nav1.7 和 Nav1.8 主要分布于脊髓背根神经元，由于该神经元与感觉传入功能相关，因而，被认为是治疗外周疼痛的重要靶点（表 3-2-1）。

表 3-2-1 钠离子通道的命名及分类

Name 名称	Gene 基因	Distribution 分布
Nav1.1（Type Ⅰ）	SCN1A	中枢神经系统、心脏
Nav1.2（Type Ⅱ）	SCN2A	中枢神经系统
Nav1.3（Type Ⅲ）	SCN3A	胎儿背根神经节
Nav1.4（skM1）	SCN4A	肌肉
Nav1.5（skM2）	SCN5A	心脏
Nav1.6（NaCh6）	SCN8A	背根神经节、中枢
Nav1.7（PN1）	SCN9A	背根神经节
Nav1.8（SNS）	SCN10A	背根神经节
Nav1.9（NaN）	SCN11A	背根神经节
Na_X（NaG）	SCN7A	心、肌肉等

钠离子通道与其他电压门控型离子通道相同，组成通道的蛋白由多个亚基（subunits）构成复合体。通道由构成孔道区域的α（或α_1）亚基和一些数目不等的小亚基（如α_2、β、γ、δ等）所构成。α_1亚基在膜上形成四个跨膜区，每个跨膜区由6个呈α螺旋形式的跨膜肽段（transmembrane segments，$S_1 \sim S_6$）及其间的连接肽链所组成。连接$S_5 \sim S_6$的肽链部分贯穿于膜内，是形成亲水性孔道而有选择地让离子通过的部分，称为“孔道区（pore region）”或“P区”。该区往往是药物和毒素等与通道相互作用而影响通道功能的重要部位。S_4含有一些带正电荷的氨基酸（如精氨酸、赖氨酸），在膜电位变化时可在膜内移动，被认为是电压感受器（voltage sensor），是一个很重要的肽段。目前对其他小亚基的功能仍不完全清楚，但已知它们与通道的调节有关，如β亚基与通道的失活过程有关。

心肌钠通道具有使心肌细胞膜去极化，传导动作电位的作用。当受到一定刺激时（如细胞膜去极化），将引起钠通道开放，引发动作电位，即动作电位的0相，该相的产生主要是因为大量Na^+从细胞外液经钠通道快速内流，导致膜电位迅速升高，即去极化，由于膜电位去极化至一定程度而引起钙通道开放，使Ca^{2+}内流（形成动作电位的平台期），以及钾通道的开放使细胞重新复极化。因而钠通道在维持细胞的兴奋性及正常的生理功能上非常重要。同时还是重要的药物作用部位。如局部麻醉药和Ⅰ类抗心律失常药，就是分别选择性地阻断神经细胞和心肌细胞上的钠通道，达到阻断兴奋传播和降低细胞兴奋性的作用。有些药物同时具备以上两种临床作用，即可作麻醉药，又可抗心律失常。

心肌钠通道的激活和灭活都很快，Na^+内流仅持续数毫秒，达到激活钠通道的膜电位阈值较低，在弱去极化时（如心肌细胞从静息电位去极化至-50mV或-60mV左右）即可使其激活。因而当细胞损伤，膜电位升高时，往往先引起细胞膜对Na^+的通透性增加，使细胞内Na^+浓度升高，并进一步通过Na^+/Ca^{2+}交换的机制和继发的钙通道开放以及刺激内钙释放等，导致细胞内Ca^{2+}的增加，以至于Ca^{2+}超负荷，进一步加重细胞的损伤。

目前已知心肌的钠通道在结构上不同于神经元和骨骼肌的钠通道，因而其电生理学特性（包括门控过程、单通道电导和开放时间、对动作电位时程的影响等）以及药理学特性如对河豚毒素（TTX）、μ-conotoxin（μ-CTX）及利多卡因的敏感性等也都有差异。

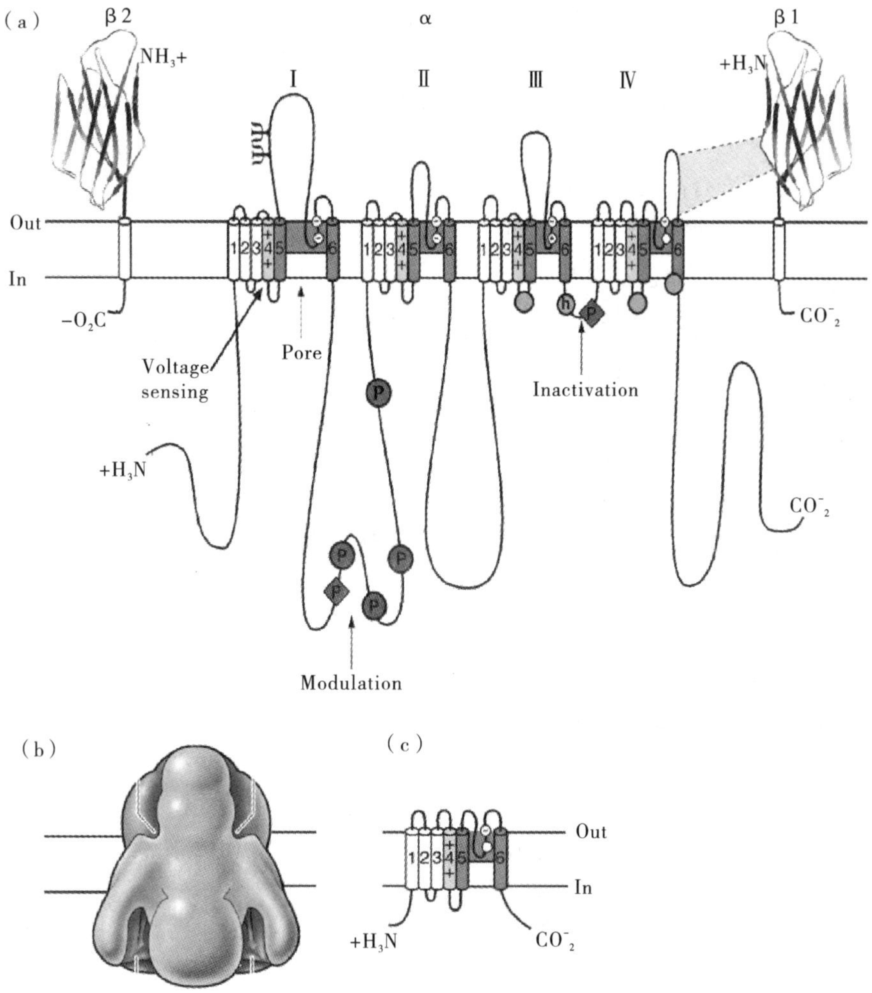

图 3-2-2　钠离子通道亚单位及结构

（一）通道亚基

虽然神经元及骨骼肌钠通道的 α 亚基均与 β_1、β_2 亚基相连（图 3-2-2），且 β 亚基被认为与钠通道的失活有关，心肌钠通道的 α 亚基却不与 β 亚基相连，单独的 α 亚基即可表达完整的通道功能。

目前已从大鼠和人的心脏克隆出对 TTX 不敏感（TTX-I）的钠通道，分别称为 rH1 和 hH1（Nav1. 5 亚型）。hH1 的互补 DNA（cDNA）由 8491 个碱基对组成，编码的蛋白质由 2016 个氨基酸构成、分子量为 227kD。其分布仅限于心房与心室肌，未见于其他组织。当由 hH1 cDNA 产生的 cRNA 在卵母细胞中表达时可得到对 TTX 和 μ-CTX 均不敏感的心肌型钠通道。心肌钠通道的 α 亚基构成四个同样的跨膜区（D_1 ~ D_4），如前所述每个区又包含 6 个跨膜肽段（S_1 ~ S_6）。对电压感受器 S_4、P 区及通道的失活门（h 门）等功能位点进行的基因突变研究发现，如 D_1 中的 S_4 段带正电的氨基酸残基被替换时可改变通道的电压依赖性；P 区的基因突变只影响电导的大小及离子通透性而不影响电压依赖性；抗体及去基因突变的方法都证实 D_3 ~ D_4 间的连接对通道的失活过程起关键作用，对 D_4 中 S_4 的单个氨基酸的基因突变不但降低通道的电压敏感性，同时还减慢了失活过程。

（二）毒素的结合部位

TTX是一种特异性很强的钠通道阻断剂。但不同于神经元和骨骼肌的钠通道，心肌的钠通道多数对TTX不敏感。其原因可能是P区的结构不同：D_1的P区第385位点的氨基酸在脑和骨骼肌上均为芳香氨基酸（Phe或Tyr），而在心肌却为Cys；第388位点的氨基酸在脑和骨骼肌为Asn，而在心肌则为带正电的Arg。决定TTX敏感性的最关键部位是第385位点，因为若将心肌该位点的Cys变成Phe或Tys，则成为对TTX有高度亲和力的神经元型或骨骼肌型通道，若将脑的钠通道该位点之Phe变成Cys，则变成TTX不敏感的心肌型钠通道。

（三）药物与通道相互作用的分子机制

Ⅰ类抗心律失常药是钠通道的阻断剂。其阻断作用依赖于心率，即当心率快时阻断作用强，而心率慢时作用不明显或看不出其阻断作用，称之为频率依赖性（frequen-dependent）。药物与通道间的相互作用及其频率依赖性阻断与药物对钠通道作用的状态依赖性（state-dependent）有关。处于开放或失活关闭状态的通道对药物亲和力高，在而静息关闭时通道不与药物结合，或药物只在通道开放时才能进入到其结合位点，则由于高频率电脉冲（如快心率）时通道更多处于开放状态而易被药物阻断；被阻断的通道在静息时复活减慢，更长时间地处于失活关闭状态，使药物作用进一步加强。因此，药物对钠通道的阻断作用取决于通道进入开放（使用）状态的频率，故又称为开放状态阻断（open-state block）或使用依赖性（use-dependent）阻断。不仅钠通道阻断剂，钙通道阻断剂如维拉帕米等也具有这一特性。

目前，Ⅰ类抗心律失常药物与通道结合的具体部位仍未确定。但许多实验证据（包括结构-功能分析和电压钳制实验）都支持药物的结合位点可能是S_4、S_5、S_6段的细胞内形成孔道内口的部位。这一结合位点可能与通道的失活受体（inactivation receptor）重叠并易化门控依赖性的药物-通道间的相互作用有关。由于钠通道在结构及某些药理学特性上与钾通道相似，现在发现部分Ⅰ类药物也能阻断钾通道。

三、钾离子通道

（一）钾离子通道的分型

钾离子通道是广泛存在的、种类最多、最为复杂的一大类离子通道。它们又可进一步分为电压依赖型、配基（或受体）依赖型、ATP敏感型、钙激活型和钠激活型等不同的类型。仅电压依赖的钾通道就已克隆出几十种亚型。目前根据以上各种类型通道的特性（电压依赖性、配体依赖性、动力学特性等）以及药理学性质的不同，在药理学上钾离子通道被分为四组（电压依赖型、钙敏感型、受体偶联型及其他类型包括ATP敏感型钾通道等）共15种亚型，以下简述几种生理、病理和药理学意义明确、重要的亚型。

1. 延迟整流钾通道（Kv） 该型钾通道广泛存在于各种组织中，尤其是心肌细胞中，是细胞去极化时激活的外向钾电流，主要特点是，该电流的激活是电压和时间依赖性的，基本上无自动灭活，除非细胞膜复极化。由于此通道一般仅在膜电位高于-50mV时被激活，因此该型钾通道的主要功能是启动但并不参与细胞的整个复极化过程。抑制该型钾通道的药物可推延复极化的启动，引起动作电位的平台期及整个时程延长。

近年来发现Kv在心脏中又可分为两种亚型，即快速激活（Kvr，其电流为I_{kr}）和缓慢激活（Kvs，其电流为I_{ks}）的两种通道，目前常用的Ⅲ类抗心律失常药多选择性地作用于Kvr，对Kvs影响较小，可阻断快速激活的延迟整流钾通道。现已知Kvr是由Eag（在人类为HERG）基因编码的钾通道，该通道激活速度很快。而Kvs则激活速度较慢，在电生理实验中，完全激活需要数秒钟以上，现已知它是由两个亚基组成的离子通道，即 $KvLQT_1$ 和 Mink，$KvLQT_1$ 单独存在时活性很低，当 Mink 亚基存在时，活性大大提高。延长动作电位的时程和有效不应期是Ⅲ类抗心律失常药的主要作用机制，因而研究延迟整流钾通道具有重要的理论和实际意义。

2. 瞬间外向钾电流（I_{to}）通道　该通道又称 A 型通道（K_A），电流是在动作电位早期，或细胞去极化早期出现的一外向钾电流，其特点是电压依赖性地快速激活和迅速灭活。是动作电位的早期复极化电流，该电流的大小对动作电位的形态和时程有较大影响。近来发现了在人的心肌细胞中也存在明显的 I_{to}，是引起心肌复极化的重要钾电流之一，已知在心肌肥厚和心力衰竭时，可分别增加和减少该电流。但其病理生理学和药理学意义尚未完全清楚。I_{to}也是目前心脏电生理的研究热点之一。工具药 4-氨基吡啶（4-AP）和抗心律失常药 tedisamil 对 I_{to}有相对的选择性。

3. 内向整流钾通道（K_{IR}）　在心脏中又称 I_{K1}，是在各种组织细胞中广泛分布的一种钾通道，其电流又称背景钾电流，因其具有内向整流的特性而得名。该特性只允许 K^+内流和一定程度上的外流，即膜电位负于静息电位时，表现为纯的 K^+内流，当细胞膜弱去极化时（至-50mV），K^+则外流，而进一步去极化时，外流反而减少甚至消失，这种通道的整流作用有利于维持细胞的静息电位和参与复极化过程。抑制该型钾通道可引起动作电位延长，但也容易引起膜电位的升高（部分去极化），如 Ba^{2+}和 Cs^+的影响。

4. 乙酰胆碱敏感的钾通道（K_{Ach}）　该通道主要存在于心房细胞中，除了具有电压依赖的特性外，还是一类 G 蛋白调节的钾通道，因而它的活性是受体调节的，在心脏中主要由胆碱能 M_2 受体和腺苷受体调节。是影响心脏自律性的重要因素之一。由于该通道也具有内向整流的特性，因而主要影响心肌动作电位的时程和静息膜电位，特别是在心肌细胞复极化时，时程缩短，明显抑制钙通道的激活，减少心肌的兴奋性和耗氧量，起到心肌保护作用。腺苷 A_1 受体激动剂也已证明可加快缺血后心肌功能的恢复及减少心肌梗死面积。

5. ATP 敏感的钾通道（K_{ATP}）　该通道是心血管系统中一类重要的钾离子通道，其重要性除了本身的病理生理作用外，还在于它是近年来出现的一类新型钾通道开放剂的主要作用部位。正常情况下，该通道处于关闭状态，一旦细胞内 ATP 浓度明显降低（主要发生于组织缺氧、代谢抑制、ATP 大量分解或合成减少时），将导致该型钾通道开放，使细胞趋于复极化或超极化，动作电位缩短，抑制钠通道和钙通道的激活，起到保护心肌的作用。该通道还对 ATP 分解产物 ADP 和细胞内外酸碱度敏感，ADP 升高和 pH 下降均可引起通道的开放。在血管平滑肌，K_{ATP}开放时，血管张力明显下降。目前钾通道开放剂已成为最强的血管扩张和降压药之一。不同类型的开放剂也已用于心肌缺血的保护。

6. 钙激活的钾通道（K_{Ca}）　共有三种钙激活的钾通道，它们分别是高电导（BK_{Ca}）、中电导（IK_{Ca}）、小电导（SK_{Ca}）钙激活的钾通道。其中最为重要的是 BK_{Ca}，因其电导最大，广泛分布于血管平滑肌，直接参与血管张力的调节，具有重要的生理意义。BK_{Ca}开放的可能性随细胞内钙的增加而增加，通常对［Ca^{2+}］$_i$ 的敏感范围是 0.1～10。同时该通道也是电压依赖的，即在内钙恒定的情况下，随膜电位的升高（即去极化），BK_{Ca}的开放也增加。该通道开放时可使膜电位趋于极化，同时引起血管扩张。因此当血管平滑肌细胞去极化和 Ca^{2+}进入细胞时，BK_{Ca}将起到负反馈调节作用。最近的钾通道药理学分类、命名及选择性阻断剂见表 3-2-2。

表 3-2-2 钾离子通道分类及选择性阻断剂

通道分型	通道	电流名称	通道拮抗剂
电压门控的钾通道			
延迟整流钾通道	Kv	I_K	TEA，Cs^+，Ba^{2+}，forsklin，4-AP
快激活延迟整流	K_{VR}	I_{Kr}	Sotalol，dofetilide E-4031，tedisamil，quinidine
慢激活延迟整流	K_{VS}	I_{Ka}	Ly 97241，NE10118
A 型（瞬间外向）钾通道	K_A	I_A/I_{to}	4-AP，quinidine
内向整流钾通道	K_{IR}	I_{Ks}	TEA，Cs^+，Ba^{2+}，Sr^{2+}，4-AP Ly 97241
肌质网钾通道	K_{SR}	$I_{K(SR)}$	Decamethonium，hexamethonium，Ca^{2+}，4-AP
钙激活的钾通道			
高电导型钙激活通道	BK_{Ca}	$I_{BK(Ca)}$	TEA，Ba^{2+}，quinine，tubocurarine，charybdotoxin
中电导型钙激活通道	IK_{Ca}	$I_{IK(Ca)}$	TEA，quinine，Cs^+，Ba^{2+}，carbocyanine byes，Cetiedil，nitrendipine，钙调素拮抗剂
低电导型钙激活通道	SK_{Ca}	$I_{SK(Ca)}$	Dequalinium ，tubocurarine，quinine，TEA（10 倍不敏感于 BKCa）apamin，leiurotoxin I
受体偶联的钾通道			
毒蕈碱激活的钾通道	K_M	$I_{K(M)}$	Ba^{2+}
心房毒蕈碱激活钾通道	K_{Ach}	$I_{K(Ach)}$	Cs^+，Ba^{2+}，4-AP，TEA quinine
5-HT-激活的钾通道	$K_{5\text{-}HT}$	$I_{K(5\text{-}HT)}$	Ba^{2+}，TEA（弱阻断作用），4-AP，Cs^+
其他钾通道			
ATP 敏感钾通道	K_{ATP}	$I_{K(ATP)}$	Glibenclamide，tolbutaminde，phentolamine，lidocaine，quinine，4-AP，Ba^{2+}等
钠激活的钾通道	K_{Na}	$I_{K(Na)}$	TEA，4-AP
细胞体积敏感钾通道	K_{VOl}	$I_{K(Vol)}$	Quinidine，lidocaine，cetiedil

（二）钾离子通道的多样性结构和分子药理学

如上所述，钾通道种类及亚型很多。近年来，借助分子生物学手段，从结构上已知有 80 余种钾通道亚型，超家族体系已逐渐清楚，各亚家族间有明显的结构特征，现在钾通道亚型可分为几大类。①具有 6 次跨膜结构的通道类型：其共同特点是电压依赖性较强，其中主要的成员包括 Kv 类，还包括 $KvLQT_1$、Eag 等，它们在心脏生理、病理生理和药物治疗方面均有很重要的意义。②具有 4 次跨膜结构的钾通道：它们的特点是每一蛋白质上具有两个 P 区（孔区）结构，在心脏和神经系统中分布较多。③两次跨膜结构的钾通道：该类通道的特性为内向整流的作用较强。虽然存在上述三种钾通道孔区结构，但不论哪一种结构，必须由 4 个孔区形成一个完整的通道口，因而钾通道是由结构相近的 4 聚体蛋白构成，此点与钠通道和钙通道非常不同。钾通道结构分类见图 3-2-3。

以下重点介绍几个主要的钾通道家族。

1. Kv 类　电压依赖性钾通道，最先发现了 4 个亚家族，即 Kv1、Kv2、Kv3、Kv4，分别对应于由果蝇（Drosophila）克隆出来的 Shaker 、Shab、Shaw 和 Sha1 钾通道基因（目前已知到 Kv12）。每组又按发现克隆的次序先后，进一步分类，如 Kv1. 1，Kv1. 2，Kv1. 5 等。除了 Kv1. 4 为瞬间外向钾通道（I_A或 I_{to}）外，其余在功能上都属于或接近于延迟整流钾通道。在结构上，Kv 类与钠、钙通道

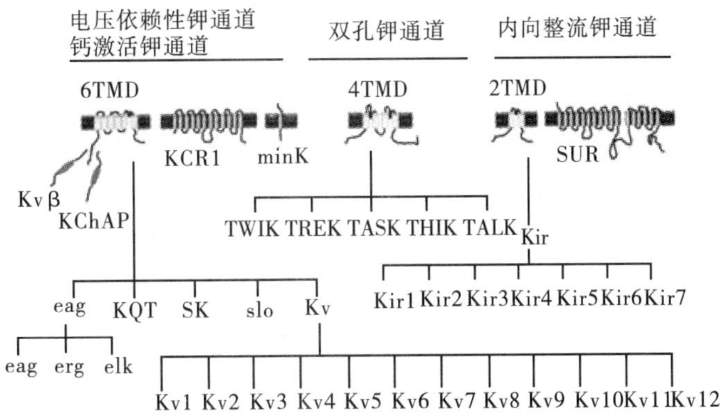

图 3-2-3　钾离子通道的结构及分类

相似，其跨膜区也是由 S_1~S_6 六个跨膜肽段及其间的连接组成。但不同的是其每一个跨膜区即是一个 α 亚基。四个 α 亚基由非共价键连接成功能性钾通道。其门控机制与钠通道相似，至少由两个“门”决定通道的状态：一个是电压感受器（S_4），控制通道的电压依赖性开放；另一个是失活门(inactivation gate)，控制通道开放的时程。目前已知瞬间外向钾通道（I_{to}或 Kv1.4）具有两种失活机制，即 N-型和 C-型失活。I_{to}通道 α 亚基的 N-末端 19 个氨基酸残基在细胞内侧延伸成一个“球与链”的结构（故称这种失活机制为“N-类失活”），在静息时，“球”游离于胞质中；通道开放时，“链”上带正电的氨基酸残基把“球”导入孔道内结合于失活受体上，阻止离子通透而使通道失活；“链”上的疏水性氨基酸残基在通道失活时产生位移而使“球”从孔道中释出。另一个不依赖于“球与链”的失活机制则涉及 P 区的氨基酸残基（S_5~S_6 间的连接和 S_6 上的 C-末端），称之为 C-类失活。Kv 类通道亚型特性及基因定位可见于表 3-2-3。

最近发现，β 亚基在钾通道的失活过程中起重要作用，不但可使不失活类钾通道（延迟整流钾通道）电流 I_K 变成失活类钾通道电流 I_{to}，且可进一步加快具有“球与链”快速失活机制的 I_{to}类的失活过程。研究认为 S_5~S_6 之间的连接（又称 P 区）是钾通道孔道形成和药物及毒素的结合部位。最近发现 S_6 段或 S_4~S_5 间的连接（环）除了与灭活有关外，也在决定通道的离子通透性和对阻断剂的敏感性方面起重要作用。

表 3-2-3　Kv 通道特性一览表

Kv 亚单位 mV10	失活 $V_{1/2}$	mV 来源染色体定位	GeneBank Accession No. *	单通道电导(pS) 激活 $V_{1/2}$ mV		
10	-30	—1.1	人	12p13	L02750	
1.2	人 12	L02752	9.2~17	-5~5		
1.3	人	1p21	M55515	9.6~14	-30~44.7	
1.4	人	11p14	M55514	4.7	-22	-65~-45
1.5	人	12p13	M55513	8	-10	—
1.6	人	—	X17622	9	-20	—

续 表

Kv 亚单位 mV10	失活 $V_{1/2}$	mV 来源染色体定位	GeneBank Accession No. *	单通道电导（pS）激活 $V_{1/2}$ mV		
1.7	人	19q13.3	—	21	-20	—
2.1	人	20q13.2	L02840	8~9	10	-20
2.2	人	—	U69962	14	10	-30
3.1	人	11p15	S56770	16~27	10~18	—
3.2	人 12	M34052	16~20	7~9	—	
3.3	人	19q13.3~13.4	AF055989	14	7	5.2
3.4	人	1p21	M64676	12~14	13~19	-20~-32
4.1	人	Xp11.23	AJ005898	6~8	-10	-69~-50
4.2	大鼠	—	S64320	4~5	-4~-15	-41~-66
4.3	人	—	AF048712	—	-20	-60
5.1	人	2p25	AF033382	—	—	—
6.1	人	20q13	AF033383	—	—	—
8.1	人	8q22.3~8q24.1	—	—	—	—
9.1	人	8q22.4	AF143473	—	—	—

注：* GeneBank accession No. 表示在 GeneBank 里查阅 cDNA 序列和来源时使用的代码，进入 GeneBank 的网址是：http://www.ncbi.nlm.nih.gov/PubMed/

2. IRK 类　不同于 Kv 类钾通道和钠、钙通道，IRK 类的每个 α 亚基只有两个跨膜肽段（M_1 和 M_2），其间由 P 区连接（表 3-2-4）。因为 M_1、M_2 和 P 区的序列与 Kv 类的 S_5、S_6 和 P 区相似，所以这两类钾通道可能具有相同的基本孔道结构。由于没有 S_4 样结构，IRK 类虽仍有一定的电压依赖性的门控，但已与 Kv 类大不相同，最近发现 IRK 类的电压依赖性门控可能与 M_2 上的带负电荷的氨基酸残基有关。IRK 类的门控机制主要与钾离子的跨膜电化学驱动力密切相关，在膜电位低于钾的平衡电位（E_k）时其电导更大，使 K^+ 易于从膜外流入细胞内。当细胞外钾离子浓度改变时，E_k 按 Nernst 公式改变而使通道的电压依赖性也相应发生改变。IRK 的内向整流特性，部分是由于细胞内有 Mg^{2+} 的情况下仍具有内向整流特性，该“门”不仅受钾的跨膜电化学梯度影响，也对胞内 Mg^{2+} 浓度敏感。IRK 类既是电压依赖的，又是受体依赖的钾通道，此外，与胆碱能受体偶联的钾通道，如 K_{Ach} 及其他 G 蛋白调节的钾通道和 ATP 敏感钾通道均由该类通道参与组成，因而在神经和心血管系统中十分重要。主要的 Kir 类（内向整流）钾通道的电生理特性及基因定位见表 3-2-4。

表 3-2-4　几种 Kir 钾通道特性及基因定位一览表

亚单位染色体定位	Accession No.	单通道电导/pS	平均开放时间/ms	平均关闭时间/ms		特征
Kir2.1	17	U12507	21~23	117~185	0.8&26	可被 Mg^{2+} 阻断
(-80mV)	IC_{50} =					
(-100mV)	17&2170 μM					
Kir2.2	17p11.1	L36069	34~41	71	0.7&11.9	

续 表

亚单位染色体定位	Accession No.	单通道电导/pS	平均开放时间/ms	平均关闭时间/ms		特征
(-100mV) (-100mV)	—					
Kir2.3	22q13.1	U07364	13~16	—	—	对 pH_o 和 ATP_i
敏感						
Kir2.4	—	AJ003065	15	—	—	—
Kir3.1	2q24.1	U50964	27~42	0.26, 1.2 & 7.2	—	与 Kir3.2 或 Kir3.4
(-60mV) 组成杂合体						
Kir3.2	21q22.1	L78480	30	0.1 & 0.5 ms	—	与 Kir3.1 或 Kir3.4
(-80 mV) 组成杂合体						
Kir3.3	1q21~1q23	U52152	—	—	—	不能单独表达，与 Kir3.1&3.2 共表达
Kir3.4	11q24	U52154	31~33	1.3	—	与 Kir3.1 共表达，抑制
(-80mV)	Kir3.2 的表达					
Kir6.1	12p12	D50312	70	3.31	0.9	—
(-60mV) (-60mV)						
Kir6.2	11p14.3	U90583	57.6~70	0.8~1.9	0.31&12.6	—
(-60mV) (-60mV)						

3. K_{ATP}类通道结构及分布　现已证明 ATP 敏感钾通道由硫脲受体和形成通道的 Kir 钾通道亚型组成，硫脲类受体（SUR1）已被克隆及表达（图 3-2-4）。140kD 的 SUR 属 ATP 结合盒（ATP-binding cassette，ABC）超家族的成员，有 9+4 个跨膜结构域及两个核苷酸结合折叠区（nucleotide-binding folds），但 SUR1 本身并不表现出通道活性。Inagaki 等（1995）克隆出一种 ATP 敏感钾通道 K_{ATP}即（Kir6.1），其单独在 HEK293 细胞表达后可被 1mmol/LATP 抑制和被二氮嗪所激活，但其对硫脲类药物并不敏感，且在胰岛素分泌细胞中不表达。很快 Inagaki 等（1995）从人类基因文库中筛选出 Kir6.2，Kir6.2 与 SUR1 毗邻定位在第 11 条染色体上，且 Kir6.2 在胰腺 β 细胞、心脏、骨骼肌、脑等组织均显著表达，Kir6.1 和 Kir6.2 均有 2 个 PKA 和 5 个 PKC 作用的磷酸化位点。Kir6.2 单独表达不具有 K_{ATP}通道活性，与 SUR1 共同表达后通道特性与生理性 K_{ATP}相似，Clement 等推测 K_{ATP}是异源性四聚体，即呈［SUR/Kir 6.2（或 6.1）$]_4$ 结构。SUR1 负责 ATP 及硫脲类药物对 K_{ATP}的抑制作用，而 Kir6.2 具有离子穿透孔区。硫脲类受体 SUR2 已被克隆出来并在心脏、骨骼肌等组织显著表达，但 Kir6.2/SUR2 共同表达时，对格列本脲及 ATP 作用均不很敏感（格列本脲的 K_i值为 350 nmol/L，Kir6.2/SUR1 的 K_i值为 8.6 nmol/L），ATP 的 IC_{50}值为 100 μmol/L（Kir6.2/SUR1 的 IC_{50}值为 10 μmol/L）。后来从小鼠文库中分离出两种 SUR2 的剪接异构体 SUR2A 和 SUR2B，两者差别在于 C 端的 42 个氨基酸，但 SUR2B 与 SUR1 仅有 67%的序列同源性。SUR2A 仅在心脏表达而 SUR2B 则广泛表达，且 SUR2B/Kir6.2 可被二氮嗪和 pinacidil 激活，因此 SUR2B 也是 K_{ATP}构成单位。近来发现硫脲类受体除了与 Kir6.0 亚家族通道组合外，还能与其他 Kir 亚家族如 Kir1.1 共同表达通道，因

此对 K_{ATP} 多样性的研究引起了人们的注意，现普遍认为不同组织至少有 3 种 K_{ATP} 结构：SUR1/Kir6. 2（胰腺型）、SUR2A/Kir6. 2（心脏型）和 SUR2B/Kir6. 1（平滑肌型）。

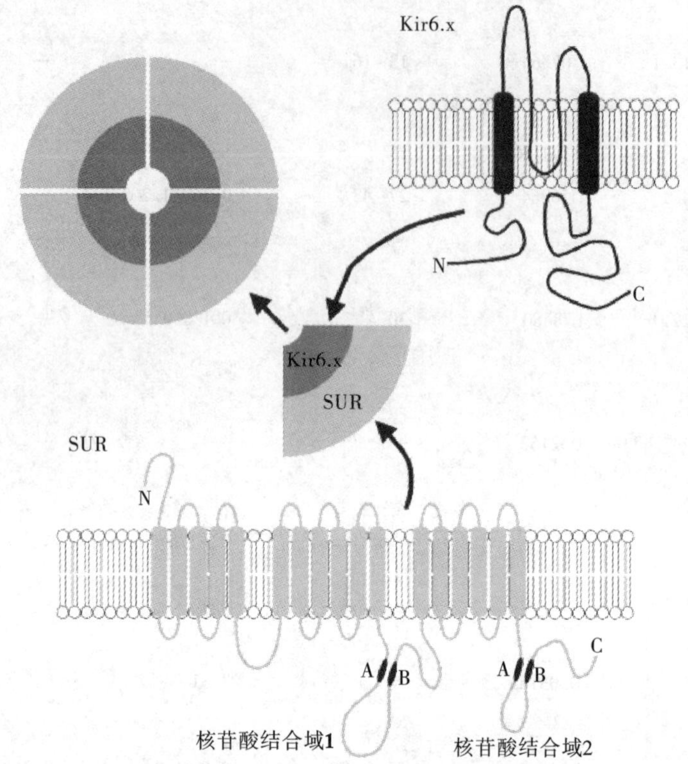

图 3-2-4 ATP 敏感钾通道结构示意图

上图为硫脲受体（SUR）和钾通道 α 和亚单位 Kir6. 2；下图显示 ATP 敏感钾通道由 4 个钾通道 α 亚单位和 4 个硫脲受体组成

4. 双孔钾通道 双孔钾通道是最近 20 年来新发现的一类钾离子通道，主要作用是维持细胞的静息膜电位，具有中枢性集中分布和病理性激活两大特点。共有 6 大类 15 个通道亚型，其中 TREK-1（TWIK-related K^+ channel）和 TASK-1（TWIK-related Acid Sensitive K^+ channel）为该家族在功能方面研究得最为透彻的代表性成员。在缺血或炎症等病理情况下，TREK-1 可被花生四烯酸等多不饱和脂肪酸、机械牵张、细胞肿胀以及细胞内 pH 降低等理化因素激活，提示 TREK-1 通道可能参与了脑缺血病理生理过程。近来研究证明 TREK-1 与抑郁症的治疗有关，与某些细胞的增殖也有关系。TASK-1 的活性受到多种神经递质及激素的调节；而且有多种临床使用气体麻醉剂（氟烷、异氟烷）对 TASK-1 有激活作用；另外 TASK-1 对 H^+ 和 O_2 分压也很敏感，这提示 TASK-1 可能参与机体呼吸调节过程，并在临床疾病如阻塞性睡眠呼吸暂停低通气综合征（OSAHS）的发生中起到重要作用。另有研究表明，TASK-1 通道阻断剂在多发性硬化症动物模型中显示了很好的治疗作用。双孔钾通道的结构及分类见图 3-2-5。

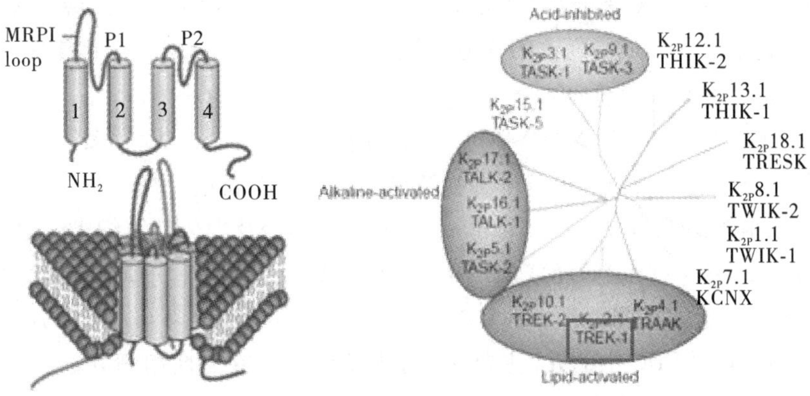

四次跨膜，两个孔区

六大类，15个亚型，
TREK-1研究最广泛

图 3-2-5　双孔钾通道的结构和分类

四、钙离子通道

在心血管系统，Ca^{2+} 通道可分为两大类，即电压依赖性 Ca^{2+} 通道（Voltage-dependent Ca^{2+} channels；VDC）及受体操纵性 Ca^{2+} 通道（Receptor-operated Ca^{2+} channels；ROC）。前者随膜去极化而开放，后者随受体激活而开放，与膜电位无关，如受体信使 IP_3 的作用。

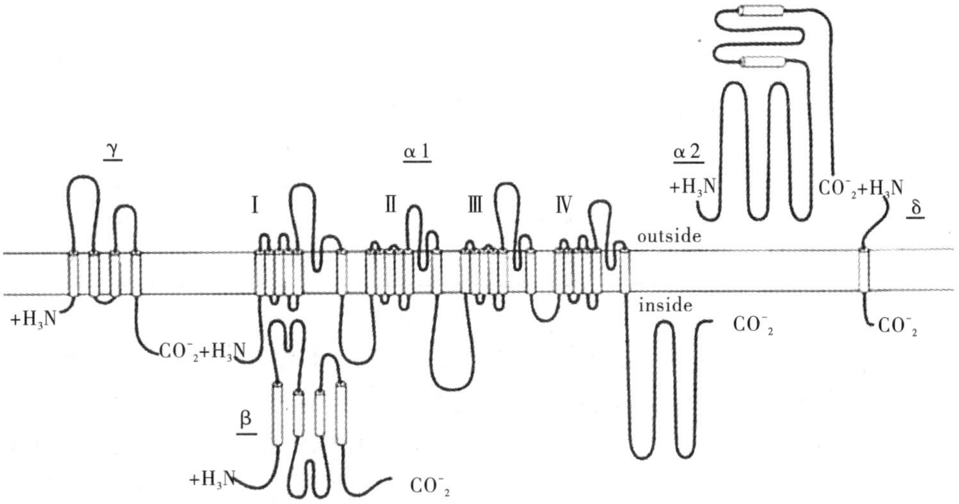

图 3-2-6　电压门控性钙离子通道亚基跨膜结构示意图

1. 电压依赖性 Ca^{2+} 通道（VDC）　根据电生理特性及通道激活所需的膜电压高低，VDC 可分为高电压激活及低电压激活两类；从通道的电活动特性，VDC 可分为 L、N、T、P、Q 及 R 6 种亚型。T 亚型属低电压激活的 VDC，而 L、N、P、Q 及 R 亚型为高电压激活 VDC；VDC 由 α_1、αD、β、γ 和 δD5 个亚基组成，采用激光切割技术把各亚基的 cDNA 分割开来，并分别转染到爪蟾卵母细胞上，获稳定表达后，通过膜片钳技术记录跨膜内向 Ca^{2+} 电流，证明了 α_1 亚基是功能性的亚单位。α_1 亚基由 4 个跨膜区段组成，每一个区段又包含了 6 个疏水的跨膜片段，通道的电压敏感区位于第 4 个疏水片段上，第 5，6 个疏水片段组成了通道的孔道及其选择性闸门。在 L 型 α_1 亚基第 3，4 区段上的第 5、6 疏水片段存在 Ca^{2+} 通道阻滞剂的结合作用位点。根据克隆出的亚单位，α_{1S}，S_{1C}，C_{1D}，D_{1F} 属 L 型 VDC，α_{1A} 属 P/Q 型 VDC，α_{1B} 为 N 型 VDC，α_{1E} 为 R 型 VDC，α_{1G}，D_{1H}，和 α_{1I} 属 T 型。α_{1S} 来源于骨骼肌组织，主要在心肌、平滑肌、内分泌细胞及神经元细胞上表达。在心肌组织上的 α_1 亚基被称为 $\alpha_{1C\text{-}a}$，而在平滑肌组织上的为 $\alpha_{1C\text{-}b}$、$\alpha_{1C\text{-}b}$ 和 α_{1D}，分布于神经及内分泌组织中，是神经内分泌特异性的 L 型 Ca^{2+} 通道。α_{1F} 是一基因突变的新型 L 型 VDC，特异性地在视网膜上表达，是视网膜所必需的。α_{1A} 展示出 P 及 Q 两型的相同特性，故认为 α_{1A} cDNA 与 P/Q 型 VDC 相关。α_{1E} 属于 R 型 VDC，存在于小脑颗粒细胞。T 型 VDC 中的 α_{1G} 主要存在于脑组织中，在心肌组织并不丰富，而 α_{1H} 主要存在于肾脏，其次为心肌组织，在脑组织中呈现低水平表达，α_{1I} 主要分布在神经细胞上。这些不同特性的 VDC 及 αD_1 亚基的功能、分布等总结于表 3-2-5。

表 3-2-5 与心血管系统相关的电压依赖性 Ca^{2+} 通道亚型

类型	电导（ps）	亚型	分布	功能	阻断剂
L	11~25	α_{1S}	骨骼肌	兴奋-收缩偶联	
		$\alpha_{1C\text{-}a}$	心肌		Ca^{2+} 通道阻滞剂——二氢吡啶类，硫氮䓬类，苯烷胺类
		$\alpha_{1C\text{-}b}$	平滑肌		
		α_{1D}	脑、心肌、肾		
		α_{1F}	视网膜		
N	10~22	α_{1B}	神经元，神经末梢	神经传导	Co-conotoxin GVIA
P/Q	9~19	α_{1A}	神经元	神经传导	Ⅲ-AgaTVA
R	14	α_{1E}	脑、视网膜、心肌	神经重复放电	Ni^{2+}
T	7~10	α_{1G}	脑组织	窦房结自动除极，细胞增殖，心肌动作电位 0 期相期	Mibefradil, Kurtoxin, Flunaridine
		α_{1H}	肾，心肌		
		α_{1I}	脑		

与心血管系统相关的 VDC 主要是 L 型和 T 型（图 3-2-7）。L 型 VDC 在心肌和血管平滑肌的兴奋-收缩偶联上起着关键性的作用。T 型 VDC 在心肌的密度比 L 型低，但窦房结自动除极的 4 期的内向电流是源于 T 型 VDC，此外 T 型还参与了心肌动作电位 0 相期形成，血管平滑肌细胞的增殖过程以及细胞内 Ca^{2+} 引起 Ca^{2+} 释放机制。L 型及 N 型存在于交感神经末梢上，但只有 N-型具有调控交感神经末梢释放去甲肾上腺素递质的功能。电生理命名和现代通用命名及它们的氨基酸序列保守性见图 3-2-7。

2. 受体操纵 Ca^{2+} 通道 ROC 的开放与膜去极化无关，仅与膜受体被激活相关。1985 年 Putney 在分泌细胞研究工作的基础上，对受体操纵的 Ca^{2+} 内流提出了以下假说：受体激活后，通过兴奋性 G 蛋白激活磷脂酶 C，后者催化胞膜上的磷脂酰肌醇代谢成 1，4，5-三磷酸肌醇（1，4，5-triphosphate inositol，IP_3）和甘油二酯。IP_3 激活内质网上 IP_3 受体，引起胞内 Ca^{2+} 释放，导致胞内 Ca^{2+} 池耗竭而触发 Ca^{2+} 内流，使 Ca^{2+} 池重新充盈（refilling），这亦被称为电容充电性 Ca^{2+} 内流（Ca-

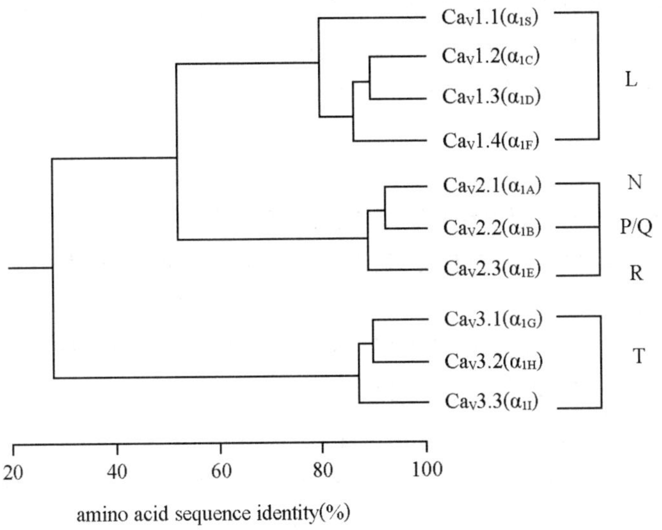

图 3-2-7 钙离子通道结构与功能分类

pacitate Ca^{2+} entry）。但是，这一假说对 Ca^{2+}池耗竭后如何使 Ca^{2+}从胞外流入则一无所知。另外，把 1，3，4-IP_3 和 2，4，5-IP_3 注入胞内，虽可触发 Ca^{2+} 释放，但不引起 Ca^{2+} 内流。1993 年 Randrianampite 和 Tsien 发现了一种新的小分子信使物质——Ca^{2+}内流因子（Ca^{2+}-influx factor；CIF）。胞内 Ca^{2+}池耗竭可促使 CIF 释放，后者再触发 Ca^{2+}内流。CIF 在相邻的碳原子上接有羟基或氨基，含磷酸，分子量小于 500D。CIF 存在于抗 digitoxin 的小囊泡结构中，不同途径耗竭 Ca^{2+}池均可使其释放到胞质。CIF 可能作用于胞质侧的细胞膜，导致 Ca^{2+}内流。

最近，有学者提出细胞色素 P_{450}可能与受体操纵 Ca^{2+}内流相关。胞内 Ca^{2+}池在充盈状态下，通过与钙调素相关的机制，使微粒体的细胞色素 P_{450}处于失活状态。当受体激活引起胞内 Ca^{2+}池耗竭，可能消除了对细胞色素 P_{450}的抑制，使其激活，从而引起 Ca^{2+}内流。但是，随后工作表明，细胞色素 P_{450}不参与受体触发早期 Ca^{2+}内流。

目前，对受体激活后引起的 Ca^{2+}内流的相关 ROC，已提出多个概念，如 Ca^{2+}释放激活 Ca^{2+}通道，G 蛋白偶联 Ca^{2+}通道，胞内第二信使操纵 Ca^{2+}通道等。近年，有学者从果蝇复眼细胞中分离出一 Trp 蛋白（transient receptor potential；Trp），进一步研究发现在哺乳动物体内也广泛分布有 Trp 同源基因及其表达产物。目前已分离出 Trp1-Trp7，这些 Trp 家族成员多与 Ca^{2+}的膜转运有相关性。这些 Trp 相关的蛋白已被认为是电容充电性 Ca^{2+}内流的 Ca^{2+}通道。研究证明 Trp3 参与了受体激动引起的非膜电压依赖性的 Ca^{2+}内流，而 Trp1 与 Ca^{2+}池耗竭激活的 Ca^{2+}内流相关。但 Trp 蛋白是否就是 ROC，仍有待进一步资料证实。

尽管目前对 ROC 的特性仍不完全了解，但人们对 ROC 正日益重视。已发现 ROC 广泛存在于不同组织的细胞膜上，包括可兴奋性与非可兴奋性细胞，如血管平滑肌细胞、血管内皮细胞、血小板、T 淋巴细胞、脑神经细胞等。ROC 参与血小板聚集、血管收缩、NO 释放、T 淋巴细胞增殖分化等生理功能。近年还不断发现，许多病理过程也涉及 ROC 的 Ca^{2+}信号转导机制，如糖尿病血管张力增高、高血压状态下血管平滑肌细胞 Ca^{2+}调控功能失调、动脉粥样硬化等。

在心肌细胞膜上不存在 ROC，在血管平滑肌细胞上存在 ROC，在高血压状态下外周血管平滑肌细胞膜 ROC 的 Ca^{2+}内流量增加，但其在高血压形成和发展过程中的作用仍不清楚。但在脑血管平滑肌 ROC 对血管张力的影响似乎比 VDC 大。蛛网膜网下腔出血的患者常于出血 3~7 天后，出现脑血管痉挛导致脑损害，其机制不清，可能是由于血红蛋白及其代谢产物引起脑血管平滑肌 $[Ca^{2+}]_i$ 升高所致。后者主要是由于胞外 Ca^{2+} 增多所致，其相关的 Ca^{2+} 通道特性仍不清，因为 VDC 阻滞药尼莫地平及 ROC 阻断药 SK&F96365 均不能阻断 ROC Ca^{2+} 内流。

五、氯离子通道

早在 1961 年电生理学家们就提出在心脏可能存在氯离子通道的一些实验证据。随后，人们曾认为一个时间和电压依赖性的瞬间氯离子外向电流对动作电位时程的 1 期复极化具有重要影响。但是，20 世纪 70 年代末期的研究却认为该瞬间外向电流（I_{to}）主要由钾离子外流所致。直至 20 世纪 80 年代，人们还是怀疑氯离子通道存在的可能性。1989 年 Harvey 和 Hume 在研究肾上腺素受体对钾离子通道的调节时，偶然在家兔心肌细胞发现了一个可因 β 肾上腺素受体激动而激活的氯离子电流，并在《科学》杂志上发表了其研究结果，人们对心肌细胞氯离子通道的研究才又起死回生。同年，Gadsby 的实验室应用 Forskolin 在豚鼠心室肌细胞上发现类似的由环磷酸腺苷-蛋白激酶 A（PKA）所激活的氯离子电流，并将研究结果发表在《自然》杂志。从此，人们对氯离子通道的研究开始进入新的时期。

目前，全细胞水平记录的氯离子电流共有 7 种：①由 PKA 所激活的氯离子电流（$I_{Cl \cdot PKA}$）；②由蛋白激酶 C（PKC）所激活的氯离子电流（$I_{Cl \cdot PKC}$）；③由嘌呤能受体（细胞外 ATP 等）激活的氯离子电流（$I_{Cl \cdot purinergic}$, $I_{Cl \cdot ATP}$）；④由细胞内钙激活的氯离子电流（$I_{Cl \cdot Ca}$）；⑤由细胞肿胀所激活的外向氯离子电流（$I_{Cl \cdot swell}$）；⑥背景基础外向氯离子电流（$I_{Cl \cdot b}$）；⑦由超极化和细胞肿胀所激活的内向整流性氯离子电流（$I_{Cl \cdot ir}$）。

在分子水平，目前认为该 7 种电流分属于 4 个不同的基因编码的通道：①CFTR，包括 $I_{Cl \cdot PKA}$、$I_{Cl \cdot PKC}$ 和 $I_{Cl \cdot ATP}$；②ClC-3，包括 $I_{Cl \cdot swell}$ 和 $I_{Cl \cdot b}$；③ClC-2，包括 $I_{Cl \cdot ir}$；④CLCA，包括 $I_{Cl \cdot Ca}$。本节将对这四种氯离子通道的生物物理学和药理学等特性、分子结构与功能的关系以及其在不同动物种类和组织的分布做一简要介绍。有关各氯离子通道的更详细的描述，读者可参考一些更为全面的专著或综述文章。

（一）囊性纤维变性跨膜传导调节因子（cystic fibrosis transmembrane-conductance regulator, CFTR）

CFTR 通道存在于豚鼠、家兔、猫、simian 和人的心脏中，但似乎并不存在于成年狗和大鼠的心脏。CFTR 在心脏内不同组织的分布亦存在差异，其在心室肌的分布远远高于心房肌，而在窦房结组织却缺乏。CFTR 通道仅在细胞内 PKA 和 PKC 活性增高时才开放。CFTR 通道对氯离子的选择性远远高于阳离子，但对其他阴离子也能通透，其相对选择性序列是 $NO_3^- > Br^- > Cl^- > I^- > F^- >>$ glutamine ≈ gluconate。在生理状态下，心肌细胞内的氯离子浓度（一般 10~40 mmol/L）远低于细胞外(145mmol/L)。在这种条件下，当 CFTR 通道因细胞内 PKA 和 PKC 活性增高而开放时，其产生的电流 Ⅰ-V 曲线呈外向整流性。在实验条件下，当细胞内氯离子浓度提高至与细胞外浓度相等时，CFTR 电流的 Ⅰ-V 曲线则呈线性。在单通道水平测定 CFTR 通道的电导是 7~13pS。CFTR 通道可被 carboxylic acid 衍生物（9-AC、DPC）和 arylaminobenzoates（如 NPPB）、clofibric acid 类似物，以及 sulfonylureas（如 glibenclamide）等阻断。其中，以 clofibric acid 类似物的阻断效率最高。但这些药物对其他氯离子通道也有阻断作用。

CFTR 通道对 stilbene 衍生物（如 DIDS、SITS 和 DNDS 等）并不敏感。CFTR 由 1480 个氨基酸组成两个跨膜区和两个细胞内核苷结合区（nucleotide binding domain, NBD），每个跨膜区含 6 个跨膜肽段（$S_Ⅰ \sim S_Ⅵ$ 和 $S_Ⅶ \sim S_Ⅻ$），两个跨膜区由处于 NBD1 和 NBD2 之间的一个调节区（regulatory domain, R）连接（图 3-2-8）。其中，第一个跨膜区的 $S_Ⅰ$、$S_Ⅴ$ 和 $S_Ⅵ$ 和第二跨膜区的 $S_Ⅻ$ 可能参与 CFTR 的孔

道区的构成，R 区则含有 PKA 和 PKC 的磷酸化位点。目前认为 R 区为调节通道活动的重要失活门。R 区非磷酸化时具有阻断通道的作用，而 R 区磷酸化则使通道开放。但是，R 区磷酸化本身并不足以使通道开放，还需要 ATP 与 NBD1 和 NBD2 结合并水解。因而，通道的门控受细胞内 ATP、PKA 和 PKC 等的调节，并与 G 蛋白有直接关系。尽管在过去的十多年内 CFTR 通道得到广泛而深入的研究，但直到现在人们仍然对其三维结构以及 R 区与 NBD1 和 NBD2 之间的关系所知甚少。

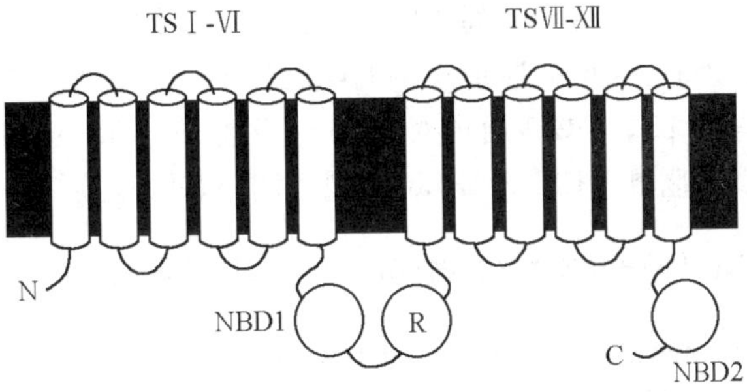

图 3-2-8　氯离子通道（CFTR）跨膜结构模型

CFTR 由两个跨膜区构成，其间由 R 区连接，每个跨膜区由六个跨膜肽段（TS Ⅰ-Ⅵ 和 TSⅦ-Ⅻ）组成。每个区含一个核苷结合位点（NBD1 和 NBD2）。N、C 分别为氨基（NH_2）末端和羧基（COOH）末端

（二）ClC-3

在全细胞和单通道水平的研究表明，$I_{Cl \cdot b}$和 $I_{Cl \cdot swell}$两种电流均受细胞容积调节，并具有相同的生物物理学和药理学特性，所以可合称为受细胞容积调节的氯离子电流（volume-regulated Cl current，$I_{Cl \cdot vol}$）。目前认为心脏型 ClC-3 可能是编码 $I_{Cl \cdot vol}$的基因。ClC-3 广泛分布于各类动物的心脏中。其在心房的分布可能高于心室。$I_{Cl \cdot vol}$在细胞肿胀时增加而在细胞皱缩时电流减少。ClC-3 通道对氯离子的选择性远远高于阳离子，但对其他阴离子也能通透，其相对选择性序列是 $NO_3^- \geq I^- > Br^- > Cl^- > F^- >>$ Aspartate>glutamine。在心肌细胞内的氯离子浓度低于或等于细胞外时，ClC-3 通道产生的电流的Ⅰ-V 曲线均呈外向整流性。这一特点可用来将其与其他氯离子通道区别。在单通道水平测定 ClC-3 通道的电导是 30~60pS。ClC-3 通道可被 stilbene 衍生物（如 DIDS、SITS 和 DNDS 等）、carboxylic acid 衍生物（9-AC、DPC）和 arylaminobenzoates（如 NPPB）、tamoxifen 以及 sulfonylureas（如 glibenclamide）等阻断。但这些药物对其他氯离子通道和一些阳离子通道也有阻断作用。

ClC-3 通道由 760 个氨基酸组成 10~12 个跨膜肽段（D_1~D_{12}）。在 N-末端含有 PKC 和 Calmodulin protein kinase（CmKⅡ）的磷酸化位点，可能是偶联门控与细胞容积变化的关键区域。跨膜肽段 D_3、D_4、D_5 可能是参与孔道区的构成的重要结构，但与其他 ClC 通道一样，对构成其孔道区和电压门控的结构目前仍然不清楚。

（三）ClCA

在家兔和狗的心肌细胞均发现有因细胞内 Ca^{2+}增加而激活的氯离子电流（$I_{Cl \cdot Ca}$）。虽然 CLCA 基因族内的 mCLCA1 可能是一个与 $I_{Cl \cdot Ca}$有关的基因，目前对编码心脏 $I_{Cl \cdot Ca}$的基因仍不确定。$I_{Cl \cdot Ca}$具有明显的时间依赖性，为外向性瞬间电流，其 I~V 曲线呈钟形。但在心肌细胞内的氯离子浓度等于细胞外时 I~V 曲线呈线性。对阴离子的相对选择性序列是 $I^- > Br^- > Cl^-$。在单通道水平测定心肌 $I_{Cl \cdot Ca}$通道的电导是 1~3pS。$I_{Cl \cdot Ca}$可被 stilbene 衍生物（如 DIDS、SITS 和 DNDS 等）、carboxylic acid 衍生

物（9-AC、DPC）和 arylaminobenzoates（如 NPPB）、niflumic acid 以及 sulfonylureas（如 glibenclamide）等阻断。但这些药物对 $I_{Cl.Ca}$并无特异性。ClCA1 通道由 902 个氨基酸组成。虽然已发现 ClCA1 在心脏的基因表达物，目前仍然不知道 ClCA1 是否为编码 $I_{Cl.Ca}$的基因。

（四）ClC-2

在许多种类的动物心脏（狗、家兔、豚鼠、小鼠等）的心房、心室组织和细胞中均发现 ClC-2 的表达和分布。但是，$I_{Cl.ir}$仅能在 10%~15%的心房和心室肌细胞中观察到。$I_{Cl.ir}$在细胞肿胀时增加而在细胞皱缩时电流减少。ClC-2 通道对阴离子的相对选择性序列是 $Cl^- > I^- > Br^-$。在心肌细胞内的氯离子浓度低于或等于细胞外时，ClC-2 通道产生的电流的 I-V 曲线均呈内向整流特性。在单通道水平测定 ClC-2 通道的电导是~4 pS。ClC-2 通道对 stilbene 衍生物（如 DIDS、SITS 等）不敏感，但可被 9-AC、DPC、Cd^{2+}和 Zn^{2+}等阻断。ClC-2 与 ClC-3 属于同一基因家族。

六、瞬时受体电位通道（Transient receptor channel，TRP）

瞬时受体电位通道（transient receptor potential channels，TRP channels）也是位于细胞膜上的一类重要的阳离子通道。与电压依赖性阳离子通道类似，TRP 通道也具有 6 次跨膜（S_1~S_6）结构域，以及位于胞内的 N 末端和 C 末端，通常由同源四聚体组成。TRP 通道的 S5 与 S6 之间片段内嵌构成离子通过孔道。而 S4 片段却缺乏通常电压依赖性阳离子通道 S4 片段所具有的正电荷氨基酸残基，也就是说 TRP 通道是非电压依赖性的。依据氨基酸序列的同源性，将现已发现的 31 种 TRP 通道亚型分为 7 个亚家族：TRPC、TRPV、TRPM、TRPA、TRPN（果蝇）、TRPP 和 TRPML。见图 3-2-9。TRP 通道为非选择性阳离子通道，主要通过离子为钙离子、钠离子。TRP 通道的功能主要包括温度和疼痛的感觉、机械感觉、味觉的感知、介导 PLC 依赖的钙内流、维持细胞稳态、调节气道平滑肌以及气道和血管的收缩、调节排尿反射、参与细胞生长调控以及调节神经递质释放和激素分泌等等。许多 TRP 通道亚型被认为是潜在的药物作用靶点。其中 TRP 通道在疼痛方面的研究最为广泛，TRPV1 亚型已被广泛证明是治疗疼痛的药物作用靶点，一些用于治疗不同类型疼痛的 TRPV1 拮抗剂已经进入到临床Ⅰ期或Ⅱ期研究。此外，3 个用于治疗不同类型疼痛的 TRPV1 激动剂也已经进入临床Ⅲ期研究。目前尚未有公开的以其他 TRP 通道亚型为靶点的小分子化合物进入临床研究的报告。

近年来的研究发现，一些参与控制 Na^+和 Ca^{2+}内流或外排、负责维持这两种离子动态平衡的离子通道如瞬时受体电位通道 TRPM2 和 TRPM7，它们很可能就是引起缺血性神经元死亡的非谷氨酸依赖的钙离子超载机制的分子基础，因而可能代表了更适宜的缺血性卒中治疗的分子靶点。因此，确认和优化 TRPM2 和 TRPM7 通道靶点，筛选它们的抑制剂可能为脑卒中的治疗提供新的有效药物。

钙离子的存在是细胞迁移的必要条件。因此，参与细胞迁移的钙离子通道自然成为研究的重点。在众多对钙离子有通透作用的阳离子通道中，TRP 通道已逐渐成为人们关注的热点。很多 TRP 通道被发现在癌症细胞高表达。随着近年来研究的深入，已证明有多个 TRP 通道参与肿瘤侵袭和转移。目前的研究显示主要有 6 种 TRP 通道参与肿瘤的迁移（TRPC1，TRPV1，TRPV2，TRPM1，TRPM7，TRPM8）。转移是恶性肿瘤的重要特征，也是肿瘤致死的主要原因，因此，研究 TRPM7 等在肿瘤细胞迁移中的作用及机制将是肿瘤治疗靶点研究的新方向。

七、其他离子通道

除了以上介绍的几种主要的阳离子通道和阴离子通道外，还存在对离子的选择性相对较低的离子通道。

超极化激活的阳离子通道（hyperpolarization-activated cation current，I_h），又称为 funny current，

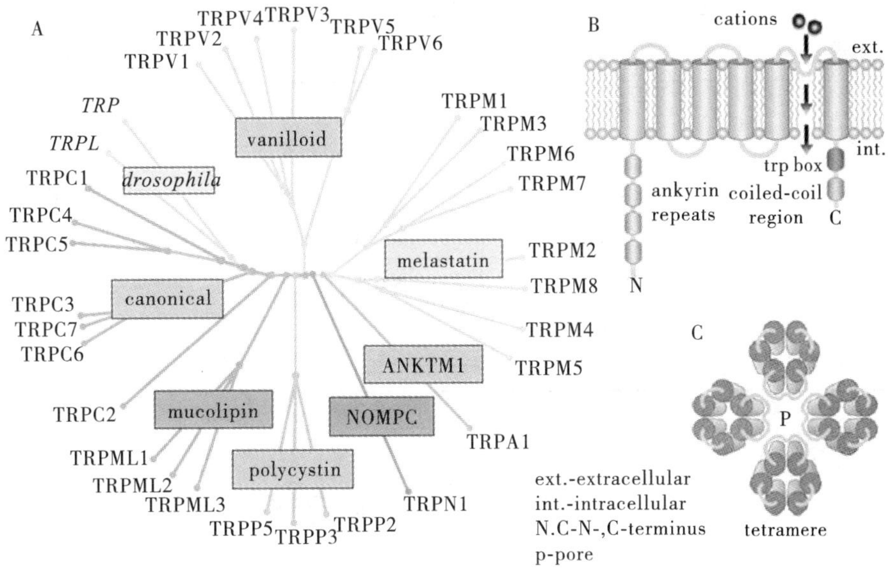

图 3-2-9　TRP 通道亚家族分类及结构

I_f。在心脏的起搏细胞（窦房结、房室结）和某些心肌细胞，细胞膜超极化可激活一个内向整流性的阳离子（Na^+、K^+等）电流，对心脏的自律性活动的产生和调节起重要作用。其生物物理特性使其归类于电压依赖性的阳离子通道。与 Kir 相似，I_h也在负膜电位时激活而在正膜电位时灭活，也可被 Cs^+、Rb^+等阻断。但与 Kir 不同，I_h对 Na^+的通透性几乎与 K^+相等，其 I-V 关系几近线性，反转电位在-20mV 左右，也不被 Ba^{2+}所阻断，门控过程缓慢，电压依赖性也不因细胞外 K^+浓度变化而改变。离子型谷氨酸受体通道的分类，命名及激动剂，拮抗剂等见表 3-2-6。代谢型谷氨酸受体的分类，功能等不在此叙述。

此外，脑内分布着大量的兴奋性氨基酸-谷氨酸受体通道——NMDA 和 AMPM ，有重要的生理和药理学意义，是保持神经系统兴奋和神经营养、发育所必需的，是形成学习记忆相关的长时程电位（LTP）的主要离子流，当这些受体通道开放时，形成离子流的主要成分为钙离子和钠离子内流及钾离子外流。如这些通道被过度激活时，则会产生所谓的兴奋性神经毒性，导致神经元和脑组织的死亡和凋亡，在神经退行性疾病及脑卒中时，出现以上病理改变。离子型谷氨酸受体通道的分类，命名及激动剂、拮抗剂等见表 3-2-6。代谢型谷氨酸受体的分类、功能等不在此叙述。

表 3-2-6　离子型谷氨酸受体

种类	基因家族	激动剂	拮抗剂	生理效应
AMPA	GluR1	谷氨酸	CNQX	开放离子通道
	GluR2	AMPA	NBQX	Na^+内流、K^+外流
	GluR3	海人藻酸	GYK153655	
	GluR4	(S)-5-氟尿嘧啶		
KA	GluR5	谷氨酸	CNQX	
	GluR6	海人藻酸	LY294486	
	GluR7	ATPA		

续 表

种类	基因家族	激动剂	拮抗剂	生理效应
KA1				
	KA2			
NMDA	NR1	谷氨酸	D-AP5；D-APV	开放离子通道
	NR2A	天冬氨酸	2R-CPPene	Na^+和Ca^{2+}内流
	NR2B	NMDA	MK-801	K^+外流
	NR2C	氯胺酮		
	NR2D	苯环利定		

第三节 离子通道的生理学与药理学调节机制

一、离子通道的电压门控机制

（一）门控机制

离子通道必须能够开放和关闭，才能实现产生和传导电信号的生理功能。根据通道开关的调控机制（又称门控机制，gating mechanism）的不同，离子通道可分为两大类：一类是受体控制性通道（receptor-operated ion channel，ROC），其开、关取决于与该通道相偶联（coupling）的受体的状态，直接受该受体的配体（ligand）如神经递质、激素、受体激动剂、受体拮抗剂等所调控，又称配体门控离子通道（ligand-gated ion channel）。这类通道［包括 N 胆碱受体、γ-氨基丁酸（GABA）受体等］是实现受体功能的效应器，如在化学突触部位引起膜的去极化或超极化而传导受体兴奋的效应，本章不予重点介绍。另一类是电压依赖性（voltage-dependent）或电压门控性（voltage-gated）通道，其开关一方面是由膜电位所决定（电压依赖性），另一方面与电位变化的时间有关（时间依赖性），这类通道在维持可兴奋细胞的动作电位方面起着相当重要的作用，是本章将要重点介绍的内容，以下简称离子通道。

事实上，在整个动作电位时程中，离子通道至少经历三种不同状态的循环转换（图 3-3-1），即静息关闭状态（closed resting state，R）、开放状态（open state，O）和失活关闭状态（closed inactive state，I）。处于静息关闭状态的通道遇到合适的刺激时即可进入开放状态，即激活过程（activation）。通道在开放后将随着时间逐渐进入失活关闭状态，即失活过程（inactivation）。失活关闭状态的通道不能直接返回开放状态而处于一种不应期，只有经过一个额外刺激使通道从失活关闭状态进入静息关闭状态后，通道才能再度接受外界刺激而激活开放。这一过程称为复活（reactivation）。

研究离子通道的门控机制对理解其生理功能和在病理过程中的变化至关重要。近年来基因组技术的应用已将多种异常心肌电活动和心律失常定位于特定的离子通道基因变异，而对这些“病态”离子通道的功能性研究往往揭示出其门控机制的病理性缺陷。许多抗心律失常药物也都是通过改变或调节离子通道的门控机制而起作用的。因此，自从 ALHodgkin 和 AFHuxley 在 1952 年提出所谓门控机制的“H-H 模型”以来，科学家们仍在不懈地应用各种先进技术研究不同离子通道在生理和病理状态下的门控特性和机制。人们已经从分子水平认识到，电压依赖性的离子通道的门控机制远远较半个世纪以前基于简单的应用电压钳制术测量膜电流的实验而提出的“H-H 模型”复杂。各种离子通道的门控机制存在不同程度的差异，有的通道在开与关之间还往往存在多种亚状态（详见后

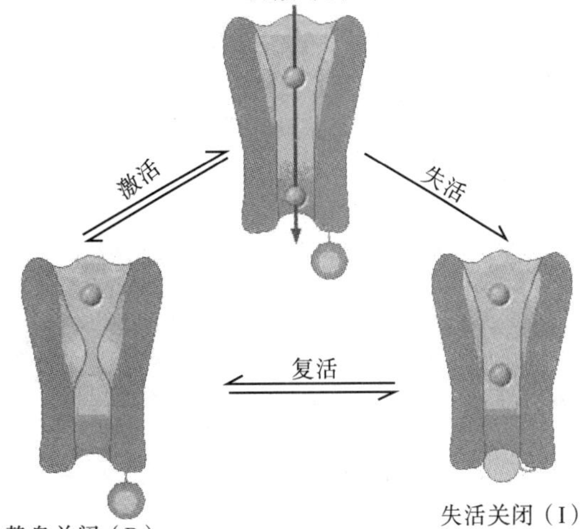

图 3-3-1　离子通道的电压门控状态

述）。

（二）膜电流与膜电位的关系（current-voltage relationship，简称 I-V 关系）

按照欧姆定律，通过某一导体（电阻 R）的电流（I）与该导体两端的电压（V 或 E）成正比关系（I = V/R）。为了更好地描述离子通道允许电流（离子）通过的能力，引进了电导（conductance）的概念。电导（g）就是电阻的倒数（g = 1/R），因而欧姆定律可改写为 I = gE。若以膜电位为横轴，流经离子通道的电流为纵轴，则通过该通道的 I-V 关系（或 I-V 曲线）理论上应为线性关系，其斜率（slope）即为该通道的电导。离子通道是一种特殊的导体，各离子经离子通道的跨膜转运是顺电化学梯度的被动转运，故其所产生的电流（Is）的大小不仅取决于膜电位差（E）及通道的电导（gs），还与该离子的平衡电位（Es）有关：Is = gs（Es）。也即离子流过通道的驱动力（driving force）不是 E，电流为零的电位（因为电流在此电位改变方向或符号，故又称反转电位，reversal potential，E_{rev}）是与离子的平衡电位相等的膜电位而不是 0 mV 处。实际上，许多离子通道具有非线性的 I-V 关系，尤其在可通透的离子在膜两侧的浓度不同或通道结构不对称的情况下，I-V 曲线往往会向某一电流方向（如内向电流或外向电流）偏离欧姆定律，即所谓的“整流（rectification）现象。研究离子通道的 I-V 关系，是了解通道的生物物理学特性和药物作用机制的基本方法。

二、配体门控

配体门控的离子通道是指通道的活性由受体或信号分子调节的离子通道。常见的调节离子通的受体包括乙酰胆碱（ACh）N、M 受体亚型，腺苷 P2x 受体，GABG，5-HT 和谷氨酸受体等。图 3-3-2 为 ACh 受体通过 G 蛋白调节钾离子通道活性示意图。

三、离子通道的生理调节及病理改变

除以上所述各离子通道本身的门控机制以外，许多离子通道的功能还受体内神经和内分泌系统的调节。这些调节一般是通过受体和第二信使来实现的。由于心血管系统大部分受体（如 α 受体、β

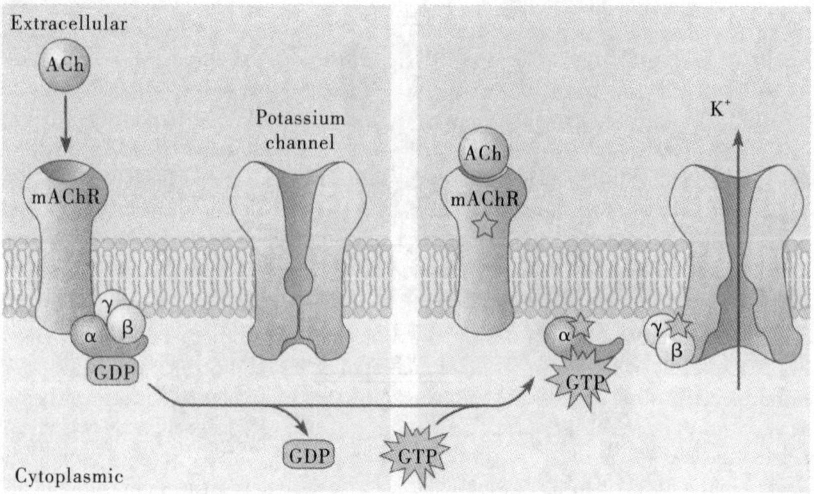

图 3-3-2　配体门控钾离子通道示意图

受体、M 胆碱受体、嘌呤受体等）均与 G 蛋白相偶连，所以，G 蛋白在调节通道功能方面起重要作用。一般有快速直接调节和慢速间接调节两种途径。前者是指 G 蛋白被激活后由其亚基（α 或 βγ 亚基）直接作用于通道的门控机制而不需要第二信使的参与；后者是指 G 蛋白激活后通过活化其他蛋白质（通常是酶，如腺苷酸环化酶、磷酸酯酶、磷酸二酯酶等）来产生第二信使，后者对通道蛋白进行磷酸化等化学修饰，而改变通道的门控过程。例如，β_1 受体兴奋时激活 G_S，活化的 α_S 与 βγ 亚基解离后，一方面可直接作用于心肌的 L 型钙通道而使其开放概率（open probability）增加；α_S 还可激活细胞内腺苷酸环化酶而使细胞内 cAMP 增加，后者通过 PKA 使通道蛋白中含有丝氨酸（Ser）和苏氨酸（Thr）残基的部位磷酸化而改变通道构型和门控机制，增加钙通道活性和电流幅度。离子通道通常都具有蛋白激酶（如 PKA、PKC 等）的磷酸化位点，因此，通过蛋白激酶使通道蛋白磷酸化是调节通道功能的常见分子结构机制。了解通道功能的这些调节机制对于进一步了解通道的生理和病理功能以及心律失常的分子机制都具有重要意义。

离子通道基因突变，可引起严重的心血管系统功能改变，如长 QT 综合征（LQTS），该病的特征为心室复极化延长（>460 ms）、反复发作的晕厥（常在运动或情绪紧张时发作），伴有突发心源性猝死的高危险性。大多数 LQTS 基因携带者表现为心电图 QT 间期延长、T 期波和 U 和波异常，以及异常的心室复极。LQTS 的临床特点是发作性心律失常，特别是尖端扭转性室速（Torsade de pointe）后者可转变为心室颤动，严重者可致心源性猝死。根据分子生物学特点，LQTS 至少可分为三种亚型，分别为 LQT1、LQT2、LQT3。其中 LQT1 和 LQT2 是心脏钾通道突变引起的长 QT 综合征，LQT3 是心脏钠通道突变引起的长 QT 综合征。它们分别由位于 11 号染色体上的 $KvLQT_1$ 基因，7 号染色体上的 7p35～36 位点 HERG 基因及位于 3 号染色体上的 3p21～24 位点的 SCN5A 基因突变，而引发的长 QT 综合征。

近年的研究还证明，高胆固醇血症在引起动脉粥样硬化的同时可引起血管平滑肌多种钾通道亚型表达及活性的改变，如 ATP 敏感钾通道和 Kir3. 1 亚型等。此外心肌肥厚可由数十种基因的变化引起，其中包括多种离子通道的变化。如钙通道、瞬间外向钾通道等。

第四节　常用离子通道药物的分子药理学

一、调节钠离子通道的药物

钠通道阻断剂在临床上除用作局部麻醉药（如利多卡因、普鲁卡因等）外，在心血管系统则作为一类重要的抗心律失常药使用，即临床上的Ⅰ类抗心律失常药。虽然它们都作用于钠通道，但由于它们的通道选择性和对通道的阻断特性不同，又被分为三种类型。

1. 在一定程度上抑制动作电位的0相，除了钠通道外还同时抑制钾通道，延长复极化过程的药物，如奎尼丁、普鲁卡因胺等，被称为I_A类药物。

2. 较少抑制动作电位的0相，几乎不影响传导速度，也不影响钾通道的药物，如利多卡因、苯妥英钠、妥卡因等，为I_B类抗心律失常药。

3. 在选择性和作用上最强的钠通道阻断剂，显著地抑制0相，明显减慢心肌传导速度，但对复极化过程影响较小的药物，如encainide、flecainide和propafenone等，为I_C类药物。

以上三类均为临床常用的抗心律失常药。

二、调节钾离子通道的药物

（一）钾通道阻断剂

钾通道阻断剂的种类很多，有无机离子，如Cs^+、Ba^{2+}等；有机化合物，TEA和4-AP等；多种毒素，如蝎毒、蛇毒，蜂毒等；以及目前临床治疗用药物。无机离子及多数合成的经典钾通道阻断剂，多作为研究工具药使用，它们对钾通道亚型的选择性较差。而毒素则对通道亚型的选择性相对较高，如蛇毒（dendrotoxin）可选择性阻断瞬间外向钾通道，蝎毒（charybdotoxin）阻断高电导型钙激活的钾通道特异性较高；蜂毒（apamin）则较强阻断平滑肌小电导钙激活的钾通道。这些毒素已作为研究钾通道的生化探针而被广泛使用。用于临床上的钾通道阻断剂主要有两大类，一类为磺酰脲类的口服降糖药，格列本脲为典型的代表药，它们降糖的原理是选择性阻断胰岛细胞上的ATP敏感钾通道，引起钙内流增加，而促进胰岛素的释放。近来证明，该类药物同样能阻断心肌细胞ATP敏感钾通道。

临床上常用的第二类钾通道阻断剂主要作为抗心律失常药使用，如溴苄胺、sotalol和胺碘酮等，它们的抗心律失常作用是由于阻断心肌的钾离子通道，延长动作电位时程和有效不应期，它们均属于Ⅲ类抗心律失常药。尽管上述两类钾通道阻断剂作用于不同的通道亚型，但它们在结构上有一定的相似之处，尤其是Ⅲ类抗心律失常药，多有共同之处，其磺苯胺基对药物的延迟整流钾通道选择性具有重要作用。

上述抗心律失常药不仅作用于钾通道，对钠通道、钙通道和肾上腺素受体等也有一定作用。最近进入临床试用的新Ⅲ类抗心律失常药，E-4031和dofetilide（UK68，798）（已上市）。（图3-4-1），不但作用强（抑制钾通道的IC_{50}0.1～1 μmol/L），而且选择性很高，均选择性地阻断快速激活的延迟整流钾通道Ikr。由于阻断该通道亚型，可有效延长心肌的动作电位时程和有效不应期，但不阻断心脏的传导功能（钠通道阻断剂和钙通道阻断剂均显著抑制传导），不降低心肌收缩力，也不影响静息电位，因而抑制Ikr是目前多数新Ⅲ类抗心律失常药的最主要的作用机制。

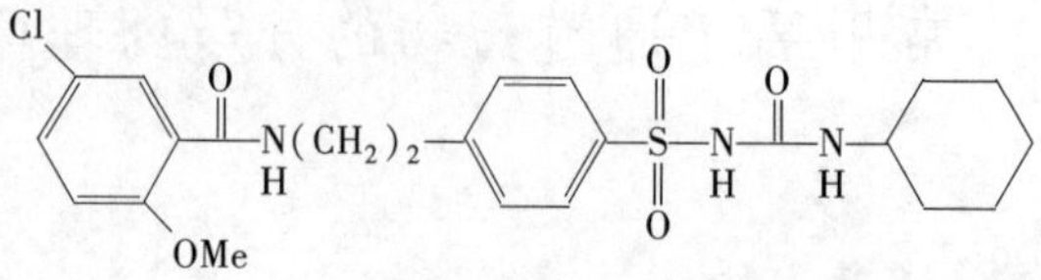

格列苯脲
Glibenclamide

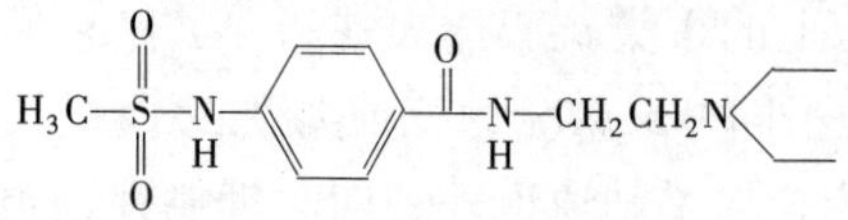

司美利特
Sematilide

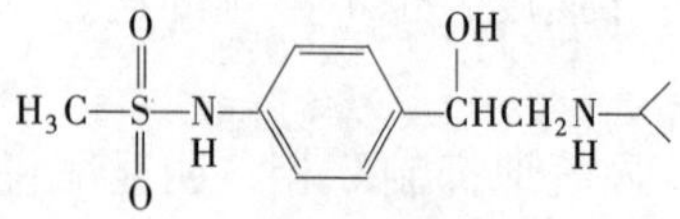

索他洛尔
Sotalol

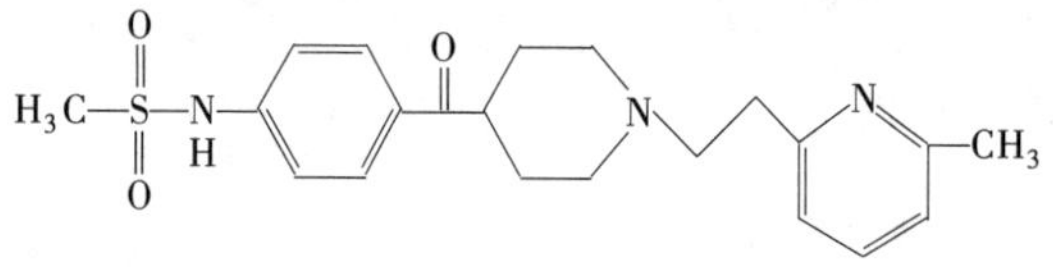

E-4031

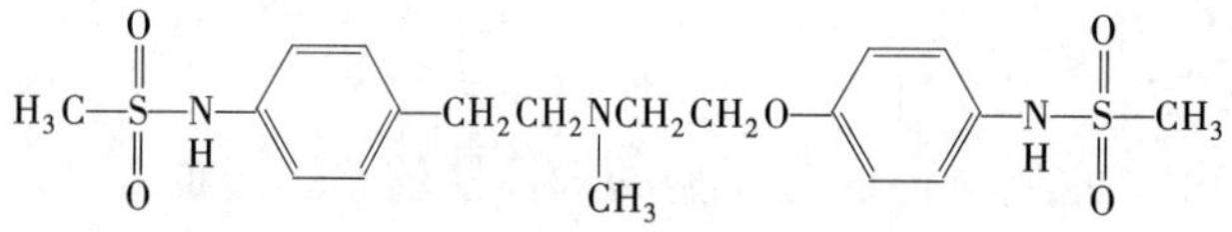

UK-68798

图 3-4-1 ATP 敏感钾通道阻断剂格列本脲和延迟整流钾通道阻断剂（Ⅲ类抗心律失常药）的化学结构

（二）钾通道激动剂或钾通道开放剂（图 3-4-2）

目前已发现多种结构不同的钾通道开放剂。但最具代表性的是克罗卡林（cromakalio）、吡那地尔（pinacidil）和尼可地尔（nicorandil）这三个新药。这些钾通道开放剂均选择性地作用于血管或心肌的 ATP 敏感钾通道。最主要的临床应用是降压和缺血性心肌损伤的保护。钾通道开放促使细胞复极化加快，尤其在缺血损伤和细胞内钙增加的情况下，对于抑制 Ca^{2+} 内流、减少细胞的兴奋性有重要的作用，可直接引起血管平滑肌舒张和心肌耗氧量的降低。但现有的钾通道开放剂存在一定的副作用，多由直接的血管扩张所引起，如出现反射性心动过速、头痛、水肿等，以及某些心血管以外的副作用，是此类药物有待解决的问题。

三、调节钙离子通道的药物

钙通道调节剂分为钙通道阻滞剂和激动剂。目前已有三类结构不同的钙通道阻滞剂用于临床治疗高血压、心绞痛、心律失常和脑血管疾病等。它们是维拉帕米、地尔硫䓬和二氢吡啶（如硝苯地平）类化合物，化学结构式见图 3-4-3。其中二氢吡啶类的研究最为活跃，它们对血管的选择性更强，减少了心脏副作用，尼莫地平（Nimodipine）对脑血管有较好的选择性，氨氯地平（amlodipine）作用缓慢持久的药代动力学特点，有利于长期治疗。

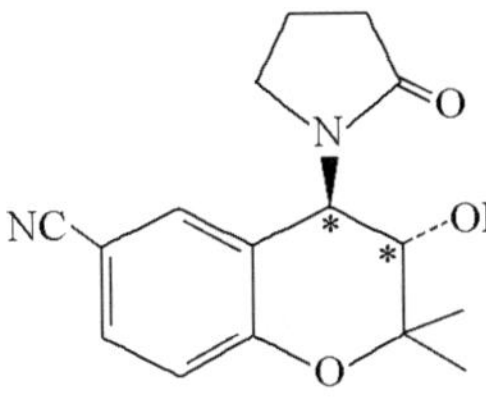

克罗卡林
Cromakalin

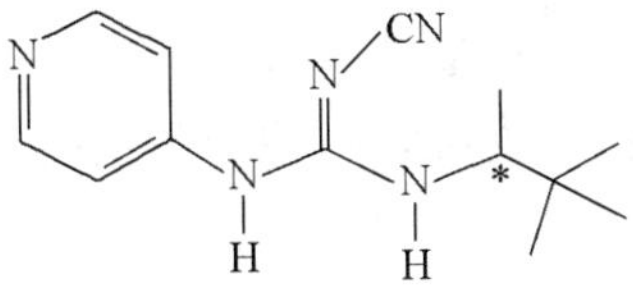

吡那地尔
Pinacidil

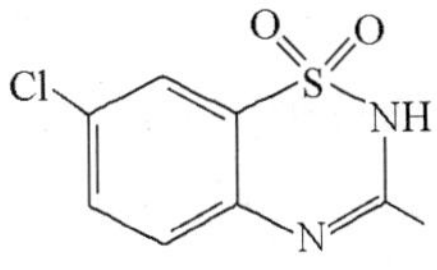

二氮嗪
Diazoxide

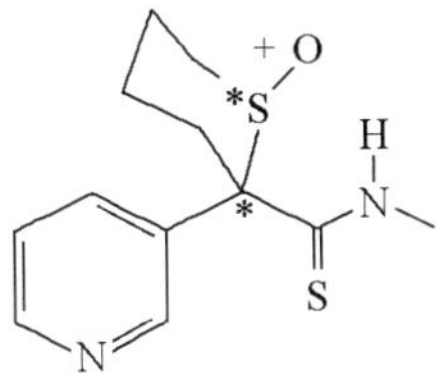

RP 49356

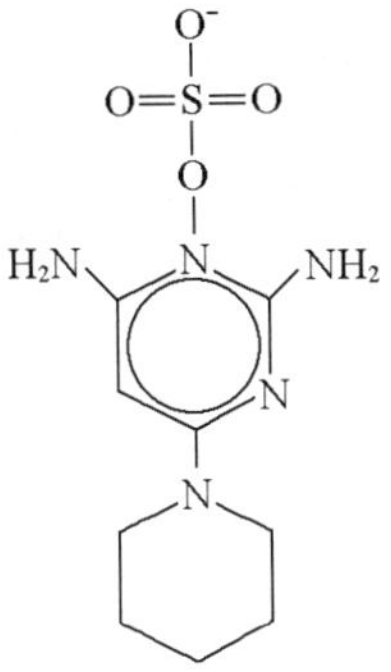

米诺地尔硫酸盐
monoxidil sulp

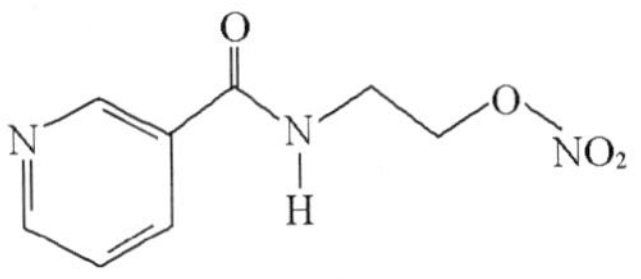

尼可地尔
Nicorandil

图 3-4-2　几种代表性的钾通道开放剂

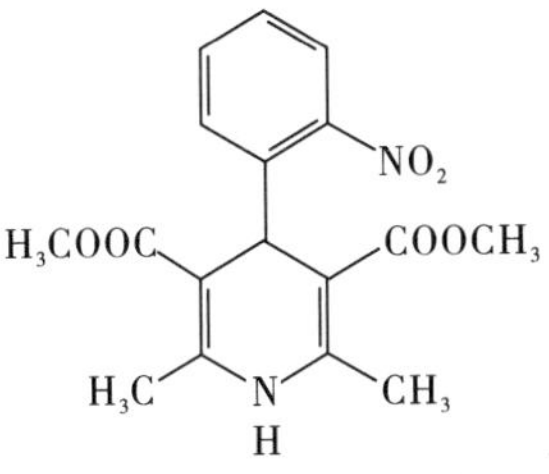

硝苯地平
Nifedipine

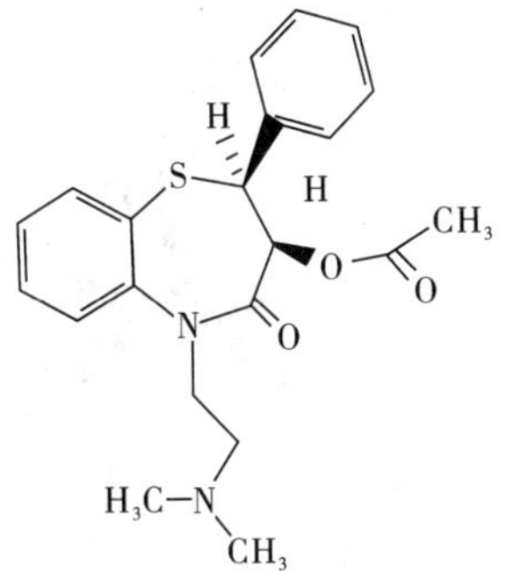

地尔硫草
Diltiazem

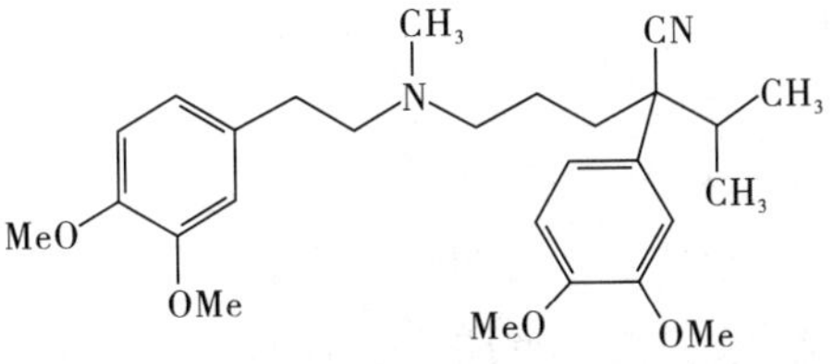

维拉帕米
Verap amil

图 3-4-3　钙通道阻滞剂

三类钙通道阻滞剂在药理学方面的差异，已作为临床上治疗不同疾病的依据，如维拉帕米和地尔硫䓬，可明显抑制心脏的自主活动，减慢心率，降低收缩力；而硝苯地平的作用则与膜电位变化关系密切，多作用于血管平滑肌，对心肌的影响较小。这主要是由于它们在钙通道的作用位点不同引起的（图3-4-4）。维拉帕米结合于Ca^{2+}通道的细胞膜内侧，它易于进入胞内并可直接抑制钙调素活性，从而阻止肌球蛋白轻链磷酸化，故对心肌的抑制作用最强。钙通道在单位时间内开放的次数越多（即心率越快），维拉帕米越容易进入细胞，因而它对钙通道的阻断作用也越强，反之，它不易进入细胞，对通道的阻断作用也小，解释了维拉帕米治疗室上性心动过速和减慢房室传导的机制。即它作用于开放状态的通道，具有频率依赖性或使用依赖性。而硝苯地平的作用部位在细胞膜外侧，主要抑制灭活状态的通道，因而这一类药物的使用依赖性较弱，对心脏的自主活动、心率和心脏传导的影响都较小。但该药的电压依赖性作用有利于它们的血管选择性，特别是病变血管，已证明在相同的治疗剂量下，可使高血压病患者的血压下降，而对正常血压的影响较小。

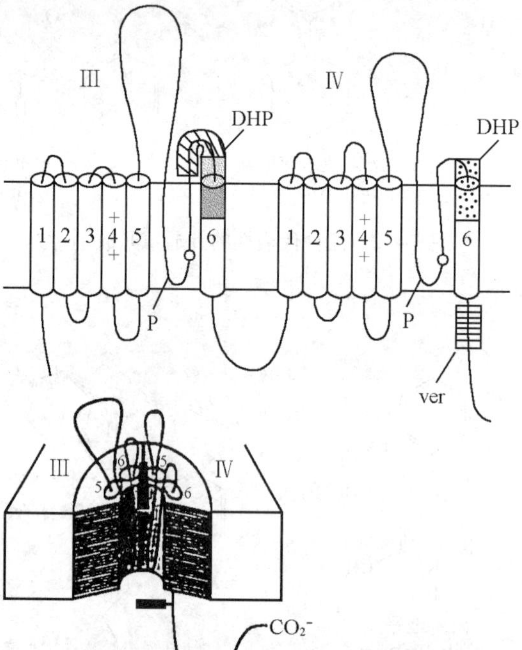

图3-4-4　钙离子通道阻滞剂作用部位

DHP：二氢吡啶类结合部位；Ver：维拉帕米结合部位

目前通过影响Ca^{2+}通道抑制Ca^{2+}内流的药物主要是作用于L型VDC的药物。选择性N型VDC钙通道阻滞剂则是治疗脑缺血/再灌注损伤的新靶点药物，是Ca^{2+}通道调节药物的发展趋势。虽然目前仍未找到有效、选择性高的ROC阻断药，但这类药物的发展将会为通过干预离子通道活性达到预防疾病开辟新的一页。另外，细胞内肌质网/内质网上存在IP_3敏感及ryanodine敏感的Ca^{2+}通道，这些Ca^{2+}通道的特性及功能均与胞膜上的Ca^{2+}通道不同，它们参与胞内Ca^{2+}释放，后者不但可进一步触发Ca^{2+}内流，而且亦可参与某些基因表达，如通过ryanodine通道释放的Ca^{2+}可激活脑动脉的c-fos转录因子，导致c-fos表达增加。在血管平滑肌细胞肌质网上存在这两类Ca^{2+}通道，虽然目前仍不完全清楚它们在病理状态中扮演的角色，但已有实验证明肺动脉在正常状态下主要是IP_3敏感Ca^{2+}通道

参与 Ca^{2+}释放，而在缺氧状态下，则是 ryanodine 敏感 Ca^{2+}通道占主要优势。ryanodine 敏感 Ca^{2+}通道亦与血管平滑肌增殖相关，ryanodine 受体及其敏感 Ca^{2+}池随血管平滑肌增殖过程而丢失。ryanodine 敏感 Ca^{2+}通道与心肌缺血损伤、心力衰竭、心肌病发生发展具有密切关系。随着它们与疾病关系研究的深入，作用于这些 Ca^{2+}通道药物的发展具有很大的潜力及前景。

第五节　离子通道药物研究的方向

尽管离子通道在全部药物作用靶点中所占的比例超过 10%，仅次于 G 蛋白偶联受体，但与 G 蛋白偶联受体相比，离子通道具有多种家族、亚家族及亚型、结构变异大及活性检测难度较大的特点，因而使得目前可直接作为药物靶点的离子通道仅占其中很小一部分，这一方面为以离子通道为靶标的基础研究及新药研发提供了广阔的空间，但更重要的是反映出由于离子通道结构的特殊性，给药物靶标的发现和确认、离子通道的功能解析等造成了极大的困难，随之而来的高效筛选技术的缺乏，成为针对离子通道为靶标的新药研发的瓶颈性、基础性和关键性问题。

与其他药物一样，寻找治疗作用强，毒副作用小，选择性好的药物，也是今后离子通道药物的研究方向。然而由于离子通道的特殊性及其病理条件下的变化，不仅仅要求新一代离子通道药物对离子通道有较强的阻断（或开放）作用，更重要的是应具有较为理想的作用方式，如为了一定的治疗目的，药物作用的电压依赖性，频率依赖性，组织选择性及多通道的协同作用，均是至关重要的。

1. 电压依赖性　已知细胞的膜电位与细胞的状态关系密切，当细胞受到损伤（多由缺血、缺氧、中毒引起）时，细胞膜对离子的选择性通透作用下降，异常通透增加，难以维持正常的膜电位，而导致明显的膜电位升高（去极化），电压依赖性的通道阻断剂可选择性地作用于这些去极化的组织，即病变区组织，而对同类的正常组织无显著影响，可明显减少副作用。

2. 频率依赖性　对于今后发展抗心律失常药，频率依赖性是决定药物临床作用的关键因素之一，抑制异常的快速心脏节律，而对正常频率的同类组织无影响或影响较小，将提高该药的临床有效性。

3. 组织选择性　提高各类离子通道药物的组织选择性是当前面临的重要问题之一。目前已知不同的钙拮抗剂有一定的组织选择性，如它们较强地作用于血管平滑肌，而对支气管和胃肠道的作用很弱。其主要原因是，现有钙拮抗剂仅作用于电压依赖的钙通道，而对受体操纵的通道作用很弱，气管和胃肠平滑肌中受体和第二信使系统引起的钙离子跨膜转运和内钙释放，在调节生理功能方面起主要作用。因而了解各组织的特性及差异，对设计开发组织选择性药物将有一定帮助。

目前，钾通道开放剂的组织选择性较差是一较突出的问题，也成为影响其临床应用的关键原因之一。尽管它们是一类很强的血管扩张剂，但由于缺乏组织选择性，在治疗过程中出现较多心血管系统及心血管系统以外的副作用，大大限制了它们的临床应用。提高钾通道开放剂的组织选择性，特别是心肌（用于心肌保护）、血管平滑肌（用于降压及治疗心，脑血管病）的选择性，是今后的重要任务之一。

4. 多种通道的协同作用　一段时间以来，较多地强调药物对一种离子通道的高选择性，也的确发现了一批对 Na^+、Ca^{2+}和 K^+通道选择性好、作用强的药物。但近年来发现，单一的离子通道阻断药在临床治疗中存在一定的问题，如 I_C 类抗心律失常药就是一个较典型的例子。它们是选择性和效应均很强的 Na^+通道的阻断剂（flecainide，encainidet，propafenone 等），但同时也是对心脏传导系统抑制最为严重的药物，据统计在治疗恶性心律失常时，有 8%～15%患者的心律失常加重，并可增加曾患过心肌梗死或无症状间断出现室性心律失常的患者心脏骤停和突然死亡的危险性。这类药物还可加重窦房结的异常及加剧心衰，因而它们的使用受到限制（CAST 研究报告，1989）。

高选择性钙拮抗剂，如维拉帕米等在治疗心律失常时，也出现明显的窦房结抑制和房室传导阻滞。另外，已证明钙拮抗剂在心肌缺血损伤之前给药，有明显的保护作用；而已出现损伤后则几乎无作用。如同时具有一定的钾通道开放作用，则在组织缺血损伤的前后给药，均可有一定的预防和保护作用。

对Ⅲ类抗心律失常药近来也提出一些新的看法，高选择性钾通道阻断剂一直被认为是理想的抗心律失常药，但有时过度地阻断复极化，延长动作电位时程，可引起 Torsades de pointes 即所谓长 Q-T 综合征（LQTS），该综合征可引起严重的心律失常，甚至出现心脏骤停和患者的突然死亡。已证明 sotalol 可使 2.5%的患者心律失常加重，在治疗恶性室性心律失常时，约有 2%的患者出现 LQTS。因而，为解决一种通道的过度阻断而带来的副作用，采用作用于不同通道的药物的协同作用，似更为合理可行。

参 考 文 献

1. Gadsby DC. The Na/Kpump of cardiac cells. Ann Rev Biophys Bioeng, 1984, 13：373.
2. Carafoli E, Guerini D. Molecular and cellular biology of plasma membrane calcium ATPase. Trends Cardiovasc Med, 1993, 3：177.
3. Studer R, et al. Gene expression of the cardiac Na^+/Ca^{2+} exchanger in end-stage human heart failure. Circ Res, 1994, 75：443.
4. Yannoukakos D et al. Molecular cloning, expression, and chromosomal localization of the AE3 anion exchanger from human heart. Circ Res, 1994, 75：603.
5. Hodgkin AL, Huxley AF. A quantitative description of membrane current and its application to conduction and excitation in nerve. J Physio1 (Lond.), 1952, 117：500.
6. Catterall WA. Structure and function of voltage-sensitive ion channels. Science, 1988, 242：50.
7. TiPS receptor and ion channel Nomenclature Supplement 1995. Trends in pharmacol Sci (TiPS), 1995; Suppl. ：64-70.
8. Zhang JF, et al . Neuropharmacology, 1993, 32：1075.
9. Wettwer E et al. Transient outward current in human and rat ventricular myocytes. Cardiovasc Res, 1993, 27：1662.
10. Godfraind T, Govoni S. Recent advances in the pharmacology of Ca^+ and K^+ channels. TiPS, 1995, 16：1.
11. Ackerman MJ, Clampham DE. Cardiac chloride channels. Trends Cardiovasc Med, 1993, 3：23.
12. Gadsby DC, Nagel G, Hwang TC. The CFTR chloride channels of mammalian heart. Ann Rev Physiol, 1995, 57：387.
13. Makita N, Benett BP Jr, George AL Jr. Voltage-gated Na^+ channel B1 subunit mRNA expressed I adult human skeletal muscle, heart, and brain is encoded by a single gene. J boil Chem, 1994, 269：7571.
14. Kirsch GE. Na^+ channels: structure, function, and classification. Drug Develop Res, 1994, 33：263.
15. Satin J, et al. A mutant of TTX-resistent cardiac sodium channels with TTX-sensitive properties. Science, 1992, 356：441.
16. Heinemann SH et al. Calcium channel characteristics conferred on the sodium channel by single mutations. Nature, 1992, 356：441.
17. Snyders DJ, et al. Time-, voltage-, and state-dependent block by quinidine one of a cloned human cardiac potassium channel. Mol Pharmacol, 1992, 41：322.
18. Duan D, Fermini B, Nattel S. Potassium channel blocking properties of propafenon in rabbit atrial myocytes. J Pharmacol Exp Ther, 1993, 264：1113.
19. Backx PH, et al. Molecular localization ofan ion-binding site within the pore of mammalian sodium channels. Science, 1992, 257：248.
20. Choi KL, Aldrich RW, Yellen G. Tetraethylammonium blockade distinguished two inactivation mechanisms in voltage activated K^+ channels. Proc Natl Acad sci USA, 1991, 88：3092.
21. Heinemann S, et al. The inactivation behavior of boltage-gated K^+-channels mayu be determined by association of αandβ-

subunits. J Physiol, 1994, 88 : 173.

22. Wible BA, Taglialatela M, Brown AM. Gating go inwardly rectifying K^+ channels localized to a single negatively charged residue. Nature, 1994, 371 : 246.
23. Jan LY, Jan EN. Potassium channels and their evolving gates. Nature, 1994, 371 : 119.
24. Clapham DE. Direct G protein activation of ion channels? Ann Rev Neurosci, 1994, 17 : 441.
25. Thomas Bigger, Jr J, Hoffman BF. Antiarrhythmic drugs. In; Gilman AG, et al. eds. The Pharmacological Basis of Therapeutics (8th ed.). New York: Pergamon Press, 1990, 840.
26. Catterall WA, Atriessnig J. Receptor sites for Ca^{2+} channel antagonists. TiPS, 1992, 13 : 256.
27. Wettwer E, et al. Effects of the new class Ⅲ antiarrhythmic drug E-4031 on myocardial contractility and electrophysiological parameters. J Cardiovasc Pharmacol, 1991, 17 : 480.
28. Gwilt M, et al. UK-68, 798: A novel potent and highly selective class Ⅲ antiarrhythmic agent which blocks potassium channels in cardiac cells. J Pharmacol Exp Therap, 1991, 256 : 318.
29. Robertson DW, Steinberg MI. Potassium channel modulators: Scientific applications and therapeutic promise. J Med Chem, 1990, 33 : 1529.
30. Curran ME, et al. A molecular basis for cardiac arrhythmia: HERG mutation cause long QT syndrome. Cell, 1995, 80 : 795.
31. Hofmann F, Lacinova L, Klugbauer N. Voltage-dependent calcium channels: from structure to function. Rev. Physiol. Biochem. Pharmacol. 139 : 35-87, 1999.
32. Fasolato C, Innocenti B, Pozzan T: Receptor-activated Ca^{2+} influx: how many mechanisms for how many channels ? TIPS 15 : 77-83, 1994.
33. Zhu X, Birnbaumer L. Calcium channels formed by mammalian Trp Homologues, NIPS 13 : 211-217, 1998.
34. Hofman T, Schaefer M, Schultz G, Gundermann T: Transient receptor potential channels as molecular substrates of receptoe-mediated cation entry. J. Mol. Med. 78 : 14-25, 2000.
35. Cartin L, Lounsbury KM, Nelson MT. Coupling of Ca^{2+} to CREB activation and gene expression in intact cerebral arteries from mouse: roles of ryanodine receptor and voltage-dependent Ca^{2+} channels. Circ Res. 86 : 760-767, 2000.
36. Jabr RI, Toland H, Gelband CH, et al. Prominent role of intracellular Ca^{2+} release in hypoxic vasoconstriction of canine pulmonary artery. Br. J. Pharmacol. 122 : 21-30, 1997.
37. Vallot O, Combettes L, Jourdon P, et al. Intracellular Ca^{2+} handling in vascular smooth muscle cell is affected by proliferation. Arterioscler. Throm. Vas. Biol. 20 : 1225-1235, 2000.
38. Ehlermann P, Remppis A, Guddat O, et al. Right ventricular upregulation of the Ca^{2+} binding protein S100A1 in chronic pulmonary hypertension. Bioch. Biophys. Acta. 1500 (2) : 249-255, 2000.
39. XU Wen-hong , Li Wan , WANG Xiao-Liang . Characteristics of transient outward K +current in human atrial cardiomyocytes Acta Pharmacological Sinica, 1998, 19 (5) : 481-485.
40. 梁勇，王晓良. 人心肌细胞钾通道研究进展. 中国药理学通报，1998，14 : 30-33.
41. Liang Yong, Sun Xiu-Mei, Wang Xiao-Liang. Properties of transient outward potsassium current and inward rectifier potassium current in immature human atrial myocytes. Acta Pharmacological Sinica, 1999, 20 (11) : 1005-1010.
42. 任亚军，王晓良. 血管平滑肌的 ATP 敏感钾通道. 中国药理学通报，1999，15 (3) : 201-204.
43. REN Ya-Jun, XU Xiang-Hua, ZHONG Chong-Bo, et al. Hypercholesterolemia alters vascular functions and gene expression of potassium channels in rat aortic smooth muscle cell Acta Pharmacological Sinica, 2001, 22 (3) : 274-278.

第四章 认知功能分子药理学

中枢神经系统功能的发生、发展都是通过神经递质、激素等胞外信号作用于有关受体，进而激活胞内信使，引发信号级联反应，最后激活基因转录和表达，产生生物学效应。阐明某些生理功能及疾病的发病机制，中心环节是弄清信号转导途径，药理学工作者可从中找出分子靶点，用于开展新药的研究。本章首先阐述认知功能的定义、内涵、评价系统和学习记忆的一般概念、分类，然后阐述神经递质、突触可塑性、神经发生和表观遗传学与认知功能的关系。因为表观遗传学是近十几年才出现的新的研究领域，将作为重点加以介绍。

第一节 概　述

一、认知功能的概念及其生物学意义

认知功能可定义为大脑对外界信息的全面感知，识记有意义的信息，加以贮存，必要时被提取出来。

除学习、记忆外，认知过程还涉及许多心理功能，包括知觉、感觉、注意、觉醒、思维、想象、概念、判断、语言等。其中学习记忆是核心内容，故实验研究和临床研究往往以学习、记忆来代表认知功能。不过，学习记忆的过程十分复杂，需要全脑功能的整合和一系列有关因素的协同作用，才能最终完成认知过程。例如，觉醒是学习记忆的前提条件，一个学生在课堂上昏昏欲睡，他能听到学到的内容有限；还有，学习记忆时注意力不集中，心有旁骛，学习效率明显低下；再如一个信息到达大脑，在做出反应前，必须对信息进行加工，想象可能出现的后果，或没有预先贮存也即以前没有经历过，但可依据已掌握的知识，以某种方式进行推想，这样便可对是否要做出反应进行重新评价，如果估计是好的，情绪变得活跃、欢快，决定做出反应，接近目标；反之会表现出畏惧或愤怒情绪，决定不予反应，或与之战斗或逃走。上述评估、想象、情绪变化直至做出决定，往往在一刹那完成。

认知功能的生物学意义在于，人类所处的环境和社会十分复杂、千变万化，有了认知功能才能生存和正常生活，互相沟通、相互了解。认知功能带给人类的最大恩惠是适应环境，从而认识世界、改造世界，同时也改造人类自身。

二、认知功能的评价系统

目前学者们主张采用行为学和电生理方法来评价药物对认知功能的作用，这两种方法结合起来使用比较合理、客观和符合心理生理学原则，下面介绍采用这两种方法的根据、原理和优缺点。

（一）行为学方法

学习记忆是一种心理过程，不可能直接测量，只有根据观察到的刺激反应来推测脑内发生的过程，对脑内记忆过程的研究只能从人类或动物学习某项任务后间隔一定时间，测量它们的操作成绩

和反应时间来衡量这些过程的编码形式、贮存量和他们依赖的条件等。研究学习记忆的行为学方法不下百余种，有惩罚性效应，有奖励性效应，不管是哪种类型的学习记忆方法，其基础都是条件反射，即内在和外界刺激作用于感受器，转换为神经冲动，沿着传入神经到达中枢后，经加工又沿着传出神经到达效应器（肌肉和腺体等）引起反应。以回避性条件反射为例，小鼠从安全平台跳下来会受到电刺激，电刺激引起的痛觉沿传入神经到达中枢，经中枢识别这是一种伤害性刺激，于是沿着传出神经下达回避反应的指令，小鼠跳回安全台，以逃避再次电刺激，聪明的小鼠能记住平台下的铜栅有电，呆在平台上才安全。反复接受电刺激（称为错误）说明学习成绩差，或有记忆障碍，屡遭电击而不逃回平台进行回避。

行为学测定操作简单，可以定量测定潜伏期和错误次数，实验时间短，短时间内可完成百余只动物实验，故广为应用。其缺点是影响行为学结果的因素多，动物个体间的差异大，对测定的时间和环境因素要求严格，重复性差。

（二）电生理实验

脑神经元与其他细胞一样，具有生物电，虽然这些电信号非常微弱，但经放大后，输入阴极射线示波器，便可被观察或记录下来。实验主要是利用电生理技术观察突触传递的可塑性，具体指标为突触长时程增强（long term potentiation，LTP）。LTP 是指在一定强度和频率的刺激下，突触传递的增强，并维持较长的时间，LTP 可分为诱导、表达和维持三个时相。细胞外记录 LTP 表现为场电位增大，群峰电位（population spike，PS）幅度增大，潜伏期缩短。越来越多的资料显示，海马结构中的 LTP 现象与多种形式的学习记忆活动密切相关，现普遍认为 LTP 是在突触和细胞水平上的一种学习形式，是学习记忆的神经生物学基础。因此，它用于认知功能的评价是相当合理的，这一技术所需设备不多，操作不复杂，更为重要的是结果稳定，重复性好，脑内给药只需很少量样品。鉴于促智药在临床应用时间长和采用口服给药，为符合临床给药情况，可采用清醒动物或自由活动大鼠进行口服给药和 LTP 测量，这样，既符合临床给药情况又可排除麻醉药对 LTP 的影响。

三、学习、记忆的神经生理生化基础

（一）学习与记忆的一般概念

学习是指经验或信息的获得，记忆则是已获得的经验或信息的储存与再现。学习记忆各有自己的定义和含意，但二者又是密切相关的。学习是记忆的前提条件，越是反复学习和实践（或强化）记忆就越巩固和持久。反之，一旦丧失记忆，学习便变得很困难或不能学习。学习、记忆的主要意义在于：人们通过不断地学习，逐渐适应和熟悉周围环境，掌握自然界客观规律，进而能动地改造社会，发展社会，并把已掌握的知识与经验一代代传下去。这是人类赖以生存、发展、认识世界、改造世界、繁衍昌盛的重要手段。古人所云“一目十行，过目不忘”，这是不可信的，因为它有悖于学习记忆的规律。试问各行各业，不勤于学习，勇于实践，能成为行家里手吗？

学习有以下类型：

1. 惯化（habituation）
2. 联合学习（associative learning）

（1）经典性条件反射（classical conditioning）；

（2）操作性条件反射（operant conditioning）；

（3）碰试或尝试错误（trial & error）。

3. 潜伏学习（latent learning）
4. 顿悟学习（insight learning）

（1）期待（expectancy）；

（2）完形知觉（gestalt perception）；

（3）学习系列（learning sets）。

5. 语言学习或第二信号系统的学习

6. 模仿（imitation）

7. 玩耍（play）

8. 铭记（imprinting）

在上述学习类型中，“惯化”是普遍存在于动物和人类的一种学习现象。有人认为“尝试错误”是动物或人学习的一种基本规律。可是，动物并不总是靠盲目地尝试错误解决问题，有时它可以突然抓到问题的关键，因而把这种学习叫作“顿悟”。还有像巴甫洛夫这样的科学家根据条件反射实验研究，认为学习的过程就是建立条件反射的过程。言语、文字和符号是人类所特有和最重要的学习方式。言语能促使人们使用概念进行思维，而不用具体的东西进行思维，这就大大简化和促进了认识过程。人类的语言也有助于建立新的暂时联系，即使没有物质的刺激人们也能根据第二信号系统形成很多的暂时联系。文字进一步促进了了解的过程，使面对面的接触变得并非是不可少的，使人类能把长时期积累起来的知识和精神财富贮存起来，从一个人传给另一个人，从这一代传给下一代。虽然人类的学习是以语言和文字的学习为主的，但在儿童和幼年动物中的“玩耍”以及动物和人的“模仿”等等也是不可忽视的学习方式。

记忆有各种分类方法，按记忆存储的长短可分为瞬时记忆、短时记忆、中时记忆和长时记忆。按记忆的对象和回忆的方式可分为陈述性记忆（declarative memory）和非陈述性记忆（non-declarative memory）。陈述性记忆也称显晰性记忆（explicit memory），是使人们记住事实（fact）、事件（event）的过程。例如，记住某人地址、想起你遇到过的某人的姓名、回忆起今天上午在哪里停车等等，这一型学习也可称为有意识的记忆，能用语言表达的记忆。相反，非陈述性记忆被广泛用在各种学习过程，要经过多次重复试验，才能逐步形成，包括程序性技巧（打字、玩球）、条件反射（情绪反应运动反应等）、先导（primiry，潜意识记忆，能影响以后的行为）和习惯的形成、操作性条件反射——动物获得奖励如食物和滥用药物而学会执行某一操作等等。这类学习具有自主或反射的性质，它的形成不依赖于意识或认知过程，而且不能用语言表达出来。

第二节 脑内信使和学习记忆信号转导途径脑内信使

一、脑内信使

本节以脑内信号转导，从第一至第五信使为主线，对有关信号领域及其与神经元和脑功能的关系做一般性述说。目前已掌握的科学技术特别是分子生物学技术已可用来选择性地敲除、减少或增加信号途径中的某些特异性成分即基因编码的关键性蛋白，并对不同信号级联反应之间的对话（crosstalk）有进一步了解，从基因方面为我们阐明了脑功能长时间改变时，生理情况下与疾病情况下的信号转导途径是不同的，它们之间有哪些异同？如何使“歧途”走向正常途径，本节也将对其举例说明之。

脑内第一至第五信使

Sutherland，Rall 和 Wosilait 于 20 世纪 60 年代首先研究发现 cAMP 是一类细胞内信使。接着胞内钙作为第二信使的研究更广泛和深入。此后，研究证明，从酵母到人的许多类型细胞及组织存在多种多样的信号转导途径。首先是细胞外信号作用于细胞表面受体，启动信号转导途径、引发信号级联反应，最终作用于细胞核或效应器，产生生物学效应。在信号转导的级联反应中先后有第一、第二、第三、第四、第五信使参与。

1. 第一信使　第一信使即作用于细胞表面受体的细胞外信使。能够启动信号级联反应的细胞外信使包括神经递质、神经调质或作用于细胞表面受体的激素。神经冲动也归类于第一信使，它通过膜的去极化引起电压依赖钙通道开放，使第二信使 Ca^{2+} 流入细胞内。

2. 第二信使　第二信使可分为二类：第一类包括 cAMP、cGMP、DAG（diacylglycerol）、IP_3（inositol triphosphate）和 AA（arachidonic acid）等。它们与第一信使的联系是：第一信使激动一种受体，受体通过 G 蛋白刺激第二信使。G 蛋白（Gs，Gi，Go，Gi，Go，Gq）由 α、β、γ 亚单位的不同组合构成一个复杂的大家族。激活 Gs 能增加腺苷环化酶（AC）活性，抑制钠通道，开放钙通道；Gi 被激活则有相反的作用，并能激活 cGMP 磷酸酯酶；Go 蛋白激活后，关闭钙通道；Gi，Go 蛋白能抑制腺苷酸环化酶和兴奋 β 亚型 PLC；Gq 蛋白激活后能增加 PLC 活性，导致 IP_3 和 DAG 的增加。DAG 能激活蛋白激酶 C（PKC）和增加 cGMP 和 NO。AA 能调节谷氨酸盐、甘氨酸、γ-氨基酸（GA-BA）和多巴胺的神经运载体功能。第二类的第二信使是 Ca^{2+}，它的来源除通过受体偶联的钙通道增加钙离子外，也可通过 NMDA 受体激活而增加钙内流。如上所述，神经冲动引起的膜去极化，可打开电压依赖性钙通道使钙流入细胞内。NMDA 受体的另一功能是通过 Ca^{2+}/CaM 激活 NOS 从而产生第二信使 NO。

3. 第三信使　第三信使一般都是转录因子。由各种第二信使激活的蛋白激酶，使转录因子磷酸化。例如，第二信使 Ca^{2+} 刺激 Ca^{2+}/CaM 依赖性激酶（CaMK）Ⅰ，CaMKⅡ或 CaMKⅣ，继之，由这些激酶磷酸化第三信使如 CREB、血清反应因子（SRF）、sis-可诱导因子（SIF）。这些第三信使分别与 cAMP 反应元件（CRE）、SRF 反应元件（SRF）和 SIE 反应元件（SIE）结合。

4. 第四信使　第三信使 CREB 本身即转录因子，可引起编码转录因子如 FOS（C-fos 基因蛋白）的 IEGs（即早基因）表达。这些转录因子包括 Fos，前强啡肽，Jun B，zif/268，FosB（可能来自 PKA 的刺激，但尚不清楚其第三信使），ΔFosB（PKC 刺激其表达，但其第三信使尚不清楚），Jun 等，即作为第四信使行使功能。

5. 第五信使　第五信使是那些与第四信使转录因子结合所表达的蛋白质。例如，Fos 和 Jun 结合在 AP-1 位置上的异二聚体。这种反应发生的链条之一可能是一种转录因子导致另一种转录因子。这方面的研究刚刚开始。

就目前所知，脑内存在 4 种主要的信号转导途径（图 5-2-1）。第一种类型的信号转导途径涉及神经递质与细胞膜受体复合物的结合。该受体复合物包含配体门控离子通道。蛋白-蛋白相互作用把离子通道或受体离子载体拴在某亚细胞部位和往往连接到其他信号蛋白上，参与这一信号转导途径的主要有神经递质作用于亲离子受体，乙酰胆碱作用于尼古丁受体，5-HT 作用于 5-HT3 受体，腺苷三磷酸（ATP）作用于嘌呤受体和热作用于 Vanilloid 受体等引起的级联反应。

第二种类型信号转导途径的特点是神经递质与 G 蛋白偶联受体之间的结合。大多数神经递质，许多细胞因子包括白介素-8 都与 G 蛋白偶联受体超家族成员结合。所有这些受体具有一个包括 7 个跨膜区的结构，其 N 末端面向细胞外空间，而 C-末端面向细胞质。这些受体与 G 蛋白之间的偶联主要通过受体的第 3 个细胞质袢，其他区域非常可能起支持这一过程的作用。配体与受体结合后，启动受体与 G 蛋白相互作用从而产生一系列生物学效应。这些作用包括 G 蛋白对某些离子通道的直接调节和启动细胞内信号的复杂的级联反应。蛋白磷酸化是细胞内信号转导途径的主要分子生物学现象。这一磷酸化的过程是：蛋白激酶把磷酸基因加至特异的靶蛋白，而蛋白磷酸酯酶移去磷酸基团，最终出现各种生理反应。

第三种类型信号转导途径涉及蛋白酪氨酸激酶的直接激活。该激酶使酪氨酸残基磷酸化。大多数神经营养因子和细胞因子均利用这一信号转导途径。在有些情况下，神经营养因子和蛋白酪氨酸激酶位于同一部位，可发生直接相互作用。在另一些情况下，受体必须补充细胞质内蛋白磷酸激酶去影响其信号。蛋白酪氨酸激酶的激活可启动进一步的蛋白磷酸化引起的级联反应，最终导致神经营养因子产生许多脑功能作用。

第四种信号转导途径的特征是熟知的类固醇激素、甲状腺激素、维甲酸和维生素 D 等亲脂性细胞外信号透过细胞膜激活细胞质受体。当这些受体与激素结合后，细胞质受体移位至细胞核并在细胞核内结合 DNA 作为转导因子发挥作用。

上述信号转导途径在神经系统的三项主要功能上起作用。第一，它们能介导某些短时突触传递，如神经递质和神经营养因子对离子通道的快速作用（配体门控离子通道除外）都是通过细胞内信使来实现。第二，由突触传递短时作用发展起来的所有慢作用也由细胞内信使途径所介导。再如所有长期改变均通过细胞内信使实现。这些长期改变包括各种不同类型蛋白质的磷酸化和神经元基因表达的改变。值得强调的是，激动配体门控离子通道的神经递质如谷氨酸和 γ-氨基丁酸也启动细胞内信使级联反应，尽管它导致神经元电活动改变与细胞内信使无关，但其导致的许多其他作用如基因表达的改变是由细胞内信使介导的。第三，各种细胞内信使途径间的相互作用对调节神经元对各种类型突触传入和环境刺激的反应负有责任，而在神经元能协调大量的神经过程。

二、学习记忆信号转导途径

所有信号转导途径包括学习记忆信号转导途径必须首先找出它的靶受体，然后弄清启动后的信号级联反应涉及哪些信号分子，最后还要了解核转录因子是什么，它的基因表达产物是什么？能否解释它的生物学作用。

根据已有的研究，常见的学习记忆信号转导途径有以下几种类型：①DAG-PKC 介导的信号转导途径；②cAMP-PKA 介导的信号转导途径；③NO-PKG 介导的信号转导途径；④ CaMK Ⅱ-GRE1/2/MAPK 介导的信号转导途径；⑤Ca^{2+}/CaM 介导的信号转导途径。

学习记忆信号途径的靶受体多为 NMDA 受体，其次是多巴胺、其他神经递质和类固醇受体，核转导因子有 CREB、RF、SIF、IRBP，其中以 CREB 最常见。基因表达产物多为即早基因如 Zif/268、Fos 蛋白等，还有脑源性营养因子 BDNF，后者对长记忆形成和长时程突触可塑性的形成和支持至为重要。

第三节 认知功能与神经递质

人体的神经系统包括中枢神经和外周神经系统两部分，中枢神经系统位于大脑和脊髓，内含大量运动神经元和中间（联络）神经元，周围神经系统包括与脑相连的脑神经和与脊髓相连的脊神经，神经节以及内脏神经系统的周围部，主要由运动神经元和感觉神经元组成。人脑神经元约有 1000 亿个，经典的神经元由细胞体（soma）、树突（dentrite）和轴突（axon）组成。大多数神经细胞为多极细胞，即它有一个以上的树突和一根轴突，后者可以分成许多分支。神经元之间或神经元与其效应细胞间功能衔接处称为突触（synapse），突触传递是神经细胞间信号交流的一种主要形式，人脑内突触的量超过 10000 亿个，是神经元总数的 10 倍，它们担负着信号传递和信息加工的重要功能，那么，它们是如何传递信息呢？在神经元的胞体和突起上，神经活动是以电信号（动作电位）的方式传导，电信号沿轴突扩布到达突触前神经末梢，末梢向突触间隙释放神经递质，后者弥散到突触后膜，与相应受体结合并使之激活，经过信号转导机制重新换成电信号，大多数神经元都是以这种“电信号-化学信号-电信号”的方式传递信息。

突触是认知功能赖以生成的重要器官，新信息的处理、加工、巩固、贮存、再现是认知功能的重要组成部分，当然，还有复杂的其他机制参与，下面介绍各种神经递质对认知功能的影响。

一、乙酰胆碱

乙酰胆碱（Ach）是公认的促进学习记忆的神经递质，有学者把胆碱能突触称之为“记忆突触”，明确和肯定了它在调控学习记忆中的重要作用，胆碱能神经系统位于前脑基底部、脑干、大脑皮层、纹状体等部分，从中隔到海马的胆碱能通路参与学习过程，从基底前脑到皮层的胆碱能投射通路构成上行网状激活系统使动物处于清醒状态。

胆碱能系统阻滞引起学习记忆的减退，与正常老年人的健忘症极为相似，提示老年人的记忆力障碍与中枢胆碱能活动减退有关，神经退行性疾病的主要特征之一是认知功能减退，研究已证明，阿尔茨海默病基底前脑胆碱能神经元变形死亡，其病变程度与临床症状密切相关，尸检发现中隔核、斜角带及奈特基底核中胆碱能神经元减少50%～65%，其他神经退行性疾病如帕金森病，Lewy 小体痴呆病也发现胆碱能神经元变性死亡。

二、去甲肾上腺素（NE）和肾上腺素（Epi）

NE 和 Epi 参与体内多数器官功能的调节，而这种调节都是通过对靶细胞表面的肾上腺素受体来实现，NE 主要作用是调节心血管功能，NE 和 Epi 调节学习记忆表现在提高腺苷环化酶，产生 cAMP，进而激活 PKA 或通过细胞内 Ca^{2+} 的动员和细胞外内流提高细胞内钙浓度，细胞内钙的升高可激活 PKA 和 CaMKⅡ，所有这些蛋白激酶最终都磷酸化核转导因子 CREB，转录和表达与长记忆形成有关的基因产物，PKA 和 CaMKⅡ介导的信号途径是常见的学习记忆信号转导途径。另外，黄斑核神经元兴奋时经 NE 能神经末梢激活中隔区的 β 受体，增加脑内电活动，提高觉醒水平。研究还证明，猴的注意力集中程度及执行任务质量与黄斑核的电活动发放有关。由上可见，NE 参与学习记忆的调节。

三、多巴胺

多巴胺是脑内重要的神经递质之一，依据生化反应、信号转导途径和药理特性，将多巴胺受体（DAR）分为 D_1 和 D_2 受体。

中脑 VTA 是脑内 DA 神经元集中的目标区之一，其发出的 DA 能神经纤维投射到边缘系统的有关结构，称为中脑—边缘 DA 神经通路，研究证明电损毁 VTA 后动物的穿梭活动增加，探索活动下降，行为抑制能力降低，操作性活动功能包括易化作用和强化作用受损，说明 VTA 的 DA 神经系统功能是激活由 PFC 至边缘系统参与学习记忆过程，DA 激活腺苷环化酶使 cAMP 显著增加以及提高觉醒和注意力都有利于加强学习记忆过程。

四、5-羟色胺

5-羟色胺（5-HT）主要分布于胃肠道和血小板，脑内的 5-HT 占体内总量的1%～2%。关于 5-HT 是否参与学习记忆过程有不同看法，较普遍的看法是，神经细胞兴奋提高，可提高神经可塑性，5-HT 是抑制性递质，对学习记忆起阻抑作用。

五、甘氨酸

甘氨酸（glycine）是脊髓和脑中的抑制性递质，在脊髓中的含量灰质高于白质，在脑桥和延脑中含量高于其他部位。主要的合成途径有两条：一是经丝氨酸羟甲基移位酶和辅酶四氢乙酸（FH_4）

催化下合成甘氨酸；二是在二醛酸（glyoxylate）作用下生成甘氨酸。甘氨酸受体是由 α 和 β 亚单位组成的五聚体，α 亚单位是甘氨酸受体的必需条件，而 β 亚单位起促进和稳定作用，同 GABA 一样，对学习记忆起阻遏作用。

六、神经肽

神经肽是在中枢及外周神经系统传递信息的短肽，已发现 100 多种，数目超过小分子神经递质，主要有阿片肽、促肾上腺皮质激素释放因子（CRF）速激肽、加压素、血管紧张素Ⅱ等。内源性阿片肽参与感知、运动、学习、记忆、调节情绪等过程，内啡肽有振奋情绪的作用，对 LTP 的形成起一定作用，加压素参与学习和记忆的信息加工，促进记忆获得，巩固同为下丘脑核内分泌的催产素阻抑学习记忆过程，故加压素-催产素平衡失调，可导致学习记忆障碍。促肾上腺皮质激素释放激素 CRF 和 ACTH 均能促进学习记忆过程。不过，将神经肽及其简化物、衍化物用于临床，改善认知功能效果不好，主要原因是它们不能透过血脑屏障。

七、一氧化氮（NO）

NO 是一氧化氮合酶（NOS）催化 L-精氨酸和分子氧合成的，系中枢及外周神经系统一种可逆性信使和气体性神经递质，广泛参与神经细胞的存活、分化和可塑性的发生，在中枢神经系统中神经型 NOS（nNOS）广泛存在于大脑皮层、海马 CA_1、CA_2 和齿状回、纹状体、杏仁核小脑颗粒细胞、脑干、上下丘脑等神经元中，NO 对学习记忆具有调控作用，其主要依据是 NO 在 LTP 和 LTD 的诱发过程中起重要作用。

L-NNA（NOS 抑制剂）或血红蛋白（可结合 NO）能阻断 LTP 和诱导或减弱 LTP 效应，而 L-Arg（NO 生成的前体）、硝普钠（NO 供体）促进 LTP 的产生，LTD 是突触可塑性的另一种表现形式，刺激小脑袢缘纤维引起平行纤维——普氏细胞产生 LTD 时 NO 浓度增加，NOS 抑制剂或血红蛋白能阻断 LTD。

八、γ-氨基丁酸

多方面的研究证明 γ-氨基丁酸（GABA）对哺乳动物的 CNS 具有普遍的抑制作用。GABA 在脑内的含量比单胺类递质高出 1000 倍以上，脑内有 20%～40%的突触以 GABA 为递质，GABA 在脑内的分布以黑质和苍白球最高，下丘脑也较高，其后依次为上丘、下丘及小脑的齿状回、尾核、壳核、大脑和小脑，以脊髓为最低。GABA 具有抗焦虑及镇痛作用，对学习记忆产生抑制作用。

九、兴奋性氨基酸

兴奋性氨基酸包括谷氨酸、天冬氨酸、N-甲基-D-天冬氨酸、使君子酸、海人藻酸、α-冬氨基-3-羟基-5-甲基-4-异噁唑-丙酸（AMPA）。在哺乳动物至少有 5 种兴奋性氨基酸受体，分别命名为 NMDA 受体、AMPA 受体、KA 受体、L-Z-氨基磷酸基丁酸受体和代谢型受体，一般又将其分为两大类，即 NMDA 受体和非 NMDA 受体，受体效应与认知功能密切有关。一般认为两类受体激活后，均可引起神经膜对离子通透性的变化，非 NMDA 受体（AMPA 和 KA 受体）激活后，导致单价阳离子（Na^+，K^+）通透性增加，膜电位显著减小，产生 EPSP，作用快消失也快，是一种短时程的 EPSP，导致神经元快速的兴奋效应。NMDA 受体激活后，除引起 Na^+，K^+离子通透性增加外，还使 Ca^{2+}通透性增加，导致 Ca^{2+}大量进入细胞内，Ca^{2+}的进入可进一步激活 Ca^{2+}依赖性的酶，引起一系列生化过程，产生慢时程 EPSP，电位上升慢而持久，在脊髓、皮层和海马均可记录到。

海马内有三条主要的兴奋性通路，并形成三类兴奋性突触，这三类突触（齿状回的穿通纤维与颗粒细胞间的突触，颗粒细胞的轴突与 CA_3 区锥体细胞向的突触，CA_3 区锥体细胞的 schaffer 侧支与 CA_1 区锥体细胞间的突触）都以谷氨酸为递质，都可诱发 LTP。

NMDA 除介导突触可塑性，也介导学习记忆，在学习记忆信号转导中 NMDA 是主要的靶受体，它通过 G 蛋白和细胞外钙内流引起 PLC-PKC，cAMP-PKA 和 CaMKⅡ-Akt 介导的学习记忆信号转导途径，最后由磷酸化的 CEB 转录和表达与其记忆形成有关的基因产物。

十、肽类物质

许多肽类物质如促皮质素（ACTH）、促甲状腺激素释放激素（TRH）、加压素（VP）的作用，对保持 Ach 和儿茶酚胺的活性至关重要，多年来已用这些神经肽及合成的简化物、类似物如 $ACTH_{1-10}$，$ACTH_{4-9}$，Organon2766，VP 及其类似物 DDAVP，DGAVP 进行临床观察，结果对情绪和注意力有所改善，阿片受体拮抗剂纳洛酮及其口服类似物纳曲酮被认为有改善意识作用，但随后在严格对照的临床试验中未能证实早期的临床发现，结果令人失望，可能主要归因于这类物质难以通过血脑屏障进入脑内发挥作用，故设计进入脑内的运输装置或改变剂型是非常必要的。

第四节　认知功能与突触可塑性

突触可塑性具有多种形式，但作为与学习记忆及神经系统发育密切相关的 LTP（long-termpotentiation，长时程增强作用）和 LTD（long-termdepression，长时程抑制作用）一直是学习记忆神经生物学领域的研究热点。

LTP 和 LTD 已被证实广泛存在于神经系统的许多结构中，如海马、视觉皮层、运动皮层、嗅觉皮层、嗅球、小脑、杏仁核、脊髓以及交感性颈上神经节等。同时，LTP 的研究也已由兴奋性谷氨酸传递通路扩展到抑制性 γ-氨基丁酸传递通路。因为 LTP 首先在海马结构中发现，海马简单的解剖结构与学习记忆密切相关，至今 LTP 和 LTD 的研究主要集中在这一结构的三条兴奋性谷氨酸能传导通路，其中又以 Schaffer 侧支 CA1 通路 NMDA 受体依赖性 LTP 和 LTD 为甚。此外，由于 LTD 首次在小脑被观察到，对小脑 LTD 也进行了广泛深入的研究。因此，目前有关 LTP 和 LTD 的进展主要来自对海马和小脑这两个脑区的研究。

要完全阐述 LTP 和 LTD 的分子机制无疑还为时过早。但经过全世界神经科学家们多年来的共同努力以及新兴生物技术的发展与应用，有关 LTP 和 LTD 机制的研究已在多方面取得显著的进展。本文拟对近几年来 LTP 和 LTD 在胞内 Ca^{2+}、兴奋性谷氨酸受体、蛋白的磷酸化与脱磷酸化、神经营养因子以及树突内蛋白合成等领域的研究新进展做以简单介绍。

一、胞内 Ca^{2+}

Ca^{2+} 作为细胞内一极为重要的第二信使，一直受到生物学家们的高度重视。而诱导 LTP 和 LTD 需要突触后细胞内 Ca^{2+} 浓度的升高几乎已成为不争的事实。Ca^{2+} 调节突触后细胞内一系列酶的活动从而触发突触传递效能的改变，同时 Ca^{2+} 又通过激活转录因子和蛋白合成来维持这种突触传递的变化。近年来，围绕胞内 Ca^{2+} 在 LTP 和 LTD 中的作用机制的研究进展主要体现在两个方面：即树突棘内 Ca^{2+} 浓度的变化与 LTP 和 LTD 的关系以及胞内 Ca^{2+} 释放在 LTP 和 LTD 中的作用。尽管人们早已知道，细胞外 Ca^{2+} 通过 NMDA 受体通道或 VDCC（voltage-dependent calcium channel）流入细胞内从而导致胞内 Ca^{2+} 升高是多数脑区诱导 LTP 和 LTD 所必需的步骤。然而，一个长期困扰神经科学家们的问题是：细胞内 Ca^{2+} 浓度升高是怎样产生 LTP 和 LTD 这样两种方向相反的突触传递的改变的呢？目前公认的假说是 LTD 需要的突触后 Ca^{2+} 升高的阈值比 LTP 低，也就是说当条件刺激引起突触后细胞

内 Ca^{2+} 呈较低水平的升高时，突触传递表现出 LTD，相反，当条件刺激导致突触后胞内 Ca^{2+} 较高水平的升高时，LTP 即可产生（图 4-4-1）。

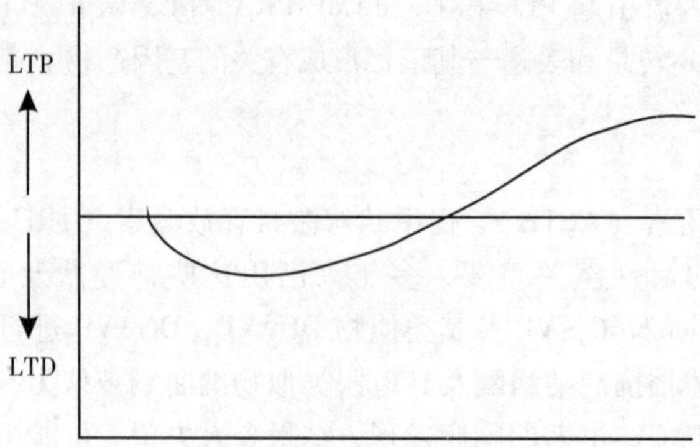

图 4-4-1　突触传递双向改变的钙模型

由于共聚焦和双光子显微镜的出现以及 Ca^{2+} 荧光探针的合成，人们准确地观察神经组织中树突棘内 Ca^{2+} 浓度的动态变化已成为现实。毫无疑问，树突棘内 Ca^{2+} 变化在 LTP 和 LTD 的诱导中起着关键的作用。Singer（1997）研究组在大鼠视觉皮层脑片上发现，给突触前纤维以诱导 LTP 的刺激能引起第Ⅱ/Ⅲ层内突触后锥体细胞树突内 Ca^{2+} 浓度较高的增加，而诱导 LTD 的刺激却只能导致突触后树突内 Ca^{2+} 浓度较低程度的增加；而且前者衰减得比后者慢。进一步的结果显示，向突触后细胞内注入 Ca^{2+} 缓冲剂 Fura-2 或 BAPTA 能使正常情况下诱导 LTP 的刺激只能诱导出 LTD 或不能引起突触传递的变化。尽管此前 Robert Zucker 等（1996）应用光解注入突触后细胞内的缓冲剂从而升高胞内 Ca^{2+} 浓度的方法观察到，瞬间提高突触后细胞内 Ca^{2+} 浓度到 1 μmol/L 以下，LTP 和 LTD 现象出现的概率几乎相等。但 1999 年他们又应用另一种更为有效的 Ca^{2+} 光解缓冲剂 Nitrophenyl-EGTA 发现，如果模拟常用的诱导 LTP 的刺激升高突触后细胞内 Ca^{2+} 到较高水平达数秒，则只有 LTP 现象的发生；如果模拟诱导 LTD 的一种典型刺激导致突触后细胞内 Ca^{2+} 升高到较低水平并维持 1 分钟左右，则只产生 LTD。可见，除 Ca^{2+} 浓度升高的幅值外，Ca^{2+} 浓度升高所持续的时间也对决定突触传递变化方向起着至关重要的作用。

诱导 LTP 和 LTD 所需要的 Ca^{2+} 以往认为主要是细胞外 Ca^{2+} 通过突触后细胞膜上的 NMDA 受体通道进入细胞内来实现。然而，新近的实验发现，突触后细胞膜上的 L 型 VDCC 可能参与海马 CA3 区 LTP、海马 CA1 区 LTD 的形成以及成年海马 CA1 区 LTP 的诱导过程。更为重要的发现是，突触后细胞内一种由 Ca^{2+} 诱导的 Ca^{2+} 自胞内钙库释放过程（Calcium induced calcium release，CICR）参与了 LTD 的形成。在小脑浦肯野细胞，用诱导 LTD 的刺激方式刺激传入纤维，能引起突触后树突棘内 Ca^{2+} 浓度呈现一种分别由胞外 Ca^{2+} 经 VDCC 内流和 IP_3 受体介导的胞内 Ca^{2+} 释放所引起的快时相和慢时相升高的现象。如果抑制 IP_3 的产生或者用一种内质网 Ca^{2+} ATPase 抑制剂来耗竭胞内钙库，上述的慢时相 Ca^{2+} 浓度升高便消失，并且所诱导的 LTD 的幅度也大大地减小。类似的现象也在海马 CA1 区观察到，所不同的是，参与 LTD 形成的是 Ryanodine 受体（ryanodine receptors，RyRs）依赖性的钙库。电刺激突触前纤维导致少量的 Ca^{2+} 通过 AMPA 受体流入突触后树突棘内继而大量的 Ca^{2+} 通过 RyRs 自树突棘内钙库释放出来。和这些结果一致的是，一种缺失 RyRs 的基因突变小鼠就表现出海马 CA1 区 LTD 的缺失和空间学习能力的受损。

二、兴奋性谷氨酸受体

按受体激动剂的特性，哺乳动物脑内的兴奋性谷氨酸受体可分为四种类型：即 NMDA 受体（N-methyl-D-aspartate receptor）、AMPA 受体（α-Amino-3-hydroxy-5-methyl-4-isoxazole-propionic acid，receptors）、KA（Kainic acid）受体及 mGluRs 受体（Metabotropic glutamate receptors）。而从生理学的角度，人们又常将前三种统称为离子型谷氨酸受体（Ionotropic glutamate receptors）。由于 LTP 和 LTD 主要产生于由神经递质谷氨酸所介导的兴奋性突触传递通路。兴奋性谷氨酸受体在这两种突触可塑性活动中的作用自然是许多神经生物学家感兴趣的问题。特别是近年来有关谷氨酸受体的特异性激动剂和拮抗剂的发现及有关受体的基因变异动物的出现更推动了这方面的研究。

（一）NMDA 受体和 AMPA 受体

LTP 的表达是在突触前还是突触后一直是 LTP 研究界的一个颇有争议的话题。最近一种被称为“Silent Synapses”的学说为许多以前看似矛盾的实验结果做出了满意的解释，而且由于目前正获得越来越多的研究结果的支持，Silent Synapses 学说已被普遍接受。这种学说的两个主要的观点是：① NMDA 受体和 AMPA 受体并不一定同时存在突触后膜上，有的突触后膜上只有 NMDA 受体而无 AMPA 受体，这类突触在静态膜电位状态下是没有突触活动的，因为 NMDA 受体只有膜电位去极到一定程度才被激活。所以这类突触被称为“Silent Synapses”。至今这类突触已在任何能诱导出 NMDA 受体-依赖性 LTP 的脑区得到证实，包括海马 CA1 区、海马齿状回、躯体感觉皮层、视觉皮层和脊髓等。②AMPA 受体能从非突触部位被运输到突触部位，反之亦然。这些非突触部位既可以是细胞内，也可能是邻近的突触以外的细胞膜。根据这一学说（图 4-4-2），LTP 的表达是通过目前还不明确的机制将 AMPA 受体从非突触部位运输并插入到相应的突触后膜上从而使一些本来不含 AMPA 受体的“Silent Synapses”变成含 AMPA 受体的功能性突触（functional synapses），或者使本来含有 AMPA 受体的突触含有更多的 AMPA 受体结果突触传递活动增强；LTD 的表达则相反，AMPA 受体自相应突触后膜上移开使参与突触传递的 AMPA 受体减少，甚至使本来的功能性突触变成 Silent Synapses，结果表现出突触传递活动的抑制。事实上，给以诱导 LTP 的刺激后 Silent Synapses 上 AMPA 受体活动增加的现象已在海马 CA1 区以及其他兴奋性突触上观察到。用绿色荧光蛋白（Green fluorescent protein，GFP）技术更使人亲眼目睹了这种有趣的现象。Malenka 等在人工培养的海马细胞中发现，激活 NMDA 受体能通过 Ca^{2+} 内流激活磷脂酶 CaN（calcineurin）而使 AMPA 受体发生胞吞（endocytosis）现象。借助免疫组化手段他们还观察到，诱导 LTD 后相应突触上的 AMPA 受体减少了，而 NMDA 受体的数量却未受影响。

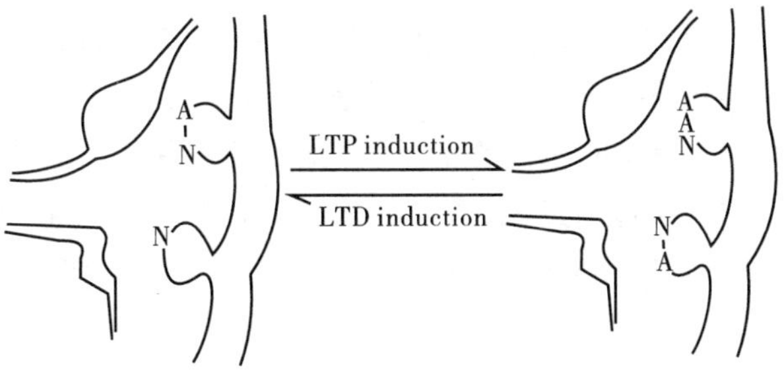

图 4-4-2　诱导 LTP 和 LTD 的静息突触模型

A：AMPA 受体；N：NMDA 受体

AMPA 受体由四种亚基组成：GluR1，GluR2，GluR3 和 GluR4。目前的资料表明，其中的 GluR1 亚基在 LTP 和 LTD 中起着重要的作用。应用光学的和电生理学的方法已经观察到，人工重组的 GluR1 在诱导 LTP 后被运输到相应的突触后膜上。同时，诱导 LTD 却使含有 GluR1 的受体从相应突触上移走。还有人利用 GFP 技术观察到，只有在给予诱导 LTP 的刺激后，含 GluR1 的受体才进入树突棘内。可见，虽然 AMPA 受体在表达 LTP 或 LTD 时插入或移开突触后膜的具体分子机制还不太清楚，但 GluR1 亚基在其中的作用似乎已毋庸置疑了。

（二）KA 受体

KA 受体是另一离子型谷氨酸受体。现代分子生物学研究显示，KA 受体由两类基因家族编码的亚基构成：即 GluR5，GluR6 和 GluR7 以及 KA-1 和 KA-2。这些亚基在结构上都与构成 AMPA 受体的亚基 GluR1-4 具有极大的同源性。GluR5～GluR7 常常构成 KA 受体的非选择性阳离子通道。

尽管以往人们普遍认为中枢神经系统的快速兴奋性突触传递活动主要是由激动 AMPA 和 NMDA 受体来实现。但近年来的研究表明，KA 也参与了某些突触的兴奋性传递活动。

早在 1986 年就有人发现，谷氨酸和 KA 能引起背根神经节纤维去极化，而 AMPA 和 NMDA 却不能，这证明 KA 受体的存在。KA 受体现在已被证明分布于中枢神经系统的许多区域，而且 KA 受体也可以和 AMPA 受体在相同的细胞上表达。但有关 KA 受体功能的早期研究主要局限在背根神经节神经细胞，因为这些神经元主要表达 KA 受体。在其他系统，由于 KA 受体具有与 AMPA 受体极为相似的药理学和生理学特性因而很难将它们所介导的生理功能区分开，直到近年来选择性作用于 AMPA 受体的拮抗剂 2，3-Benzodiazepines 与 GYKI53655 以及 KA 受体的选择性拮抗剂（如 LY382884）的出现，才使得广泛研究 KA 受体生理功能成为可能。

有报道，KA 受体参与海马 CA3 区的非 NMDA 受体依赖性 LTP 的形成，因为选择性作用于含 GluR5 亚基的 KA 受体的拮抗剂 LY382884 能完全抑制这种 LTP 的形成，而对连合纤维（commissural fiber）CA3 的 NMDA 受体依赖性 LTP 没有影响。另外，缺乏 GluR6 的基因变异鼠表现为苔藓纤维（mossy fiber）CA3 的 LTP 明显减小。由于海马苔藓纤维 CA3 区突触前膜和突触后膜都有 KA 受体存在，因此，突触前或突触后的 KA 受体甚至两者都可能参与苔藓纤维 CA3 的 LTP。但目前已有多种事实支持是突触后的 KA 受体参与这种 LTP：①在海马，只有苔藓纤维 CA3 突触后的 KA 受体参与突触传递活动，KA 受体抗拮剂能抑制这一通路的 LTP 形成；②由 KA 受体介导的苔藓纤维 CA3 兴奋性突触后电流（EPSC）具有频率依赖性，即低频率（1Hz）电刺激苔藓纤维时，没有 KA 受体介导的 EPSC 出现，而高频率（100Hz）刺激却能导致 KA-EPSC 的出现，提示这种 KA-EPSC 的频率依赖性可能与 LTP 的频率依赖性有关。当然，上述实验证据也不能完全排除突触前机制的可能，况且苔藓纤维 CA3 LTP 就已被证明是突触前表达的。因此，KA 受体究竟是通过突触前还是突触后作用于 mossy 苔藓纤维 CA3 LTP 恐怕要到选择性作用突触前或突触后 KA 受体的拮抗剂出现后才会有答案。至于 KA 受体通过什么机制参与苔藓纤维-CA3LTP 目前还不清楚，以下可能有待证实：由于 KA 受体亚基 GluR5 和 GluR6 组成的通道是 Ca^{2+} 通透性的，而突触后 KA 受体的活动具有频率依赖性，当给以诱导 LTP 的高频率刺激时，Ca^{2+} 可能通过 KA 受体流入突触后细胞内，继而激活内钙库释放 Ca^{2+}，最终导致 LTP 的表达。因此作用于 GluR5 或 GluR6 的药理工具或基因突变手段可能通过阻断 Ca^{2+} 经 KA 受体内流而抑制 LTP 产生。

（三）代谢性谷氨酸受体

代谢性谷氨酸受体（metabotropic glutamate receptors，mGluRs），根据其氨基酸序列的同源性、信号传导机制以及药理学特点，可以归为三大类（图 4-4-3）。

相对于离子型谷氨酸受体，对 mGluRs 在突触可塑性中的作用了解得较少。但随着 mGluRs 的特

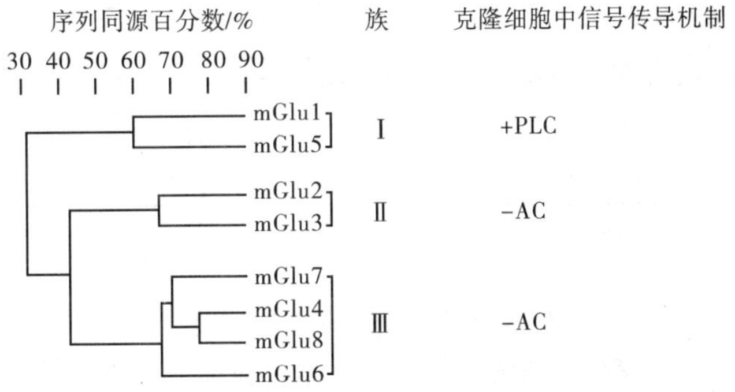

图 4-4-3　mGlu 受体家族中克隆成员的树状分支

+PLC：磷脂酶 C 的兴奋；-AC：腺苷酸环化酶的抑制

异性激动剂和拮抗剂不断被发现（表 4-4-1）和 mGluRs 基因敲除动物的出现，这领域已取得迅速的进展。

表 4-4-1　用于 LTP 和 LTD 研究中的 mGluR 配体的药理学

缩写	化学名全称（IUPAC）	选择性
激动剂		
(1S，3R)-ACPD	(1S，3R)-1-aminocyclopentane-1，3-dicarboxylicacid	对Ⅰ族和Ⅱ族有活性
(1S，3S)-ACPD	(1S，3S)-1-aminocyclopentane-1，3-dicarboxylicacid	与（1S，3R)-ACPD 类似，但对Ⅱ族选择性更强
DHPG	3，5-dihydroxyphenylglycine	Ⅰ族特异
CHPG	2-chloro-5-hydroxyphenylglycine	选择作用 $mGlu_5$
DCG-Ⅳ	[（2S，2′R，3′R）-2-（2′，3′-dicarboxycyclopropyl）glycine]	Ⅱ族，高浓度对 NMDA 受体有活性
L-AP4	(S)-2-amino-4-phosphonobutyricacid	Ⅲ族
拮抗剂		
MCPG	(S)-α-methyl-4-carboxyphenylglycine	拮抗 $mGlu_{1,2,5,6}$
LY341495	（2S）-2-amino-2-（1S，2S-2-carboxycyclopropyl-1-yl)-3-（xanth-9-yl）propanoicacid	高浓度（100 μmol/L）阻断所有克隆 CNSmGluRs，对Ⅱ族非常有效
4CPG	(S)-（S)-4-carboxyphenylglycine	对Ⅰ族拮抗，Ⅱ族激动
AIDA	(RS)-1-aminoindan-1，5-dicarboxylic acid	选择作用于Ⅰ族，尤其是 $mGlu_1$
EtCCC	7-ethyl-7-（hydroxyimino）cyclopropa［b］chromen-1a-carboxylate	选择作用 $mGlu_1$ 受体
MCCG	(2S，3S，4S)-2-methyl-（carboxycyclopropyl）glycine	选择作用于Ⅱ族
EGLU	(2S)-α-ethylglutamicacid	选择作用于Ⅱ族
MSOPPE	(RS)-α-methylserine-O-phosphate	选择作用于Ⅱ族
MAP4	(S)-2-amino-2-methyl-4-phosphobutanoic acid	选择作用于Ⅱ族

续 表

缩写	化学名全称（IUPAC）	选择性
LY354740	[(1S，2S，5R，6S)-2-Aminobicyclo [3.1.0] hexane-2，6-decarboxylate]	选择作用于Ⅱ族
MPEP	2-methyl-6-（phenylethynyl)-pyridine	选择作用 $mGlu_5$

注：IUPAC 指国际基础与应用化学联合会。

1. 海马 LTP 中的 mGluRs　目前有关 mGluRs 在 LTP 及 LTD 中作用的研究主要集中在海马。在海马 CA1 区，由于来自相关基因突变鼠的资料与应用受体药理学手段所获得的研究结果很不一致，用同一受体的不同激动剂或拮抗剂甚至相同的药理学工具在不同的实验室所获得结果有时都完全相反，因此，一种关于第一类 mGluRs 的被称为“分子开关（molecular switch）”的假说应运而生。这假说认为一种分子开关在 MCPG 敏感的 mGluRs 被激活时打开，而这开关一旦打开，LTP 的形成则不再需要 MCPG 敏感的 mGluRs 的参与。这可以解释为什么有的实验发现 MCPG 能阻断 LTP 的表达而有的研究却发现它不能。这一假说开始是假定这种 MCPG 敏感的 mGluRs 发挥两种作用：即打开分子开关和诱导 LTP。然而，最近的研究应用药理学工具将这两个过程区分开来了。特别是分子开关的打开，不像 LTP，它能被 LY341495 所阻断。所以，那种负责打开分子开关的 mGluRs 可能是目前所克隆出来的 mGluRs 之一，如 mGluR5。因为 mGluR5 在 CA1 区有较高水平的表达，而 mGluR5 基因敲除鼠表现出 LTP 的缺失。此外，第一类 mGluRs 的激动剂 DHPG 已被证明能打开这一分子开关。后来的研究还显示，CaMK Ⅱ（Ca^{2+}/calmodulin-dependentkinase Ⅱ）的抑制剂 KN-62 和 PKC（protein kinase C）抑制剂 chelerythrine 能阻止这分子开关的打开。因此，分子开关的打开可以大致描述为：与 PLC 偶联的 mGluRs（如 mGluR5）通过细胞内钙库释放 Ca^{2+} 而激活 PKC 和 CAMK Ⅱ，最后导致分子开关的打开。

与 CA1 区不同，齿状回 LTP 似乎没有第一类 mGluRs 的参与。因为 mGluR1 或 mGluR5 基因敲除鼠齿状回的 LTP 均未受损。而第二类 mGluRs 被认为是通过增强抑制性突触传递活动来抑制 CA1 区和齿状回 LTP 的形成的。因为其选择性拮抗剂 MSOPPE 增强 CA1LTP，而其选择性激动剂 DCG-Ⅳ抑制齿状回 LTP。第三类 mGluRs 可能并不参与 CA1 与齿状回 LTP 的表达，因为其拮抗剂 MAP4 和 LY341495 对这两个脑区的 LTP 没有影响。

2. 海马 LTD 中的 mGluRs　越来越多的研究表明，mGluRs 参与了海马 LTD。在海马 CA1 区，至今已发现存在 4 种不同的 LTD 现象：即 NMDA 受体依赖性 LTD、mGluRs 拮抗剂 MCPG 敏感性 LTD、非 NMDA 受体依赖性也非 mGluR 依赖性 LTD、存在成年海马的需要激活 AMPA / KA 与 mGluRs 的 LTD。另外用（1S，3R)-ACPD，DHPG，CHPG 瞬时激动 mGluR5 也能诱导出一种化学性 LTD。这种化学性 LTD 并不影响电刺激诱导的 NMDA 受体依赖性 LTD 的表达，因此，它可能为研究 CA1 区的 mGluR 依赖性 LTD 的分子机制提供了一种有用的手段。在齿状回，一种 MCPG 敏感的激活 guanylylcyclase-cGMP-PKG（protein kinase G）的信息链参与 LTD 的形成。在 CA3 区，第二类 mGluRs 在 LTD 中扮演关键角色，因为 mGluR2 基因敲除鼠缺失苔藓纤维-CA3LTD。CA3 区这种 mGluR 依赖性 LTD 已被证实是在突触前诱导和表达的，并且伴有突触前 cAMP 浓度和 PKA（cAMP-dependent protein kinase）活性降低。此外，一种既非 NMDA 受体依赖性也非 mGluR 依赖性的 LTD 也存在苔藓纤维 CA3 突触。

三、蛋白磷酸化与脱磷酸化

尽管 LTP 和 LTD 的分子机制非常复杂，它们在不同的脑区和处在不同的阶段都可能有着不一样的机制，但蛋白磷酸化和脱磷酸化是其分子机制之一这点是很清楚的。通过蛋白激酶实现的蛋白磷酸化实际上是一种共价修饰，它能维持较长的时间（数分钟到几小时）；同时它又是一个可逆的过程，即在蛋白磷酸酯酶的作用下能发现脱磷酸化。

（一）蛋白磷酸化对离子通道的调节作为 E-LTP 机制之一

LTP 根据维持的时间长短分为 E-LTP（Early-phaseLTP）和 L-LTP（late-phaseLTP）。前者维持2~3 小时而后者则能持续 6~8 小时并需要基因表达或新蛋白合成的参与。

1. 酪氨酸激酶对 NMDA 受体的调节　NMDA 受体主要由 5 种亚基构成：NR1 和 NR2A-D。但在 PSD（postsynapticdensity）中它与 PSD95、Ca^{2+}/calmodulin，SAP102、α-actinin 和酪氨酸激酶族成员一起形成一个复合体。酪氨酸激酶家族由九个成员组成，其中的 Src，Fyn，Lyn，Lck，和 Yes 都在中枢神经系统表达。NMDA 受体由亚基 NR2A 和 NR2B 的酪氨酸残端接受酪氨酸激酶的磷酸化，而这一过程已被证明能解除锌离子对 NMDA 受体的抑制。实验证明，诱导 LTP 后 1~5 分钟内便有 Src 的激活和 NR2B 酪氨酸残端磷酸化的出现，而 Src 的特异性抑制剂能阻断 LTP 的产生。另外，灌流 Src 能导致 AMPA 受体的电流增加，并且这种现象依赖于 Ca^{2+} 由 NMDA 受体内流。因此，Src 可能通过磷酸化 NR2B 来增强 NMDA 受体的功能，进而使 AMPA 受体介导的电流增加。另一种酪氨酸激酶 Fyn 能通过 PSD95 作用于 NR2A 来实现其增强 NMDA 受体介导电流的功能。这一系列的研究结果构成这样一个假说：LTP 的诱导过程导致了 Src 等酪氨酸激酶的激活，而酪氨酸激酶通过对 NR2A 或 NR2B 的磷酸化使 NMDA 受体介导电流增加。而大量的 Ca^{2+} 通过 NMDA 受体流入树突棘内又触发一系列生化过程，结果导致 AMPA 受体介导的电流增强。

2. CaMKⅡ对 AMPA 受体的作用　CaMKⅡ（Ca^{2+}/calmodulin-dependent protein kinase Ⅱ）和 PKC 等多种蛋白激酶参与 E-LTP 的表达早为人们所知（表 4-4-2）。但越来越多的研究提示其中的 CaMKⅡ可能起着关键的作用。

CaMKⅡ由 10~12 个亚基构成，它是构成 PSD 的主要成员。CaMKⅡ在转导 Ca^{2+} 信号方面有一个非常少见的生化特点：即在基础状态下，它由于本身所带有的一个抑制性区域（Auto inhibitory domain）而呈失活状态。这个抑制性区域能阻止它与底物的结合。一旦 Ca^{2+}/CaM 结合到自我抑制区 autoinhibitory domain 附近就改变了 CaMKⅡ的构型而导致 autoinhibitory domain 的抑制作用消失，结果出现 CaMKⅡ的激活。激活的 CaMKⅡ在对外源性底物进行磷酸化之前，出现一种迅速的对自身位点 Thr286 的亚基间相互磷酸化。这种 Thr286 的自身磷酸化具有三个关键性的调节功能：①促进 CaMKⅡ与 PSD 的结合，这一过程部分是由它和 NMDA 受体的相互作用所致；②将 Ca^{2+}-CaM 的解离速度降低了三个数量级；③即使在 Ca^{2+}/CaM 解离之后，这种经过自身磷酸化的激酶仍然具备相当高的激酶活性。这样一来，它便能将树突棘内 Ca^{2+} 瞬时升高这一信号转化为长时间的激酶活动，而且即使是 Ca^{2+} 恢复到基础状态以后，它也要持续到蛋白磷酸酯酶对 Thr286 进行脱磷酸化为止。大量存在于 PSD 的蛋白磷酸酯酶-1（protein phosphatase 1，PP1）就可能主要负责对 Thr286 进行脱磷酸化，进而灭活与 PSD 结合的 CaMⅡ。有人在培养的海马神经元上发现，激动 NMDA 受体导致 Ca^{2+} 内流能使 CaMKⅡ在 Thr286 自身磷酸化并且出现 CaMKⅡ不依赖 Ca^{2+} 的活动。更重要的是，在海马脑片诱导 LTP 能引起 CaMKⅡ在 1 分钟内被激活并且其活动能稳定达 1 小时。此外，将 Ala 替换 CaMKⅡ的 Thr286 的基因突变鼠虽然有正常的基础突触传递活动但表现出 LTP 的缺失。这些都有力地说明 CaMKⅡ参与了 LTP 的形成。

表 4-4-2 参与 LTP 的形成的蛋白激酶

Kinase	Substrate	Temporalstage
CaM-KⅡ	AMPAreceptor（GluR1）	E-LTP
CaM-KIV	CREB	L-LTP
PKA	AMPAreceptor（GluR1）	E-LTPandL-LTP
PKC	AMPAreceptor（GluR1）	E-LTP
PKM	?	E-LTP
P42MAPK	?	E-LTP
Src	NMDAreceptor（NR2B）	E-LTP
Fyn	NMDAreceptor（NR2A）	E-LTP

一系列的实验表明，AMPA 受体是 CaMKⅡ的作用底物。在海马 CA1 区，AMPA 受体主要由 GluR1 和 GluR2 两种亚型构成。CaMKⅡ既能对分离的 PSD 上的 AMPA 受体进行磷酸化也能对 HEK293 细胞上的 AMPA 受体亚基 GluR1 进行磷酸化。在培养的海马神经细胞上，NMDA 受体激动后 Ca^{2+} 内流，受 Ca^{2+} 激活的 CaMKⅡ继而磷酸化 AMPA 受体。更直接的证据是，在 CA1 区诱导 LTP 后，AMPA 受体被 CaMKⅡ所磷酸化。进一步的研究表明，CaMKⅡ是作用于 GluR1 亚基上的 Ser8311 位点。这提示 GluR1 对 CaMKⅡ介导的 LTP 起着关键的作用。而来自转基因动物的研究也证实这一点。因为 GluR1 亚基基因敲除鼠表现正常的基础突触传递活动，但 CA1 区 LTP 缺失。这些研究结果不仅证实 GluR1 对 CA1 区 LTP 的重要性以及 CaMKⅡ的参与，而且也支持 CA1 区 LTP 是突触后表达的。因为前面已提到，CaMKⅡ是对 GluR1 亚基的 Ser831 位点进行磷酸化的，所以要证明 CaMKⅡ对 GluR1 的磷酸化对 CA1 区 LTP 作用的最关键的一个实验将是对用 Ala 替代 Ser831 的转基因鼠是否同样表现 CA1LTP 的缺失。因为这种动物的 GluR1 将不能被 CaMKⅡ所磷酸化。

既然 CaMKⅡ对 GluR1 的磷酸化是表达 CA1LTP 所必需，那么，被磷酸化的 GluR1 又是怎样致使经 AMPA 受体的电流增大而表现出 LTP 的呢？经仔细的分析发现，GluR1 可以表现从 9PS 到 28PS 等多种电导状态，当受体没被磷酸化时它主要处于低电导状态，当它被 CaMKⅡ磷酸化后主要稳定在高电导状态。

至此，我们可以将 LTP 中 CaMKⅡ对 AMPA 受体的作用描述为：诱导 LTP 后 1 分钟内，由于 Ca^{2+} 经 NMDA 受体内流激活 CaMKⅡ，而 CaMKⅡ通过对 Thr286 的自身磷酸化使其维持活化状态至少达 1 小时，并且 CaMKⅡ从胞质转移至 PSD。这种非 Ca^{2+} 依赖性的活化 CaMKⅡ通过对 GluR1 的 Ser831 磷酸化而使这种电导状态高低不稳的 GluR1 稳定在高电导状态，从而表现为 AMPA 受体介导的电流的增强（图 4-4-4）。最近的一个报道的内容是与这个假说非常一致：CA1 区 LTP 的诱导增强相应细胞上 AMPA 受体单通道电导约 60%。

CaMKⅡ除了作用于 AMPA 受体外，Bayer 等的研究还证实，CaMKⅡ可以与 NMDA 受体的亚基 NR2B 上的两个位点结合从而使 CaMKⅡ从胞质转移到突触部位，这种 CaMKⅡ与 NMDA 受体的相互作用将可能通过以下几条途径增强相应的突触传递活动：①易化 CaMKⅡ对突触 Ca^{2+} 的反应；②通过与磷酸化无关的机制直接使 CaMKⅡ维持在不依赖于 Ca^{2+}/CaM 的活性状态；③防止已被磷酸化 CaMKⅡ受到抑制；④降低 NMDA 受体活动的下调。

另一种 Ca^{2+}-依赖性蛋白激酶——PKC 也被证明能对 GluR1 的 Ser831 进行磷酸化，而诱导 LTP 导致 PKC 的长时间被激活，但 PKC 介导的 GluR1 的磷酸化在 LTP 中的作用有待进一步研究。此外，PKA（cAMP-dependent protein kinase）通过对 GluR1 的 Ser845 进行磷酸化而增强 AMPA 受体介导的

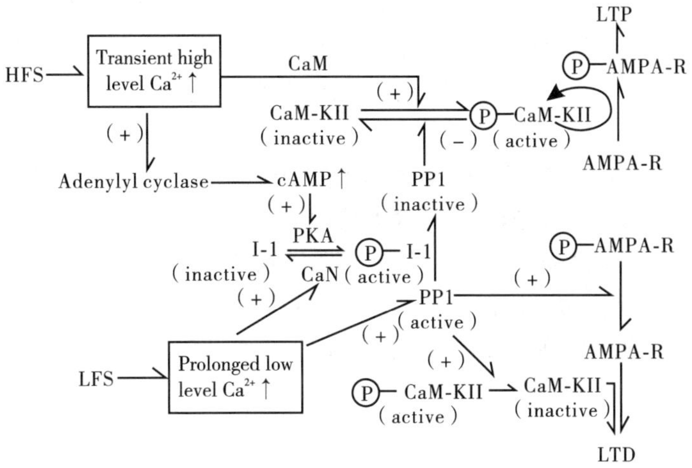

图 4-4-4　诱导 LTP 和 LTD 的磷酸化和脱磷酸化的模式图

（+）：激动剂；（−）：抑制剂

电流。但是，GluR1 的 Ser845 似乎在基础状态下已被磷酸化，因为诱导 LTD 时有 GluR1 的 Ser845 脱磷酸化出现。

3. E-LTP 中蛋白磷酸酯酶的调节　神经细胞不仅含有大量的蛋白激酶，同时也有丰富的蛋白磷酸酯酶，包括 PP1（protein phosphatase 1）、PP2A（protein phosphatase 2A）以及 PP2B（protein phosphatase 2B）。PP2B 又称 CaN（calcineurin）。PP1 和 PP2A 能非常有效地对 CaMK Ⅱ 的 Thr286 位点进行脱磷酸化，从而使处于活化状态的 CaMK Ⅱ 返回到基础非活化状态。此外，这两个蛋白磷酸酯酶也能催化 GluR1 的 Ser831 位点脱磷酸化。有证据表明，大量的 PP1 和 PP2A 存在于 PSD 中，而 PP1 主要负责对与 PSD 结合的 CaMK Ⅱ 进行脱磷酸化。但在表达 LTP 时，一旦树突棘内的 Ca^{2+} 浓度回到基础水平，PP1 的活动是怎样受到抑制从而防止 CaMK Ⅱ 和 GluR1 被脱磷酸化的呢？事实上，PP1 的催化亚基能与多种蛋白发生作用，其中有的便能使 PP1 局限在特定的亚细胞结构内而其他的蛋白则发挥着抑制性亚基的作用。I-1（inhibitor 1）便是这种抑制性蛋白之一。但 I-1 只有被 PKA 磷酸化后，它才能抑制 PP1。支持这一观点的研究显示，提高海马脑片外环境的 Ca^{2+} 或 K^{+} 浓度能引起突触传递的短时增强。如果向突触后细胞内注入 CaMK Ⅱ 的抑制剂能阻止这个现象，而提前用 PKA 激动剂 Forskokin 或 PP1 和 PP2A 的抑制剂 calyculinA 处理脑片能将这种短时突触传递增强转变为长时程（>60min）的 NMDA 受体依赖性增强。如果在处理脑片后 1 小时对其中 CaMK Ⅱ 的 Thr286 自身磷酸化水平进行测定，结果发现，如果单是提高细胞外 Ca^{2+} 或 K^{+} 浓度（短时增强），这种磷酸化水平并无改变，如果与 Forskolin 或 CalyculinA 合用（长时增强），则有这种磷酸化水平的显著增加并且这种现象可被 NMDA 受体拮抗剂所阻断。所有这些研究结果均支持这样一个假说：稳定的突触传递增强需要长时间的 CaMK Ⅱ 被激活，而这种 CaMK Ⅱ 长时间活性状态的维持需要 PKA 对 I-1 的磷酸化，进而抑制蛋白磷酸酯酶 PP-1。

（二）蛋白激酶对基因表达的调节是 L-LTP 的机制之一

从海马、果蝇到哺乳动物的长时间突触可塑性活动都似乎需要基因转录的参与，而这一过程部分是通过转录因子 CREB（cAMP response element-binding protein）完成的。人们对确定哪条信息传导通路及哪种 CREB 激酶参与这一转录过程表现出极大的兴趣。最新的研究提出了三条信号传导通路：

cAMP/PKA，MAPkinase/RSK（ribosomalS6kinse）和 Ca^{2+}/CaM-KIV（图 4-4-5）。来自培养海马细胞和 PC12 细胞的研究结果显示，Ca^{2+}触发 CREB 的磷酸化以及 CRE 介导的转录活动需要 PKA 和 MAP-K 活动的参与。PKA 通过作用于 MAP-K 而激活 Rsk2，而由 Rsk2 这种 CREB 激酶对 CREB 进行磷酸化。cAMP/PKA 途径在 L-LTP 中参与 CREB 调节也已得到证实。缺乏一种 PKA 的小鼠虽有正常的 E-LTP 但缺乏 L-LTP，而且有趣的是，这时 LTP 的诱导使得一些编码蛋白激酶的 mRNA 表达发生了时间和空间性的改变。CaMKIV 这种大量存在细胞核内的蛋白激酶对基因转录的调节受多种研究结果的支持。激活 NMDA 受体或 L 型 Ca^{2+}通道能导致大量的 Ca^{2+}/CaM 转移到细胞核中。当 Ca^{2+}/CaM 流入胞核后，核中的 CaM-KIV 便介导 CREB 依赖性的基因转录活动。Ca^{2+}/CaM-KIV 通过对 CREB 的磷酸化实现调节 Ca^{2+}/CREB-依赖性的基因表达在 L-LTP 中的作用也已获得证实。一种缺失 CaM-KIV/Gr 的变异鼠其 E-LTP 正常但 L-LTP 和 L-LTD 缺失，同时表现为 CREB 磷酸化和依赖 Ca^{2+}/CREB 的基因表达受损。

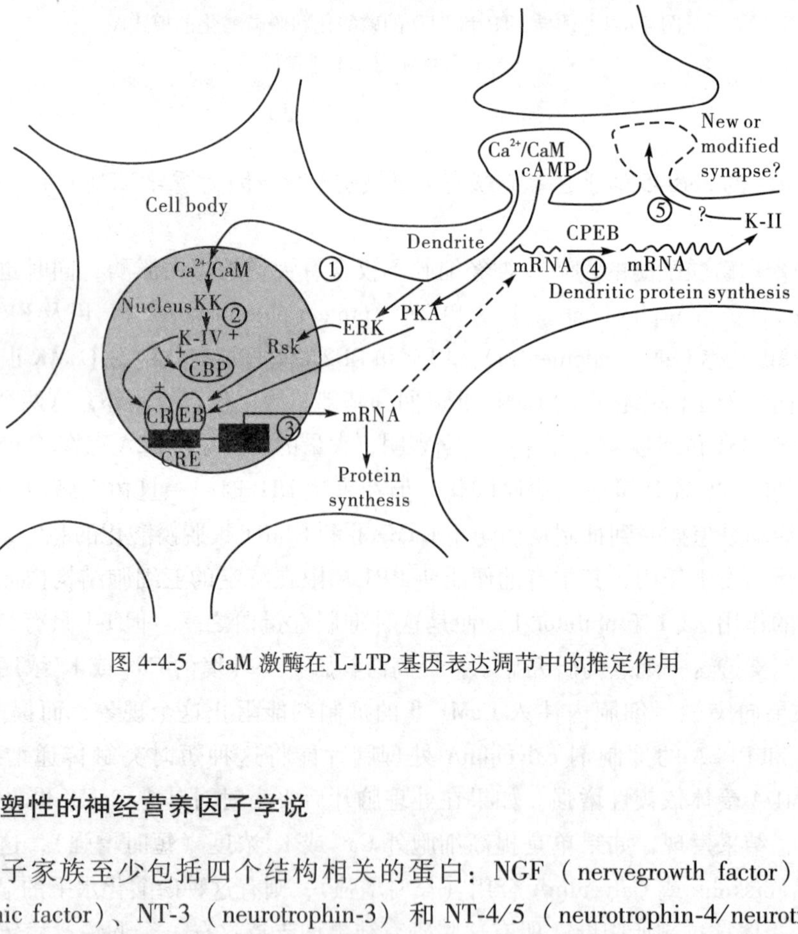

图 4-4-5 CaM 激酶在 L-LTP 基因表达调节中的推定作用

四、突触可塑性的神经营养因子学说

神经营养因子家族至少包括四个结构相关的蛋白：NGF（nervegrowth factor）、BDNF（brain-derived neurotrophic factor）、NT-3（neurotrophin-3）和 NT-4/5（neurotrophin-4/neurotrophin-5）。它们主要通过两类受体发挥作用：高亲和力的 TrK 受体（tyrosine kinasereceptors）和低亲和力的受体 p75。原位杂交研究结果显示，BDNF、NT-3 和 NT-4/5 及其受体 TrKB 和 TrKC 广泛并且特异性地分布于中枢神经系统，而 NGF 只局限分布于中枢的一些特定区域，如纹状体和基底前脑胆碱能神经元。其中 BDNF 和 NT-3 及其相应的受体 TrKB 和 TrKC，尤其在小脑、海马和大脑皮层呈高度表达，而这三者正是 LTP 与 LTD 研究所集中的区域。这自然让人联想到 BDNF 和 NT-3 可能在 LTP 和 LTD 中发挥着作用。

（一）BDNF 在海马 LTP 和 LTD 中的作用

BDNF 参与海马 LTP 与 LTD 已获得不少实验证据的支持。比如，BDNF 基因敲除鼠就表现出其海马 Schaffer-CA1LTP 的缺失，并且用病毒转染脑片使 BDNF 重新表达或用重组的 BDNF 灌流脑片数小时这种 LTP 又能重新产生。此外，在正常海马脑片，如果用 TrKB-IgG 或 BDNF 抗体结合内源性 BDNF，则由 TBS（Theta burst stimultion）诱导的 LTP 受损，而用强直刺激诱导的 LTP 却不受影响。但 BDNF 已被证明参与了这种强直刺激所诱导的 LTP 的维持期。所有这些都强有力地支持 BDNF 参与 LTP 的观点。然而 BDNF 是以什么样角色参与 LTP，直接地介导（instructive）还是间接地允许（permissive）？因为 BDNF 本身就能增强基础突触传递活动，所以不能排除在 LTP 中 BDNF 直接作用于相应的突触（直接介导作用）的可能。然而，有证据显示，至少在海马 CA1-LTP 中，BDNF 是扮演着间接允许的角色。因为如果在记录前先将脑片浸在 BDNF 中，而记录时不再加 BDNF，这样就不会对基础突触传递产生影响，但这种处理却能促使高频率刺激时突触前递质持续性释放，因而易化 LTP 的产生。这和最近有关报道是一致的：BDNF 能调节 BDNF 基因敲除鼠海马 CA1 区突触前的递质囊泡数目。

高浓度的 BDNF 能使基础突触传递活动迅速增强，而低浓度 BDNF 能易化高频刺激诱导 LTP 但阻止低频刺激诱导 LTD。此外，用 TRKB-IgG 结合 BDNF 却易化低频刺激诱导 LTD，提示 BDNF 的内源性释放能阻断低频刺激活动对突触传递活动的抑制作用。

（二）BDNF 和 NGF 在视皮层 LTP 中的作用

视觉皮层分为六层，正常情况下除第Ⅳ层以外，其他各层的神经细胞均接受来自双眼的刺激。如果在动物出生后特定的时间段内（如大鼠为出生后 2~6 周）将其一只眼睛的眼睑缝合起来不让其接受光刺激（monocular deprivation，MD），数天后，本来接受来自双眼刺激的那些视觉皮层神经元只对来自未被缝合的那只眼睛（undeprivedeye）的刺激有反应。这种发生在视觉皮层接受双眼刺激区域的变化称为视优势转移。而这个特定的时间段则被称为关键期（critical period），视优势转移不仅伴有视觉皮层第Ⅵ层的特定神经纤维的增加和萎缩，同时还有皮层内突触间连接的改变，这也是研究中枢神经可塑性的一个典型模型。事实上，视觉皮层由第Ⅵ层白质边缘到第Ⅱ/Ⅲ层传递通路的 LTP 也只能在关键期产生。最近有报道，视皮层关键期内的 LTP 可被 NGF 和毒蕈碱型乙酰胆碱受体拮抗剂所阻断。在关键期后，用 TrKA-IgG 去阻止内源性的 NGF 与其受体 TrKA 结合或者激动毒蕈碱型乙酰胆碱受体能使本来不产生的 LTP 出现。提示 NGF 可能通过调节胆碱能突触传递而结束视皮层的这种突触可塑性现象的关键期。另外，BDNF 已被证明促进 GABA 介导的突触传递的成熟，从而阻止视皮层 LTP 的形成。这和另一研究结果是一致的，即向培养的中枢神经细胞反复应用 BDNF 能增强流向 GABA 能细胞的兴奋性突触传递，从而使兴奋-抑制平衡向抑制倾斜。而且，在关键期后阻断 $GABA_A$受体也能恢复 LTP 的产生。由此可知，是 BDNF 和 NGF 的共同作用终止关键期的。同时这些研究结果也说明这两个神经营养因子在视觉皮层突触可塑性过程中起着间接的允许作用。

（刘少林　张均田）

第五节　认知功能与神经发生

近几年来，干细胞相关研究受到了极大的关注，很多科学家都在致力于寻找用这种特殊细胞替代受损或病变组织的方法。本节旨在解释干细胞的基本概念，阐述该领域的重大发现和关键性证据，预测人类干细胞的应用背景，同时提出一些当前阶段尚未解决的问题。

一、干细胞的定义及基本概念

某种细胞是不是干细胞要取决于它在体内、特定的培养条件以及被移植到不同组织后的表现。事实上，干细胞是一类相当特殊的细胞，它不仅可以自我更新，而且能最终分化成为一些特定的功能细胞。尽管机体中绝大多数细胞都是可以行使特定功能的分化细胞，干细胞却能始终保持于未分化状态，直至接收到能促使它发育为特定功能细胞的信号。可以说，正是由于同时具备了增殖和分化这两方面的潜能，干细胞才变得与众不同。现已证实，干细胞可以分化为200多种不同的功能细胞，几乎囊括了机体中所有已知的细胞类型。

（一）干细胞（stem cell）

干细胞可以来自胚胎或成体，能够无限期地进行自我复制（对成体干细胞来说，其复制能力可以终身保持）。特定条件下，它能够分化成为构成组织或器官的功能细胞，具体讲，就是干细胞可以分化成为有特定结构并能行使特定功能的成熟细胞，如心肌细胞、皮肤细胞和神经细胞等。

（二）全能干细胞（totipotent stem cell）

即受精卵，它可以分化生成构成胚胎的所有组织和细胞，包括支持胚胎在子宫中发育的胎盘。

（三）多能干细胞（pluripotent stem cell）

该种干细胞具有发育成内、中、外3胚层细胞的能力。尽管如此，它却无法生成胚胎发育所需的全部细胞，也就是说，它们并非全能，将其置于女性的子宫内无法发育为胎儿。

（四）单能干细胞（unipotent stem cell）

指那些只能沿某一条特定路径分化的细胞。这一概念通常适用于成年有机体内那些最终只能产生某一类功能细胞的干细胞。

（五）祖细胞或前体细胞（progenitor or precursor cell）

是存在于胚胎或成年组织中的一些部分分化细胞，它也可以分裂并能分化成为成熟的功能细胞，但又与干细胞有着重大区别，即当一个干细胞分裂时，生成的两个子细胞中必然有一个能够自我复制；与此相反，祖细胞或前体细胞分裂后，子细胞可能是下一级的祖细胞或前体细胞，也可能是两个功能细胞，但无论哪种情况，这些子代细胞均缺乏自我复制能力。

（六）胚胎干细胞（embryonic stem cell）

该类细胞来源于胚胎发育的极早期——胚泡期，准确讲是来自植入子宫壁以前的胚泡内细胞团。它们能够自我复制并具有多能性，可以分化成为内、中、外三个胚层的功能细胞。

（七）成体干细胞（adultstemcell）

成体干细胞是位于分化组织中的未分化细胞，它具有自我更新能力，并能分化产生它所来源组织中所有类型的功能细胞。所谓“自我更新”指的是这类干细胞终身保有产生与自身完全相同的子代细胞的能力。一般来讲，成体干细胞分裂后会生成祖细胞或前体细胞，后者进一步分化发育为具备特定形态，行使某种功能的成熟细胞。目前已证实存在成体干细胞的组织包括骨髓、血液、角膜、视网膜、脑、骨骼肌、牙髓、肝脏、皮肤、消化道上皮以及胰腺等。与胚胎干细胞不同的是，迄今为止，尚未发现任何一种成体干细胞能够分化成机体的所有细胞，这也就是说，成体干细胞不具备多能性。

（八）分化

未分化的原始细胞转化为机体特定功能细胞的过程称为分化。定向分化则指通过对干细胞进行某种操作，控制其分化的方向，最终使之分化成为某一种或一类（如心肌细胞、神经细胞或胰腺细胞等）功能细胞的过程。

（九）可塑性

所谓可塑性，指的是来自某种成体组织中的干细胞生成另一种不同组织中的功能细胞的现象。例如，最近一项报道称，在特定的实验条件下，成体骨髓的干细胞能够分化生成类似神经元等通常仅见于脑内的细胞。由于该现象发现的时日尚短，目前研究者们对它还知之甚少。

二、神经组织的干细胞

“成年脑内存在神经干细胞”，这一论断在20年前会被断然否定。整个20世纪，所谓“神经再生”指的都是在发生神经损伤后，通过改善环境条件，促进神经元的存活和轴突的生长，换言之，也就是说，神经元的损伤是不可逆的。20世纪60年代，JosephAltman开创性的工作使得旧的观念受到动摇，他认为，成年脑的某些局限性区域还保留了生成新的神经细胞的能力。目前看来，他的观点是正确的，许多证据都表明，成熟脑内确确实实可以生成新的神经元，神经干细胞就是这些新神经元的源泉所在。

“神经干细胞”这个词通常用于指那些具备以下特点的细胞：①能够生成神经组织或来源于神经系统；②具有自我更新能力；③可以通过不对称分裂产生不同于自身的细胞。来自胚胎或成年脑的干细胞分裂后可产生更多的干细胞及和（或）几种前体细胞，其中，神经元前体细胞分裂后可生成神经元，胶质细胞前体则可最终生成星形胶质细胞或少突胶质细胞。在正常的体内环境下，神经元前体不会分化为胶质细胞，胶质细胞前体也不会分化为神经元。与此相反，胚胎或成体内的神经干细胞却可依据它所接收到信号及所处的环境不同，而生成神经元、星形胶质细胞或是少突胶质细胞，这也就是说，神经干细胞的分化潜能要明显广于前体细胞。

三、神经发生与认知功能

1913年伟大的神经科学家Cajal断言：“成体中枢的神经通路是固定的、终结的和不可变的，所有相关成分只会不断死亡，永远不会再生”。在此后100年间，这一论断写进了教科书并被广泛传授，绝大多数神经科学家及神经医师们坚信：成年脑内的神经元数目在生命早期即已固定，以后逐渐减少，学习记忆和神经可塑性只取决于现存神经元数目和功能的改变，也即在生命成长和衰老过程中，不存在新生神经元。

20世纪60年代，Altman及其同事公布的实验数据对上述观点提出了挑战，该研究小组运用放射免疫组织化学方法证明，至少在嗅球和海马两处出生之后还有新神经元生成，至90年代随着实验技术方法的不断提高和更新，大量出现的不可置疑的证明才使得神经发生的新概念，即成体中枢的新神经元的形成现象得到广泛接受。

概括来讲，神经发生（neurogenesis）指的是新神经元的形成，而且是一种生理过程。现已研究证实，侧脑室的室管膜下区（subventricularzone，SVZ）和海马齿状回的颗粒下层（subgranularzone，SGZ），在哺乳动物整个生命过程中都会有新神经元生成。此外，研究表明在纹状体、新皮层以及脊髓等处也存在散在的神经发生现象。现在公认，新神经元起源自以上部位的神经干细胞池（neuralstemcells，NSCs），而自我更新能力和多向分化潜能则被视为神经干细胞必须具备的两个基本特点。

正常生理情况下，SVZ区新生的神经元细胞会迁移至嗅球部位（olfactory bulb，OB），并分化成中间神经元；SGZ区的新生细胞则迁移分化为齿状回（dentategyrus，DG）的颗粒细胞，更为重要的是，这些新神经元被证明能够和周围的细胞建立突触联系并行使相应的功能。定量研究表明，成年啮齿类动物的嗅球神经元在6周之内有63.3%～76.9%要被更新；而齿状回区每天有多达9000个新神经元生成（相当于DG颗粒细胞的1%）。以上研究说明，SVZ和SGZ区的神经发生对成体神经细胞的更新和记忆的维持承担重要的功能。

目前已知的能够改变成熟神经系统内新生神经元数目的因素包括以下几个方面。

1. 年龄和性别 啮齿类动物的神经发生能力随年龄的增加而减弱。Kuhn等报道，相比于6个月的青年鼠，21个月的老年鼠齿状回的增殖细胞数目降低了10%。可能影响神经发生能力的另一因素是性别。实验证明，成年雌鼠SGZ区的新神经元生成可因雌激素的刺激而增强，并随着性周期而波动，雌性动物SVZ区的神经发生能力在妊娠和哺乳期间也有增加。

2. 环境因素 1997年，Gage等研究者发表文章称，丰富环境（enriched environment）能够使小鼠齿状回的BrdU标记细胞数目提高57%，学习过程和某些锻炼也能促进海马区的神经发生，不良环境和慢性应激状态等均会显著降低齿状回的新神经元数目。

3. 饮食因素 饮食限制（dietary restriction）显著增加成年小鼠海马齿状回区的新生数目，软性饮食（soft diet feeding）能够抑制大鼠海马的神经发生，并认为咀嚼的减少是其原因所在。另有报道，单次高剂量或中剂量的长期摄入酒精均会干扰啮齿类动物海马区的神经发生能力。

4. 生长因子 表皮生长因子（epidermal growth factor，EGF）和碱性成纤维细胞生长因子（basic fibroblast growth factor，bFCF）都可扩增体内的SVZ干细胞群，但只有后者最终增加嗅球区的新生神经元数目。其他对成年脑内SVZ区神经发生有促进作用的因子包括BDNF（brain derived neurotrophic factor）、血管内皮细胞生长因子（vascular endothelial growth factor，VEGF）、胰岛素样生长因子-Ⅰ（insulin-like growth factor-Ⅰ，IGF-Ⅰ）。

5. 脑内的病理情况 中枢神经系统疾病的损伤如全脑缺血、脑外伤、癫痫等能刺激海马神经发生，相反，慢性神经退行性疾病如AD、HD会削弱神经发生。不过也有相反的报道，即AD和HD患者海马区神经发生处于增强状态，这一事实似可用神经退行性病变使患者组织具备了更高水平的可塑性来解释。

6. 药物对神经发生的影响 中枢神经系统疾病尤其是神经退行性疾病都会出现认知功能障碍，主要原因之一便是疾病过程中出现的神经元的丢失。显然，采用某种措施或药物刺激海马神经发生，用新生神经元来取代已死的或损伤严重的神经元，应是治疗中枢神经系统疾病的一项重要策略。我们多年的研究已发现多种中草药有效成分有促进海马神经发生的作用。下面从体内体外两个角度介绍在生理和病理两种情形下人参皂苷Rg1对啮齿类动物海马神经元发生的影响。

分离自胎鼠的海马神经干细胞可以在体外培养并传代。经鉴定，培养细胞具备神经干细胞的标准：在bFGF存在时，细胞大量增殖并形成神经球（neurosphere）悬浮结构，这些神经球能被消化成单细胞并进行有限次的传代；神经球中大多数细胞表达神经干细胞的标志蛋白神经巢蛋白（nestin），并能够从培养基中提取BrdU；神经球内的细胞有多向分化潜能，能分化生成神经细胞和胶质细胞，人参皂苷Rg1加入培养体系中，神经干细胞的存活率、神经球增殖数和^{3}H胸腺嘧啶的摄入量均明显提高。小鼠腹腔注入Rg1 5mg/(kg·d)、10mg/(kg·d) 14天，使海马齿状回BrdU阳性的增殖细胞密度由对照组的（21.3±5.2）/mm^{2}增加到（58.8±18.5）/mm^2（5mg组）和（67.6±18.1）/mm^2（10mg组）。

上面已谈到，全脑缺血可刺激神经发生，这一反应被认为是一种保护性的自我修复机制。我们观察了沙土鼠全脑缺血后Rg1对神经发生的作用，结果显示Rg1于缺血后第11天进一步提高了全脑缺血损伤诱发的海马区前体细胞增殖高峰，由对照组的（85.8±20.6）/mm^{2}增加到（412.1±49.0）/mm^2。这一增强作用维持至缺血后3周。学习记忆实验表明，给药组在被动回避记忆能力和水迷宫实验中的表现均明显优于对照组动物，进一步研究指出，NMDA受体的激活和iNOS活性的上调是Rg1对齿状回神经发生产生影响的机制所在。

第六节 认知功能与表观遗传学

一、表观遗传学

一般意义上的遗传学是指基于DNA序列改变导致基因表达水平的变化，表观遗传学则指非DNA序列改变所致基因表达水平的变化，这种改变是细胞内除了遗传信息以外的可遗传物质发生改变，即基因型未发生改变而表型却发生了改变，而且这种改变在发育和细胞增殖过程中能稳定传递。基因组携带两类遗传信息，一类提供生命必需的蛋白质的模板，另一类提供基因选择性表达（何时、何地、何种方式）的指令，称为表观遗传信息，基因表达调控机制的研究一直是遗传学研究的中心问题，表观遗传信息将大大丰富遗传学研究内容，只有将遗传编码信息的组织、传递和表达机制研究清楚，才有可能真正解读细胞内的生命过程，表观遗传信息对于细胞组织特异性分化、发育、疾病发生起重要作用。

二、表观遗传性学的细胞学基础

（一）细胞

细胞分为细胞膜、细胞质和细胞核，细胞膜对物质出入、信号传递、细胞识别都有重要作用。细胞质中有多种细胞器，内质网是合成蛋白和脂类的机构，高尔基复合体是包装、加工和输送分泌物的作用场所，溶酶体具有消化和防御等功能，线粒体是供应能量的基地，也是细胞中唯一有半自主作用的细胞器，细胞核在一定程度上控制细胞代谢、分化和增殖等活动，遗传的物质基础主要在细胞核中，核仁（nucleolus）是真核细胞间期核中最明显的结构，呈中圆形或椭圆形的颗粒结构，没有外膜，其化学组成有蛋白质及多种酶类。核仁是细胞合成核糖体的工厂，涉及rRNA的转录加工和核糖体大小亚基的装配，只要控制了核糖体的合成和装配就能有效地控制细胞内蛋白质的合成速度，故核仁实际上操控着蛋白质的合成。

（二）染色体（chromosome）

染色体是遗传物质的载体，是细胞核内的线性结构，能被碱性染料着色。体细胞通常是二倍体，有两组染色体，精子和卵子是单倍体，各只有一组染色体，决定性别的为性染色体，其余为常染色体。人体细胞的染色体数为46条。

1. 染色体的化学组成　组蛋白，它与DNA组成核小体，组蛋白根据其凝聚性质分为H1、H2A、H2B、H3、H4，它们都含有大量的赖氨酸和精氨酸。其中H1富含赖氨酸，H3和H4富含精氨酸，H2A、H2B介于二者之间。从核小体伸出的N端尾巴的氨基酸残基可进行各种类型的转录后修饰，这些修饰可单独出现或结合在一起出现，共同组成“组蛋白密码（histon code）”调控基因表达。非组蛋白有20~100种，最常见的有15~20种，包括酶类与细胞分裂有关的蛋白，如收缩蛋白、骨架蛋白、核孔复合蛋白等，它们也可能是染色体的结构成分。真核细胞染色体DNA中含有大量的重复序列，而且功能DNA序列大多被不编码蛋白质的非功能DNA隔开。

2. 染色质重塑　染色质核小体是基因转录的障碍，它阻止转录调节蛋白与靶启动子相互作用。基因转录首先需要改变染色质结构域，随后才能在靶启动子装配初始复合物（PLC）。真核基因靠两类复合物，即染色质重塑酶类和修饰酶类，改变染色质的折叠、流动性及其结构。目前已知某些酶和蛋白质复合体通过多种机制影响染色质的状况，至少有两类物质参与了染色质构型重建。一种是核小体或染色质重塑，利用ATP水解释放的能量使核小体组蛋白的核心改变位置，帮助脱开DNA或使核小体沿 DNA 滑动促进高度有序的染色质结构松开，这种使核小体移动或改组的过程称为染色体重塑（chromatin remodeling）。那些有助于核小体移动的蛋白质复合物便称之为核小体重塑复合物或染色质重塑复合物，如在面包酵母中发现的 SWI/SNF（Switching inhibition and sucrose non formenting）再一种是增加组蛋白肽链 N 末端的化学基团，组蛋白氨基末端结构像一条“尾巴”位于核小体的球性核心结构以外，可同其他调节蛋白和 DNA 相互作用，核心组蛋白的尾巴可发挥“信号位点”作用。这些位点被组蛋白乙酰转移酶、组蛋白甲基化酶、磷酸化酶等作用，发生各种共价修饰，其中组蛋白乙酰化与基因表达的增强有关，直接影响核小体的结构，使组蛋白的八聚体与 DNA 的结合松动，有利于基因转录。

3. 组蛋白甲基化　对基因表达的调节主要表现为抑制转导的活性。另一种看法是，组蛋白精氨酸甲基化常伴随转录的激活，而赖氨酸的甲基化则因赖氨酸所处的位置不同而有差异，如在酵母细胞和哺乳细胞中的 H3K4 和 H3K36 位点被甲基化可以激活转录。而 H3K9、K27、K79 和 H4K20 的赖氨酸甲基化则可以抑制转录。

在染色质中，甲基化作用不仅发生在组蛋白上，而且也发生在 DNA 上，DNA 的甲基化可调节基因转录活性，真核生物中 DNA 甲基化与否转录活性的差别可达上百万倍，DNA 甲基化对基因表达的调节主要表现为抑制转录活性，在哺乳动物染色质内的核 DNA 约有 80% 的 CpG 被甲基化。关于 DNA 甲基化是如何抑制转录活性的，有一种可能是由于 DNA 甲基化直接抑制了转录因子的结合，不能形成转录复合体，从而抑制了基因转录活性。

（三）基因

无论是传统的遗传学还是表观遗传学都引起基因表达水平的变化，下面简单介绍有关基因的几个问题。

1. 基因的一般结构

（1）外显子和内含子：大多数真核生物的基因为不连接基因（interrupted gene），即基因的编码顺序在 DNA 分子上是不连续的，被非编码序列所隔开，编码顺序成为外显子（exon），非编码顺序为内含子（intron），内含子在转录前 mRNA（pre-mRNA）时被剪切掉。

（2）外显子-内含子接头：每个外显子和内含子接头区都有一个高度保守的共有顺序（consensus sequence），即内含子 5’末端大多数是 GT 开始，3’末端大多是 AG 结束，成为 GT-AG 法则。

（3）启动子：位于转录起始位点上游并为 RNA 聚合酶识别，结合和启动转录的 DNA 序列称为启动子（promoter），原核细胞各基因启动子的序列及位置不同，但普遍有两个共有序列，一个是 TATA 盒（TATAAT 序列），位于转录起点上游 bp 区域，当此序列碱基发生突变时，明显影响转录的效率。另一个是 CAAT 盒，真核基因启动子序列通常靠近转录起始点上游 70bp，此部位有 CAAT 盒（GCCAAT）和 GC 盒（GGGGCGG）频繁出现，称为上游启动子元件，真核细胞 RNA 聚合酶需依赖这些反式因子和 UPE 形成巨型复合物才真正有调节转录的功能和效率。

（4）增强子（enhancer）：是指能增强其上游或下游的基因转录的 DNA 序列，它不能启动一个基因的转录，但有增强基因转录的作用，它还可与细胞因子结合而促进转录。

（5）终止子：一个基因的末端往往有一段特定顺序，它有转录终止的功能，这段终止信号的顺序称为终止子（terminator）。

（6）沉默子：与增强子的作用相反，能抑制上游或下游基因转录的 DNA 序列，称为沉默子（silencer）。此外还有 poly 信号序列。

2. 基因的基本特性

（1）基因的复制：生物体的遗传信息表现为特定的核苷酸顺序并以密码子的形式编码在 DNA 分子上，在细胞分裂过程中通过 DNA 准确地自身复制（self-replication），把遗传信息从亲代传给子代，以保证遗传物质的连续性和相对的稳定性。

（2）基因的表达：是指细胞把贮存在 DNA 顺序中的遗传信息，经过转录和翻译转变成具有生物活性的 RNA 和蛋白质的过程。

（3）基因表达的方式：生物体只有适应环境才能生存，当周围环境条件发生变化时，生物体就要改变自身基因表达情况，以调整体内执行相应功能蛋白质的种类和数量，从而改变自身的代谢活动等以适应环境。根据基因表达适应环境变化的情况，可把基因分成两类。组成性表达（constitutive expression），是指不大受环境变动而变化的一类基因表达，其中某些基因表达产物是细胞或生物整个生命过程中都持续需要而且必不可少的，这类基因称为管家基因（housekeeping gene）。适应性表达，是指环境的变化容易被其表达水平变动的一类基因表达，随环境变化表达水平增高的现象称为诱导（induction），随环境变化基因表达水平降低的现象称为阻遏（repression），诱导和阻遏现象在生物体普遍存在，是生物体适应环境的基本条件。

基因表达调控的分子基础是 DNA/蛋白质的相互作用，在不同情况下，调节蛋白可能成为正性调控因子和（或）负性调控因子。

三、认知过程中的表观遗传学机制

通过新信息或经验获得的记忆可保持数月、数年，甚至终身，而长时间保持存活的蛋白质或 mRNA 的半衰期只有 24 小时，显然，二者之间存在很大的矛盾，那么记忆的物质基础到底是什么？1984 年，Crick 提出了一个假设，即记忆编码在染色体的 DNA 上，虽然当时他并不是十分确信，但现已澄清，染色体是信息的携带者，而且可以一代代传下去，染色体结构或化学上的改变与认知功能的关系可做如下的理解：表观遗传学的改变是对来到大脑的信息、应激和神经元活性改变做出结构上的适应，最终将信息带至基因位点并激活特异性基因表达程序。目前研究证明，在脑的一些区域发生的表观遗传学改变如组蛋白的乙酰化、甲基化、磷酸化可以稳定地改变动物的行为，包括学习、记忆、抑郁、药物依赖、突触可塑性等等，为长记忆的形成、巩固和突触可塑性的形成、维持提供解释。

阅读近十几年发表的有关表观遗传学的文章后，解决了长期以来认知过程中令人费解的一些问题，本文着重介绍在脑的不同区域（主要是海马和脑皮层）组蛋白修饰和 DNA 甲基化在认知过程中的作用及其可能的机制。

（一）组蛋白乙酰化

一系列表观遗传学改变都能影响记忆过程，其中组蛋白乙酰化，具有明确、显著地促进记忆的形成和巩固的作用。组蛋白乙酰化是通过组蛋白乙酰化酶（HATs）催化完成的。HATs 将带正电荷的乙酰基转移到组蛋白 N 末端尾区内赖氨酸侧链的 ε-氨基，组蛋白乙酰化酶被分成 3 个主要家族：GNAT 超家族，MYST 家族和 P300/CBP 家族，将乙酰基从组蛋白移走，由组蛋白去乙酰化酶（HDACs）催化完成，HDACs 被分成 4 类：Ⅰ类，锌依赖型 HDACs，Ⅱ类和Ⅳ类 HDACs，Ⅲ类 NAD 依赖性 HDACs。在哺乳动物中，脑海马在记忆形成中起重要作用。许多学者以海马区域作为研究对象，研究了组蛋白乙酰化对条件性恐惧中的背景记忆（contextual memory）和空间记忆的影响。研究证明组蛋白乙酰化或抑制 HDACs 活性都能增强条件性恐惧中的背景记忆和 Morris 水迷宫中的空间记忆以及增加突触可塑性（synaptic plasticity）。应当指出的是，脑中组蛋白乙酰化不是独立于其他组蛋白修饰而存在，而是在组蛋白乙酰化的同时，也往往存在组蛋白磷酸化、甲基化、组蛋白乙酰化削弱了组蛋白与 DNA 之间的静电亲和力，从而促进染色体结构接近转录基因结构，引起基因持续性改变，增加神经元活动，乙酰化修饰后的组蛋白也可以募集其他相关因子，如转录复合物，进入到基因位点，影响转录。

（二）组蛋白乙酰化的调节机制

1. 神经元活性与组蛋白乙酰化　组蛋白乙酰化可由许多类型的神经元活性所调节。例如，KCl介导的神经元去极化引起海马培养中的核心组蛋白 H_2B 乙酰化的增加；再如，特异性受体激动剂可兴奋多巴胺能、乙酰胆碱能、谷氨酸能途径，增加小鼠海马 H3K14 和 H3S10 的乙酰化，在所有这些情况下，组蛋白乙酰化都伴有细胞外调节激酶 ERK（MAPK 家族中的一员）的激活，直接激活 MAPK-ERK 信号途径可增加组蛋白乙酰化，而 MAPK-ERK 抑制剂则可阻断组蛋白乙酰化。这些研究表明，神经元活性引起组蛋白乙酰化是通过 MAPK 依赖性途径的激活，而且也可能是通过 H3S10 磷酸化之间的对话。后者常与蛋白乙酰化同时存在，从染色体脱离的 HPAC2 引起的神经活性，也能改变组蛋白的乙酰化。用 BDNF 刺激皮层神经元，能引起 HDAC2 在胞嘧啶 262 位和 274 位的硝基化及随后组蛋白的高乙酰化，并伴有神经营养因子依赖性基因表达的增强。已知 MECP2 可增加 BDNF 的表达，但被 HDAC2 负面调节。因此，神经活性参与了以 HDAC2 和 BDNF 为中心的正性反馈，该系统导致组蛋白乙酰化和基因自身的持续表达。

2. 突触可塑性与组蛋白乙酰化　长时程突触可塑性涉及突触维持和交流有关基因表达的改变，已有充分材料证明，组蛋白乙酰化促进这一改变。例如，在海兔（Aplysia）组蛋白乙酰化能诱导长期易化（LTF）并伴有 CREB 结合蛋白 CBP 的增加，类似的改变也在突触素（synapsin）的启动子区域观察到，突触素与 LTF 和 LTD 均有关，但伴有 CREB 乙酰化的减少。正常情况下，诱导 LTE 需施加强电刺激，但如果提前给予 RNA 干扰（RNAi），弱的电刺激也能诱导 LTF。这一发现提示，组蛋白乙酰化程度与突触可塑性程度密切相关，HDAC1 能增加天然存在的突触传递过程，在哺乳动物的 LTP 也与组蛋白乙酰化水平有关。LTP 诱导可平行出现 H3 和 H4 组蛋白乙酰化的增加，从研究中还明显看出 LTP 促进乙酰化，特异性改变与突触传递有关基因如 Reelin 和 BDNF 启动子区域，这一结果与前述看法一致，即在组蛋白乙酰化过程中存在一个基因自身持续性改变的正性反馈系统。此外，有关 HATCBP 的研究表明，增加组蛋白乙酰化能促进 LTP，部分或完全缺失 CBP 功能的小鼠出现组蛋白乙酰化水平的下降和 LTP 形成受阻。不过，不依赖转导的早期 LTP 不受影响。

3. 记忆形成与组蛋白乙酰化　在低等生物和哺乳动物进行的研究证明，不管哪种记忆类型或哪种记忆时相（记忆获得，巩固和再现）都能对组蛋白乙酰化进行调节。例如，背景性和线索性恐惧记忆（fear memory contextual and fear memory cued）都能增加 H3 乙酰化；小鼠眨眼条件反射（eye-blink conditioning）和大鼠潜伏抑制（latentin hibition）能分别增加组蛋白 H3 和 H4 乙酰化；大小鼠物体识别记忆（object recognition memory）伴有 H3 和 H4 乙酰化的增加；此外，优先食物转换（social transmission of food perference）和食物厌恶记忆（food aversion memory）等均能增加 H3 乙酰化；空间记忆（spatialmemory）伴有 H2B，H3 和 H4 乙酰化。

从上述组蛋白乙酰化研究的论述可得出以下几点结论。①组蛋白乙酰化，不是脱离开其他组蛋白修饰而独立存在，即在发生组蛋白乙酰化的同时，也有组蛋白磷酸化、甲基化等的发生，其他表观遗传学改变对组蛋白乙酰化起了协同作用。②神经元活性可调节组蛋白乙酰化，神经元活性的启动需要 MAPK-ERK 信号途径的激活。长记忆和突触长时程增强均涉及许多基因的转导和表达，最常见和最重要的基因包括即早基因 Zif/268，Creb，Bdnf 和 Reelin 等。③许多种类的神经活性存在一个以 BDNF 和 HDAC2 为中心的正性反馈系统，该系统可导致组蛋白乙酰化和基因自身持续表达程序。④在多种生物体和细胞研究中观察到各种不同类型的记忆模式和不同记忆时相都能引起组蛋白乙酰化，进而促进记忆和有关基因的转录和表达。⑤组蛋白乙酰化能引起长记忆的形成和巩固，但对无须转录的短记忆和早期 LTP 没有影响。

神经元活性是如何引起组蛋白乙酰化，它的作用机制是什么？

途径之一是神经元活性包括 LTP 和学习激活 G 蛋白偶联受体（GPCRs），然后依次激活腺苷酸环化酶（AC）产生 cAMP，后者激活 PKA，PKA 磷酸化 MEK（MAPK 家族中的一员），MAPK 的家族成员能直接磷酸化组蛋白，随后启动组蛋白乙酰化。

途径之二是神经元活性可通过钙内流引起膜去极化，然后激活使 CAMKⅡ活化，后者磷酸化甲基-CPG 结合蛋白 2（MECP2），使 MECP2 从染色体脱离出来 Camodelin 刺激 BDNF 启动子区域的基因转导。BDNF 激活一氧化氮合酶导致组蛋白乙酰化酶 2（HDAC2）的硝基化，在硝基化作用下，HDAC2 从染色体中脱离出来并强化硝基化，结果引起 BDNF 表达并参与正性反馈系统，进而促进记忆-持续性基因表达的改变（图 4-6-1）。

RNA 干扰（RNAinterference，RNAi）指内源性或外源性双链 RNA（dsRAN）介导细胞内 mRNA 发生特异性降解，导致靶基因表达沉默，产生相应功能表型缺失，RNA 干扰下的基因沉默是表观遗传学的重要内容，人工合成的小 RNA（SiRNA）包括 miRNA，SiRNA 和 piRNA，小 RNA 序列较短，能指导 Argonaute 蛋白识别的靶分子并导致基因沉默。

已证明，组蛋白去乙酰化酶 HDACi 能阻遏学习记忆，并在细胞内有广泛分布，人工合成 HDAC1 显然有重要的治疗价值，HDAC2 的结构很接近 HPAC1，尽管如此，科学家们还是合成许多类型的 HDACi，上述各种类型学习记忆和突触可塑性模型证明使用 HDAC2i 可促进记忆，增强 LTP，阻遏记忆下降。

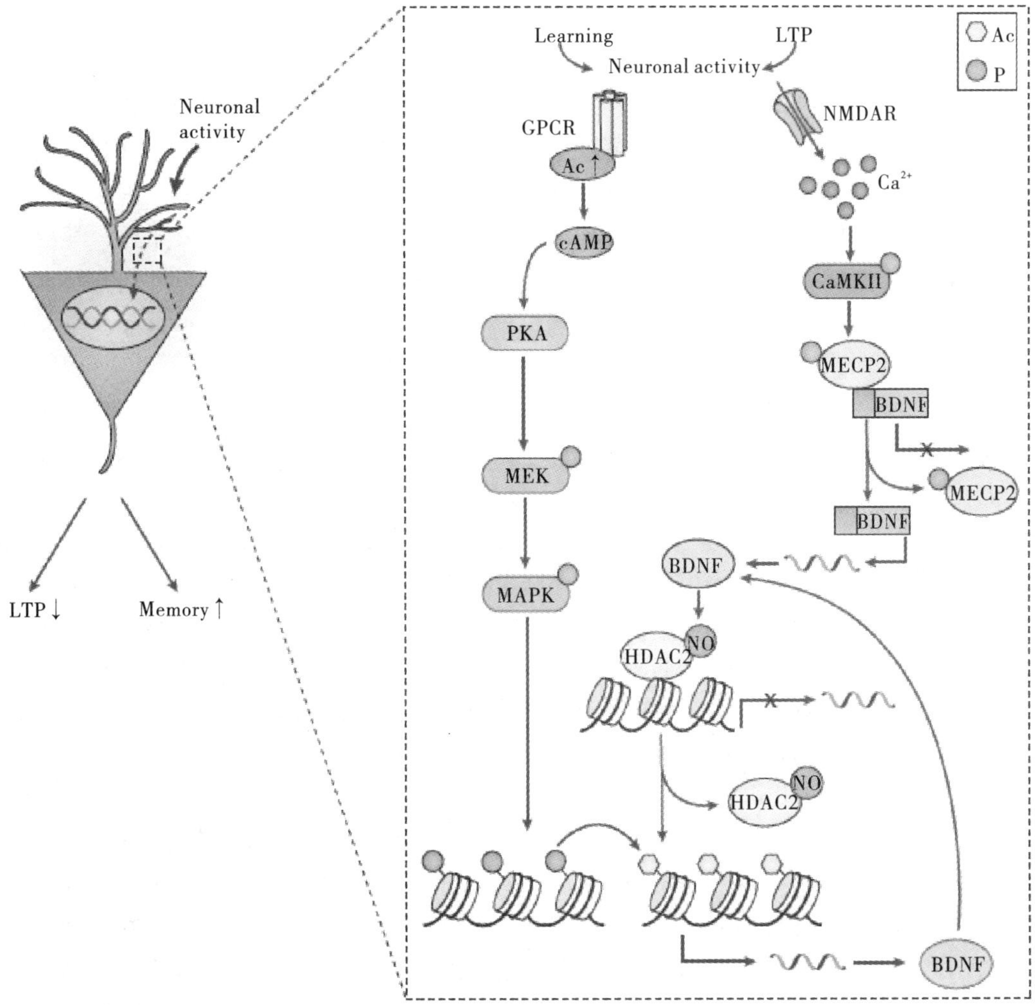

图 4-6-1　神经元活性引起组蛋白乙酰化进而促进记忆形成和有关基因转录、表达的模式图

四、组蛋白和 DNA 甲基化

甲基化可发生在组蛋白，也可发生 DNA 上。真核细胞中，甲基化只发生在胞嘧啶第五位碳原子上，是由甲基转移酶所催化，以 S-腺苷甲硫氨酸（S-adnosylmethionine，SAM）作为甲基供体，将甲基转移到胞嘧啶上，DNA 甲基化主要发生在 CpG 双核苷酸序列的胞嘧啶上，哺乳动物异染色质的 DNA 约有 80%的 CPG 被甲基化，根据作用方式和反应酶不同，DNA 甲基化分为两种：维持甲基化（maintenance methylation）和从头甲基化（de novo methylation），前者与 DNA 复制相关联。当甲基化的双链 DNA 被复制生成两条新的双链 DNA 后，只有亲代链是甲基化的，甲基转移酶是 DNMT1，后者则是 DNA 上甲基化状态的重新构建，它不依据 DNA 复制在完全非甲基化的 DNA 碱基位点上引入甲基，是甲基化的建立机制。甲基转移酶依赖于 DNMT3a 和 DNMT3b 的活性。

对基因转录的影响：目前研究发现，组蛋白精氨酸甲基化常伴随转录的激活，赖氨酸残基上的甲基化则因赖氨酸所在的位置不同而有差别，赖氨酸甲基化发生在组蛋白 H3 的第 4，第 9，第 27，第 36，第 79（K4，K9，K27，K36，K79）位及 H4K20 位上，其中，在酵母和哺乳动物细胞中 H3K4 和 H336 位点被甲基化可以激活转录，而 H3K9K27K79 和 H420 的赖氨酸甲基化则可抑制转录。

DNA 甲基化对基因表达的调节主要表现为抑制转录活性，一种可能的机制是由于 DNA 甲基化直接抑制了转录因子的结合，不能形成转录复合体，从而也就抑制了基因转录活性。

对记忆的调节作用：SwatiGupta 及其同事研究了组蛋白甲基化对成年动物海马部位记忆形成的影响，他们的研究得出如下主要结果：恐惧记忆能触发海马 CA1 区 H3K4 三甲基化（转录激活标志）和 H3K9 二甲基化（转录抑制标志）的变化；H3K4 特异的甲基化转移酶 MⅡ缺失的小鼠出现长记忆形成障碍；改变组蛋白甲基化与去乙酰化酶（HDAC）抑制相偶联；H3K4 三甲基化显著增加两种基因（Zif/268 和 BDNF）的启动子，这一事件出现在记忆巩固期间，已知这两种基因在记忆形成和神经可塑性中起重要作用。这些发现支持组蛋白甲基化在长记忆巩固中扮演重要角色，其他许多学者也都证明 DNA 甲基化与记忆形成和储存有关，如甲基化 CpG 结合蛋白-1（methyl-CpG-bindingprotein-1）基因缺失出现空间记忆能力丧失，甲基化 CpG 结合蛋白-2（methyl-CpG-bindingprotein-2）基因缺失的突变小鼠出现恐惧记忆、空间记忆和物体识别记忆的障碍。

以上研究基本是依据于海马的行为学记忆实验。

海马 DNA 甲基化对记忆形成起重要作用，但海马的改变是短暂的，训练后一天之内便恢复到基础水平，长记忆以及记忆的巩固和储存依赖于脑的不同区域，据信长记忆的形成和巩固主要依赖于背侧前额叶前扣带皮层（dmDFC），为此探讨皮层组蛋白甲基化是否能促进长记忆的形成和巩固十分必要。Miller 等采用背景性恐惧记忆实验探查皮层 DNA 甲基化对长记忆的影响，报道认为大鼠恐惧条件化环境中的背景记忆可维持数月，在这期间，近期（recent）记忆会转变成远期（remote）记忆，也即记忆从海马（HPC）转变成依赖于 dmPFC 的记忆。首先，采用 MeDIP 即甲基化 DNA 免疫沉淀法测定皮层三种基因 Zif/268，reln 和 CaN 的甲基化水平。动物试验则观察训练后 7 天的背景记忆，将动物分为背景组（C）、休克组（S）和背景加休克组（CS）。结果表明，在所有组和所有测定时间点，即早基因 Zif/268 均为去甲基化，说明环境刺激能广泛地改变 dmPFCZif/268 的甲基化状态，相反地，一个记忆正性调节基因 Reln 仅在受训练的动物即 CS 组动物训练后 1 小时内出现高甲基化，随后即回归对照水平，训练后短时间内 CaN（一种记忆抑制基因）的甲基化无改变，但在训练后 1 天，这一基因出现持久的甲基化，随后用 BSP 描绘训练后 7 天 CaN 甲基化的改变，发现仅 CS 组动物有显著的 CaN 甲基化。为了解皮层 DNA 甲基化是否能反映联合学习，动物在训练前注射 NMDA 受体拮抗剂 MK-801，证明 MK-801 干扰了训练后 7 天动物恐惧记忆的获得（acquisition），也阻断了训练后 2 天 dmPFCCaN 和 Reln 的高甲基化，但不影响 Zif/268 的甲基化，进一步支持 CaN 和 Reln 高甲基化是一种对联合性环境信号的特异性反应。Frankland 等前期研究观察了训练后不同时间对 ACC（anteriorcingulate cortex）恐惧记忆再现（retrieval）的干扰。结果证明 ACC 在 18~36 天（近期记忆）经干扰失去记忆再现，但不是训练后 1 天或 3 天（近期记忆），从这一结果估计记忆的巩固出现在训练后 3~18 天，研究还证明皮层 DNA 甲基化可能在训练后 1 周内出现，该时段也是皮层留下记忆痕迹的时间，随后的实验证明训练后立即向背侧 HPC（CA1）注射 NMDA 受体选择性抑制剂 AVP，结果证明，APV 不但能干扰学习，也能阻止训练后 7 天 dmPFCCaN 和 Reln 甲基化，表明一次性海马-依赖性学习经验就足以驱动皮层长时间、基因特异性甲基化改变。为了进一步探讨皮层 DNA 甲基化是否伴随长记忆的形成，观察了训练后 30 天的皮层甲基化及记忆巩固的情况，结果证明在 CS 动物皮层的 CaN 甲基化仍十分明显，而且与长记忆的出现和维持的时间段相吻合。此外，还观察到在 HPC 有快速甲基化，而在 dmPFC 有持久的甲基化，以上研究阐明了以下几个问题：第一，海马 HPC 可启动学习记忆，产出过渡性短记忆；第二，长记忆的形成和巩固依赖于 dmPFC；第三，海马和皮层记忆的形成均缘于海马和皮层 DNA 的甲基化，或甲基化与其他组蛋白修饰的协同作用；第四，重要的记忆相关基因和受体包括 Zif/268，Reln，Bdnf 和 NMDA 受体。

组蛋白甲基化是如何调整认知过程，它的生物学机制是什么？DayJ 和 SweattD 提出了如下假说，假说要阐明的主要问题是组蛋白甲基化这一表观遗传学标志，如在细胞内转变及功能与结果，出现三种可能性：第一，DNA 甲基化驱使神经细胞的反应状态发生了改变，即它允许、容纳其他机制参与产生协同效应和维持更加长远的改变；第二，甲基化事件积极参与和改变基因的读出，促进记忆的进行，如增加突触强度和突触可塑性；第三，表观遗传学机制帮助，在神经元无增殖的情况下可以达到突触数量（synapticweight）的稳定分布，后者是稳定记忆的必需条件，这一假设强调了突触可塑性在记忆过程中的重要性，事实上，国际上近年的研究表明老年痴呆认知功能的衰减与老年斑、Aβ 脑内沉积及神经原纤维缠结无显著相关，由于突触在信息传递、信息加工中的重要作用，许多学者都支持突触功能降低（包括突触效能下降和突触丢失）是造成认知功能障碍乃至老年痴呆的主要原因，当前治疗老年痴呆和各种认知障碍的治疗方向都在寻找加强突触效能，防止突触丢失、增加突触新生的新药。

五、组蛋白磷酸化

组蛋白磷酸化修饰跟乙酰化和甲基化修饰一样具有调节认知功能的作用，这一修饰发生在组蛋白的 H3、S1 和 S10 丝氨酸残基上，由一组蛋白激酶包括丝裂原和应激激酶（MSKI）和 Aurora 激酶家族催化完成。组蛋白磷酸化可被蛋白磷酸酶 PP1 和 PP2a 所逆转，这两种脱磷酸化酶又可被其他分子级联包括多巴胺和 cAMP 调节的磷酸蛋白 32（DARPP32）所抑制。最具特色的磷酸化标志存在于 H3 第 10 位（H3K10）丝氨酸上，这一修饰招募了含有 HAT 活性的 GCN5，因而能增加邻近组蛋白赖氨酸残基 K9 和 K14 的乙酰化，这解释了为什么组蛋白乙酰化和磷酸化常常同时存在。另外，H3S10 磷酸化通过改变 DNA 和组蛋白尾部间的交互作用增加转录因子的结合。

许多研究工作已揭示组蛋白的磷酸化具有调节记忆形成的作用，编码 RSK2 的基因突变能产生低咖啡摄入综合征（coffin-lowry），有精神迟缓、精神异常等表现。在动物模型上的研究证实，背景性恐惧条件反射形成后，H3S10 磷酸化和 H3S10/K14 磷酸乙酰化迅速增加，但 ERK 抑制后可阻断其增加。同样，缺失 MSKI 的小鼠出现恐惧记忆和空间记忆障碍，这一缺陷却不因给予 HDAC 抑制剂所逆转，提示组蛋白磷酸化途径与组蛋白乙酰化并行而不是位于乙酰化的下游。与此相协调的是，组蛋白磷酸化酶 PPI 受抑制，能改善长时程物体识别记忆和空间记忆而不影响短记忆，从这些发现推测：通过抑制 PPI 来增加组蛋白磷酸化对治疗学习记忆障碍可能是一个有明显特色，甚至是互补的治疗策略。

除学习记忆外，H3S10 磷酸化也与药物成瘾行为学反应有关联。可卡因可引起纹状体 H3S10 磷酸化的增加，敲除 MSKI 的小鼠出现对服用可卡因行为反应的障碍。核内积累的 DARPP-32 能影响对可卡因和蔗糖奖励的行为反应。组蛋白磷酸化也已被证实是抗精神病和抗帕金森病下游的一个重要靶标，针对表观遗传学这一组蛋白磷酸化修饰设计和开发有治疗潜能的化合物是很有意义的。一项有意义的研究指出，MSKI 主要存在于神经元和纹状体、杏仁核、海马等脑区，MSKI 这一选择性分布是治疗干扰药物成瘾的一个很好的候选者。

哺乳动物细胞 Aurora 激酶家族成员的结构和功能在进化上保守，根据该家族成员在细胞内的定位可分为 3 种：Aurora-A，Aurora-B 和 Aurora-C。Aurora-B 是有丝分裂中组蛋白 H3 的第四位丝氨酸磷酸化所必需的激酶。组蛋白 H3 磷酸化主要由 Aurora-B 激酶控制，除 MSK 和 Aurora 外，IκB 激酶（nuclear，IKK）复合物中的 α 异构体（IKKα）也可以调控海马区域组蛋白的磷酸化修饰，Iκκα 以是核因子 κ 核的一种去抑制调控子，抑制 IKKα 去可以阻止背景性环境下长期记忆的再巩固（reconsolidation）。

组蛋白磷酸化促进长记忆形成和巩固的机制主要是磷酸基团携带的负电荷中和了组蛋白上的正电荷，造成组蛋白与 DNA 亲和力的下降，使 DNA 容易接近转录机构，激活基因转录，这是长记忆形成所必需的，也解释了为什么组蛋白磷酸化不影响短记忆。

在正常生理和表观遗传学的生化反应中，磷酸化使蛋白质和基因活化，随后的生化和生物学反应才能继续进行，所以在细胞繁殖、分化、细胞存活、DNA 复制、转导和重组、细胞凋亡以及信号转导中发挥重要作用。

六、其他组蛋白修饰与认知功能

组蛋白泛素修饰涉及三类催化酶：泛素激活酶（ubiquitinactivatingenzyme，E1），泛素接合酶（ubiquitinconjugatingenzyme，E2）和泛素连接酶（ubiquitinproteinligase，E3）。依赖这三种酶分三步进行泛素化修饰，第一步 E1 利用 ATP 形式存在的能量与泛素结合成高能硫酯键，构成泛素-E1 偶联物将泛素激活；第二步，通过转酯作用将活化的泛素转移到泛素结合酶 E2 的活性半胱氨酸残基上；随后，E2 将活化的泛素转移至泛素连接酶 E3 上，形成高能量 E3-泛素偶联物，最后 E3 可直接或间接地促使泛素转移到特异靶蛋白上，使泛素的羧基末端与靶蛋白的赖氨酸的 ε-氨基形成肽链或转移到已与靶蛋白相连的泛素形成多聚泛素链，有一个去泛素酶大家族，从赖氨酸残基上移去泛素。

组蛋白泛素化有广泛的细胞功能，最著名的是控制转录的启动和延长，泛素酶/去泛素酶与其他组蛋白修饰，特别是与组蛋白甲基化有牵连，组蛋白泛素化与神经退性病变间的关联来自亨廷顿病（Huntington），与泛素连接酶 hPRC12 存在交互作用。在多个亨廷顿病动物模型上观察到泛素化的 H_2A 的增加和泛素化的 H_2B 减少，导致组蛋白甲基化模式的改变和基因转录下调，故以泛素连接酶为靶标设计药物对亨廷顿病可能有潜在的治疗价值。

多聚（ADP-核糖）聚合酶［poly（ADPribose）polymerases，PARPS］在与记忆行为有关的组蛋白修饰中起一定作用，PARPs 可催化 ADP 核糖单位从 NAD^+ 转移到组蛋白靶位点上，不仅可影响染色质的局部结构，还可影响转录因子及染色质重塑复合体的结合，在操作性条件反射和位置回避实验中均证明 PARP1 可增加长记忆的形成。

七、衰老和神经退行性疾病的表观遗传学

衰老和年龄相关性神经退行性疾病是一个非常复杂的过程，过去有大量报道表明衰老与神经退行性疾病没有太多差异，如老年痴呆出现各种病理改变也在衰老过程中出现，但从未从表观遗传学方面去寻找原因，现有的研究揭示，表观遗传学的异常修饰是衰老和神经退行性疾病的主要机制，

其主要病理特征表现在两个方面。

其一，组蛋白和基因组 DNA 甲基化的减少，在衰老和神经退化性疾病中表现突出，如神经细胞和基因组 DNA 亚甲基化（hypomethylation）和甲基转移酶（HAT）活性缺失，在 AD 患者的病理性神经元和基因组 DNA 的亚甲基化水平更低。Mastroeni 等用免疫组化方法检测了死后 AD 和非 AD（ND）患者眶内皮层Ⅱ神经元的 DNA 甲基化和 8 种甲基化维持因子的免疫反应性，发现 ND 和 AD 神经细胞核具有甲基化胞嘧啶免疫反应阳性的神经细胞数分别为 91.7%±1.3%和 39.9%±3.4%，甲基化胞苷呈阳性的细胞数分别为 91.1%±1.3%和 51.8%±6.1%，即 AD 患者的两种甲基化模式比 ND 患者显著降低，DNMT，MOD2 和 P662 均系甲基化维持因子，在 ND 患者神经元呈免疫反应阳性，而 AD 患者神经元免疫呈阴性，此外，RPL26 和 5.8SrRNA 也有量的减少。

其二，HDAC2 表达增加，研究证明神经退行性改变、衰老和长期应激都能引起 HDAC2 表达增加，如在神经退行性疾病和衰老时，神经毒性因子如 Aβ、氧化应激（H_2O_2）和细胞内 D25 和 CDK5 激活、糖皮质激素受体（GR）与邻近组蛋白 HDAC2 启动子区的 GR 反应元件（CRE）结合，增加脑内 HDAC2 水平，HDAC2 优先与学习、记忆、神经可塑性有关的基因如 BDNF 结合，同时降低组蛋白乙酰化和基因的表达，破坏 BDNF 介导的正性反馈系统，从而降低神经可塑性和记忆的形成与巩固。

第七节　对现有认知改善药的评价及今后研究展望

认知障碍至今尚无理想的治疗药物，但全球科学家不断尝试新的治疗手段和药物，研究发展很快。目前已广泛用于临床治疗认知障碍的药物有改善脑代谢及脑血液循环的药物、钙拮抗剂、拟胆碱药、NMDA 受体拮抗剂等，兹分述于下。

一、吡拉西坦（piracetam）

国内称脑复康，分子式（$C_6H_{10}N_2O_2$，分子量 142.4），比利时学者于 1974 年研制成功。该药作用于中枢，无镇静、镇痛和兴奋作用，是非胆碱能和非肾上腺素能药物，被称为促智药（nootropica-gent）。口服后很快从胃肠道吸收入血，并通过血脑屏障到达大脑和脑脊液，大脑皮层和嗅球的浓度比脑干中的浓度高，该药口服后不能由肝脏分解，以原型从尿和粪便中排出。口服用量 0.8～1.6 克/次，3 次/日，有轻度改善认知的作用。不良反应常见胃肠道反应，轻度中枢反应，偶见轻度肝功能损伤。同类药物有奥拉西坦（onicetam）、普拉西坦（pramiracetam）等，它们改善认知的疗效与吡拉西坦类似或略高于吡拉西坦。目前临床已少用或不是首选药。

二、脑血管扩张药

血液供给系统对脑功能起重要保护作用，脑血液循环供应不足随年龄增加而加重，成年脑占体重的 2%左右，但它对血液的需耗量却高达 25%。脑的血流量占全身的 1/6，由于缺血缺氧首先受影响的是脑的正常功能，特别容易出现暂时认知障碍，各种类型的痴呆中血管性痴呆占 24%～30%，故血管扩张药在痴呆和老年性记忆减退的治疗中占有较重要地位。

在临床应用的脑血管扩张药包括环扁桃酯、长春胺、甲基酸二氢麦角碱、尼莫地平、桂利嗪、氟桂利嗪等。由于年龄的增长，人体逐渐出现钙的调节失控，导致细胞内钙超载，成为老化和老年痴呆病的一个动因，而非继发性效应。钙拮抗剂逐渐受到重视，一是能改善血流量，二是能降低细胞内钙浓度，在这方面钙拮抗剂尼莫地平疗效比较突出，它能有效地阻止 Ca^{2+} 进入细胞内，抑制平滑肌收缩，解除血管痉挛，尤其是它能选择性扩张脑血管，对全身其他部位特别是外周血管的扩张作用比较弱，它也能直接作用于神经元，发挥神经保护作用。由于脂溶性强，它极易通过血脑屏障，当用于蛛网膜下腔出血的治疗时，脑脊液中的浓度可达12.5ng/ml。我国和法国临床工作者还证明尼莫地平用于老年痴呆治疗，能显著提高智商，尼莫地平的不良反应包括血压下降，胃肠道出血，血小板减少等。

三、胆碱酯酶抑制剂

这类制剂种类繁多，已得到临床广泛应用，自1864年从加拉巴豆分离到毒扁豆碱以来，已合成的衍生物数以千计，经临床大量实践证明多奈哌齐（donepizel）作用较强且毒副作用较少。

四、NMDA受体拮抗剂

易倍申又称美金刚（memantine），该产品是第一个开发用于AD的NMDA受体拮抗剂，分子式：$C_{12}H_{21}N \cdot HCl$，分子量：215.77。它的主要药理作用是延缓兴奋性递质谷氨酸的释放，减少兴奋性毒性，产生神经保护作用。临床不良反应包括幻觉、头晕、头痛、意识混沌、疲倦等。

五、中草药有效成分

黄皮酰胺从芸香科植物黄皮叶中分离的酰胺类化合物，因有4个手性中心，含16个对映体，它们的绝对构型和人工合成均已全部完成。药理筛选证明黄皮酰胺是有效对映体，而（+）黄皮酰胺为劣映体，其毒性也比黄皮酰胺高。黄皮酰胺在行为学试验中能改善10种记忆障碍，在电生理实验中能增加效能可塑性，诱导LTP，促进突触新生。此外也能增加中枢内乙酰胆碱和蛋白质的合成，现已进入临床Ⅱ期试用。

人参皂苷Rg1，《神农本草经》中称人参有“开心益智”作用，现代研究证实人参有广泛药理作用。其中人参皂苷Rg1能改善记忆的全过程包括记忆获得、巩固和再现，能改善老年鼠（24~27月龄）、脑缺血、应激、卵巢切除以及多种化合物质所致的记忆障碍，其特点是：①不但能改善大脑的兴奋过程，也能改善抑制过程，从而保持两个过程的协调平衡；②既能改善认知障碍，又能提高基础突触传递，诱导LTP；③既促进神经发生，又促进血管新生和突触、树突和树突棘新生。

为对现有认知改善药进行评价，特提出以下几项评价标准。

1. 改善认知功能障碍的同时，是否也能提高突触可塑性？理由是：突触是信息传递、信息加工，构成神经回路和神经网络的重要机构，LTP被认为是学习记忆的神经分子生物学基础。

2. 改善神经退行性疾病的认知功能，是否也能消除或延缓主要发病机制，如Aβ脑内沉积，神经原纤维缠结形成，自由基和兴奋性氨基酸生成过多，神经元和突触丢失过多等。

3. 改善认知障碍的机制是否明确，是关键机制还是一般机制，前者如增加神经发生、与学习记忆和神经可塑性密切相关的基因的转录和表达增加，后者如一定程度上的抗氧化，增加脑血流量或只干预认知过程中的某一神经递质或某一信号分子。

4. 神经退行性疾病发病原因很多，有多重发病机制，有多种基因参与，所使用的药物能否产生多靶点作用？

5. 药物治疗过程中产生的毒副作用，患者能否耐受，会不会影响推广使用？

胆碱酯酶抑制剂因抑制乙酰胆碱的分解，导致脑内乙酰胆碱含量增高，是目前治疗认知障碍的主流产品。科学家发现，老年和AD患者存在胆碱缺陷，合成乙酰胆碱的胆碱乙酰转移酶（ChAT）减少，伴胆碱酯酶（AchE）减少，提出了“胆碱能假说”。

AD时海马和皮层ChAT活性可下降30%~90%，而在轻度AD和轻度认知障碍（MCI）患者，这些部位的ChAT并无明显改变，故有理由认为乙酰胆碱并非是影响学习记忆和认知功能的唯一因素，它可能只是认知功能损害过程中的一个环节。AD 早期胆碱能神经及其受体损伤不明显，乙酰胆碱尚能发挥一定作用，但 AD 中晚期胆碱能神经元及其受体损伤和丢失严重，即使增加一些乙酰胆碱已无多大空间可以发挥乙酰胆碱的作用了。总的说来，胆碱酯酶抑制剂是一类疗效短暂的替代治疗药物。此外，这类药物也不能提高突触可塑性，对 AD 病变也无明显影响，毒副作用却不少。

脑血液循环改善剂因提高脑血流量，能量供应有一定增加，对认知功能改善有一定作用，但多数这类药物均无抗血栓作用，钙拮抗剂如尼莫地平可消除细胞内钙超载，但只有清除自由基作用，对谷氨酸释放的抑制作用也比较弱，更重要的是它抑制突触可塑性，阻止 LTP 的诱导。它的毒副作用如血压下降、胃肠道出血、血小板减少等也令人生畏。

易倍申或美金刚是 NMDA 受体拮抗剂，因 NMDA 受体受到抑制，兴奋性毒性有所降低，钙流入有所减少，因而对认知功能有益。但前面已谈到，长记忆的形成和 LTP 的诱导乃至某些重要基因的转录和表达，激活 NMDA 受体是必要的或重要的前提条件。“舍本求末”实是不明智之举。NMDA 受体被抑制还可带来许多不利于机体的后果在此不赘。

今后研究展望如下。

1. 组蛋白和 DNA 的修饰改变 包括乙酰化、甲基化、磷酸化、泛酸化等可以调控记忆过程和特异性基因的转录与表达，而表达遗传学的异常修饰，如老年人神经退行性疾病基因中总体的亚甲基化，以及特异性基因局部区域的 DNA 超甲基化和全脑 HDAC2 含量的增加，被认为是衰老和各种疾病的主要发病机制，上述这些表观遗传修饰和机制的变化有助于人们设计更有效的抗衰老、抗 AD、抗心脑血管病等药物的策略。

RNA 干扰（RNAi）现象是指内源性或外源性双链 RNA 介导细胞内 mRNA 发生特异性降解，导致靶基因的表达沉默，产生相应的功能表型缺失。哺乳动物细胞能通过存在于机体和外源性的 RNAi 发挥作用，为以后 RNAi，miRNA，siRNA，piRNA 等基因治疗的应用领域提供新的研究方向。

Sirtuins 是一种去乙酰化酶家族，与衰老、能量、认知过程有关。采用一些药物干扰 Sirtuins 调控过程中的种种表观遗传学的变化，有望提高生物体寿命，提高人的智能，减少衰老相关性疾病的发病率。

2. NMDA 受体为靶点的药物开发 NMDA 受体具有的生物学特征可以介导学习记忆和 LTP，直接采用 NMDA 受体激动剂会带来 Ca^{2+} 介导的兴奋性毒性，但在 NMDA 受体上有几个调节点可以利用，包括一个重要的甘氨酸结合点。D-环丝氨酸是一个有促智特性的甘氨酸位点激动剂。甘氨酸重吸收抑制剂均可通过此位点提高 NMDA 受体功能。

NMDA 受体的亚型 NR1 和 NR2 有不同的结构和不同的编码基因。二者让钙通过钙通道的数量和方式各不相同，决定了突触可塑性的方向以及神经细胞的存活或死亡。NR2A 介导 LTP，而 NR2B 介导 LTD。NR2A 亚单位的选择性抑制剂抑制 LTP，不影响 LTD，NR2B 亚单位的选择性抑制剂均可阻断 LTD，但对 LTP 没有影响。

3. 利用胶质细胞源性营养因子开发调节突触可塑性的药物 过去对认知功能的研究重视了神经细胞的研究而冷落了胶质细胞的研究，目前国际上胶质细胞对突触可塑性的研究已成为神经科学领域的新热点。通过 c-FOS 和 CREB 依赖性机制刺激星形胶质细胞中胶质细胞源性神经营养因子（gial-cell-derived neurotropic factor，GDNF）产生，GDNF 对神经元发育、生长、分化、修复、再生有其他神经营养因子无可替代的作用，可提高星形胶质细胞内钙浓度，促进谷氨酸的释放，从而促进谷氨酸能传递，也被作为促智药开发途径。

（张均田）

致谢：刘少林、刘云、申丽红、王晓英等教授提供本章所需基本资料，特致诚挚的谢意。

参考文献

1. 陈乃宏，主编. 神经递质与神经疾患. 北京：中国协和医科大学出版社，2010：1-18，53-56.
2. 许绍芬，主编. 神经生物学. 第2版. 上海：上海医科大学出版社，1999：384-410.
3. 张均田，张庄柱，张永祥，主编. 神经药理学. 北京：人民卫生出版社，2008：65-98.
4. Paulsen O，Sejnowski TJ. Natural patterns of activity and long-term synaptic plasticity. Current Opinionin Neurobiology，2000，10（2）：172-179.
5. Hess G，Donoghue JP. Long-term potentiation and long-term depression of horizontal connections in rat motorcortex. Acta Neurobiologiae Experimentalis，1996，56（1）：397-405.
6. Brussaard AB，Herbison AE. Long-term plasticity of post synaptic GABAA-receptor function in the adult brain insights from the oxytocin neurone. Trendsin Neurosciences，2000，23（5）：190-195.
7. Chittajallu R，Alford S，Collingridge GL. Ca^{2+} and synaptic plasticity. Cell Calcium，1998，24（5-6）：377-385.
8. Hansel C，Artola A，Singer W. Relation between dendritic Ca^{2+} levels and the polarity of synaptic long-term modifications in rat visual cortex neurons. European Journal of Neuroscience，1997，9（11）：2309-2322.
9. Neveu D，Zucker RS. Postsynaptic levels of [Ca^{2+}] ineeded to trigger LTD and LTP. Neuron，1996，16（3）：619-629.
10. Bigge CF. Ionotropic glutamate receptors. Curr Opin Chem Biol，1999，3（4）：441-447.
11. Bleakman D. Kainate receptor pharmacology and physiology. Cell Mol Life Sci，1999，56（7-8）：558-566.
12. Bortolotto ZA，Collingridge GL. A role for protein kinase C in a form of metaplasticity that regulates the induction of long-term potentiation at CA1 synapses of the adult rat hippocampus. Eur J Neurosci，2000，12（11）：4055-4062.
13. Conquet F，Bashir ZI，Davies CH，et al. Motordeficit and impairment of synaptic plasticity in mice lacking mGluR1. Nature，1994，372（6503）：237-243.
14. Altman J. Autoradiographic and histological studies of postnatal neurogenesis. Ⅳ. cell proliferation and migration in the anterior forebrain，with special reference to persisting neurogenesis in the olfactory bulb. J Comp Neurol，1969，137（4）：433-457.
15. AltmanJ，Das GD. Autoradiographic and histological evidence of postnatal neurogenesis in rats. JCompNeurol，1965，124（3）：319-335.
16. Erikson PS，Perfilieva E，Björk-Eriksson T，et al. Neurogenesis in the adult human hippocampus. Nat Med，1998，4（11）：1313-1317.
17. Palmer TD，Ray J，Gage FH. FGF-2-responsive neuron alprogenitors reside in proliferative and quiescentr egions of the adult rodent brain. Mol Cell Neurosci，1995，6（5）：474-486.
18. Palmer TD，Markakis EA，Willhoies AR，et al. Fibroblast growth factor-2 activates alatentneurogenic program in neural stem cells from diverse regions of the adult CNS. J Neurosci，1999，19（19）：8487-8497.
19. Belluzzi O，Benedusi M，Ackman J，et al. Electrophysiological differentiation of new neurons in the olfactory bulb. J Neurosci，2003，23（32）：10411-10418.
20. Carlén M，Cassidy RM，Brismar H，et al. Functional integration of adult-bornneurons. CurrBiol，2002，12（7）：606-608.
21. van Praag H，Schinder AF，Christie BR，et al. Functional neurogenesis in the adult hippocampus. Nature，2002，415（6875）：1031-1034.
22. Kato T，Yokouchi K，Fukushima N，et al. Continual replacement of newly-generated olfactoryneurons in adultr ats. Neurosci Lett，2001，307（1）：17-20.
23. Kuhn HG，Dickinson-Anson H，Gage FH. Neurogenesis in the dentate gyrus in the adultr ats：age-related decrease of neuronal progenitor. proliferation. J Neurosci，1996，16（6）：2027-2033.
24. Ormerod BK，Lee TT，Galea LA. Estradiol enhances neurogenesis in the dentate gyri of adult male meadow voles by increasing the survival of young granule neurons. Neuroscience，2004，128（3）：645-654.

25. Furuta M, Bridges RS. Gestation induced cell proliferation in the ratbrain. Brain Res. Dev Brain Res, 2005, 156 (1): 61-66.
26. Bridges RS, Grattan DR. Prolactin-induced neurogenesis in the maternal brain. Trends Endocrinol Metab, 2003, 14 (5): 199-201.
27. Kempermann G, Kuhn HG, Gage FH. Genetic influence on neurogenesis in the dentate gyrus of adult mice. Proc Natl Acad Sci USA, 1997, 94 (19): 10409-10414.
28. Shen LH, Zhang JT. Ginsenoside Rg1 promotes proliferation of hippocampal progenitor cells. Neurol Res, 2004, 26 (4): 422-428.
29. Shen L, Zhang J. NMDA receptor and iNOS are involved in the effects of ginsenoside Rg1 on hippocampal neurogenesis in ischemic gerbils. Neurol Res, 2007, 29 (3): 270-273.
30. 蔡禄. 表观遗传学前沿. 北京：清华大学出版社，2012.
31. 黄诒森，侯筱宇. 生物化学与分子生物学. 第3版. 北京：科学出版社，2016：330-345.
32. Kouzarides T. Chromatin modifications and their function. Cell, 2007, 128 (4): 693-705.
33. Levenson JM, Sweatt JD. Epigenetic modifications in memory formation. Nat Rev Neurosci, 2005, 6 (2): 108-118.
34. Day JJ, Sweatt JD. Epigenetic treatments for cognitive impairments. Neuropsychopharmacology, 2012, 37 (1): 247-260.
35. Fischer A, Sananbenesi F, Wang X, et al. Rocovery of learning and memory is associated with Chromation remodeling. Nature, 2007, 447 (7141): 178-182.
36. Levenson JM, O'Riordan KJ, Brown KD, et al. Regulation of histone acetylation during memory formation in the hippocampus. J Biol Chem, 2004, 279 (39): 40545-40559.
37. Vecsey CG, Hawk JD, Lattal KM, et al. Histone deacetylase in hibitors enhance memory and synaptic plasticity via CBP-dependent transcriptional activation. J Neuroscience, 2007, 27 (23): 6128-6140.
38. Swank MW, Sweatt JD. Increased histone acetyl-transferase and lysine acetyl transferase activity and biphasicactivation of the ERK/RSK cascadein insularcortex during noveltaste learning. J Neurosci, 2001, 21 (10): 3383-3391.
39. Bartel DP. MicroRNAs: genomic biogenesis, mechanism and function. Cell, 2004, 116 (2): 281-297.

第五章 阿尔茨海默病的发病机制和药物研究进展

阿尔茨海默病（Alzheimer's disease，AD），又称为老年性痴呆，是老年人中引起痴呆最常见的一种慢性神经退行性疾病。1907 年由德国病理学家 Alois Alzheimer 首次报道并由此命名。AD 临床上起病隐匿，以近记忆功能减退为早期表现，并且进行性加重，并伴有语言、记忆、认知、推理、定向力、判断等多种功能障碍，进而影响日常生活能力。一般病程为 2~20 年，平均 8 年。AD 患者脑内主要病理改变为大脑皮质和海马等处的以 β 淀粉样肽（β-amyloid，Aβ）为核心的细胞外老年斑和以异常磷酸化的 tau 蛋白为核心的细胞内神经原纤维缠结，同时还伴有神经元和突触的丢失等。AD 有家族遗传性和散发性两种，而占 90%以上的散发性 AD 呈明显的年龄依赖性，其中，65 岁以上的发病率超过 10%，85 岁以上则超过 50%。目前我国 AD 的患者已经达到 600 万人，居世界第一位。随着全球人口老龄化的加剧，发病率将呈显著上升趋势，根据国际 AD 协会报道，预计 2050 年全球 AD 患者将达到 1. 15 亿。2013 年美国因护理 AD 和其他痴呆患者而产生的费用已经达到 2030 亿美元，而预计到 2050 年此费用将达到 1. 2 万亿美元（2013alzheimer's disease facts and figures，alzheimer's association）。AD 的高发病率、病程缓慢再加上患者生活质量差，治疗费用高，给家庭和社会带来沉重的经济和精神负担。因此明确 AD 的发病机制，寻找有效的治疗手段来预防和延缓 AD 的发生和发展，不仅成为国内外医学研究的重点课题，对于各国经济长期发展也具有战略性意义。

第一节 概　　述

阿尔茨海默病的病因和发病机制目前尚不明确，研究资料提示其发病可能与遗传、代谢和环境因素相关。关于 AD 的病因学说主要有 Aβ 学说、tau 蛋白异常修饰学说、神经细胞凋亡学说、氧化应激学说和基因突变学说等。目前已有的研究表明，Aβ 在 AD 的发病中起着至关重要的起始及枢纽作用，其可能通过调节 tau 蛋白的异常磷酸化、线粒体功能障碍、氧化应激、钙代谢紊乱、神经炎症反应等，最终导致神经元退化和死亡。但近期一些研究认为，突触的、线粒体的、代谢的、炎症的、神经元细胞骨架的以及其他年龄相关的改变，在 AD 病理过程中可能比 Aβ 发挥更早期，或者更核心的作用。

临床上用于治疗 AD 的药物有 10 余种，主要是拟胆碱药物和改善脑代谢的益智药。脑内乙酰胆碱含量与记忆力密切相关，AD 患者大脑内乙酰胆碱大量减少，引起记忆力衰退，补充胆碱类物质能改善其记忆力和思维能力。直接给予胆碱或卵磷脂，由于代谢太快，不能增加乙酰胆碱的含量。而抑制乙酰胆碱水解酶可延缓乙酰胆碱的代谢分解，从而延长突触后受体的兴奋，改善记忆力。乙酰胆碱酯酶抑制剂是目前治疗 AD 的一线药物。最早使用的胆碱酯酶抑制剂药物为他克林（tacrine），因其对肝脏损伤严重而被淘汰。目前，长效可逆非竞争性乙酰胆碱酯酶抑制剂有多奈哌齐（donepezil，商品名为安理申）、氢溴酸加兰他敏（glantamine）、利斯的明（rivastigmine）及石杉碱甲（huperzine A）等。这些药物对减少早期 AD 患者的神经递质乙酰胆碱的分解有一定疗效，但由于中、晚期患者脑内产生的乙酰胆碱已很少，该方法对治疗 AD 难见疗效。盐酸美金刚（akatinol memantine，商品名易倍申）是首个非 AchE 抑制剂类 AD 治疗药，它是一种非竞争性的 NMDA 受体拮抗剂，AD 病理过程中神经元丢失的一个重要原因是突触间隙存在过多谷氨酸，使 NMDA 受体被过度激活，离子通道长时间开放，Ca^{2+} 内流增大，引起神经元死亡。盐酸美金刚通过阻断 NMDA 受体，抑制大脑中兴奋性神经递质谷氨酸的释放。该药也可与多奈哌齐联合使用，从而增加对中晚期 AD 患者疗效。但上述这些均为对症治疗药物，不能减轻病理变化，也不能逆转疾病进程。如能抑制病理变化的起始阶段、或使已形成的斑块溶解，将有助于疾病的根治。目前 AD 新药研究主要聚焦在抑制 Aβ 的形成、促进解聚等方面，但时至今日尚无靶向作用于 Aβ 的药物成功上市。

改善脑代谢的益智药一般具有扩张脑血管的作用，临床上常用于脑损伤后的恢复，这些药物对老年痴呆的某些症状如记忆力衰退、适应环境能力降低等有不同程度的改善作用。常用于老年痴呆的药物包括西坦类药物，吡硫醇，钙离子拮抗剂尼莫地平等。

本文将就阿尔茨海默病发病机制和药物研究的最新研究进展进行介绍。

第二节　阿尔茨海默病的发病机制

一、AD 发生的遗传学，表观遗传学和流行病学因素

AD 可能是由遗传、表观遗传和环境等多种复杂因素相互作用所致。目前已知的与家族遗传性 AD（familial alzheimer's disease，FAD）密切相关的基因突变包括淀粉样前体蛋白（amyloid precursor protein，APP）、早老素 1（presenilinl，PS1）和早老素 2（PS2）。APP 基因位于 21 号染色体，是最早发现与 AD 有关的突变基因。已发现有 25 种 APP 突变，其中几种突变发生在靠近 APP 基因的 Aβ 编码区及其周围，即 APP 基因的第 16 和 l7 外显子中。正常情况下，APP 主要由 α-分泌酶裂解成可溶性 αAPPs 蛋白，几乎不产生 Aβ。当 APP 基因发生突变时，如 APP 外显子 17 中第 2149 碱基位点的突变可使 $A\beta_{1\sim40}$ 和 $A\beta_{1\sim42}$ 明显增加，沉淀形成老年斑，促使 AD 的发生。位于 14 号染色体上的 PS1 对神经元的发生和存活是必需的。PS1 基因所编码的 PS1 蛋白参与 APP 的剪切、加工和运输过程。PS1 基因突变约占 FAD 中所用基因突变的 80%，当 PS1 基因突变时，会产生较长片段 Aβ，还可引起 tau 蛋白等细胞骨架蛋白之间的相互作用异常，从而破坏离子通道的微结构，影响细胞内外离子交换，促进 tau 蛋白过度磷酸化，加速 NFT 及老年斑的形成。位于 1 号染色体上的 PS2 为膜蛋白，与 PS1 有很高的同源性（67%），在 FAD 中仅发现 PS2 基因的 N141I 和 M239V 两个突变位点。突变的 PS2 基因可引起细胞凋亡。

ApoE 基因则是唯一散发性 AD（sporadic alzheimer's disease，SAD）相关的基因。ApoE 是血浆脂蛋白的主要组成成分，在脑内主要由星形胶质细胞和小胶质细胞分泌，是脑内胆固醇转运最重要的载体。ApoE 位于 19 号染色体上，该位点有 3 个等位基因（ε2、ε3 和 ε4）。ApoEε4 基因突变与 FAD 和 SAD 均有相关性，是目前已知最具危险性的晚发型 AD 的遗传性因素之一，40%~60%的 AD 患者是该基因变异型的携带者，说明 ApoEε4 基因与 AD 的发病密切相关，它可能增加了患者对 AD 的易感性，从而增加发生 AD 的危险性，降低了患者发病年龄，使发病年龄提前 10~15 年。但其促进 AD 发生机制尚不明确，可能与影响星形胶质细胞和神经元对 Aβ 清除，促进 Aβ 聚集、沉淀和老年斑的形成有关。2011 年完成的一项全基因组关联性研究（Genome Wide Association Studies，GWAS）证实 ApoEε4 是唯一一个与年龄相关的认知功能减退相关的基因。GWAS 还鉴定出了一些其他调节晚发型 AD 发生的危险基因，包括 CLU、CR1、PICALM、BIN1、SORL1、GAB2、ABCA7、MS4A4/MS4A6E、CD2AP、CD33、EPHA1、HLA-DRB1/5 等。但是这些基因诱发 AD 的风险都弱于 ApoEε4。还有研究报道胆固醇-25-羟化酶、低密度脂蛋白受体、白介素、巨噬细胞移动抑制因子、α2-巨球蛋白、HLA

A2 和 α1-抗糜蛋白酶 A 等基因与 AD 的发生有关，但没有基因组数据分析和相关的生物学实验验证。

近年来研究发现，表观遗传机制也可能在 AD 发病中发挥重要作用。对 AD 患者尸检的脑组织和外周血白细胞，以及转基因动物模型分析显示，衰老和 AD 均伴有多个层面上的表观遗传失调，包括组蛋白修饰和异常的 DNA 甲基化。如影响 AD 病理学的 12 个特定基因的甲基化状态表现明显的“表观遗传学漂移”，虽然以数据分析的方式很难决定 AD 甲基化的增高或降低。但发现 DNA 甲基转移酶 1（DNA methyhransferase，DNMT1）启动子的某些胞嘧啶鸟嘌呤（CpG）位点有年龄特异性的表观遗传学漂移。从全基因组的角度来看，在 AD 中，受影响的皮层神经元和神经胶质细胞表现出免疫反应下降，而不受影响的小脑区域则没有变化，同卵双胞胎 AD 也表现高度相似的结果。虽然目前还不清楚表观遗传的改变是 AD 的病因还是结果，但双胞胎的研究支持这一概念，即表观遗传机制调节 AD 的风险。在 AD 中存在组蛋白的翻译后修饰（post-translational Modifications，PTMs）。组蛋白 3（histone 3，H3）磷酸化作为激活有丝分裂的关键步骤，可使 AD 海马神经元呈过磷酸化状态，在 AD 脑组织，星形胶质细胞和神经元的 H1 明显上调。另外，HDAC 抑制剂（histone deacetylases inhibitors，HDACIs）丙戊酸，可以降低 APP 的表达，减轻大脑中的 Aβ 斑块沉积。另外，抑制 DNA 甲基化和促进组蛋白乙酰化可增强 AD 转基因小鼠和老年野生型小鼠的学习记忆能力，这表明表观遗传机制参与了健康人和 AD 患者的学习记忆调节。

老龄化是晚发性 AD 目前已知的最重要的非遗传危险因素。潜在的环境危险因素还包括头部外伤、低教育水平、低社会生活功能、少社交活动、吸烟、高血脂、高血压、同型半胱氨酸血症、糖尿病和肥胖等。同时有研究表明，严重抑郁症与阿尔茨海默病存在相关性。抑郁和不适当的应激状态会使 AD 风险升高 2 倍。但是，这些环境因素与 AD 发生的相关性仍然存在争议。ApoEε4 与一种或多种这些环境危险因素的组合可能会进一步加重晚发型 AD 和与年龄有关的认知衰退。所以，针对这些诱因，应积极采取措施加以避免。

二、Aβ 级联学说

1984 年 George Glenner 和 Caine Wong 从 AD 患者大脑脑脊膜的小血管的淀粉样物质中纯化出 Aβ，分子量约为 4kD，并测定了其部分的氨基酸序列。随后的研究发现 AD 和唐氏综合征（down's syndrome，DS）患者大脑的淀粉样斑块核心成分与 Glenner 和 Wong 发现的多肽是同一蛋白。

（一）Aβ 的生成和代谢

Aβ 是 APP 连续水解产生的 β 皱褶层结构的含 3643 氨基酸的多肽。APP 是含有多个功能区的复杂的Ⅰ型跨膜糖蛋白，存在于全身各组织细胞膜上，在脑组织中表达最高。APP 在体内分为非 Aβ 形成和 Aβ 形成两种代谢途径。非 Aβ 形成途径是 APP 的主要代谢途径，APP 在 Aβ 序列的 Lysl6-Leul7 部位，经 α-分泌酶水解产生 10kD 的可溶性的 N 端片段（αAPPs）和跨膜片段 C83，后者经 γ-分泌酶从中间切割产生 3kD 片段的 p3（即 $Aβ_{17-42}$）和 AICD（APP intracellular domain）。αAPPs 和 AICD 均具有神经保护作用，其中 αAPPs 参与神经发生、胚胎发育，能降低脑外伤后神经元的损害及改善认知功能；AICD 对神经发生具有负调节作用。关于 p3 与 C83 的作用目前仍不清楚，但最近研究提示 p3 可能也具有神经保护作用。Aβ 形成途径是 APP 的次要代谢途径（仅占总代谢的 10%）。β 分泌酶（β-site amyloid precursor protein-cleaving enzyme-1，BACE1）在 Aβ 序列的第 1 位氨基酸部位水解 APP，产生 12 kD 的可溶性的 N 端片段（βAPPs）和跨膜片段 C99；后者与膜相连，在跨膜区 Aβ 序列的第 40/42 位氨基酸部位经 γ-分泌酶蛋白水解产生 Aβ 和 AICD。$Aβ_{1-40}$和 $Aβ_{1-42}$的是 Aβ 两个主要成分，细胞生成的比例为 9∶1。但 $Aβ_{1\sim42}$易于聚集形成淀粉样蛋白，对周围的突触及神经元具有毒性作用（图 5-2-1）。

内质网、高尔基体、细胞膜、内涵体、溶酶体和自噬体等处都能产生 Aβ，内涵体可能是最主要的生成部位，特别是神经元突触前区的内涵体。Aβ 产生后，一部分经过分泌通路释放到细胞外，另一部分可能在细胞内被代谢降解。除了细胞外的 Aβ 淀粉样斑块，AD 患者大脑的神经元内也发现了 Aβ，并可能形成细胞内淀粉样斑块。且在 AD 患者和模型动物大脑神经元内多种细胞器官发现有 Aβ 积累。$Aβ_{42}$寡聚体也在神经元的非正常突起和突触中均可观察到。神经元内 Aβ 积累可能由胞外的 Aβ 内吞或胞内产生的 Aβ 滞留所致。

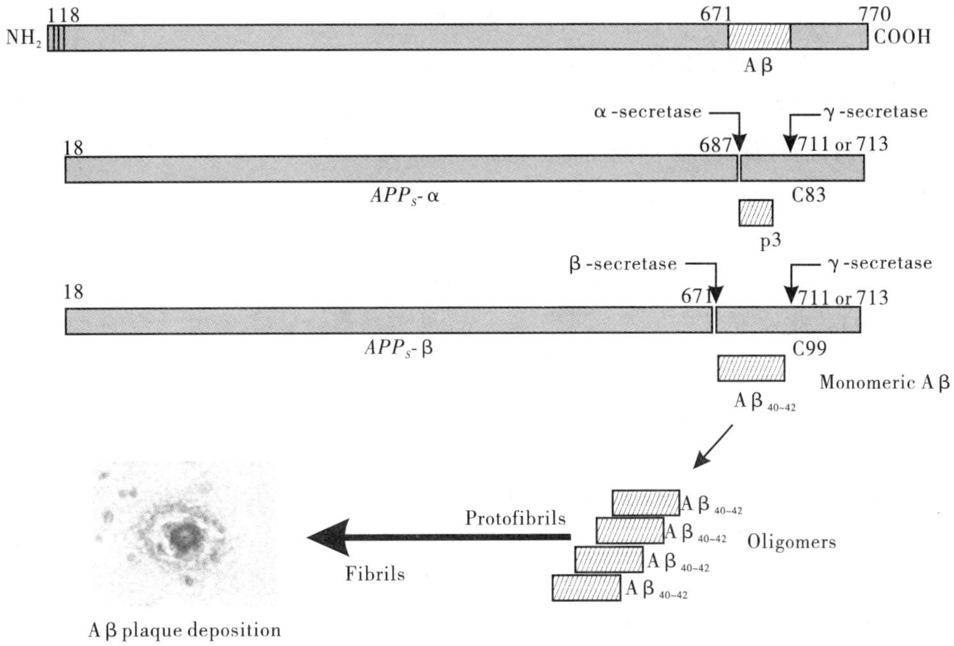

图 5-2-1 APP 加工及 Aβ 生成过程

Aβ 的降解涉及脑啡肽酶（neprilysin，NEP）、胰岛素降解酶（insulin degrading enzyme，IDE）、内皮素转化酶（endothelin-converting enzymes，ECEs）等。大量研究结果表明，这些酶在神经元内外 Aβ 降解中起重要作用。NEP 可以在多个位点酶切 Aβ，NEP 水平随着年龄增长的下调在 AD 的发病过程中起重要作用。NEP 组织分布广泛，包括小肠、肾脏、胸腺、肺脏、前列腺和脑组织等。在大脑中，主要集中在黑质纹状体和易于发生 Aβ 沉积的海马区。NEP 在神经元内主要分布在突触前和突触后的质膜。NEP 不仅可以降解 Aβ 的单体，同时可以降解 $Aβ_{40}$和 $Aβ_{42}$的寡聚体形式，并且可以降解细胞内和细胞外的 Aβ。IDE 是一种含锌的金属多肽酶，主要位于胞质，也可见于过氧化物酶体、胞膜，同时也有分泌形式。Kurochkin 和 Goto 于 1994 年首次提出 IDE 可以体外降解 $Aβ_{40}$，AD 患者和转基因动物模型研究均证实 IDE 酶活性的减少对于脑内 Aβ 的积聚起促进作用，并且 IDE 对细胞内 Aβ 也有清除作用，ECE 是 NEP 的同源物。ECE-1 是一种膜结合的金属蛋白酶，它分布于脑内的神经元和胶质细胞，目前发现 ECE-1 至少有 4 种异构体，其中 ECE-1a、ECE1c 和 ECE1d 主要定位于细胞表面，而 ECE-1b 主要在细胞内，并且与转运 Golgi 体网状系统的标记蛋白共存。ECE-2 蛋白主要表达于脑内，很可能参与了蛋白的处理过程。ECE-1 体外能显著减低 Aβ 的水平，在降低了 ECE-1 活性的小鼠，$Aβ_{40}$和 $Aβ_{42}$的水平明显升高。ECE 基因敲除小鼠脑内 Aβ 多肽的水平和对照组相比，明显升高。此外，血管紧张素转化酶（angiotensin-converting enzyme，ACE）、纤溶酶（plasmin plasmin）和基质金属蛋白酶 2（MMP-2）等也相继被证实有降解 Aβ 的能力。上调 Aβ 降解酶的蛋白水平、增强它的酶活性或者提高它对 Aβ 的选择性都可能成为治疗 AD 的新方案。

（二）AD 大脑中的 Aβ 寡聚体和淀粉样斑块

基于这些研究成果，AD 发病机制的 Aβ 级联假说应运而生，并且对 AD 研究产生了长期和广泛的影响。该假说最初认为，遗传或其他因素引起 Aβ 聚集成不溶性纤维及进而形成淀粉样斑块，淀粉样斑块引起神经元死亡和神经原纤维缠结的形成，最终导致认知功能障碍。因此近 20 年的研究热点始终围绕在纤维状 Aβ 和淀粉样斑块的毒性作用上。然而，大量研究逐渐证实 AD 患者脑内 Aβ 淀粉样斑块的数量与认知障碍的程度无明显相关性，但脑内可溶性 Aβ 的水平与大脑皮层和海马区神经突触的丢失程度以及认知障碍的程度呈正相关。且 APP 转基因小鼠在淀粉样斑块形成前就出现了学习记忆缺失、神经元及突触功能和结构改变。这些结果均不支持 Aβ 淀粉样斑块导致神经元死亡而引起认知障碍的 AD 发病机制假说。近 10 年来，人们逐步认识到 Aβ 斑块中的不可溶的纤维状 Aβ 不是 Aβ 产生神经毒性的主要形式，而 Aβ 寡聚体日益引起研究者的重视。

可溶性 Aβ 寡聚体可以分为低分子量聚合体和高分子量寡聚体。低分子量聚合体主要指 2~10 聚体，高分子量寡聚体是指聚合度在 20~40，仍可保持可溶性状态。在 AD 脑内 Aβ 主要以 12 聚体形式存在（52~54kD），此外还有二、三、四聚体。Aβ 纤维状聚合物主要由平行的 β-折叠堆垛而成，而 Aβ 寡聚体的二级结构主要是平行与反平行的 β-折叠混合构成，也有实验表明寡聚体在膜上以 α-螺旋构型存在，用于形成跨膜通道。1998 年，Lambert 等报道了 Aβ 寡聚体对突触功能的损害，Selkoe 和 Hardy 对早期的淀粉样级联假学进行了修改，即遗传或其他因素引起 Aβ 产生增多或清除减少，Aβ 积聚形成寡聚体，进而引起突触损伤、胶质细胞活化、炎症反应、氧化应激和 tau 蛋白磷酸化等病理改变，导致广泛的突触功能异常，选择性神经元死亡，认知功能障碍。尽管目前普遍认为可溶性 Aβ 寡聚体是产生神经毒性的主要 Aβ 形式，其中最具神经毒性的 $A\beta_{42}$ 寡聚体在 AD 患者脑中的含量是对照人群的数十倍。但可溶性 Aβ 寡聚体在何处积累，具体何种可溶性寡聚 Aβ 在 AD 病理变化中起主要作用还不清楚。

（三）Aβ 的毒性作用

1. 氧化应激作用　APP 产生 Aβ 时，释放出自由基，使神经细胞的脂膜过氧化。Aβ 能够诱导神经细胞产生氧自由基，自由基又可导致 ROS 产生，过量的 ROS 会引发神经细胞的氧化应激损伤，造成抗氧化系统受损，细胞膜结构改变，膜功能出现障碍等。当高浓度的 Aβ 作用于原代培养的神经元，电镜下可明显地看到膜结构的破坏和膜的快速崩解。另外。通过晚期糖基化终产物受体（RAGE）激活胶质细胞产生自由基，作用于与之相邻的小胶质细胞的 C-Fos 受体，诱导细胞清道夫受体和 ApoE4 表达增加。而且 M-CSF 可激活小胶质细胞增殖、迁移，产生更高水平的 ROS，最终引起神经元功能丧失，甚至死亡。

2. 破坏钙稳态　细胞内钙稳态对细胞发挥正常生理功能十分重要，Ca^{2+} 平衡被破坏，就会改变信号传导系统，在细胞膜上形成极小的隧道或者破坏 K^+ 通道，导致大量外 Ca^{2+} 内流，使细胞内 Ca^{2+} 超载。研究发现，在体外培养的神经细胞，用 Aβ 刺激时能诱导 Ca^{2+} 内流，导致细胞内 Ca^{2+} 超载，破坏了神经细胞内钙离子稳态。进一步影响了中间丝状体蛋白 GFAP 和 S100B 的表达，导致 Ca^{2+} 稳态失调，一方面损伤了氧化磷酸化，另一方面导致钙依赖性酶的超常活动，结果导致细胞的能量不足甚至耗竭，细胞对氧化应激更加敏感，损伤加剧。细胞结构和功能破坏，影响了长时程突触增强效应，突触可塑性降低，同时，胞内 Ca^{2+} 超载还促进了脂质过氧化和自由基的生成，增加了细胞对氧化应激和兴奋性毒性的易感性，加剧细胞的损伤。

3. 损害胆碱能神经系统　Aβ 促进神经元胆碱的释放，导致细胞内胆碱耗竭，从而减少 ACh 合成。还可激活 tau 蛋白激酶 1，使丙酮酸脱氢酶磷酸化，从而减少丙酮酸转化为乙酰辅酶 A，而乙酰辅酶 A 是合成 ACh 的原料，由此减少 ACh 的合成。Aβ 能够抑制神经内源性 ACh 的释放和细胞对高亲和力胆碱的摄取。Aβ 能引起胆碱能神经细胞膜钾离子通道开放，促进 K^+外流，导致细胞死亡，并增加 NMDA 受体对谷氨酸的反应，产生兴奋性毒性作用，此外还可作用于 L 型电压依赖性钙通道，使细胞内 Ca^{2+}浓度增加，能导致 AChE 异常表达。Aβ 常损害 M 受体与 G 蛋白的偶联，阻断 M 受体激动后的信号转导，该作用可能由 Aβ 产生的氧化性损伤所致。Aβ 还可减慢乙酰胆碱酯酶的降解速度，促进 ACh 的降解。

4. 炎症免疫作用　Aβ 能使 Meynert 核、海马和皮层区的小胶质细胞和星形胶质细胞增生活化，小胶质细胞聚集并吞噬变性神经细胞。在体外的实验中，Aβ 诱导小胶质细胞 IL-1、IL-6 和 TNF-α 等多种细胞因子的表达，IL-1 和 IL-6 能增加 APP 的合成，导致 APP 过高表达和 Aβ 生成增加，形成恶性循环。

5. 神经细胞的凋亡　大量整体和离体实验证实，Aβ 可以通过多条途径诱导神经细胞凋亡。①Aβ 可下调抗凋亡蛋白 Bcl-2 水平，上调促凋亡蛋白 Bax 的表达，而 Bax 可嵌入线粒体形成通道，使细胞色素 C 溢出到胞质，细胞色素 C 能活化 Caspase 级联反应，引起细胞凋亡。Aβ 能激活多种 caspase，如 caspase2、3、6 和 8 介导细胞死亡。②Aβ 可通过激活糖原合成酶激酶 3-β，引起 tau 蛋白异常磷酸化，促进神经原纤维缠结形成和神经退行性改变。③Aβ 通过一种细胞膜受体与晚期糖化终末产物受体结合，导致细胞内 ROS 生成增多。Aβ 自身也能够产生自由基和反应性氧物质，通过损伤膜脂质而引起神经元退变。④Aβ 还能直接引起线粒体肿胀，细胞色素 C 释放，后者激活 caspase3 和 caspase9，引起凋亡。此外，三个 AD 相关基因 APP、PS1 和 PS2 突变均调节神经元的凋亡。APP 的突变可能会导致 $Aβ_{42}$生成和沉积增加，Aβ 的过量产生可能导致 APP 非淀粉样代谢途径的减少，因而具有神经营养功能的 αAPPs 产生减少，由于它的减少，神经细胞对许多损伤的敏感性大大增加。

三、tau 蛋白异常与 AD

作为 AD 特征性的病理改变，神经原纤维缠结（neurofibrillary tangle，NFT）的主要成分是聚集成双螺旋细丝（paired helical filaments，PHFs）的异常过度磷酸化的微管相关蛋白（microtubule-associated protein，MAP）tau。这种 tau 蛋白异常聚集而形成 PHFs/NFTs 也出现在脑炎后帕金森病、Pick 病等多种伴有痴呆症状的中枢神经退行性疾病中。tau 蛋白在中枢和外周神经系统含量丰富，主要在神经元表达，轴突含量很高。

（一）tau 蛋白的结构和功能

人类 tau 蛋白由位于*17q21* 染色体上的单基因编码，全长约 100kb，包括 16 个外显子。在中枢神经系统 2、3、10 外显子间不同 mRNA 的剪接，表达 6 种 Tau 蛋白的同功异构体，相对分子质量在 $5\times10^4\sim7\times10^4$。其结构差异在于 N 端有 0~2 个含 29 个氨基酸的插入子，C 端有 3~4 个含 31~32 个氨基酸的结合微管的不完全重复序列。此序列组成微管结合决定区的核心，是生理条件下结合微管蛋白的部位。tau 蛋白的中央区富含脯氨酸，是与微管相互作用的另一个位点，也是几种激酶作用的靶点。tau 蛋白的重复序列是与微管相互作用的基础，而侧翼序列能增强 tau 蛋白与微管的结合能力，脯氨酸富含区对于微管组装的从头合成尤为重要。正常成熟脑中 tau 蛋白含 2~3 个磷酸化位点，而 AD 患者脑 PHF 中的 tau 蛋白表现过度磷酸化，每个分子可含 5~9 个磷酸基，较正常升高 3~4 倍，并有异常聚合和糖基化特性，尤其是丧失与正常微管结合、促进微管装配的功能。

微管是神经元的细胞骨架，构成细胞内在支持结构。在健康神经元，神经元胞体和轴突间营养物质的运输依赖于微管系统的完整性。正常脑中 tau 蛋白的主要细胞功能在于：①促进微管的形成。tau 蛋白结合的微管蛋白可作为微管组装早期的核心，进而促进其他微管蛋白在此核心上延伸聚集形成微管；②保持微管的稳定性，降低微管蛋白的解离，并诱导微管成束。实验证明，将 tau 蛋白注射人大鼠成纤维细胞后可促进网络微管的聚集并增强微管的稳定性，转染并表达 tau 蛋白可促进微管束的形成和稳定。

磷酸化是 AD 中 tau 蛋白最主要的翻译后修饰方式，同时，糖基化、乙酰化、截断、肽脯氨酸异构化、泛素化、类泛素化、硝基化等也直接或间接地调节着 tau 蛋白的构型和功能，与 AD 的发生和发展有一定的关系。深入研究 tau 蛋白翻译后的修饰及其分子调控机制对于开发 AD 诊断及治疗相关药物有一定的意义。

（二）Tau 蛋白异常翻译后修饰

1. Tau 蛋白异常磷酸化　在 AD 患者脑中，最早发现的变化是 tau 蛋白的过磷酸化，Tau 蛋白总量明显增高，异常过磷酸化的 tau 蛋白的增加尤为突出。根据磷酸化状态、生物学活性和是否聚合形成 PHF，AD 患者脑中的 tau 蛋白分为 3 种：AD-tau、AD P-tau 和 PHF-tau。AD-tau 可溶于水，其磷酸化程度和生物学活性类似于正常 tau 蛋白。AD P-tau 是异常过磷酸化的 tau 蛋白，没有生物学活性，但未聚合成 PHF。PHF-tau 是从神经原纤维缠结中提取的异常过磷酸化的 tau 蛋白。AD P-tau 占异常 tau 蛋白的 40%，能阻断正常 tau 蛋白和其他微管相关蛋白的联系，一方面引起微管解聚，另一方面，过磷酸化的 tau 蛋白自身聚集形成 PHF 和直纤维丝。这使脑中受累神经元微管结构广泛破坏，正常轴突转运受损，引起突触丢失和神经元功能损伤，发生神经退行性改变。在 AD PHF-tau 中，目前至少鉴定出 37 个磷酸化位点，主要位于 Ser/Thr-Pro 和 Ser/Thr-X。一部分位点在正常情况下也可发生低水平磷酸化，但在死后的脑组织中能被磷酸酯酶迅速去磷酸化，而 AD 患者脑内这些磷酸化位点则持续保持磷酸化状态，且大部分位点在正常脑中是不能被磷酸化修饰的。

蛋白质的磷酸化状态取决于蛋白激酶和蛋白酯酶的相对活性。目前体外已经鉴定出十几种参与 Tau 蛋白异常磷酸化的激酶，主要是丝氨酸/苏氨酸蛋白激酶。根据蛋白激酶催化磷酸化反应序列的特点，可将丝氨酸/苏氨酸蛋白激酶分为脯氨酸指导的蛋白激酶（proline-directed protein kinase，PDPK）和非脯氨酸指导的蛋白激酶（non-proline-directed protein kinase，non-PDPK）。它们均可催化 Tau 蛋白发生磷酸化反应，如糖原合成酶激酶-3（glycogen synthase kinase-3，GSK-3）、周期蛋白依赖性激酶-5（cyclin dependent kinase-5，cdk-5）、钙/钙调素依赖性蛋白激-2（calcium and calmodulin-dependent protein kinase Ⅱ，CaMK Ⅱ）、丝裂原激活的细胞外信号调节蛋白激酶（mitogen-activated extracellular signal-regulated protein kinase，MAPK/ERK）、应激活化的蛋白激酶（stress-activated protein kinase，SAPK/JNK）、p38 激酶、微管结合调节激酶（microtubule affinity regulating kinase，MARK）、蛋白激酶 A（PKA）、蛋白激酶 C（PKC）等。其中 GSK-3 和 cdk-5 是最重要的蛋白激酶。

蛋白磷酸酯酶在 tau 蛋白的磷酸化调节中也发挥重要作用。哺乳动物 Ser/Thr 磷酸酯酶有 4 种，即 PP1、PP2A、PP2B 和 PP2C。体外研究证实 PP2A、PP2B 和 PP1 在调节 tau 蛋白异常磷酸化方面起关键作用。PP2A 可使 AD P-tau 的 Ser-46，Ser-199/Ser-202、Ser-235 和 Ser-396/Ser-404 位点发生去磷酸化；PP2B 可作用于 AD P-tau 的 Ser-46，Ser-199/Ser-202 和 Ser-396/Ser-404 位点；而 PP1 知作用于 ADP-tau 的 AD P-Tau 的 Ser-199/Ser-202 和 Ser-396/Ser404 位点。另外，PP2A 和 PP2B 还能使 PHF-tau 的一些位点去磷酸化，但所需的酶量远远高于使 ADP-tau 去磷酸化所需的酶量，这是由于 PHF/NFT 空间构象对其 Tau 蛋白脱磷酸有阻遏作用。

近年来，磷酸化 tau 蛋白聚集形成的寡聚体（oligomers）被越来越多地认为是引起 AD 的主要原因之一。

2. Tau 蛋白异常糖基化　糖基化（glycosylation）是一种机体中重要的翻译后修饰，一般分为两种，连接在 4 种氨基酸上。O-连接的糖基化，主要在高尔基体内进行，与 Ser、Thr 和 Hyp 的—OH 连接，连接的单糖为半乳糖或 N-乙酰半乳糖胺等。N-连接的糖基化，N-乙酰葡糖胺等在内质网内与天冬酰胺残基的 NH_2 连接，糖的供体为核苷糖。1996 年 Wang 等首次发现在 AD 脑内纯化出来的 PHF-

tau 中有特异性识别糖蛋白的 lectin 的阳性染色。而尚未发生异常磷酸化的 AD-tau 已被异常糖基化了，说明异常糖基化修饰是发生在异常磷酸化修饰之前的一个早期事件。在 AD 脑内，修饰 tau 蛋白主要的单糖是半乳糖、甘露糖和 N-乙酰葡糖胺。Tau 蛋白主要被 N-糖基化修饰，而且至少有 10 种以上的各种不同的寡糖链结构存在于 ADP-tau 和 PHF-tau 中。

此外，Tau 蛋白也存在 O-连接糖基化修饰。O-连接糖基化和磷酸化都是机体对不同的细胞信号途径所进行的快速而动态的蛋白修饰调节，O-连接糖基化和磷酸化的作用相反。已证实 tau 蛋白在 Ser214、Ser262、Ser356、Ser396 和 Ser404 等位点的磷酸化水平受 O-GlcNAc 糖基化修饰的负性调节，增高蛋白质 O-GlcNAc 糖基化修饰水平会使这些位点的磷酸化水平降低，反之亦然。AD 患者大脑中葡萄糖利用水平下降，从而使需要葡萄糖作为原料的 UDP-乙酰氨基已糖的合成减少，继而造成糖基化的供体 UDP-GlcNAc 的显著下降，最终导致 AD 患者脑中 tau 蛋白的 O-GlcNAc 糖基化程度降低，tau 蛋白的磷酸化增加，使 tau 蛋白失去组装和稳定微管结构的功能，最终导致微管崩解。

3. Tau 蛋白的异常乙酰化修饰　乙酰化是发生在蛋白质赖氨酸侧链氨基上的一种翻译后修饰。而蛋白质的乙酰化/去乙酰化主要受组蛋白乙酰基转移酶（histone acetyltransferase，HAT）/赖氨酸乙酰基转移酶（lysine acetyltransferase）及组蛋白去乙酰化酶（histone deacetylase，HDAC）/赖氨酸去乙酰化酶（lysine deacetylases）的调控。Tau 蛋白的乙酰化和去乙酰化主要受 p300 和 SIRT1 的调节。研究发现在相同条件下乙酰化的 tau 蛋白更易聚集形成纤维丝。Tau 蛋白的 Lys280 乙酰化能够促进 tau 蛋白自身的磷酸化，加速异常聚集程度及 AD 的进程。

4. Tau 蛋白的截断　Tau 蛋白是一种天然的、无特殊折叠性质的蛋白，并且是许多蛋白酶的底物，而蛋白酶酶切或者通过其他途径产生的蛋白片段可能会加速 tau 蛋白的聚集及 AD 的进程。目前已知与 tau 蛋白截断及降解相关的酶包括胰蛋白酶（trypsin）、糜蛋白酶（chymotrypsin）、半胱氨酸、天冬氨酸蛋白酶（caspases）、钙蛋白酶（calpains）、凝血酶（thrombin）、组蛋白酶（cathepsins）、嘌呤霉素敏感性氨肽酶（puromycin-sensitive aminopeptidase，PSA）等。迄今为止，已经鉴定出 9 个 tau 蛋白酶切位点，不同位点的酶切与不同的蛋白酶相关，其中 Asp421 和 Glu391 位截断所产生 tau 片段的积累与 AD 的进程呈正相关。Tau 蛋白截断除直接与蛋白酶相关外，还受蛋白酶体降解系统及一些非酶体系的影响。

5. Tau 蛋白的异常肽脯氨酸异构化　在一些蛋白质中，磷酸化 Ser/Thr-Pro 序列存在顺式和反式两种构象，这种构象之间的转化对于调节细胞信号传导通路非常重要。Tau 蛋白 pThr212-Pro213 和 pThr231-Pro232 是肽脯氨酸异构酶 Pin1 的结合位点，这种特异性的结合会促进磷酸化 tau 蛋白肽脯氨酸的异构化，即从顺式到反式的转化，反式构象是 tau 蛋白行使微管组装功能的优势构象。而 Pin1 功能下降或者缺失之后，tau 蛋白主要以顺式构象为主，顺式构象的 tau 蛋白磷酸化程度加剧，因此失去微管的组装功能，并容易聚集形成 NFT。同时，顺式构象的 tau 蛋白不易被去磷酸化及被蛋白降解系统降解。此外，Pin1 也与 APP 的顺反异构有关，顺式构象的 APP 更容易被 β-和 γ-分泌酶剪切生成 Aβ，因此，Pin1 的功能下降或缺失可能是 AD 发病的一个重要原因。研究表明，Pin1 敲除小鼠显示 tau 蛋白过磷酸化以及 NFT 的形成，而过量表达 Pin1 可以显著提高 Tau 蛋白转基因 AD 模型小鼠的认知能力。体外实验也证明，Pin1 可以使过磷酸化的 tau 蛋白重新恢复原有功能，这些提示 Pin1 对于 AD 的发生和发展可能具有保护作用。

6. Tau 蛋白的异常泛素化和类泛素化　泛素（ubiquitin）是一个在真核生物中普遍存在的高度保守的含 76 个氨基酸的小分子蛋白质，在生物体内用于标记无用而需要分解掉的蛋白质。研究发现 Tau 蛋白的降解与泛素依赖的 26S 蛋白酶体和泛素非依赖的 20S 蛋白酶体两种降解路径与相关。1991 年 Bancher 等发现 PHF-tau 具有泛素化修饰，而 AD-tau 和 ADP-tau 中无此改变。但在 NFT 中发现的泛素化 Tau 蛋白，并不能够被标记后通过蛋白酶体途径降解和清除，反而沉积在 AD 脑内，这可能是由于蛋白酶体降解系统损伤所造成的。此外，泛素化-蛋白酶体降解途径产生的 tau 蛋白片段有可能会加速 tau 蛋白的聚集。类泛素化是一种与蛋白的活性、定位以及稳定性相关的蛋白翻译后修饰。其中 tau 蛋白的 Lys340 被鉴定出有类似泛素化修饰特点，而这种翻译后修饰与 tau 蛋白的磷酸化、泛素化及降解等有一定相互调控关系。

7. Tau 蛋白的异常硝基化　tau 蛋白上的硝基化位点主要是 Tyr18、Tyr29、Tyr197 和 Tyr394。正常人脑中存在 Tyr18 和 Tyr197 的硝基化，而 Tyr29 的硝基化只在 AD 患者脑中被检测到。Tyr29 的硝基化主要引起 tau 蛋白与微管结合力的下降及其聚集程度的加剧，从而加剧 AD 的进程。

8. Tau 蛋白的异常糖化　糖化（glycation）是不同于糖基化的一种生化过程。糖基化是指在有特定的糖苷转移酶作用下，将糖基以共价键（N-糖苷键连接或 O-糖苷键连接）形式连接到蛋白质分子上形成糖蛋白的过程，形成的糖蛋白中的糖基可被特定的糖苷酶水解消化掉。糖化是指蛋白质分子本身的 ε 苷键与细胞内糖类物质的醛基经过氧化作用形成 Shiff 键，再经过分子内重排形成不溶性、不被酶降解的交叉连接体（AGEs）的过程。AD 脑内 Aβ 斑块出现 AGEstion 阳性染色。Tau 蛋白分子中的赖氨酸富含 εNH_3，极易形成 AGEs，大大促进了 PHFs 的形成。

9. Tau 蛋白的异常多聚胺修饰　谷氨酰胺转移酶可以将多聚胺结合到 tau 蛋白上，发生聚胺化（poly-amination）修饰。Tau 蛋白的多聚胺形式不影响 tau 蛋白的微管结合活性，但能抑制 tau 蛋白被钙蛋白酶（calpain）水解，进而促进 tau 蛋白的异常聚集。

（三）tau 蛋白在 AD 中的神经毒性作用

异常磷酸化 Tau 蛋白形成的 NFT 是 AD 的主要病理特征之一，对 tau 蛋白异常磷酸化的研究为了解 AD 发病的分子机制提供了大量的证据。tau 蛋白过度磷酸化假说认为，tau 蛋白过度磷酸化在 AD 发病机制的早期起重要作用。过度磷酸化的 Tau 蛋白加快了 tau 蛋白在大脑和脑脊液中的积累并进一步形成 NFT，进而患者出现记忆和认知功能降低等症状。过度磷酸化的 tau 蛋白不仅可与 MAP1、MAP2 等微管蛋白竞争性地结合微管从而使微管解聚，微管系统瓦解，影响轴浆的运输功能，而且使自身与微管蛋白的结合能力下降。从微管上脱落下来的 tau 蛋白互相聚集形成具有神经毒性的纤维状物质 NFTs，而 NFTs 不需要改变微管完整性就可对快速轴突运输产生重大影响。总之，NFTs 可能通过复杂的机制导致神经元变性并最终引起痴呆的发生。因此，抑制 tau 蛋白过度磷酸化、抑制 tau 蛋白聚集成 NFTs 及加快 tau 蛋白在细胞内的降解成为未来抗 AD 药物研究的新方向，此外，Tau 蛋白其他形式的翻译后修饰（如糖基化、乙酰化、截断、肽脯氨酸异构化、糖化、硝基化和泛素化等）也直接或间接地对 tau 蛋白的聚集产生影响，进而产生神经细胞毒性。随着对 tau 蛋白翻译后修饰与 AD 关系的深入了解，以 tau 蛋白不同翻译后修饰为切入点的 AD 治疗药物的研发将会迎来全新的突破。

四、神经炎症反应与 AD

近年研究发现，以胶质细胞过度激活及产生大量自由基和炎性因子为特征的神经免疫炎症与 AD 发生关系密切。在 AD 患者大脑和 AD 转基因小鼠的研究均显示在 Aβ 沉积斑块所在的皮层和海马区域存在着激活的小胶质细胞。Aβ 形成的寡聚体和淀粉样斑块以及凋亡的神经元细胞碎片能通过 Toll 样受体或晚期糖基化终末产物受体（receptors for advanced glycation end products，RAGE）激活脑部的免疫细胞-小胶质细胞（microglia）和星形胶质细胞（astrocyte），激活的神经胶质细胞进而释放促炎症细胞因子，如肿瘤坏死因子 α（tumor necrosis factor，TNF-α）、白介素 1（interleukin 1β，IL-1β）和白介素 6（IL-6）等，直接诱导神经元的凋亡。另外产生的炎症介质，如活性氧化物（reactive oxygen species，ROS）、一氧化氮（nitric oxide，NO）、前列腺素、蛋白水解酶和一些补体分子（C1 和 C3）也能不同程度地对神经元造成损伤。同时，神经胶质细胞释放促炎症细胞因子能进一步激活未活化的神经胶质细胞，形成恶性循环，不断加剧神经元的损伤和突触功能的异常。在炎症的条件下，神经元细胞也有可能通过自身代谢产生更多的 Aβ，进一步扩大炎症反应。因此神经元和胶质细胞之间相互影响促进了 AD 的病理过程。

（一）小胶质细胞在 AD 发生中的作用

小胶质细胞是常驻于脑部和脊髓内的天然免疫细胞，具有吞噬功能，保护着中枢神经系统免受侵袭。在 AD 早期，Aβ 诱导小胶质细胞激活，活化的小胶质细胞可吞噬清除 Aβ 以及被 Aβ 损伤的细胞，发挥神经保护作用。另外，小胶质细胞激活后能分泌神经营养因子，促进神经元存活。然而随着 AD 的病情进展，小胶质细胞的吞噬功能明显减弱，清除 Aβ 的能力明显降低，导致 Aβ 沉积增多，过度激活的小胶质细胞释放大量的神经炎性因子，如 TNF-α、PGE_2 和多种自由基（ROS、NO、羟自由基和 H_2O_2 等），导致胆碱能神经元变性、死亡。死亡的神经元释放其内容物，继续激活小胶质细胞，而且，兴奋毒性及易氧化性物质的产生加重了胆碱能神经元的损伤，导致临床症状持续恶化（图 5-2-2）。

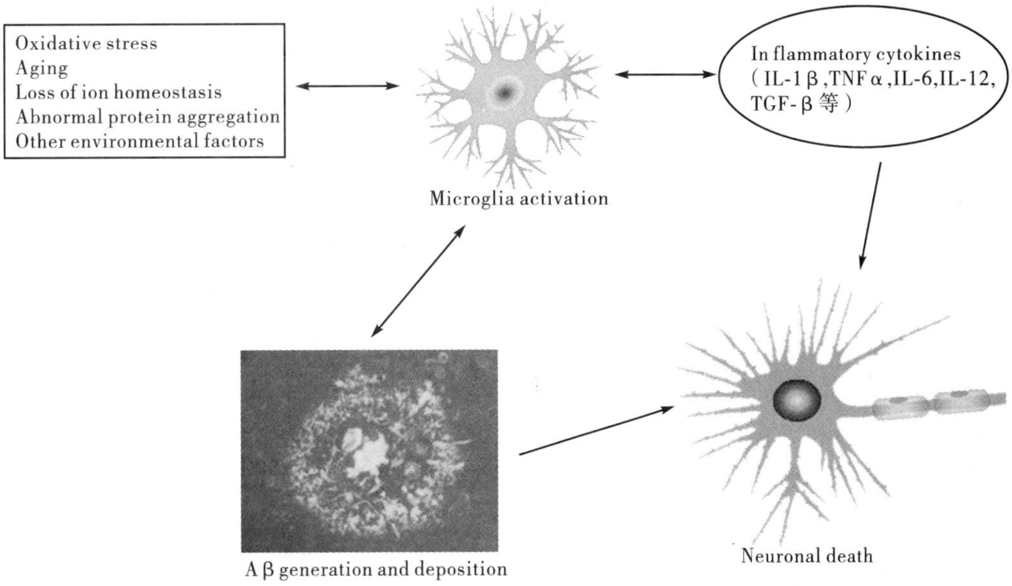

图 5-2-2　AD 中的神经炎症反应

（二）星形胶质细胞与 AD

星形胶质细胞是脑部数量最多的神经胶质细胞，为神经元提供营养、支持和保护作用。星形胶质细胞参与了 Aβ 的形成、内化和降解，与 AD 的发生发展密切相关。

最近研究表明，星形胶质细胞，特别是在激活状态下的星形胶质细胞也可以产生 Aβ。单个星形胶质细胞所产生的 Aβ 量并不多，临床病理学的研究也不能确定星形胶质细胞所产生的 Aβ 在 AD 患者脑中 Aβ 总量中所占的比例，但是由于星形胶质细胞数目众多，其产生的 Aβ 可能在老年斑的形成过程中其重要作用。星形胶质细胞在应激或细胞自身损伤的情况下被激活，导致细胞因子的表达上调，细胞因子引起 BACE 和 APP 表达水平增高，同时加强 BACE 对 APP 的切割，从而诱导 APP 淀粉样肽代谢途径，使 Aβ 生成增加。此外，星形胶质细胞被中性鞘磷脂酶和转化生长因子 β-1 激活，通过细胞因子使 Aβ 的产生增加。

星形胶质细胞活化后，其伪足延伸促使神经元与纤维状的 Aβ 分离，减少了 Aβ 对神经元的损伤。同时，还可结合并摄取胞外的 Aβ，缓解细胞外老年斑的聚集，相比纤维状 Aβ，星形胶质细胞更倾向于摄取寡聚体 Aβ。星形胶质细胞通过淀粉样相关蛋白（amyloid associated proteins，AAPs）来调节其对胞外 Aβ 的内化和摄取，主要包括抗凝乳蛋白酶 α1、血清淀粉样蛋白、载脂蛋白 ApoE、ApoJ 等。另外大脑中脂蛋白酯酶也参与了 Aβ 的内化，在 AD 患者中，脂蛋白酯酶在老年斑附近聚集，它们与星形胶质细胞外的 Aβ 结合，增加了 Aβ 与星形胶质细胞结合的亲和力，促进星形胶质细胞对 Aβ 的摄取。

体外实验表明，星形胶质细胞可以对 Aβ 进行降解和清除。星形胶质细胞能够合成并分泌 IDE，进而降解可溶性的 Aβ。此外，细胞外的 Aβ 可以结合 AAPs，这种结合可以增强 Aβ 降解酶 NEP 和 Aβ 清道夫受体 B1 的基因表达，进而增强星形胶质细胞对胞外 Aβ 的降解和清除。

（三）重要的炎症介质

细胞因子、趋化因子、补体系统（complement system）、生长因子等重要的炎症介质与神经胶质细胞一起，共同构成了中枢神经系统内的防御屏障。IL-1、IL-6、TNF-α、转化生长因子和巨噬细胞移动抑制因子是神经炎症中主要的促炎症细胞因子。在 AD 中，由神经胶质细胞分泌的促炎症因子能够激活周边更多的免疫细胞，调节细胞因子的级联反应，增强炎症反应，并对浸润其中的神经元造成杀伤作用。神经系统内还能分泌多种抗炎症细胞因子，抗炎症细胞因子主要包括 IL-4 和 IL-10，它们可抑制 IL-6 和 TNF-α 的产生，并能抑制由小胶质细胞、谷氨酸及缺氧诱导的神经元凋亡。生理情况下，抗炎和促炎细胞因子互相制衡，形成脑部炎症环境的动态平衡。在 AD 病理环境下，促炎症细胞因子释放增多引发了神经元的损伤甚至凋亡。大量的研究结果显示，在 AD 中，由小胶质细胞过度激活导致的神经炎症是造成神经元突触功能异常和认知能力下降的最直接的原因。因此，以神经炎症为靶点，抑制胶质细胞的过度激活和促炎症细胞因子的释放将成为有效的 AD 治疗策略。

五、线粒体缺陷与 AD

线粒体除能进行氧化磷酸化生成 ATP，为维持细胞正常功能提供能量外，还具有产生超氧阴离子等 ROS 和调节神经元凋亡等重要的生理功能。在 AD 患者脑中，氧化损伤早于 Aβ 沉积、tau 蛋白磷酸化、神经突触异常和神经炎症反应，可能是 AD 发生的启动环节。

（一）线粒体能量代谢障碍

AD 患者脑内还有明显能量代谢障碍，表现为细胞色素 C 氧化酶活性和 ATP 水平降低，引起线粒体氧化磷酸化功能缺陷，ROS 增加。此外，三羧酸循环中的丙酮酸脱氢酶系（PDHC）、α-酮戊二酸脱氢酶系（α-KDHC）和异柠檬酸脱氢酶系（ICDHC）酶活性也降低。电镜检测也发现在 AD 患者的不同脑区都有明显的线粒体形态学改变，包括嵴膜异常、嗜锇物质聚集和线粒体体积缩小等。大量整体和离体实验资料显示线粒体功能失调是引起 AD 的重要致病因素。

Aβ 可以穿越线粒体内外膜，进入并定位于线粒体基质，损伤膜、膜间隙和基质中的许多生物蛋白，破坏包括氧呼吸、糖代谢和 ATP 合成等一系列重要生理活动。胞内异常产生的 Aβ 自发聚集堆积到线粒体外膜表面并逐渐插入磷脂双分子层，引起膜黏性增加、流动性下降。Aβ 深入外膜到底内膜，破坏线粒体氧化磷酸化系统，引起能量代谢障碍。线粒体随 Aβ 的插入，通透性增加，膜间隙的凋亡诱导因子、细胞色素 C 和 Precaspase 等释放到胞质中，激活下游的 caspase 级联，启动凋亡通道。

ApoE 基因是影响老化途径最重要的遗传因素之一，迟发性家族性 AD 和散发性 AD 发生的危险性均与 ApoE4 等位基因以及年龄有依赖关系，具有基因易感性，带有 ApoE4 等位基因发展为早期 AD

的危险性增高。ApoE4能破坏线粒体的糖代谢和能量代谢，并影响线粒体运输，使其不能被转运到神经元的特定位置，导致能量衰竭和钙稳态的破坏。

造成线粒体功能损伤、能量代谢异常的原因很多，而线粒体DNA突变是其中最重要的因素之一。与正常人相比，AD患者线粒体DNA的突变率增加，其中细胞色素氧化酶基因的突变率比同龄老年人高32%，约有20%患者有细胞色素氧化酶基因的缺陷，其脑中该酶活性皆有所下降。并且AD患者大脑颞叶细胞色素氧化酶基因COXⅠ、COXⅡ和COXⅢ的mRNA水平仅为对照组的50%。每个细胞中含有多个线粒体，当线粒体DNA的突变达到一定程度时很可能使得线粒体产生ATP的功能受到损伤，细胞内造成AD病理改变。

（二）线粒体动力学异常

线粒体有着显著的动态特性，融合和分裂处于一种微妙的平衡，有利于线粒体间物质交换、损伤线粒体的修复清除和正常形态的维持。AD患者海马中线粒体融合相关蛋白如视神经萎缩蛋白1（optic atrophy protein，OPA1）、线粒体融合蛋白1（mitofusin 1，Mfn1）、线粒体融合蛋白2（mitofusin 2，Mfn2），线粒体分裂相关蛋白如分裂蛋白（fission protein，Fis）及动力蛋白样蛋白（dynamin-like protein 1，DLP1）都有明显变化，提示AD患者具有异常的线粒体融合-分裂状态。且这种现象并不局限于脑部，在散发型AD患者成纤维细胞中也有表现。Wang等人的研究发现，AD患者19%的成纤维细胞中，线粒体过度定位于核周区域，并且形态长于正常线粒体。在过表达APP的海马神经元的细胞核周区域也观察到线粒体数量增加。另有研究发现，AD患者神经元轴突、树突等突触结构内线粒体的缺失，不仅因能量供应不足严重影响递质传递及Ca^{2+}浓度调节等突触功能，还可能进一步引起突触损伤或缺失，这与AD认知障碍密切相关。线粒体自噬与线粒体融合-分裂过程有密切关系，当线粒体融合-分裂失衡时，线粒体自噬便被启动，以清除损伤的线粒体。线粒体自噬过度活跃或自噬能力下降都有可能导致AD的发生。越来越多证据显示，线粒体动态，即在AD患者的线粒体分裂/融合和自噬的改变，与AD发病机制有密切关系。

（三）线粒体与氧化损伤

Aβ可以通过多条途径促使自由基生成，如与神经细胞和胶质细胞膜上的晚期糖基化终末产物受体（Receptor specific for advanced glycosylation end products，RAGE）结合，激活下游NADH氧化酶，诱发ROS；Aβ寡聚体与金属离子Fe^{2+}或Cu^{2+}结合，通过Fenton反应，从H_2O_2中获得羟自由基；APP通过自身的Cu结合位点与Cu^{2+}结合，再经过Fenton反应产生自由基。生成的O_2^-，H_2O_2，$OH^{\bullet}$，NO等ROS可引起线粒体结构蛋白受损，以致线粒体形态的改变和细胞死亡。当ROS产生过多时，还可发生脂质过氧化，使细胞膜受损，从胞外流入胞内和从线粒体释放的Ca^{2+}大量增多，引发钙超载，加速通透性转运空的开放，促进细胞色素C的释放，激活凋亡相关酶类家族，引发细胞凋亡的级联反应。氧化应激可以引起线粒体mtDNA损伤，继而线粒体功能障碍，使线粒体中释放出的氧化磷酸化酶的功能缺陷，ATP的合成水平下降，最终引起细胞损伤和组织破坏，进一步导致ROS产生增多，而形成恶性循环。

（四）线粒体与神经元凋亡

Aβ在线粒体内聚集之后会与线粒体内的Aβ-结合性乙醇脱氢酶（Aβ-binding mcohol dehydrogenase，ABAD）相互作用，抑制ABAD活力，ABAD是Aβ诱导线粒体毒性，最终导致神经元死亡的靶点。亲环蛋白D（cyclophilin，CypD）是线粒体通透性转运孔（MPTP）的成分之一，与环孢菌素A结合使通道对Ca^{2+}更敏感，Aβ直接与CypD相互作用，导致MPTP开放，抑制线粒体呼吸链功能，促使ROS产生增多，线粒体缺陷加重，最终引起神经元死亡。在AD患者脑部细胞中，损伤的线粒体向胞质内释放自由基、细胞色素c、激活caspase-9等，导致细胞凋亡。此外在凋亡发生过程中，多种促进细胞凋亡的蛋白转移至线粒体，破坏线粒体膜的通透性和完整性，也可诱发细胞凋亡。

六、胰岛素缺乏和胰岛素抵抗与 AD

胰岛素是一种多功能激素，能调控超过 150 多个基因的表达。脑组织是胰岛素重要的靶器官。脑胰岛素代谢改变被认为是 AD 的发病因素之一。AD 患者呈现脑内胰岛素受体敏感性降低、胰岛素受体和下游第二信使（如胰岛素受体底物-1）的低磷酸化。此外，AD 患者的脑脊液胰岛素水平降低，脑内胰岛素和胰岛素样生长因子受体表达水平降低。在认知正常的人群，增强脑胰岛素信号可以改善记忆过程和提高神经保护性，一项 MRI 临床调查表明 2 型糖尿病患者海马和杏仁区明显萎缩，萎缩的程度与胰岛素抵抗程度一致。因此，增加 AD 患者脑中胰岛素浓度可能是防止或延缓 AD 进展的有效方法。

（一）中枢神经系统胰岛素的功能及信号转导机制

脑组织中胰岛素广泛分布，特别是下丘脑和海马。胰岛素信号转导通路是一系列由酪氨酸激酶催化的自我磷酸化过程，主要有两种信号通路：磷脂酰肌醇-3 蛋白激酶（phosphatidylinositol 3-kinase，PI3K）信号通路和丝裂原激活蛋白激酶（mitogen-activated protein kinases，MAPK）信号通路，其中 PI3K 是主要的信号转导通路。胰岛素和胰岛素受体（insulin receptor，IR）导致酪氨酸激酶的激活和自身磷酸化，进一步磷酸化胰岛素受体的底物（insulin receptor substrate，IRS），暴露其下游底物的结合位点。PI3K 就是一个重要的底物分子，PI3K 和丝氨酸/苏氨酸蛋白激酶 AKT 结合，调节胰岛素敏感性葡萄糖转运体（GLUT）的转位，同时使糖原合成酶激酶 3 磷酸化失活，使 GSK-3 不能抑制糖原合成酶的活性，从而促进糖原合成。同时支持成熟神经元细胞的存活，并具有神经营养因子的作用。另外，MAPK 通路和磷脂酶 C 通路同样支持神经元的存活。

胰岛素对于中枢认知功能的影响与胰岛素的生物活性是分不开的。首先，胰岛素是糖代谢的重要激素。葡萄糖是大脑能量的主要来源，胰岛素促进葡萄糖进入脑细胞，刺激神经元的葡萄糖代谢和糖原的合成。结合在海马区的胰岛素能导致海马区对葡萄糖的利用增强，从而增强认知功能。其次，胰岛素作为一种神经调节剂，通过影响神经递质的释放和重摄取来调节认知和记忆功能。学习和记忆过程与海马的突触可塑性密切相关，胰岛素通过突触前递质促进 N-甲基-D-天冬氨酸（NMDA）受体在细胞膜的表达，诱导 LTP，从而加强学习和记忆功能。另一方面 NMDA 增加神经元 Ca^{2+} 内流，这个级联反应可增加 α 钙调蛋白激酶和其他钙依赖性酶的活性，从而加强神经元之间的突触联系。第三，胰岛素是一种神经营养因子，能促进胚胎的神经发育，促使神经细胞突触的形成和多种蛋白质的合成，影响神经再生和细胞凋亡。胰岛素通过 PI3K 和 MAPK 两种途径促使神经元再生，并使细胞分裂周期中 S 期和 G2 期的增殖细胞比例增加而抑制细胞凋亡。另外，胰岛素能增强 α 分泌酶活性，促进 APP 产生具有神经营养作用的可溶性 αAPPs，减少 Aβ 的产生，从而抑制老年斑形成和神经元退行性病变。

（二）胰岛素缺乏与 AD

研究发现，AD 患者海马和皮层部位的糖代谢明显低于正常对照组。且早发 AD 患者糖代谢减退的程度明显高于晚发患者，可见，脑组织葡萄糖代谢受损和能量利用障碍在痴呆的早期即可出现。流行病学资料显示，与正常人比较，AD 患者脑脊液胰岛素水平明显下降，同时伴有外周胰岛素水平的升高，而且脑脊液与血浆中胰岛素比值明显下降，反映 AD 患者脑内存在明显的胰岛素摄取和信号传递的缺陷。

胰岛素样生长因子（IGF）是一种结构和功能都与胰岛素类似的多肽类神经营养因子，主要包括

IGF-1 和 IGF-2，主要产生于肝脏，中枢神经系统也能合成，并且不受垂体激素调节，多以与其他结合蛋白（IGF binding proteins，IGFBPs）结合的形式存在。大量胰岛素受体主要分布在海马 CA1 和 CA3 区，而这些部位正是 AD 易损神经元最早损伤的部位，也是 AD 病变的关键部位。在 AD 患者的额叶皮层、海马和下丘脑部位，胰岛素和 IGF-1 受体表达显著减少；而 IGF-2 受体在额叶表达显著减少，在海马和下丘脑表达只是轻度减少；在 AD 患者的海马和下丘脑部位胰岛素和 IGF-2 基因表达显著减少，而在额叶和下丘脑处 IGF-l 基因表达显著减少，提示在 AD 患者脑内存在胰岛素缺乏和胰岛素信号转导障碍。

（三）胰岛素抵抗与 AD

胰岛素抵抗（IR）是指各种原因使体内胰岛素水平高于正常而其有效浓度及生物效能减低，导致胰岛素相对不足，可使细胞摄取和利用葡萄糖的生理效应减弱。胰岛素上游信号紊乱，使胰岛素上游通路上的酪氨酸磷酸酶 1B（Phosphotyrosine phosphatase-1B，PTP-1B）表达升高，促进胰岛素受体磷酸化，胰岛素受体敏感性降低。胰岛素与其受体结合下降，不能发挥生物效能，导致 IR 发生。IR 所致的糖代谢障碍，促进晚期糖基化终产物（advanced glycation end products，AGEs）形成，引起 AD 患者脑内 Aβ、ApoE 和 tau 蛋白糖基化。糖基化 Aβ 可直接诱导氧化应激反应产生细胞毒性、间接激活小胶质细胞产生细胞因子引起神经元损伤。糖基化 tau 蛋白可降低与微管结合的功能，损害微管，使细胞骨架破坏，神经元萎缩。

（四）胰岛素受体后信号转导通路异常与 AD

1. PI3K/Akt 信号通路异常　PI3K/Akt 通路受到抑制后，引起 IDE 活性下降和 GSK3 的激活，最终促使 AD 的病理改变的发生。实验证实，给予 PI3K 抑制剂 wortmannin 可阻断胰岛素诱导的 IDE 的增高，而给予 AD 转基因小鼠 Tg2576 高脂饮食诱导胰岛素抵抗后，发现小鼠脑组织中 PI3K/AKT 活性下降，同时伴有 IDE 水平下降和淀粉样蛋白的沉积。另外，Aβ 的积聚也会通过抑制胰岛素与受体的结合，削弱胰岛素信号途径，继而影响其所介导的生理反应，其中包括抑制 IDE 的活性。GSK-3 活性受 PI3K/Akt 途径调节，PI3K 通过磷酸化 GSK-3A 第 9 位丝氨酸和 GSK-3A 第 2l 位丝氨酸而抑制其活性。研究表明给予野生型小鼠成纤维瘤细胞注射 PI3K 抑制剂 wortmannin 后，细胞内 GSK-3 的活性明显增强同时伴有第 9 位丝氨酸磷酸化水平下降，推断在 AD 患者中枢神经系统胰岛素抵抗，PI3K/Akt 活性下降，导致 GSK-3 活性增强，促使 Aβ 合成增加和 tau 蛋白过度磷酸化等 AD 病理改变。

2. PI3K/PKC 信号通路异常　PKC 是一种丝氨酸/苏氨酸蛋白激酶，在 AD 的发生中起重要作用。PKC 中可促进 NMDA 受体的磷酸化来调节突触的可塑性。PKC 能提高 α 分泌酶的活性，促使 APP 产生可溶性的 αAPPs，从而减少 Aβ 的产生。同时，PKC 与 GSK-3 的激活与有关，PKC 可抑制 GSK-3 的活性而抑制海马区 tau 蛋白的过度磷酸化。可见 PKC 通过诱导突触发生、减少 Aβ 的沉积增加及抑制 tau 蛋白的磷酸化来改善 AD 的病理改变。研究报道，与正常对照组比较，AD 患者脑内 PKC 的表达和活性明显降低。PKC 的活性调节与胰岛素信号密切相关。胰岛素通过磷脂酶 C（PLC 调）、MAPK、src 等途径激活 PKC。在 AD 患者中由于胰岛素信号转导异常，上述激酶受到抑制使 PKC 的活性下调，进而影响认知功能。

3. MAPK 信号通路异常　Ras-MAPK 是胰岛素信号转导途径之一，在细胞生长、发育、分裂和凋亡中起重要的作用。在哺乳动物中发现有三种 MAPK 亚型，细胞外信号相关蛋白激酶（ERK），C-Jun 氨基末端激酶（JNK）/应激活化的蛋白激酶（SAPK）和 p38 激酶。AD 患者尸检脑内 JNK 和 p38 活性均升高。JNK 异构体 JNKl、JNK2 和 JNK3 均可在丝氨酸/苏氨酸位点磷酸化 tau 蛋白，JNK2 磷酸化 tau 蛋白的位点最多。缺乏胰岛素对脑的刺激可引起 JNK 的激活而诱导 tau 蛋白磷酸化。p38 可磷酸化 tau 蛋白 Thr181、Ser202、Ser205、Ser396 和 Ser422 位点，而这些磷酸化位点与 AD 患者脑中提取的神经原纤维缠结中 tau 蛋白的磷酸化位点相一致，推断 p38 可能通过使 tau 蛋白过度磷酸化引起 AD 的发生。除了能直接被胰岛素、IGF 激活外，胰岛素/IGF-1 信号异常通过引起神经元发生慢性氧化应激损伤也能激活 MAPK，引起 tau 蛋白异常磷酸化。

七、自噬溶酶体系统与 AD

自噬（autophagy）是一种胞内代谢系统，是细胞溶酶体降解受损细胞器和错误折叠蛋白的一种重要途径。自噬途径主要是细胞对于外界环境营养物质变化的一种适应性机制，经历的时间相对较短，说明自噬是细胞对于环境变化的有效反应，对新陈代谢产生举足轻重的作用。

（一）自噬对 Aβ 生成的影响

研究发现，自噬体可能是 Aβ 产生的场所，因为 γ-分泌酶和 Aβ 均存在神经元自噬体中，诱导自噬可引起 Aβ 的增多。正常情况下，产生的 Aβ 随自噬体最后通过溶酶体降解。如果自噬体与溶酶体融合出现障碍，增多的自噬体则为 Aβ 沉积创造有利条件，最终导致 AD 的症状。

（二）自噬对 tau 蛋白影响

自噬溶酶体系统在清除 tau 蛋白方面发挥重要作用，其功能障碍将导致 tau 低聚物和不能溶解的聚集物形成。雷帕霉素（西罗莫司）可以增加细胞自噬，从而改善 tau 蛋白过度磷酸化和 NFTs 引起的病理过程。在氯喹所致的药物性空泡性肌病中，tau 蛋白通过溶酶体途径代谢，如果高度磷酸化 tau 蛋白不能通过自噬溶酶体途径代谢，就会聚集形成 NFT 结构。

（三）自噬与神经元存活和凋亡

Aβ 可以诱导神经母细胞瘤 SH-SY5Y 细胞发生很强的自噬反应，在血清中外源性应用 Aβ，可以引起 Aβ 和 LC3 在神经元中共定位。这些结果提示自噬通过对抗 Aβ 诱导的神经毒性而发挥神经保护作用。另外，Aβ 可以通过诱导自噬前体形成和 Atgl2 激活自噬途径，上调用于降解自噬体的溶酶体装置。并且，通过 Aβ 激活自噬位于凋亡之前。因此，自噬功能具有保护作用，但也可能是一种致病因素，与 AD 的病理生理学密切有关。自噬是否对抗 AD 或导致 AD 可能依赖于病理进程中不同的微环境和病程阶段。自噬可能在 AD 发展的早期发挥保护作用，而在晚期能引起细胞变性和死亡。

（四）mTOR 信号途径

TOR 激酶是真核细胞中一种高度保守的蛋白激酶，它是雷帕霉素（一种免疫抑制剂/抗癌药物）的靶酶。与酵母 TOR 结构和功能相应的哺乳动物 TOR 称 mTOR。TOR 激酶在细胞生长过程中是一个关键的中枢控制因子。TOR 激酶根据细胞环境的营养条件做出相应的应答，参与调控细胞的各种蛋白激酶和蛋白磷酸酯酶的活性，从而控制与蛋白质合成和基因转录相关基因的表达。TOR 激酶同时也抑制自噬的发生，是自噬的负调控分子。在哺乳动物细胞中，核糖体蛋白质 S6（p70S6）抑制自噬的发生，该分子位于 TOR 信号途径下游，其活性受 mTOR 调节。所以，雷帕霉素可以通过抑制 mTOR 的活性，从而抑制 p70S6 活性，诱导自噬发生，促进自噬性细胞死亡。在 AD 动物模型中发现，雷帕霉素通过药物性恢复 mTOR 信号转导通路，增加自噬能力，缓解动物认知缺陷，改善 Aβ 和 tau 蛋白聚集引起的病理过程。

八、胆固醇代谢异常与 AD

脑是人体中最富含胆固醇的脏器，其胆固醇绝大部分是以非酯化形式稳定的结合在鞘磷脂膜上。另有少部分胆固醇存在于神经细胞、胶质细胞和细胞外脂蛋白中，这些胆固醇参与调控中枢神经系统的胆固醇稳态。研究发现，胆固醇与AD的发病机制之间有着重要联系。神经元膜胆固醇水平的改变和（或）胆固醇在亚细胞结构中的分布被认为与Aβ的形成、异常聚集、神经毒性以及降解有着潜在关联。ApoEε4作为AD最常见的危险因素也是脑组织中最重要的胆固醇载体。AD患者的血浆总胆固醇和LDL胆固醇水平升高，HDL水平下降。在AD患者和APP转基因小鼠脑内老年斑附近均有胆固醇沉积，且AD患者的卵磷脂胆固醇乙酰转移酶普遍降低，表明胆固醇的逆转运（即从外周细胞清除胆固醇）能力降低。在神经细胞培养基中加入水溶性的胆固醇导致分泌酶对APP的切割减少。使用阻碍胆固醇在胞内小体转运的药物可以改变PS1在细胞中的分布，这些都说明胆固醇和APP加工之间必然存在着某种直接或间接的联系。研究调节机体胆固醇水平的药物（如他汀类药物）对防治AD具有重要意义。

九、金属离子与AD

许多金属离子如Cu^{2+}、Fe^{3+}、Ca^{2+}、Zn^{2+}等，在人体的生理以及新陈代谢包括神经细胞代谢过程中起到重要作用。金属离子过载引起其代谢失衡和AD中氧化应激损伤密切相关。相反，金属离子缺乏也会引起其代谢失衡，与AD的发病机制也密切相关。Cu^{2+}和Zn^{2+}参与了Cu/Zn超氧化物歧化酶（SOD）的组成，SOD是自由基清除剂，对于细胞清除ROS以及应对氧化应激过程中起关键作用。Cu^{2+}和Zn^{2+}的缺乏会导致体内SOD下降，自由基水平的增高。Fe^{3+}缺乏可抑制半乳糖苷酶的表达，导致神经系统髓鞘化不足，从而影响神经元的信号转导，影响大脑的学习记忆功能。

在AD患者脑中的Aβ沉积斑块中发现了高浓度的Cu^{2+}、Fe^{3+}和Zn^{2+}。Aβ的沉积是通过与金属离子，尤其是与Cu^{2+}、Fe^{3+}和Zn^{2+}异常地螯合引起的。Cu^{2+}和Fe^{3+}可以伴随Aβ在大脑中沉积，也会诱导APP和Aβ产生ROS，引起脑内蛋白质、脂类和核酸的氧化。大脑中的Cu^{2+}和Fe^{3+}的含量会随着年龄的增长而增加，它们会与Aβ反应产生ROS，最终导致神经元的损伤，金属代谢紊乱是衰老的一个不可避免的结果。Cu^{2+}和Fe^{3+}的含量在生物体内是受严密调控的，以免其过量诱导活性氧的产生而对细胞产生损害。而AD时，Aβ在AD大脑皮层中大量聚集，Aβ可以把Cu^{2+}还原成Cu^{+}，把Fe^{3+}还原成Fe^{2+}，并在这一过程中催化产生过氧化氢。过氧化氢可以自由地穿透细胞膜，就会和Cu^{+}和Fe^{2+}反应产生羟自由基，导致脂质过氧化，蛋白质羰基修饰，核酸加合物（如8-羟基鸟苷）生成等。由于脑组织的氧代谢率很高，Cu^{2+}和Fe^{3+}含量也很高，同时抗氧化的保护机制又相对缺乏，极易导致脑组织的氧化损伤和抗氧化防御之间失去平衡，出现氧化应激，损伤神经细胞。Cu^{2+}和Fe^{3+}缺乏可能主要与AD早期形成有关，而Cu^{2+}和Fe^{3+}过载可能主要与AD后期损伤关系更密切。此外，在体外检测Aβ多聚化的实验证实，铝离子诱导Aβ构象的改变并且在体外增强了Aβ的聚积，并可以通过加入铝的螯合剂来溶解Aβ的聚积。金属螯合剂和天然抗氧化剂通过调节金属代谢平衡对缓解Aβ毒性诱导细胞损伤有明显保护作用

第三节　阿尔茨海默病治疗药物的研究进展

一、以Aβ为靶点的药物研究进展

（一）减低Aβ产生的药物

1. β-分泌酶抑制剂　β-分泌酶有许多底物，因此含有广泛的底物结合区域，另外抑制剂还需通过血脑屏障，开发其抑制剂很具有挑战性。降血糖药物罗格列酮和吡格列酮，通过刺激$PPAR_r$受体可以抑制β-分泌酶的表达，并促进APP的降解，从而减少Aβ的产生。然而，临床研究表明，这些药物对AD患者的认知能力并没有改善作用，加之最近FDA对罗格列酮潜在心脏毒性的警告，

$PPAR_r$ 激动剂作为 AD 治疗药物的开发都已停止。但 Takeda 制药公司的低剂量的吡格列酮对轻度认知障碍的三期临床试验正在进行中。

2013 年 7 月，默克公司公布了其新型口服 BACE1 抑制剂 MK-8931 的一期 b 临床研究结果，与用药前相比，MK-8931 剂量组（12mg、40mg、60mg），脑脊液中 $A\beta_{40}$ 水平显示出剂量依赖的、持续性的降低，分别从基线水平降低了 57%、79%、84%。研究中未发生严重不良事件或因不良事件停药的记录。与 MK-8931 相关的生命体征及实验室评估（包括肝功能试验）分析结果无统计学显著差异。目前 MK-8931 已经开始三期临床试验，预计在 2017 年结束。

2012 年 7 月，卫材（欧洲）公布了新的 BACE1 抑制剂 E2609 的两项一期临床研究结果，显示，与用药前相比，一日 5mg 组血浆 Aβ 浓度下降了 52%，一日 800mg 组下降了 92%。研究中各剂量组均耐受良好，最常见不良反应是头痛和头晕。

Janssen 和 Shionogi 合作开发的 BACE 抑制剂，阿斯利康的 BACE 抑制剂 AZD3293、Transtech 公司的 BACE1 抑制剂 HPP854 和罗氏公司的 BACE1 抑制剂 RG7129 都处于一期临床试验阶段。礼来公司 BACE 抑制剂 LY-2886721 在三期临床试验中，显现出异常的肝生化结果，已于 2013 年 6 月终止了该药物的试验。

2. γ-分泌酶抑制剂　γ-分泌酶是 Aβ 生成的关键酶，其抑制剂开发曾经是 AD 药物研发的热点之一。第一个进入临床研究的是百时美施贵宝 avagacestat（BMS-708163），一期结果显示安全性和耐受性良好，但二期试验结果没有达到预期，试验已经终止。礼来的小分子分泌酶抑制剂 Semagacestat（LY-450139）能够有效地减少 Aβ 的产生，进入到了三期临床研究。但结果令人失望，礼来于 2010 年 9 月份宣布终止其临床研究。另外几个药物，如默克的 MK-0752、辉瑞的 PF-3084014 和 GSI-9531（begacestat）也已终止临床研究。Mount Sinai 医学院开发的 NIC5～15 是一个天然的单糖化合物，除增加胰岛素的灵敏性外，还能选择性地抑制 γ-分泌酶对 Aβ 的裂解作用，而对其另一底物 Notch 蛋白却没影响。二期临床研究表明该药物治疗老年痴呆安全有效。

3. γ-分泌酶调节剂　部分非固醇类抗炎药被发现可以调节 γ-分泌酶活性，这些化合物中，Encore 的 Tarenflurbil 进入到三期临床，但未能显示好的临床结果。2013 年 1 月，EnVivo 制药公司宣布启动 EVP-0962 的二期临床研究。卫材公司的 E2212 已经完成一期临床试验，显示了良好的耐受性和安全性。Kareus Therapeutics 公司的 KU-046 是 γ-分泌酶的调节剂，也在一期临床试验阶段。

4. α-分泌酶激动剂　提高 α-分泌酶的活性可促进 APP 非淀粉样肽途径的剪切，从而减少 Aβ 的生成。Etazolate（ETH0202）是法国 ExonHit 公司开发的一种口服小分子药物，能够刺激 α-分泌酶的活性，升高 αAPPs 的产生。临床研究显示耐受性良好，但二期 a 临床研究发现几例剂量依赖性撤药和中枢神经系统不良反应。美国 Aphios 开发的抗癌药物 Bryostatin-1（苔藓抑素 1，APH0703）通过激活 PKC 刺激 α-分泌酶，促进 αAPPs 的分泌，在老年痴呆动物模型中显示了较好的活性，该药物的二期临床研究正在计划当中。美国 ProteoTech 和我国的天士力公司共同开发的口服小分子抗老年痴呆药物 Exebry-1 在美国已经进入一期临床研究。能调节 β-分泌酶和 α-分泌酶的活性，抑制 Aβ 的产生，还具有抑制 tau 蛋白和抗炎作用。

（二）减少 Aβ 少聚合的药物

Aβ 聚集成的寡聚体和纤维可直接造成细胞氧化损伤、线粒体功能障碍，最终导致细胞的死亡。因此阻止 Aβ 分子聚合成具有神经毒性的寡聚体或斑块是基于 Aβ 假说开发 AD 药物的方向之一。抗聚合的化合物一般通过与 Aβ 单体分子结合，阻止其聚合和加快清除代谢。Bellus Health 开发的 tramiprosate 是第一代的抗聚合药物，它与可溶性的 Aβ 分子结合而维持其非聚合状态，但因三期临床研究结果不理想，改为 OTC 营养品上市。NRM-8499 是该公司开发的 tramiprosate 前药，已进入一期临床。金属离子螯合剂可以与促进 Aβ 聚合的铜离子和锌离子结合，从而抑制 Aβ 聚合物的形成。Clioquinol（氯碘羟喹，PBT1）是第一个进入临床研究的抗 AD 螯合剂，由于合成工艺问题，PranaBiotech 将活性更好的类似物 PBT2 推上了二期临床试验。本品的耐受性也非常好，并且还可以减少 tau 蛋白累积造成的脑细胞损害。Elan Transition Therapeutics 公司开发的 AZD-103（ELND005，鲨肌醇）是一种肌醇立体异构体，可透过血脑屏障与 Aβ 结合，调节 Aβ 分子的折叠，促进 Aβ 聚合物的分解，二期临床试验正在进行中，主要针对阿尔茨海默病的神经精神症状。此外，PRAECIS 制药公司的 PPI-1019（APAN），二期临床试验已经完成，效果良好。

（三）加速 Aβ 清除速度的药物

1. 除 Aβ 疫苗　通过免疫的手段来清除 Aβ 是 AD 药物研发领域的重大突破之一。主动免疫是以外源性 Aβ 刺激机体产生相应的抗体，继而与内源性 Aβ 形成抗原-抗体复合物，可被激活的吞噬细胞清除，从而减少 Aβ 沉积。靶向作用于 Aβ 治疗 AD 的 Aβ 疫苗，在过去 10 年中发展迅速，且多数疫苗都以 $A\beta_{42}$ 作为药物设计的靶分子。

Elan 的科学家首次发现抗 Aβ 疫苗在动物实验中对 AD 有很好的治疗作用，随后该公司的 Aβ 疫苗 AN-1792 在二期临床研究中失败，主要是因为一部分患者发生了严重的脑膜脑炎。并且，虽然 AN-1792 几乎能完全清除患者脑中的 Aβ 老年斑，对患者认知功能却没有改善作用。大规模的临床试验在 2002 年终止。二代疫苗 ACC-001 由 Aβ1～7 短肽共轭变异白喉毒素载体蛋白 CRM197 组成，保留了与 AN-1792 相似的免疫原性，不发生炎症反应，一期临床研究显示安全性良好。多中心二期试验进展中有一例严重皮肤损害的不良反应报道，对其血清和活组织切片检测不支持血管炎诊断，也不能确定 Aβ1～7、QS-21 或其他物质与皮肤损害有关。已经终止的诺华 CAD-106 二期临床试验结果显示，能诱导特异的抗 Aβ 抗体但不引起 CNS 炎症，前景较为看好。值得一提的是，GSK 和 AFFiRis 共同开发的 AD-02 是模仿天然 Aβ 的人工合成的小肽，能够诱导抗体特异性进攻 Aβ 的 N 端片段，在动物模型中疗效较好，目前已进入二期临床研究，而另一个疫苗 AD03 也在一期临床试验阶段。另外，还有 Merck 公司的 V950 疫苗已经完成了一期临床试验，United Biomedical 的 UB311 正在进行二期临床试验。

2. Aβ 抗体　被动免疫的策略是直接用外周注射 Aβ 单抗或混合抗体，被动免疫对人体自身免疫系统要求较低，因为老年人对疫苗的免疫反应能力普遍下降，所以被动免疫在老年患者中更为有效。

美国辉瑞和强生制药公司研发的 Bapineuzumab（AAB-001，3D6）是最早用于人体的抗 $A\beta_{1-5}$ 人源单克隆抗体，通过小胶质细胞介导吞噬作用或外周降解机制清除所有 Aβ 形式。该抗体一期试验显示安全性好，二期结果显示对认知和功能有潜在改善，但在 2 项历时 18 个月的随机、双盲和安慰剂对照的三期试验中未达到认知功能改善的主要临床终点，2012 年 8 月辉瑞和强生公司提前结束了三期临床试验。同期，礼来的类似产品 solanezumab，三期临床试验也告失败。但对所有数据分析发现，solanezumab 对轻度 AD 患者的认知功能低下有缓解作用，一项名为 Expedition-Ext 的扩展研究仍在进行。

卫材公司研发的 BAN2401 是一种人源化单克隆抗体，能够选择性结合、中和并消除可溶性、有毒性 Aβ 的聚集。目前，该药正处于二期临床试验阶段。Genentech 公司研发的新一代人源性单克隆抗体 Crenezumab（MABT-5102A）能特异性高亲和力结合单体、寡聚或纤维 Aβ 等的中央表位。它降低了传统抗体 Fcγ 区介导小胶质细胞过度激活所诱发的促炎反应，减少了小胶质细胞活化产生的神经炎症反应。一期临床试验显示安全，未发生血管性水肿，目前正在进行二期临床试验。辉瑞的 Ponezumab（PF-04360365，Rinat RN-1219）是 IgGΔ2a 去糖基化单克隆抗体，与 $A\beta_{33-40}$ 结合后清除沉积 Aβ，临床前研究显示行为损害有改善，虽有增加血管性水肿和微出血发生率可能，但整体安全。

一期试验显示安全性和耐受性较好，Ponezumab 溶解 Aβ 会造成 Aβ 寡聚体大量释放至血液系统，可能增加脑淀粉样血管病的（CAA）的发生率。2013 年辉瑞公司选择 CAA 而无认知损害的受试者开始进行二期试验，评估 Ponezumab 的安全性、耐受性和有效性。罗氏的 Gantenerumab（RG1450）也已进入二期临床研究。

另外，强生公司的 AAB-003（PF-05236812）、Biogen Idec 公司开发的 BⅡB037、礼来公司的 LY3002813、赛诺菲公司的 SAR228810 也是 Aβ 单克隆抗体，都处于一期临床试验阶段。

有人发现 AD 患者体内免疫球蛋白（intravenousimmunoglobulin，IVIg）降低，于是从健康人外周血制备的 IVIg 为 8 名 AD 患者进行了半年的试验，其中 6 人的认知状况明显好转。然而 IVIg 来源困难、价格昂贵，其疗效与病情的严重程度有关，并需长期使用，因而难以推广。美国 Baxter International 公司研制的 Gammagard 是一种混合型人免疫球蛋白，以多个 Aβ 抗原决定簇为靶点，可干扰 Aβ 的寡聚化和纤维化。但在三期临床试验中，该药对 AD 患者的治疗未获得预期疗效，2013 年 3 月停止研究。

3. Aβ 清除剂　Archer Pharmaceutials 公司的钙离子拮抗剂 ARC029（Nilvadipine）和 ARC031 能清除可溶性的 Aβ，已经进入临床试验阶段。

二、以 tau 蛋白为靶点的药物研究进展

tau 异常磷酸化形成的神经原纤维缠结是 AD 的特征性病理改变，因此也成为抗 AD 药物重要的靶点之一。目前主要有两种方法靶向作用于 tau：一是抑制 tau 蛋白的磷酸化，磷酸激酶调节的过度磷酸化是 tau 异常聚合的主要原因：二是直接抑制 tau 蛋白的聚合或促进其聚合物的分解。

（一）激酶抑制剂

GSK-3 是调节 tau 磷酸化最主要的激酶。精神病治疗药物 Valproate（丙戊酸钠）和锂被发现可抑制 GSK-3 激活，降低 tau 的磷酸化程度，具有神经保护作用，可惜临床研究发现这两个药物对 AD 患者的认知能力和整体功能没有改善作用。Noscira 开发的非 ATP 竞争性 GSK-3 抑制剂 Tideglusib 目前仍在进行二期临床研究，还没有公开任何研究结果。同时，Tideglusib 已获准进入美国 FDA 的快批通道。该药用于治疗进行性核上性麻痹（PSP），其二期临床试验正在进行中。另外，靛红和 paullones 被证实是 GSK-3 和 CDK-5 的强效抑制剂，GSK-3 抑制剂 SB-216763、SB-415286 等，CDK-5 抑制剂 olomoucine，oscovitine 和 purvalanols 等都在临床前研究阶段。

（二）微管蛋白稳定剂

亚甲基蓝原本是一种广泛使用的组织学染料，有研究发现其能抑制 tau 蛋白聚合，可能作为 AD 的治疗药物。在部分受试者中表现出疗效，tauRX 制药正在进行亚甲基蓝 LMTX™ 的三期临床试验。临床研究表明，亚甲基蓝在 60mg 剂量时可改善中期 AD 患者的认知功能，但 100mg 组没有效果，被认为是剂型的缺陷造成的，tauRx 公司最近又开发了其新的剂型 TRx0037，已进入一期临床研究。Allon Therapeutics 最近基于神经保护蛋白 ADNP 开发了一个八肽化合物 Davunetide（AL-108，NAP）可调节微观蛋白，抑制 tau 的磷酸化和聚合，二期临床试验表明，其对中等严重的 AD 患者有较好的疗效。另外 Bristol-Myers Squibb 的 BMS-241027 也在进行一期临床试验。抗肿瘤药紫杉酚（paclitaxel）和埃坡霉素 D（epothilone D）也被证实有微管稳定作用。天然产物是防治 AD 新药研发的宝库，许多植物、微生物和海洋动植物可以靶向作用于 tau 蛋白，将来有可能开发成为治疗 AD 的潜在手段，如植物中的姜黄素、蜡果杨梅、杨梅酮、异黄烷、表儿茶素没食子酸酯、大黄素蒽醌等。

三、神经保护和神经修复治疗的研究进展

（一）针对神经递质的治疗

神经递质紊乱与AD的发生直接相关，其中包括乙酰胆碱（acetylcholine，ACh）、谷氨酸、5-羟色胺、去甲肾上腺素、7-氨基丁酸等。AD患者的脑脊液和脑组织中乙酰胆碱转移酶（ChAT）和乙酰胆碱酯酶（AChE）活性及ACh的合成、释放、摄取等功能下降。5-羟色胺减少引起脂质过氧化、前额叶和颞叶葡萄糖代谢减低、脑血流量降低及ACh释放，从而加重AD的病理变化。现有的乙酰胆碱酶抑制剂就是基于AD中胆碱通路的严重缺失而研发的。这些药物依靠胆碱神经末梢起效，随着疾病的发展，这些末梢不断退化，因而此类药物也慢慢失去效果。乙酰胆碱通过突触后毒蕈碱型受体（M受体）和烟碱型受体（N受体）发挥作用。这些受体的小分子激动剂也是AD药物发展的新方向。另外，5-羟色胺、组胺、AMPA、GABA和NMDA受体调节剂也日益受到重视。因此，调节这些受体不但能改善认知能力，也可能降低Aβ和tau，从而起到治疗疾病的作用。

1. 调节乙酰胆碱的药物　SeneXta公司的CH3SO2F，QR Pharma公司的R-phenserine、Neuropharma公司的NP-61都是乙酰胆碱酯酶抑制剂，处于临床一期或二期试验阶段。Sonexa公司的ST-101是乙酰胆碱刺激剂，正在进行二期临床试验。QR Pharma公司的Bisnorcymserine（BNC）是丁酰胆碱酯酶抑制剂，PharAthene公司的Protexia是丁酰胆碱酯酶的生物清除剂，都处于一期临床试验。Sanofi公司的SR-46659A、Warner-Lambert公司的RU 35926（Milameline）和Smithkline Beecham的Sabcomedine（SB-202026）都是M受体激动剂，但临床试验均告失败。礼来公司的占诺美林（Xanomeline）是M1受体选择性激动剂，对M2，M3，M4，M5受体作用很弱，易透过血脑屏障，且皮质和纹状体的摄取率较高，是目前发现的选择性最高的M1受体激动剂之一。服用本品后，AD患者的认知功能和动作行为有明显改善。但因胃肠不适以及心血管方面的不良反应，部分患者中断治疗。

Targacept公司的TC-5619、罗氏制药公司的RG3487、Bristol-Myers Squibb公司的BMS-933043和EnVivo制药公司的EVP-6124是α_7nAChR激动剂，分别正在进行一期和二期临床试验。AbbVie公司的ABT-126是α_7nAChR拮抗剂，也在进行二期临床试验。Ispronicline（TC-1734）一种大脑选择性$\alpha_4\beta_2$尼古丁乙酰胆碱受体部分激动药，显示可以增强啮齿类动物的记忆力，具有良好的耐受性，正在进行二期临床试验。辉瑞公司的Varenicline是现在第二种FDA认可的非尼古丁戒烟药物，它和Targacept公司的AZD-1446、AbbVie公司的ABT-560都是$\alpha_4\beta_2$ nAChR激动剂，处于一期或二期临床试验阶段。

2. 5-羟色胺受体激动剂及拮抗剂　5-羟色胺（5-HT），又名血清素，是自体活性物质，约90%合成和分布于肠嗜铬细胞，中枢神经系统的5-HT能神经元主要分布于低位脑干，向前方投射至前脑，向两侧投射至新皮质。5-HT需通过其相应受体的介导产生作用，目前已发现的5-HT受体有7类14种亚型，与AD相关的受体主要有5-HT1A，5-HT2A，5-HT2C，5-HT3，5-HT4，5-HT6，5-HT7等。增强5-HT的活性能够改善正常老龄人群和AD患者的记忆，而由5-HT消耗所引起的脑内5-HT水平下降则损害了他们的记忆。目前研发最多的是5-HT6受体拮抗剂，如辉瑞制药公司的PF-5212365、Lundbeck公司的LU-AE58054、Avineuro制药公司的AVN-101和GSK公司的GSK-742457都处于二期临床试验阶段。而Suven Life Sciences公司的SUVN-502、AbbVie公司的ABT-354、Wyethth公司的PF-05212377（SAM-760）、Avineuro制药公司的AVN-322和EPLX公司的PRX-07034在一期临床试验阶段。Theravance公司的TD-8954和TD-5108、EPLX/GSK公司的PRX-03140和辉瑞公司的PF-4995274都是5-HT4受体激动剂或部分激动剂，分别在进行一期或二期临床试验。GSK公司的GSK-239512、辉瑞公司的PF-3654746和Cephalon的CEP-26401是5-HT3受体拮抗剂，在进行一期或二期临床试验。Avera公司的AV-965是5-HT1a受体拮抗剂，正在进行一期临床试验。

3. 组胺受体激动剂　组胺 H_3 受体于 1983 年由经典药理学方法发现，1999 年被成功克隆。组胺 H_3 受体作为突触前自身受体，介导组胺在不同组织中的释放与合成。其活化后，通过 Gi 蛋白抑制腺苷酸环化酶，减少 cAMP 的生成或经 Gi 蛋白抑制 N 型 Ca^{2+} 通道，降低神经细胞 Ca^{2+} 内流量，从而减少组胺的释放。此外，组胺 H_3 受体还参与调节脑内乙酰胆碱、多巴胺、5-HT 等多种神经递质的合成与释放。组胺 H_3 受体拮抗剂对改善认知能力和提高记忆力具有一定效果，故将其作为治疗阿尔茨海默病的候选药物。Latrepirdine 或称 Dimebon，是一种非选择性的抗组胺剂，最初作为抗过敏药在俄罗斯使用。体外表明能防止 ROS 介导的损害。辉瑞和 Medivation 公司已在 AD 患者中开始了 Dimebon 临床试验，在二期临床试验，与安慰剂组相比较 Dimebon 的耐受性良好，对轻度认知障碍和 AD 患者的认知、日常生活活动和行为均有改善作用。然而，2010 年的三期临床试验发现在 AD 患者没有任何指标的好转，试验失败。另有 Sanofi 公司的 SAR110894、Servier 公司的 S-38093、GSK 公司的 GSK-3239512、Abbvie 公司的 ABT-288、辉瑞公司的 PF-03654746 和 AstraZeneca 公司的 AZD-5213 处于一期或二期临床试验阶段。

4. 单胺氧化酶抑制剂　单胺氧化酶（MAO）是一种线粒体膜复合酶，可分为 MAO-A 和 MAO-B 两个亚型。MAO 能选择性代谢单胺类物质，阻止单胺类物质进入循环而发挥机体保护作用。神经系统中存在的胺类如 5-HT、多巴胺、去甲肾上腺素和肾上腺素都能被 MAO 氧化。MAO-B 活性在 AD 患者脑中水平较高并且能够引起氧化应激反应。拉多替吉（Ladostigil，TV3326）是胆碱酯酶（AChE）抑制剂，同时也是脑单胺氧化酶（MAO）-A 和 MAO-B 抑制剂。是将抗 PD 的 MAO-B 抑制剂雷沙吉兰（rasagiline）和抗 AD 药 AChE 抑制剂雷伐斯的明（rivastigmine，又称艾斯能，Exelon）分子结构相结合开发的化合物。拉多替吉也具有雷伐斯的明的假性胆碱酯酶抑制作用，故同时抑制 AChE 和丁酰胆碱酯酶（BuChE）两种酶。拉多替吉的作用持续时间较雷伐斯的明更长。拉多替吉的神经保护作用是经线粒体 Bcl-2 家族蛋白介导，蛋白激酶 C（PKC）-促分裂原活化蛋白激酶（MAPK）依赖的细胞存活通路下调 Bad 和 Bax 而实现的。2012 年初 Avraham 制药公司公布 Ladostigil 的临床试验没有发现严重或特殊的副作用，药物疗效呈现出积极趋势。Roche 公司的 RG1577 和 NeuroSearch 公司的 Tesofensine（NS-2330）也在进行二期临床试验。

5. γ-氨基丁酸受体激动剂　γ-氨基丁酸（GABA）是抑制性中间神经元释放的主要递质，与谷氨酸能神经元不同，在海马结构内 GABA 能神经元的分布相对比较弥散，多分布在齿状回和海马 CA1 区的分子层，与锥体细胞和颗粒细胞的胞体及树突形成突触。GABA 及其受体在学习记忆损害对神经细胞具有保护作用。Roche 公司的 RG-1662 和 sGCc 制药公司的 sGC-1061 正在进行一期临床试验。

6. AMPA 受体激动剂　AMPA 受体活化对于突触的可塑性及诱导作为学习和记忆基础的长时程增强是至关重要的。AMPA 受体激动剂可以通过与 AMPA 受体的变构位点结合，增强该受体介导的信号。其作用机制涉及抵消突触部位谷氨酸盐的消耗、促进突触可塑性及增加脑源神经生长因子的产生等。目前 Cortex 制药公司的 CX-717，BrainCells 的 Coluracetam 和 Lilly 公司的 LY-451395 在进行或已完成二期临床试验。

7. Sigma 受体激动剂　广泛分布于中枢神经系统的 Sigma（σ）受体在调节 NMDA 能、多巴胺能、胆碱能神经系统和神经肽及神经甾体激素功能中发挥重要作用，参与学习记忆、条件性恐惧应激反应、精神分裂症等生理病理过程。Santen 公司的 Cutamesine 是 Sigma-1 受体激动剂，已完成一期临床试验。

（二）抗氧化剂

1. 辅酶 Q10（CoQ10）　是一种在人体内广泛存在的脂溶性醌类化合物，又称泛醌，在电子传递链中发挥重要作用，是细胞呼吸和代谢的重要辅助因子，是生成 ATP 的重要辅酶。CoQ10 具有抗氧化、清除自由基、稳定生物膜等作用。CoQ10 还能减少 AD 转基因小鼠的淀粉样斑。CoQ10 目前还没有在 AD 患者进行了测试。艾地苯醌（Idebenone），是一种合成 CoQ10 的类似物，其抑制脂质过氧化的作用已经在进行临床试验。虽然几个较小的研究报道证实几个月的治疗对记忆力和注意力有帮助，但更大范围的研究认为对减缓疾病进展没有作用。

2. 乙酰-L-肉碱（Acetyl-L-carnitine，ALCAR）和 R-CA 硫辛酸（R-α-lipoic acid，LA）　也属线粒体抗氧化剂。在运动过程中促进脂肪酸的利用，L-肉碱和乙酰辅酶 A 在线粒体内经肉碱-O-乙酰基转移酶转化成 ALCAR。在临床试验中，与安慰剂相比，接受 ALCARAD 患者（不含 LA）的认知恶化进程减慢。近期，一项 ALCAR 治疗试验的 meta 分析显示 MCI 和 AD 患者临床评分和临床量表心理测试均有所改善，使得对这种药物的使用又燃起了新希望。

3. 维生素 E（Vitamin E，VitE）　也被用来作为抗氧化剂治疗 AD。它是脂溶性的抗氧化剂，维生素 E 可减少年轻和老年的 AD 转基因小鼠的脂质过氧化，但只在早期给药能减少淀粉样斑块沉积。有报道维生素 E 减缓 AD 患者的病情恶化，然而，在随后的试验中发现维生素 E 并未防止 MCI 进展成 AD。

4. 普拉克索（Pramipexole）　多巴胺受体激动剂，在体外减少 Aβ 诱导的 caspase 活化，减少细胞死亡。除了多巴胺的作用，普拉克索还减少线粒体 ROS 的生成，并已被证明它定位于线粒体发挥其抗氧化作用。通过防止线粒体相关的细胞死亡，普拉克索能保持线粒体膜电位，因此维持线粒体的功能。

（三）抗炎药物

非甾体抗炎药物，如辉瑞的 COX-2 抑制剂 Celecoxib 用于老年痴呆的治疗，曾进入三期临床研究，但后来由于结果不理想被终止了。Helsinn 公司的 Nimesulide、Merck 公司的 Rofecoxib 和 Bayer 公司的 Naproxen 都是非甾体抗炎药，在 AD 的临床试验中均告失败。Chiesi 制药公司的 CHF5074 是一种小胶质细胞调节剂，通过改变小胶质细胞活动来抑制神经炎症，一期临床试验结果良好。

（四）糖代谢调节剂

Sunovion 制药公司的 DSP-8658 是 PPARα/γ 激动剂正在进行一期临床试验，Accera 公司的 AC-1204 是葡萄糖刺激剂，在进行二/三期临床试验。Metalbolic Solutions Development 公司的 MSDC-0160 是 mTOT 调节剂和胰岛素增敏剂，正在进行二期临床试验。T3D Therapeutics 公司的 T3D-959 是双向 PPAR 激动剂，已经完成一期临床试验。Transtech 制药公司的 TTP4000 和 TTP488 是 RAGE 抑制剂正在进行一期和二期临床试验。

（五）胆固醇合成抑制剂

脑的胆固醇代谢异常可以导致 Aβ 生成和清除失平衡，ApoE 基因表达及 tau 蛋白过度磷酸化。因此，他汀类药物成为 AD 治疗的候选药物。他汀类药物可显著降低 AD 发生的危险性，预防或延缓 AD 的发生，且长期治疗较为安全。体外实验和动物实验均证实他汀类药物治疗可降低 Aβ 水平。调节胆固醇水平有可能改变膜的流动性，从而影响膜相关蛋白酶及其 APP 底物，亦可能影响 Aβ 的沉积和清除。他汀类药物对 AD 的治疗作用亦可能与改善微循环和血管内皮等间接作用关联。NIA 公司的阿托伐他汀（Atorvastatin）三期临床失败。Kowa 公司的匹伐他汀（Pitavastatin）和 Merck 公司的辛伐他汀（Simvastatin）正在进行三期临床试验。

（六）神经营养因子和干细胞移植

Phytopharm 公司的 Cogane（PYM5008）和 Neo Therapeutics 公司的 AIT-082（Neotrofin）是 NGF 刺激剂，在进行一期和二期临床试验。Ceregene 公司的 CERE-110 是 AAV-NGF，正在进行二期临床试验。ECB-AD（NsG0202）是一种细胞治疗方式，它是一种包被细胞生物呈递装置，能分泌 NGF，由 NsGene A/S 公司研发，正在进行二期临床试验。Toyama Chemical 公司的 T-817MA 是一种新型的神经营养剂，正在进行二期临床试验。

（七）天然产物中抗 AD 药物的寻找

天然产物是开发治疗或延缓 AD 药物的宝库，近年来已经成为全球关注的热点。已有从植物、微生物和海洋动植物中寻找防治 AD 药物的相关报道。如我国学者从千层塔中开发处的胆碱酯酶抑制剂石杉碱甲，已经用于临床 AD 治疗。淫羊藿苷、白藜芦醇、银杏叶提取物、人参皂苷、姜黄素、芹菜甲素等都发现对 AD 细胞和动物模型有治疗作用，有的作为保健品在市场上销售，但用于 AD 治疗，仍需要大规模临床试验的证实。此外，从海洋藻类中获得的多糖及寡糖有可能成为预防 AD 的药物，如褐藻硫酸多糖具有抗脑缺血、抗氧化和神经营养作用，在 AD 动物模型上显示出学习记忆改善作用。

（八）其他

Posipnone（R-phenserine）是一种可口服的小分子，可抑制淀粉样前体蛋白（APP）和 Tau 的合成。QR 制药公司数据显示，Posiphen 可降低组织培养细胞、AD 转基因小鼠和 MCI 患者的约 50%的 APP 和 tau 水平，这种效应可持续超过 12 小时，这与在其大脑和脑脊液中的半衰期相符合，正在进行二期临床试验。GSK 公司研发的 GSK2647544 和 Rilapladib 都是 Lp-PLA_2 抑制剂，分别处于一期和二期临床试验阶段。Sonxa Therapeutic 公司的 ST-101 是一种新型的认知增强剂，能够激活 T-型电压门控钾通道，已经完成了二期临床试验。Resverlogix 公司的 RVX-208 是 BET 蛋白抑制剂，能显著提高高密度脂蛋白胆固醇水平，除了治疗动脉粥样硬化外，抗 AD 治疗也在进行一期临床试验。Avanir 制药公司的 AVP-923 是右美沙芬/奎尼丁的组合剂（Dextromethorphan/quindine fixed-dose combination），用于治疗 AD 患者的精神激动，正在进行二期临床试验。VIVUS 公司的 VI-1121，也在进行二期临床试验。

另外，处于一期临床试验阶段的 AD 治疗药物还有 AbbVie 公司的钙蛋白酶抑制剂 ABT-957，Genervon 生物制药公司的肽类 GM6，Janssen 公司的 JNJ-54861911。

（彭　英　王晓良）

参 考 文 献

1. Day JJ，Sweatt JD. Epigenetic mechanisms in cognition. Neuron 2011，70：813-829.
2. Mastroeni D，Grover A，Delvaux E，et al. Epigenetic changes in Alzheimer S disease：Decrements in DNA methylation. Neurobiol Aging，2010，31（12）：2025-2037.
3. Chouliaras L，Rutten BP，Kenis G，et al. Epigenetic regulation in the pathophysiology of Alzheimer's disease. Prog Neurobiol，2010，90：498-510.
4. Peleg S，Sananbenesi F，Zovoilis A，et al. Altered histone acetylation is associated with age-dependent memory impairment in mice. Science，2010，328：753-756.
5. Barnes DE，Yaffe K. The projected effect of risk factor reduction on Alzheimer's disease prevalence. Lancet Neurol，2011，10：819-828.
6. 黄德福. β 淀粉样肽在阿尔兹海默病中作用的逐步认识. 生命科学，2014，26（1）：9-14.
7. Terry RD，Masliah E，Salmon DP，et al. Physical basis of cognitive alterations in Alzheimer's disease：synapse loss is the major correlate of cognitive impairment. Ann Neurol，1991，30（4）：572-580.
8. Lue LF，Kuo YM，Roher AE，et al. Soluble amyloid beta peptide concentration as a predictor of synaptic change in Alzheimer's disease. Am J Pathol，1999，155（3）：853-862.
9. Lambert MP，Barlow AK，Chromy BA，et al. Diffusible，nonfibrillar ligands derived from $A\beta_{1-42}$ are potent central

nervous system neurotoxins. Proc Natl Acad Sci USA, 1998, 95 (11): 6448-6453.
10. 常平，戴雪伶，姜招峰，等. 可溶性β-淀粉样寡聚体的结果与神经毒性. 生命的化学，2010，30（5）：708-712.
11. Selkoe DJ. Alzheimer's disease is a synaptic failure. Science, 2002, 298 (5594): 789-791.
12. Hardy J, Selkoe DJ. The amyloid hypothesis of Alzheimer's disease: progress and problems on the road to therapeutics. Science, 2002, 297 (5580): 353-356.
13. 李謐，刘毅，刘新英，等. 阿尔茨海默病与Abeta的降解. 神经疾病与精神卫生，2007，7（4）：247-250.
14. Iwata N, Higuchi M, Saido TC. Metabolism of amyloid-β peptide and Alzheimer's disease. Pharmacol Ther, 2005, 108 (2): 129-148.
15. Tampellini D, Rahman N, Lin MT, et al. Impaired β-amyloid secretion in Alzheimer's disease pathogenesis. J Neurosci, 2011, 31 (43): 15384-15390.
16. Laferla FM, Green KN, Oddo S. Intracellular amyloid-β in Alzheimer's, disease. Nat Rev Neurosci, 2007, 8: 499-509.
17. Wang DS, Dickson DW, Malter JS. beta-Amyloid degradation and Alzheimer's disease. J Biomed Biotechnol, 2006, 2006 (3): 58406.
18. 王建枝，王丹玲. 第十三章Tau蛋白形成NFT的机制. 老年性痴呆及相关疾病，盛树力，主编. 科学技术文献出版社，2006：267-282.
19. 彭英，王晓良. Tau蛋白与阿尔采末病. 中国药理学通报，2004，20（6）：601-605.
20. Gong CX, Liu F, Grundke-Iqbal I, et a1. Impaired brain glucose metabolism leads to Alzheimer neurofibrillary degeneration through a decrease in Tau O-GlcNAcylation. J Alzheimers Dis, 2006, 9 (1): 1-12.
21. 刘瑜琦. 糖、脂质代谢异常对阿尔茨海默病tau蛋白作用的研究进展. 国际老年医学杂志，2012，33（1）：33-37.
22. 胡质文，陈永湘，李艳梅. Tau蛋白翻译后修饰与阿尔茨海默病. 中国科学：化学，2013，43（1）：1-11.
23. Min SW, Cho SH, Zhou Y, et al. Acetylation of Tau inhibits its degradation and contributes to tauopathy. *Neuron*, 2010, 67: 953-966.
24. Cohen TJ, Guo JL, Hurtado DE, et al. The acetylation of Tau inhibits its function and promotes pathological Tau aggregation. *Nat Commun*, 2011, 2: 1-9.
25. Lu KP, L iou YC, Zhou XZ. Pinning down theprolinedirected phosphorylation signaling. *Trends Cell Biol*, 2002, 12: 164-172.
26. Reynolds MR, Reyes JF, Fu Y, et al. Tau nitration occurs at tyrosine 29 in the fibrillar lesions of Alzheimer's disease and other tauopathies. *J Neurosci*, 2006, 26: 10636-10645.
27. 宋明洁，戴雪伶，姜招峰. tau蛋白过磷酸化与阿尔茨海默病. 生命科学，2013，25（3）：315-319.
28. 周渭，胡文辉. 神经炎症抑制剂用于阿尔茨海默症的药物研发. 科学通报，2014，59（3）：232-237.
29. Neuroinflammation working group, Akiyama H, Barger S, et al. Inflammation and Alzheimer's disease. Neurobiol Aging, 2000, 21: 383-421.
30. 左丽君，张巍. 神经免疫炎症与阿尔茨海默病. 中华临床医师杂志（电子版），2013，7（14）：6547-6550.
31. 林律，徐淑君，王钦文. 星型胶质细胞介导的β-淀粉样蛋白代谢与阿尔茨海默病早期的关系. 生物化学与生物物理学进展，2012，39（8）：715-720.
32. Zhao J, O' Connor T, Vassar R. The contribution of activated astrocytes to Abeta production: implications for Alzheimer's disease pathogenesis. J Neuroinflammation, 2011, 8 (2011): 150.
33. 侯宛祺，戴雪伶，姜招峰. 炎性因子与阿尔茨海默病. 生命科学，2013，25（11）：1071-1076.
34. 雷慧，王晓良，彭英. 线粒体损伤与阿尔采末病. 中国药理学通报，2013，29（10）：1337-1341.
35. Sosa-Ortiz AL, Acosta-Castillo I, Prince MT. Epidemiology of dementias and A1zheimer's disease. Arch Med Res, 2012, 43 (8): 600-608.
36. de 1a Monte SM. Brain insulin resistance and deficiency as cherapeutic targets in A1zheimer's disease. Curr Alzheimer Res, 2012, 9 (1): 35-66.

37. 顾萍，王坚. 中枢神经系统胰岛素代谢/信号转导异常与阿尔茨海默病研究进展. 中国老年学杂志，2010，30：1006-1009.
38. 谢雨礼. 老年痴呆药物研究进展. 药学与临床研究，2011，19（1）：1-7.
39. 杨吉平，苟兴春，徐曦，等. 自噬作用在阿尔茨海默病中的分子机制，解剖科学进展，2012，18（2）：170-172.
40. 赵保路，万莉. 金属离子代谢平衡失调与阿尔茨海默病早期发病机制. 生物化学与生物物理进展，2012，39（8）：756-763.

第六章　帕金森病的发病机制与治疗

全球人口中，帕金森病（Parkinson's Disease，PD）患病率为1%~2%。目前，全球有PD患者约400万，中国患者占50%。1817年英国医师James Parkinson首次描述了一组以震颤、僵直、运动迟缓和步态失调伴姿势不稳为主要症状的神经系统慢性进行性疾病。1841年Hall将其称之为“震颤麻痹”（shaking palsy），并对该病的症状进行了详细描述。但随着人们对该疾病的更多认识和了解，逐步认识到“震颤麻痹”的命名并不确切，因为这类患者除了有肢体的不自主震颤、僵直和运动迟缓外，还有自主神经功能紊乱等一些复杂症状伴随，因此，1892年Charcot建议将这种疾病称为帕金森病（Parkinson's disease，PD），能更全面地描述这一病症，这一观点也逐渐为大家所接受。从最初对PD的描述到现在，已经过去了一个多世纪，虽然科学家们从未停止过对该病的研究，但对于PD的病因及具体的发病机制仍未阐明。PD是继老年痴呆之后的第二大神经退行性疾病，年龄超过65岁的人群病因不明，发病机制不清楚，因此临床常用的治疗药物只能是对症治疗，但也伴随相应的副作用，并且随着治疗时间的延长，药效开始减弱。因此研究PD的发病机制，寻找有效的治疗靶点，对于抗PD创新药物的研究具有重要意义。

第一节　概　　述

帕金森病是发生于中枢神经系统的退行性疾病，因为基底神经节多巴胺能神经元神经递质释放减少，从而导致患者发生行为学上的改变，表现为静止性震颤、肌肉僵直、运动迟缓。震颤是主动肌和拮抗肌之间的一种节律性交替收缩运动，主要见于静止时，呈搓丸样或数币样动作，活动或睡眠时消失。强直是由于肌肉持续对抗被动运动所致，故肌张力增高均匀一致；若同时有震颤存在，则在肌张力持续增高的背景下，出现间断性肌张力降低，成为齿轮征。运动迟缓表现为运动减慢，尤其是起步等运动的启动困难，严重妨碍日常生活。由于强直及反射性运动减弱，使步态前冲，称为碎步或慌张步态。此外，PD患者还可能出现体重减轻和自主神经功能障碍，由于面肌僵硬和瞬目减少，使面部无表情，出现特征性的面具脸。

PD是由于黑质致密部内多巴胺能神经元死亡，新纹状体多巴胺消耗所致。病理改变包括神经元变性、黑质褪色以及残存的多巴胺能神经元内出现Lewy小体（Lewy bodies，LB）。正常情况下，多巴胺通过D2受体对新纹状体GABA能投射神经元起抑制作用，多巴胺缺如造成新纹状体GABA能神经元的活性增强，后者经间接通路使苍白球外侧部GABA能神经元的活性降低，引起丘脑底部核谷氨酸能神经元的活性增强，继之激活苍白球内侧部和黑质网状部GABA能神经元的活性，后者抑制丘脑腹侧蝶状核的活性，从而导致丘脑对大脑的输出减弱。此外，正常时多巴胺通过D1受体对新纹状体GABA能投射神经元起激动作用，后者经直接通路使苍白球内侧部和黑质网状部GABA能神经元活性减弱。多巴胺缺如则使苍白球内侧部和黑质网状部GABA能神经元活性增强，从而抑制丘脑腹侧蝶状核的活性，同样导致丘脑对大脑的输出减弱。由于丘脑神经核对参与动作启动的皮质区有激活作用，因而丘脑对大脑的输出减弱导致运动减少。

正常人黑质纹状体多巴胺能神经元储备充足，随着年龄增长，多巴胺能神经元会缓慢丧失，但仅当这些神经元的丧失达80%以上时才会出现明显的PD症状（图6-1-1）。由于尚存的神经元可通过上调酪氨酸羟化酶等机制促使多巴胺生成以进行代偿，因而多数PD病情进展缓慢。

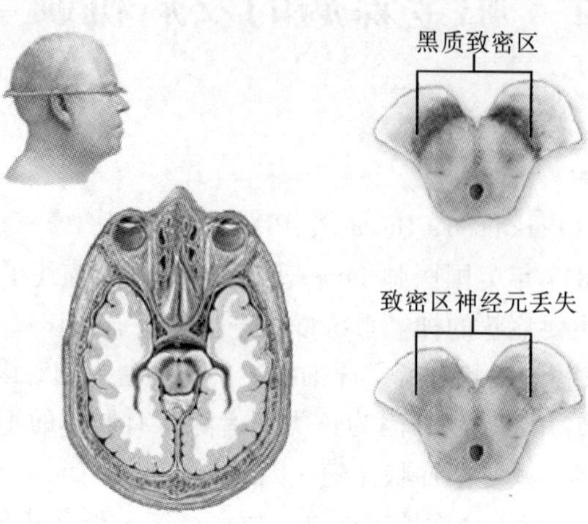

图6-1-1 PD的病变模式图
黑质致密部DA能神经元的大量丢失

目前帕金森病仍是不可治愈的进展性疾病，主要的治疗实质上是提高患者的生活质量和工作能力，并仍以药物治疗最有效，而且要注意掌握好用药时机，在疾病的早期无需特殊治疗，应鼓励患者进行适度的体育锻炼，若影响到患者的日常生活和工作时可给予药物治疗；争取做到以最小的剂量获得最好的疗效；治疗过程中应从小剂量开始，缓慢增加剂量；药物治疗应个体化，不宜多加品种，也不宜突然停药。

第二节 帕金森病发病的遗传因素与环境因素

神经退行性疾病是一类以神经元退行性病变为基础的慢性进行性神经系统疾病，主要包括阿尔茨海默病（Alzheimer's disease，AD）、帕金森病（Parkinson's disease，PD）、亨廷顿病（Huntington's disease，HD）、脊髓小脑共济失调（spinocerebellar ataxia，SCA）、运动神经元病（Motor neuron disease，MND）、朊病毒病（prion disease）等，其中特定区域的神经细胞退行性改变、细胞丢失是它们的共同特征。神经退行性疾病严重影响着人类的健康，给个人、家庭和社会带来沉重的负担。尽管人们对其进行了长时间和高投入的密集研究，但这些复杂疾病的发病机制和病因仍不明确。既往研究表明PD的发生与多种因素有关，是一种“多因一果”的疾病，其中遗传因素、环境因素、年龄、性别及营养等因素均可能参与PD多巴胺能神经元的变性死亡过程，具体相关因素如下。

一、与PD发病相关的环境因素

20世纪80年代美国加州的吸毒者在吸食毒品后出现了类似帕金森病的临床表现，而对左旋多巴有较好的治疗反应，对其进行检测发现含有1-甲基-4-苯基-1，2，3，6-四氢吡啶（1-methyl-4-phenyl-1，2，3，6-tetrahydropyridine，MPTP），随后研究者应用MPTP在灵长类、猫、狗、小鼠等动物实验中也诱导出帕金森病样症状。MPTP通过血脑屏障在脑内星型胶质细胞中经B型单胺氧化酶转化为有毒性的甲基-苯基-吡啶离子（1-methyl-4-phenylpyridinium，MPP^+），后者经多巴胺能神经元的转运蛋白摄取后聚集在线粒体内，产生过量的氧自由基，抑制线粒体呼吸链复合物Ⅰ活性，抑制 ATP 合成，并促进自由基生成和氧化应激反应，最终导致多巴胺能神经元变性死亡。至 20 世纪，PD 患者的发病率提高了 1.63 倍，而这些增长的区域都位于发展中国家或广泛使用农药的地区。流行病学调查显示：居住在农村、饮用井水以及经常接触除草剂和杀虫剂的人群易患 PD，因而除草剂、杀虫剂是诱发 PD 的危险因素。现已证明某些毒素如鱼藤酮可以导致 PD 样病理改变，同时某些重金属或病毒感染都可以增加 PD 的发病风险。研究发现尼古丁、咖啡因可以增加纹状体多巴胺递质的释放，且吸烟者脑内单胺氧化酶被抑制，从而可以抑制多巴胺降解，增加脑内多巴胺的含量。因此，尼古丁、咖啡因具有抑制或减缓 PD 病理改变的功能。

二、与 PD 发病相关的遗传因素

虽然临床中多数 PD 病例为散发的，但研究提示 PD 与遗传有关，通过遗传分析已确定了多种基因的突变可导致家族性 PD 的发生，而这些基因改变后如何导致疾病的发生，其机制仍未阐明。

家族性 PD 具有不完全的常染色体显性遗传或隐性遗传，有多代或多个家庭成员发病，临床表现与散发性 PD 有所不同，如伴有共济失调、锥体系损害体征及起病早、病程短等特征。通过研究家族性帕金森病发病相关的基因突变导致多巴胺能神经元变性死亡的机制，可为阐明帕金森病的发病机制及制定防治措施提供理论依据。近年的研究已发现了 α-突触核蛋白（α-synuclein），leucine-ricb repeat kinase（LRRK2）、Parkin、PINK-1、DJ-1 等致病基因，这些基因的异常表达与 PD 密切相关。

1. α-突触核蛋白　SNCA 基因编码约有 140 个氨基酸的小蛋白，称为 α-突触核蛋白，α-突触核蛋白代谢障碍可导致该蛋白聚集形成 Lewy 小体，这可能是散发性帕金森病的主要原因。研究发现 α-synuclein 基因 3 号外显子有 A53T、E46K、A30P、H50Q 点突变，但这些点突变只发生在很少一部分常染色体显性遗传性帕金森病患者，临床症状与散发性帕金森病相似，但发病年龄更早、进展更快。同样 SNCA 基因二倍体或三倍体化后，也能够诱导家族性 PD 的发生。α-突触核蛋白天然处于无规则状态，但其聚集后与 PD 发生及病理进程关系密切，其聚集后形成的 Lewy 小体具有朊蛋白样（Prion-like）的特性，能够在脑组织中进行传播，但具体的分子毒性机制并不清楚。

2. LRRK2　LRRK2 是一个多结构域蛋白，具有 GTP 调节的丝氨酸/苏氨酸激酶活性，其激酶活性的改变与神经退行性疾病密切相关。研究发现 LRRK2 基因有六个致病性的突变，其中最常见的为 G2019S，其在散发性帕金森病的突变率为 1%，而在遗传性帕金森综合征为 4%。有研究报道，LRRK2 能够影响 α-突触核蛋白的磷酸化，从而影响其聚集体的形成，但二者之间的关系目前仍不清楚。

3. Parkin　Parkin 基因在黑质、蓝斑等脑区广泛表达，编码含有 465 个氨基酸、分子量约为 52kD 的蛋白质，即 Parkin 蛋白，该蛋白具有泛素 E3 连接酶活性，其底物蛋白可通过蛋白酶体途径进行代谢。研究显示 Parkin 能与多种底物相互作用，其中包括 α-突触核蛋白。Parkin 功能的发挥首先有赖于结构的完整，而结构异常使之丧失 E3 酶活性，从而导致疾病的产生。突变使 Parkin 不能识别、结合底物，也不能与 E2 结合；突变的 Parkin 还阻碍了自身泛素化及随后的降解，尤其是 IBR，R2 区突变可使 Parkin 完全丧失自身泛素化的活性。Parkin 遗传突变，使脑干黑质和蓝斑部位选择性的导致儿茶酚胺能神经元的退化，致使早发性 PD 的发生。

4. DJ-1　DJ-1 是功能多样并高度保守的蛋白，2003 年发现 DJ-1 的缺失或者 166 位亮氨酸突变为脯氨酸分别可导致家族型帕金森病。随后 DJ-1 其他的一些点突变包括 A104T、M26I、D149A 和 E64D 或者缺失突变在其他早发型帕金森患者中被发现。DJ-1 是常染色体隐性遗传致病基因，其突变后导致早期 PD 的发生，但发病率较低，占早发型帕金森患者的 1%~2%。DJ-1 基因的主要突变类型有错义突变、截短突变、剪切位点突变和大片段缺失和插失等，突变形式有纯合突变、杂合突变、复合纯合和复合杂合突变等。DJ-1 导致 PD 的具体发病机制尚不清楚，研究表明 DJ-1 对于维持线粒体的完整性及功能发挥重要作用，其作用可能涉及氧化应激、线粒体功能、基因转录调控等多个方面，同时 DJ-1 还具有过氧化物酶的活性，因而在抗氧化方面发挥神经保护作用，可作为抗 PD 治疗的靶点。

三、年龄因素

除了以上两种比较常见的病因之外，年龄因素也是导致帕金森病的病因之一。研究证实，年龄的增加与脑内多巴胺神经元数目成反比，多巴胺水平也在不断下降。帕金森患者脑内多巴胺减少程度远远高于正常衰老水平。因此，衰老与 PD 的发病密切相关。

四、性别因素

在神经退行性疾病中，性别作为能够影响疾病发生与发展的因素越来越受到重视。流行病学调查显示，在所有年龄和所有国家中男性患 PD 的发病率显著高于女性，男女比率约为 1.37~3.7，而且在 PD 的发病中，女性患者的发病年龄要比男性晚两年。引起这种现象发生的原因是如性别、性激素及其他应激因素等影响了 DNA 的甲基化、组蛋白修饰，最终导致表观遗传学调控的常染色体基因表达的变化，最终导致对疾病的易感性。

五、饮食

越来越多的研究表明，日常饮食在 PD 的发病中发挥重要的作用。如牛奶能够增加患 PD 的风险，尤其对于男性，而食用水果、蔬菜及鱼类能够降低 PD 发生的危险，同样 DHA、大豆、咖啡、茶、酒对于预防 PD 的发生具有一定的保护作用。

第三节 DA 能神经元的死亡机制

PD 的特异性病理改变是黑质多巴胺能神经元的进行性丢失，但造成神经元丢失的机制并不清楚。目前对于神经元的死亡机制有多种学说，其中自噬、氧化应激及神经炎症等学说已被广大学者所接受。而表观遗传学是近几年研究较热的学科，与神经退行性疾病的发生密切相关。

一、自噬功能异常导致神经元死亡

细胞自噬（autophagy）是指膜包裹部分胞质、蛋白质和细胞器形成自噬体（autophagyosome），然后与内涵体（endosome）形成自噬内涵体（amphisomes），最后与溶酶体（lysosome）融合形成自噬溶酶体（autophagolysosome），降解捕获的蛋白质和细胞器，从而实现细胞内稳态和细胞器更新。自噬具有保守性，是一种非选择性降解胞质大分子和病理性细胞器的代谢途径。自噬在许多生理和病理条件下发挥重要作用，如饥饿、受损蛋白质和细胞器的清理、病原体的清除、细胞存活和死亡、肿瘤抑制以及抗原递呈等。

自噬主要有三种形式：大自噬（macroautophagy）、小自噬（microautophagy）以及分子伴侣介导的自噬（chaperone-mediated autophagy，CMA）。大自噬在生物体中广泛存在，降解长寿命的蛋白质和细胞器。通过清除受损的蛋白质和细胞器，大自噬可以促进细胞存活。小自噬以溶酶体膜内陷的方式直接包裹细胞内物质，选择性降解无用的细胞器。在分子伴侣介导的自噬中，分子伴侣热休克相关蛋白 70（heat-shock cognate protein of 70kD，HSC70）为主的分子伴侣复合物可以选择性地识别含特定五肽模序的蛋白质，然后通过溶酶体相关性膜蛋白 2A（lysosome-associated membrane protein-2A,

LAMP-2A）将其转运到溶酶体进行降解。CMA 过程具有特异性和阶段性，聚集体蛋白则只能通过大自噬来清除。

细胞内清除蛋白质还通过泛素-蛋白酶体途径（ubiquitin-proteasme system，UPS）降解，而蛋白质和细胞器则通过自噬-溶酶体降解途径（autophagy-lysosome pathway，ALP）。UPS 主要降解短寿命的蛋白质，ALP 则负责清除长寿命的蛋白质和细胞器。

自噬与疾病的发生发展密切相关，在神经细胞中变性蛋白过度堆积是帕金森病、阿尔茨海默病和亨廷顿病等神经退行性疾病的主要病理特征。患病早期，被激活的细胞自噬能清除这些变性蛋白，但随着病情的发展，当变性蛋白的堆积速率超过自噬的清除能力后，就会引起自噬功能障碍，导致细胞死亡。目前研究表明，无论是环境因素还是 PD 相关基因的突变，都能够直接或间接影响自噬功能，参与了自噬过程。自噬可以清除错误折叠的蛋白质，减少蛋白质在神经元内聚集，能够有效地预防帕金森病等神经退行性疾病的发生。而另一方面，自噬过度活跃会引起自噬应激，可能会引起神经细胞的死亡，从而导致帕金森病的发生，具体如下。

1. α-突触核蛋白与自噬　α-突触核蛋白是一种可溶性蛋白质，位于突触小泡和细胞核，在脑中广泛表达。LB 是帕金森病和其他共核蛋白病的特征性标志物。纤维状的 α-突触核蛋白是细胞内路易小体的主要组成部分，α-突触核蛋白参与了 PD 的病理过程。在三种自噬方式中，大自噬和分子伴侣介导的自噬参与了 PD 的病理过程。CMA 参与可溶的野生型 α-突触核蛋白的降解，突变型的 α-突触核蛋白 A53T 和 A30P 能诱发家族性 PD，它们可以通过与 LAMP-2A 的高度亲和从而抑制分子伴侣介导的自噬途径。在 PD 病理过程中，α-突触核蛋白通过对 CMA 介导的存活因子心肌细胞增强因子 2D（Myocyte enhancer factor 2D，MEF2D）的降解，促进神经元的死亡。野生型和 A53T 突变型 α-突触核蛋白干扰了 MEF2D 与 CMA 底物 HSC70 的结合。过表达的野生型和 A53T 突变型 α-突触核蛋白都抑制了 MEF2D 活性，导致了神经细胞的死亡。研究发现过表达 E46K 突变体 α-突触核蛋白可显著抑制自噬底物蛋白 p62 的降解并促进其聚集，对 p62 的影响具有自噬依赖性。这些结果提示过表达 E46K 突变体 α-突触核蛋白损伤自噬功能。而过表达 E46K 突变体 α-突触核蛋白对自噬的抑制作用发生在减少自噬吞噬体的形成而对溶酶体的功能没有显著影响。进一步机制研究发现，发现过表达 E46K 突变体 α-突触核蛋白可通过抑制 c-Jun 氨基末端激酶 1（c-Jun N-terminal Kinase 1，JNK1）的磷酸化导致 Bcl-2 磷酸化水平降低，同时增加自噬抑制性复合物 Bcl-2/Beclin1 的形成并降低自噬促进性复合物 Beclin1/Vps34 的形成，进而抑制自噬的发生。过表达 E46K 突变体 α-突触核蛋白对经典的哺乳动物雷帕霉素靶蛋白（the mammalian target of rapamycin，mTOR）介导的自噬调节信号通路无显著影响。

2. LRRK2 与自噬　LRRK2 是最为常见的能够诱发晚期 PD 的致病因子，它存在于皮层、纹状体、海马、小脑以及黑质等大脑特定区域中多巴胺能神经元。在散发性帕金森病患者的路易小体和神经突触中，LRRK2 表达增加。突变型 LRRK2 可直接或间接地与环境因子或其他 PD 相关基因相互作用，而从诱导蛋白质的聚集和神经元死亡。在 A53T α-突触核蛋白突变型转基因小鼠中，LRRK2 过表达会加速 α-突触核蛋白的累积和神经退行性改变。增强 LRRK2 蛋白活性能引起神经突触简化和缩短，抑制 LRRK2 表达能够促进神经突触产生并增强细胞自噬活性。由此可见，LRRK2 在调节细胞自噬中发挥重要作用。

3. PINK1 与自噬　线粒体是细胞内氧化磷酸化的场所，是为机体细胞生命活动提供能量的场所，也是活性氧（ROS）产生的主要场所。失去功能的线粒体能够选择性地被自噬所吞噬，被称为线粒体自噬。细胞自噬通过不同的途径提供给细胞营养物质。PD 的相关基因 PINK1 和 parkin 在线粒体自噬中发挥重要作用。线粒体内膜中 PINK1 通过电压依赖的蛋白水解中维持着低水平的状态，也能被早老素相关菱形样蛋白（presenilin-associated rhomboid-like protein，PARL）介导降解。在线粒体中

PARL 的缺失能够抑制 PINK1 降解，使线粒体膜消失，长链形式的 PINK1 在线粒体膜外累积起来，使线粒体对损伤更敏感。PINK1 的累积，吸引 parkin 诱导线粒体自噬的发生。自噬促进蛋白 Ambra1 在成年小鼠中脑多巴胺能神经元中的表达。通过延长线粒体去极化能够加强 parkin 与 Ambra1 之间的相互作用，活化 PtdIns3K 复合物，并促进选择性自噬清除过程。PINK1 与 Beclin1 的相互作用以及过表达的 PINK1 也能够显著地增加基础水平的自噬和饥饿诱导的细胞自噬。

4. DJ-1 与自噬　DJ-1 能抵抗氧化应激、调控信号通路、调节基因转录并具有分子伴侣功能。DJ-1 在线粒体有少量分布，在氧化环境中，DJ-1 参与 PINK1/parkin 维持线粒体的功能。DJ-1 缺失可增加机体对活性氧的敏感度，并促进对线粒体复合物 I 抑制。线粒体产生 ROS 后，DJ-1 淬灭 ROS 从而阻滞细胞死亡，保护了线粒体和溶酶体的完整性。DJ-1 缺失使功能受损的线粒体聚集，溶酶体活性以及自噬基底水平降低，线粒体动态连接减少，能够干扰自噬清除受损的线粒体，使受损线粒体大量聚集，从而诱发 PD。

5. 神经毒性剂与自噬

自噬是把双刃剑，无论是过强的自噬还是减弱的自噬都能够导致神经退行性疾病，其原因是自噬流的稳态被打破。MPTP 和鱼藤酮是能够导致 DA 能神经元死亡的神经毒性剂，能够制备 PD 动物模型。短时低剂量的 MPP^+ 和鱼藤酮能够导致上调自噬流和溶酶体介导的代谢，而高剂量或长期刺激后，则能够下调自噬流和溶酶体的代谢，其原因主要与细胞内 ROS 的增加和溶酶体完整性受到破坏有关。自噬功能紊乱造成蛋白代谢的障碍，从而引发细胞功能的异常。MPTP 诱导的 PD 小鼠模型中溶酶体功能障碍同时伴 α-突触核蛋白的聚集，原因是 MPTP 代谢产物 MPP^+ 促进氧化应激，抑制 AKT/mTOR 和 JNK 等自噬信号途径。鱼藤酮作为线粒体复合物 I 活性的抑制剂，也能够通过抑制 ATG5 依赖的自噬，最终导致线粒体功能紊乱和 α-突触核蛋白的聚集。

帕金森病和细胞自噬关系的研究有助于从分子水平对帕金森病的机制进行阐明，为帕金森病的治疗提供新的理论依据和新的策略。但需要注意的是，自噬是一把双刃剑，一方面它可以降解异常蛋白质防止其在神经元内积聚；另一方面，自噬的过度活跃则会引起一种不同于凋亡的细胞程序性死亡（Ⅱ型程序性细胞死亡，即自噬性细胞死亡），参与神经退行性疾病的致病过程。鉴于自噬功能的双重性，在以自噬为靶点进行新药研究的过程中必须要注意适度的原则。

二、线粒体功能紊乱及氧化应激增加导致神经元的死亡

帕金森病病因至今不明，近年研究表明氧化应激、线粒体功能失调和蛋白代谢功能障碍等事件介导了多巴胺能神经元坏死，影响了帕金森病病理改变。线粒体主要的作用是供能，是细胞内氧化磷酸化和形成 ATP 的主要场所，有细胞“动力工厂”（power plant）之称。

氧化应激（oxidative stress）是指氧化物超过了机体内源性的抗氧化能力从而引起组织的过度氧化，造成组织损伤。在生物进化过程中，机体形成了自身的一套抗氧化防御体系，包括活性氧清除剂（如 GSH）和抗氧化物酶（如 MnSOD、GPx、GST）等，这些抗氧化体系可以阻止体内自由基和活性氧的过度产生或者抑制他们对线粒体内膜的攻击。正常情况下，酶体系和非酶体系的抗氧化体系使机体在生理上产生和清除活性氧（reactive oxygen species，ROS）处于动态平衡状态，一旦氧化还原平衡状态被破坏，将导致机体一系列的代谢紊乱如果持续保持不平衡，会导致不可逆的损伤，具体机制如下。

（一）线粒体呼吸链复合体 I 功能减低

线粒体是重要的细胞器，其 DNA（mtDNA）是裸露的，并与呼吸链和富含脂质的线粒体膜紧密相连，使其对氧化应激损害的敏感性较核内 DNA 更高；而催化 mtDNA 复制的 DNA 聚合酶不具备校读功能，使 mtDNA 缺乏修复机制，最终造成 mtDNA 的损伤积累效应，从而出现片段的丢失、修饰及

插入突变，突变的 mtDNA 可编码结构和/或功能改变的蛋白质（其中一些参与电子传递），又进一步促进氧自由基的生成，造成恶性循环。

Ca^{2+}的动态平衡对维持线粒体正常生理功能必不可少，当线粒体呼吸链中酶复合体功能障碍、线粒体基因缺陷、机体缺氧及葡萄糖摄取不足的情况下均会导致线粒体的功能障碍，其中 Ca^{2+}超载在线粒体功能障碍中发挥着重要作用。Ca^{2+}超载可以导致线粒体产生大量的 ROS，反过来，ROS 又加重了线粒体的损伤，这一恶性循环导致机体产生过度的氧化损伤，最终造成细胞的损伤和死亡。具体的机制是：Ca^{2+}超载导致线粒体通透性转运孔开放和关闭动态失衡，加速了转运孔的开放，使得线粒体对分子量小于 1.5kD 的溶质通透性增强，蛋白质自由交换，线粒体肿胀，外膜破裂，加速了线粒体内外膜间隙中凋亡诱导因子如细胞色素 C、caspase-9、AIF 等的释放，进而活化 caspase-3，诱导凋亡。

研究发现：PD 患者黑质致密区、纹状体、骨骼肌和血小板线粒体的复合物 I 的功能减低，大量研究表明，线粒体呼吸功能进行性减低（老年大脑特征性变化）在 PD 等许多神经退行性疾病中起重要作用。在 MPTP 诱导的 PD 模型中，MPTP 经单胺氧化酶 B（MAO-B）催化生成 MPP^+，后者被 DA 神经元摄取并富集于线粒体内，并抑制线粒体呼吸链复合体 I 的功能，引起 ATP 合成减少和 ROS 生成增加。线粒体损伤可导致其内膜去极化，通道开放并释放出大量与凋亡相关的物质如细胞色素 C 等，启动细胞凋亡。

研究表明 PD 患者的胞质杂交细胞株（线粒体缺失的正常人细胞转入 PD 患者的线粒体）线粒体复合物 I 功能减低，且能稳定遗传。此外，母系遗传的家族性 PD，家系内女性患者子女线粒体复合物 I 功能也减低，并伴随 ROS 生成增加和抗氧化酶活性增加的现象。单核苷酸多态性引起线粒体复合物 I 中的 NADH 脱氢酶从苏氨酸突变为丙氨酸可显著地降低高加索人的 PD 发病风险。这些遗传学证据均表明线粒体复合物 I 功能改变在特发性和家族性 PD 发病机制中起着重要作用。

（二）ROS 作用的分子机制

1. ROS 活化 NFκB　核转录因子 NFκB 在正常细胞中与其抑制蛋白 IκB 结合而处于失活状态，许多刺激因素如干扰素（IFN）、脂多糖（LPS）、IL-1、紫外线、病毒等都可诱导 IκB 活化。NFκB 的激活通常是由氧化刺激引起的，因为 ROS 可促进蛋白激酶 C（PKC）的激活，活化的 PKC 磷酸化 IκB，导致后者与 IκB 解离而使之活化。NFκB 被激活后，转位进入细胞核内，与凋亡相关基因如 c-myc 等的 NFκB 调控元件结合，促进基因转录，诱导细胞凋亡。

2. ROS 可直接损伤 DNA　ROS 的中间产物可直接作用于核酸，引起碱基的修饰和 DNA 链断裂，导致聚 ADP 核酸转移酶的活化和 p53 的积累，从而导致细胞凋亡。DNA 断裂损伤可以激活 DNA 依赖性的蛋白激酶（DNA-PK），这种酶可催化酪氨酸蛋白激酶 cAbl，磷酸化 cAbl，与 p53 结合加强。许多凋亡因子基因的启动子都存在 p53 反应元件，p53 与其结合调控基因转录表达，如促使 Fas、FasL、Bax 等表达增高，而抑制 Bcl-2 基因表达；最终激活 caspase-3，caspase 6，caspase 7，促进细胞凋亡。

3. ROS 激活 SAPK 通路，介导细胞凋亡　丝裂原活化的蛋白激酶（MAPK）信号通路包括三个主要的蛋白磷酸化级联的反应，即细胞外信号转导蛋白激酶（ERKs）、c-jun N 末端激酶（JNK）和 p38MAPK，后两者可被多种应激原激活，故也称应激活化的蛋白激酶（SAPKs）。在静止细胞中，JNK 与 p38 定位于细胞质与细胞核，一旦被激活，细胞质中 JNK 与 p38 转位到细胞核，磷酸化转录因子 AIF-2 和 EIK-1，促进相关基因转录、表达，同时 JNK 与 p38 激活 MAPK 激活蛋白激酶 2 与 3（MAPKAPK2，3），导致低分子量的热休克蛋白的磷酸化，促进激活 caspase，促进细胞凋亡。

三、神经炎症促进神经元的死亡

在中枢神经系统中，小胶质细胞是先天免疫的主要效应细胞，能够对多种刺激产生反应。在正常脑组织中，小胶质细胞处于静息状态监控周围组织的状态。当受损或感染时，小胶质细胞激活，释放炎症因子并促进氧化应激，导致周围神经元的死亡（具体机制见第八章）。

四、蛋白质的错误折叠或代谢障碍促进神经元的死亡

随着社会人群的老龄化，以迟发性进展性为发病特点的神经退行性疾病在高龄人群中的发病率逐渐增高。这类疾病包括阿尔茨海默病、帕金森病、肌萎缩侧索硬化等。虽然它们由不同的病因引起，疾病相关基因也不同，各有其选择性病变的部位，但其病理变化具有某些共同的特点：特定区域中残存神经元内因异常蛋白聚集形成包涵体，如阿尔茨海默病患者脑中出现的老年斑神经缠结；PD 患者残存多巴胺能神经元中的嗜酸性 Lewy 小体，肌萎缩侧索硬化患者脊髓和脑干神经元内的 Bunina 小体等。目前研究认为：上述疾病中神经元的变性死亡以及包涵体的形成与错误折叠蛋白的聚集密切相关。

PD 患者在病理学上残存神经元胞质内有嗜酸性蛋白质聚集体出现，这些蛋白质聚集体被称为路易小体（Lewy bodies，LB），其主要成分为α-突触核蛋白（α-synuclein，α-syn）。α-突触核蛋白的聚集于多种因素有关，而且目前研究结果也并不一致。在转基因小鼠模型中，Synphilin-1 过表达促进了包涵体的形成，降低了α-突触核蛋白的蛋白毒性。在 SH-SY5Y 细胞的研究中，突变的 Synphilin-1 使得α-突触核蛋白包涵体的形成减少，这说明 Synphilin-1 蛋白的表达情况对聚集体的形成发挥调控作用。在形成的包涵体中，Synphilin-1 主要位于其中心部分，而α-突触核蛋白则主要分布于周围，说明 Synphilin-1 与α-突触核蛋白之间产生的可能是间接相互作用，它们之间可能存在发挥连接作用的中间蛋白。另外，有研究指出α-突触核蛋白与组蛋白去乙酰化酶（histone deacetylase 6，HDAC6）存在着一定的联系。HDAC6 通过促进富含α-突触核蛋白包涵体的形成，而抑制了它所诱导的多巴胺能神经元的丢失和视网膜变性。

LB 与 Parkin 蛋白也存在着一定的联系，过表达的 Parkin 依赖完整的中心和泛素连接酶结构域，使聚集体形成减少；突变的 Parkin 促使细胞内形成聚集体样结构。另有研究表明，Parkin 介导的受损线粒体聚集体的形成需要依赖微管动力蛋白马达和 HDAC6 的作用，Parkin 一方面促进了聚集体的形成，另一方面加强了自噬对聚集体的降解；Parkin 介导的 K63 连接的多聚泛素化是通过 HDAC6 将错误折叠蛋白结合到动力蛋白马达，它促进了错误折叠蛋白被募集到聚集体，最终被自噬清除。

UPS 和 ALP 作为主要的蛋白降解途径对于维持细胞内环境的稳定具有重要意义，这两条通路功能的异常被认为是导致 PD 发生的重要因素。α-突触核蛋白与蛋白质降解系统功能异常存在着紧密联系。有研究表明增强细胞的自噬功能有利于清除α-突触核蛋白发挥神经保护作用，如自噬激动剂雷帕霉素和海藻糖可以加速α-突触核蛋白聚集体的清除并发挥细胞保护作用。但是这种调节需要精密的控制，过度的激活或抑制自噬均能造成细胞损伤。尽管决定α-突触核蛋白降解途径的机制仍需深入研究，但是α-突触核蛋白与蛋白质降解系统之间的相互关系为今后 PD 的治疗提供了新的思路。针对特异降解途径的治疗策略不仅可以清除异常聚集的α-突触核蛋白，而且能够缓解其对蛋白降解系统的损伤作用。

五、表观遗传学的变化参与神经元的死亡

研究发现目前至少有约有 13 种基因与 PD 的发生相关，但帕金森病患者中绝大多数为散发性帕金森病（sporadic Parkinson's disease，SPD）患者，这些致病基因的致病突变仅在部分 SPD 患者中被发现。此外，对双胞胎的研究发现：具有相同基因组的个体在发病与否、临床表型、病情进展等方面存在差异，提示还有某种因素导致了 PD 的遗传异质性。在基因组中，除了 DNA 和 RNA 序列以外，还有许多调控基因的信息，它们虽然本身不改变基因的序列，但是可以通过影响基因 DNA 和组

蛋白的化学修饰、RNA 干扰、蛋白质与蛋白质、DNA 和其他分子的相互作用，而影响和调节基因的功能和特性，并且能够通过细胞分裂和增殖周期遗传给后代，这就是表观遗传学（Epigenetics），它为人们探索帕金森病的发病机制提供了新的思路。表观遗传学是研究在不涉及 DNA 序列改变的前提下，可遗传的基因表达发生改变的机制，包括 DNA 甲基化、组蛋白修饰和染色质重塑、microRNA 调控等。它补充了“中心法则”忽略的两个问题，即哪些因素决定了基因的正常转录和翻译，以及核酸并不是储存遗传信息的唯一载体。表观遗传被认为是新世纪的生命科学焦点。DNA 的甲基化是发现最早的、最基本的，也是研究最多的表观遗传学机制。DNA 甲基化是指在 DNA 甲基转移酶（DNAmethyltransferase，DNMTs）的作用下，S-腺苷甲硫氨酸（S-adenosylmethionine，SAM）提供甲基供体，将甲基（$-CH_3$）转移到 DNA 分子特定碱基上的过程。在哺乳动物中，这一反应主要发生在胞嘧啶-鸟嘌呤二核苷酸位点，即在 CpG 位点中的胞嘧啶（C）第 5 位碳原子加上一个甲基化，修饰为 5-甲基胞嘧啶（5-methylcytosine，5-mC）。CpG 在基因组中呈不均匀分布。富含 CpG 二核苷酸序列的片段称为 CpG 岛（CpG island，CGI）。CGI 主要位于基因的启动子区，部分位于基因的第 1 个外显子和内含子。健康人基因组中 CGI 中的 CpG 位点通常处于非甲基化状态，而在 CGI 外的 CpG 位点则通常是甲基化的。启动子区的 CpG 甲基化可直接抑制转录因子与启动子区结合，或者通过募集结合蛋白而抑制转录因子结合，从而导致相关基因的表达被抑制或沉默。

DNA 甲基化不仅影响胚胎发育，基因转录等方面，目前研究认为 DNA 甲基化异常与肿瘤，自身免疫疾病及精神、神经退行性疾病等密切相关。研究发现，叶酸的缺乏能够抑制基因的 DNA 甲基化，使 PS1 表达量增加，导致 Aβ 的生成增多。而调控 Aβ 产生的两个重要基因 APP 和 BACE-J 启动子区的低甲基化可使这两个基因表达增加，从而导致 Aβ 的产生增多。研究表明，叶酸缺乏和同型半胱氨酸水平升高可造成内源性甲基供体缺乏，增加患 PD 和 AD 的风险，反之，在饮食中补充叶酸则有神经保护作用。目前关于 PD 发病机制与 DNA 甲基化之间的关系仍无统一性认识，有研究者将内源性甲基供体 SAM 注入啮齿类动物脑内可导致 PD 样改变，提示过度甲基化是 PD 发生的诱发因素；但也有研究发现 PD 患者脑脊液中 SAM 含量下降，研究还发现 PD 患者黑质密部细胞中的 TNF-α 启动子甲基化水平降低，SNCA 内含子 1 甲基化水平降低，提示低甲基化可能与 PD 发病相关。

DNA 甲基化具有组织特异性，但某些 DNA 甲基化改变在脑组织和外周血中具有一致性，因此研究外周组织中 DNA 的甲基化可了解脑组织中 DNA 的甲基化状况。PD 作为一种全身受累的疾病，外周血单个核细胞（peripheral blood mononuclear cells，PBMCs）是研究 PD 患者多巴胺能神经元变性损伤的一种很好的外周模型。散发 PD 患者 PBMCs 中存在 DNA 甲基化异常，而 MPTP 模型诱导的 PD 模型黑质部位也存在 DNA 甲基化修饰异常的现象。表达谱研究虽然表明 MPTP 诱导的灵长类和啮齿类 PD 模型黑质部位基因的表达存在显著的改变，而 DNA 甲基化作为一种基因表达的重要调控机制，是否参与了 PD 动物模型黑质部位神经元变性损害和 PD 症状的发生目前尚无定论。

许多的研究表明神经退行性疾病存在 DNA 甲基化异常的现象，而且无论是遗传因素还是环境因素都能够影响表观遗传的改变，具体如下。

1. SNCA 基因甲基化　α-突触核蛋白作为 LB 主要成分，其编码基因 SNCA 是第一个被证实与家族性 PD 相关的致病基因。SNCA 基因突变和启动子区 DNA 序列变异均可导致 α-突触核蛋白结构改变或过度表达从而形成 α-突触核蛋白的聚集。SNCA 基因突变和启动子区 DNA 序列变异并非在所有 PD 患者中存在，甲基化作为基因表达调控的重要手段，发挥着重要作用。利用外源性的药物上调 α-突触核蛋白的表达后，发现 SNCA 内含子 1 中 CpG 岛的 DNA 甲基化状态发生改变。进一步对 PD 患者和正常对照的脑组织中检测了内含子 1 中 CpG 岛的 DNA 甲基化水平，发现内含子 1 中 CpG 岛的 DNA 甲基化程度在不同的个体以及在不同部位脑组织中有一定的差异，但在黑质部位，PD 患者的甲基化程度几乎为 0，而正常人的甲基化程度为 100%。由此提示：PD 患者黑质组织中 SNCA 的低甲基化状态可能是导致 SNCA 表达上调及 α-突触核蛋白在脑内异常聚集的重要因素。

2. Parkin 基因甲基化　基因（PARK2）的突变在家族性 PD 中较为常见，属常染色体隐性遗传的疾病。PARK2 基因编码的蛋白 parkin 具有保护性功能，如果突变使其失去了 E3 泛素连接酶的功能，导致底物不能正常地降解而引起 PD。PARK2 基因启动子区呈高甲基化状态时，其表达水平下降，可能是因为启动子的高甲基化能导致该基因转录沉默，从而可能与散发性 PD 的发病有关。

3. UCHL 甲基化　在 AD、PD 等神经退行性疾病中，UCHL1 表达下降的机制尚不明确，DNA 甲基化作为一种重要的表观遗传调控机制，UCHL 启动子区的高甲基化可能是导致其表达降低的原因。在帕金森病患者大脑皮层 UCHL1 启动子区域没有发现甲基化的差异，其蛋白表达是没有改变的，但黑质-纹状体系统中尚无这方面的研究。DNA 的甲基化具有显著的组织特异性，患者 UCHL 启动子区甲基化改变的不同可能是由于没有选择 PD 发生病理改变的特异性部位的组织作为研究标本，因此针对 DNA 甲基化的研究需要注意组织部位的特异性。

4. 环境因素与表观遗传　环境因素通过什么途径导致 DA 能神经元丢失目前尚不清楚。有研究表明环境因素 MPP^+ 可导致组蛋白乙酰化水平的显著增高，组蛋白去乙酰化酶抑制剂（histone deacetylase inhibitors，HDACIs）能够减轻 MPP^+ 导致的 DA 能神经元凋亡，这说明 HDACIs 能够通过影响组蛋白乙酰化对 MPP^+ 引起的 DA 能神经元损害起到保护作用，提示表观遗传学机制参与了 MPP^+ 引起的 DA 能神经元损害过程。

神经退行性疾病作为一种遗传和环境相互作用影响的复杂疾病，研究表观遗传学机制对疾病发生发展的影响意义非凡。DNA 甲基化是表观遗传学中的主要内容，越来越多的证据表明，DNA 甲基化作为一种重要的表观遗传学调控机制与神经退行性疾病之间有着重要联系。但是至今为止神经退行性疾病 DNA 甲基化机制的研究仍存在一些问题。首先，大多数的研究仅限于疾病相关的单个基因的甲基化研究，而且获得的研究结果也并不一致。其次，缺乏合适的研究样本。因为从 PD 患者中得到脑组织比从肿瘤患者中通过手术得到肿瘤组织比要困难得多。因此目前为止，多数研究结果都是从细胞实验或动物模型获得。即使能够获取脑组织标本，不同的脑组织区域的不同细胞种类具有不同的甲基化模式，这些都使得神经系统疾病表观遗传学研究存在困难。第三，目前的研究结果很难确定 DNA 甲基化改变究竟是疾病的病因还是疾病进展的结果。第四，目前的研究还仅限于 DNA 甲基化改变的现象，虽然我们已发现了很多神经退行性疾病中存在 DNA 甲基化改变的现象，但是基于目前的实验发现无法解释为什么对成百上千的下游基因均有影响的 DNA 甲基化改变仅能引起如此有局限性的临床改变。由此提示我们：DNA 甲基化不是一个独立的表观遗传学过程，与表观遗传的其他机制如组蛋白修饰、非编码 RNAs 有着复杂的相互作用。研究其他表观遗传机制的改变及其与 DNA 甲基化的复杂平衡更有利于我们更全面深入的理解疾病的病因。DNA 甲基化贯穿生命和疾病的始终，它在某些疾病（如白血病和淋巴瘤等）中作为疾病的早期生物标志物以及疾病治疗的新靶点已证实存在临床意义。因此，深入掌握 DNA 甲基化及其他表观遗传机制在生理和病理状态下的功能，可为未来我们对神经退行性疾病预防、诊断、治疗和判断预后提供更坚实的理论基础。

第四节　帕金森病的治疗

一、临床治疗

PD 是由于中枢神经系统黑质纹状体通路的改变使神经递质 DA 减少所致的疾病。DA 在脑部相对局限的分布于黑质和纹状体通路，且外周效应较少，因此通过增强中枢 DA 功能来治疗在理论上是可行的。目前对 PD 治疗主要有三个步骤：首先是对症治疗，尽快减轻患者的症状，恢复功能；其次是保护性或预防性治疗，通过干扰神经细胞的死亡，阻止或延缓病情进展；最后是恢复性治疗，通过神经细胞移植，提供新的神经细胞，或通过神经营养因子刺激受损或正常的神经元产生较多的DA。帕金森病仍是不可治愈的进展性疾病，目前的治疗实质上主要是提高患者的生活质量和工作能力。在帕金森病的各种治疗方法中仍以药物治疗最有效，目前，临床常用于治疗PD的药物主要分为以下几类。

（一）左旋多巴类制剂

PD患者的黑质纹状体DA能神经元大量的死亡，导致纹状体大量缺乏DA，从而产生PD临床症状。由于DA不能进入血脑屏障，因此必须补充前体物质。左旋多巴在大脑及外周组织脱羧形成DA，有效改善帕金森病患者的症状，但长期应用可出现明显的不良反应以及药效减退的现象。而且越来越多证据表明，左旋多巴具有毒性作用，可损伤线粒体呼吸链，增加脂质过氧化并加快多巴胺能神经元的死亡，并且无足够证据证实其能减缓PD的进展。为增强左旋多巴疗效、减少外周不良反应，临床将左旋多巴与外周多巴脱羧酶抑制剂制成复方制剂使用，如美多巴和帕金宁。

（二）多巴胺受体激动剂

多巴胺受体（dopamine agonist receptor，DR）属于G-蛋白偶联受体家族，目前已发现至少有5种多巴胺受体，根据它们的生物化学和药理学性质，可分为D1类和D2类受体。人体运动由纹状体—丘脑—皮质环路调整，分为直接通路和间接通路。多巴胺可以增加D1受体神经元活性，降低D2受体神经元活性，多巴胺可以对两条通路进行调节，如果多巴胺减少了，下丘脑核与Gpi被异常激活。多巴胺受体激动剂是一种功能上和多巴胺相似，但化学结构不同的一种药物。它能像多巴胺一样激活多巴胺受体，从而起到类似多巴胺一样的作用。因此，多巴胺受体激动剂可以提高对多巴胺能刺激，重新达到平衡状态。

根据结构的不同，多巴胺受体激动剂可分为麦角类和非麦角类两大类。前者主要包括溴隐亭（bromocriptine）、培高丽特（pergolide）、麦角乙脲（lisuride）和卡麦角林（carbergoline）等；后者包括阿扑吗啡（apomorphine）、吡贝地尔（piribedil）、普拉克索（pramipexole）、罗匹尼罗（ropinirole）和罗替戈汀（rotigotine）等。多巴胺受体激动剂在PD早期治疗中具有明显优势，特别是在症状控制和并发症的预防方面均有显著效果，可作为PD早期治疗的首选药物。

（三）多巴胺降解酶抑制剂

多巴胺有两个主要的降解酶，即儿茶酚胺-氧位-甲基转移酶（COMT）和B型单胺氧化酶，抑制两者的活性就可以延缓多巴胺的降解过程起到治疗的作用。

1. 单胺氧化酶B抑制剂　单胺氧化酶（MAO）抑制剂可增强多巴胺能作用，雷沙吉兰是新的第二代MAO-B抑制剂，属MAO-B不可逆选择性抑制剂，可选择性增强突触前多巴胺水平而不影响5-羟色胺能神经递质。雷沙吉兰能明显改善早期PD患者的生活质量。雷沙吉兰还具有神经保护作用每日1次的固定剂量，将使患者具备良好的依从性。

2. 儿茶酚胺-氧位-甲基转移酶抑制剂（COMT）　COMT抑制剂通过抑制脑内脑外COMT的活性，提高左旋多巴的生物利用度，显著改善左旋多巴的疗效。抑制剂本身不会对中枢神经系统产生影响，在外周主要是阻止左旋多巴被COMT催化降解成3-氧甲基多巴。恩他卡朋是一种可逆的、特异性的主要作用于外周的COMT抑制剂。研究认为，恩他卡朋能够提高中枢神经系统对血浆左旋多巴的利用提高血药浓度，增强左旋多巴的疗效，减少其临床用量。

（四）中枢性抗胆碱药

该类药物对震颤效果较好，通过抗胆碱能作用来纠正多巴胺与乙酰胆碱的失衡而起作用，用于以震颤为主的早期患者，常用药物有苯海索、东莨菪碱、丙环定、开马君、苯扎托品、吡哌立登、比哌立登（安克痉）等。由于抑制中枢的乙酰胆碱可使记忆和认知功能减退，对70岁以上或有认知功能损害者应避免使用。

（五）谷氨酸受体拮抗剂（NMDA）受体拮抗剂

谷氨酸能神经元过度兴奋是PD神经病变的机制之一，抑制谷氨酸释放或相应受体的化合物，越来越受到关注。NAMD受体拮抗药能阻断MPTP引起的兴奋性毒性从而起到保护神经元的作用。此类药物有金刚烷胺、美金刚、立马醋胺等。

（六）神经保护药物

CEP-1347是混合激酶家族强效选择性抑制剂，属治疗的新型神经保护药物，可阻断应激诱导的细胞早期凋亡，具有延迟神经退行性病变的潜力，包括阿尔茨海默病、亨廷顿病和PD。Inden等研究发现，苯基丁酸可有效抑制鱼藤酮诱导的PD大鼠黑质纹状体神经元变性死亡，具有神经保护作用。

（七）神经修复制剂

目前发现的神经营养因子有：胶质细胞源神经营养因（GDNF），脑源性神经营养因子（BDNF），酸性、碱性成纤维细胞生长因子。有研究认为GNDF不仅对DA能神经元具有营养、支持和保护作用，且能促进神经前体细胞向能神经元的分化。神经营养因子在胃肠道易降解，不易通过血脑屏障。因此，GNDF治疗PD的给药途径：①GDNF直接脑内注射；②转染有GDNF的载体或工程细胞植入脑内。

二、开发抗PD药物的研究方向

很多药物对帕金森病都有一定疗效，并也得到了证实，但目前的治疗药物无法遏制或逆转神经元的退行性病变，其主要原因是帕金森病的发病机制尚未完全阐明，因此深入研究PD的发病机制，针对发病机制中的关键环节，确立干扰靶点，对有效治疗PD可提供更为坚实的理论依据。

（一）抗蛋白聚集

PD是常见的神经退行性疾病，至今病因不明，发病机制不清楚，因而缺乏有效的治疗。α-突触核蛋白是与家族性PD发病密切相关的基因，该基因无论过表达还是突变都能够导致患者过早地出现临床症状和病理特征。目前α-突触核蛋白的生理功能尚不清楚，但近几年的研究表明，α-突触核蛋白蛋白水平的异常变化与多巴胺能神经元的进行性死亡密不可分。研究发现，家族性PD患者中主要是α-突触核蛋白基因出现三倍体或在A53T、E46K和A30P等位点发生突变，最近又新发现H50Q家族性突变体。而无论是α-突触核蛋白蛋白水平增加还是基因发生突变，最终都表现为α-突触核蛋白聚集增加，形成PD的特异性病理特征-路易小体（Lewy bodies，LB），因此许多学者认为：抑制α-突触核蛋白聚集是治疗PD的一种可行性方案。而研究也进一步证明，能够抑制α-突触核蛋白聚集的活性化合物具有改善PD动物模型症状和抑制神经退行性病变的功能，由此表明基于α-突触核蛋白聚集为靶点筛选抗PD化合物是有效的策略。

研究发现，α-突触核蛋白在细胞中以天然无卷曲的形式存在，当机体受外界刺激（如神经毒性剂），胞质中离子浓度、酸碱度、温度或某些神经递质释放发生改变，α-突触核蛋白能够发生聚集，形成二聚体、寡聚体，最后聚集成纤维（图6-3-1）。α-突触核蛋白不仅参与神经递质的释放，同时α-突触核蛋白本身具有分子伴侣的某些特性，参与维持体内生物分子结构的稳定和活性的维持，因此，α-突触核蛋白的异常聚集能够导致神经递质（尤其是多巴胺）的释放和重要分子的活性发生障碍，最终导致神经元发生退行性病变。

异常的α-突触核蛋白能够影响神经细胞的功能与活性，不仅能够直接导致神经元的死亡，同时

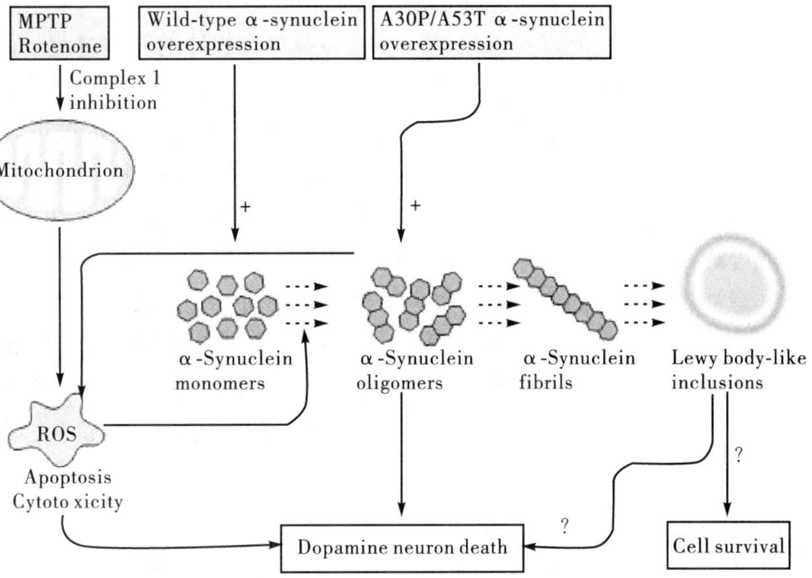

图 6-3-1　α-synuclein 的聚集模式图

也能够促进胶质细胞的激活，通过释放炎症因子而进一步加剧神经元的损伤，而聚集后的 α-突触核蛋白对神经元和胶质细胞的影响更为显著。因此，抑制 α-突触核蛋白聚集是治疗 PD 的有效策略，而筛选并研究具有抗 α-突触核蛋白聚集或其损伤的化合物对研制有效的抗 PD 药物的具有重要的意义，也为确立 PD 有效治疗方案提供线索和理论依据。

有研究报道化合物 anle138b［3-（1，3-benzodioxol-5-yl)-5-（3-bromophenyl)-1H-pyrazole］是通过系统高通量筛选得到的蛋白聚集的抑制剂，体外研究表明，anle138b 能够抑制朊蛋白（PrPSc）和 α-synuclein（α-syn）的病理性聚集，在动物水平 anle138b 也能够抑制寡聚体的聚集、神经退行性病变及病程的进展，并且在治疗剂量范围内，该蛋白聚集抑制剂没有明显的毒性作用。由此表明，针对蛋白聚集设计相关化合物是抗 PD 治疗的有效措施之一。

（二）促进自噬

迄今为止导致多巴胺能神经元丧失的病因与发病机制仍不完全清楚，但越来越多的研究认为，多巴胺能神经元的丢失与 LB 之间存在密切关系。研究表明路易小体的形成与自噬/溶酶体途径（autophagy/lysosome pathway，ALP）的功能失调之间有重要的联系，因此 ALP 的障碍与 PD 发病之间密不可分。而且另外的研究证明给予自噬增强剂雷帕霉素（rapamycin）能够对鱼藤酮所致多巴胺能神经元的损伤发挥保护性作用，因此增强自噬/溶酶体功能是目前治疗 PD 新的有效的治疗策略。

自噬（autophagy），本研究主要指大自噬（macroautophagy），是由溶酶体介导、通过降解细胞内过多或异常的蛋白、细胞器等以维持细胞正常功能的过程，是一种高度保守的降解过程。自噬广泛地参与多种生理和病理过程，特别是在与细胞死亡相关的生命活动中更是不可或缺。在神经系统中，自噬的主要功能是清除细胞内错误折叠的蛋白和损伤的细胞器，防止其在细胞内异常沉积而产生毒性。

路易小体是由多种蛋白异常聚集在神经元内形成的包涵体，这些异常聚集的蛋白主要以 α-突触核蛋白为主，它们均可通过自噬/溶酶体途径发生降解，抑制该途径能够造成 α-突触核蛋白的含量增加和聚集。α-突触核蛋白是与 PD 发病关系非常密切的蛋白，研究结果证明 α-突触核蛋白含量的增加能够直接影响神经元的存活，因此自噬功能的改变对神经元的存活发挥着重要的作用。而通过增强自噬功能，加强异常蛋白的清除，是神经保护的机制之一。

自噬除了能够降解异常的蛋白质以外，也是唯一能够吞噬线粒体的降解过程。而PD另一个重要的特征性病理改变是线粒体的功能障碍。线粒体功能障碍一方面能够引发线粒体自噬（mitophagy）的发生，另一方面因为能量供应发生改变也能够影响自噬/溶酶体途径的正常进行。因此，能够调控线粒体功能的化合物也会影响自噬/溶酶体功能，也可能发挥神经保护作用。

自噬与神经元的可塑性关系非常密切，自噬不仅能够影响细胞骨架和轴突的功能，也可以影响囊泡的运输，而突触可塑性降低也是PD患者的重要的病理表现之一。因此通过调控自噬能够影响神经元的可塑性，而具有神经保护性的化合物对神经可塑性也具有一定的改善作用。

综上所述，自噬/溶酶体与PD的发病密不可分，自噬/溶酶体功能的紊乱能够导致神经变性，而给予自噬增强剂可发挥神经保护作用。因此，筛选并研究具有增强自噬的活性药物，促进易聚集蛋白的清除，延迟聚集体的积聚和症状的出现，是治疗PD很具前景的方向，而开发增强自噬的药物也将成为抗PD创新药物研制的重要方向之一。

（三）针对线粒体为靶点抗氧化剂的研发

线粒体在体内广泛分布，对神经元的存活发挥重要的作用。线粒体除了参与能量代谢外，还参与其他重要功能，如调节钙离子平衡、氧化应激、激活细胞死亡途径等。因此，线粒体的病理过程促进神经元障碍和突触活力的丢失，最终导致神经退行性病变。在大多数神经退行性疾病中线粒体功能紊乱，主要包括生物能量缺乏、呼吸链诱导的氧化应激、线粒体动力学的障碍、伴随不稳定mtDNA的受损伤线粒体的堆积，因此针对线粒体的发生、清除可进行抗PD创新药物的研究。大量的实验表明，无论在家族性还是散发性PD患者中线粒体功能均发生改变，主要包括电子转运体的缺失、氧化磷酸化、自由基的产生、钙离子稳态失衡、线粒体DNA突变、线粒体脂质膜的受损、促凋亡机制的激活、线粒体动力学功能紊乱和线粒体自噬的减弱。线粒体的上述病理生理特征与多巴胺神经元的退行性病变密切相关。因此针对恢复线粒体生理和功能的治疗可能延缓或遏制PD的病情进展。由于线粒体障碍在PD发病中处于的核心地位，因此以线粒体为靶点的研究方法可发现有效的抗PD化合物。

（苑玉和　陈乃宏）

参考文献

1. 邵福源，王宇卉. 分子神经药理学. 上海：上海科学技术出版社，2005.
2. Tollefsbol T. Handbook of Epigenetics：The New Molecular and Medical Genetics. Academic Press，2010.
3. Hyun CH，Yoon CY，Lee HJ，et al. LRRK2 as a Potential Genetic Modifier of Synucleinopathies：Interlacing the Two Major Genetic Factors of Parkinson's Disease. Exp Neurobiol，2013，22（4）：249-257.
4. Bendor JT，Logan TP，Edwards RH. The function of α-synuclein. Neuron，2013，79（6）：1044-1066.
5. Chaari A，Hoarau-Véchot J，Ladjimi M. Applying chaperones to protein-misfolding disorders：molecular chaperones against α-synuclein in Parkinson's disease. Int J Biol Macromol，2013，60：196-205.
6. Pan PY1，Yue Z. Genetic causes of Parkinson's disease and their links to autophagy regulation. Parkinsonism Relat Disord，2014，20（11）：S154-157.
7. Tong Y，Shen J. Genetic analysis of Parkinson's disease-linked leucine-rich repeat kinase 2. Biochem Soc Trans，2012，40（5）：1042-1046.
8. Ebrahimi-Fakhari D1，Wahlster L，McLean PJ. Protein degradation pathways in Parkinson's disease：curse or blessing. Acta Neuropathol，2012，124（2）：153-172.

9. Marrs TC, Maynard RL. Neurotranmission systems as targets for toxicants: a review. Cell Biol Toxicol, 2013, 29 (6): 381-396.
10. Zuo L, Motherwell MS. The impact of reactive oxygen species and genetic mitochondrial mutations in Parkinson's disease. Gene, 2013, 532 (1): 18-23.
11. Harrison IF1. Epigenetic targeting of histone deacetylase: therapeutic potential in Parkinson's disease? Dexter DTPharmacol Ther, 2013, 140 (1): 34-52.
12. Connolly BS, Lang AE. Pharmacological treatment of Parkinson disease: a review. JAMA, 2014, 311 (16): 1670-1683.
13. Gaki GS, Papavassiliou AG. Oxidative stress-induced signaling pathways implicated in the pathogenesis of Parkinson's disease. Neuromolecular Med, 2014, 16 (2): 217-230.
14. Baltazar MT, et al, Pesticides exposure as etiological factors of Parkinson's disease and other neurodegenerative diseases-A mechanistic approach. Toxicol Lett, 2014, Epub ahead of print.
15. Tan CC, et al. Autophagy in aging and neurodegenerative diseases: implications for pathogenesis and therapy. Neurobiol Aging, 2014, 35: 941-957.
16. Hochfeld WE, Lee S, Rubinsztein DC. Therapeutic induction of autophagy to modulate neurodegenerative disease progression. Acta Pharmacol Sin, 2013, 34 (5): 600-604.
17. Modgil S, Lahiri DK, Sharma VL, et al. Role of early life exposure and environment on neurodegeneration: implications on brain disorders. Transl Neurodegener, 2014, 3: 9.
18. Harrison IF1, Dexter DT. Epigenetic targeting of histone deacetylase: therapeutic potential in Parkinson's disease? Pharmacol Ther, 2013, 140 (1): 34-52.
19. Xu Z1, Li H, Jin P. Epigenetics-Based Therapeutics for Neurodegenerative Disorders. Curr Transl Geriatr Exp Gerontol Rep, 2012, 1 (4): 229-236.
20. Connolly BS, Lang AE. Pharmacological treatment of Parkinson disease: a review. JAMA, 2014, 311 (16): 1670-1683.
21. Gautier CA, Corti O, Brice A. Mitochondrial dysfunctions in Parkinson's disease. Rev Neurol, 2014, 170 (5): 339-343.
22. Ariga H, et al. Neuroprotective function of DJ-1 in Parkinson's disease. Oxid Med Cell Longev, 2013, 2013: 683920.
23. Trempe JF, Fon EA. Structure and Function of Parkin, PINK1, and DJ-1, the Three Musketeers of Neuroprotection. Front Neurol, 2013, 19: 4: 38.
24. Hyun CH, et al. LRRK2 as a Potential Genetic Modifier of Synucleinopathies: Interlacing the Two Major Genetic Factors of Parkinson's Disease. Exp Neurobiol, 2013, 22 (4): 249-257.
25. Giordano S, Darley-Usmar V, Zhang J. Autophagy as an essential cellular antioxidant pathway in neurodegenerative disease. Redox Biol, 2013, 2: 82-90.
26. Gaki GS, Papavassiliou AG, Oxidative stress-induced signaling pathways implicated in the pathogenesis of Parkinson's disease. Neuromolecular Med, 2014, 16 (2): 217-230.
27. Pan-Montojo F, Reichmann H. Considerations on the role of environmental toxins in idiopathic Parkinson's disease pathophysiology. Transl Neurodegener, 2014, 3: 10.
28. Gillies GE, et al. Sex differences in Parkinson's disease. Front Neuroendocrinol, 2014, Epub ahead of print.
29. Baltazar MT, et al. Pesticides exposure as etiological factors of Parkinson's disease and other neurodegenerative diseases-A mechanistic approach. Toxicol Lett, 2014 doi: 10.1016/j. toxlet. 2014.01.039. [Epub ahead of print].
30. Nalls MA, et al. Genetic comorbidities in Parkinson's disease. Hum Mol Genet, 2014, 23 (3): 831-841.
31. Ian Martin, Valina L, Dawson, et al. Dawson Recent Advances in the Genetics of Parkinson's Disease, Annu. Rev. Genomics Hum. Genet, 2011, 12: 301-325.
32. Yan JQ, Yuan YH, Gao YN, et al. Overexpression of Human E46K Mutant alpha-Synuclein Impairs Macroautophagy via Inactivation of JNK1-Bcl-2 Pathway. Mol Neurobiol, 2014.

第七章 镇静催眠与精神药物的分子药理学

第一节 概 述

历时14年，美国的精神障碍诊断与统计手册第五版（diagnostic and statistical Manual of Mental Disorders，DSM-5）于2013年完成修订，将精神障碍分为22类，其中睡眠-觉醒障碍、抑郁障碍、精神分裂症谱系障碍与其他精神病性障碍都作为独立的一类疾病进行了描述性分类。失眠（insomnia）至少影响着全球总人口的30%，而占总人口数10%的人深受该病的困扰。睡眠对记忆巩固、白天警觉性、情绪处理、代谢及免疫功能至关重要，而失眠可以增加认知障碍、患痴呆、代谢失调节以及自杀的风险。耐受性、成瘾性、不良的认知事件、精神运动障碍以及异常睡眠行为如睡行症、梦驾症或在明显睡眠状态下的其他潜在危险行为的出现是现有镇静催眠药存在的问题。

全球抑郁症的年患病率约为11%，中国的抑郁症患者超过2600万，在我国的自杀和自杀未遂的人群中抑郁症患者占了50%~70%。预计到2020年，抑郁症将成为仅次于心血管病的第二大疾病。抗抑郁药于20世纪50年代问世，在此之前抑郁性疾病并无合适的药物治疗手段，常依赖电休克治疗。20世纪50年代以后，抗抑郁药已成为抑郁患者的首选治疗手段，这在很大程度上取代了电休克治疗。但起效慢是当前抗抑郁药的最大缺陷。抗抑郁药一般于服药两周左右起效，而抗抑郁药各种不良反应则先于抗抑郁疗效而出现。当前的抗抑郁药仅对大约50%的患者起效，仅有30%的患者可获得痊愈，且40%~50%的患者为难治性抑郁症。抑郁症频繁复发，复发率为40%~89%。有临床研究显示，抗抑郁治疗显效越快的患者，痊愈率越高。

精神分裂症的终身患病率是7.2‰，未得到治疗的时间越长，预后越差。抗精神病药物仍是精神分裂症急性和稳定-维持期治疗的基础。抗精神病药存在过度镇静、直立性低血压、流涎、锥体外系不良反应、催乳素水平升高、体重改变、代谢综合征、抗胆碱样症状等常见不良反应以及诱发癫痫、恶性综合征等严重不良反应。临床期待那些起效快、不良反应少的精神药物的出现。

精神药物（psychoactive drug），又称精神药品（psychopharmaceutical 或 psychotropic），一种化学物质的概称，这些物质能够穿越血-脑脊液屏障，直接作用于中枢神经系统，使大脑脑内神经传导改变，产生兴奋或抑制，如果连续使用能够产生依赖性的药品，例如，咖啡因、安钠咖、去氧麻黄碱（冰毒）、巴比妥、地西泮、三唑仑等。

精神疾病治疗药物主要包括：抗精神病药（antipsychotics）、抗抑郁药（antidepressants）、抗焦虑药（anxiolytics）、镇静催眠药（sedative-hypnotics）、心境稳定剂（mood stabilizers）、精神振奋药（psychostimulants）、促智药（cognitive enhancers）等。我们将对镇静催眠药、抗精神病药和抗抑郁药物分别加以介绍。

第二节　镇静催眠药最新研究进展和镇静催眠药作用新靶点

根据 DSM-5 的标准，失眠的特征是入睡困难，入睡后难以保持睡眠，不能进行恢复性睡眠而精神不佳、影响工作学习，并且这种现象每周至少发生 3 次，出现并持续至少 3 个月，即使有足够的睡眠机会仍会发生睡眠困难。失眠的原因包括噪声、温度不适、压力、疼痛、饮食和药物等。癫痫、帕金森病、脑肿瘤、抑郁、焦虑或者其他神经精神类疾病也能引起失眠。

目前有关失眠的最具影响力的病理生理机制为神经认知（觉醒过度）模型和心理生物学模型：前者认为从外周到中枢的觉醒水平的增加，尤其是皮层持久处于信息处理增强的状态而促发失眠的形成和维持；后者则认为中枢神经系统从觉醒中“抽身而退”的抑制能力受损或丧失才是导致失眠形成的重要机制。睡眠和觉醒是高度复杂的大脑状态，由多个神经环路和神经递质系统之间的复杂相互作用进行调节（图 7-2-1）。神经电生理和神经影像学的研究表明：慢性失眠涉及的异常脑区主要集中在包括前额叶、前扣带、杏仁核、海马和丘脑等在内的不良情绪—认知神经环路上，支持条件性高觉醒和认知神经信息处理增强的机制和（或）中枢神经系统从觉醒中退出的抑制能力受损或丧失的机制。

当前治疗失眠症的药物主要包括：苯二氮䓬类（BDZ）药物、非苯二氮䓬类药物、抗抑郁药、抗组胺药和褪黑激素等。

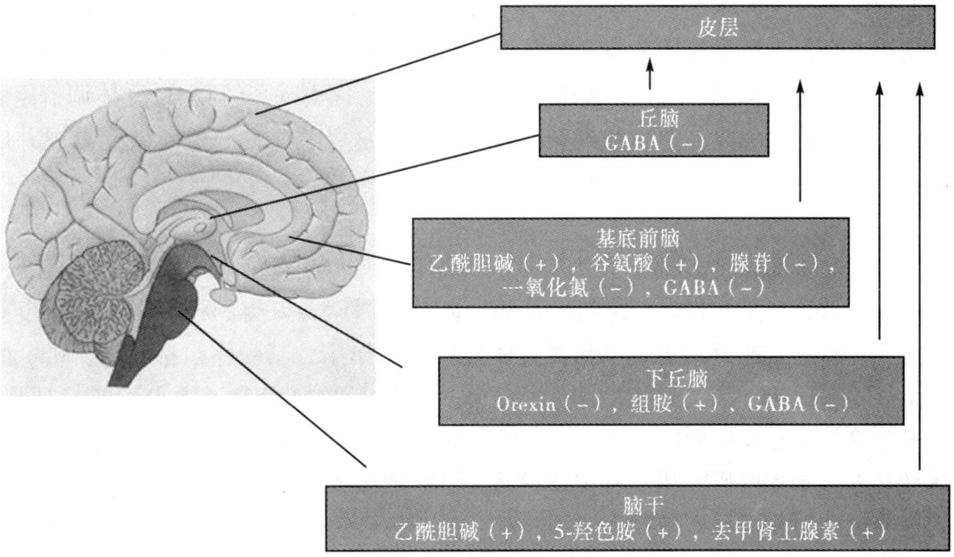

图 7-2-1　参与睡眠调节的脑区和神经递质

图注：脑干、基底前脑、下丘脑和脑干都投射到皮层，释放兴奋性或抑制性神经递质来调节睡眠-觉醒周期。（+）表示兴奋性；（-）表示抑制性

一、苯二氮䓬类药物（benzodiazepine drugs）

苯二氮䓬类镇静催眠药出现在 20 世纪 60 年代，由于其安全性和治疗效果的优势，逐渐取代了巴比妥类药物，成为目前使用最广泛的催眠药，尤其是短效和中效药物。苯二氮䓬类药物能增强 GABA 能神经传递功能和突触抑制效应；还有增强 GABA 与 $GABA_A$受体相结合的作用。它具有镇静、

抗焦虑、中枢性肌肉松弛和抗惊厥的作用，主要的副作用包括成瘾性、耐受性和戒断症状。此类药物可以延长睡眠持续时间，减少觉醒次数和3期、4期睡眠及减少快动眼睡眠（REM）时增加2期睡眠。根据药代动力学，苯二氮䓬类药物分为短效（$t_{1/2}<6h$）（如三唑仑）、中效（$t_{1/2}$为6~24h）（如艾司唑仑）和长效（$t_{1/2}>24h$）（如地西泮）三类。

二、非苯二氮䓬类药物

新型的非苯二氮䓬类药物主要通过选择性与GABA-BDZω_1受体复合物特异性结合而发挥作用。该药不具有苯二氮䓬类药物的一些不良反应，不影响健康者的睡眠结构。常见的副作用包括健忘、抑郁和日间困倦，长期的副反应尚不明确。代表性药物包括唑吡坦、扎莱普隆、佐匹克隆，皆对BDZ1受体有较强的结合特异性。

三、抗抑郁药（antidepressant drugs）

抗抑郁药是失眠治疗中处方量最大的药物。在失眠伴随抑郁、焦虑心境时应用较为有效。这类药物虽然被广泛地应用于失眠的治疗，但其作用的机制、长期应用等相关临床资料并不多。

四、抗组胺药

下丘脑结节乳头体的组胺能神经元的神经纤维广泛支配几乎所有脑区，释放组胺，通过广泛分布于脑内多种类型神经元的四种组胺受体（H_1~H_4）对整个大脑产生兴奋作用。其中H_1受体被认为是最主要的促觉醒靶点。抗组胺药中很多为治疗失眠的非处方药。这类药对于轻度失眠效果明显，相对安全，使用者众多。最常使用的药物苯海拉明可使患者较快入睡、改善睡眠，但易产生耐受性。低剂量的多虑平是H_1受体拮抗剂，于2010年被批准用于治疗失眠。组胺H_3受体调节组胺合成、释放及组胺神经元的活动，还参与调节脑内其他神经递质释放，鉴于此，近年备受重视并成为睡眠调节的有力药物干预靶点。

五、褪黑素能类药物

褪黑素（melatonin）是松果体分泌的一种神经内分泌激素。人类的松果体主要在夜间分泌褪黑素，使得我们产生睡意。褪黑素需通过激活受体发挥生物作用，其受体包括MT_1、MT_2和MT_3三个亚型。MT_1调节睡眠；MT_2涉及昼夜节律；MT_3作用不明。褪黑素分泌减少可能与睡眠障碍有关，老年人褪黑素分泌量仅有高峰期的十分之一。研发褪黑素能类药物（包括褪黑素、褪黑素类似物/替代品、受体激动剂）治疗睡眠障碍具有重要意义。目前褪黑素已成为市售食品添加剂，2007年欧洲食品药品管理局批准缓释褪黑素制剂（circadian）单药用于短期治疗55岁以上原发性失眠。已上市的这类药物还包括雷美替胺（ramelteon，选择性MT_1、MT_2受体激动剂）和阿戈美拉汀（agomelatine，为MT_1和MT_2受体激动剂、5-HT_{2c}受体拮抗剂）、特斯美尔通（tasimelteon，MT_1和MT_2受体激动剂）等。它们均能有效地改善患者睡眠潜伏期，提高睡眠质量。

目前，对睡眠障碍尤其是失眠的药物治疗已经步入一个崭新的领域，研究者开始关注促觉醒的神经肽类物质，如食欲素orexin、神经肽S。

六、Orexin受体拮抗剂

Orexin是下丘脑外侧区orexin神经元合成和分泌的一组神经肽，包括orexin A和orexin B。Orexin神经元发出兴奋性投射至除小脑之外的整个中枢神经系统，尤其是高密度投射到下丘脑和脑干单胺能神经元和胆碱能神经元，激活两种G蛋白偶联细胞表面受体OX1R和OX2R，参与睡眠觉醒调节。

Orexin 对于从睡梦中醒来并不是必需的，但对于维持觉醒状态则意义重大。Orexin 系统受损可以引起人和动物出现发作性睡病样症状。Orexin 受体拮抗剂可能成为有效治疗失眠同时副作用小的潜在新药。2014 年 8 月 13 日，美国食品及药物管理局（FDA）批准默克公司的 suvorexant 片上市，用于治疗入睡及睡眠困难（失眠症）患者，这也是首个获批的 orexin 受体拮抗剂。

七、神经肽 S 阻断剂

神经肽 S 是近年新发现的一种神经肽，其神经元主要分布于蓝斑、外侧臂旁核，并在丘脑背内侧核、下丘脑和杏仁核也有分散表达。神经肽 S 通过与其特异性受体相结合而发挥促觉醒作用，能够延长睡眠潜伏期，缩短慢波睡眠和快速眼动睡眠时间，减少觉醒向慢波睡眠的转换次数；并且可以抗焦虑、减少惊恐发作、增加运动能力、抗氧化、影响摄食行为、调节炎症反应及变态反应。据此推测，神经肽 S 受体激动药可能对治疗嗜睡症和焦虑症更具有适用范围，而神经肽 S 受体阻断药可能是治疗失眠的新型工具。

第三节 精神病的发病机制、最新研究进展和抗精神病药物作用新靶点

精神分裂症（schizophrenia）是一种慢性致残性精神障碍，以知觉、思维、情感、行为之间不协调、精神活动与现实脱离为特征，且具有反复发作、不易治愈的特点，对患者及家属造成极大的痛苦。精神分裂症一般有 3 种类型的症状：①阳性症状（positive symptoms）：以幻觉或错觉以及妄想等为主，无智力障碍，其病理过程是可逆的；②阴性症状（negative symptoms）：以情感淡漠、主动性缺乏和回避社交等为主，有时存在智力障碍，其病理过程相对不可逆；③认知症状：以注意力、执行能力、解决问题能力和短期记忆能力缺失或减弱等为主，存在智力障碍。

一、精神病的发病机制最新研究进展

CT 显示精神分裂症患者存在脑室扩大和其他脑结构异常，而且这种异常的部位、程度与阴性症状、认知功能障碍相关，与病程长短以及是否有过治疗无关。MRI 研究肯定了精神分裂症有脑室扩大，还发现有皮层，额叶和小脑结构较小，胼胝体的面积、长度以及厚度同对照组亦有差别。并且进一步研究发现不同年龄组和病程组之间差异无显著性，提示早年的神经发育障碍可能是引起脑部结构异常及后来发生精神分裂症的原因。患者尾状核和海马体积增大，尾状核是脑内 DA 含量最高的部位，其体积增大引起 DA 功能亢进可能是精神分裂症的病理基础。胼胝体是联络左右大脑半球的神经纤维，其使抽象思维和形象思维不断的相互联系形成正常思维。研究发现精神分裂患者存在胼胝体结构的异常，但目前还无确切结论。

目前学术界的精神病发病机制尚不明晰，但较流行的观点有：①神经发育异常假说：推测是在脑发育阶段神经元移行异位或分化障碍造成海马、额叶皮层、扣带回和内嗅脑皮层出现细胞结构的紊乱，但不伴胶质细胞的增生，从而破坏了皮层联络的正常模式。目前对神经发育障碍的研究主要有胼胝体、颞上回、额上回、透明隔腔、外伤所致神经发育异常等。②谷氨酸假说：此假说认为精神分裂症的产生与谷氨酸突触的活性降低有关，尤其是前额叶皮层。在大脑的许多区域，多巴胺抑制了谷氨酸的释放，或者是谷氨酸刺激了抑制多巴胺释放的神经元。因此，多巴胺水平的升高和谷氨酸下降产生的结果类似。精神分裂症患者谷氨酸释放水平低于正常，前额叶皮层和海马中的谷氨酸受体比正常要少。

二、精神分裂症的治疗

目前对精神分裂症的治疗仍以药物疗法和电惊厥疗法为主，尽管心理疗法和康复疗法也是不容

忽视的治疗手段，但在临床上抗精神分裂症药物的应用仍然占据核心地位。药物的治疗作用包括三个方面：①抗精神病作用，即抗幻觉、妄想作用和激活作用；②非特异性的镇静作用；③预防疾病复发作用。抗精神分裂药物分为典型和非典型两种。典型抗精神病药物能减少精神分裂症的阳性症状，却伴发锥体外系不良反应；而非典型抗精神病药物尽管临床效应谱更广，锥体外系不良反应有所减少，但仍伴随其他不良反应。

（一）典型抗精神病药物

典型抗精神病药物又称传统抗精神病药物。根据化学结构可以分为两大类：吩噻嗪类，代表药物有氯丙嗪；丁酰苯类，代表药物有氟哌啶醇等。按其临床作用特点又分为低效价和高效价两类。前者以氯丙嗪为代表，镇静作用强，副作用明显，对心血管和肝脏毒性较大，用药剂量较大；后者以氟哌啶醇为代表，抗幻觉妄想作用突出、镇静作用较弱、对心血管和肝脏毒性小、治疗剂量较小。这些药物都会阻断突触间多巴胺的功能，因此在抑制中脑被盖投射到边缘系统的一组神经元的同时，也会抑制从中脑边缘系统投射到基底神经节的多巴胺神经元，导致迟发性运动障碍，不同的患者渐渐表现出不同程度的震颤和不受控制的活动。迟发性运动障碍一旦出现，在患者停药后此症状仍然会持续很长一段时间。

（二）非典型抗精神病药物

非典型抗精神病药又称非传统抗精神病药，治疗剂量较小，出现某些副作用的情况较少，对精神分裂症单纯型疗效较传统抗精神病药好。代表药物有氯氮平、利培酮、奥氮平、喹硫平、阿立哌唑等。其对精神病阳性症状和阴性症状均有效，并能改善认知功能，对典型抗精神病药难治病有效，有较少的锥体外系不良反应和催乳素水平升高。具有多受体、多靶点的作用特点。与典型抗精神病药不同的是，非典型抗精神病药的药理学特点呈现多样性，它们的化学结构与氯氮平或较为相似（如奥氮平、喹硫平和佐替平）或截然不同（如利培酮、齐拉西酮和舍吲哚），但大都具备了“非典型性”的关键特点，即5-HT_{2A}与D_2受体阻断之比呈现高比率的特性（氨磺必利和阿立哌唑除外）以及更明显的影响边缘叶和额叶皮质区神经化学活动，而对纹状体影响甚弱。氯氮平被公认为最有效的抗精神病药物，不幸的是，它的副作用也很大，包括损伤免疫系统。一项研究发现，虽然第二代抗精神病药物比原来的药物能更好地缓解精神分裂症的症状，但是与第一代药物相比，它们并不能提高患者的总体生命质量。

（三）抗精神病药物作用机制及其新靶点

1. 典型抗精神病药物共同的药理作用　典型抗精神病药物共同的药理作用是作为D_2受体的拮抗剂，降低中枢神经系统尤其是边缘叶和中脑皮质DA神经通路的功能。精神分裂症患者的幻觉和妄想症状的神经生物学基础目前比较公认的观点是精神分裂症患者存在信息过滤缺陷，从而可能导致丘脑皮质通路的信息加工过程异常，最终使皮质传入边缘系统的信息发生改变，电生理研究显示，典型抗精神病药物可以阻断D_2受体功能，使边缘系统-伏核通路过多的信息传入，回复至正常水平。但典型的抗精神病药物还存在很多问题，如无法显著改善患者的认知症状和阴性症状。此外典型抗精神病药物对背侧纹状体神经元和腹侧纹状体神经元DA受体选择性较差，引起的副作用较严重，患者依从性差。

2. 非选择性D_2受体部分激动剂　阿利哌唑：PET显示其对D_2受体占有率高达95%，但并未出现锥体外系不良反应，可能与其为D_2受体部分激动剂有关。阿利哌唑作用于D_2受体的同时还作用于其他受体，且单一的D_2受体部分激动剂治疗精神分裂症效果不理想。

3. D_1受体激动剂　近年来一些研究表明，额叶皮质与精神分裂症认知功能障碍有关，而D_1受体在其中扮演重要角色；额叶皮质内适宜水平的D_1受体是维持正常认知功能的必需条件。临床研究

证明精神分裂患者 D_1 受体的减少与其认知损伤有关，直接激活 D_1 受体或应用增加额叶皮质 DA 的药物均能改善精神分裂症患者额皮质依赖的认知功能缺陷。也有研究发现，精神分裂症患者额皮质 D_1 受体功能障碍导致了阴性症状的出现，而皮层 DA 功能障碍导致了其对纹状体 DA 释放的抑制减弱，而纹状体 DA 的释放增加直接导致了阳性症状的出现。D_1 受体基因多态性与认知功能相关，不同基因型患者认知损害程度不一样。此外，临床上应用的一些新型非典型抗精神病药物（如氯氮平）平均 D_2 受体占有率相对较低，而对 D_1 受体有较高亲和力，对精神分裂症的阴性症状疗效确切。

4. 选择性 D_2、D_3 受体拮抗剂　如氨磺必利对 D_3 受体的选择性是 D_2 的两倍。通过对边缘系统 D_2、D_3 受体的高度选择性和对突触前 D_2、D_3 受体的选择性阻断发挥作用。

5. 5-HT_{2A}/D_2 型非典型抗精神病药物　对 5-HT_{2A} 和 D_2 受体均有拮抗作用，但对前者的阻断比率更高。激动 5-HT_{2A} 受体可以使腹侧被盖区和前额叶皮质的 DA 释放增加，拮抗 5-HT_{2A} 受体可以减少此区 DA 的释放。

6. D_2 受体拮抗剂联合 5-HT_{1A} 受体激动剂　临床证实 D_2 受体拮抗剂联合 5-HT_{1A} 受体激动剂是抗精神分裂症药物研发的新靶点。5-$HT_{2C/6/7}$ 拮抗剂，α_1、α_2 受体拮抗剂也表现出潜在的抗精神分裂疗效。

7. 针对 DISC 1 蛋白缺陷的新药　在大脑皮质发育的两个关键环节中，DISC1 蛋白扮演着重要角色，其磷酸化过程起着分子开关的作用。小鼠实验表明，DISC1 蛋白一方面会维持有丝分裂期细胞的增殖，另一方面则会刺激有丝分裂期后的神经细胞迁移，从而保证脑功能的正常发挥。一旦 DISC1 蛋白出现问题，细胞增殖和迁移都会受到影响。大脑皮质中 DISC1 蛋白的双重功能表明，该蛋白磷酸化是精神分裂症的一个主要易感因素，因而它也成为一个精神分裂症治疗的潜在靶点。

第四节　焦虑/抑郁障碍的发病机制、最新研究进展和抗抑郁/焦虑药物作用新靶点

抑郁症是一大类涉及多种机制的复杂疾病，以显著而持久的心境低落为主要临床特征。它被认为与自身遗传、生物化学社会及环境等因素有关。根据 DSM-5，患抑郁症的人都会感觉失落和无助，他们没有一点精力，不能集中注意力，感觉不到一点快感，几乎不能再快乐起来，甚至不能够再想象快乐的感觉。其他常见的症状包括：自我评价降低；自罪观念和无价值感；认为前途暗淡悲观；自伤或自杀的观念或行为；睡眠障碍；食欲下降。病程持续至少两周。人的一生中，大于 10% 的人曾遭受重度抑郁的困扰。

近年来，越来越多的研究表明，抑郁症是一种涉及多种神经递质、脑区及环路的疾病，脑内其他诸多生化物质和系统也参与了抑郁症的病理过程。众多关于抑郁症发病机制的假说不断被提出，由此开启的抗抑郁靶点及药物的研究不断推进。

一、抑郁症发病机制的假说

1. 单胺类神经递质及其受体假说　经典的抑郁症发病机制假说为目前抑郁症治疗的根基。该假说认为抑郁症是由于患者脑内单胺类神经递质降低或缺乏所致。脑内主要的单胺类神经递质是 5-HT、NE 和 DA。目前治疗抑郁症的大部分药物通过作用于 5-HT 和 NE，增加突触间隙单胺类神经递质而发挥作用。抑郁症患者的脑脊液中多巴胺代谢物含量发生改变，这提示脑内多巴胺的代谢与抑郁症有关。单胺类假说难以解释抗抑郁药起效慢但对神经递质发挥作用快的特点，受体假说由此被提出。脑中 5-HT 受体、NE 受体敏感性增加引发抑郁症，以 5-HT 受体功能改变为主。调节 5-HT 能神经递质释放的一个非常重要的机制是由突触前膜5-HT_{1A} 自身受体所介导的负反馈调节。中缝核内 5-HT_{1A}

自身受体被 5-HT 激活后，可通过负反馈减少神经递质的释放。研究证明抑郁症患者的 5-HT_{1A}受体活性增高，导致突触间隙单胺类神经递质减少，从而表现出抑郁症状。

2. 炎症反应假说 认为抑郁症与免疫系统的激活有关，是一种心理神经免疫紊乱性疾病，外周免疫激活后通过释放炎性细胞因子导致与抑郁症相关的各种行为、神经内分泌和神经生化改变。焦虑、抑郁以及认知功能的受损程度与外周循环中的细胞因子水平相关，并且 IL-6、TNFα 等细胞因子可通过直接或间接作用于大脑、影响单胺类神经递质的释放、激活下丘脑-垂体-肾上腺轴以及损伤情绪中枢的神经可塑性等途径导致抑郁的发生，包括自杀意念。

3. 星形胶质细胞功能障碍 星形胶质细胞（astrocyte）参与抑郁症的发生主要表现在以下两个方面：一是 As 的胶质纤维酸性蛋白表达改变在抑郁症发病中的作用；二是 As 的兴奋性氨基酸转运体功能障碍在抑郁症发病中的作用。应激会使脑内谷氨酸含量异常升高，而细胞外 90%的谷氨酸由星形胶质细胞上的氨基酸转运体清除，若星形胶质细胞发生功能障碍，脑内谷氨酸不能得到及时清除，则将引发抑郁症。

4. 脑源性神经营养因子（BDNF）假说 一些抑郁症患者脑内海马组织（BDNF）的水平明显下降，而 BDNF 在抑郁模型中产生明显的抗抑郁效应。海马 BDNF 基因的染色质重塑与抑郁症也明显相关，BDNF 基因启动子处组蛋白的甲基化和乙酰化可以改变染色质的结构，从而调节基因的表达。慢性应激之后，BDNF Ⅲ和Ⅳ基因启动子处 H3-K27 的甲基化增加，在其他类型 BDNF 基因启动子处没有这种变化，而 H3-K9 的甲基化并没有增加。海马 HDAC 的水平影响 BDNF 启动子组蛋白的乙酰化水平，从而调节 BDNF 的表达水平。HDAC5 而非 HDAC4 的过表达可以阻断丙咪嗪的抗抑郁作用。抑郁症的发病与海马神经细胞的凋亡、海马体积缩小以及部分神经元丢失有关。许多急性或慢性的应激刺激都可使海马组织中的BDNF 的表达减少。研究发现BDNF 可通过丝裂原活化蛋白激酶等，调节脑细胞的生长、分化、存活和抗凋亡作用，而抗抑郁药可以通过调节脑中 BDNF 基因表达和增加海马区胞外游离 BDNF 浓度来实现。

5. 下丘脑-垂体-肾上腺（HPA）轴功能失调假说 HPA 轴活化发挥作用的步骤是下丘脑首先通过垂体门脉系统把下丘脑调节肽运送到垂体来调节腺垂体的分泌，腺垂体释放促肾上腺皮质激素（ACTH），最后作用于肾上腺皮质通过释放肾上腺皮质激素到达全身。应激可激活 HPA 轴，HPA 轴亢奋可能参与了抑郁症的发生发展。抑郁症患者常出现 HPA 轴亢进，导致皮质醇过度分泌，其分泌昼夜节律也有改变，进而损伤患者脑中海马神经元，导致认知能力下降。主要表现为 ACTH 分泌增强及促甲状腺释放激素（TRH）兴奋试验迟钝等，并且在难治性抑郁症患者中 HPA 轴的损害更严重。

6. 细胞分子机制假说 目前研究较多的抗抑郁作用通路主要有 cAMP-PKA-CREB-BDNF 和 NO-cGMP-PKG 通路。cAMP 通路功能减退可引发抑郁，而亢进则引起躁狂。抗抑郁药可以引起脑内 5-HT 和 NE 浓度增加及 5-HT 和 NE 与 G 蛋白偶联受体结合，激活 cAMP 通路。

cAMP-PKA-CREB-BDNF 通路通过腺苷酸环化酶激活催化三磷酸腺苷（ATP）生成环磷酸腺苷（cAMP），激活蛋白激酶 A（PKA），使 cAMP 反应元件结合蛋白（CREB）磷酸化水平增加，从而调节 BDNF 等基因的表达来发挥抗抑郁作用。如罗列普拉（Rolipram）通过抑制磷酸二酯酶（PDE4）活性，提高 cAMP 的浓度，增加 PKA 的活性，上调 CREB 的磷酸化水平，进而调节下游蛋白的表达，起到抗抑郁作用。

NO-cGMP-PKG 通路通过抑制鸟苷酸环化酶的活性、降低一氧化氮（NO）的浓度或抑制磷酸二酯酶活性来降低异常升高的环磷酸鸟苷（cGMP）浓度，进而起到减轻抑郁的作用。例如，小檗碱等一氧化氮合成酶抑制剂就是通过该信号通路发挥抗抑郁作用。但目前具体的作用环节和靶点还不明确，有研究证实 nNOS 在抑郁症中有至关重要的作用，nNOS 与抑郁症间的关系值得继续研究。

MAPK 通路与 BDNF 和生长因子相关的抗抑郁作用有关。已确定的 5 条通路中与抑郁症关系最为紧密的是调节激酶通路，关键蛋白是 MEK 和 ERK。该通路的过程是激活一种小分子 G 蛋白 RAS 来活化 MAPK 激酶，然后活化 MAPK 激酶、调节激酶（ERK1/2）、核糖体 S6 激酶，进而使 CREB 磷酸化调节基因转录起到生物学效应。此外，MEK、ERK 和 CREB 可以通过双重特异性磷酸酯酶（DUSPs）去磷酸化失活。急、慢性电休克治疗可以提高 DUSP1、DUSP2 和 DUSP6 在大鼠脑内前额叶皮层和海马的表达，说明抗抑郁药所引起的 ERK、CREB 活性增加可被 DUSP 消减，因此阻断 DUSPs 也是提高抗抑郁效应的一种途径。

7. 其他假说

（1）乙酰胆碱假说认为乙酰胆碱过度导致抑郁，又有研究发现抑郁症的胆碱能机制与神经胶质源结合蛋白有关，神经胶质源结合蛋白由星形胶质细胞分泌后进入细胞间隙，其与游离乙酰胆碱结合，使细胞间隙乙酰胆碱浓度下降，导致抑郁行为。

（2）GABA 和其受体相互作用改变：GABA 广泛分布于眶额叶（orbital frontal cortex，OFC），参与抑郁等精神障碍的形成。OFC 与基底杏仁核、伏隔核联系，负责对预期和价值的判断，从而引导决策和执行。抑郁症患者认知及决策判断能力下降或异常，且多数老年患者 OFC 体积变小，神经元萎缩，对其药物或心理治疗后能改善其退行性变化。且 GABA 可能通过 GABA-B 型受体增加 OFC 区钾蛋白-7（kalirin-7）的表达，通过防止神经元退行性变化而产生抗抑郁作用。

（3）腺苷及其受体相互作用改变：有研究指出腺苷系统与抑郁症有关，可能参与了重性抑郁症的病理变化。也有研究表明腺苷和常见的抗抑郁药物之间存在相互作用，而抗抑郁药物能增强腺苷对大鼠大脑皮层神经元放电的抑制作用。因此，腺苷既是一种睡眠因子，又在抑郁症的发病机制中扮演了重要的角色。

（4）雌激素水平异常降低：雌二醇可增加去卵巢大鼠纹状体多巴胺转运体（dopamine transporter，DTP）的表达，而多巴胺在突触间隙的消除主要通过 DTP。因此，雌激素可能通过对多巴胺的影响而发挥抗抑郁作用。另外，雌二醇可下调 DTP 在新纹状体、中脑星形胶质细胞的表达，下调程度可达 60%~80%。电生理研究表明雌二醇可以在几秒钟内通过非基因作用激活信号转导途径，导致快速的神经元电生理的变化和细胞应答，认为主要由雌激素膜受体 GPR30 的信号转导所致。Brailoiu 等研究者通过实验证明了雌激素膜受体的存在，并在啮齿动物脑内海马区高表达。因此推断雌激素亦可能通过雌激素受体发挥抗抑郁作用。

（5）脑内谷氨酸浓度异常升高：谷氨酸系统在抑郁症的病理生理过程中起着重要的作用。免疫系统激活能导致该系统的紊乱，机体应激使脑内谷氨酸升高，当浓度超出生理正常范围，就会产生兴奋性神经毒性，从而导致抑郁症的产生。因此，降低脑内谷氨酸的含量可能改善抑郁症状，而细胞外 90%的谷氨酸由星形胶质细胞上的氨基酸转运体清除。所以抗抑郁的可能机制是通过诱导谷氨酸转运体构象发生变化而改变对谷氨酸的再摄取能力，这可能代表了一种通过调节神经胶质细胞清除谷氨酸能力而起作用的新型抗抑郁药的药理学机制。

（6）神经活性类固醇水平失衡：抑郁症的病因及病理机制亦可能与神经活性类固醇水平不足或不平衡有关。研究表明，神经类固醇与抑郁症、焦虑症、精神病性障碍等生理现象有密切的关系，且具有抗抑郁作用，作用机制可能是通过增强中枢 GABA 能神经元功能和减轻糖皮质激素对神经细胞的毒性作用，发挥对神经元的保护作用。

（7）其他受体假说：如谷氨酸受体假说、神经激肽受体假说，以及前述的糖皮质激素受体和促肾上腺皮质激素释放激素受体假说。谷氨酸受体中的 NMDA 受体、AMAP 受体和代谢性受体 1 组（mGluR1 和 mGluR5）是目前研究的热点。抑郁症的产生和治疗与一些存在于 NMDA 受体复合体上传导信号的特殊结合位点有关。AMAP 受体激活后刺激 MAPK 通路使脑源性神经营养因子（BDNF）

等营养物质增加而发挥抗抑郁作用。其正性调节剂可能成为抗抑郁药的一种新类型。与促离子型谷氨酸受体相比，mGluR 起效慢但较稳定。mGluR 敏感性的适应性在服用抗抑郁药后降低，其途径为：mGluR1 使腺苷酸环化酶的刺激降低，同时也使海马 CA1 区磷酸肌醇的产物减少，进而降低第二信使二酯酰甘油和三磷酸肌醇的生成，使磷酸肌醇信号转导系统发生变化。

二、抗抑郁药类别以及药物新靶点

抗抑郁药是一组主要用来治疗以情绪抑郁为突出症状的精神疾病的精神药物，用于减轻或治疗各种情感障碍。抗抑郁药的发展历程详见图 7-4-1。

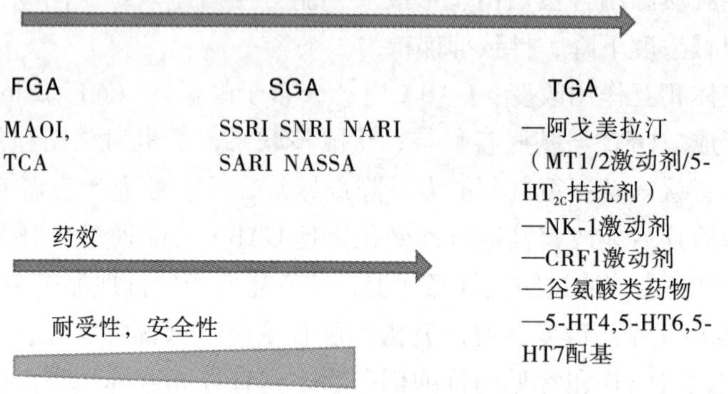

图 7-4-1 从 20 世纪 60 年代至今的驻澳抗抑郁药种类

图注：FGA：第一代抗抑郁药；SGA：第二代抗抑郁药；TGA：第三代抗抑郁药；MAOI：单胺氧化酶抑制剂；SSRI：选择性五羟色胺重抑制剂；SNRI：五羟色胺和去甲肾上腺素重抑制剂；NARI：去甲肾上腺素重抑制剂；SARI：H_{2A}拮抗剂/重抑制剂；NASSA：去甲肾上腺素能和特异性五羟色胺能抗抑郁药；MT：褪黑素；NK：神经激肽；CRF：皮质醇释放因子

已知的抗抑郁药可分为四种主要类别：三环类（代表药丙咪嗪）、选择性 5-羟色胺（5-HT）再摄取抑制剂（SSRIs，代表药氟西汀）、单胺氧化酶抑制剂（MAOIs，代表药异丙肼）和非典型抗抑郁药（如安非拉酮）。三环类可以抑制神经元对释放至突触间隙的 5-HT、多巴胺（DA）、去甲肾上腺素（NA）的重吸收，通过此作用延长神经递质在突触间隙中的时间。选择性 5-HT 再摄取抑制剂与三环类相似，但至少特定的针对 5-HT，其产生的副作用比三环类要轻微。单胺氧化酶抑制剂则通过抑制单胺氧化酶的作用促使突触前膜末端产生更多的用于释放的递质。除了以上三种药物外，其他所有的抗抑郁药都可归为非典型抗抑郁药，如选择性 5-HT 及 NA 再摄取抑制剂（如文拉法辛）、NA 及多巴胺再摄取抑制剂（如安非拉酮）、5-HT_2 受体拮抗剂及 5-HT 再摄取抑制剂（如奈法唑酮）、四环类抗抑郁药（如麦普替林）等。图 7-4-2 总结了三环类、SSRIs 和 MAOIs 的作用机制。

目前已应用于临床的一些经典的抗抑郁药物仍无法在大多数抑郁症患者中获得满意的治疗效果，用药后 2~4 周才可能起效。还存在着具有一定不良反应、患者药物耐受性差以及易复发等问题，有残留症状的患者高达 70%。随着对抑郁症研究的深入开展，许多抗抑郁治疗的药物新靶点得以发现。总的来说，这些新靶点策略主要分为三个方面：①优化的“单胺策略”；②基于非单胺能神经递质和神经免疫内分泌系统研发策略；③基于神经可塑性和相关信号通路的策略。

（一）“单胺策略”的优化

针对单胺能神经递质新靶点进行的药物研发主要包括三重重摄取抑制剂、5-HT 受体调节药物、

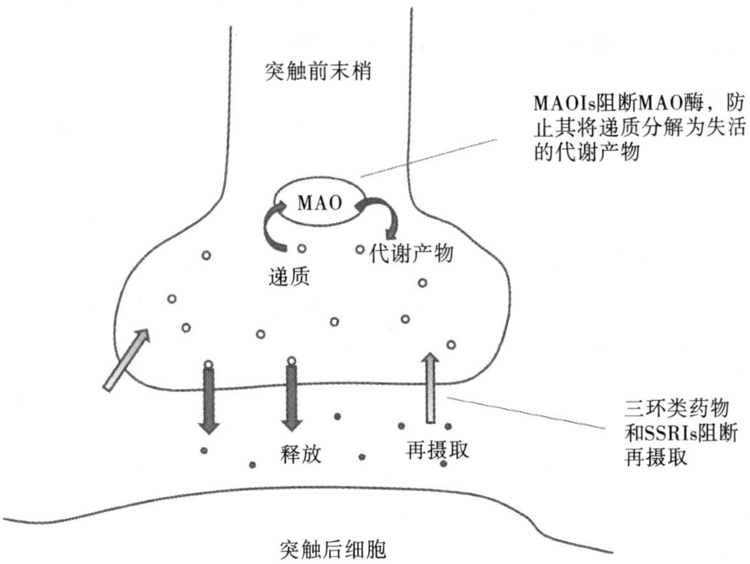

图 7-4-2 抗抑郁药的作用用途

DA 受体激动剂以及常规抗抑郁药与非典型抗精神病药物的联合应用。

1. 三重重摄取抑制剂 目前临床上应用最多的是影响 5-HT 和（或）NE 活性的药物。但近来研究表明，DA 也参与了抑郁症的病理生理过程，因此能够同时有效抑制 5-HT，NE 和 DA 被重摄取入突触前末端的化合物，即三重重摄取抑制剂，受到越来越多的关注。三重重摄取抑制剂应该能够更有效地激活边缘中脑多巴胺相关的奖赏网络，恢复正性情绪，并且减少 5-HT 重摄阻断引发的“多巴胺能不足”的不良反应，包括性欲降低、体重增加以及情感迟钝等。一些三重重摄取抑制剂化合物正在进行临床Ⅱ期或Ⅲ期研究。但是值得注意的是，抑制 DA 的重摄取容易造成药物滥用和一些包括心血管在内的不良反应，因此还需对其安全性进行进一步的评价。

2. 5-HT 受体调节药物 主要是应用针对 5-HT 能神经元自身受体 $5\text{-}HT_{1A}$或 $5\text{-}HT_{1B}$受体的拮抗剂，阻断控制着 5-HT 合成和释放的负反馈机制，从而加快 SSRI 的起效时间。此外，分布于大脑皮质的 $5\text{-}HT_{2A/2C}$受体以及分布于中脑、下丘脑、皮质和边缘皮层的 $5\text{-}HT_7$受体也与抑郁症相关，其拮抗剂可能发挥抗抑郁作用。

3. DA 受体激动剂 某些 D_2/D_3 受体激动剂如普拉克索（pramipexole）和罗匹尼罗（ropinirole）显示出抗抑郁作用。

4. 非典型抗精神病药增强抗抑郁药的效应 非典型抗精神病药物与 5-HT 受体、谷氨酸受体具有相对较高的亲和力，因此这类药物可能通过调节 DA 功能和激动 $5\text{-}HT_{1A}$受体而发挥抗抑郁作用或增强抗抑郁药的疗效。

（二）非单胺能神经递质和神经免疫内分泌系统的调节

1. 谷氨酸能神经递质的调节 研究表明，离子型谷氨酸受体 NMDA 受体拮抗剂能够减轻应激造成的海马神经元损伤，促进神经元再生，具有抗抑郁效应。非竞争性 NMDA 受体拮抗剂氯胺酮（ketamine）的临床有效性已经被越来越多的临床试验所证实。与 NMDA 受体不同，AMPA 受体增强剂具有抗抑郁作用。此外，一些能够影响谷氨酸释放的药物也具有抗抑郁作用，如美国 FDA 批准的唯一一个用于治疗肌萎缩侧索硬化症的药物利鲁唑（riluzole）由于能抑制谷氨酸释放，增加谷氨酸再摄取，因此在单相和双相抑郁症患者中显示出了一定的抗抑郁疗效，并且患者对药物的耐受性也较好。这些发现表明，通过调节突触间隙中谷氨酸能神经递质的含量可以发挥抗抑郁作用，为抗抑郁药的研究提供了新的思路。静脉给予亚麻醉剂量的 NMDA 受体阻断剂氯胺酮，对难治性抑郁患者产生了快速起效的抗抑郁作用。其机制可能是通过激活 mTOR 信号通路从而增加了前额叶皮层内突触蛋白的合成和突触棘的形成，也可能通过 BDNF 依赖的神经营养/神经可塑性机制，包括海马的神经发生。

2. 下丘脑-垂体-肾上腺轴的调节　如前所述，抑郁症患者存在下丘脑-垂体-肾上腺素轴（HPA 轴）负反馈功能障碍已经得到普遍公认，因此能够促进 HPA 轴功能恢复的药物有可能成为潜在的抗抑郁药。海马中含有大量的糖皮质激素受体（GR），因而可以通过 GR 抑制亢进的 HPA 轴，使其恢复到原始水平。促肾上腺皮质激素释放激素受体 CRH1 存在于脑干、皮质、杏仁核等区域，它受到的刺激在 CRH 分泌增加时增强，因而导致焦虑和抑郁的发生，故 CRH1 可能是治疗抑郁的靶点。肾上腺皮质激素合成抑制剂研究也较多。

3. 神经激肽受体拮抗剂　神经激肽是与伤害感受和其他一些生理过程相关的一类神经肽。脑肠肽 P 物质/NK1 受体通路可能以递质或调质的方式介导情绪和应激反应，从而参与了情感障碍的病理生理过程。阻断神经激肽 P 受体——NK1 受体可以增加大鼠脑内海马组织 5-HT 的传递而改善抑郁症状。神经肽系统可能成为新的抗抑郁治疗靶点。

4. 黑色素细胞抑制因子类似物　黑色素细胞抑制因子（melanoeyte-inhibiting factor，MIF）是一种定位于中枢神经系统的小分子肽。其在急性抑郁症中发挥了一定的治疗作用。

5. 褪黑素　褪黑素可以改善抑郁症患者的睡眠质量，但对患者的情绪无明显的改善作用。2009 年，褪黑素受体 1 和受体 2（MT_1，MT_2）激动剂兼 5-HT_{2c} 受体拮抗剂阿戈美拉汀已在欧洲上市，用于治疗成人抑郁症。

（三）神经突触可塑性的调节

近年来提出的“神经营养学说”认为，抑郁症的发生与神经突触可塑性的损害有关。目前正在以神经可塑性和海马神经元再生为靶点研究的药物包括：磷酸二酯酶 4（phosphodiesterase 4，PDFA4）抑制剂、抗凋亡蛋白 Bcl-2 调节剂、刺激 BDNF 产生的药物和神经胶质细胞调节剂等。

1. PDE4 抑制剂　PDE4 能特异性地水解 cAMP，在 cAMP 信号通路中发挥了重要的调控作用。PDE4 选择性抑制剂是重要的抗抑郁分子靶点。

2. 抗凋亡蛋白 Bcl-2 调节剂　抗凋亡蛋白 Bcl-2 除了与神经保护有关，还具有一定的神经营养作用，不仅能促进神经突起的萌芽和生长，还能促进轴突再生。通过药物疗法提高 Bcl-2 的表达可能会抵消应激所造成的神经元损伤，进而在应激所导致的情绪障碍疾病中发挥一定的治疗作用。此外，Bcl-2 也是线粒体功能的重要调节剂，而线粒体功能的调节又与介导行为的神经环路的突触可塑性相关。实际上，抗抑郁药钾制剂和普拉克索也都能通过上调 Bcl-2 的表达而发挥抗抑郁作用。

其他如 Omega-3 多不饱和脂肪酸，18ku 转位蛋白，乙酰左旋肉碱都被证明具有抗抑郁活性。

由于精神类疾病属于多因素疾病，并常有共病特征，因此其治疗药物的研究需要将多靶点研究与药物的高度选择性协调统一起来。尽管以这些新靶点开发的药物尚处于起步阶段，很多潜在的精神药物或因不良反应过大或因临床前研究有效而临床研究无效失去开发前景，但这些有益的尝试无疑给精神疾病患者带来了新的希望。

（王贵彬　张建军）

参 考 文 献

1. 詹姆斯·卡拉特. 生物心理学. 北京：人民邮电出版社，2011.
2. 赵正卿，李雁鹏，赵菲，等. 神经肽S：睡眠—觉醒相关新型神经肽. 中国现代神经疾病杂志，2013，13（5）.
3. 叶晨静，赵忠. 正常睡眠及失眠的功能神经影像研究进展. 中华神经科杂志，2006，39（5）.
4. 王真真，张有志，宫泽辉，等. 抑郁症治疗的新靶点和新策略. 中国药理学与毒理学杂志，2010，24（5）.
5. 司天梅. 目前抗抑郁药治疗中的问题. 西安：第十二次全国精神医学学术会议，2014.
6. Emmanuel Mignot. The Perfect Hypnotic? Science，2013，340.
7. 李苒，高杉，李琳. 抑郁症发病机制的研究进展. 天津中医药，2013，30（2）.
8. Vellante F，Cornelio M，Acciavatti T，et al. Treatment of resistant insomnia and major depression. Clin Ter，2013，164（5）.
9. Koko Ishizuka，Atsushi Kamiya，Edwin C. DISC1-dependent switch from progenitor proliferation to migration in the developing cortex. Nature，2011，473（7345）.
10. Kristine Yaff e，Cherie M Falvey，Tina Hoang. Connections between sleep and cognition in older adults. Lancet Neurol，2014，13：1017-1028.

第八章 神经炎症、自由基与神经系统疾患相关的药物作用机制

神经炎症（neuroinflammation）和氧化应激（oxidative stress）都是常见的病理过程，是机体抵御感染和损伤的复杂级联过程，将受损的组织清除，从而促进组织再生。但是当神经炎症和氧化应激的程度超出可控范围之外时，会造成严重的后果，导致一系列疾病的发生。在中枢神经系统中，神经炎症和自由基引起的氧化应激往往同时作用，起到防御保护或者损伤神经元的作用。广义上来讲，自由基引起的损伤是神经炎症的作用机制之一，两者之间有密不可分的关系。神经炎症以及氧化应激都是极其复杂的病理生理过程，由多种关键性的受体、酶以及信号通路所介导。目前有多种研究，试图从介导神经炎症和氧化应激的这些关键性的调控靶点入手，对相应病理过程进行调控，治疗相关的疾病，已经取得了一定的进展。由此可见，深入研究介导神经炎症和氧化应激的相关机制，研发相应的药物，对治疗相关的疾病非常重要。

第一节 概 述

一、神经炎症的定义及组成

炎症是临床常见的一个病理过程，可以发生于机体各部位的组织和器官。它是机体抵御感染和损伤的复杂级联过程，可以将受损的组织清除，从而促进组织再生。神经炎症特指发生于中枢神经系统的炎症。神经炎症是一个重要的研究领域，它在常见的神经退行性疾病中扮演了重要角色。在神经退行性疾病的发生与发展进程中，脑内始终存在着以胶质细胞激活为主要特征的炎症反应。炎症反应介导的神经元退行性病变主要是由胶质细胞的激活及外周入侵的淋巴细胞释放神经毒性因子所引起的，调节抗炎细胞因子的生成及神经元释放的抗炎神经肽可保护神经元抵抗神经炎症，从而减缓或减轻神经退行性疾病的进程。

中枢神经系统由神经元和神经胶质细胞所组成。神经胶质细胞的数量为神经元数量的 10 倍以上，小胶质细胞（microglia）占神经胶质细胞总数的 5%~20%，小胶质细胞的数量与神经元的数量相当。小胶质细胞为脑内的主要免疫效应细胞，在中枢神经系统内分布广泛，通过其免疫监视功能维持中枢神经系统内环境稳定。小胶质细胞参与一系列神经退行性疾病的发生，小胶质细胞活化和神经炎症为神经病理学的主要特征。持续及不受控制的小胶质细胞活化可导致多种炎症因子如白介素、TNF-α、氧自由基（reactive oxygen species，ROS）、谷氨酸等产生增多，这些炎症因子最终可造成神经元损伤。此外，活化的小胶质细胞还可增加诱导型一氧化氮合酶的表达，产生过量的一氧化氮，随后引起神经元线粒体电子传递链传递功能中断。一氧化氮还可选择性抑制细胞色素 C 氧化酶抑制线粒体呼吸，导致神经元内 ATP 能量合成障碍、活性氧产生增多。除了一氧化氮合酶，小胶质细胞上的烟酰胺腺嘌呤二核苷酸磷酸（nicotinamide adenine dinucleotide phosphate，NADPH）氧化酶可介导超氧阴离子自由基生成及促炎性细胞因子释放，在神经炎症中同样发挥着重要作用。星形胶

质细胞（astroglia）是中枢神经系统内胶质细胞的主要组成部分，构成了20%~25%的脑容量。类似于小胶质细胞活化，星形胶质细胞在受到各种刺激后也可发生活化。活化后的星形胶质细胞可通过释放多种炎症相关因子以及神经营养因子参与神经炎症的发生发展。星形胶质细胞也可通过调控小胶质细胞内某些蛋白或分子的表达参与调控神经炎症。

二、神经元、小胶质细胞、星形胶质细胞构成的神经网络以及在神经炎症中的作用

神经元、小胶质细胞、星形胶质细胞作为中枢神经系统的重要组成部分，它们行使的功能各具特点，但它们之间也存在广泛联系和交叉对话，从而组成一个神经网络，对中枢神经系统生理和病理状态下的功能进行调控。神经元和胶质细胞间的通讯模式广泛存在，包括直接的化学通讯和电信号通信。应用功能记录与超微结构分析相结合的方法发现，活跃的大脑中神经元和胶质细胞间存在交叉对话。已有研究表明，神经元和胶质细胞间存在直接的化学突触。在少突胶质前体细胞，刺激神经传入冲动可诱导α-氨基-3-羟基-5-甲基-4-异噁唑丙酸受体依赖性内向电流，内向电流的量子性质和快速反应动力学与突触前释放的谷氨酸相关，直接靶向胶质细胞的受体。另一种神经元与神经胶质细胞间的直接接触是通过间隙连接构成的电偶联。在神经系统发育的早期阶段电偶联比较密集，但在成年脑组织中同样可检测到电偶联的存在，且神经胶质细胞的电变化可影响神经元的兴奋性。

神经元和胶质细胞间形成神经网络共同调控大脑活动概念的提出，对更好的理解中枢神经系统疾病的发病机制具有重要意义。在病理状态下，胶质细胞的形态或功能改变可能对神经网络的功能的执行也有重要影响。已知神经炎症是胶质细胞引起的最主要改变，尤其是在小胶质细胞和星形胶质细胞内。但是这种改变不局限于胶质细胞之间，可能会影响神经细胞自身之间、小胶质细胞与星形胶质细胞之间、胶质细胞与神经元之间的功能网络，最终导致大脑发生病理改变，引起疾病的发生。神经炎症可能会通过特定的机制引起胶质神经网络与神经元环路间的通讯紊乱。小胶质细胞上某些受体活化可使细胞因子信号通路增强，扩大神经炎症反应。研究发现，当小胶质细胞存在的情况下，星形胶质细胞和神经元之间的钙离子依赖性的谷氨酸信号通路反应性增强，导致兴奋性神经元损伤。当脑缺血损伤时，星形胶质细胞间隙连接通道仍然保持开放状态，使梗死灶周围的星形胶质细胞与周边存活的细胞间构成一个通路，推进脑缺血损伤的进程。生理情况下，突触活动启动神经元和胶质细胞间的双向信号通路调控生理功能。病理情况下，当大脑内的炎症反应被触发，受损部位的小胶质细胞被激活，开始释放一系列炎症细胞因子（白介素、TNF-α等），从而使星形胶质细胞的特性及功能发生改变。随后，神经元-胶质细胞网络功能发生紊乱，最终引起周围的神经元损伤。总结来说，神经元、小胶质细胞、星形胶质细胞之间构成一个神经网络，在神经炎症相关的多种疾病发生和发展过程中发挥极其重要的作用。

三、自由基的基本概念

自由基又称游离基，系指外层轨道含未配对的电子、原子团或特殊状态的分子，通常在该原子、分子或原子团的左面或右上角用符号（·）表示。氧自由基主要指来源于氧的自由基，包括超氧阴离子（O_2^-），羟自由基（$HO^\bullet$），单线态氧（$^1O_2$）和过氧化氢（H_2O_2）亦具有类似氧自由基的性质和作用，故亦属于氧自由基的范畴，统称活性氧或氧自由基。另外，来源于氮的自由基主要是一氧化氮（NO）及其衍生而成的继发产物，统称活性氮自由基（reactive nitrogen species，RNS）。氧自由基和NO在调节细胞的许多生理功能中起重要作用，并且与某些疾病的发生有密切关系。

（一）氧自由基的基本概念

在化学反应中，由共价键结合的化合物在裂解时，由于电子转移及分配的方式不同，存在两种不同的裂解方式，裂解时共有的电子对平均分配给两个原子或原子团或每个分子的片段，其产物为

自由基，称均裂；若共有的两个电子由一个原子或原子团独占，形成离子化合物，称异裂。氧自由基是体内氧分子获得的电子个数不同而生成不同的产物。

在水溶液中 O_2^- 既可以作为还原剂供给电子，又可作为氧化剂接收电子，因此易于歧化生成 H_2O_2，此反应称之为 Haber-Weiss 反应。铁离子可加速该反应过程，又称 Fenton 反应。体内许多代谢过程和酶促反应，均可产生自由基，例如，还原性辅酶Ⅱ（NADPH）被大鼠肝微粒体细胞色素 P450 氧化过程中便产生 O_2^- 和 H_2O_2。体内某些酶促反应亦可生成氧自由基，如黄嘌呤氧化酶、醛氧化酶、黄素脱氢酶等。

O_2^- 和 $HO^\bullet$ 对体内生物大分子的攻击，往往又可引起这些大分子产物其他自由基，如攻击脂质引起过氧化而生成脂过氧基（$ROO^\bullet$），攻击核酸引起嘌呤和嘧啶自由基的生成等。在这类自由基中以 $HO^\bullet$ 的损伤力最强，由于 O_2^- 有还原 H_2O_2 而形成 $HO^\bullet$ 的能力，所以对凡是能产生 H_2O_2 的活性细胞便构成一种非常危险的因素。

在生物学调节中最重要的自由基是 O_2^- 和 $NO^\bullet$，这两种自由基分别由两类不同的酶所催化，即还原性辅酶Ⅱ（NADPH）和一氧化氮合酶（nitric synthase，NOS）。许多的调节作用并不是直接由 O_2^- 来完成，而是由 O_2^- 衍生过来的过氧化氢（H_2O_2）和其他 ROS 实现的。

体内不断产生自由基，但并未对身体造成严重后果，原因是体内同时存在有清除自由基的酶系统，二者保持相对平衡状态，超氧化物歧化酶（SOD），过氧化物酶及谷胱甘肽过氧化物酶（GSHpx）都是体内有效的自由基清除剂。GSHpx 是一种含硒酶蛋白，能非常有效地清除有机氢过氧化物自由基，对防止体内自由基引起膜脂质过氧化特别重要。SOD 的催化活性对维持 O_2^- 于低水平是非常重要的。体内还有一些非酶抗氧化剂（antioxidant），如谷胱甘肽，维生素 C，维生素 E 等均是有效的自由基清除剂。

大量事实表明，生命机体不仅已适应于有害的自由基共存，而且发展一套机制去利用自由基的有利作用，表现在许多重要的生理功能的调节都涉及自由基及其衍生物，这些生理功能包括血管张力的调节、氧张力的感应性以及由氧浓度调控的许多生理功能，来自各种膜受体信号转导的加倍，包括淋巴细胞的抗原受体以及保证细胞内氧化还原（redox）稳态平衡的维持。

（二）氮自由基的基本概念

活性氮自由基是一氧化氮（NO）及其生物体内激发产物的统称。NO 是一种小分子气体，含有一个未配对的电子，因而具有自由基性质，在空气污染中存在。NO 依据体内微环境的不同情况能被转化而成各种其他继发性产物，例如亚硝基阳离子（NO^+）、亚硝基阴离子（NO^-），与超氧阴离子（O_2^-）反应而生成过氧亚硝基阴离子（$ONOO^-$）等，$NO^\bullet$ 亦可与体内脂质过氧化自由基（LOO^-）起反应而生成相关的产物。NO 及这些产物统称活性氮自由基（RNS）。过氧亚硝酸阴离子（$ONOO^-$）作为活性氮 $NO^\bullet$ 与活性氧 O_2^- 反应的产物，使活性氮与活性氧联系起来，在 NO 的间接生物学效应中起重要作用，而且它的自由基活性比 O_2^- 及 NO 更强和更稳定。

NO 是一种重要的生物信使分子，参与许多生理功能的调控，共同的信号转导机制是 NO 与可溶性鸟苷酸环化酶（sGC）活性中心的血红素铁发生加成反应，形成 Fe-NO 复合物，激活 sGC 活性，使细胞内 cGMP 水平升高，cGMP 是调节许多细胞功能的重要第二信使，NO 对许多不同组织和细胞生理功能的调控均通过 cGMP 来完成。另外，对有些生理的调节功能是通过其他信号转导途径而实现，例如直接调控蛋白激酶 C（PKC）活性。

（三）氧化还原平衡（redox homeostasis）

redox 信号一词广泛应用于描述对来自氧化还原化学反应所产生的信号的调节过程，实际上，redox 是氧化与还原共存的一个级联反应（cascades）。redox 信号为各种不同有机体包括微生物在内用以对付氧化损伤而产生的保护性反应，以及短暂暴露于 ROS 重建原有的 redox 稳态平衡。调节 redox 稳态平衡的一个主要机制是：如果 ROS 的生成率与清除 ROS 能力基本上恒定和处于平衡状态，细胞或组织的 redox 便处于稳定状态。但是，一旦当这种平衡被破坏，或是由于 ROS 的生成过多，或是由于一种或多种抗氧化系统的能力降低，redox 信号的稳态便失去平衡，这种稳态失调有时是短暂的，有时是长期慢性的，便会引起某些生理功能的改变，这称为氧化应激（oxidative stress）。

活细胞和组织在短暂接触过多的 ROS 或 RNS 后，可通过几种机制重建其原有的 redox 稳态，主要是通过负反馈调节，例如 NO 原来是通过 NOS 催化L-精氨酸与 O_2 反应而生成，如果 NO 的产生过多，反过来可直接抑制 NOS 的活性而减少 NO 的产生。同样，ROS 浓度的增加可诱导能调控某些具有抗氧化性质的产物的基因的表达，是抗氧化物及谷胱甘肽（GSH）的合成增加，反过来抑制 ROS 的产生。这是细胞和组织为 redox 稳态自我调控的主要机制。

抗氧化剂系指某些分子在相对低浓度能与其他氧化性底物相竞争，明显地延缓或抑制这些氧化性底物被氧化，从而减轻 ROS 和 RNS 造成的损伤。体内的抗氧化酶如超氧化物歧化酶（SOD），谷胱甘肽过氧化物酶（GSH_{px}）、过氧化氢酶，以及非酶性抗氧化物物质如维生素 E、β-胡萝卜素、维生素 C 及 GSH 等均属于这一类高活性低浓度抗氧化剂范畴。

蛋白质和氨基酸亦是 ROS 清除剂。ROS 供给蛋白质，使蛋白质分解为氨基酸，氨基酸是 ROS 攻击的靶点，其中色氨酸、酪氨酸、组氨酸及半胱氨酸对 ROS 损伤特别敏感。实际上，ROS 引起蛋白质氧化性分解产生的许多氨基酸又称为捕捉 ROS 的分子，故在 redox 稳态平衡中亦起一定的作用，但其抗氧化活性低，需要的浓度高。

在生活细胞和组织 ROS 和 RNS 正常的浓度相对处于低水平。当 O_2^- 或 NO 生成的调控增加会导致一时性不平衡，构成 redox 调控的基础。然而，假若 ROS 或 RNS 不正常地且持续性地大量产生，成为慢性氧化应激回到该子信号转导和基因表达的持续性变化，出现调控失调。

在某些条件下，细胞内巯基（GSH）/二硫化合物（GSSG）（thiol/disulfide）的氧化还原状态会激活某些氧化还原信号蛋白及途径，如同过氧化氢所启动的那些相同的信号蛋白和途径。细菌的调节蛋白 oxyR 是典型的对氧化还原敏感信号蛋白，可直接被过氧化氢或间接地被细胞内谷胱甘肽的氧化还原状态的改变所激活。相反地，蛋白酪氨酸磷酸酶可被 ROS 或细胞内 GSH/GSSG 氧化还原状态的变化而使其失活。所以，GSH/GSSG 氧化还原状态在调控细胞功能方面亦起作用。而调节蛋白 oxyR 亦可被二硫键桥（S-S）的形成所激活，该过程系由过氧化氢激活细胞内 GSH/GSSG 的变化所调控。

总而言之，各种生命机体包括微生物面对 ROS 水平的升高有能力作出反应，或是提高细胞内谷胱甘肽含量，或是增强有清除 ROS 活性的蛋白质和酶的表达，该过程称为氧化应激反应（oxidative stress response）。结果是清除 ROS 的能力增强，从而使细胞和组织保持 redox 稳态平衡。

rebox 信号调控领域也日益受到临床医学界的重视，因为已经发现氧化应激在许多疾病状态中起作用。自由基的有害与有利作用之间的精细平衡显然是维持生命的重要方面，生物性 redox 调节是许多不同科学正在研究的迅速发展的领域。

四、神经炎症与自由基之间的关系

脑中最常见的自由基是氧自由基，主要包括超氧阴离子和过氧化氢。过氧化氢可以与脑中的活性氮自由基反应生成更有毒性的、活性更强的过氧亚硝基阴离子（peroxynitrite）。脑内自由基的主要来源也是小胶质细胞。小胶质细胞通过细胞表面的 NADPH 氧化酶、线粒体中的氧化过程以及细胞内的氧化酶能产生大量的氧自由基，是中枢神经系统中氧自由基最大的来源。小胶质细胞通过一氧化氮合酶产生大量的一氧化氮，是中枢神经系统中一氧化氮以及氮自由基的主要来源。神经炎症更主要的是指由于小胶质细胞释放的多种炎症因子的产生而引起的反应，包括 TNF_{α} 以及多种白介素等。在中枢神经系统中，神经炎症和自由基引起的氧化应激往往同时作用，起到防御保护或者损伤神经元的作用。广义上来讲，自由基引起的损伤是神经炎症的作用机制之一，两者之间有密不可分的关系。

第二节 神经炎症及自由基调控功能的相关通路以及分子机制

一、神经炎症调控生理病理功能的机制

星形胶质细胞是脑中数量最多的胶质细胞，他们作为内在的免疫细胞的功能常常被低估，学术界一般认为，小胶质细胞在大脑炎症反应中发挥主导作用，而星形胶质细胞则起着辅助作用。而实际上，星形胶质细胞在神经炎症中有重要的作用。受到刺激后，星形胶质细胞可以释放大量的炎症因子，包括 IL-1α、IL-1β、IL-6、IL-18 和 CSF-1、CSF-2、CSF-3。另外，星形胶质细胞还能释放出 CCL-3、CCL-4、CCL-5、CCL-12、CCL-20、CXCL-1、CXCL-2、CXCL-5、CXCL-10、CXCL-11、CXCL-12、CXCL-16 和 CX3CL1，吸引大量的小胶质细胞，参与神经炎症反应。

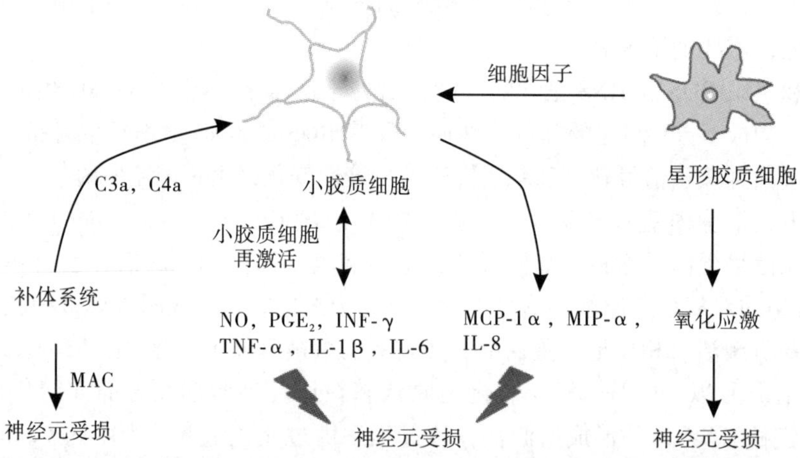

图 8-2-1 小胶质细胞和星形胶质细胞参与神经炎症损伤神经元的过程

图注：在受到刺激后，小胶质细胞可以释放出大量的炎症因子，参与神经元的损伤。星形胶质细胞也可释放出多种炎症因子，参与神经炎症反应，引起神经元受损

作为脑中主要的免疫细胞，小胶质细胞通过触角检查周围环境，进行免疫监督，维持内环境的稳定。小胶质细胞上有大量的离子通道、模式识别受体（pattern recognition receptor）、细胞因子受体，也可产生大量的细胞因子，因此感受到环境中的细微变化，进行调节。激活的小胶质细胞可释放大量的神经炎症因子，包括 NO、PGE_2、IFN-γ、TNF-α、IL-1β、IL-6 和大量的细胞因子，包括 MCP-1α、MIP-α 和 CXCL-8，从而损伤周围的神经元。

小胶质细胞作为脑中神经炎症的主要参与细胞，下面对小胶质细胞上参与炎症通路的受体做一概述。小胶质细胞上面表达多种受体，这些受体特异性的识别并结合多种病原体，对内源性免疫反应至关重要，也与多种疾病的发生发展有密不可分的关系。

（一）Toll 样受体（toll-like receptors，TLR）

TLR 可识别多种模式样病原体，是目前研究的最多的小胶质细胞表面的受体。迄今为止，在哺乳动物上已经发现了十二种 TLR，小胶质细胞上表达 TLR1-9，参与小胶质细胞的激活。

TLR4 与 CD14 的结合体被认为是 LPS 在小胶质细胞上的受体，参与了 LPS 引起的小胶质细胞激活。另外，TLR4 在神经炎症的过程中表达增多，参与了内毒性血症和神经病变等多种神经炎症相关疾病。除了 LPS 等细菌识别之外，TLR4 也可识别其他的配体，如神经节苷脂，参与小胶质细胞激活和神经炎症。除了损伤，小胶质细胞上的 TLR4 激活后也可引起一系列修复过程的激活，如在有溶解细胞特征的物质存在时，TLR4 激活可促进髓鞘的再生以及脑组织的保护。

小胶质细胞表面的其他 TLR 家族受体被研究的比较少，但是 TLR2 被报道参与了小胶质细胞对病毒的反应。细胞外基质蛋白成分肽聚糖可以通过 TLR2 激活小胶质细胞，从而促进有化学趋化性蛋白表达以及一些细胞外毒性蛋白的重摄取。小胶质细胞表面的 TLR2、TLR4 和 TLR9 激活后，可以引起 NO 产生。双链 RNA 可以通过 TLR3 激活小胶质细胞，因此 TLR3 参与小胶质细胞对病毒的抵抗。而小胶质细胞上的 TLR9 可以识别细菌 DNA，促使小胶质细胞激活并产生 NO 和 TNFα。小胶质细胞上众多的 TLR 均参与了小胶质细胞引起的神经炎症和神经毒性因子的产生。

（二）清道夫受体（scavenger receptor，SR）

小胶质细胞上的清道夫受体可以识别多种脂蛋白和多阴离子配体。清道夫受体主要表达在吞噬性细胞上，分为八大类。虽然不是所有的清道夫受体在小胶质细胞上都有所表达，但是小胶质细胞上的清道夫受体参与了小胶质细胞介导的神经炎症，并与多种疾病的发病都相关。

小胶质细胞上的清道夫受体 A1（SR-A1）、SR-B1 和 CD36 是被报道最多的。这些清道夫受体识别内源性和外源性的病原，促进小胶质细胞的激活，从而参与机体对病原体的防御。在疾病时，小胶质细胞上的清道夫受体表达增多，引起其识别配体的内化，并促进小胶质细胞产生细胞内的超氧阴离子，参与疾病过程。最新报道发现，清道夫受体 A 家族中的 MARCO 受体也对小胶质细胞的功能有一定的调节作用，参与小胶质细胞的骨架重组和黏附过程。

（三）巨噬细胞抗原复合物（macrophage antigen complex 1，MAC1）受体

小胶质细胞上的 MAC1 受体是一种黏附分子，也可识别并结合多种配体，引起小胶质细胞的激活。在多种神经退行性疾病中，小胶质细胞上的 MAC1 受体表达都升高，提示 MAC1 受体可能参与了这些疾病的发生发展。已经有报道发现 MAC1 受体可以识别 Aβ 和 α-synuclein，引起小胶质细胞的激活，参与神经炎症。

（四）NADPH 氧化酶

NADPH 氧化酶是一种细胞膜结合酶，可以被多种因子刺激激活。NADPH 氧化酶有两个结合在细胞膜上的亚基 gp91 和 p22，还有四个细胞内亚基 p47、p67、p40 和 Rac2。当小胶质细胞受到刺激时，细胞内的亚基结合到细胞膜亚基上，形成一个复合体，合成细胞外的超氧阴离子，参与小胶质细胞对外界刺激的反应。NADPH 氧化酶被报道参与神经炎症和多种神经系统疾病，包括神经退行性疾病、脑出血、中风等。除了可生成细胞外的超氧阴离子之外，NADPH 氧化酶也是小胶质细胞内信号通路的重要一分子。细胞外的超氧阴离子可以转化为过氧化氢，进入到小胶质细胞内，参与细胞内氧自由基的生成，从而促进大量的神经炎症因子的合成，并参与多种脂蛋白的修饰，影响细胞的存活和神经炎症的进程。

二、自由基调控生理病理功能的作用

氧自由基对机体的影响有两重性，既起有利作用又起损害作用。有利作用表现在对许多生理功

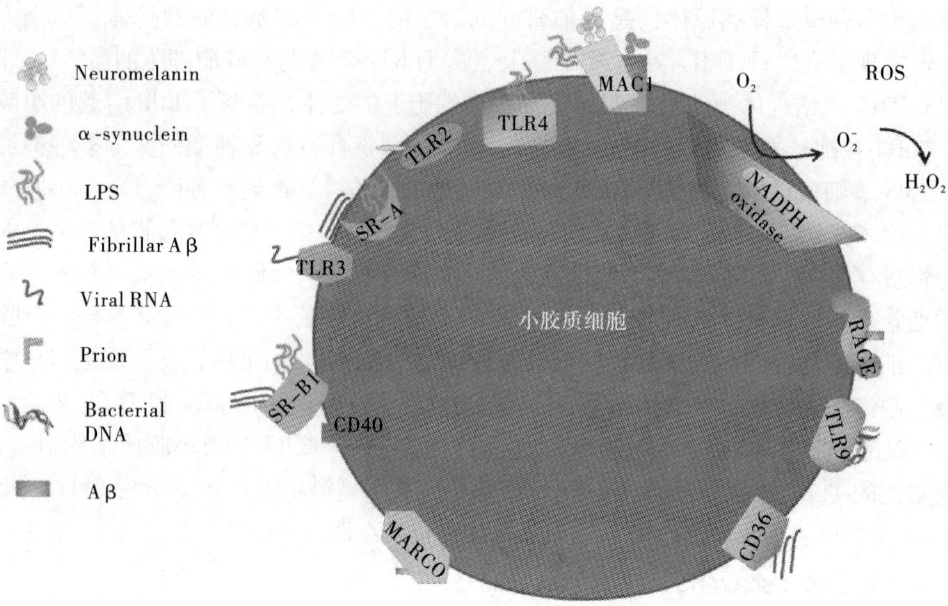

图 8-2-2 小胶质细胞上参与炎症通路的受体

图注：小胶质细胞作为脑中神经炎症的主要参与细胞，上面表达多种受体，这些受体特异性的识别并结合多种病原体，对内源性免疫反应至关重要，也与多种疾病的发生发展有密不可分的关系

能及信号转导起调控作用，例如，调节花生四烯酸代谢方面，该化合物经环氧合酶和脂氧化酶催化分别生成 PGI_2、PGE_2、血栓素 A_2 及白三烯类活性物质，与炎症、过敏及血栓形成有密切关系，在花生四烯酸代谢转化为有关生物活性物质时，均有活性氧自由基产生；反之，少量活性自由基有刺激环氧合酶和脂氧化酶活性作用。大量活性氧自由基则起抑制作用。又如巨噬细胞吞噬异物，细胞膜上的许多受体和黄素蛋白，随异物或细菌被吞入细胞质内，溶酶体水解酶释放，消化分解异物，这一过程通过己糖磷酸旁路活化，出现呼吸爆发，形成各种氧自由基和过氧化氢等，杀死或破坏被吞噬的异物或细菌。所以，氧自由基与某些生理活性物质的调控和炎症免疫过程有重要关系。主要的被报道的氧自由基调控的生理功能有：巨噬细胞和中性粒细胞的吞噬杀菌作用、血管张力的调节、对呼吸换气（ventilation）功能的调控、细胞黏附的 redox 调控、介导免疫反应、调控细胞凋亡。

氧自由基过多的有害作用，表现在可使许多生物大分子如核酸、蛋白、膜多聚未饱和脂肪酸（PUFA）引起过氧化反应，生物大分子出现交链或断裂，引起细胞结构和功能的破坏。

氧自由基通过下述方式而损伤细胞：①与膜上的酶和受体进行共价结合，从而影响膜成分的活性；②与膜的组成成分共价结合，从而影响膜的结构和膜的功能与抗原特异性；③通过共价结合，使巯基氧化或改变 PUFA 与蛋白质比例而干扰转运；④引起 PUFA 的过氧化而直接影响膜结构，过氧化产物如丙二醛，对膜流动性，交叉联结、结构功能带来不利影响，致使膜的孔隙扩大，通透性增加，毛细血管内皮细胞损伤，出现炎症反应和退行性变化，内质网膜、溶酶体膜等生物膜系统的液体镶嵌模式发生改变，导致细胞广泛性损害及病变。

氧自由基引起 PUFA 过氧化有一特点，即氧化为连锁反应，包括启动（initiation）和蔓延扩散（propagation）两个阶段。PUFA 分子结构双键上的氢原子易受氧自由基的攻击，夺取氢原子而后形成脂自由基（R^-），R^- 自发地与 O_2 反应而形成脂过氧基（ROO^-），引起一个氢原子而使另一分子 PUFA 过氧化，从而形成一种稳定的脂氢过氧化物（ROOH）及一分子脂自由基 R^-，如此不断循环，使许多PUFA分子过氧化。这种连锁反应，很难自动终止，除非加入氧自由基捕捉剂（AH）方可终止反应。脂氢过氧化物经过氧化物酶分解，生成丙二醛（MDA）、乙烷、戊烷及磷脂酰乙醇胺等物质。丙二醛为极活泼的交联剂，迅速与磷脂酰乙醇胺交联成荧光色素，然后与蛋白质、肽类或脂类结合成难溶性的无生理活性的色素斑点，沉积于细胞质内，常称脂褐素或老年斑。脂褐素随年龄老化而增多，占据胞质空间，影响细胞功能。出现退化、衰老动物的脑、心和肝细胞内脂褐素明显增加，细胞功能日渐退化，此乃衰老的自由基学说。

第三节 与神经炎症和自由基相关的疾病

一、与神经炎症相关的疾病

（一）神经炎症与帕金森病

帕金森病（parkinson's disease，PD）又称“震颤麻痹”，该病是一种常见于中老年的神经系统变性疾病，临床主要表现为异常的运动症状，如：静止性震颤、动作迟缓、僵硬等。PD患者脑内发现有嗜酸性粒细胞包裹体（Lewy小体）形成，Lewy小体成为PD特征性的病理标志物，而α-synuclein是Lewy小体的主要成分。PD的病理特征为黑质致密部多巴胺能神经元丢失和纹状体部位多巴胺耗竭。在PD患者和动物模型上的免疫组织化学研究结果表明，在黑质部位有许多激活的小胶质细胞，小胶质细胞活化参与黑质部位多巴胺能神经元变性。小胶质细胞活化衍生的氧化应激及炎症反应在神经元损伤中发挥着重要作用。体内、外研究发现，小胶质细胞源性NADPH氧化酶/一氧化氮合酶在多种氧自由基和氮自由基的生成中发挥重要作用，并有助于通过氧化应激诱导多巴胺神经元死亡。PD脑内的炎症因子表达是上调的，如PGE_2、白介素、γ-IFN、TNF-α等。一般来说，星形胶质细胞通过分泌多种神经营养因子促进多巴胺能神经元的生存。对PD患者的尸检进行生化分析和免疫组化研究发现，胶质细胞源性神经营养因子、脑源性神经营养因子、睫状神经营养因子等神经营养因子的表达水平是下降的。此外，星形胶质细胞在对抗氧化应激方面发挥着重要作用。研究发现，星形胶质细胞通过诱导小胶质细胞表达血氧合酶-1的表达调控过度发生的炎症反应，而在PD患者脑中，星形胶质细胞的功能是下调的，对神经炎症的调控能力下降。越来越多的证据表明，神经炎症在PD的病理过程和发病机制中发挥着重要作用。更好地解释这些复杂的机制，可能为PD患者的新治疗策略提供一些线索。

（二）神经炎症与阿尔茨海默病

阿尔茨海默病（alzheimer's disease，AD）是一种慢性神经退行性疾病，患者认知能力逐渐下降，记忆力逐渐减退。积累的β-淀粉样蛋白（β amyloid，Aβ）、tau蛋白被认为是AD的重要病理特征。AD国际性杂志的特刊发表了一系列顶尖的研究性论文，阐明炎症及免疫与AD发病机制间的关系。脑内胶质细胞持续活化介导的神经炎症可导致中枢神经系统功能紊乱，这是大多数神经退行性变的普遍特征。在AD患者脑内，慢性炎症反应尤为明显。最初对活化的小胶质细胞功能的理解是片面的，活化的小胶质细胞被认为是机体对中枢神经系统急性损伤做出反应的反应性单核元件。直到1980年研究者应用体外模型进行研究时才对小胶质细胞活化的功能有了新的认识。随着体外研究方法的进步，McGeer等于1987年报道了一篇具有里程碑式的研究性论文，他们发现在AD患者脑内存在活化的小胶质细胞，首次证实了神经炎症参与AD的病理过程。随后，在AD患者脑内又发现存在补体蛋白和整合素，进一步证实了神经炎症参与AD的病理过程。此后，神经炎症参与AD病理过程和发病机制的概念进入了主流思想。神经炎症在AD的发展进程中发挥双向作用。神经炎症为一种自卫反应，旨在清除有害刺激并恢复组织的完整性。然而，炎症转化为慢性炎症时，则会对机体造成损害。慢性炎症中激活的小胶质细胞可产生促炎性细胞因子、前列腺素、活性氧等，加剧Aβ沉积，引起神经元功能障碍。目前神经炎症参与AD发病及病制过程的概念被广泛接受，但神经炎症在AD发病的什么阶段是有益的或有害的仍不十分清楚。临床研究表明，神经炎症特别是小胶质细胞活化是AD的早期病理事件，在AD早期病理阶段小胶质细胞就已经有所增加，随着疾病严重程度的增加，AD患者脑内的小胶质细胞也增多。最近有人提出，老龄化对脑内的神经炎症功能同样具有影响。有些研究发现，老龄化可使促炎和抗炎机制间的平衡失调，导致一个低度、慢性炎症事件；而另一些研究发现，小胶质细胞的功能在衰老过程中发生恶化。这些研究证明，老龄化与小胶质细胞活化及神经炎症间存在一定的关联。因此，小胶质细胞活化和神经炎症与AD密切相关，参与AD发病的整个进程。

（三）神经炎症与脑缺血

脑缺血是以脑循环血流量减少为特征的中枢神经系统疾病，临床上较为常见，其发病率、致残率及死亡率均较高，严重地影响人类的生活和生存质量。大量研究发现，脑缺血损伤后，小胶质细胞的异常活跃。活化的小胶质细胞可合成和分泌一系列细胞因子、蛋白质或其他生物活性分子，这些物质中某些发挥神经保护作用，某些可产生神经毒性作用，而某些分子的生物学活性尚未确定。越来越多的证据表明，炎症在脑缺血损伤的发病机制、病理过程及临床预后中发挥重要作用。脑缺血发生后的早期阶段，动物模型和患者缺血脑组织和（或）血浆内趋化因子和细胞因子的水平均提高。磷酸肌醇3-激酶-γ（PI3Kγ）可被促炎症细胞因子活化，通过特定的方式（如选择素介导的黏附、内皮细胞诱导的白细胞滚动、整合素介导的黏附和外渗）将炎症细胞招募到受损部位，从而参与炎症和组织损伤中细胞功能的调控。研究发现，脑缺血损伤后，活化的小胶质细胞内PI3Kγ的mRNA和蛋白的表达水平均显著上调，也有研究发现敲除PI3Kγ可阻断小胶质细胞的活化及增殖。因此认为，PI3Kγ为脑内小胶质细胞的缺血易感基因，PI3Kγ依赖性机制调控脑缺血后小胶质细胞的活化及增殖。组织型纤溶酶原激活剂（tPA）为高度特异性的丝氨酸蛋白酶，可由内皮细胞、星形胶质细胞、小胶质细胞和神经元产生，介导神经元退行性变和小胶质细胞的活化。体外研究结果表明，中枢神经系统内的tPA可通过不依赖纤溶酶原的途径活化小胶质细胞。低密度脂蛋白受体相关蛋白1（LRP1）为低密度脂蛋白受体基因家族的一个成员，具有多种生物学功能。中枢神经系统内，血管周围的星形胶质细胞、神经元和小胶质细胞均可表达LRP1。脑缺血损伤后，内源性tPA活性增强，tPA与LRP1相互作用可促进炎症的发展。研究学者利用闭塞大脑中动脉制作大鼠脑缺血损伤模型，研究tPA与LRP1相互作用对脑缺血诱导的小胶质细胞活化的影响。研究结果表明，tPA可不依赖其蛋白水解活性，直接与小胶质细胞的LRP1结合从而激活脑内的小胶质细胞，促进诱导型一氧化氮合酶表达及硝基酪氨酸聚积，在中枢神经系统内发挥细胞因子样作用。脑缺血损伤后，tPA与其受体LRP1结合进而激活小胶质细胞，为一条新颖的小胶质细胞活化通路，此通路的确定不但为神经炎症在脑缺血中的作用提供了证据，也为脑缺血治疗提供了新的潜在治疗靶点。

二、与自由基相关的疾病

氧自由基的特性是非常活泼、极不稳定、半衰期极短、能夺取电子而使其他敏感分子氧化。redox稳态平衡失调而出现氧化应激反应会产生许多有害作用，参与某些疾病的发生，肿瘤、糖尿病、动脉粥样硬化、慢性炎症、人类免疫缺陷病毒感染、缺血再灌注损伤、睡眠呼吸暂停综合征等都是非常重要的例子。这些疾病又可分为两大类型。在第一大类型中，糖尿病和肿瘤的共同表现是全身性GSH/GSSG redox状态失调而向促氧化方向变化和葡萄糖的清除出现障碍，表明骨骼肌线粒体是ROS来源的主要部位，此情况亦可称为线粒体氧化应激（mitochondrial oxidative stress）。如果没有治疗干预，这种情况会导致大部分肌肉的消耗，使人患老年性消耗。第二大类疾病可称之为炎症性氧化条件（inflammatory oxidative conditions），因为这一情况往往伴有细胞因子或其他因子对 NADPH 氧化酶活性的过度刺激，结果 ROS 的产生增加，或细胞内 GSH 水平出现变化，往往发生级联反应信号或者基因表达的控制失调，细胞黏附分子的表达发生变化便是例证。

（一）肿瘤

ROS 是一种有力的致癌物，正常细胞突变、肿瘤发生和发展、肿瘤侵袭和转移，甚至肿瘤耐药均与 ROS 有联系。许多化学致癌物本身不致癌，而是需要经过肝药酶细胞色素 P450 的代谢活化，从 NADPH-P450 电子传递链把一个电子传递给分子状态下的致癌物又称前致癌物（C），生成活性中间产物（reactive intermediate）才具有致癌性，如黄曲霉毒素、亚硝胺类、苯并芘等等。有关的活性中间产物均具有自由基性质又称前癌物（C^-）。C^-既可直接损伤 DNA 或基因，也可间接干扰细胞的状态，使细胞处于氧化应激状态下，最后诱发癌变。促癌剂如佛波酯醇肉豆蔻醋酸酯（PMA）与中性粒细胞一起温育后，白细胞因呼吸爆发（burst）产生大量 O_2^- 和 H_2O_2。有人指出促癌剂的促癌作用与其产生 ROS 的能力相平行。

正常细胞长期暴露于 O_2^- 和 H_2O_2 后细胞增殖加速，与细胞生长有关基因的表达增强。另一方面，ROS 又可诱发细胞衰老。

（二）动脉粥样硬化

动脉粥样硬化是以动脉血管壁变硬变厚为特征的多因素疾病，有此病的血管病变区含有单核细胞、增生的平滑肌细胞及细胞外基质，动脉粥样硬化现被视为一种慢性炎症性疾病，而且与某些高危因素有密切关系，如高血脂和高血压及糖尿病。ROS 产生过多与动脉粥样硬化和高血压的发病有关为已知的事实。氧化应激会引起蛋白激酶类的表达，例如病灶性黏附激酶和细胞间黏附分子 ICAMI，单核细胞和 T 淋巴细胞侵入血管壁是动脉粥样硬化最早期的病变。单核细胞、巨噬细胞及平滑肌细胞膜存有清道夫受体，能与氧化低密度脂蛋白（ox-LDL）结合。ox-LDL 与清道夫受体的结合会引起单核细胞和巨噬细胞的活化，刺激 Mn-SOD 的表达，反过来又通过打乱平稳的 ROS 系统而刺激 H_2O_2 的生成。巨噬细胞吞噬 ox-LDL 后变成泡沫细胞，贮留于血管壁内膜，产生毒副作用。在这一过程中，大量巨噬细胞凋亡，并参与动脉粥样硬化病变的形成。某些细胞因子如 TNFα、白介素-1β、血管紧张素Ⅱ及 γ-干扰素等通过活化内皮细胞膜结合的 NADPH 氧化酶以刺激 O_2^- 的生成，可进一步加重动脉粥样硬化病程过程的发展。抗氧化剂可缓解 LDL 过氧化及动脉粥样硬化的发生。用对动脉粥样硬化易感的 APO-脂蛋白 E 基因敲除小鼠做试验，证明由于维生素 E 转运蛋白的破坏而导致维生素 E 缺乏，结果小鼠远端主动脉的动脉粥样硬化病变加重。在随机安慰剂对照的有关冠状动脉病的患者实验证实，用半胱氨酸前药和谷胱甘肽前体治疗可明显改善患者的血流。LDL 过氧化显然与 ROS 有关。

（三）缺血和再灌注损伤

缺血和再灌注能够引发组织损伤，而且是器官移植、心肌梗死和脑卒中最严重的并发症。在上述疾病情况下，大量 ROS 的产生则是很重要的损伤因素。在缺血时，过量消耗 ATP，导致嘌呤分解代谢产物次黄嘌呤和黄嘌呤的蓄积，在缺血/再灌注条件下，黄嘌呤脱氢酶利用 NAD^+ 作为电子受体转化为黄嘌呤氧化酶，后者以 O_2 作为底物。随着再灌注血 O_2 的供应，次黄嘌呤和黄嘌呤被黄嘌呤氧化酶代谢分解，产生大量 O_2^- 和 H_2O_2，损伤有关细胞和组织。

最近新的研究表明，在小鼠肝缺血/再灌注模型大量 ROS 的产生是由 Racl 调控的 NADPH 氧化酶调节所致，而非吞噬性 NADPH 氧化酶调控。在再灌注损伤中中性粒细胞是主要的效应细胞，抑制中性粒细胞与血管内皮细胞的黏附可减轻再灌注损伤。在缺血/再灌注大鼠时，抗氧化剂治疗既可减少中性粒细胞的黏附和中性粒细胞介导的心脏损伤，同样，使用SOD类似物亦能减轻缺血/再灌注大鼠模型的组织损伤。实验性的诱发大鼠心脏缺血/再灌注模型，发现在有轻微激活ERK条件下伴有NF-κB、AP-1及MAPKs、JNK及p38等转录因子的活化，这也许是为什么在受损组织会出现炎症反应和细胞凋亡的原因。

综合言之，氧化应激与许多疾病的发生和发展有密切关系。

第四节　针对神经炎症和自由基的治疗药物研究进展

一、针对小胶质细胞调控神经炎症的药物

小胶质细胞具有免疫效应功能，且在脑内分布广泛，使其在中枢神经系统稳态的维持和损伤修复的实现中发挥极其重要的作用。小胶质细胞为中枢神经系统炎症的主要介导者，参与多种慢性神经病变性疾病的病理过程。应用药物抑制病理状态下小胶质细胞的过度活化及其所介导的炎症反应，可作为神经退行性疾病或神经损伤的治疗策略。以下列举药物通过调控小胶质细胞达到治疗中枢神经系统疾病的作用，为中枢神经系统疾病的治疗提供一些新的思路。

Src激酶家族是具有酪氨酸蛋白激酶活性的蛋白质，是一个细胞膜相关的非受体型酪氨酸激酶。Src酪氨酸激酶对中性粒细胞和巨噬细胞发挥其效应功能至关重要，抑制Src可通过降低炎症性细胞迁移和（或）功能发挥保护作用。Src酪氨酸激酶可能是它的一个潜在作用靶点。蛋白酪氨酸激酶及其抑制剂的研究对研究激酶的作用机制，开发靶向新药具有重要的理论和实践意义。NADPH氧化酶存在于巨噬细胞的质膜，在先天性免疫系统调节、信号转导、抵抗病原体侵害等过程中起着至关重要的作用。小胶质细胞上的NADPH氧化酶产生过量的ROS，具有细胞毒作用，损害炎症部位周围的神经元。应用药物抑制小胶质细胞内NADPH氧化酶活化可抑制神经炎症及其介导的ROS生成，发挥神经保护作用。环氧化酶（cyclooxygenase，COX）具有环氧化酶和过氧化氢酶活性。目前发现环氧化酶有两种：COX-1同工酶和COX-2同工酶。COX-2主要表达于小胶质细胞内，COX-2在某些病理状态下表达上调。近年来，越来越多的证据支持COX-2参与多种神经系统疾病神经炎症的发生，它可能是一个重要的潜在治疗靶点，选择性COX-2抑制剂可有效治疗神经炎症和神经退行性疾病。流行病学调查发现，非甾体类抗炎药（NSAIDs）对减慢AD进程有益。在AD痴呆症状出现前，长期服用NSAIDs，可减少AD发病的风险。选择性抑制COX-2，而不是COX-1，可阻断Aβ1-42诱导的海马长时程增强（LTP）抑制。鉴于COX-2在小胶质细胞活化诱导的神经炎症相关退行性疾病中的作用及抗炎药具有一定的神经保护作用，可开发特异性COX -2抑制剂治疗此类疾病。综上所述，药物可通过调控小胶质细胞上的Src酪氨酸激酶、NADPH氧化酶、COX-2，从而达到抑制神经炎症、治疗多种与神经炎症相关疾病的作用。

有些药物通过作用于小胶质细胞上的受体，发挥治疗神经退行性疾病的作用。晚期糖基化终末产物（advanced glycation end products，AGE）是非酶糖化反应的终末期产物。AGE修饰的蛋白与糖尿病及糖尿病慢性并发症、AD等疾病密切相关。晚期糖基化终末产物受体（receptor for advanced glycation end products，RAGE）是小胶质细胞膜上的Aβ结合蛋白。在AD患者脑内，小胶质细胞高度活化与Aβ斑块形成密切相关。Aβ与小胶质细胞上的受体相互作用，可诱导一系列炎症相关产物生成。抗炎药物用于AD的临床治疗也收到了一定的治疗效果。抗炎治疗可同时阻断小胶质细胞活化诱导的炎症及Aβ与RAGE相互作用诱发的扩大的炎症反应。因此，小胶质细胞上的RAGE是公认的Aβ的受体，用药物干预此受体可以起到治疗AD以及其他与Aβ相关的神经系统疾病的作用。

除了小胶质细胞上的酶、受体外，多条信号通路参与小胶质细胞活化，应用药物调控小胶质细

胞内信号通路活化也可达到抑制神经炎症的作用。MAPK，丝裂原活化蛋白激酶（mitogen-activated protein kinases，MAPKs）是细胞内的一类丝氨酸/苏氨酸蛋白激酶。MAPKs 信号转导通路存在于大多数细胞内，在将细胞外刺激信号转导至细胞及其核内，并引起细胞生物学反应的过程中具有至关重要的作用。在哺乳类细胞目前已发现存在着下述三条并行的 MAPKs 信号通路：ERK 信号通路、JNK/SAPK 通路、p38 MAPK 通路。它们可迅速对细胞应激和炎症信号做出反应。MAPKs 信号通路为参与调控小胶质细胞活化的主要信号通路，可使胶质细胞内 NO，PGE_2，TNF-α，IL-1b，IL-6 等炎症因子的表达增加。因此，我们可以药物通过调节细胞内信号转导级联反应，调节促炎症细胞因子的产生，从而靶向下调中枢神经系统内细胞因子的产生，抑制小胶质细胞的过度活化，从而发挥抗神经炎症和神经保护作用。目前用于治疗中枢神经系统紊乱的 P38 MAPK 抑制剂开发存在的问题有缺乏特异性、不能较好的透过血脑屏障、代谢稳定性差等。通过药理学或基因的方法抑制 P38 MAPK，可减少小胶质细胞内细胞因子的产生。因此，开发靶向 P38 MAPK 的抑制剂调控促炎症因子的过度生成，治疗神经炎症参与的多种中枢神经系统疾病是可行的。

综上所述，药物可通过调控小胶质细胞内的酶、受体和信号通路等，抑制小胶质细胞过度活化及其介导的炎症因子的释放，从而发挥神经保护作用，达到治疗神经退行性疾病的目的。

二、针对星形胶质细胞调控神经炎症的药物

星形胶质细胞，是哺乳动物脑内分布最广泛的一类细胞，也是胶质细胞中体积最大的一种。科学家们逐渐意识到星形胶质细胞和反应性星形胶质细胞可成为中枢神经系统疾病药物治疗的靶标。由于反应性胶质细胞瘢痕形成可抑制轴突再生，瘢痕为中枢神经系统损伤和恢复的主要障碍。因此，容易导致我们形成简单化的治疗理念：是否完全抑制反应性星形胶质细胞可达到治疗中枢神经系统疾病的目的。从动物实验得到的结果证明，完全抑制或消除反应性星形胶质细胞不能成为有效的治疗方法，多数情况下完全抑制反应性星形胶质细胞产生弊大于利的结果。我们的治疗策略必须做出转变，应用药物靶向反应性星形胶质细胞特有的功能或特定的方面，可能会收到一定的治疗效果。

药物作用于星形胶质细胞上的某些酶类可调控星形胶质细胞功能。磷酸二酯酶超家族（PDEs）具有水解细胞内第二信使（cAMP，环磷酸腺苷或 cGMP，环磷酸鸟苷）的功能。抑制 PDE 活性，可使细胞内 cAMP 或 cGMP 水平升高，激活多种蛋白磷酸化通路，从而对中枢神经系统功能、心血管功能、炎症细胞或免疫系统、细胞黏附、代谢过程等方面产生影响。研发 cAMP 特异性 PDEs 选择性抑制剂可用于治疗多种与免疫及炎症相关的疾病。最初开发的 PDE4 抑制剂作为药物主要用于治疗哮喘和慢性阻塞性肺疾病。PDE4 抑制剂治疗炎症相关的神经系统疾病可能有效。磷酸二酯酶超家族的多样性和复杂性为多种疾病的治疗提供了新的线索，PDE 具有成为多种疾病治疗靶点的潜力，它已经引起广大研究人员的广泛关注，选择性 PDE 抑制剂成为实验及临床研究的热点。谷氨酸作为主要的兴奋性神经递质，参与多种神经退行性疾病的病理过程。AD 动物模型（相当于临床 AD 患者疾病进展期或晚期阶段）星形胶质细胞内谷氨酸合成酶的表达发生变化。目前，星形胶质细胞合成酶活性与缺血耐受的关系越来越受到关注。脑缺血损伤后，星形胶质细胞内谷氨酸合成酶增多，摄取谷氨酸及将谷氨酸转化为谷氨酰胺的能力增强。因此，星形胶质细胞内的谷氨酸合成酶可能成为药物治疗的一个潜在靶点，为 AD、脑缺血等神经系统疾病的治疗提供新的治疗方向。

水通道蛋白、间隙连接及谷氨酸转运体也可称为药物作用于星形胶质细胞的靶点。水通道蛋白（aquaporin，AQP）又称水孔蛋白，它是胶质细胞与脑脊液以及血管间的水调节和转运的重要结构基础。AQP4 参与调节神经系统生理病理功能的多个方面：脑内水平衡、星形胶质细胞迁移、神经元兴奋性、神经炎症等，因此，AQP4 为治疗中枢神经系统退行性疾病的一个潜在分子靶点。目前对脑水肿的治疗仅限于高渗性脱水和外科手术减压，而以脑水肿形成分子机制相关分子 AQP4 作为靶点可

能为脑水肿的临床治疗提供新思路。AQP4 除了参与脑水肿的病理过程，在其他炎症性神经退行性疾病的发病机制中也发挥着重要作用。间隙连接是动物细胞中通过连接子（connexons）进行的细胞间连接。星形胶质细胞比脑内其他任何类型的细胞具有更广泛的间隙连接。星形胶质细胞之间的间隙连接由接合素 43（Cx43）和接合素 30（Cx30）构成，间隙连接在脑内发挥重要的生理功能，参与维持大脑内环境的稳态。目前，许多化合物能够抑制间隙连接从而阻断细胞间通讯，体外研究中，应用最广泛的间隙连接阻断剂包括：奎尼丁、甲氟喹、庚醇、辛醇、油酸酰胺等。在临床试验和动物模型中，应用适当剂量的某些间隙连接阻断剂可减少震颤，因此，间隙连接阻断剂将来有希望用于临床震颤的治疗。因此，间隙连接同样可作为神经科学的一个有力工具，并有希望成为神经炎症相关退行性疾病的一个治疗靶点。谷氨酸转运体在中枢神经系统内广泛分布，它是一种 Na^+ 依赖性转运蛋白。在病理条件下，谷氨酸转运体摄取细胞外谷氨酸的能力降低，甚至出现逆转运，导致细胞外谷氨酸过度聚积、谷氨酸能受体受到过度刺激可使活性氧自由基或活性氮自由基产生，增加诱发氧化应激，最终导致神经元死亡。谷氨酸转运体功能障碍可启动或部分参与神经退行性疾病发病机制的级联反应引起脑损伤。鉴于神经炎症在神经退行性疾病发病机制中的重要作用以及病理状态下星形胶质细胞内的谷氨酸摄取发生改变，许多科学家致力于炎症刺激对谷氨酸转运体的调控机制研究。应用离子型谷氨酸受体（NMDA 受体）拮抗剂可阻断神经炎症诱导的细胞损伤。在体外脑缺血损伤模型中，头孢曲松钠抑制运动神经元发生损伤及神经退行性变，抑制谷氨酸介导的兴奋毒性部分，参与头孢曲松钠介导的神经保护作用。综上所述，谷氨酸转运体功能下降与多种神经系统疾病密切相关，对谷氨酸转运体的进一步研究，有利于了解某些神经退行性疾病的病理过程及发病机制，靶向星形胶质细胞上的谷氨酸转运体的药物研发，对治疗神经退行性疾病具有可行性。

综上所述，药物通过调控星形胶质细胞内的某些酶、水通道蛋白、间隙连接及谷氨酸转运体可调控星形胶质细胞功能，从而发挥神经保护作用。

三、氧自由基捕捉剂或抗氧化剂

凡能干扰氧自由基连锁反应的启动和蔓延过程，从而阻断自由基反应过程的任何物质，统称抗氧化剂或自由基捕捉剂。抗氧化剂依其作用部位和性质的不同可分为两大类：第一类，预防性抗氧化剂：如 SOD、过氧化氢酶、谷胱甘肽过氧化物酶（GSHpx）、金属络合物如枸橼酸、EDTA 和去铁敏等，这类抗氧化剂的作用是阻断自由基的生成；第二类，连锁反应阻断剂：即自由基捕捉剂或抗氧化剂，以其理化性质的不同，可分为水溶性和脂溶性两大类。依其作用性质的不同可分为：①还原性捕捉剂：如酚类化合物、巯基化合物、维生素 C、吩噻嗪类化合物；②氧化性捕捉剂：如某些喹啉类化合物（乙氧基喹啉）；③天然捕捉剂（自旋捕集剂）：某些天然化合物，如从植物中提取的右旋儿茶素、没食子丙酸、噻嗪、丁羟基甲苯（BHT）、维生素 E、甲氯芬酯（氯酯醒），等等。近几年来，我国的一些研究报告指出红参、当归、生地、酸枣仁、阿魏酸等中草药及其某些成分，均有抗脂质过氧化作用，抑制丙二醛的生成。从五味子提取的木脂素类化合物、从黄连提取的四氢原小檗碱类和灵芝孢子粉提取物，亦均有明显的抗氧化作用。

由于氧自由基的半衰期很短，扩散范围短，所以抗氧化剂必须满足下列几点要求：①适当浓度药物应准确到达目标部位；②适当浓度药物达到目标部位应及时；③抗氧化剂与毒性自由基反应后本身生成另一种毒性低的自由基；④此新生成的自由基进一步反映又可恢复为原来的形式，继续起消除自由基作用。

（张　丹）

参　考　文　献

1. More SV, Kumar H, Kim IS, et al. Cellular and molecular mediators of neuroinflammation in the pathogenesis of Parkinson's disease. Mediators Inflamm, 2013, 2013 : 952375.
2. Mosher KI, Wyss-Coray T. Microglial dysfunction in brain aging and Alzheimer's disease. Biochem Pharmacol, 2014, 88 (4) : 594-604.
3. Gao HM, Zhou H, Hong JS. NADPH oxidases: novel therapeutic targets for neurodegenerative diseases. Trends Pharmacol Sci, 2012, 33 (6) : 295-303.
4. Xanthos DN, Sandkühler J. Neurogenic neuroinflammation: inflammatory CNS reactions in response to neuronal activity. Nat Rev Neurosci, 2014, 15 (1) : 43-53.
5. kaper SD, Facci L, Giusti P. Glia and mast cells as targets for palmitoylethanolamide, an anti-inflammatory and neuroprotective lipid mediator. Mol Neurobiol, 2013, 48 (2) : 340-352.
6. Suzumura A. Neuron-microglia interaction in neuroinflammation. Curr Protein Pept Sci, 2013, 14 (1) : 16-20.
7. Lee M. Neurotransmitters and microglial-mediated neuroinflammation. Curr Protein Pept Sci, 2013, 14 (1) : 21-32.
8. Pini A, Mannaioni G, Pellegrini-Giampietro D, et al. The role of cannabinoids in inflammatory modulation of allergic respiratory disorders, inflammatory pain and ischemic stroke. Curr Drug Targets, 2012, 13 (7) : 984-993.
9. Areti A, Yerra VG, Naidu V, et al. Oxidative stress and nerve damage: Role in chemotherapy induced peripheral neuropathy. Redox Biol, 2014, 2 : 289-295.
10. C. Limatola, C. Lauro, M. Catalano, et al. Chemokine CX3CL1 protects rat hippocampal neurons against glutamate-mediatedexcitotoxicity. Journal of Neuroimmunology, 2005, 1905.
11. E. K. de Jong, I. M. Dijkstra, M. Hensens, et al. Vesicle-mediated transport and release of CCL21 in endangered neurons: a possible explanation for microglia activation remote froma primarylesion. The Journal of Neuroscience, 2005, 7548-7557.
12. R. S. Klein, E. Lin, B. Zhang, et al. Neuronal CXCL10 directs CD_8^+ T-cell recruitment and control of WestNile virus encephalitis. Journal of Virology, 2005, 11457-11466.
13. M. G. Tansey, M. K. McCoy, T. C. Frank-Cannon. Neuroinflammatory mechanisms in Parkinson's disease: potential environmental triggers, pathways, and targets for early therapeuticintervention. Experimental Neurology, 2007: 1-25.
14. Fang H1, Wang PF, Zhou Y, et al. Toll-like receptor 4 signaling in intracerebral hemorrhage-induced inflammation and injury. J Neuroinflammation, 2013, 10 : 27.
15. Kong Y, Le Y. Toll-like receptors in inflammation of the central nervous system. Int Immunopharmacol, 2011, 11 (10) : 1407-1414.
16. Downes CE, Crack PJ. Neural injury following stroke: are Toll-like receptors the link between the immune system and the CNS? Br J Pharmacol, 2010, 160 (8) : 1872-1888.
17. Lehnardt S. Innate immunity and neuroinflammation in the CNS: the role of microglia in Toll-like receptor-mediated neuronal injury. Glia, 2010, 58 (3) : 253-263.
18. Yang QW, Xiang J, Zhou Y, et al. Targeting HMGB1/TLR4 signaling as a novel approach to treatment of cerebral ischemia. Front Biosci (Schol Ed), 2010, 2 : 1081-1091.
19. Griffiths M, Neal JW, Gasque P. Innate immunity and protective neuroinflammation: new emphasis on the role of neuroimmune regulatory proteins. Int Rev Neurobiol, 2007, 82 : 29-55.
20. Pillay J, Kamp VM, Pennings M, et al. Acute-phase concentrations of soluble fibrinogen inhibit neutrophil adhesion under flow conditions in vitro through interactions with ICAM-1 and MAC-1 (CD11b/CD18). J Thromb Haemost, 2013, 11 (6) : 1172-1182.
21. Gao HM, Zhou H, Hong JS. NADPH oxidases: novel therapeutic targets for neurodegenerative diseases. Trends Pharmacol Sci, 2012, 33 (6) : 295-303.

22. Sochocka M1, Koutsouraki ES, Gasiorowski K, et al. Vascular oxidative stress and mitochondrial failure in the pathobiology of Alzheimer's disease: a new approach to therapy. CNS Neurol Disord Drug Targets, 2013, 12 (6) : 870-881.
23. Sanchez-Guajardo V1, Bamum CJ, Tansey MG, et al. Neuroimmunological processes in Parkinson's disease and their relation to α-synuclein: microglia as the referee between neuronal processes and peripheral immunity. ASN Neuro, 2013, 5 (2) : 113-139.
24. McLarnon JG. Correlated Inflammatory Responses and Neurodegeneration in Peptide-Injected Animal Models of Alzheimer's Disease. Biomed Res Int, 2014, 2014 : 923670.
25. Mosher KeIa, Wyss-Coray Tassa. Microglial dysfunction in brain aging and Alzheimer's disease. Biochem Pharmacol, 2014, 88 (4) : 594-604.
26. Rincon F1, Wright CB2. Current pathophysiological concepts in cerebral small vessel disease. Front Aging Neurosci, 2014, 6 : 24.
27. Galea J1, Brough D. The role of inflammation and interleukin-1 in acute cerebrovascular disease. J Inflamm Res, 2013, 6 : 121-128.
28. Tai WJ1, Ye X, Bao XQ, et al. Research progress of the relationship between microglia and cerebral ischemia. Yao Xue Xue Bao, 2012, 47 (3) : 346-353.
29. Kardeh S1, Ashkani-Esfahani S1, Alizadeh AM2. Paradoxical action of reactive oxygen species in creation and therapy of cancer. Eur J Pharmacol, 2014, 735C : 150-168.
30. Kim YW1, Byzova TV. Oxidative stress in angiogenesis and vascular disease. Blood, 2014, 123 (5) : 625-631.
31. Elias-Miró M1, Jiménez-Castro MB, Rodés J, et al. Current knowledge on oxidative stress in hepatic ischemia/reperfusion. Free Radic Res, 2013, 47 (8) : 555-568.
32. Byeon SE1, Yi YS, Oh J, et al. The role of Src kinase in macrophage-mediated inflammatory responses. Mediators Inflamm, 2012, 2012 : 512926.
33. Eikelenboom P1, Rozemuller AJ, Hoozemans JJ, et al. Neuroinflammation and Alzheimer disease: clinical and therapeutic implications. Alzheimer Dis Assoc Disord, 2000, 14 Suppl 1: S54-61.
34. Singh VP, Bali A, Singh N, et al. Advanced Glycation End Products and Diabetic Complications. Korean J Physiol Pharmacol, 2014, 18 (1) : 1-14.
35. Yan SS1, Chen D, Yan S, et al. RAGE is a key cellular target for Abeta-induced perturbation in Alzheimer's disease. Front Biosci (Schol Ed), 2012, 4 : 240-250.
36. Krementsov DN1, Thornton TM, Teuscher C, et al. The emerging role of p38 mitogen-activated protein kinase in multiple sclerosis and its models. Mol Cell Biol, 2013, 33 (19) : 3728-3734.
37. Omori K1, Kotera J. Overview of PDEs and their regulation. Circ Res, 2007, 100 (3) : 309-327.
38. Xiao M, Hu G. Involvement of aquaporin 4 in astrocyte function and neuropsychiatric disorders. CNS Neurosci Ther, 2014, 20 (5) : 385-390.
39. Ding W, Zhou L, Liu W, et al. Opposite effects of the gap junction blocker octanol on focal cerebral ischemia occluded for different durations. Mol Med Rep, 2014, 9 (6) : 2485-2490.

第九章　调节心脏组织重构和心肌再生治疗慢性心血管疾病

心血管系统由心脏和血管组成。心血管疾病包括心脏病和血管疾病两部分内容。有关血管疾病及分子药理学请参考本书第十章。本章在简要介绍正常心脏功能特别是心输出量的调节机制基础上，概括性地讨论了几大类经典心血管药物的分子药理以及存在的问题。然后，我们讨论了主要的心脏病的病理生理机制和心脏组织异常重构的分子机制，因为以心肌肥厚、心肌细胞丢失和心脏组织纤维化为特征的心脏组织异常重构是各种慢性心脏病的核心病理改变。例如，冠状动脉阻塞引起心肌供血不足和缺血再灌注损伤是临床常见的缺血性心肌病，常由于心肌细胞丢失和心脏组织纤维化导致心功能降低，成为主要的致死性心脏综合征。组织纤维化是慢性心血管疾病的关键病理特征，改变心血管疾病发生发展过程中炎症性质，逆转组织纤维化，突破心肌再生障碍，可能是治疗慢性心血管疾病的重要突破。在此基础上，介绍了造成或作为心血管组织损伤后果的分子免疫炎症机制。大量研究证明，心脏具有可塑性，恢复受损心脏功能，诱导心肌再生是心血管疾病治疗的重要目标。使用干细胞输注为主的多种心肌再生治疗方法已经在临床研究及实践中取得了显著进步。但是，受损心脏的心肌再生面临纤维化、炎症及血管再生不足三大障碍，而干细胞治疗本身除医学问题外，还面临伦理、法律等多种问题。

第一节　概　　述

一、心血管疾病仍然是主要的健康威胁

过去半个世纪以来，在公共健康意识进步、心血管疾病临床诊治水平提高和大量治疗心血管疾病新药研发成功并广泛使用等因素的共同作用下，心血管疾病的死亡率一直在缓慢而稳定的降低。但是，目前心血管疾病的发病率和死亡率仍超过恶性肿瘤，居世界首位。根据 WHO 报道，2008 年有 1730 万人死于心血管疾病，占全球死亡人数的 30%。在这些死亡人数中，有 730 万人死于冠心病，620 万人死于脑卒中。80%以上的心脑血管疾病死亡发生在中低收入国家，男性和女性的发生率大致持平。预计到 2030 年，将有 2360 万人死于各种心脑血管疾病。因心血管疾病造成的直接和间接损失已成为世界各国政府和患者家庭的沉重财务负担，据权威机构的估计，2010 年这个数字大约是 8630 亿美元，到 2030 年将超过 1 万亿美元。

目前，我国心血管疾病发病率和死亡率仍呈现不断上升的趋势。据《中国心血管病报告 2013》报道，由于心血管疾病危险因素的流行，我国心血管疾病的患病率仍在持续增加。我国心血管疾病的危险因素与发达国家相似，包括高血压、高血脂、吸烟、饮食结构改变和体力活动不足导致的肥胖和糖尿病等。但是，由于公共卫生工作长期重治疗轻预防以及公众的健康意识不足（以戒烟人数、低热量饮食推广和有氧运动普及率衡量）等原因，使这一严重局面没有获得控制。据该报告估计，全国心血管疾病患者近 3 亿，即每 5 个成人中有 1 人患心血管疾病，其中高血压 2.7 亿，脑卒中接近

900万，心肌梗死250万，慢性心衰450万，肺心病500多万，风湿性心脏病250万，先天性心脏病200万。每年全国心血管疾病死亡人数超过350万人，占总死亡人数的41%，每10秒就有1人死于心血管疾病，居死因构成首位。总之，我国心血管疾病的发病率和死亡率仍呈上升趋势，心血管疾病的现状不容乐观。

二、心脏是循环系统的中心

（一）心脏的解剖和生理特点

心脏位于胸纵隔内偏左，居左右两肺之间，外周裹以心包。心脏外形近似前后略扁的圆锥体，心尖向左前下方，心底向右后上方，长轴与身体正中线约成45°角。中国成人心脏重260g左右。心脏是一个中空的肌性器官。心壁由内到外分为心内膜、心肌和心外膜三层。心脏内有左右心房和左右心室四个腔。同侧心房与心室间有房室口相通，但左右心房间及左右心室间分别有房间隔和室间隔，因此互不相通。房室间隔将心脏分为左心和右心。右心内为静脉血，左心内为动脉血。主动脉和肺动脉分别从左心室和右心室发出。左房室之间，右房室之间、左室主动脉之间及右室肺动脉之间，分别有二尖瓣、三尖瓣、主动脉瓣和肺动脉瓣。这些心脏瓣膜发挥“阀门”的作用，随心脏的舒缩而开闭，以维持正常的血流方向，保证脏器和组织的血液供应。心脏有自律性的起搏传导系统，它控制心脏的舒缩活动。心脏本身的血液供应来自左右冠状动脉。

（二）心肌细胞有内在再生能力

心脏是人体内再生能力最低的器官之一。与肝、肺、肠、皮肤、骨和骨骼肌等器官组织比较，除非使用高度敏感的技术和方法，否则心脏的再生能力和速度近乎难以察觉。考虑到心脏再生对于受损心脏的修复和功能的恢复是如此重要，而心肌细胞组织丧失对心力衰竭的发生发展具有非常关键的作用，人们对心脏再生进行了一个世纪以上的不懈探索和研究。人类成年人左心室有20~40亿心肌细胞，一次心肌梗死可使25%的心肌细胞在数小时内丧失。与此形成对照，心脏过负荷疾病如高血压和心脏瓣膜病引起的心肌细胞丧失速度需要以数年或十几年计。此外，没有明显心脏疾病的老年化过程则以每年丧失1克心肌细胞的速度决定心脏老化过程。经过最近十余年的艰难探索，人类已经在心脏再生领域取得了重要进展：大量研究证明人类心脏组织，特别是心肌细胞的确有内在再生能力。虽然这种内在再生的能力很低很慢，但是心脏具有内在再生能力这一事实可能为改善病变心脏功能的关键治疗干预提供途径和方法。另一方面，干细胞科学领域取得了更加令人兴奋的进步。满足临床治疗需要的不同种类的心肌细胞已经能够产生，干细胞移植和输送的技术方法正在逐渐成熟。更重要的是，小规模临床实验不仅证明干细胞诱导的心肌细胞再生的安全性，也证明能改善心血管患者的心功能。深入研究心肌细胞再生机制、探讨干细胞生物学的临床转化可能为慢性心血管疾病的防治带来革命性改变。

三、多种调节因素相互作用决定心脏功能

虽然心脏有自律性控制机制，机体在长期进化过程中发育形成了一套完善的循环调节系统——神经和体液机制；机体主要通过这一复杂系统对心脏和血管活动进行整合调节，使循环系统能满足或适应不同生理情况或不同新陈代谢状态的功能需要。循环调节的关键是心脏功能的调节，特别是心排出量的调节。心排出量取决于心率、心搏出量和外周血管压力的实时改变；机体通过对心率和搏出量的调节来调节心排出量。心排出量、外周血管舒缩状况和血容量等改变决定外周血压，后者反过来调节心率和心搏出量。神经和体液调节血管生物学的作用和机制请参见本书第十章。

（一）前后负荷和心肌收缩状态决定心搏出量

心室肌的收缩是面临动脉压阻挡进行的。等容收缩相内，心室肌收缩首先引起室内压升高直到

超过动脉压，引起心肌纤维缩短，心室容积缩小，血液从心室射出。在心率恒定情况下，心室每次收缩的射血量取决于心肌纤维缩短的程度和速度，这决定了心肌收缩产生张力的程度和速度。凡是能影响心肌收缩强度和速度的因素都能影响搏出量。心肌细胞的收缩反应是由肌膜的兴奋通过兴奋-收缩偶联触发引起的。与骨骼肌细胞不同，相邻的心肌细胞是由闰盘的特殊结构和特性，兴奋可以通过它由一个心肌细胞传播到另一个心肌细胞。因此，整个心脏可以看成是一个功能上互相联系的合胞体，产生于心脏某一处的兴奋可以在心肌细胞之间迅速传递，引起组成心脏的所有心肌细胞几乎同步收缩。从参与活动的肌细胞数目上看，心肌的收缩是“全或无”的。这就是说，心肌收缩要么不产生，一旦产生则全部心肌细胞都参与收缩。因此，各个心肌细胞收缩强度的变化是整块心肌收缩强度发生的唯一原因，而心搏出量的调节机制可以从单个心肌细胞收缩功能调控的研究获得。搏出量和搏功的调节是心脏生理的基本问题。经过长期研究，搏出量和搏功的调节可以归纳为：①由前负荷（初长度）改变引起的异长调节；②由心肌收缩能力改变引起的等长调节；③由后负荷改变引起的心肌收缩力改变等方式。

1. 前负荷调节　控制心肌收缩强度和速度的一个重要因素是肌肉本身的初长度，而初长度是由该肌肉收缩前所随的负荷（前负荷）所决定的。前负荷和初长度对肌肉收缩强度和做功能力的影响是双相的，在前负荷和初长度达最适水平之前，肌肉收缩强度和做功能力随前负荷-初长度的增加而增加；超过最适水平，收缩效果将随前负荷-初长度的继续增加而降低。心脏的前负荷常以左、右心室舒张期末容积或压力表示。

2. 心肌收缩力调节　离体心肌细胞研究表明，处于任何一种初长度下的心肌，在去甲肾上腺素存在的情况下，等长收缩产生的张力比没有去甲肾上腺素时高。整体心室研究得到了类似结果。给予去甲肾上腺素后，在同一前负荷（舒张期末容积）条件下，等容心室的峰压增高，射血心室容积缩小程度增加；室内压上升速率和射血期容积缩小的速度也增加。其结果，搏出量和搏功增加，心脏泵血功能明显加强。但刺激乙酰胆碱 M 受体则引起相反的效应。因此，上述干预因素引起心肌收缩功能和心脏泵血功能改变的原因并不是前负荷或初长度的变化，而是通过心肌另一种功能变数——心肌收缩力起作用的。心肌收缩状态又称为心肌变力状态。能够增加心肌收缩力的物质被称为正性肌力物质如正性肌力药，反之亦然。在正性肌力药如去甲肾上腺素作用下，心肌细胞收缩强度和速度增加，使心脏搏出量和搏功相应发生增加。这种与前负荷或初长度无关、由心肌细胞内在功能变化而实现的调节，也称等长调节。

3. 后负荷调节　对心室而言，动脉压起着后负荷的作用，因此，动脉压变化将影响心室肌的收缩过程，影响搏出量。在心率、心肌初长度和收缩能力不变的情况下，如果动脉压增高，等容收缩相室内压峰值必然也增高，从而使等容收缩相延长而射血相缩短。同时，射血相心室肌纤维缩短的程度和速度均减小，射血速度减慢，搏出量因此减少。另一方面，由于动脉压影响了搏出量，又常常继发地引起一些调节机制的活动。因此，心室后负荷决定搏出量，随后通过异长和等长调节机制，使前负荷和心肌收缩能力与后负荷相匹配，使心脏在动脉压增高的情况下，能够维持适当的心输出量。这对于机体是有重要生理意义的。但也应看到，高血压时搏出量的维持，是心肌加强收缩的结果，如果动脉压持续增高，心室肌将因处于持续收缩增强而逐渐肥厚和纤维化，即发生病理性异常重构，直至心脏泵血功能减退，心力衰竭。

4. 心肌收缩力的评定　泵血功能反映心室前负荷和后负荷、心肌收缩力及心率等变数的综合效果。心肌收缩力直接反映心肌本身的功能状态，其改变具有重要的生理和病理意义。但是，心脏收缩力并不是某种可测量的单一变数，因此，对收缩力的具体度量比较困难。衡量泵血功能的指标（如搏出量、搏功等）受前、后负荷影响，也不能直接反映收缩力的水平，只有根据心肌长度-张力曲线或心室功能曲线的移位来判断收缩力的变化。但这种方法操作繁杂、敏感性较低。目前常采用一系列速度指标来定量评定心肌收缩力。在离体心肌，最常采用的是张力变化速率（Dt/dt）和长度变化速率（Dl/dt）。对整体心脏常采用等容相室内压变化速率（Dp/dt）、射血相心室容积变化速率（dV/dt）或心室直径变化速率（dD/dt）等，以及心肌纤维收缩成分的缩短程度（VCE）。速度指标受负荷改变的影响较小，对收缩能力的变化比较敏感，为心血管基础研究者和临床医生广泛采用。

（二）心率对心排出量的影响

健康成年人安静状态的心率平均为每分钟 75 次。不同生理条件下，心率有很大变动，低可到每分钟 40~50 次，高可达每分钟 200 次。在一定范围内，心排出量是搏出量与心率的乘积，心率增快，心排出量增加。如果心率增加过快，超过每分钟 170~180 次，心室充盈时间明显缩短，充盈量减少，搏出量可降低至正常时的一半左右，心排出量也开始下降。当心率增快但尚未超过此限度时，尽管此时心室充盈时间有所缩短，但由于回心血量中的绝大部分是在快速充盈期内进入心室的，因此，心室充盈量以及搏出量不至于过分减少，因此每分钟的排出量增加。反之，如心率低于每分钟 40 次，心排出量亦减少。这是因为心室舒张期过长，心室充盈早已接近限度，再延长心脏舒张时间也不能相应增加充盈量和搏出量。可见，心跳频率最适宜时，心排出量最大，心率过快或过慢，心排出量都会减少。心率受自主神经的控制，交感神经活动增强时，心率增快；迷走神经活动增强时，心率减慢。影响心率的体液因素主要有循环血液中的肾上腺素、去甲肾上腺素以及甲状腺素。此外，心率受体温的影响，体温升高 1℃，心率将增加 12~18 次。

（三）心功能贮备

心功能贮备是指心脏在神经和体液因素调节下，适应机体代谢需要而增加心排出量的能力。心功能贮备可用最大心排出量与安静时的心排出量之差值表示。健康成年人安静时心排出量为 4.5~5 升，剧烈运动时最大心排出量 25~35 升，即心力贮备为 20~30 升。心力贮备包括心率贮备和每搏排出量贮备。安静时心率 75 次/分，最快心率一般为 170~180 次/分，故心率贮备约 100 次/分。每搏排出量是心室舒张末期容积和收缩末期容积之差，而这两项均有一定的贮备量，分别称为舒张期贮备和收缩期贮备，舒张期贮备约 15 毫升，收缩期贮备 50~60 毫升，这两项贮备共同构成每搏排出量贮备，约 75~80 毫升。剧烈运动时，交感神经兴奋肾上腺素能受体，主要动员心率贮备和收缩期贮备而增大心输出量。心功能贮备反映心脏泵血功能对代谢需要的适应能力，与心脏健康状况有关。劳动和体育锻炼可使心肌纤维增粗，冠脉血流量增加，心肌收缩力增强，心率贮备也增加，从而提高心功能贮备。

第二节　心血管药成功研发和应用是现代医药科学进步的标志

一、心脏生物学调节机制是心血管药物的基础

循环系统的生理功能受神经和体液机制的调节。反过来，疾病状态下的循环功能的维持也是与神经-体液调节机制达到的一种病理平衡的结果，以保证基本的生命活动。经典心血管药物主要是在理解神经-体液调节机制基础上，对疾病状态的循环系统功能进行再调节，以改善循环系统功能、缓解患者的症状并改善其生活质量。因此，了解心脏生理调节机制是了解经典心血管药物治疗的基础。一般而言，交感神经和肾上腺分泌的肾上腺素和去甲肾上腺素能激活心脏肾上腺素受体，可增加心脏收缩力、心脏传导加速和心率加快，因此增加心排出量。肾上腺素也激活血管壁肾上腺素能 α 受体，使周围血管收缩，升高血压。副交感神经递质通过激活乙酰胆碱能受体降低心脏收缩力、使心脏传导减速和心率变慢，因此降低心排出量。兴奋血管细胞的乙酰胆碱能受体扩张外周血管，降低

血压。肾素-血管紧张素-醛固酮系统是调节血管舒张和血容量的重要体液机制并以此调节心脏功能。而这个系统的每一成分，特别是血管紧张素通过激活心肌细胞膜上的相应受体，直接调节心肌细胞生物学活动而调节心功能。的确，现在认为心脏本身也是一个内分泌器官，能分泌多种激素如心钠素、内皮素等调节心脏和血管的功能。总之，通过研究生理条件下和病理状态的心血管神经-体液调节机制和失调节机制，大量治疗心血管疾病的药物得以开发并成为与心血管疾病作斗争的强大武器。心血管疾病药物开发使用被认为是人类历史上与免疫疫苗、抗生素和生育控制药一道载入史册的科学进步。

二、更适合临床控制高血压的抗高血压药仍有待发现

高血压既是独立的心血管疾病，也是其他心血管病的重要风险因素和基础疾病。世界卫生组织估计，全球1/3的成年人有高血压。它导致了1/2的心脏病和脑卒中死亡。高血压已经成为全球公共卫生领域最紧迫最沉重的负担。由于高血压的主要危险因素肥胖和糖尿病已经在世界范围流行，预防和控制高血压正面临失控的严峻局面。原发性高血压的主要治疗目标是要在不同年龄患者，长期、分别控制收缩期或舒张期血压在相应的“理想”范围，以此减少患者的心血管并发症和死亡率。目前，治疗原发性高血压的药物种类齐全，它们被用来针对血压调节的各个环节进行干预。这些药物包括利尿药，它们可以通过排除循环系统内的水和盐以降低血容量而降低血压；肾上腺素能受体阻断剂，这些药通过降低心率和降低心脏收缩力而降低血压；血管紧张素转换酶抑制剂（ACEI）、血管紧张素（Ang）受体拮抗剂，它们主要通过降低血管紧张素的产生或阻断血管紧张素的信号传导而松弛血管并降低血压；钙离子通道阻断剂，它们通过干扰钙离子进入血管和心脏平滑肌细胞降低心脏收缩力和松弛血管而降低血压。特殊原因引起的高血压常常需要特定的治疗处理。青少年高血压和老年高血压可能也需要不同的治疗方案和药物。需要指出地是，检视数十年抗高血压治疗的历史，现有的抗高血压药仍然不能满意地控制高血压的流行，而降低因高血压引起的心血管并发症和死亡仍然是人们面临的重要挑战。大量临床和基础研究提示，只有那些既能降低血压，又能抑制高血压引起的心脏肥厚、降低死亡率的药物才是比较理想的抗高血压药。上述几类抗高血压药物中，只有ACEI或AT1拮抗剂既能控制高血压，也能抑制心脏肥厚、降低心血管死亡率。因为这些药在松弛血管的同时，也阻断了血管紧张素引起的心脏损伤。需要指出地是，在使用药物控制高血压的同时，维持健康的生活方式，特别是控制饮食和盐摄取量，对获得预期的治疗目标也具有重要意义。临床研究提示，单单维持健康生活方式并控制肥胖发生就可能降低50%的心血管死亡率！

综上所述，开发既能安全有效控制高血压，方便原发性高血压病患者长期使用的长效制剂，又能预防心血管并发症、降低心血管死亡率的新一代抗高血压药仍然具有紧迫的需求。这是一个真正具有挑战性的任务。目前，人们正在通过以下不同途径寻找和发现新的抗高血压药物。一种途径是联合制备两种以上不同作用机制的抗高血压药片，达到更合理地控制血压水平、抑制或延缓心脏肥厚的发生、减少长期治疗的副作用、降低患者死亡率。临床研究证明，固定剂量的单片复方抗高血压药的确优于单制剂的抗高血压效果。另一方面，通过深入研究高血压的发病机制，发现并确认新的抗高血压药物靶，也是筛选发现新的抗高血压药物的重要途径。最近的研究发现，在使用血管紧张素AT1受体拮抗剂时，血循环内“空闲”血管紧张素浓度增加，后者激活血管紧张素受体AT2，产生一系列与激活AT1相反的心血管保护性反应，包括血管舒张，抑制炎症反应，减少心肌细胞凋亡和防止心脏纤维化。进一步研究证明，慢性心衰、心肌梗死引起的心脏损伤增加AT2表达并介导上述保护性反应。有趣的是，这些研究导致内源性AT2激动剂C21被发现。因此，这些工作为开发以AT2为药靶的抗高血压药物提供了重要理论基础和研究方向。

三、降血脂药他汀类仍没有达到尽善尽美

与高血压类似，动脉粥样硬化既是独立的心血管疾病，也是许多心脑血管疾病甚至其他器官疾病的基础病变。动脉粥样硬化引起的冠心病及并发症心肌梗死和脑卒中是心血管死亡的重要原因。另一方面，动脉粥样硬化也是代谢异常如肥胖、糖尿病与心血管疾病的共同通道。但是，动脉粥样硬化的问题在于，在其发展到出现严重并发症之前没有明显的临床症状，这导致患者很少主动寻医问药，获得及早治疗。几类药物已经用来控制血脂浓度以延缓动脉粥样硬化的发生和发展、降低冠心病及其他并发症的发生。但是抑制肝脏羟甲基戊二酰辅酶 A（HMG-CoA）还原酶、降低含胆固醇的 LDL 和升高含胆固醇的 HDL 的药物他汀类仍然是临床治疗效果最好、使用最广泛的降血脂药。临床研究证明，辛伐他汀显著降低高危人群的心血管死亡。追踪一组 20 000 高危患者 11 年发现，服用辛伐他汀 5 年的患者其心血管并发症发生率较对照人群降低了 23%。而已经发生过心肌梗死的患者服用辛伐他汀后其心肌梗死、脑卒中和心源性死亡降低了近 20%。但是，这些研究也证明，即使接受高剂量他汀类治疗的急性心肌梗死患者，仍然有 20%以上的患者在 30 个月内再次发生心血管事件；25%以上的患者其血液 LDL 水平仍高于治疗指南。此外，他汀类药物也可能引起 10%的服药患者产生肌肉和关节疼痛、肝脏损害、记忆力降低等严重副作用，甚至有肾衰竭的报告。因此他汀类药物的副作用妨碍部分患者使用他汀类药物。尽管他汀类药物在治疗高脂血症、延缓动脉粥样硬化进展和降低心血管事件和死亡率方面有无可争辩的地位，但是对是否长期使用他汀类药物预防动脉粥样硬化和心血管疾病方面仍然存在争论。主要原因之一是这些降低血脂的药物并不能清除已经堆积在血管壁内皮下的炎症诱导物，包括低密度脂蛋白（LDL）。

基于他汀类降脂药存在的问题，深入探讨心血管代谢疾病的发病机制，发现并确认新的分子药靶、开发更好的降血脂药物的相关研究一直是心血管药物研发的热点领域。大量研究证明，前蛋白转化酶枯草溶菌素 9（PCSK9）增加细胞表面 LDL 受体（LDLR）的表达，促进 LDL 的清除，降低血浆 LDL 胆固醇水平。以 PCSK9 为药靶开发的单克隆抗体 AMG145 能破坏 LDLR，妨碍组织摄取胆固醇。临床实验发现，每月注射 1 次该抗体治疗一组 631 个患者共三个月，使患者血 LDL 胆固醇降低了 42%~50%。因此，该药的临床Ⅲ期实验正在以 20 000 患者的规模对其临床效果进行检验。此外，正在开发的另一降胆固醇的药物涉及使用小分子化合物阻断肝脏内转运胆固醇的分子作用。以胆固醇乙脂转运蛋白（CETP）为药靶的小分子抑制剂和以肠道胆固醇吸收转运子 NPC1L1 为药靶的小分子抑制剂如依折麦布（ezetimibe）也已经开始在临床作为新一代降脂药使用。

四、好的抗心力衰竭药应能降低病死率

慢性心力衰竭（心衰）是所有心血管疾病病程的最后阶段。作为多种复杂原因引起的一种综合征，其发病学和病理生理机制非常复杂，其治疗药物的开发具有很大挑战性。因此，联合使用多种药物包括正性肌力药强心苷、降低血容量的利尿药、增加血管舒张的钙通道阻断剂和血管紧张素转换酶抑制剂、血管紧张素受体拮抗剂以及其他对症药物是治疗心衰的常规方法。一般认为，这几类药物中只有血管紧张素转换酶抑制剂和血管紧张素受体拮抗剂能够降低慢性心衰的死亡率。正性肌力药强心苷的临床使用已经超过了 200 年，它们曾经长期被视为慢性心衰患者的“救命药”。近年的研究提示，强心苷类药也可以通过调节其他细胞生物学活动如活化心肌自噬反应、维持心肌细胞代谢平衡等机制发挥抗心衰的作用。但是，长期临床应用的历史证明，这类药物并不能够降低慢性心衰患者的死亡率，它们的临床使用价值有明显的局限，甚至有建议不应该让慢性心衰患者长期使用。

值得一提的是，近年来使用肾上腺素能受体阻断剂治疗慢性心衰患者获得更多的科学依据和临床实验的支持。如上所述，肾上腺素能受体能抑制心脏和血管，导致心率降低、抑制心脏收缩力、

收缩外周血管。肾上腺素能受体阻断剂的这些作用都是治疗慢性心衰药物的禁忌证。因此，以前使用这类药治疗心衰患者是严格禁止的。1975 年，第一次临床尝试使用这些药治疗慢性心衰时，就受到许多临床医生特别是心血管基础研究工作者的反对。经过多年的临床研究，人们发现，虽然使用 cAMP 依赖的正性肌力药的确能短期改善慢性心衰患者的症状，但长期使用这些药反而增加慢性心衰患者的死亡。与此相反，虽然使用肾上腺素能受体阻断剂可能降低正性肌力而不利于改善甚至加重心衰患者症状，但以逐步增加剂量的方式长期使用这些药，不仅显著降低慢性心衰患者的死亡率，而且改善这些患者的心功能。怎么解释这种看上去矛盾的现象？单单用逐步给药方式和时间不能回答这个问题。

现在认为，处于循环系统中心的心脏受神经-体液因素的多重调节。心脏的一个重要特点是它是一个能够对持续刺激或刺激撤除产生适应性反应的生物学器官。心衰可引起交感神经持续活化并增加循环去甲肾上腺素浓度。去甲肾上腺素激活心脏肾上腺素能受体和腺苷酸环化酶增加细胞内 cAMP。后者导致心率和心肌收缩力增加，因此增加心功能。但这个作用是以衰竭心脏的过度能量消耗和氧消耗为代价的。更重要的是，这个适应性的反应并不能持续进行下去，而是被所谓受体去敏化作用阻断。去甲肾上腺素激活心脏受体会导致活化 G 蛋白偶合受体激酶（GRK），后者使受体磷酸化并使之与 G 蛋白失偶联而被内化降解。久而久之，心肌细胞膜上的受体和细胞内蛋白磷酸酶 1 的表达降低而 GRK2 和抑制性 G 蛋白增加。因此，衰竭心脏的心肌细胞丧失了对去甲肾上腺素的正性肌力反应。一方面，受体去敏化作用会进一步恶化衰竭心脏的运动耐受力或心功能储备。另一方面受体去敏化使衰竭心脏能量和氧消耗降低，抑制心律失常和心肌肥厚以及心肌细胞凋亡等，对衰竭心脏产生保护作用。因此，进一步刺激心脏的儿茶酚胺和磷酸二酯酶抑制剂妨碍心脏受体去敏化，因此增加心衰患者死亡率；而受体阻断剂降低肾上腺素能反应，降低慢性心衰患者的死亡率。的确，最近的研究证明，1/4 的美国籍黑人因为携带激酶活性增加的 GRK5 变异基因而显示比其他种族患者有较低的慢性心衰死亡率。不仅如此，携带这个 GRK5 变异基因的慢性心衰患者对受体阻断剂能产生更好的治疗反应。

五、联合使用抗心律失常药物与电子装置正在成为趋势

心律失常不仅是各种心血管疾病的常见症状，也是导致心血管死亡的重要原因。例如，1/5 的成年人死于猝死，其中大部分是因为心肌电不稳定引起的快速性室性心律失常，后者导致心脏产生无节律的舒缩和泵功能丧失。尽管人们已经知道大多数心律失常是因为不同部位的心肌电不稳定所致，但是，导致心肌电不稳定的不同原因及机制至今仍然不清楚。更重要的是，自从许多经典的抗心律失常药物成功开发应用——它们有效地控制或改善了心血管患者的症状后，开发更好的抗心律失常药，尤其是能预防和治疗引起心源性猝死的心律失常药并没有获得很大的进展。例如，各种离子通道阻断剂是临床最常用的抗心律失常药。在患者心律失常发作时立即使用这类药，能够产生很好的抗室性心律失常作用。但是，大规模临床研究提示，长期使用这类药能促使心律失常发生、增加患者的死亡率。显然，不应该长期使用这些药物治疗心律失常以预防心源性猝死。

由于现有抗心律失常药存在这些问题，人们需要在电生理学研究进步和人们对心律失常发病学机制深入了解的基础上，努力发现新的、适合长期使用的抗心律失常药和其他方法以改善患者症状、特别是降低这些患者的死亡率。最近的研究发现，引起致命性室性心律失常的关键机制与细胞内钙离子从钙储存细胞器如肌质网的自发性释放有关。心肌细胞内肌质网膜表达 ryanodine 受体（RyR），是一种大型的传导性钙离子通道。正常情况下，该通道的开放受动作电位内流的钙离子浓度调节以放大激活心肌收缩的钙离子信号。当心脏受损时，该通道的开放控制机制受损，导致其在心脏舒张期自发性开放。自发性释放的钙产生所谓“钙波”，后者引起细胞膜去极化而触发室性心律失常。最

近有研究人员通过所谓反向药物开发的方式，发现受体阻断剂卡维地洛通过降低钙离子释放通道开放时间、抑制自发性钙释放而产生抗心律失常的作用。的确，这些研究人员进一步发现，没有阻断受体作用的卡维地洛类似物也能抑制 RyR，产生与卡维地洛相似的抗心律失常作用，提示卡维地洛的抗心律失常作用与阻断受体无关。由于以前的临床实验已经证明，长期服用抗慢性心衰药卡维地洛能够改善心衰症状、降低慢性心衰患者的死亡率。由于这些发现是基于典型的老药新用的方式，因此，研究人员正在快速推进卡维地洛及它的类似物进入临床实验，以确定它们是否也能在治疗心律失常的同时，降低这些患者的死亡率。

另一方面，随着电生理学研究的进步和人们对心律失常发病学机制的深入了解，使得治疗各种心律失常的电子装置已经成为抗心律失常的重要方法和手段。这些包括治疗自律性障碍和心动过缓的外用和置入式电子起搏器、治疗心房和心室颤动的除颤器和导管消融术等。大量临床研究证明，这些抗心律失常的电子装置不仅能够控制患者临床症状、改善生活质量，而且可显著降低脑卒中发生和心源性猝死。因此，联合使用治疗各种心律失常的电子装置与抗心律失常药物是抗心律失常的主要手段和方法。

第三节 心血管组织异常重构是慢性心血管疾病的核心病理改变

一、心血管组织重构的意义

心血管组织重构是心脏和血管组织对各种血流动力学、代谢和炎症等应激刺激所产生的反应过程和改变。早期的心血管组织重构是适应性的功能代偿过程和改变；当压力和容积过负荷以及神经-体液等应激刺激持续存在时，其引起的心血管组织重构转变为结构改变将导致重构失调并成为病理性改变。需要指出的是，不仅心肌细胞、内皮细胞、平滑肌细胞参与了心血管组织重构，心脏的间质细胞和细胞外基质也参与了心血管组织重构。来自骨髓的细胞如纤维细胞和免疫细胞也是心血管组织重构的重要参与者或调节因子。

心脏组织重构主要包括心肌肥厚导致的心室壁增厚、心肌细胞丧失导致的心室壁扩张和心肌纤维化。心肌肥厚、心壁扩张和纤维化病变引起的心血管组织异常重构分别或共同构成多种心血管疾病和综合征如高血压、动脉粥样硬化、冠心病、风湿性心脏病、心肌病、腹主动脉瘤、心律失常和慢性心力衰竭等的主要病理改变和（或）发病原因（表 9-3-1）。

表 9-3-1 心血管组织重构作为主要致死致残原因的心血管疾病

疾病类型	代表性疾病
心肌病	扩张型心肌病、肥厚性心肌病、糖尿病性心肌病、尿毒症性心肌病、风湿性心脏病、缺血性心肌病
血管疾病	高血压、动脉粥样硬化、慢性脉管炎、动脉瘤
心功能障碍	心律失常、心房纤颤、心室纤颤、慢性充血性心力衰竭

心血管组织异常重构和纤维化与心血管疾病的临床预后、治疗反应和致残率及死亡率直接相关。最近的研究及我们自己的相关研究表明，细胞外基质代谢失调、大量胶原增生及沉积导致的心房纤维化是房颤的主要原因。长期压力过负荷引起的心肌肥厚和纤维化会导致高血压心脏病的发生，而血管组织肥厚和纤维化则使阻力血管弹性降低，既加重高血压病情，也使抗高血压药物疗效降低。

慢性充血性心力衰竭是许多心血管疾病的终末期临床表现，除有些原发病本身引起慢性心衰外，长期的容积或压力过负荷均可导致或加重心肌肥厚、心脏扩张和纤维化引起心衰。的确，心血管异常重构和纤维化是上述各种慢性心血管病长期迁延、反复发作、久治不愈的主要原因。

由于心血管纤维化通常被认为是“不可逆”的器质性心脏病变，长期为医学界和科学界所忽视或回避。例如，最近《自然》杂志报告，锥虫病（Chagas 病）、风湿性心脏病和心内膜心肌纤维化累及的人口已超过 5000 万。这三种疾病的主要病理改变是纤维性心脏内膜增厚，尤其是心室壁和房室瓣增厚，因此导致心律失常、心肌缺血和心力衰竭。文章的作者呼吁尽快采取行动，深入研究并采取措施防治这些被忽视的心血管疾病。

实际上，心血管组织异常重构，特别是心血管纤维化并非不可防治或不可逆转。临床和各种动物模型的研究不仅正在逐步揭示心血管组织异常重构和纤维化的发病机制，而且证明使用现有的 ACEI、血管紧张素 AT1 受体拮抗剂和醛固酮抑制剂治疗高血压心脏病或慢性心衰能够降低心血管死亡率，因为这些药物通过不同的机制能够抑制心血管异常重构、抑制心脏纤维增生。反过来，上述许多抗高血压药物、抗心衰药物和抗心律失常药物如钙通道阻断剂、利尿药和正性肌力药物，因为不能改善心血管异常重构甚至促进组织纤维化，因此不能够降低心血管死亡率，甚至某些药还增加心血管死亡。显然，慢性心血管疾病的短期治疗目标是改善临床症状以缓解病情和改善生活质量，而长期治疗目标应该是限制心血管组织异常重构，清除或逆转导致心血管异常重构的多种不利因素尤其是慢性炎症反应引起的靶器官损伤及纤维化来改善临床预后和降低死亡率。

二、慢性炎症反应是促进心血管组织异常重构的主要动力

免疫-炎症反应在维持机体稳态的过程中发挥非常关键的作用，它们既是内外致病原导致组织损伤、功能降低甚至丧失的主要原因，也是机体防御内外致病原导致的组织损伤后修复和功能恢复的主要机制，因为炎症反应参与了受损组织内感染物质或组织碎片的清除、新生组织的血管新生、实质组织的修复和再生等过程。的确，引起炎症反应的原因、炎症反应的程度、持续时间和炎症性质是决定组织损伤-修复结局的关键：强烈的炎症反应导致心血管组织损伤；而短暂、适度的炎症反应有利于损伤心血管组织和受损心血管功能的修复；持续存在、反复发作的慢性炎症反应则导致心血管组织纤维化和异常重构。显然，以炎症反应或信号传导的关键成分为药靶，开发新一代抗炎药是阻断或逆转心血管组织纤维化和异常重构的重要途径。但是，开发或使用抗炎药物的基础和临床研究人员一直以来必须面对以下两个非常有挑战性的问题：其一是如何精确确定引起心血管炎症的原因以及正确使用清除这些炎症诱导物的药物和方法。大量研究证明：引起、参与或维持慢性心血管疾病的炎症反应其原因众多而复杂，即使能够确定引起炎症反应的物质，目前常用的抗炎药很难从心血管组织清除这些炎症诱导物。其二是炎症反应既引起组织损伤和异常重构，也为组织损伤-修复过程所必须。但是，引起和调节“有益”或“有害”炎症反应的关键成分和信号传导通路高度重叠、作用互补，使得抗炎药物的治疗窗口非常狭窄。目前看来，除确定炎症的诱导物，还要通过对炎症反应发生发展的多维度研究，深入了解炎症反应与特定疾病发病过程的时间、空间、强度和性质的关系，才能在正确的时间对正确的疾病做出正确的处理。

虽然先天性免疫反应和获得性免疫反应都参与了炎症的发生，但是炎症反应的免疫学性质，特别是先天性免疫反应与获得免疫反应之间的交叉调节机制一直不甚清楚。过去十年对模式识别受体及信号传导机制的研究，尤其是 Toll 样受体（TLRs）家族的相关研究，为阐明炎症的发生发展机制提供了新机会：模式识别受体是沟通先天性免疫反应与获得性免疫反应的桥梁。病原微生物包含的所谓病原相关分子模式分子和组织损伤、应激反应及功能失常等导致受损组织细胞释放的所谓损伤相关分子模式分子都能激活模式识别受体，介导抗感染的宿主防御、组织修复反应、

内环境稳态恢复等急性炎症反应的发生。取决于炎症诱导物和模式识别受体种类和相互作用的强度及时间，损伤组织的炎症性质不一。通常情况下，感染或急性组织损伤引起 1 型 T 辅助细胞（T-help 1，Th1）型免疫反应迅速发挥主要作用，介导急性炎症的发生，随着感染或损伤刺激的持续，对抗炎症反应的抑制性 Th2/Th17/Treg 型免疫反应也被激活，这些抑制性的炎症反应是防止 Th1 型炎症反应过度损伤组织的重要保护机制，但是它们也可能过度抑制能清除炎症反应的 Th1 型免疫反应，妨碍炎症清除而转变为慢性炎症反应，使损伤-修复迁延反复，成为促进组织纤维化、组织细胞化生和异常重构等病理改变的原因。此外，其他炎性因子和生长因子及信号传导分子也可能参与心血管组织纤维化和异常重构。例如，最近有研究发现，胸主动脉结扎导致压力过负荷，引起巨噬细胞心房浸润，后者分泌的血小板源性生长因子-A（platelet-derived growth factor-A，PDGF-A）是导致心房纤维化的主要原因，而巨噬细胞浸润导致的心房局部免疫微环境改变及心房纤维化可显著增加房颤发病率。

一般而言，那些以非感染性炎症反应作为关键发病机制的慢性病，包括心血管疾病、糖尿病和神经退行性疾病，其特征之一是它们与感染和自身免疫反应异常无关。这类疾病中的每一种特定疾病常常可以发现其非自身免疫性炎症反应的原发诱导物参与其发病过程。例如血管内皮下堆积的含前脂蛋白 B 的 LDL 导致产生刺激模式识别受体的 DAMP 而引起炎症反应。炎症反应又反过来放大产生更多疾病相关的 DAMP 例如氧化脂蛋白，后者进一步刺激炎症反应。这一正反馈调节机制的持续存在促进了动脉粥样硬化的发展。大量研究证明，目前常用的抗炎药如非甾体类药物顶多只能延缓疾病发展速度到一定程度，获得所谓亚临床治疗效果，但不能改变原发病的最终进程。上节讨论过的他汀类能延缓动脉粥样硬化的发展，因为它们降低血脂 LDL 浓度。但是这些药物的缺点是它们不能清除已经堆积在血管壁内的脂类物质。最近的研究证明，氧化应激反应特别是内质网应激产生的活性氧自由基是许多非感染因素如代谢异常引起炎症反应的重要原因。当内质网蛋白质合成与折叠的负担增加、非折叠或错误折叠蛋白质堆积，可激活内质网的几组特定信号传导通道，引起所谓非折叠蛋白反应。非折叠蛋白反应将应激信号传递到细胞质和细胞核，引发不同成分参与的炎症反应。非折叠蛋白反应-炎症反应偶联对维持细胞动态平衡和生物体的发育具有重要意义。更重要的是，非折叠蛋白反应与细胞内炎症反应信号传导通道偶联，是非感染性致病原 DAMP 引发慢性炎症反应的主要原因。因此，内质网应激-非折叠蛋白反应-炎症反应在特定的细胞内被激活而产生的偶联是慢性心血管疾病，特别是与代谢相关的心血管疾病的重要发病机制。

众所周知，长期不良饮食摄取通过诱导炎症反应参与心血管疾病的发生发展。但是那些饮食成分最有害？有些人认为饱和脂肪是罪魁祸首；而其他人认为人体摄取过量的碳水化合物可能是主要致病原因，因为后者导致肥胖、胰岛素抵抗和糖尿病。过量摄取碳水化合物通过引起代谢障碍而导致心脏病。最近的研究证明，通过增加饮食摄取某些食物成分-肠道细菌转变-肝脏代谢的完整链式反应而产生的化合物氧化三甲胺（trimethylamine-N-oxide，TMAO）促进动脉粥样硬化、冠心病和心肌梗死的发生。研究人员通过比较有冠心病、心肌梗死史的患者和没有类似病史的正常人血液中循环小分子的差别，发现摄取的饮食脂肪磷脂酰胆碱（卵磷脂）的三个小分子代谢产物胆碱、三甲铵乙内酯和氧化三甲胺存在明显差别。进一步的工作揭示，磷脂酰胆碱经肠道细菌磷脂酶分解释放产生胆碱，大部分的胆碱在肠道经细菌代谢成为三甲胺，一种具有鱼腥恶臭气味的气体。三甲胺进入肝脏后经氧化黄素单氧酶催化形成氧化三甲胺。从肝脏产生的氧化三甲胺进入血液。这个研究不仅证明了从饮食脂肪磷脂酰胆碱摄取到氧化三甲胺产生的代谢途径，而且证明增加饮食摄取的磷脂酰胆碱促进动物动脉粥样硬化的发生和发展。研究人员通过以下实验证明了肠道细菌群的作用：给实验动物广谱抗生素清除动物肠道细菌群后，再增加动物高脂饮食以增加磷脂酰胆碱摄取。结果证明动物血液氧化三甲胺没有增加，动物的动脉粥样硬化程度也没有进一步发展。因此进一步需要回答的问题是增加血液氧化三甲胺的产生是否直接促进动脉粥样硬化的发病抑或它只是疾病发生的生物标志物而已。这个工作的意义在于它不仅证明了高脂饮食摄入与肠道细菌群代谢共同参与了心血管疾病的发生发展，也为防治心血管疾病提供了新的途径和思路。

三、几种以组织重构作为主要致死致残的心血管疾病或综合征

大量研究表明，多种内外致病原引起组织损伤、氧化应激和慢性炎症反应是导致心血管组织发生纤维化病变的关键原因，而心血管组织肥厚和纤维化不但是形成多种心血管疾病的病理基础，而且是这些慢性心血管疾病反复发作、久治不愈的主要原因。

（一）缺血性心肌病

冠心病居心血管疾病死亡构成原因的首位。急性心肌梗死及随后发生的致死性缺血再灌注是导致患者死亡的最主要原因。心肌纤维化是缺血性心肌病的重要病理改变。心肌梗死伴随大量心肌细胞凋亡及坏死，形成梗死区，梗死区心肌重构、纤维组织异常增生导致心肌纤维化。其形成原因主要是由于梗死引起的心肌组织局部生化及代谢环境的急剧改变，诸如活性氧自由基（reactive oxygen species，ROS）大量生成、Ca^{2+}过负荷、pH 改变等单独或协同作用，致使线粒体通透性转换孔开放、心肌细胞严重痉挛等病理反应，直接导致心肌细胞的死亡。其中，ROS 介导下游信号途径，激活模式识别受体，介导炎症反应，持续的炎症反应导致了心肌纤维化的发生。

以抑制组织纤维化作为靶点治疗心肌梗死正在受到广泛研究。例如，最近的研究表明，通过抑制分泌型卷曲相关蛋白 2（secreted frizzled-related protein 2，SFRP2）限制心肌组织纤维化，可改善心肌梗死后心功能。这是因为 SFRP2 可以活化骨形态形成蛋白 1 样基质金属蛋白酶，介导胶原合成和细胞外基质沉积，调节心肌组织重构。$SFRP2^{-/-}$小鼠心肌梗死后，胶原沉积和纤维化水平显著降低，心脏收缩功能改善。这些研究至少提示，无论 SFRP2 是否可能成为抑制心肌纤维化、改善心肌梗死后心功能的潜在药靶，但抑制心肌组织纤维化是改善心肌梗死后心功能的重要途径。我们最近的研究也证明了这一点：抗 TLR2 抗体可以通过改变炎症性质显著抑制左前降支结扎诱导的小鼠心梗后心肌纤维化，改善心脏功能，并显著改善心梗后小鼠生存。

（二）高血压心脏病

我国高血压病的发病率一直在增加，而且有明显的年轻化趋势。最近的研究证明，中度到重度的高血压病患者一般都有明显的左心室心肌肥厚和纤维化改变，其出现的时间比物理检查发现左心肥厚体征要早得多。长期压力过负荷既可以通过激活炎症反应也可能通过其他直接损伤心肌的机制引起心肌肥厚和纤维化，从而导致高血压心脏病。另一方面，现在的观点认为，持续的高血压也可以导致血管组织的肥厚和纤维化。高血压也是通过类似引起心肌肥厚和纤维化的机制引起血管组织肥厚和纤维化。血管壁的异常重构使阻力血管顺应性和弹性降低，既加重高血压病情，也使抗高血压药物治疗反应降低。

Olivotto 等提出，高血压引起的心肌肥厚性心肌病是一种由心肌代偿性增生和细胞增大以及心脏间质细胞增生和纤维化导致的疾病。Kwon 等利用磁共振成像技术研究显示心源性猝死患者通常伴随小冠状动脉壁内发育异常（small intramural coronary arteriole dysplasia，SICAD）与心肌纤维化。的确，血管紧张素Ⅱ受体 AT1 拮抗剂替米沙坦有效降低心血管并发症和心血管死亡的机制与其显著抑制心肌组织纤维化，而非抑制心肌肥厚或降低血压。我们最近也证实卡介苗（bacille calmette guerin，BCG）和小分子化合物 KNK437 能通过调节心肌组织局部炎症性质有效抑制腹主动脉缩窄所引起的高血压心肌肥厚和纤维化。

（三）心肌炎和扩张型心肌病

病毒性心肌炎是由多种嗜心肌性病毒（如柯萨奇病毒和腺病毒等）侵犯心脏，引起局灶性或弥漫性心肌间质炎性渗出和心肌纤维变性、溶解或坏死的疾病。越来越多的证据显示病毒性心肌炎和扩心病之间存在密切联系。有学者提出扩张型心肌病与病毒性心肌炎可能是同一疾病的不同发病阶段：在病毒性心肌炎发病早期，病毒的持续感染和大量复制一方面造成心肌细胞损伤，引起细胞溶解坏死，形成原发性的局部炎症反应，诱导心肌细胞内自身抗原的暴露与释放；另一方面树突细胞表面 TLRs 通过对病毒的识别并结合，可以促使树突细胞成熟并向 CD_4^+T 细胞呈递自身抗原使其活化，进而激活机体的获得性免疫系统效应器细胞，促使其产生促炎症细胞因子、白细胞黏附分子、化学趋化因子、生长因子和自身抗体等免疫效应分子，共同参与继发性炎症介导的组织损伤与修复，并最终导致组织进行性纤维化和心室重构，引起扩心病和心衰。我们研究发现，损伤相关分子模式分子 HMGB1 作为 TLR4 的配基在扩张型心肌病发生发展过程中发挥了重要作用，HMGB1 的抑制剂甘草酸有效的调节心脏局部免疫微环境，降低心肌细胞凋亡，改善阿霉素诱导的小鼠扩张型心肌病的纤维化病理状态，改善心脏功能并有效提高动物生存率。

（四）心律失常

快速性心律包括房颤和室颤，是临床上最常见也是最危险的心律失常，除单独发生外，常与多种急慢性心血管临床事件紧密相关（图 9-3-1）。

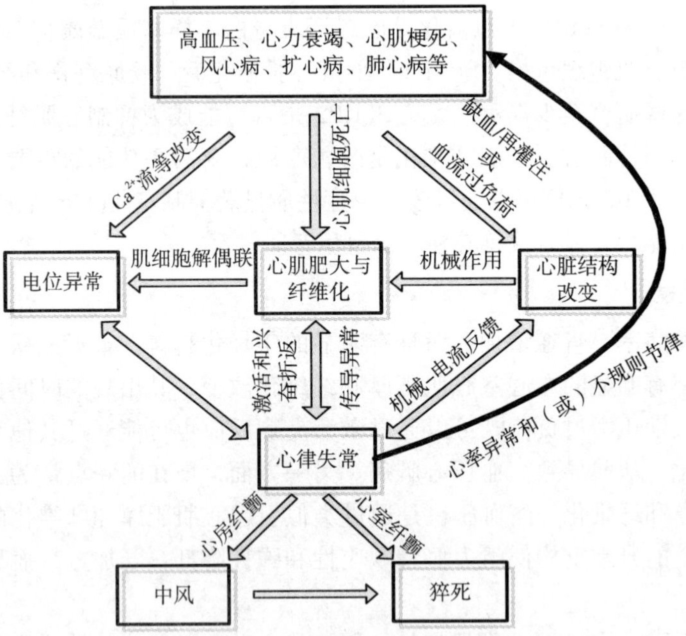

图 9-3-1 心肌肥厚/纤维化与心律失常密切相关

图注：多种急慢性心血管疾病均会引起心肌细胞电位异常和心脏结构改变，其中心肌肥厚/纤维化作为其核心病理改变是诱发心律失常继而导致卒中和猝死的重要原因；此外，心律失常往往也会加剧心肌肥厚/纤维化的进展，参与多种心血管疾病的发病

1. 房颤与心房纤维化　房颤是最常见的、有显著临床意义的心律失常，引起房颤的原发性疾病包括慢性心血管疾病如缺血性心脏病和高血压以及糖尿病。房颤患者可能有明显的临床症状需

要治疗，但也有相当一部分发病多年的房颤患者因没有症状而不自知。据流行病学调查，房颤是发病率很高的疾病，随着人口老龄化进展，其发病率仍在增加。据报道，美国目前有近300万房颤患者，25%的40岁以上欧美成年人会发生房颤，我国目前约有900万成年人患有房颤。脑卒中在我国是严重的公共健康问题，因为房颤是引起脑卒中的重要原因，控制房颤是预防脑卒中的重要途径。

心房肥厚和纤维化是房颤患者最常见最主要的组织病理学特征，有时甚至是唯一改变。研究表明，压力和容积过负荷以及衰老导致的心房纤维化是引起房颤的主要原因。房颤患者心肌组织临床活检或尸检均发现有明显心房纤维化，心房纤维化水平显著高于正常人群。最近的研究表明，容积或压力过负荷引起细胞外基质代谢失调、心房胶原沉积增加等是心房纤维化的主要原因。心房组织的这些病变可能也是房颤患者心律转复后窦性节律得以恢复而心房收缩力迟迟不能恢复的原因。对房颤犬模型的研究表明，多种原因导致的心房纤维化可引起传导异常而导致房颤；心房快速起搏可以造成细胞外基质蓄积，提示房颤也能促进心房纤维化，形成心房纤维化-房颤的恶性循环。

2. 室颤与心肌纤维化 我国每年至少有50万的成年人发生猝死。根据国内相关心血管研究机构报道，我国心脏骤停的及时救活率只有1%，猝死已经成为严重威胁人们生命的杀手。心动过速型心律失常和室颤是导致心源性猝死的主要原因。最近的临床研究证明，由室性心动过速引起心室纤颤而导致的心源性猝死是由心室纤维化病变所致。177例心肌肥厚且有高度室颤危险的患者的心血管磁共振检查结果表明，所有患者均发生显著的心肌组织纤维化改变，提示心肌肥厚与纤维化可大大提高室颤易患性。心梗后心肌缺血再灌注伴随瘢痕组织延伸和左心室功能损伤，后者可能导致持续的室性心动过速或心室纤颤，并最终导致心源性猝死。因此，预防和逆转心肌纤维化是防治心脑血管疾病、降低心血管病致残和致死的新途径。

（五）慢性心衰

慢性充血性心力衰竭不仅是许多心血管疾病的末期表现，也是许多慢性病如慢性肺病或慢性肾病的并发症。据最近的流行病学研究证明，1/5的成年人会在其一生中罹患慢性充血性心力衰竭。慢性心衰是以心肌细胞损失为特征的多种心血管疾病的严重阶段，五年存活率与肿瘤相似。心力衰竭的主要病因可以分为缺血性和非缺血性两类，分别以心肌梗死和高血压心脏病为典型代表。虽然两类疾病均可导致心功能丧失，但两类疾病发病机制不同，导致心力衰竭的分子细胞生物学机制也有很大区别。但究其共同表现，均为心室过负荷——心肌细胞数量及质量变化——心室重构及纤维化——心室功能低下或丧失。慢性充血性心力衰竭发病机制非常复杂，除有些原发病如前述的锥虫病本身引起心肌损伤、心肌肥厚和纤维化导致心衰外，长期的容积或压力过负荷即是直接导致心肌肥厚和纤维化直至心衰的主要原因。持续容积或压力过负荷可引起神经内分泌失调、心脏组织炎性细胞浸润、细胞因子分泌增加，氧化应激活性升高引发的心脏慢性炎症反应等复杂因素。持续的慢性炎症反应和氧化应激反应损伤心脏组织，引起细胞凋亡和坏死，大量细胞外基质取代死亡的实质细胞，发生修复性纤维化和心脏结构异常重构，最后发展并促进慢性心衰。上节已经讨论，许多慢性心衰患者及慢性心衰动物模型的心脏和血管发生显著的纤维化和异常重构。ACEI、血管紧张素AT1受体拮抗剂和醛固酮抑制剂既可控制慢性心衰的症状，又降低心衰患者死亡率的作用与其抑制心血管组织异常重构，逆转心血管组织心肌纤维化有关。

心室重构在心衰进程中发挥重要作用，由于金属蛋白酶组织抑制剂（tissue inhibitor of metalloproteinases，TIMPs）-基质金属蛋白酶（matrix metalloproteinases，MMPs）的失衡，MMPs大量表达，诱使心室扩张、重构。细胞外基质和胶原过度沉积导致心肌局部组织纤维化，进而影响心脏功能。内皮缩血管肽-1可以诱导血管平滑肌收缩和细胞增殖及心室与血管纤维化，是多种神经激素类因子的强化因子。脑钠尿肽随着年龄的增长，其水平逐渐升高，研究表明其与老年性心肌纤维化和肾功能不全密切相关。可见，MMPs、内皮缩血管肽-1、脑钠尿肽等纤维化相关重要因子，也是心力衰竭重要的生物学标志。中药复方 CFX 通过调节病灶局部免疫微环境，改变炎症性质，能够有效地改善心肌组织纤维化，恢复心脏功能，大大提高阿霉素诱导的慢性心衰小鼠生存率。

第四节　心血管组织再生与心肌再生治疗

一、干细胞治疗疾病的结果令人兴奋

目前国内外已开展了各种非血液干细胞的干细胞临床治疗实验。治疗针对的疾病谱也在逐渐扩大。最常使用的是成体干细胞、胚胎干细胞和体外诱导的多能干细胞（iPS）。胚胎干细胞的优点是获得相对容易，与胚胎干细胞不同，iPS 细胞采自患者自身的成体细胞，因此不存在遗传学差异。研究已经证明 iPS 细胞在体内具有分化成任何细胞的潜力。因此，使用 iPS 细胞能够治疗多种疾病。此外，制备 iPS 细胞的技术已经成熟。例如，最近有报道，日本学者正在准备使用 iPS 细胞治疗第一例人类黄斑变性——一种世界公认最难治的视网膜神经色素上皮细胞退行性疾病。研究人员将采集的患者皮肤细胞转化为 iPS 细胞，然后将这些细胞诱导为视网膜色素上皮细胞，通过在小玻片上培养后就可移植给该患者。一般认为，要获得 iPS 细胞治疗的临床成功，首先要考虑的是治疗效果，其次要考虑安全性。例如，免疫排斥反应、iPS 细胞转变为肿瘤的可能性以及 iPS 细胞是否存在基因突变等都需要认真考虑。因此，根据国际干细胞研究学会制定的《干细胞临床转化指南》，研究人员在使用干细胞治疗患者前必须提供全面的安全性检测报告。iPS 细胞治疗心血管病的临床研究也已经获得了初步结果。

二、心血管组织纤维化与心肌再生治疗

Bergmann 等的研究为人类心肌细胞再生提供了重要证据。他们的研究证明，心脏具有可塑性，心脏的可塑性大都与心肌细胞损失有关。治疗心肌细胞损失的较好方法是心脏移植，但心脏移植供体来源受限，手术风险极高，而且术后常有排异反应。近年，人们逐渐将心肌再生的希望寄托在干细胞。自 1957 年 Thomas 等在《新英格兰医学杂志》中第一次报道静脉输入骨髓后放化疗治疗癌症后，干细胞已经广泛用于再生医学、并已成为治疗某些遗传疾病、癌症、贫血等的常规治疗选择。干细胞技术的发展与临床应用已经日趋成熟。利用异体或自体骨髓来源干细胞采用心肌注射等方式进行干细胞移植，已在缺血性心血管疾病，尤其是心肌梗死后心肌再生和功能恢复上取得了一系列的进展。

临床和实验研究发现，机体内心脏原位干细胞以及骨髓衍生的多种造血干细胞在心肌组织损伤时补充和修复效率低下导致心肌修复与再生困难，其原因主要是心肌组织损伤后局部免疫微环境的改变不利于干细胞参与心肌再生。炎症、组织纤维化和血管新生不足被认为是心肌再生的三大障碍（图 9-4-1）。

炎症在维持机体稳态的过程中发挥非常关键的作用，是机体防御内外致病原引起组织损伤的主要机制。此外，炎症还参与了血管新生、组织修复和再生等过程。炎症的性质、反应强度及持续时间决定组织损伤修复的结局：强烈的炎症反应导致组织损伤；而短暂、适度的炎症反应有利于组织损伤的修复和再生；慢性、抑制型的炎症反应则可能导致组织纤维化和异常重构。纤维化形成过程中产生的细胞损伤同样会加剧炎症的进行，进一步抑制心肌再生与血管新生。慢性炎症、纤维化、血管再生不足相互影响共同抑制了原位心肌干细胞的分化、增殖与趋化作用，减弱了骨髓来源干细

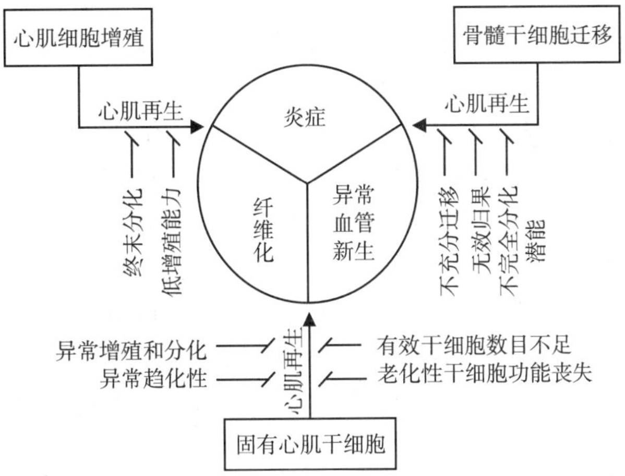

图 9-4-1　心肌再生的三大屏障

图注：炎症、纤维化和血管新生不足是心肌再生的三大障碍，它们之间相互联系形成病理性微环境，抑制心肌固有干细胞的活性，阻碍髓源、外周干细胞的募集与活化，影响心肌细胞的增殖，从而阻碍心肌再生

胞的迁移、募集及多能性。心肌组织损伤与再生修复的失衡，会造成心肌组织损伤不断加剧，最终导致器质性心血管疾病。

的确，心血管组织纤维化是多种心血管疾病导致的心血管组织慢性炎症的终末结构性病理改变，心肌细胞数量及质量的变化是心血管疾病是否持续恶化或能否治愈的关键环节。但是，已经产生纤维化病变的心血管组织局部，大量的成纤维细胞募集与活化，细胞外基质被大量胶原物质替代，使得自身对损伤细胞的补充及对低能细胞的更新活化这一本身就较为平和的过程变得愈加困难。故而，纤维化作为影响自体修复过程的重大障碍必须要首先控制，使用抗纤维化治疗手段，抑制心血管组织纤维化的发生发展，以便为进一步的干细胞治疗方式提供必要条件。

三、干细胞通过调节微环境促进心肌再生新途径

当前，以干细胞治疗方式治疗心血管疾病，主要通过外源性细胞输入同种异体胚胎干细胞衍生心肌细胞或活化内源性潜力细胞，如自体骨骼肌细胞、自体骨髓祖细胞、自体原位心肌祖细胞等。而值得注意的是，心脏结构的复杂性决定了损伤后缺失或改变的绝不是单一的某一种细胞，而是相互密切依存的多种细胞，所以，外源性单一的输入某种细胞是有局限性的。除法律、伦理、宗教等社会因素外，干细胞移植疗法仍面临很多技术问题，如异体细胞的排异反应、心肌注射加剧急性心肌梗死、心肌损伤等。另外，向载脂蛋白 E（apolipoprotein E，apoE）基因敲除的小鼠细胞中移植内皮祖细胞，会造成主动脉瓣斑块形成。由于胚胎干细胞具有分化成几乎所有细胞类型的能力，干细胞移植在某些情况下会导致肿瘤发生。

干细胞本身具有突破组织再生三大障碍的潜力（图 9-4-1）。组织损伤后，原位干细胞首先被活化参与损伤修复。当这些干细胞耗尽时，外周干细胞作为后备被募集受损部位参与组织修复。自分泌、旁分泌是干细胞突破三大障碍参与组织再生的重要机制。成熟干细胞通过自分泌尤其是旁分泌作用，释放多种可溶性细胞因子，作用于心肌细胞、内皮细胞、平滑肌细胞、成纤维细胞以及心肌原位干细胞等，产生诸如心肌再生、血管新生、心脏代谢和收缩力调节以及心脏重构等多方面作用

（图 9-4-2）。在适宜的组织免疫微环境中，干细胞具有修复慢性肺疾病、肺间质纤维化等造成的肺组织损伤的潜力。但特定局部微环境也可以诱导干细胞分化为纤维细胞，从而加重组织纤维化。由于心肌组织本身终末性分化的特殊性，心肌组织局部干细胞活化能力较弱，加之损伤造成的不利微环境，干细胞本身难以突破三大障碍，进行心肌修复，恢复心脏功能。可见，组织局部免疫微环境性质在干细胞活化和参与心肌修复与心肌再生过程中起到决定性作用。通过调节组织免疫微环境性质，增强干细胞活化与募集，帮助干细胞突破三大障碍，对组织再生和功能恢复具有重要意义。此外，通过以药物干预为主的方式，调节损伤组织局部免疫微环境和抑制组织纤维化，促进自体干细胞募集活化，是一种稳妥有效的治疗方式。Napoli 等的发现，甲状旁腺素作为一种促血管生成因子，调节干细胞微环境，促进微血管生成，降低纤维化和细胞凋亡，降低氧化应激，增强干细胞治疗的效果。另外，在心肌梗死大鼠模型中，SFRP2 可以抑制 Wnt 信号，增强注射入心肌的干细胞的存活能力，抑制心肌细胞凋亡。的确，SFRP2 是间充质干细胞旁分泌释放的重要因子之一，在干细胞小龛中发挥重要作用。

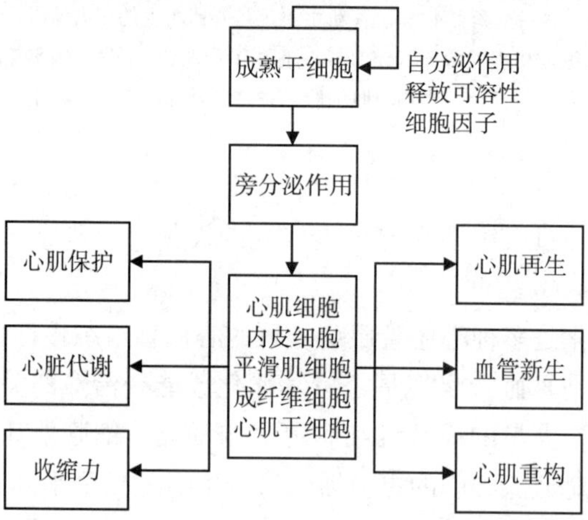

图 9-4-2　成熟干细胞通过自分泌、旁分泌机制参与心肌再生

图注：成熟干细胞受到环境刺激后，在特定微环境中，通过自分泌、旁分泌机制释放具有生物活性的因子，作用于心肌细胞、内皮细胞、心肌干细胞等多种细胞，发挥组织保护、修复、再生等功能

四、心肌再生治疗的展望

通过促进心肌再生达到持续恢复心功能是慢性心血管疾病治疗的重要目标。干细胞通过自分泌或旁分泌机制与其微环境相互作用，产生心肌保护、心肌再生、心脏代谢、血管新生、心肌重构等多种作用，但心肌再生必须克服炎症、纤维化和血管新生不足三大障碍。心血管异常重构和心肌纤维化是多种心血管疾病的病理基础。深入研究炎症、纤维化与人干细胞性质，探讨调节干细胞再生功能和组织损伤修复的机制，对利用干细胞组织器官再生功能、治疗慢性损伤性疾病具有重要意义。

利用化学生物学方法发现能与干细胞相互作用并调节干细胞再生功能的小分子化合物或生物制剂是当前再生医学研究的重点领域。通过使用抗纤维化药物达到促心肌再生可能是治疗慢性心血管疾病的重要途径。例如，松弛素-1（Relaxin-1）基因缺失小鼠易发生自发性心肌纤维化。同时，在多种啮齿类动物心肌纤维化模型中，松弛素短肽可以逆转心肌纤维化。在外科手术造成的心梗模型中，松弛素治疗能够有效抑制瘢痕形成。更有研究表明，猪及大鼠慢性心肌缺血模型中，松弛素可以降低缺血区转入细胞的凋亡并促进微血管新生。体外研究也表明，松弛素能够促进新生心肌细胞偶合、分化及功能成熟。因此，松弛素因其有抗纤维化及活化新生心肌细胞的作用被认为是促进和提升缺血性心脏病后，以干细胞为基础的心肌再生治疗效果的潜力药物。我们实验室的研究也发现，中药复方和中和性抗体等生物制剂在治疗以纤维增生为主要病理改变的慢性心血管疾病中具有独特的作用和广阔前景。

（胡卓伟　张晓伟）

参考文献

1. Zakrzewski JL, van den Brink MR, Hubbell JA. Overcoming immunological barriers in regenerative medicine. Nat Biotechnol, 2014, 32 (8): 786-794.
2. Heusch G, Libby P, Gersh B, et al. Cardiovascular remodelling in coronary artery disease and heart failure. Lancet, 2014, 383 (9932): 1933-1943.
3. Heidt T, Sager HB, Courties G, et al. Chronic variable stress activates hematopoietic stem cells. Nat Med, 2014, 20 (7): 754-758.
4. Dimmeler S, Ding S, Rando TA, et al. Translational strategies and challenges in regenerative medicine. Nat Med, 2014, 20 (8): 814-821.
5. Bourzac K. Biology: Three known unknowns. Nature, 2014, 509 (7502): S69-71.
6. Hypertension: an urgent need for global control and prevention. Lancet, 2014, 383 (9932): 1861.
7. Tabas I, Glass CK. Anti-inflammatory therapy in chronic disease: challenges and opportunities. Science, 2013, 339 (6116): 166-172.
8. Swirski FK, Nahrendorf M. Leukocyte behavior in atherosclerosis, myocardial infarction and heart failure. Science, 2013, 339 (6116): 161-166.
9. Neelakantan S. Psychology: Mind over myocardium. Nature, 2013, 493 (7434): S16-17.
10. Mueller K. Inflammation. Inflammation's yin-yang. Introduction. Science, 2013, 339 (6116): 155.
11. Foulquier S, Steckelings UM, Unger T. Perspective: A tale of two receptors. Nature, 2013, 493 (7434): S9.
12. Zhang S, Liu X, Bawa-Khalfe T, et al. Identification of the molecular basis of doxorubicin-induced cardiotoxicity. Nat Med, 2012, 18 (11): 1639-1642.
13. Shiba Y, Fernandes S, Zhu WZ, et al. Human ES-cell-derived cardiomyocytes electrically couple and suppress arrhythmias in injured hearts. Nature, 2012, 489 (7415): 322-325.
14. Lee G, Sanders P, Kalman JM. Catheter ablation of atrial arrhythmias: state of the art. Lancet, 2012, 380 (9852): 1509-1519.
15. John RM, Tedrow UB, Koplan BA, et al. Ventricular arrhythmias and sudden cardiac death. Lancet, 2012, 380 (9852): 1520-1529.
16. Smart N, Bollini S, Dube KN, et al. De novo cardiomyocytes from within the activated adult heart after injury. Nature, 2011, 474 (7353): 640-644.
17. Heineke J, Molkentin JD. Regulation of cardiac hypertrophy by intracellular signalling pathways. Nat Rev Mol Cell Biol, 2006, 7 (8): 589-600.
18. Liu YY, Cai WF, Yang HZ, et al. Bacillus Calmette-Guerin and TLR4 agonist prevent cardiovascular hypertrophy and fibrosis by regulating immune microenvironment. J Immunol, 2008, 180 (11): 7349-7357.
19. Burstein B, Nattel S. Atrial fibrosis: mechanisms and clinical relevance in atrial fibrillation. J Am Coll Cardiol, 2008, 51 (8): 802-809.

20. 胡卓伟. 组织纤维化疾病的免疫生物学机制. 见：牛建昭，贲长恩. 器官纤维化基础及中医药防治. 北京：人民卫生出版社，2008：171-195.
21. Yacoub S，Kotit S，Mocumbi AO，et al. Neglected diseases in cardiology：a call for urgent action. Nat Clin Pract Cardiovasc Med，2008，5（4）：176-177.
22. Gnecchi M，Zhang Z，Ni A，et al. Paracrine mechanisms in adult stem cell signaling and therapy. Circ Res，2008，103（11）：1204-1219.

第十章　血管及血压调节的分子机制及药物应用

机体血压调节受神经、体液和内分泌等多因素和系统的影响，是血管结构和功能的最终反映。先天免疫系统介导内外致病原引起血管组织慢性炎症是慢性血管病变常见的基本病理改变，也是血管组织重构的始动因素，被认为在高血压的发病过程中发挥关键作用。各种损伤因素引起的炎症反应启动了血管组织损伤修复过程，而持续存在的损伤刺激则引起组织过度修复，并最终导致血管组织重构参与血压异常调节和高血压的发生和发展。高血压的短期治疗目标是控制血压来缓解病情，而长期治疗目标应该是限制血管组织重构，逆转多种不利因素引起的血管组织损伤及重构来改善临床预后和降低死亡率。

第一节　概　　述

一、血管组织的生理学特点

血管系统（vascular system）由动脉、静脉和毛细血管共同组成，向机体各种组织和器官快速且有效运输血液并进行物质交换。血管的形态和组织结构存在差异造成各类血管功能的不同。从生理学功能的角度可以将众多血管分为：弹性贮器血管、分配血管、毛细血管前阻力血管、交换血管、毛细血管后阻力血管、容量血管和短路血管。

弹性贮器血管、分配血管和毛细血管前阻力血管具有动脉血管的各种特点，动脉血管血流速度较快，管壁较厚，能承受较大的压力，血流量和血管阻力是评价其功能的主要指标。弹性贮器血管壁因弹性纤维较多，有较大的弹性，心室射血时管壁扩张，心室舒张时管壁收缩，促使血液持续向前流动；分配血管和毛细血管前阻力血管的平滑肌较丰富，受神经体液调节出现收缩或扩张，从而改变管腔和大小，影响局部血流阻力。交换血管又称真毛细血管，是极细微的血管，管径一般为5~10μm。毛细血管壁薄，血流很慢，通透性大，主要负责血液与各个器官血管外组织液的物质交换；毛细血管后阻力血管和容量血管属于静脉血管的范畴，管壁薄，平滑肌和弹性纤维均较少，收缩性和弹性较小，是引导并输送血液返回心脏的血管。

弹性贮器血管是指直接与心脏相连的主动脉和肺动脉主干及其大分支，这类血管的管径大、管壁厚，富含弹性纤维，有较好的顺应性和弹性。心室射血时主动脉压升高，推动动脉血液向各器官或组织流动，同时主动脉会出现扩张，使贮存在其中的血容量增大。可以说心室射出的血液在射血期内一部分进入外周，另一部分则被贮存在大动脉内，起到一定的缓冲作用。主动脉瓣闭合后，大动脉管壁发生弹性回缩，将射血期贮存的血液继续向外周输送。大动脉的这种功能称为弹性贮器作用。分配血管是指从弹性贮器血管以后到分支为小动脉前的动脉血管，负责将血液输送至各器官组织。

毛细血管前阻力血管由小动脉和微动脉组成，管径为10~300μm，对血流的阻力较大，血压落差大。因这类动脉的管壁含有较多的平滑肌，所以其舒缩活动可使血管管径发生明显变化，从而影响对血流的阻力和各器官组织的血流量。交换血管又称真毛细血管，其分布于全身各组织器官，血流缓慢，仅由单层内皮细胞构成，故管壁薄且通透性高。因此，交换血管通路是血液与组织进行物质交换的场所，故又称为营养通路。在人体安静状态下，交换血管网大约只有1/3处于开放状态，运动或情绪波动较大时，交换血管开放数量会增加，以加快血液和组织之间的物质交换。毛细血管后阻力血管即微静脉，管径较小，对血流有一定的阻力。它们的舒缩程度可影响毛细血管压及体液在血管和组织间隙的分配情况。

容量血管一般指静脉，因为其数量较多，口径大，管壁薄，故其容量较大，而且顺应性较大，即较小的压力改变就可引起较大的容积变化。机体在安静状态下，循环血量的60%~70%贮存在静脉中，故静脉在血管系统中起着血液贮存库的作用。

机体内还有一些小动脉和静脉之间并不经过毛细血管网的直接连接血管，称为短路血管，短路血管在手指、足趾、耳郭等处的皮肤中分布较多，主要参与对体温的调节。

二、诱发血管疾病的危险因素及常见血管病变

血管疾病（vascular disease）是指血管组织发生变性、狭窄或阻断引起循环障碍的一类动脉、静脉和（或）毛细血管病变。从病理学改变的角度常常将诱发血管疾病的因素归结为以下几类原因。

1. 血管壁因病变导致血管重构，引起弹性减弱且脆性增加，在长期承受压力作用下出现扩张，产生血管瘤样病变，甚至造成破裂而出血，如腹主动脉瘤等。

2. 病变使管壁增厚、管腔狭窄甚至完全闭塞，血流缓慢，继而发生组织器官或肢体的缺血以至坏死，如动脉粥样硬化等。

3. 血管内膜损伤后诱发血管出现凝血斑块，血栓形成，继发组织或器官缺血；血栓脱落后又可阻塞远端毛细血管。血管血栓常引起血管炎症，最终导致血管狭窄和堵塞。

由于血管系统负责向全身器官和组织运输氧气和营养物质、清除代谢产物和维持体液平衡，因此血管病变往往会引起全身各器官或多个器官的功能障碍。严重的血管病变是器官衰竭、致残，甚至死亡的主要原因。常见的血管疾病主要包括退行性血管病变、炎症性血管疾病、损伤性血管疾病和血管瘤等。

动脉粥样硬化是最为常见的退行性血管病变。其特点是顺应性和弹性减弱、动脉管壁增厚重构并发生管腔缩小，发病早期动脉内膜会出现脂质和复合糖类积聚，进而引起纤维组织增生及钙质沉着，并有动脉中层的逐渐蜕变和钙化，病变常累及大、中型弹性动脉，一旦阻塞动脉腔，则该动脉所供应的组织器官将缺血甚至坏死，故其临床表现主要以受累器官的病征为主。高血压是影响动脉粥样硬化发病的重要因素，血压升高会致使血液对动脉血管内膜剪切力增加，导致内膜受损、管壁增厚，加速胆固醇和脂质沉积，以及动脉粥样斑块的形成和动脉壁的进一步狭窄，引起继发性高血压。

炎症性血管病是一类累及动脉、静脉或毛细血管炎症的血管病变总称，包括感染性动脉炎、巨细胞性动脉炎、梅毒性动脉炎、风湿性动脉炎、血栓闭塞性脉管炎等。因受累血管的大小、类型、部位、病理等差异而导致其临床表现各不相同。炎症性血管病的发生多与感染原或自身抗原等免疫异常引起的炎性反应有关，表现为内皮功能障碍、血管壁及血管周围炎性细胞浸润，炎性因子分泌增多、血管弹力层破坏，血管出现节段性坏死等。

创伤、损伤性血管疾病是指由直接或间接外力破坏血管，引起的开放性或闭合性血管损伤。工伤、交通意外、医源性血管插管和血管造影等均会引起对血管的直接损伤；而糖尿病、高血脂或高血压等则会造成对血管的间接损伤。对于机械性破坏引起的血管损伤，机体会通过启动修复机制对损伤的血管进行修复，这种损伤常常是一过性的；而对于糖尿病或高血脂等原因引起的继发性血管

损伤，往往因为损伤源的持续存在和刺激，血管组织会出现过度修复，表现为血管组织纤维化和动脉硬化。

动脉瘤的定义指血管持续性扩张达到或超过正常血管直径50%。对于血管扩张小于初始直径50%只能被称为是血管膨胀。对于腹主动脉，当动脉直径达到5cm或者半年扩张超过0.5cm，就可以达到临床诊断标准。动脉瘤的发展和破裂一直被认为是一种简单的物理过程，当动脉无法承受循环所带来的血流动力学压力血管即发生破裂。流行病学调查显示，动脉瘤的发生与年龄、性别、吸烟、动脉粥样硬化、高血压以及基因等因素相关，而且不同的因素对疾病的发生发展显示出不同的影响。

三、慢性炎症引起血管组织重构是血管功能失调的结构基础

有证据表明，在动脉粥样硬化、腹主动脉瘤、炎症性血管病以及高血压或糖尿病引起的血管并发症的发生和发展过程中，慢性炎症发挥关键作用，是慢性血管病变常见的基本病理改变，也被认为是血管组织纤维化的始动因素。损伤引起的炎症反应启动了组织损伤修复过程，而持续存在的损伤刺激所导致的过度修复，会引发纤维化，并最终导致血管组织重构。血管疾病的短期治疗目标是改善临床症状来缓解病情，而长期治疗目标应该是限制血管组织重构，逆转多种不利因素引起的靶器官损伤及纤维化来改善临床预后和降低死亡率。

（一）慢性炎症参与动脉粥样硬化的发病

动脉粥样硬化是导致心脑血管疾病的首要病理基础，而血管内膜损伤是动脉粥样硬化发生的起始部位。位于血管分支或弯曲处的内皮细胞因血流动力学的变化倾向于表达编码黏附分子和炎性因子的基因，另外其不规则形态使血管内膜对大分子蛋白的通透性增加，从而成为粥样斑块的好发部位。高脂血症时循环中低密度脂蛋白（low-density lipoprotein，LDL）水平升高，这些好发部位对LDL的转运和贮留增强，使LDL大量堆积于内膜下间隙，发生氧化、脂解、聚合等修饰反应。具有免疫原性的修饰产物激活内皮细胞，产生黏附分子如血管细胞黏附分子-1（vascular cell adhesion molecule，VCAM-1）、P-选择素、E-选择素等，趋化因子如巨噬细胞趋化蛋白-1（macrophage chemoattractant protein，MCP-1）等，将循环中的淋巴细胞募集到局部，启动血管炎症反应。单核细胞定居于血管内膜下即向巨噬细胞分化。巨噬细胞高表达模式识别受体，包括清道夫受体、Toll样受体等，识别并大量吞噬氧化修饰型低密度脂蛋白（oxidized low-density lipoprotein，ox-LDL），形成负荷脂质的泡沫细胞，与脂质一起沉积在血管内膜表面形成脂质条纹。同时，ox-LDL还可以通过激活模式识别受体诱导促炎细胞因子表达。被抗原提呈细胞（antigen present cell，APC）活化的T细胞也参与了局部炎症反应。

成熟的动脉粥样硬化斑块包括坏死核心、氧化修饰的脂质、平滑肌细胞（smooth muscle cell，SMC）、内皮细胞、淋巴细胞和泡沫细胞。这些特征也反映了除血管系统、代谢系统和免疫系统均参与疾病进程。在活化巨噬细胞、T细胞分泌的肿瘤生长因子（tumor growth factor-β1，TGF-β1）、肿瘤坏死因子（tumor necrosis factor，TNF）、血小板衍生的生长因子（platelet-derived growth factor，PDGF）等细胞因子和生长因子刺激下，位于血管中膜的平滑肌细胞增殖并向斑块表面迁移，同时合成大量细胞外基质，主要是Ⅰ型、Ⅲ型胶原，形成纤维帽将浸润的淋巴细胞及泡沫细胞、脂质成分包裹其中。大量SMC失去收缩功能，不仅可以吞噬脂质成为泡沫细胞，在泡沫化过程中还分泌大量基质金属蛋白酶（metalloproteinases，MMPs），包括MMP-2、MMP-9降解细胞外基质（extracellular matrix，ECM）；同时其分泌的多种细胞因子调节自身和其他细胞MMPs的分泌，进一步促进SMC迁移到内膜，致血管内膜增厚，管腔丢失。另外，高半胱氨酸、Ⅱ型血管紧张素等因素也能刺激SMC迁移和增殖。同时，斑块内的炎症细胞分泌血管内皮生长因子（vascular endothelial growth factor，VEGF）等生长因子促进血管生成，这些新生血管可以为斑块内细胞提供氧分，但这种不成熟的微血

管也为将来的病变埋下隐患。虽然纤维帽能将病灶局部与血液循环隔离，但其 ECM 成分加剧了对脂蛋白的贮留，使炎症刺激持续不断。随着慢性炎症的发展，泡沫细胞坏死崩解，斑块内部形成富含脂质、细胞碎片的坏死核心。坏死核心的形成可能大量募集炎症细胞，导致新一轮的急性炎症反应，造成斑块破裂，血栓形成。

（二）慢性炎症参与腹主动脉瘤的发病

腹主动脉瘤是多因素参与的复杂病理生理过程，参与的因素可能包括感染、动脉粥样硬化、蛋白水解酶活性增加、胶原及微纤维蛋白基因方面调节缺陷、机械压力以及氧化应激等。事实上，多种性质不同的内外源性致病因素最终都导致血管损伤反应，引发血管慢性炎症以及恶性重构发生。炎症在动脉瘤的形成、发展以及最终破裂中扮演重要的角色。

最新的研究证实，不仅先天免疫而且获得性免疫都参与动脉瘤的发生发展。多种损伤因素诱发的炎症反应，最终激活 T 淋巴细胞和 B 淋巴细胞，导致细胞免疫以及体液免疫发生，而且有研究显示免疫功能失衡导致的自身免疫反应也参与动脉瘤的发展。炎症是机体先天性免疫系统和获得性免疫系统共同应对内外源性组织损伤的反应，其反应程度及持续时间决定组织损伤修复的结局。由于参与腹主动脉瘤发生发展的内外致病因素性质、强度、持续时间等的不同，介导炎症反应的模式识别受体（pattern-recognition receptors，PRRs）不同，从而刺激不同性质的炎症反应。因此确认引发先天免疫反应的内外致病因素的性质和获得性免疫反应极化方向，最终决定参与腹主动脉瘤发生发展炎症的性质，也决定了组织损伤修复的结局。理解炎症性质的不同对于理解腹主动脉瘤的免疫生物学机制具有关键的意义。

腹主动脉瘤与动脉粥样硬化、血管壁降解、血管新生、血管平滑肌细胞减少以及主要位于外层血管壁的炎性浸润有关。慢性炎性浸润主要包括巨噬细胞、淋巴细胞和浆细胞。最为主要的细胞是表达 IL-4、IL-5、IL-8 和 IL-10 等 Th2 细胞因子以及 TNF-α 的 CD_3^+ 淋巴细胞，分泌的细胞因子可以调节局部的免疫反应。同时这些细胞还分泌 IFN-γ 以及 CD_{40}配基来刺激环境中的细胞产生能够降解细胞外基质的基质金属蛋白酶和半胱氨酸蛋白酶。这些因素都参与动脉瘤动态而复杂的组织重构过程。

四、血管重构参与高血压的发生和发展

高血压是世界最常见的慢性心血管疾病，全球累计患者超过 10 亿。继发于高血压的并发症如脑卒中、心脏衰竭和肾脏疾病是造成高血压患者发病率和死亡率居高不下的主要原因。血管是高血压的直接受累靶器官，血压升高时全身血管阻力增加，提示血管收缩是高血压发病的首要原因。

高血压是血管重构为基本病理改变的全身性系统疾病。高血压的慢性发病过程中动脉血压持续升高，造成血流动力学异常改变，引起血管壁张力和血流速度变化，进而促进血管壁厚度及血管内径发生改变，最终导致血管重构（vascular remodeling）。

高血压引起血管重构的主要原因包括：①血管壁受到的血流剪切力异常增加，引起动脉中层弹力纤维断裂；②血管壁张力增加，促使血管平滑肌细胞从收缩性转化为合成型，通过平滑肌细胞的信号传递系统激活有丝分裂蛋白激酶（MAPK），促使平滑肌细胞增殖和蛋白质合成，引起管壁增厚；③血流剪切力的改变激活血管平滑肌细胞、成纤维细胞和内皮细胞产生大量的多种因子参与血管重构。

从 20 世纪 70 年代中期开始，血管生物力学研究逐渐揭示：高血压引起的血流速度变化，会导致其对血管壁的剪切力发生改变，而这一过程是血管平滑肌细胞、成纤维细胞和内皮细胞依赖性的，上述细胞通过自分泌、旁分泌等多种方式产生多种非结构性分子（如血管活性因子、血管生长因子、细胞因子、蛋白酶、凝血因子等）和结构性分子（如纤连蛋白、弹性蛋白、胶原、蛋白聚糖等）参与血管的重构以，应对异常血流动力学改变。

高血压引起的血管重构的典型特征为中层增厚、内径减小，即血管壁厚度与血管内径比值增加。涉及到各类血管，具体病理改变为：①大动脉血管内径、外径均出现扩张，管壁发生纤维化及硬化，进而引起血管壁弹性下降，对血液的输送和血压的缓冲作用发生障碍；②小动脉内、外膜增厚，壁腔比值增加，血管平滑肌细胞发生增殖或重排，血管收缩力增强，外周阻力增高；③毛细血管密度减少，出现灌流障碍，正常的营养物质与代谢物质交换受损。

高血压患者全身多处组织器官会出现血管重构，血管组织重构往往在血压得到控制后持续存在，这也是引起高血压伴发的心、脑、肾损伤无法有效得到改善的主要原因。因此有学者认为血管重构既是高血压的结果，也是进一步加重高血压的原因。

血管重构是一个动态过程，涉及血管平滑肌细胞、内皮细胞等的增殖、凋亡和迁移以及基质成分合成与降解；血管重构又是血管应对血压改变做出的动态应答过程，包括细胞对信号分子的感受、转导以及调节因子的合成、释放。近年来，血管重构成为高血压分子生物学研究的重点，对其研究的深入促使人们认识到血管本身的结构和功能的改变在高血压发病中的重要作用，也为抗高血压药物的研发提供了新的靶点和理论基础。

第二节　神经-体液-代谢失调介导血管功能异常参与高血压发病

一、外周神经系统对血管的异常调控参与高血压发病

交感神经激活对外周血管的异常调节是引起高血压的重要原因。高血压的发病初期，交感神经兴奋一方面激活心脏β受体，引起心肌收缩力加强，心排出量增加，心率加快；另一方面亦可激活血管α受体，促进小动脉收缩，外周阻力增加，导致动脉压升高。同时，外周交感神经兴奋会进一步释放去甲肾上腺素（NE），引起血管收缩及外周阻力增强，导致血压进一步升高。随着血压持续升高，血管重构会导致交感神经对血管组织的调节作用失控，表现为血管平滑肌细胞增生，血管壁增厚，管腔狭窄，外周阻力持续升高。另外，交感神经兴奋会引起肾动脉血管收缩、肥厚，进而造成肾血流量和滤过率降低，正反馈性的分泌肾素，引起肾素-血管紧张素-醛固酮系统活性增强，加重高血压的发病。

多数血管的交感神经分布在血管外膜的平滑肌组织，兴奋时首先使中膜外层的平滑肌细胞兴奋，然后通过低电阻电偶联方式使内层的平滑肌兴奋。交感神经释放NE可与血管平滑肌的α肾上腺素能受体结合使血管收缩，与β肾上腺素能受体结合引起血管舒张。通常交感末梢释放的NE与α受体结合的能力强于与β受体的结合力，因此通常产生缩血管效应。

交感神经异常激活与高血压的发病密切相关，而交感神经异常分布会决定交感神经的活性变化。酪氨酸羟化酶（TH）是儿茶酚胺合成的限速酶，其蛋白表达水平被认为是交感神经活性改变的标志物，免疫组化染色发现高血压患者和自发性高血压大鼠（SHR）血管组织TH表达出现明显异常分布，提示交感神经异常分布参与高血压的发病。研究人员发现SHR肾脏、膀胱、血管平滑肌以及脑组织中具有较高密度的交感神经，分别参与血压升高引起的过度排尿、外周血管阻力的增加和中枢血流的调节。

交感神经和副交感神经还参与对部分器官的血管平滑肌舒张功能的调节。交感舒血管神经主要分布在骨骼肌的微动脉、冠状动脉以及面颊皮肤血管参与机体的应激反应，其末梢会释放乙酰胆碱（ACh）并与血管平滑肌细胞膜上的M型受体结合，产生舒血管效应。当机体处于激动、恐慌或剧烈运动时才被活化，增加相应组织的血流量。副交感舒血管神经的神经末梢多位于脑、唾液腺、舌、胃肠的腺体和外生殖器的血管，主要作用为调节器官组织局部的血流量，同样释放ACh与血管平滑

肌细胞膜上的 M 受体结合，引起血管舒张，大多数实验证据提示该类神经的活化对循环系统的总外周阻力影响较小。目前的研究普遍认为高血压发病时，交感缩血管神经过度活化和交感、副交感舒血管神经被抑制往往伴随发生，造成对血管平滑肌的异常调控。

二、体液调节紊乱参与血管功能和血压的异常调节

高血压是多种遗传因素和环境因素共同作用，以动脉血压持续升高为主要表现的疾病。血压的维持是通过神经-体液因素的调控实现的，其中体液调节异常和失衡是诱发和加重高血压的重要原因。目前发现多种血管舒张因子、血管活性肽、激素和气体分子如肾素-血管紧张素-醛固酮系统、内皮素、血管升压素、心房利尿钠肽、降钙素基因相关肽、前列腺素以及一氧化氮等可通过调节血管功能和结构参与高血压的发病。

（一）内皮素

内皮素（endothelin，ET）是由 21 个氨基酸组成的缩血管活性肽，广泛分布于全身多个脏器组织，尤其以血管内皮和平滑肌细胞分泌最多。ET 具有三种异构肽，分别为 ET-1、ET-2 和 ET-3，其中 ET-1 主要表达于内皮细胞，且具有最强的缩血管作用，其作用超过去甲肾上腺素 100 倍。

临床研究发现高血压患者血浆 ET-1 异常升高，其水平与血压呈正相关，因此常常把血浆 ET-1 水平作为一个重要指标评价高血压病情。另外，人们在多种高血压动物模型上，特别是肾素过低性和盐敏感性模型，也证实血压的升高具有 ET-1 依赖性。过表达前内皮素-1 原基因的小鼠表现出小动脉重构，其机制与 ET-1 诱导内皮细胞功能紊乱和炎性介质表达增加有关。使用 ET 受体非选择性拮抗剂可以有效逆转小动脉增厚。

（二）血管升压素

血管升压素（arginine vasopressin，AVP）具有抗利尿作用，因此也被称为抗利尿激素（antidiuretic hormone，ADH）。AVP 对心脏有负性肌力作用，降低心排出量；对于多数血管则具有强烈缩血管作用，AVP 可以不依赖内皮细胞直接与血管平滑肌 AVP 受体结合引起血管的收缩。在急性低血压时，AVP 对正常血压的维持发挥重要作用。

临床与动物实验提示部分原发性高血压患者和自发性高血压模型大鼠血浆中 AVP 水平明显增高，并与收缩压和舒张压直接相关。在高血压严重期和充血性心衰时，AVP 会持续升高，其机制是 AVP 升高参与心排出量的长期重分配，从而影响整体和局部血流量以及血管自主反应性。虽然自发性高血压大鼠血管平滑肌 AVP 受体出现分布异常且表达下降，但 AVP 受体下游信号却被持续活化，最终导致血管对 AVP 的反应性增强。AVP 受体拮抗剂的应用可以显著降低自发性高血压大鼠血压。

（三）心房利尿钠肽

心房利尿钠肽（atrial natriuretic peptide，ANP）是由心房肌细胞合成和释放的 28 个氨基酸的多肽。ANP 可以减少每搏排出量，减慢心率，从而使心排出量减少；ANP 还会引起血管舒张，外周阻力降低；ANP 作用于肾 ANP 受体，使肾排水排钠增多。此外，心钠素可以抑制血管升压素的释放。ANP 在心房含量最高，随血液依次到达动脉和静脉，ANP 舒血管作用对外周阻力影响较小，原因是其对小动脉的舒张作用远小于大、中动脉。另外 ANP 可以抑制转化生长因子（TGF-β）、血管紧张素Ⅱ（Ang-Ⅱ）和血小板源生长因子（PDGF）的引起的血管平滑肌蛋白质合成，从而抑制血管平滑肌增殖。

心力衰竭和心肌缺血引起后负荷增大时，ANP 的合成和释放会增加，高血压患者循环中 ANP 含量也出现明显升高，因此常被用来作为高血压引起心肌肥厚的重要标志分子。给予自发性高血压模型大鼠 ANP 可以显著降低平均动脉血压，其机制与增加肾小球滤过率，增加排水排钠，降低外周阻

力和醛固酮水平有关。有研究在证实 ANP 受体 NPR-A 功能突变高血压小鼠证实，NPR-A 信号通路的激活在维持血压过程中发挥重要作用。

（四）降钙素基因相关肽

降钙素基因相关肽（calcitonin gene-related peptide，CGRP），是辣椒素敏感感觉神经中重要的神经递质，由 37 个氨基酸构成，全身血管都有 CGRP 神经分布，具有强大的血管舒张作用，在调节循环外周阻力中起到重要作用。

CGRP 主要通过以下几个方面的作用调控血压：①改变血管的敏感性；②增加微血管的通透性；③抑制血管平滑肌细胞增殖；④促进内皮细胞的生长和迁移，促进血管新生。在高血压发病过程中，CGRP 可以与肾素-血管紧张素-醛固酮系统（RAAS）因子发生相互调节，参与高血压的发病。有研究在自发性高血压大鼠上证实 Ang-Ⅱ可以抑制 CGRP 神经在肠系膜动脉的神经传递；CGRP 可以抑制醛固酮的分泌；CGRP 基因敲除大鼠 RAAS 的活性增强，促成了模型血压的升高。

（五）前列腺素

前列腺素（prostaglandin，PG）是一类不饱和脂肪酸构成的，具有多种生理作用的活性物质。最早发现其从前列腺分泌，故此得名，现已证明全身许多组织都会产生 PG，PG 在体内由花生四烯酸所合成，结构为一个五元环和两条侧链构成的 20 碳不饱和脂肪酸。按其结构，前列腺素分为 PGA、PGB、PGC、PGD、PGE、PGF、PGG、PGH、PGI 等类型。

前列腺素 PGE_2 和 PGI_2 具有扩张血管作用，主要通过减少交感神经释放去甲肾上腺素，减弱缩血管因子对 Ang-Ⅱ和其他血管收缩激素的敏感性，促进肾脏排钠排水等调节血压。PGH_2 经血栓素合成酶转化为血栓素 A_2（TXA_2），TXA2 与其前体 PGH_2 是重要的缩血管因子，他们具有共同的受体，通过间接活化交感神经引起血管平滑肌收缩，此外 TXA_2 和 PGH_2 导致肾脏血管收缩以及钠水潴留。在实验性高肾素高血压大鼠模型中，给予血栓素合成酶抑制剂可以显著降低血压。

（六）一氧化氮

代谢内源性一氧化氮（nitric oxide，NO）的产生是以 L-精氨酸（L-Arginine）为底物在一氧化氮合酶（nitric oxide synthase，NOS）催化下，将 L-Arginine 分子上的胍基氮原子氧化生成 NO 和 L-瓜氨酸。NO 是一种内源性细胞内、细胞间信使参与多种生理病理过程，特别是局部血流量的调节。一氧化氮合酶（NOS）是 NO 生成的关键限速酶，其活性决定 NO 的产生和生物学效应的发挥。

生理状态下，血管内皮细胞和血小板可持续地释放 NO，NO 是强烈的内源性血管舒张剂，可舒张血管平滑肌以便调节局部血流量，参与血管正常功能的维持。此外，NO 对血小板聚集和血栓形成有抑制作用，并与其他血小板抑制因子如前列环素有协同作用。抑制 NO 合成可以上调血管紧张素转化酶的活性，引起血管收缩，导致高血压；高血压可导致血管内皮功能发生障碍，并伴 NOS 表达和活性的增加以及 NO 降解加速。

三、肾素-血管紧张素-醛固酮系统障碍引起血管调节功能异常诱发高血压

肾素-血管紧张素-醛固酮系统（renin-angiotensin-aldosterone system，RAAS）由肾素（renin）、血管紧张素原（angiotensin，AGT）、血管紧张素Ⅰ（angiotensin Ⅰ，Ang-Ⅰ）、血管紧张素Ⅱ（angiotensin，Ang-Ⅱ）、血管紧张素转换酶（angiotensin converting enzyme，ACE）、血管紧张素受体（angiotensin type 1/2 receptor，AT1/2R）和醛固酮（ALD）等成员组成，机体心脏、肾脏、肾上腺、胰腺和血管壁等许多组织均有 RAAS 系统成员的分布，共同参与调节血管张力和盐-水平衡以维持机体血压稳定，RAAS 系统障碍与高血压的发病关系密切。

生理状态下 RAAS 对血压的调节过程：心排出量减少会进一步引起肾血流量减少或肾出球小动

脉 Na^+减少，使合成并储存于肾小球球旁细胞内的肾素释放到血液中，直接作用于肝脏所分泌的AGT，使AGT转变成Ang-Ⅰ。血管紧张素Ⅰ是一种由10个氨基酸组成的短肽，在正常血浆中无生理活性，经过肺、肾等脏器时，可以在ACE的作用下，形成8肽的Ang-Ⅱ，此酶有降解缓激肽的作用，故又称激肽酶Ⅱ。Ang-Ⅱ可经氨基肽酶A作用，脱去一个天门冬氨酸，转化为7肽的血管紧张素Ⅲ（Ang-Ⅲ），AngⅢ由氨基酶M转化为血管紧张素Ⅳ（Ang-Ⅳ）。Ang-Ⅱ具有强烈的收缩血管作用，其升压作用为肾上腺素的10~40倍，而且可通过刺激肾上腺皮质球状带，促使醛固酮分泌，水钠潴留，兴奋交感神经，增加去甲肾上腺素分泌以及与其结合的特异性受体的活性等，导致血压升高，Ang-Ⅱ还可反馈性地抑制肾素和前列腺素的分泌，维持血压在正常水平。

（一）肾素

肾素也被称为血管紧张素原酶，是一种由前肾素原经两次脱氨基酸后分解得到蛋白水解酶。研究认为肾素是前肾素原的活性酶形式，长期慢性刺激可以引起前肾素原向肾素转化。

血管平滑肌细胞表面有肾素受体，肾素受体活化可以通过下游信号激酶ERK 1/2的磷酸化，引起TGF-β的合成增加，进而增加纤溶酶原激活抑制因子（plasminogen activator inhibitor-1，PAI-1）的合成。PAI-1在高血压中发挥重要作用，动物实验证实抑制一氧化氮合酶（NOS）诱导高血压模型，在诱发血压升高和血管纤维化的同时，可以引起血管组织PAI-1的高表达；PAI-1基因敲除小鼠可以显著降低N-硝基-L-精氨酸甲基酯诱导的血压升高，改善血管纤维化和重构。

（二）血管紧张素Ⅱ

血管紧张素Ⅱ是RAAS中最重要的组成部分，是心梗、高血压等生理病理改变的重要效应分子。Ang-Ⅱ与血管紧张素（ATR）受体结合，引起相应生理效应。心血管系统和肾上腺皮质均有ATR的表达，当Ang-Ⅱ作用于心脏和血管平滑肌血管紧张素受体时，可引起心率增快、心肌收缩力加强，全身微动脉收缩、动脉血压升高；静脉收缩，回心血量增加。Ang-Ⅱ作用于肾上腺皮质球状带，刺激醛固酮的合成与分泌，引起肾小管钠重吸收增加，产生水钠潴留和血容量增加；此外，Ang-Ⅱ还可以提高交感神经活性，刺激血管升压素的释放，抑制肾素的合成和分泌。

Ang-Ⅱ除具有以上血流动力学调节作用外，还可以刺激心肌细胞胶原合成，引起心肌纤维化和肥厚；促进平滑肌细胞增殖和血管炎症，以及PAI-1的合成诱发凝血，参与动脉粥样斑块形成；作用于中枢，引起渴觉；Ang-Ⅱ通过收缩小动脉影响肾小球血流和滤过，促进肾组织纤维化；Ang-Ⅱ还可以通过AT1R与胰岛素受体相互作用诱发胰岛素抵抗。

（三）血管紧张素转换酶

血管紧张素转换酶（ACE）水解无活性的Ang-Ⅰ羧基端组氨酸和亮氨酸后产生具有升压活性的Ang-Ⅱ，并使具有血管舒张作用的缓激肽灭活。ACE在体内的分布较广，肺、脑、视网膜的小血管的内皮细胞和平滑肌细胞均有ACE的高表达。ACE分为细胞型和血浆型，细胞型主要存在与血管内皮细胞和平滑肌细胞膜，血浆型因缺乏跨膜区，故多分布于体液当中。多种因素如内皮素、糖皮质激素、生长因子、炎症因子都可以提高组织中ACE的表达。血管紧张素转化酶抑制剂（ACEI）是一类高效降压药物，可以通过抑制Ang-Ⅰ向Ang-Ⅱ转化，从而实现降低血浆Ang-Ⅱ的作用，动物实验和临床实践均已证明ACEI可以有效预防和逆转心肌肥厚和血管增生。

（四）血管紧张素Ⅱ受体

人类血管紧张素Ⅱ受体有2种亚型，即AT1R和AT2R。AT1R主要分布在肾上腺、血管平滑肌、心脏、肝和脑组织中。AT2主要分布在脑、肾上腺、胚胎、子宫等组织。Ang-Ⅱ的大多数生理作用是通过AT1R介导的。

AT1R在血压调节过程中主要介导生理活动包括：心脏中的AT1R激活可产生正性变时变力作

用；血管平滑肌上的 AT1R 激活，使全身小动脉和静脉收缩，回心血量增多；中枢及外周神经的 AT1R 激活可加强交感神经的收缩血管作用，进一步增加外周血管阻力，最终导致血压升高；Ang-Ⅱ还会引起心肌细胞、血管平滑肌细胞及心血管间质细胞增殖，产生心血管重构；此外，Ang-Ⅱ通过 AT1R 受体可以促发炎症、血栓形成及氧化应激效应，导致高血压靶器官损害；下丘脑视上核和室旁核神经元 AT1R 激活可促进血管升压素的释放；肾上腺皮质球状带的 AT1R 受体激活可促进醛固酮的合成和释放。

ATR-Ⅱ对心血管系统的不利因素往往由 AT1R 介导，而 AT2R 的激活主要拮抗 AT1R 介导生物学作用，包括血管扩张、促进血管新生、抗炎、抗血栓等，最终产生降压效果。

（五）醛固酮

醛固酮（Aldosterone，ALD）是由肾上腺皮质产生的类固醇激素，是 RAAS 的终末激素，主要作用于肾脏，参与钠水重吸收，它是人体最重要且作用最强的盐皮质激素。醛固酮的产生受到多种内分泌因子调控，Ang-Ⅱ、促肾上腺皮质激素（ACTH）、K^+是醛固酮合成和分泌的主要调控因子。ALD 与盐皮质激素受体（mineralocorticoid receptors，MRs）结合调控多种 ALD 诱导蛋白的合成，如肾小管 Na^+通道蛋白和线粒体 ATP 酶等，参与肾脏水盐代谢。

高血压常伴有 RAAS 的过度激活和 ALD 的过度分泌。循环中 ALD 浓度的增高可引起水钠潴留和血容量增多，这在高血压的发病中起着关键的作用。血管组织局部的 ALD 可以引起内皮细胞功能障碍、平滑肌增殖、细胞外基质纤维化，造成血管重构介导高血压的发生和发展。

四、代谢紊乱诱发血管功能和血压的异常调节

代谢异常是引起高血压的主要原因，常见的伴随高血压发病的代谢疾病包括：钠盐代谢紊乱、糖尿病、胰岛素血症、甲状腺功能亢进、甲状腺功能减退、高同型半胱氨酸血症、高尿酸血症等。

（一）钠盐代谢

钠（Na^+）盐代谢被认为是诱发高血压的主要原因之一，大量的流行病学调查、临床研究和动物实验都表明高盐摄入与高血压的发病存在着密切的关系。在盐摄入量高的人群中，平均动脉血压较高，高血压患病率也较高。

Na^+是通过调节体内水分、渗透压和维持血容量参与血压的维持，因此 Na^+代谢和高血压的发生发展密不可分。一定水平的血容量是维持正常血压形成的必要条件，当机体内 Na^+浓度下降时，细胞外渗透压降低，进而引起血容量不足，血压出现下降。反之，当体内 Na^+浓度过高时，细胞外液渗透压升高，细胞外液增多、血容量以及心搏出量的增加均可引起血压上升，血压升高可加快肾脏排钠利尿作用。

高血压发病时，往往伴有循环 Na^+增高和肾排钠功能障碍，机体会出现水钠潴留，血管平滑肌细胞肿胀、管腔变细以及外周阻力增加，造成血压升高。此外，在高 Na^+状态下，调节 Na^+代谢的神经、内分泌系统会出现紊乱和代谢异常。高 Na^+会引起缓激肽、前列腺素等扩血管物质的释放减少，以及 Ang-Ⅱ等缩血管物质的生成增加。平滑肌细胞 Na^+潴留，会使 Na^+-Ca^{2+}交换加强，细胞内 Ca^{2+}浓度增加，血管收缩，使血压进一步升高。

（二）血糖

糖尿病并发高血压为糖尿病常见的并发症之一。糖尿病发病早期，血管组织就出现内皮功能障碍。内皮功能障碍是糖尿病患者发展为高血压的早期标志。高血糖导致血管损伤作用主要与血管结构和反应性改变有关。高血糖引起的内分泌失调会导致血管内皮细胞葡萄糖转运机制的失调，内皮细胞出现葡萄糖超载，胞内糖酵解活动增加，产生的氧自由基不能被线粒体及时清除而发生堆积，

进而引起血管壁胶原纤维交联增强和血管重构，动脉顺应性下降，引发高血压。另外，高糖会导致血管扩张剂如 NO 产生减少，血管收缩剂如血管紧张素 2（Ang-Ⅱ）和内皮素（ET）产生增加，改变血管的局部血流和通透性，引起血压升高。高血糖还会导致血小板聚集功能增强和肾脏微循环功能障碍共同参与高血压的发生。

（三）胰岛素

胰岛素抵抗指多种原因引起的胰岛素促葡萄糖摄取和利用效率下降，机体代偿性的分泌过多胰岛素产生高胰岛素血症，以维持血糖的稳定。有研究表明高血压患者发生胰岛素抵抗和高胰岛素血症的概率显著高于正常人群，血压升高与胰岛素抵抗呈正相关。

胰岛素对于血管功能和血压调节机制主要包括以下几个方面：①胰岛素本身具有扩血管作用，但是当胰岛素对血糖调节失控时，高血糖却可以引起大血管和微血管损伤，同时胰岛素通过活化肾脏近曲小管和远曲小管上皮细胞内的 Na^+-K^+-ATP 酶，引起血浆 Na^+浓度升高，血浆渗透压增高，造成血容量增加，引起血压升高；②钙离子参与胰岛素和胰岛素受体结合时的构象改变，胰岛素受体的活化会造成 Ca^{2+}的细胞内流，血管平滑肌细胞内 Ca^{2+}水平升高，可引起平滑肌收缩，增加外周阻力，从而升高血压；③胰岛素能引起血管平滑肌细胞的增殖，当胰岛素抵抗发生时，胰岛素对平滑肌细胞的增殖作用并不会随其对胰岛素敏感性的下降而降低，最终会导致血管平滑肌细胞在发生代谢障碍的同时增殖依然存在，胰岛素的扩血管作用与促增殖作用平衡被打破，引起外周阻力增加从而使血压升高。

（四）甲状腺激素

甲状腺激素（thyroxin）是甲状腺所分泌的激素，包括三碘甲状原氨酸（T_3）和甲状腺素（T_4）。甲状腺水平升高可以通过调节血管平滑肌功能降低外周阻力，从而对外周血压进行调节。

甲状腺功能亢进症（甲亢），是由多种原因引起的甲状腺功能亢进以及循环中甲状腺激素功能异常增高所致的内分泌疾病。原发性高血压患者循环甲状腺激素水平明显高于正常人，在进行高血压药物治疗时发现，血压降低的同时也伴有甲状腺激素的降低。甲状腺过度分泌时，可以增加心肌收缩力和心排出量，以及增强心肌对儿茶酚胺的敏感性，引起收缩压升高。

有将近 3%的高血压患者伴有甲状腺功能减退症（甲减），当甲状腺激素分泌减少时，血浆去甲肾上腺素水平和交感神经活性均增加，但 β 肾上腺素能受体数目减少，且 α 肾上腺素能受体效应相对较强，最终导致外周阻力和舒张压的升高。

（五）同型半胱氨酸

同型半胱氨酸（HCY）是一种含巯基氨基酸，是体内蛋氨酸和半胱氨酸代谢中间产物，本身并不参加蛋白质的合成。血清内高半胱氨酸的高水平是心血管疾病的重要标志。

HCY 代谢功能发生障碍可导致高同型半胱氨酸血症（hyperhomocysteinemia，HHCY），HHCY 可以直接或间接导致血管内皮细胞损伤，表现为动脉内膜纤维性斑块，弹力层破坏，平滑肌细胞和结缔组织增生，间质细胞部分溶解。其机制涉及：①高半胱氨酸引起内皮细胞损伤。高半胱氨酸自身氧化可生成 H_2O_2、羟自由基和过氧化物，破坏内皮结构，引起内皮细胞凋亡或坏死；内皮细胞受损后，会进一步引起其血管活性分子分泌功能受损，研究表明 HCY 可引起舒血管因子一氧化氮（NO）的合成和反应性下降，以及缩血管因子内皮素分泌增加，引起血管痉挛，参与高血压和缺血性疾病的发生。②HCY 可直接诱导丝裂原活化蛋白激酶活化，以及原癌基因 c-fos 和 c-mys 的 mRNA 表达，引起血管平滑肌细胞增殖。③HYC 可引起内皮细胞正常的抗凝血功能受损，亦可通过抑制纤溶酶活性参与血栓形成。④HYC 会促进脂质在动脉壁的沉积和斑块钙化，其自身氧化产物可以进一步对低密度脂蛋白（LDL）进行氧化修饰，研究表明氧化型的 LDL 在动脉粥样硬化的发病过程中发挥重要作用。

研究证明 HHCY 与高血压的发病密切相关，血清 HCY 水平与血压呈正相关，使用叶酸对并发有 HHCY 的高血压患者进行降 HCY 治疗，平均动脉压出现明显下降，其机制与改善内皮失能和抑制血管平滑肌增殖有关。另外，HHCY 可引起肾血管发生重构，损伤肾小球和肾小管，进而减少肾血流量和肾小球滤过率，引起肾脏实质受损、水钠潴留和肾素分泌增多，最终导致血管外周阻力增加，血压升高。

（六）尿酸

尿酸（uric acid，UA）是细胞内核酸氧化产物嘌呤在肝脏进行二次氧化的产物，高尿酸血症是嘌呤代谢紊乱引发的一种代谢性疾病，长期高尿酸血症可引起急性痛风大发作。嘌呤的食物摄入和产生增多，以及嘌呤代谢障碍均可以引起高尿酸血症的发病。

流行病学发现 3/4 的恶性高血压患者伴有高尿酸血症，血压持续升高引起肾灌注量减少，尿酸盐重吸收增加；高血压还会导致毛细血管病变引起组织局部缺血，增加血中乳酸盐的产生，竞争肾远曲小管对尿酸盐清除，从而增加血中尿酸含量，另外缺血会促进腺嘌呤和黄嘌呤的合成，尿酸产生增加。

血中存在的高浓度尿酸同样会加重高血压的发病，尿酸易形成尿酸盐结晶，尿酸盐结晶作为炎症因子可以刺激内皮细胞产生纤溶酶原激活物抑制物-1（PAI-1）和内皮素（ET），引起血管内皮损伤。尿酸还可以通过磷酸化 ERK 活化环氧酶-2（COX-2）和血小板生长因子（PDGF），引起血管平滑肌细胞增殖。

第三节 血管病变参与高血压发病的分子调控机制

一、血管内皮结构和功能损伤引发血压调节障碍

血管内皮细胞（vessel endothelial cell，VEC）具有保持血管内壁形态、维持正常血流、参与物质交换以及内分泌和免疫调节功能。血管内皮细胞结构和功能的改变是多种心血管疾病的共同病理基础，特别是高血压患者血管内皮结构和功能都会发生较为严重的受损。随着对高血压的细胞和分子病理学机制研究的逐步深入，人们发现高血压与血管内皮细胞结构和功能损伤有着密切的联系。

（一）血管内皮细胞的形态与结构

血管内皮表面积超过 1300 平方米，重量高达 2~3kg。血管内皮细胞是一种单层扁平上皮细胞，贴附于血管内腔表面，通过多种连接方式紧密排列形成血管的内壁，内皮细胞从心脏延伸至最细的毛细血管遍布整个循环系统。内皮细胞具有细胞核、高尔基体，内质网、线粒体、微丝和微管等常规细胞器，此外还有质膜小泡和杆形多管小体（Weibal Palade 小体）等特殊结构，参与血管通透性的调节，凝血因子和血小板蛋白的储存与分泌。

（二）血管内皮细胞的功能

血管内皮细胞的主要生物学功能包括：调节血管收缩与舒张、参与血液与组织液的代谢交换、维持正常血流、维持凝血和抗凝平衡、调节血管平滑肌增殖、血管重构及免疫调节等。

内皮细胞在维持血管正常张力中起着重要作用，可以分泌内皮素、血栓素（TXA2）和前列腺素（PGH2）等血管收缩因子以及 NO、前列环素（PGI2）和降钙素基因相关肽等多种血管舒张因子。生理状态下，两类因子的分泌保持动态平衡；到内皮细胞功能障碍或受到损伤时，会持续分泌大量内皮素，参与许多血管病理改变的发生。

内皮细胞是由不同类型的黏附结构或细胞连接形成连续的细胞单层表面，靠近血液的游离面表面光滑，可维持血液的正常流动，并形成稳定的屏障，防止血细胞、血小板等侵入血管壁和脂质的沉积。血管内皮细胞功能减退或发生炎症时，白细胞可以与内皮细胞特异性的配体和受体发生相互作用，穿过内皮细胞到达血管平滑肌甚至血管外，导致细胞外水肿的发生。

内皮细胞在维持体内凝血、抗凝和纤溶的动态过程中具有重要意义。内皮细胞可以合成或结合多种凝血因子如凝血因子Ⅴ、凝血因子Ⅹ、凝血因子Ⅺ、凝血因子Ⅻ、凝血因子ⅩⅢ和纤维蛋白，对抗出血和渗血，维持血流的通畅，防止血细胞与血管壁的黏附。同时内皮细胞可以释放的 NO 和 PGI2，具有抗血小板聚集作用；其表面结合大量硫酸乙酰肝素并分泌抗凝血酶Ⅲ，共同参与抗凝。此外，内皮细胞亦可通过释放尿激酶和纤溶酶原激活物促使纤溶酶原转变为纤溶酶参与纤溶。

内皮细胞可通过自分泌、旁分泌和内分泌等方式释放多种生物活性物质，调节血管平滑肌的生长和迁移。但血管受到损伤时，内皮细胞可分泌血小板原生长因子（PDGF）、成纤维细胞生长因子（FGF）、胰岛素样生长因子（IGF-1）、内皮生长因子（EGF）和转化生长因子（TGF-β）等促进平滑肌细胞的增殖、肥大并产生大量的细胞外基质，引起血管重构。

内皮细胞表面可表达主要组织相容性复合物Ⅱ（major histocompatibility complex Ⅱ，MHCⅡ）抗原，发挥抗原呈递细胞的作用，并表达多种免疫功能分子，介导同种异体器官移植引起的细胞免疫应答和体液免疫应答，加速器官排斥反应的发生。

（三）血管内皮细胞的功能紊乱参与高血压发病

血管内皮细胞受损造成血管纤维化和周围阻力增高，是高血压发生发展的重要原因，同时高血压会加重内皮细胞的功能障碍，形成恶性循环。其中，细胞因子和生长因子产生异常，血管舒缩物质表达分泌失衡，血管反应性下降是主要介导因素（图 10-3-1）。

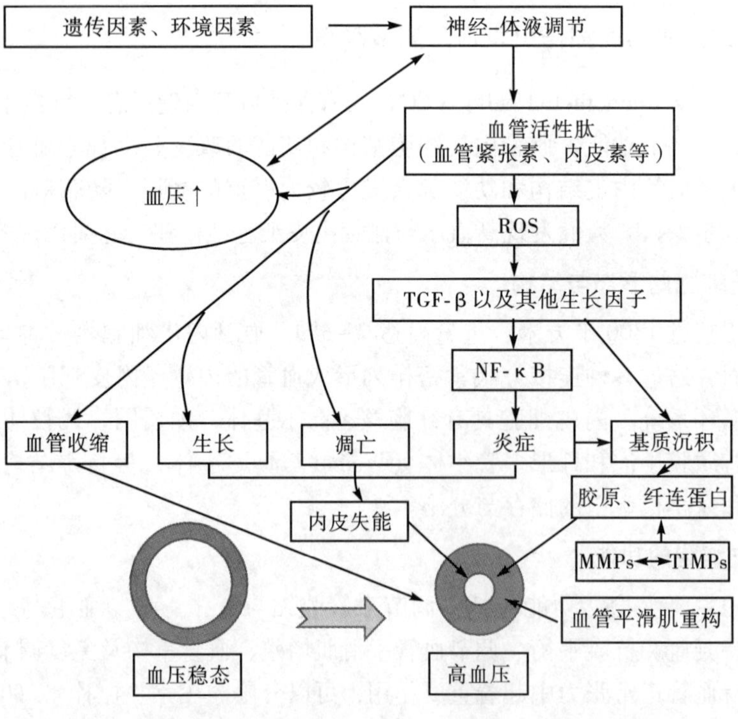

图 10-3-1　内皮细胞功能受损和血管重构参与高血压发病

图注：神经-体液系统失调通过氧化应激、炎症和凋亡等机制介导内皮细胞功能受损和血管平滑肌重构，最终引起血管对血压的调节失控，诱发高血压

高血压发病时，血管内皮细胞在异常血流动力学和多种致病因素的影响下，代谢行为发生改变，导致某些细胞因子特别是生长因子的合成和分泌增多，这些因子包括：FGF、EGF、PDGF、VEGF 和 TGF-β 等。FGF 对内皮细胞具有强烈的促分裂和趋化作用，同时也可以强烈的刺激血管平滑肌细胞增殖。VEGF 家族含有其中亚型，对内皮细胞和平滑肌细胞都有强烈的促增殖作用。增殖的平滑肌细胞会向内膜迁移，引起血管壁增厚、管腔变窄，导致外周阻力增加，参与高血压的发病。研究发现原发性高血压患者平滑肌内皮素受体反应性增高，介导内皮素收缩血管作用更加明显，后阻力增加。此外，血压升高时伴随的循环 Ang-Ⅱ浓度升高，在收缩血管的同时，也会进一步促进 c-myc 和 c-fos 原癌基因表达，导致平滑肌细胞的增生。

越来越多的实验证据表明氧化应激参与血管内皮损伤介导高血压和动脉粥样硬化的心血管疾病的发生，持续存在的 ROS 不仅会破坏正常内皮细胞功能，也会累及血管平滑肌细胞和动脉外膜。临床血压监测显示原发性和肾性高血压患者的血压升高与血管组织内氧化应激水平呈正相关，抗氧化剂和氧化应激酶阻断剂均可以有效降低高血压模型动物的血压。主要作用机制为氧化应激引起 NOS 催化活性异常，导致 NO 合成受阻或生物活性降低，舒血管作用减弱。此外，介导血管组织 ROS 的关键酶的活性改变也参与血管内皮的损伤，如 NADPD 氧化酶（Nox）和黄嘌呤氧化酶等。上述两方面的原因都会导致氧自由基和 NO 之间的平衡被打破。血管氧自由基 O_2^- · 升高会损伤内皮细胞依赖性的血管舒张功能，SOD 和大剂量的维生素 C、维生素 E 干预离体血管和整体动物可显著改善血管的舒张功能。

二、基质沉积与胶原代谢紊乱参与高血压血管重构

细胞外基质（extracellular matrix，ECM）是由细胞合成并分泌到胞外、分布于细胞表面或细胞间的多糖、蛋白和蛋白聚糖。正常状态下，这些大分子在细胞间交织连接形成网状结构，一方面维持血管壁正常形态和牵张强度，另一方面可以参与内皮细胞和血管平滑肌细胞的增殖、迁移和分化。此外，ECM 还可以调节一些免疫细胞和上皮细胞活性，发挥免疫调节功能。在微生物感染、缺血、缺氧以及炎症所致血管组织损伤过程中，受损、坏死组织释放大量蛋白酶，导致细胞外基质迅速降解，积聚于组织间隙。这些降解的细胞外基质成分可作为“危险信号”被抗原呈递细胞识别，刺激炎症反应，参与组织损伤和修复。

血管壁 ECM 的主要成分是弹性蛋白以及胶原蛋白，特别是Ⅰ型和Ⅲ型胶原，它们对于维持大动脉结构完整性十分关键。目前已发现至少 19 种不同类型的胶原，其中Ⅰ型和Ⅲ型胶原是血管壁中的主要胶原蛋白，分别占所有血管胶原的 60% 和 30%，不同类型胶原以及胶原的不同聚合状态对血管壁产生不同的生物学影响。在高血压患者和自发性高血压大鼠模型的血管组织中，Ⅰ型和Ⅲ型胶原的表达明显增加。

高血压发病时，动脉血管壁承受长期慢性的血流剪切力，为了应对这种异常血流动力学改变，血管平滑肌细胞发生增生，大动脉出现管壁增厚和 ECM 结构重排。与 ECM 代谢相关的蛋白酶主要包括基质金属蛋白酶（matrix metalloproteinase，MMP）及其特异性抑制剂组织基质金属蛋白酶组织抑制剂（tissue inhibitors of metalloproteinase，TIMP）。

MMP 和 TIMP 通过调节 ECM 合成与降解平衡，维持 ECM 正常的结构与功能。在高血压、动脉粥样硬化和腹主动脉瘤的发生与发展过程中，MMP 和 TIMP 的表达与分泌出现障碍，引起 ECM 合成与降解失调导致血管重构。研究发现 MMP 是血管 ECM 重构的始动因素，MAPK 和 NF-κB 的磷酸化均可以促进 MMP 的活化。自发性高血压大鼠模型中，通过蛋白酶体抑制剂阻断 NF-κB 活性可以显著减少心肌纤维化和 MMP-2 的活性。Ang-Ⅱ诱导高血压模型中，与野生型比较，敲除 TGF-α 亦可显著降低 NF-κB 活性，引起血管平滑肌细胞增殖减少和血管壁变薄以及 MMP 活性降低的胶原堆积。高血

压发病时，血管壁胶原和弹性蛋白的含量增加亦与其降解减少有关，与正常大鼠相比，高血压大鼠主动脉中 MMP-9 表达量很少，MMP-2 和 TIMP-2 的活性也没有明显差别，但 TIMP-1 的表达和活性却明显升高，提示 ECM 合成无变化，降解减少，最终同样会引起胶原和弹性蛋白堆积。

除胶原和弹性蛋白外，ECM 其他成分如硫酸软骨素、硫酸肝素、蛋白聚糖和纤连蛋白也会参与 ECM 的重构和血管变性，小鼠敲除纤连蛋白-1，表现出异常的弹性蛋白分布和较差的血管顺应性。此外，有研究显示心血管钙化特别是动脉血管钙化也会导致血管的顺应性降低参与 ECM 重构，数据显示钙化程度与顺应性呈负相关。

三、免疫细胞和细胞因子对血管功能的调节

早在 20 世纪 60 年代就有研究指出免疫抑制剂的使用可以改善肾性和盐皮质激素诱导高血压，并发现高血压动脉血管组织有淋巴细胞的存在。随后越来越多的研究表明临床高血压患者和实验性高血压动物都存在免疫功能异常，提示免疫因素参与高血压的发生发展，针对免疫系统和炎症反应的研究逐渐揭示出免疫与高血压的复杂联系。目前已经证实，已知淋巴细胞中的大多数都存在于高血压病变血管处，它们的募集、迁移、增殖和凋亡等动态变迁都影响着高血压的发病。

高血压发病过程中，动脉血管病变组织出现免疫细胞如淋巴细胞和单核-巨噬细胞被激活，多种细胞黏附分子如血管细胞黏附分子（vascular cell adhesion molecule，VCAM-1）和细胞间黏附分子（intercellular cell adhesion molecule，ICAM-1）表达升高，大量白细胞血管渗出和细胞因子募集，这些免疫反应会引起过度氧化应激和炎症反应造成血管壁的损伤。

（一）单核细胞

生理状态下，部分单核细胞在淋巴结和淋巴器官间循环，而另一部分则位于正常血管组织。在高血压发病初期，单核细胞首先向血管病灶局部募集，通过 VCAM-1 与受损内皮细胞表面配基结合，触发血管组织免疫应答的产生。有研究表明整合素 β_2 以及 ICAM-1 也参与了单核细胞的募集。此外，化学趋化因子在此过程中也发挥了必要的作用，包括 CXCL1、CCL2、巨噬细胞迁移抑制因子（MIF）、CXCL16 和 CX3CL1，以及它们的受体 CXCR2、CCR2，CXCR4，CXCR6 和 CX3CR1。

（二）巨噬细胞

巨噬细胞是重要的免疫细胞，具有吞噬病原体，提呈抗原等作用。活化的巨噬细胞具有活跃的分泌功能。能产生多种细胞因子如 IL-6、TGF-β、PDGF、纤溶酶原激活抑制因子（PAI-1）等，参与胶原合成和血管重构等病理改变。

巨噬细胞有相应于 Th1、Th2 极化特点的两种表型，Mantovani 将其命名为 M1 和 M2。经 Th1 细胞因子 IFN-γ、TNF-α 或 LPS 刺激后，巨噬细胞分化为 M1 型。M1 细胞具有噬菌、抗原处理提呈及活化 T 细胞功能，更重要的是它表达诱导型 NOS（inducible nitric oxide synthase，iNOS），iNOS 能催化 L-精氨酸生成大量 NO，后者能迅速地舒张血管，下调血压。Th2 细胞因子能够活化 M2 型巨噬细胞。M2 细胞表达高水平的精氨酸酶-1（arginase-1，ARG1），ARG1 能够与 iNOS 竞争底物 L-精氨酸，使 M2 型巨噬细胞能有效地抑制 M1 细胞驱动的反应。活化的 M2 能够分泌 IL-10、TGF-β、纤连蛋白、脯氨酸、TIMPs、CCL17 和可溶性 IL-1 受体抑制剂（IL-1Ra）等。虽然生物学功能不同，但 M1 型、M2 型巨噬细胞都存在于高血压血管组织，而 M1、M2 巨噬细胞的平衡也在一定程度上影响着高血压的发展。最近的研究表明巨噬细胞还可以通过 VEGF-C 依赖的 Na^+ 缓冲机制参与高渗透压性高血压的血容量和血压调节。

（三）T 淋巴细胞

生理状态下，T 淋巴细胞也会表达于正常血管外膜，这是稳态下 T 淋巴细胞向血管壁归巢的结

果。而高血压发病过程中，大量 T 淋巴细胞募集到动脉血管壁周围，通过刺激其他细胞释放细胞因子或募集炎性细胞引起血管壁慢性炎性反应，并造成血管重构和功能障碍，加重高血压。

早期的研究发现在 SHR 大鼠和肾性高血压大鼠中，在发生重构的血管周围均有 T 淋巴细胞的浸润，提示 T 细胞被激活。Ba 等人发现将正常大鼠胸腺移植到 SHR 大鼠体内，可以恢复 T 淋巴细胞功能并降低血压。T 淋巴细胞富含 Ang-Ⅱ受体，Ang-Ⅱ不仅是高血压发病过程中最重要的缩血管活性肽，同时也是很强的促炎症因子，可以引起树突状细胞迁移和 T 细胞增殖。Guzik 等人则发现敲除 RAG-1 可导致小鼠 B 细胞和 T 细胞缺失，对于 Ang-Ⅱ诱导的高血压不敏感。提示 T 淋巴细胞与高血压发生发展密切相关。

调节性 T 细胞（regulatory T cell，T_{reg}）是一类具有免疫抑制功能的 T 细胞亚群，CD_4 和 CD_{25} 为其主要表面标志分子，T_{reg}在维持免疫稳态中发挥重要作用。CD_4^+ T 细胞向 T_{reg}的分化受 Foxp3 的调控。将 T_{reg}过继转移到 Ang-Ⅱ诱导的高血压小鼠，可以显著降低动脉收缩压，减少动脉壁增生、ROS 的产生以及炎性细胞在血管和外周组织的浸润。

（四）细胞因子

T 淋巴细胞可以分泌大量 Th1 以及 Th2 细胞因子参与人类多种血管疾病，包括 TNF-α、IFN-γ、IL-4、IL-6、IL-10 等。CD_4^+T 淋巴细胞是参与高血压发生发展重要的淋巴细胞，可以产生 MMP-9、半胱氨酸蛋白酶、组织蛋白酶 S，组织蛋白酶 K 和组织蛋白酶 L，所有这些都是参与血管重构重要的酶类。其中 Th1 型细胞因子有 IFN-γ、IL-2、TNF-α 和 TNF-β 等，Th2 型细胞因子有 IL-4、IL-5、IL-10 和 TGF-β 等。研究发现使用依那西普拮抗 TNF-α，可以有效预防 Ang-Ⅱ诱导的高血压和血管功能障碍。当高血压持续发生时，血管中 Th2 细胞因子如 IL-10、TGF-β 会随即表达升高，而 TGF-β 会进一步促进胶原的合成，引起血管纤维化和重构，加重血管失能。

IL-17 是由 2005 年才被发现的一类 T 淋巴细胞亚群 Th17 细胞分泌的细胞因子，Th17 细胞不同于 Th1、Th2 和 T_{reg}细胞，即可以促进炎症又可以抑制炎症反应。Th17 被证实可以诱导表达细胞因子和黏附因子，以及促进炎症细胞向组织浸润。Madhur 等人发现 Ang-Ⅱ能够引起血浆中 Th17 细胞达 2~3 倍，引起 IL-17 在血管壁中的聚积，敲除 IL-17 可以显著抑制由 Ang-Ⅱ诱导高血压小鼠的血管重构和功能紊乱。

（五）自身免疫抗体

早在 1978 年，Kristensen 就在原发性高血压患者循环中检测到有针对血管组织的自身抗体，提示高血压的发病与自身免疫反应有关。随着研究的深入，更多的自身抗体在高血压患者体内被发现，他们包括抗 HSP70 抗体、抗平滑肌抗体、抗 ATR 抗体、抗 α1 和 β1 受体抗体以及抗 M2 抗体等。

高血压发病时自身抗体产生的可能机制为：异常血流动力学可以引起血管阻力的急剧升高，全身多处血管或组织出现细胞凋亡或坏死，具有免疫原性的抗原成分暴露并释放到循环中，易感人群可以诱导自身免疫应答，产生抗血管受体自身抗体。

对于高血压发病过程中研究较为深入的自身免疫抗体有 HSP70 和 AT1R 等自身抗体，HSP70 在血管内皮细胞、平滑肌细胞等多种组织都有表达，在细胞内可通过分子伴侣作用维持细胞稳态，而在细胞外则能发挥损伤相关模式分子（damage associated molecular patterns，DAMPs）分子作用参与炎症的发生发展。Lehner 等发现，HSP70 可通过激活 APC 细胞表面的 CD_{40}，促进 CC 型趋化性细胞因子 CCL3 和 CCL4 的释放；也有研究表明，HSP70 可不依赖于 CD_{40}促进上皮细胞释放趋化因子 RANTES。Rodriguez-Iturbe 等人证实 HSP70 引起的自身免疫反应要通过维持肾小管间质低度炎症参与盐敏感性高血压的发生和发展。有研究发现，部分恶性高血压病患者体内检测到 Ang-Ⅱ特异性受体 AT1R 的自身抗体，介导血管平滑肌细胞 MAPK 磷酸化，诱导平滑肌细胞增殖。

四、血管组织慢性炎症引发高血压

炎症在维持机体稳态的过程中发挥非常关键的作用，是机体防御内外致病原导致组织损伤的主要机制。此外，炎症还参与了血管新生、组织修复和再生等过程。其反应程度及持续时间决定组织损伤修复的结局：强烈的炎症反应导致组织损伤；而短暂、适度的炎症反应有利于组织损伤的修复；慢性反复的炎症反应则可能导致组织纤维化和重构。

高血压是由多种致病因素引发的严重危害公众健康的心血管系统疾病，患者常因血管组织损伤和异常重构而导致多种系统疾病。最近的研究证明，炎症反应是介导高血压发生的重要机制，越来越多的实验证据表明高血压是一种慢性低度炎症性疾病，在高血压患者和实验性高血压动物已证明血管组织均有炎症介质，如核因子 NF-κB、AP-1，黏附分子 VCAM-1、ICAM-1，以及血小板内皮黏附分子和组织因子等的表达和分泌上调。

虽然越来越多的证据表明慢性炎症反应是许多慢性疾病如高血压、动脉粥样硬化以及糖尿病的共同病理学机制和难以治愈的原因，但是抗生素、激素或免疫抑制剂均不能有效治疗这些慢性疾病。因此，微生物感染显然不是上述慢性炎症疾病发生发展的主要致病因素。近年的研究表明，机体组织细胞受损后释放的大量内源性物质作用于模式识别受体（pattern recognized receptors，PRRs），一方面可以激活先天免疫系统，诱发组织局部炎性细胞浸润、炎性因子释放，导致组织进一步损伤；另一方面也可调节获得性免疫的极化方向，对组织的愈合、修复或异常重构进行调控。与病原体相关模式分子（pathogen associated molecular patterns，PAMPs）相对应，研究人员将这类具有免疫活性调节作用的内源性物质称为损伤相关模式分子（damage associated molecular patterns，DAMPs）。

多种引起高血压的发病因素如血管组织机械损伤、免疫细胞浸润、免疫球蛋白沉积、炎性细胞因子产生、氧化应激以及血管细胞凋亡等都参与动脉损伤，受损组织释放 DAMPs 分子，激活模式识别受体 PRRs 如 Toll 样受体（toll like receptors，TLRs）和非 TLRs，产生慢性炎症反应，血管组织处于持续损伤和过多修复状态，诱发血管纤维化和增殖，导致高血压加重（图 10-3-2）。

最新的研究发现 DAMPs 分子包括高迁移率族蛋白（high mobility group box chromosomal protein 1，HMGB1）、热休克蛋白（heat shock proteins，HSPs）、S100 蛋白、尿酸以及 ECM 降解生成的小分子透明质酸等。这些 DAMPs 不但被组织结构细胞（如成纤维细胞）而且被先天免疫细胞表达的包括 TLRs 在内的模式识别受体所识别，而且免疫细胞的激活反过来也可以促使 DAMPs 分子释放，从而形成一个放大的级联反应。DAMPs 分子的性质和强度也决定获得性免疫的极化方向，诱导抗原特异性的炎症反应发生。研究发现组织损伤后 DAMPs 不仅大量释放而且会一直存在导致急性炎症转化成为持续性的慢性炎症。

HMGB1 是一种细胞内含量丰富且特别保守的非组蛋白染色体结构蛋白。其命名来自于其在聚丙烯酰胺凝胶中电泳高迁移率的特征。作为一种核蛋白，HMGB1 可以稳定核小体并且能与 DNA 结合协助基因转录。有证据显示 DNA 结合蛋白 HMGB1 具有双重功能，在细胞内可以作为转录调节因子，细胞外作为细胞因子或炎症介导因子。一旦释放到细胞外，HMGB1 就可以通过与多种受体结合，激活免疫细胞参与免疫反应，同时可以导致血管内皮细胞激活、血管新生、干细胞迁移募集以及先天免疫效应分子激活等。大量证据表明 HMGB1 是血管组织病理性重构的参与者，在动脉粥样硬化发病的中期，HMGB1 能刺激脂肪条纹中平滑肌细胞的增殖，并促使其向内膜迁移，破坏血管内皮组织的正常生理功能，而在动脉粥样硬化斑块形成的后期，HMGB1 可激活斑块组织中 RAGE 信号通路，上调 C 反应蛋白以及基质金属蛋白酶的表达，破坏斑块的稳定性，最终导致血管病理性重构和急性心血管事件的发生。Kim 等人也发现 HMGB1 可以通过人血管内皮细胞表面 TLR2 和 TLR4 产生促炎症反应，介导内皮细胞的损伤。此外，多个课题组发现在肺动脉高压患者和慢性缺氧引起的肺动脉高

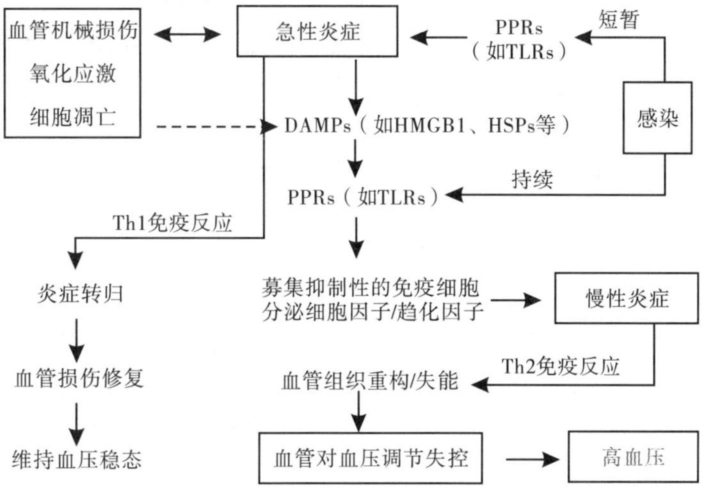

图 10-3-2 模式识别受体 PPRs 介导慢性炎症参与高血压发病

图注：病原相关模式/损伤相关模式（PAMPs/DAMPs）分子持续激活模式识别受体（PPRs）信号系统诱导慢性炎症，引起血管组织重构或失能介导血管调节功能异常参与高血压发病

压模型小鼠的循环的肺血管局部细胞外，HMGB1 的表达和释放明显升高，HMGB1 通过 TLR4 介导促进内皮细胞活化、炎症以及血管重构。

HSPs 是自然界一种最古老而且在进化中非常保守的保护机制。HSPs 在生理条件下，在细胞内作为分子伴侣，参与蛋白质折叠和转运，帮助蛋白正确折叠或者新生和错误折叠蛋白重新折叠。HSPs 还参与错误折叠蛋白或者损伤蛋白的清除，抑制蛋白质聚合，预防细胞凋亡和损伤。细胞在压力状态下快速表达 HSPs，例如 HSP90、HSP70、HSP27 等。这是细胞应对种种不利的外界刺激做出的普遍反应。除了细胞内的作用，热休克蛋白可以通过非经典的途径包括外排小体的方式主动分泌，也可以由坏死的细胞被动释放。释放的 HSP 参与多种自身免疫和炎症疾病的病理过程。细胞外的热休克蛋白可以作为损伤相关分子模式分子激活先天免疫系统参与氧化应激、炎症等组织损伤过程，同时又可以通过其抗原提呈作用激活获得性免疫机制发挥免疫调节及组织修复的作用。HSP 家族成员特别是 HSP60 和 HSP70，已经被确认是细胞应激信号呈递给先天免疫和获得性免疫系统主要的感受器，参与许多炎性疾病。Graaf 等人发现细胞外 HSP60 可以作为 DAMPs 可以依赖性的引起血管平滑肌细胞的增殖，并指出该作用是通过 TLR2 和 TLR4 介导的。我们的研究也发现在血压过负荷的刺激下，心肌细胞内、细胞外 HSP70 对心肌肥厚产生不同的调节作用，而只有细胞外的 HSP70 可作为 DAMPs 分子诱导心脏组织处于 Th2 方向的免疫微环境，促进高血压心脏纤维化的形成。

S100 蛋白是钙结合蛋白超家族成员，具有两个钙结合 EF-基序，两者由一个中心铰链区连接。S100 蛋白家族的第一个成员在 40 多年前就已经被发现，并从牛脑中纯化出来。之所以被命名为 S100 是因为它在硫酸铵溶液中的溶解度是 100%。S100 蛋白和其他 DAMPs 分子类似，缺乏前导信号序列，通过非经典途径分泌。这些 S100 蛋白在细胞内是钙结合分子，可以发挥迁移和细胞骨架代谢的作用，起到维持细胞内环境稳定的作用。至今这个蛋白家族已经有 20 多个成员被发现，而且多个 S100 蛋白成员与有先天免疫特异的联系起来，即 S100A4、S100A8、S100A9 以及 S100B 等。目前在原发性高血压患者血浆中已发现多种 S100 蛋白如 S100A4、S100B 等的含量明显升高。Harja 等人研究发现，S100B 可激活 apoE-/-小鼠内皮细胞表面的 RAGE，经由 JNK 或 ERK 信号途径，促进血管内皮细胞表达 VCAM-1 及 MMP2，参与了动脉粥样硬化早期血管内皮组织的损伤。此外，S100 分子在组织修复及病理性重构的过程中也是重要的调节因子。Schneider 等认为，炎性组织中的血管内皮细胞、平滑肌细胞、单核-巨噬细胞以及发生表皮间叶转化（EMT）的表皮细胞 S100A4 的表达显著升高，这些 S100A4 释放出细胞后，以旁分泌的方式激活成纤维细胞，促进血管组织纤维化及病理性重构的发生。

高分子量的透明质酸（HA）作为细胞外基质的主要成分之一，具有填充细胞空间、稳定纤维蛋白和膜蛋白的细胞间结构、覆盖和保护细胞的作用。在病毒或缺血缺氧介导的心肌炎症过程中，细胞外基质中 HA 迅速降解成为小分子透明质酸（sHA），积聚于组织间隙并作为“危险信号”被抗原提呈细胞识别，刺激炎症反应，参与组织损伤及修复。的确，在体内和体外实验已发现 sHA 可活化 DCs、巨噬细胞及内皮细胞释放促炎因子及黏附分子，参与内皮细胞损伤及组织修复过程。在压力过负荷导致的心脏肥大过程中，sHA 及其受体 CD_{44}在心脏血管周围组织中的表达量增高，并与成纤维细胞生长因子-2（FGF-2）的表达增加相平行，这说明 sHA 参与了高血压引起的心脏病理性重构过程。

发现并鉴定介导高血压发病的 DAMPs 分子，探讨这些 DAMPs 分子激活 PRRs 造成血管损伤和异常重构的免疫病理学机制，不仅有助于加深对心血管疾病特别是高血压的发病机制的理解，也为探索高血压新的诊断和防治策略提供理论依据。

五、自噬参与血管功能调节和高血压发病

自噬（autophagy）最早由 Ashford 等人于 1962 年提出，他们用电镜观察发现在细胞崩解的各个阶段出现一种溶酶体来源的单层或双层囊泡结构，其内容物含有胞质颗粒如细胞器等。随着研究的进展，自噬的概念被赋予新的含义。自噬是一种高度保守的降解通路，批量降解自身的胞质组分、去除大分子蛋白聚集物、消除异常或过度增殖的细胞器、消灭胞内微生物等来维持细胞稳态。自噬赋予细胞一种能力，饥饿时可以调整细胞的生物量，更新它们自身的组分，这个过程可以为合成许多关键蛋白和其他大分子提供氨基酸及其他组分，从而为此细胞的代谢和细胞器的更新。所有真核细胞从酵母到人类都具有自噬能力，而且人类的大部分细胞能激活这个过程，甚至自噬的基础活性非常高。自噬参与广泛的生物学过程，包括发育、衰老、癌症、退行性疾病、心血管疾病和微生物感染等。高等真核生物的基础自噬水平对维持机体的稳态、发育和适应性反应具有重要作用。基础自噬缺陷或异常导致多种疾病的发生。

最近的研究表明，自噬参与了高血压引起的心脏失能，压力过负荷可以快速诱导自噬水平的增加。通过缩窄主动脉诱导压力过负荷，与野生型相比，$Beclin1^{+/-}$ 小鼠的心脏自噬活性明显降低，同时伴有左心室病理性重构明显减轻。相反，在过表达 Beclin1 的小鼠，压力过负荷诱导了更强的自噬反应，而心脏的病理重构也随之增强，这些结果表明压力诱导的自噬活化是适应不良性的，参与了疾病的发展。心室肥厚过程中自噬活化来维持细胞稳态；过度的自噬消耗细胞重要组分，引起细胞死亡，从而促进高血压相关的心脏病。Nakai 等人通过干预另外一个自噬相关基因 atg5，得到相反的结果，在心脏发育早期心肌特异性失活 atg5 并没有引起异常的心肌细胞表型。而压力过负荷可以引起成年 $atg5^{-/-}$ 动物的心脏功能快速、急剧恶化。有趣的是，在没有外来压力应激的条件下，成年小鼠 atg5 的失活可以诱导快速的肥厚性生长及明显的心衰，表明自噬在压力过负荷时发挥了保护性作用。

越来越多的证据表明自噬参与多种血管疾病中血管平滑肌细胞和内皮细胞的活化，机制与自噬调节细胞的存活和可塑性密切相关。在动脉粥样硬化发病过程中，一方面自噬可以降解斑块中的受损细胞器特别是线粒体，避免氧化应激引起的细胞损伤，发挥抗细胞凋亡作用维持斑块稳定，另一

方面自噬参与粥样斑块蜡样质形成，过度活化的自噬还可诱导血管平滑肌细胞死亡。

早在20世纪70年代，研究人员就在肾动脉结扎诱导的高血压大鼠主动脉血管中发现溶酶体酶活性的显著增高，且与细胞外基质堆积呈正相关，提示自噬参与高血压发病过程中血管组织重构。随着研究的深入，人们发现氧化应激是触发自噬参与血管平滑肌细胞调控的始动因素，自噬的活化有助于细胞及时清除由于脂质过氧化引起的受损伤蛋白和细胞器，使用自噬激活关键信号通路分子Ⅲ型磷脂酰肌醇3磷酸激酶（PI3K-Ⅲ）抑制剂三甲基腺嘌呤（3-Methyladenine，3-MA）可以显著抑制自噬，引起蛋白-羟基壬烯酸复合物稳定性增加并诱导死亡。

多种细胞因子和生长因子可以引起血管平滑肌细胞的自噬活化。由炎性细胞和平滑肌细胞分泌的TNF-α可以通过活化JNK并抑制Akt引起自噬的活化和Beclin1的表达，而受TNF-α下调的胰岛素样生长因子（IGF-1），则可以引起自噬的抑制和Akt的磷酸化增加。血小板源生长因子（PDGF）激活自噬后会引起血管平滑肌肌动蛋白（α-SMA）和钙调蛋白丢失，以及Ⅰ型胶原和骨桥蛋白的表达，使用3-MA抑制自噬可以显著引起平滑肌重构。

内皮细胞凋亡减少且增殖增强，是血管新生的生理基础。有研究表明自噬可以促进内皮细胞增殖，并增加其对营养缺失和缺氧等应激的耐受性，促进血管新生。Sachdev等人在体外培养的人微血管内皮细胞和小鼠后肢缺血动物模型中发现，缺氧可以引起细胞核蛋白HMGB1释放和自噬活化，从而促进血管生成。3-MA、氯喹和HMGB1抑制剂均可降低缺氧诱导的自噬水平和内皮细胞增殖。Nguyen等人则发现使用内皮抑素（endostatin）可以促进Beclin-1表达和Beclin-1-Bcl-2复合体的形成，从而增加内皮细胞凋亡，抑制内皮细胞增生形成。面对以上截然不同的结论，现在普遍观点认为，基础自噬对维持细胞稳态、保护细胞适应各种损伤刺激非常重要。而自噬不足导致受损的细胞器及错误折叠的蛋白无法清除引起细胞死亡；自噬过强导致过度消化重要的细胞组分也引起细胞凋亡或死亡（图10-3-3）。

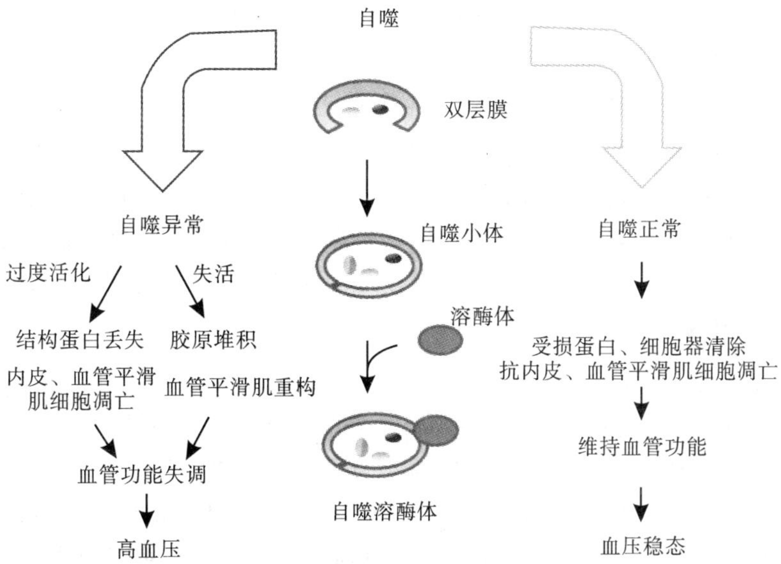

图10-3-3　细胞自噬调节血管功能参与血压调节

图注：基础状态的细胞自噬水平可以维持血管功能参与血压稳态调节；自噬过度活化或功能不足则导致内皮、平滑肌细胞凋亡或血管组织重构，引起血管功能失调参与高血压发病

第四节 调节血管功能改善高血压的药物靶点

血压的变化是心脏以及血管结构功能的集中反映，涉及心肌、血管平滑肌、血管内皮细胞、成纤维细胞、血液等多种组织和细胞，并受到神经内分泌系统的调节。高血压是一种多因素复杂疾病，营养、代谢、应激、生活方式、年龄、遗传背景以及多种环境因素都是造成高血压发病的危险诱因，随着细胞和分子生物学的发展，人们认识到各类血管发生重构和功能障碍是导致高血压的直接原因，而血管病变的发生又与氧化应激、免疫、炎症、增殖、迁移、损伤、修复、凋亡、自噬密切相关。许多通过调节血管结构和功能从而改善高血压的生物靶点和机制被揭示，为不断推进高血压的药物研发和临床治疗的提供了依据。

一、临床常用的调节血管功能治疗高血压药物

目前，临床常用降压药主要通过影响交感神经系统、RAAS 和内皮素系统等对血压调节起重要作用的系统而发挥降压效应。常见的降压药包括：利尿剂、β 肾上腺素受体阻滞剂、钙离子拮抗剂、血管紧张素转换酶抑制剂、血管紧张素受体阻断剂、α 肾上腺素受体阻滞剂、中枢降压药和中药复方制剂等。其中与血管功能调节有关的降压药包括：

（一）利尿剂

目前临床常用于高血压治疗的利尿剂有三大类。第一类利尿剂是髓袢利尿剂，代表药物为呋塞米和依他尼酸等，属于强效利尿剂；第二类利尿剂是噻嗪类及其类似物利尿剂，代表药物为氢氯噻嗪和吲达帕胺等，属于中效利尿剂，临床最为常用；第三类是保钾利尿剂，代表药物为螺内酯和阿米洛利，因其结构与醛固酮类似，是醛固酮的竞争性抑制剂，属于低效利尿剂。

利尿剂降压的基本作用是通过抑制肾小管 Na^+、Cl^- 转运促进尿钠排泄来实现降压效应的，然而随着研究的逐步深入，人们发现各类利尿剂还可以通过不同的机制调节血管功能，参与对血压的调节。髓袢利尿剂不仅可以抑制肾小管髓袢升支段对 NaCl 的主动重吸收，还可以通过抑制前列腺素分解酶活性，使前列腺素 PGE_2 的降解，显著地扩张肾血管，引起肾血流量增加，促进排泄。噻嗪类利尿剂类似物吲达帕胺可以抑制肾小管远端皮质对钠、水的重吸收，实现其利尿作用，但是由于其降压剂量要远小于利尿剂量，故其降压作用不完全依赖于它的利尿作用。研究发现吲达帕胺的降压机制还包括：①引起前列腺素 PGE_2 和 PGI_2 的合成与分泌；②抑制血管平滑肌细胞的 Ca^{2+} 内流；③减少血管平滑肌对于血管升压素的敏感性，上述机制可能是其引起降压效果的主要原因。

（二）β 肾上腺素受体阻滞剂

交感神经系统过度活化是引起高血压发病的重要原因之一，β 受体阻滞剂的发现和临床应用是人类药物治疗史上具有重要的里程碑式的意义。β 受体阻滞剂适用于不同严重程度的高血压，是临床最为常用的降压药，代表药物包括普萘洛尔、美托洛尔和阿替洛尔等。

β 受体阻滞剂除了具有改善儿茶酚胺引起的心脏毒性作用，还可以通过调节血管功能实现对血压的控制，具体机制包括：①β 受体阻滞剂可以通过抑制肾血管阻力，减少肾素分泌，缓解 RAAS 激活引起的升压作用；②部分 β 受体阻滞剂如拉贝洛尔和卡维地洛等兼有 α 受体阻断作用，可以引起直接的扩血管效应；③新一代 β 受体阻滞剂奈必洛尔具有直接降低外周血管阻力的作用，其机制与增强 NO 活性有关。

（三）钙离子拮抗剂

钙离子拮抗剂可以选择性拮抗钙离子的细胞内流，有效降低细胞内钙离子浓度，最初主要应用

于心绞痛的治疗，近三十年的临床应用证实该类药物对高血压的治疗亦具有很好的作用。降压机制与其心肌负性肌力、负性频率和负性传导作用密不可分，然而钙离子拮抗剂还可以通过对血管平滑肌细胞内钙离子的调控，舒张大的传输血管和阻力血管，扩张冠状动脉和侧支循环实现降压。近年来的研究发现：细胞内钙离子参与许多重要生长因子如血管紧张素Ⅱ（Ang-Ⅱ）、血小板生长因子（PDGF）和内皮素（ET）对血管内皮细胞和平滑肌细胞的调控，钙离子拮抗剂可以有效抑制多种生长因子引起的血管内皮功能异常和平滑肌增生，缓解血管狭窄，实现对异常血压的长期调节。此外，钙离子拮抗剂还可以抑制中性粒细胞和巨噬细胞向动脉壁的募集，对抗血管炎症，改善动脉血管组织重构并恢复其正常的血压调节功能。

过去临床使用的钙离子拮抗剂均通过阻滞 L-型钙通道发挥降压作用，近年来研究人员发现 T 型钙通道拮抗剂具有高度血管选择性，且无明显负性肌力作用、也不会引起反射性心动过速，适用于高血压合并心衰患者的降压治疗，代表药物为米贝地尔，研究发现该药物还可以通过抑制蛋白激酶 C（PKC），从而强烈抑制平滑肌细胞增殖及血管重构。

（四）直接血管扩张剂

对于恶性高血压的发病，直接血管扩张剂可以有效且快速的发挥降压作用，但是常常伴有较为明显的不良反应，并且由于钙离子拮抗剂和作用于 RAAS 的药物在临床的广泛使用，该类药物逐渐被作为三线药物用于高血压治疗。目前，在临床上仍然被使用的药物有硝普钠和钾通道开放剂，主要用于应对高血压急症和难治性高血压。

硝普钠可以诱导血管内皮细胞释放 NO 并激活鸟苷酸环化酶，增加胞内 cGMP 水平，强力扩张各类动静脉，显著降低血管外周阻力。同类药物还有肼苯哒嗪，但由于其可以反射性兴奋交感神经，引起心率加快，心排出量和耗氧量增加等不良反应，易诱发心绞痛和心动过速，目前在临床已很少使用。

钾通道开放剂如米诺地尔和匹那地尔等主要作用于血管平滑肌 ATP 敏感性钾离子通道，促进其开放，钾离子外流增加，细胞发生超极化，使电压依赖的钙离子通道不易激活，钙离子内流减少，外流增加，胞内钙库贮钙释放减少，从而舒张血管平滑肌，实现对高血压的调控。

二、针对 RAAS 的生物靶点发现与应用

针对 RAAS 的靶点发现一直以来是抗高血压药物研发的热点，血管紧张素转换酶抑制剂（ACEI）和血管紧张素 1 型受体（AT1R）阻断剂目前仍然是临床常用降压药物。这两类药物主要是通过抑制 AT1R 被激活后对血压的不利影响，包括抑制 Ang-Ⅱ引起的缩血管作用、水钠潴留、醛固酮和血管升压素的释放、交感神经过度活化、炎症以及促细胞增殖等来发挥降压作用的。近年来对前肾素-肾素受体、血管紧张素 1-7（Ang 1-7）、醛固酮合成酶（aldosterone synthase）、肾胺酶（renalase）以及血管紧张素 2 型受体（AT2R）等的研究，扩展了 RAAS 的内容，并开发出许多高血压治疗的新药。

（一）前肾素-肾素受体

前肾素（prorenin）即前肾素原，前肾素原首先脱去 23 个氨基酸成为肾素原，后者再脱去 43 个氨基酸后成为肾素。Nguyen 等人于 2002 年发现肾素-前肾素原受体［（pro）renin receptor，（P）RR］。（P）RR 既可以结合肾素又可以结合肾素原，因此（P）RR 既可以参与肾素酶活性的发挥又可以促进前肾素的激活。（P）RR 的活化可以进一步通过 Ang-Ⅰ非依赖的途径介导早幼粒细胞锌指蛋白（PLZF）、PI3K 和 MAPK 的活化，参与蛋白质合成、细胞增殖，抑制细胞凋亡。

目前所有的 RAAS 抑制剂均未发现对（P）RR 有抑制活性，虽然第二代肾素抑制剂阿利克仑（aliskiren）可以抑制肾素过表达大鼠（P）RR 表达，但依然无法阻断（P）RR 与其配基的结合。

Susic 等人使用特异性的多肽封闭前肾素上与（P）RR 的结合位点，不仅可以有效地减少自发性高血压大鼠心肌纤维化、肥厚和肌酐水平，改善左心室收缩功能，还可以显著缓解糖尿病大鼠的肾脏损伤。因此（P）RR 抑制剂的研发有望成为新的 RAAS 药物治疗高血压并伴有糖尿病的患者。

此外，研究发现甘露糖-6-磷酸受体（M6PR）在新生大鼠心肌细胞中和人内皮细胞中能特异性结合肾素和前肾素。M6PR 活化后会以一种内化的方式，将前肾素带入细胞并将其降解，目前认为 M6PR 主要介导前肾素的清除。

（二）血管紧张素 1~7

血管紧张素 1-7（Ang1-7）是 AngⅡ的内源性拮抗肽，可以通过多种途经生成：①由 10 个氨基酸的 Ang-Ⅰ在中性肽链内肽酶或脯氨酸肽链内肽酶作用下切掉苯丙氨酸、组氨酸和亮氨酸残基生成；②由 8 个氨基酸的 AngⅡ在脯氨酸肽链内肽酶或脯氨酰羟肽酶的作用下切掉一个氨基酸残基生成；③AngⅠ经 ACE2 水解生成。Ang1-7 它具有扩张血管、抑制血管平滑肌细胞增殖、抗血栓、调节盐水平衡等多种生理作用，因此 Ang1-7 在血压的调节中保护作用逐渐受到人们的广泛关注。

Ang1-7 的扩血管作用具有明显的内皮依赖性，去除内皮后其舒张血管作用消失。此外，研究发现 NO 和前列腺素等内皮因子也介导 Ang1-7 的扩血管作用，使用 NO 合酶抑制剂 L-NAME、环氧酶（COX）抑制剂吲哚美辛以及 Ang1-7 特异性拮抗剂 D-Ala-7-Ang 1-7（A779）都可以抑制 Ang1-7 引起的舒血管作用。Ang1-7 作为 Ang-Ⅱ的内源性拮抗因子，可以与 Ang-Ⅱ竞争性拮抗 AT1R 活性，可以显著对抗 Ang-Ⅱ诱导的收缩血管作用，对于 Ang-Ⅲ和去甲肾上腺素的缩血管活性也有一定的抑制作用。此外，Ang1-7 对缓激肽的舒血管作用也具有协同效应。

Ang-Ⅱ是重要的促血管平滑肌细胞增殖因子，Ang1-7 可以直接或竞争性拮抗 Ang-Ⅱ活性，抑制血管平滑肌增生，增加外周阻力引起血压升高。研究证实 Ang1-7 的抗增殖活性并不是通过 ATR 来发挥的，而是通过激活其特异性受体——原癌基因 Mas 表达受体，促使平滑肌细胞释放 PGI_2，激活腺苷酸环化酶，增加胞内 cAMP，抑制蛋白激酶 C（PKC）及下游信号 ERKI/2 的磷酸化，从而抑制平滑肌细胞的增殖。最新的研究表明，使用 Mas 受体特异性的非肽抑制剂 AVE0991 可以显著抑制 Ang-Ⅱ引起的血管平滑肌细胞增殖，同时可减少 ROS 的产生、p38 的磷酸化，AVE0991 的血管平滑肌保护作用可以完全的被 A779 阻断，提示 AVE0991 为特异性的 Mas 的激动剂。由于 Ang1-7 在体内的半衰期仅有 9~10 秒，明显短于 Ang-Ⅱ的半衰期，因此其药物开发价值并不明显，但是针对其结构类似物的多肽以及其受体特异性受体 Mas 激动剂的研究却具备良好的开发潜力，针对它们的抗高血压药物开发也是近年来的热点。

（三）醛固酮合成酶

醛固酮在血浆中含量增多会引起血容量增加介导高血压的发病，而在组织中驻留的醛固酮则可以造成血管内皮细胞功能障碍及血管重构，同样可以参与高血压的发生和发展。组织中的醛固酮主要通过以下几个方面的机制调节血管结构和功能：①上调 AT1R 受体，增加 Ang-Ⅱ的缩血管活性和促增殖作用；②抑制 NO 的合成，增加血管紧张度从而升高血压；③醛固酮本身可以促进胶原合成，诱发血管平滑肌增生。

尽管醛固酮的非选择性拮抗剂螺内酯已广泛引用于高血压患者的临床治疗，当由于其具有较低的选择性，螺内酯还可以激活盐皮质激素受体，导致黄体酮和睾酮依赖的不良反应，如性欲减退、月经不调、乳房增生等。此外，作用于血浆的醛固酮抑制剂并不能有效地对抗其对血管组织的影响，因此研发醛固酮合成酶抑制剂减少醛固酮的产生将更有临床价值。越来越多的制药公司正在醛固酮合成酶抑制剂的研发尝试，目前已经批准上市的有辉瑞的依普利酮，进入临床实验阶段的药物有 LCI699 和 SPP2745 等。

（四）血管紧张素 2 型受体

血管紧张素 2 型受体（AT2R）与 AT1R 具有类似的跨膜区结构，但是与 Ang-Ⅱ结合却引起血管扩张、抑制平滑肌增殖和血管重构，并最终下调血压的生物学效应。目前的 RAAS 类药物多数是通过拮抗 AT1 发挥降压效应的，针对激活 AT2R 的药物却非常少。

目前的研究发现 AT2 的活化主要是通过靶向其接头蛋白进行调控的。AT2R 介导的血管保护作用主要是通过以下几方面机制实现的：①AT2R 活化会引起血管平滑肌细胞释放缓激肽和 NO 增多导致血管扩张；②AT2R 活化可以激活 NO/cGMP 系统，活化磷脂酶 A2 促进花生四烯酸的释放，并最终抑制抑制平滑肌细胞增殖、促进细胞凋亡；③AT2R 可以与 AT1R 形成异聚体，拮抗 AT1R 活化引起的缩血管活性。

目前发现 AT2R 的特异性激动剂 compound 21，在明显激动 AT2R 的同时，可以得到较好的口服生物利用度，在高血压模型动物上已经证实急性灌注 compound 21 可以显著降低血压，其机制与抑制成纤维细胞 NF-κB、活化蛋白磷酸酶、减少促炎症细胞因子 IL-6 和 TNF-α 有关。这些发现提示 AT2R 激动剂不仅可以应用于高血压的治疗，也可用于其他慢性炎症性心血管疾病如心肌纤维化、动脉粥样硬化、心梗和心肌炎等的治疗。此外，AT2R 激动剂的研发还有望消除 AT2 拮抗剂引起的不良反应，为高血压的治疗提供更好的选择。

三、调节免疫炎症改善血管功能的研究进展

血管功能调节参与高血压发病的主要因素包括内皮细胞功能障碍、平滑肌细胞增殖、细胞外基质增生等。其中免疫系统介导血管慢性炎症引起血管重构是高血压发生的重要病因学机制。其典型特征为单核-巨噬细胞和淋巴细胞在皮下的募集、趋化因子和黏附分子的过度表达造成血管平滑肌细胞异常增殖和细胞外基质的合成与降解失衡。调节炎症抑制改善重构是高血压药物治疗的新靶点，目前已开发出一系列抗炎症治疗高血压的新药，如他汀类药物、PPAR 激动剂以及 TLRs 抗体等。随着研究的深入，一些新的免疫调节靶点也逐渐引起人们的关注。

（一）他汀类药物

他汀类药物是 3-羟基-3-甲基戊二酰辅酶 A（HMG CoA）还原酶抑制剂，具有明显降脂作用。最近的研究显示，他汀类药物还能够通过抑制 Rho 家族小 G 蛋白从而抑制炎症信号，在多种血管疾病中发挥抗炎作用。早在 1999 年 Glorioso 对 30 名临床患有中度高胆固醇血症并伴有高血压的患者给予普伐他汀进行治疗，普伐他汀在降低血脂的同时可以使血压也得到很好地控制。Wassmann 则发现阿伐他汀可以抑制胆固醇正常的自发性高血压大鼠血压升高，提示这种降压机制不依赖其降脂作用，而与其降低 ROS 在血管组织的释放从而改善血管失能有关。有研究者发现在肾性高血压大鼠模型中，阿伐他汀可以显著抑制动脉血压升高，这种作用是通过多种机制如氧化应激、炎症、细胞外基质重构等实现的。

越来越多的证据显示，他汀类药物对于血管功能的调节是通过多种不依赖于他汀类药物降血脂作用机制实现的，包括上调内皮 NO 合酶的表达与活性、下调ET-1和 AT1R 的表达、抑制 NADP 氧化酶活性等，最终通过减少巨噬细胞、淋巴细胞等炎症细胞的募集，降低血浆 C 反应蛋白以及 VCAM 和 ICAM 等黏附分子，抑制 NF-κB 的表达，使血管炎症反应减弱，改善内皮功能和血管重构。

（二）PPAR 激动剂

早期研究者发现一类能够增加过氧化物酶体的数目和大小的脂肪酸类化合物，可以激活一类核内受体，故将这类受体命名为过氧化物酶体增殖物激活受体（peroxisome proliferator activated receptors，PPARs）。当 PPAR 被激活后，它将与视黄酸 X 受体（RXR）结合形成异二聚体复合物，

然后招募一系列辅助活化因子，协同作用于启动子中有特定 PPAR 反应元件的靶基因实现特异性表达。PPAR 属于核受体转录因子超家族，有 PPAR-α、PPAR-β 和 PPAR-γ 三种亚型，且其同源性较高，其中生物学功能最复杂且研究最多的是 PPAR-α 和 PPAR-γ。

PPAR-α 是脂肪酸和脂质代谢的重要调节因子，参与载脂蛋白的表达和脂肪酸的转运氧化，敲除 PPAR-α 小鼠血浆游离脂肪酸明显增多，易发生脂肪肝。最近的研究发现 PPAR-α 在血管平滑肌和炎症细胞均有表达，使用 PPAR-α 激动剂 Fibrate 在降低血中甘油三酯（TG）并升高高密度脂蛋白（HDL）的同时，可以明显抑制平滑肌细胞 IL-1 和 IL-6 的分泌以及前列腺素的生成。此外 Fibrate 不仅可以抑制内皮细胞中有 NF-κB 介导的 VCAM-1 的表达和单核细胞募集，还可以抑制 MMP-9 的合成，逆转血管重构。有研究提示 PPAR-α 参与地塞米松诱导的高血压发病，机制与 PPAR-α 介导的血管壁重构和交感神经过度活化有关。

最早发现 PPAR-γ 在脂肪组织高度表达，敲除 PPAR-γ 小鼠因不能合成白色脂肪而无法存活。近年来，随着对 PPAR-γ 配基作用机制的深入研究，人们发现了胰岛素增敏剂噻唑烷二酮类（TZDs）药物可以有效地降低 2 型糖尿病患者的血糖，掀起了研究 PPAR-γ 的热潮。在使用 PPAR-γ 的激动剂匹格列酮和罗格列酮在治疗糖尿病的同时，研究人员发现他们还具有降压的作用，TZDs 药物主要对收缩压有明显的降低作用，其机制与降低 AT1R 的表达有关。另外，激活 PPAR-γ 还可以通过抑制血管组织炎症，改善血管重构和功能，参与对血压的调控。其机制主要包括：①抑制细胞黏附分子 VCAM-1 和 L-选择素的表达，限制巨噬细胞和 T 淋巴细胞在血管的募集，对抗血管慢性炎症；②抑制 AP1、STAT1 信号通路和 NF-κB 的表达，增加诱导型 NOS 的表达，合成 NO 增多；③抑制单核细胞产生分泌 INF-α、IL-1、IL-2 和 IL-6 等细胞因子，在血管局部产生抗炎症作用；④抑制 MMP-9 的活性，改善血管重构。目前，各种动物实验和临床研究都证实 TZDs 药物可以显著降低各种高血压模型和伴有胰岛素抵抗的高血压患者的血压。

PPAR 的激动剂研发涉及抗糖尿病、降脂和抑制血管炎症等多个复杂机制和靶点，潜在的直接和间接效应较多且不可控，这也解释了 PPAR-α 和 PPAR-γ 双激动剂会导致多种不良反应而最终无法成药的原因，因此针对这类靶点的药物研发仍然存在较多的难点，寻找特异性更强、机制更加明确的 PPAR 的调节剂将是未来研究的热点。

（三）TLRs 抗体

1975 年，当 Kohler 和 Milstein 发现杂交瘤，第一个单克隆抗体即被应用于人体防止移植排斥反应。目前治疗性单克隆抗体制备是近年来制药工业发展速度最快的产业领域。单克隆抗体已经构成治疗多种疾病临床候选蛋白药物的主要部分。到 2013 年的统计数据显示，目前已经有 36 种抗体产品通过美国 FDA 认证，而且还有超过数百种单克隆抗体在进行临床试验，主要集中于抗肿瘤以及免疫治疗领域。例如，用于器官移植的 anti-CD_2、anti-CD_4、anti-CD_{25}、anti-CD_{40}L 抗体以及抗肿瘤的 anti-CD_{20}抗体。用于治疗自身免疫性疾病的 Anti-TNF-α 抗体，以及用于恢复自身免疫耐受重建人体的免疫平衡的 anti-CD_3 单克隆抗体等。尤其 anti-CD_{20}抗体-利妥昔单抗（rituximab）已经被欧洲医药管理部门批准适用于对传统药物治疗无效的关节炎患者。

大量的研究已经证实高血压不仅是抗原特异性 T 细胞介导的慢性炎症性疾病，也是 B 细胞参与的自身免疫系统疾病，不仅先天免疫而且获得性免疫在高血压的发生发展中都具有重要作用。而 TLRs 的发现为研究探索多种免疫系统疾病开拓了新的领域和方向。我们实验室利用腹主动脉狭窄诱导的高血压动物模型证实：卡介苗（BCG）作为一种强大的 Th1 型免疫调节剂，可以显著减轻血压过负荷所致心肌肥厚和纤维化，这种心脏保护作用与其上调心脏组织中 IFN-γ 的表达，减少心脏组织 M2 型巨噬细胞的浸润，调节心脏组织 Th1、Th2 平衡向 Th1 方向迁移有关，进一步研究发现 BCG 促进 Th1 反应的心脏保护作用可以被 TLR4 抑制剂而不能被 DC-SIGN 抑制剂所逆转，这说明 TLR4 信号系统的激活介导了 BCG 的心脏保护作用。

我们采用 TLR2 中和型抗体功能性阻断 TLR2，结果发现阻断 TLR2 活性不仅可以预防腹主动脉瘤的进行性扩张，而且还能够有效逆转已经形成的腹主动脉瘤。我们又进一步利用 TLR2 基因敲除小鼠验证前期试验结果，明确 TLR2 在腹主动脉瘤发生发展过程中的重要作用。进一步探讨阻断 TLR2 产生对腹主动脉瘤预防和治疗作用的机制，我们发现这种作用可能与 TLR2 参与介导血管重构和炎症反应，同时诱导抑制性免疫微环境形成有关。阻断 TLR2 能够抑制血管组织局部 Th1 型细胞因子如 IFN-γ，多种 Th2 型细胞因子如 TGF-β1、IL-6、IL-10 等的分泌和表达，同时降低核因子 Stat3 的表达和活化。我们的研究还发现，阻断 TLR2 同时也特异性抑制其内源性配基 HMGB1、HSP70、S100A8 的表达及分泌。这些内源性配基在组织损伤发生后大量表达和释放，作为 DAMPs 分子发挥组织损伤修复的作用。组织损伤后 DAMPs 大量释放和持续存在将会导致急性炎症转而成为持续性的慢性炎症。TLR2 中和型抗体正是功能性阻断多种内源性配基与受体的相互作用进而发挥抑制炎症以及改善血管重构的作用。我们的研究证实 TLR2 介导了血管慢性炎症和重构的发生发展，也提示其可能成为治疗抗高血压药物的重要靶标。

大量已有研究提示 TLRs 参与动脉粥样硬化的发生发展，尤其 TLR2 对小鼠动脉粥样硬化发生具有决定性作用。由于病程长，无临床症状且缺乏诊断技术，动脉粥样硬化的药物干预集中在后期，即斑块确立之后。然而关于 TLR2 在晚期病变，特别是斑块稳定性方面的作用还不明确。我们使用普通饲料诱导下的载脂蛋白 E 缺失（$Apoe^{-/-}$）小鼠作为模型，静脉注射中和性 TLR2 抗体治疗 18 周。结果显示，利用抗体阻断 TLR2 活性显著改善 $Apoe^{-/-}$ 小鼠头臂干血管动脉粥样硬化病变，表现为显著减小平均斑块面积以及最大管腔狭窄程度和斑块内坏死核心比重，增加最小中膜厚度，斑块内胶原含量和 α-SMA^+ 平滑肌细胞表达，发挥减小和稳定晚期动脉粥样硬化斑块的作用。这种血管保护作用可能与阻断 TLR2 活性后巨噬细胞募集减少和炎性介质释放降低相关。巨噬细胞凋亡是造成坏死核心扩张、斑块不稳定的重要因素。我们发现阻断 TLR2 活性能够调节内质网应激反应的效应蛋白 CHOP 表达，显著抑制斑块内巨噬细胞凋亡，提示除抗炎作用外，阻断 TLR2 对于改善过高的内质网应激压力，减少细胞凋亡有密切关系。我们的实验证明，阻断 TLR2 活性能够通过降低炎症和抑制巨噬细胞凋亡发挥血管保护作用，中和性 TLR2 治疗能够有效地改善 $Apoe^{-/-}$ 小鼠晚期动脉粥样硬化，具有临床开发潜力。

以上的研究证实 TLRs 参与了高血压的发病，并介导腹主动脉瘤和动脉粥样硬化发病过程中的血管慢性炎症和重构的发生发展，这些线索提示 TLRs 将可能成为抗高血压治疗的重要靶标，针对 TLRs 开发人源化单克隆抗体也将为高血压的临床治疗提供新的选择。

（张晓伟　胡卓伟）

参 考 文 献

1. MacMahon S, Alderman MH, Lindholm LH. et al. Blood-pressure-related disease is a global health priority. Lancet, 2008, 371 (9623): 1480-1482.
2. Harrison DG, Guzik TJ, Lob HE, et al. Inflammation, immunity, and hypertension. Hypertension, 2011, 57 (2): 132-140.
3. Sliwa K, Stewart S, Gersh BJ. Hypertension: a global perspective. Circulation, 2011, 123 (24): 2892-2896.
4. DiBona GF. Sympathetic nervous system and hypertension. Hypertension, 2013, 61 (3): 556-560.
5. Guyenet PG. The sympathetic control of blood pressure. Nat Rev Neurosci, 2006, 7 (5): 335-346.
6. Schultz HD, Li YL, Ding Y. Arterial chemoreceptors and sympathetic nerve activity: implications for hypertension and heart failure. Hypertension, 2007, 50 (1): 6-13.

7. Katagiri H, Yamada T, Oka Y. Adiposity and cardiovascular disorders: disturbance of the regulatory system consisting of humoral and neuronal signals. Circ Res, 2007, 101 (1): 27-39.

8. Carey RM. Newly discovered components and actions of the reninangiotesin system. Hypertension, 2013, 62 (5): 818-822.

9. Coffman TM. Under pressure: the search for the essential mechanisms of hypertension. Nat Med, 2011, 17 (11): 1402-1409.

10. Inrig JK, Van Buren P, Kim C, et al. Intradialytic hypertension and its association with endothelial cell dysfunction. Clin J Am Soc Nephrol, 2011, 6 (8): 2016-2024.

11. Schulz E, Gori T, Munzel T. Oxidative stress and endothelial dysfunction in hypertension. Hypertens Res, 2011, 34 (6): 665-673.

12. Pushpakumar S, Kundu S, Pryor T. et al. angiotesin-Ⅱ induced hypertension and renovascular remodelling in tissue inhibitor of metalloproteinase 2 knockout mice. J Hypertens, 2013, 31 (11): 2270-2281.

13. Schiffrin EL. Vascular remodeling in hypertension: mechanisms and treatment. Hypertension, 2012, 59 (2): 367-374.

14. Briones AM, Arribas SM, Salaices, M.. Role of extracellular matrix in vascular remodeling of hypertension. Curr Opin Nephrol Hypertens, 2010, 19 (2): 187-194.

15. Lemarie CA, Tharaux PL, Lehoux S. Extracellular matrix alterations in hypertensive vascular remodeling. J Mol Cell Cardiol, 2010, 48 (3): 433-439.

16. Castro MM, Rizzi E, Prado CM, et al. Imbalance between matrix metalloproteinases and tissue inhibitor of metalloproteinases in hypertensive vascular remodeling. Matrix Biol, 2010, 29 (3): 194-201.

17. Schiffrin EL. The immune system: role in hypertension. Can J Cardiol, 2013, 29 (5): 543-548.

18. Harrison DG, Vinh A, Lob H, et al. Role of the adaptive immune system in hypertension. Curr Opin Pharmacol, 2010, 10 (2): 203-207.

19. Rodriguez-Iturbe B, Franco M, Tapia E, et al. Renal inflammation, autoimmunity and salt-sensitive hypertension. Clin Exp Pharmacol Physiol, 2012, 39 (1): 96-103.

20. Rodriguez-Iturbe B, Pons H, Quiroz Y, et al. Autoimmunity in the pathogenesis of hypertension. Nat Rev Nephrol, 2014, 10 (1): 56-62.

21. Machnik A, Neuhofer W, Jantsch J, et al. Macrophages regulate salt-dependent volume and blood pressure by a vascular endothelial growth factor-C-dependent buffering mechanism. Nat Med, 2009, 15 (5): 545-552.

22. Marvar PJ, Vinh A, Thabet S, et al. T lymphocytes and vascular inflammation contribute to stress-dependent hypertension. Biol Psychiatry, 2012, 71 (9): 774-782.

23. Guzik TJ, Hoch NE, Brown KA, et al. Role of the T cell in the genesis of angiotesin Ⅱ induced hypertension and vascular dysfunction. J Exp Med, 2007, 204 (10): 2449-2460.

24. Schiffrin EL. Immune mechanisms in hypertension: how do T-regulatory lymphocytes fit in? J Hypertens, 2013, 31 (10): 1944-1945.

25. Madhur MS, Lob HE, McCann LA, et al. Interleukin 17 promotes angiotesin Ⅱ-induced hypertension and vascular dysfunction. Hypertension, 2010, 55 (2): 500-507.

26. Kono H, Rock KL. How dying cells alert the immune system to danger. Nat Rev Immunol, 2008, 8 (4): 279-289.

27. Kim TH, Ku SK, Bae JS. Inhibitory effects of kaempferol-3-O-sophoroside on HMGB1-mediated proinflammatory responses. Food Chem Toxicol, 2012, 50 (3~4): 1118-1123.

28. Park JS, Svetkauskaite D, He Q, et al. Involvement of toll-like receptors 2 and 4 in cellular activation by high mobility group box 1 protein. J Biol Chem, 2004, 279 (9): 7370-7377.

29. de Graaf R, Kloppenburg G, Kitslaar PJ, et al. Human heat shock protein 60 stimulates vascular smooth muscle cell proliferation through Toll-like receptors 2 and 4. Microbes Infect, 2006, 8 (7): 1859-1865.

30. Salabei JK, Hill BG. Implications of autophagy for vascular smooth muscle cell function and plasticity. Free Radic Biol Med, 2013, 65: 693-703.

31. Wang ZV, Rothermel BA, Hill JA. Autophagy in hypertensive heart disease. J Biol Chem, 2010, 285 (12): 8509-8514.

32. Nguyen TM, Subramanian IV, Xiao X, et al. Endostatin induces autophagy in endothelial cells by modulating Beclin 1 and beta-catenin levels. J Cell Mol Med, 2009, 13 (9B): 3687-3698.

33. Nakai A, Yamaguchi O, Takeda T, et al. The role of autophagy in cardiomyocytes in the basal state and in response to hemodynamic stress. Nat Med, 2007, 13 (5): 619-624.

34. Paulis L, Unger T. Novel therapeutic targets for hypertension. Nat Rev Cardiol, 2010, 7 (8): 431-441.

35. Paulis L, Steckelings UM, Unger T. Key advances in antihypertensive treatment. Nat Rev Cardiol, 2012, 9 (5): 276-285.

36. Sheng-Long C, Yan-Xin W, Yi-Yi H. et al. AVE0991, a Nonpeptide Compound, Attenuates angiotensin Ⅱ-Induced Vascular Smooth Muscle Cell Proliferation via Induction of Heme Oxygenase-1 and Downregulation of p-38 MAPK Phosphorylation. Int J Hypertens, 2012, 2012 (958298).

37. Jain MK, Ridker PM. Anti-inflammatory effects of statins: clinical evidence and basic mechanisms. Nat Rev Drug Discov, 2005, 4 (12): 977-987.

38. Dilaveris P, Giannopoulos G, Riga M, et al. Beneficial effects of statins on endothelial dysfunction and vascular stiffness. Curr Vasc Pharmacol, 2007, 5 (3): 227-237.

39. Huang JV, Greyson CR, Schwartz GG. PPAR-gamma as a therapeutic target in cardiovascular disease: evidence and uncertainty. J Lipid Res, 2012, 53 (9): 1738-1754.

第十一章 缺血再灌注性损伤的分子机制

第一节 概 述

缺血再灌注是指机体组织器官因各种原因引起供血不足的状态之后，通过任何方式解除缺血状态，使缺血组织器官恢复供血的过程，也就是组织器官或其他机体结构经历的缺血和再供血的过程。众所周知，供血是机体组织维持正常功能的基本条件，是保证机体组织器官生长发育和维持功能的前提，而缺血是严重危害身体健康和组织器官功能的重要因素，在缺血状态下，解除缺血状态恢复供血是保证机体免受缺血危害的必然选择。

缺血再灌注损伤是指在缺血状态下改善缺血部位的供血即再灌注过程中引起的较缺血状态更严重的损伤。缺血再灌注损伤最早是在心肌缺血性疾病中发现的一种现象。早在20世纪中期，临床医生就发现由于冠状动脉梗塞导致心肌缺血而死亡的患者，冠状动脉通常是处于非梗塞状态，这种现象提示，心肌缺血患者的死亡可能与冠状动脉梗塞后由于某种原因引起的复通有关，即与组织缺血部位的再灌注有关。

1960年，Jennings等首次表述了心肌缺血再灌注损伤（myocardial ischemia reperfusion injury，MIRI）现象。人们发现，心肌缺血后实现血液再灌注，往往会引起一系列心脏不良事件，从而部分抵消恢复供血对心脏产生的有益效果，甚至加重了缺血状态造成的损伤，这种损伤被称为缺血再灌注损伤。此后，随着心脏移植、冠状动脉搭桥术、急性心肌梗死溶栓治疗、经皮腔内冠脉血管成形术等恢复缺血区供血的各种技术方法的建立和广泛应用，缺血再灌注损伤成为心血管系统重要的医学难题，减轻MIRI成为治疗心肌缺血性疾病不可避免的问题。

在心脏缺血性疾病中，缺血再灌注损伤是一种常见的医学现象，心血管系统成为研究缺血再灌注的重要领域，研究的也最为广泛和深入。然而，大量研究结果显示，缺血再灌注损伤是一种普遍存在的现象，不仅在心脏，几乎在所有组织器官都可以发生缺血再灌注损伤。这种认识为医学研究开辟了新的研究领域，为多种疾病的临床治疗开拓了新的治疗方向。针对各种组织器官的缺血再灌注损伤研究迅速发展，进一步丰富了缺血再灌注损伤的研究内容，加深了对缺血再灌注损伤发生机制的认识，也发现了作用于不同途径的有效防治方法和药物。

缺血再灌注损伤的基础是缺血性疾病，缺血是由于供血障碍引起组织供血不足的一种病理表现，是一种常见的可以发生在多种组织器官上的疾病。再灌注是指组织缺血以后恢复供血的过程，既可以是机体的代偿性表现，也可以通过人为干预而实现，是基于缺血状态而产生的克服缺血的机体调节过程。缺血是可以独立存在的病理过程，而再灌注则是基于缺血的前提条件下才可以出现的病理变化。因此，缺血再灌注损伤实际上包括缺血和再灌注两个紧密相联的方面，缺血是引起再灌注的条件，也是再灌注损伤的前提，缺血性疾病的治疗需要通过再灌注改善供血，而再灌注改善供血的过程又可以产生新的损伤而减弱了再灌注的有益效果。

在医疗过程过程中，缺血再灌注损伤的问题非常普遍，如血管栓塞性疾病、急慢性缺血性疾病、器官移植等。事实证明，尽管不同的组织对缺血再灌注损伤的反应不同，几乎所有组织都可以发生缺血再灌注损伤。研究缺血再灌注损伤的产生机制和防控措施，将是长期的任务和重要的医药科学课题。

缺血可以直接导致组织的损伤，而再灌注在缺血的基础上导致缺血组织的进一步损伤，缺血和再灌注引起损伤的病理变化是密切相关。缺血再灌注性损伤，既包括缺血引起的组织损伤，也包括再灌注引起的损伤，而且二者既互相关联的，也相互影响。

缺血性损伤与再灌注性损伤在病理变化机制上既有联系，又有区别。针对缺血再灌注损伤的防治药物也可以通过不同的作用机制发挥作用，治疗缺血再灌注性疾病可以根据发病的机制，从多方面采取措施，阻止缺血再灌注性损伤的发生和发展。本章主要讨论缺血再灌注性损伤的分子机制并通过对损伤机制的认识，探讨治疗缺血再灌注性损伤的药物作用机制和相关的药物。

第二节　缺血再灌注损伤的临床表现

一、缺血性疾病

缺血性疾病是指由于各种原因导致组织器官供血不足而引起的病理变化，是可以发生在人体所有部位、组织器官的常见病理过程，也是导致多种疾病的重要原因之一。缺血性疾病产生的原因很多，导致的病理变化也很复杂，但直接表现均为供血不足。

根据缺血性疾病的缺血发生的特点，可以将缺血性疾病分为急性缺血和慢性缺血；根据缺血程度又可以分为完全缺血和部分缺血；根据缺血持续时间又可以分为暂时性缺血和永久性缺血。

急性缺血通常是由于突发性供血障碍引起的局部供血急剧减少或停止，引起急性供血障碍的突发性因素很多，如血管梗塞、血管破裂和外伤等。慢性缺血是指组织供血不能满足组织需要，使组织长期处于供血不足状态。引起慢性缺血的原因主要有血管病变引起的血管狭窄或灌注压过低导致局部供血不足。急性缺血与再灌注损伤关系密切，急性缺血后恢复供血，可以产生较为严重的再灌注性损伤；而慢性缺血由于机体的适应，虽然也可以导致再灌注损伤，一般表现不甚显著。

完全缺血是由于血管供血障碍，如血栓形成、血管断裂和外伤等原因引起的组织供血完全中断。完全缺血是缺血性疾病的最严重表现形式，急性完全性组织缺血引起的病理变化过程和组织损伤机制比较简单，如果在急性完全性组织缺血后不能在一定时间内恢复供血，缺血组织最终因为缺少营养和氧气的供应而死亡（坏死）。而急性完全性缺血也是最易于发生缺血再灌注损伤的病理基础，急性完全性缺血最有效的治疗方法是排除供血障碍，改善供血条件，恢复组织供血。例如，由于血栓形成引起的急性缺血，就可以通过溶栓药物使血栓溶解而恢复血液供应，缓解供血障碍。但是，组织恢复供血后，导致缺血再灌注损伤的表现也最为突出。

不同组织对完全缺血的耐受能力有很大的差异，有些组织完全缺血数分钟即可导致细胞的死亡，如脑神经细胞，有些组织则可以耐受较长时间的缺氧状态并维持良好的功能，如肌肉组织。一般来讲，组织对缺氧的耐受能力与其供血需求成反比，供血需求量大的组织，如脑、心脏等，对缺氧的耐受能力就差些，而供氧需求较低的组织，对缺氧的耐受能力就强。另外也与组织的能量代谢特点有关，如肌肉组织可以进行无氧代谢而产生能量供组织使用，而脑组织就缺乏这种功能，因此对缺血的耐受力具有明显的差异。

部分缺血是指由于各种原因引起的组织供血不足的状态，这种供血不足的严重程度主要由血流量的减少量决定的，同时也与组织对血液的需要量密切相关。因此部分缺血可以分为绝对供血不足和相对供血不足。后者是由于局部组织耗氧量增加而供血量没有相应增加造成的缺氧状态。而前者是指由于局部供血量减少引起的缺血状态。对多数缺血患者，部分缺血主要由于供血能力的降低引起，通常表现为慢性组织缺血状态。改善供血能力是治疗慢性组织缺血的重要措施。

永久性缺血和暂时性缺血是对缺血时间的表述，永久性缺血导致的损伤可以根据缺血程度的不同而不同，完全永久性的缺血结局是缺血组织的坏死。暂时性缺血可以是由于机体代偿的结果，也可以是人为干预的结果，无论何种因素解除缺血的表现，必然导致缺血再灌注损伤。

在研究缺血再灌注损伤的过程中，人们认识到，缺血对组织影响最为突出的是氧的供应，很多病理表现与氧的供应不足密切相关，而且缺血再灌注损伤的机制也与氧关系密切。因此，在研究过程中，通常以缺氧和复氧或在供氧的方式下模拟缺血再灌注损伤。

二、缺血再灌注损伤与影响再灌注损伤的主要因素

再灌注性损伤是在缺血性疾病的基础上实现的，无论是由于缺血组织自身代偿引起的再灌注，或是由于采用药物治疗或其他治疗措施改善缺血导致的再灌注，或是在器官移植过程中产生的再灌注，在一定条件下，都可以产生再灌注性组织损伤。

（一）影响缺血再灌注损伤的因素

影响再灌注性损伤的因素很多，主要有缺血持续时间（再灌注开始时间）、缺血程度、缺血部位（组织特点）等。

1. 缺血时间　缺血持续时间的长短对再灌注损伤的影响非常明显，短时间的组织缺血（一过性缺血）在恢复供血后，对缺血组织基本不产生的明显的损伤作用（缺血时间因组织不同而不同）；而对于长时间的完全性缺血由于组织的死亡或功能的丧失，再灌注既不能改善供血恢复组织功能，也不会产生更严重的再灌注损伤。因此，在研究缺血再灌注损伤时，缺血时间是特别值得关注的重要因素之一。在心肌缺血再灌注过程中，最敏感的缺血期恢复供血甚至可以立即引起严重心律失常而导致死亡，如在大鼠心脏冠状动脉左前降支结扎 10 min 左右恢复再灌注，甚至可以导致 90%以上的死亡率。

2. 缺血程度　缺血程度也直接影响再灌注损伤的后果，缺血严重时再灌注引起的损伤也会更为严重，完全缺血引起的再灌注损伤比部分缺血引起的再灌注损伤要更为严重。而轻度缺血虽然恢复再灌注，也不会引起严重的缺血再灌注损伤，甚至还会发挥抗缺血再灌注损伤的作用（见“缺血预适应”）。

3. 缺血部位　缺血部位对缺血再灌注损伤的影响主要是由于组织对缺血的敏感性和对损伤的表现不同产生的。一般情况下，血液供应丰富的组织对缺血的敏感性更高一些，再灌注损伤也比较显著。如心脏和脑，都是血液供应丰富的组织，缺血再灌注引起的损伤也就表现特别显著。尤其是对于心脏，缺血再灌注常常可以引起严重的心律失常而导致死亡。

（二）缺血再灌注损伤的表现

缺血再灌注损伤的突出表现是缺血性疾病在恢复供血后的病理变化过程，可以表现为三个不同的阶段，一是急性损伤期，主要发生在再灌注以后数小时内，引起缺血组织的急性损伤；二是迟发性损伤期，发生在缺血再灌注 12h 或更长时间后，形成慢性的组织损伤；三是恢复期，缺血区恢复供血后，经过自身调节和药物作用，受损组织开始修复，形成了缺血再灌注所致损伤组织的修复。恢复期出现的早晚和效果直接影响疾病的预后，恢复期越早出现，恢复的越快，治疗的预后会越好，因此，在药物研究和应用中，应当考虑药物对恢复期的促进作用。

根据缺血再灌注损伤产生的机制，这种损伤从理论上分析可以发生在机体的任何组织，但实际上由于组织敏感性和供血特点的差异，能够反映缺血再灌注损伤的组织主要是血液供应需求量大、

代谢活跃的组织，如脑、心脏等。

缺血再灌注损伤最早就是在心脏病变过程中发现的，除组织细胞的形态结构损伤以外，心脏对于缺血再灌注损伤可以表现在多个方面，特别是严重心律失常的发生，为检测缺血再灌注损伤提供了易于检测的指标，使心脏缺血再灌注损伤的研究广泛而且深入。

随着对缺血再灌注损伤机制的深入认识，对其他组织器官缺血再灌注损伤的研究日益广泛，特别是脑组织的缺血再灌注损伤，受到了极大的重视，进一步认识了脑缺血再灌注损伤的特点。特别是在外科进行器官移植方面，对缺血再灌注损伤的机制和保护措施进行了大量研究。

三、心脏缺血再灌注损伤

缺血再灌注损伤对于心脏的影响尤为突出，是导致心脏猝死的重要原因。心肌缺血是常见的心脏疾病，心肌缺血产生的主要原因是冠状动脉粥样硬化引起的冠状动脉梗塞。但是在心肌梗死发生以后，患者的通常死于严重的室性心律失常，而引起这种严重的心律失常的原因往往不是心肌缺血本身，而是由于梗塞的冠状动脉的疏通，即再灌注过程。动物实验证明，冠状动脉结扎后恢复再灌注，可以导致严重的心律失常，而且可以导致较高的死亡率。这些实验结果充分证明了缺血再灌注对心脏的损伤作用。

缺血再灌注引起的心肌损伤可以在缺血的基础上进一步加重，导致缺血面积扩大，缺血程度加深，心肌功能受到严重影响。这种损伤不仅发生在再灌注早期，而且可以持续相当长时间，形成迟发性损伤。缺血再灌注损伤成为心肌缺血患者病情恶化的重要原因之一。

心肌细胞在缺血再灌注以后，可以出现细胞结构和功能的改变，表现为细胞膜损伤，细胞线粒体结构的损伤，进而导致细胞正常功能的变化和丧失。由于细胞膜损伤，细胞的离子代谢紊乱，导致生理活动的异常，如细胞内钙的增加，形成钙超载现象，而进一步导致细胞的损伤。细胞内线粒体损伤，导致能量代谢障碍，直接影响心肌细胞的正常生理活动。

研究心肌细胞缺血再灌注损伤的方法很多，常用的方法是冠状动脉结扎引起梗塞后，通过开放结扎部位恢复血液供应实现心肌组织的缺血再灌注。这种方法选择的冠状动脉通常是左前降支，结扎的部位和缺血时间是影响再灌注损伤程度的重要因素。如果以缺血再灌注后心律失常的发生率和发生程度作为评价指标，缺血面积不同，引起再灌注损伤的程度不同，心律失常的发生率和严重程度有明显的差异；缺血时间的长短也影响再灌注损伤的程度，缺血时间过短或过长，都可能使缺血再灌注引起的损伤程度产生差异；在不同动物实验中，引起严重再灌注损伤的缺血时间也有明显的差异。

对心肌缺血再灌注损伤机制的研究为临床防治心肌缺血性疾病提供了实验基础，在临床治疗中发挥了积极的指导作用。用于治疗心肌缺血再灌注损伤的药物研究也取得进展，各种具有抗心肌缺血再灌注损伤的药物用于临床治疗，取得显著疗效。

四、脑缺血再灌注损伤

脑缺血可以表现为急性脑缺血和慢性脑缺血。对于急性脑缺血，通常称为脑血管意外或脑卒中，是临床常见的急性疾病，也是严重危害人类健康的常见疾病。根据脑卒中发病原因的不同，可分为缺血性脑卒中和出血性脑卒中两大类。虽然二者的病因不同，但同样都会导致脑组织的缺血，而对于梗死性脑缺血，由于必须采用溶栓疏通的方法恢复血液供应，导致缺血再灌注损伤的现象就是不可避免的。

在我国，脑缺血性卒中的发病率远较出血性高，急性脑缺血的特点是高死亡率和高致残率，脑血管意外的患者约有 1/3 在发病后不久死亡，幸存者则由于偏瘫、失语等后遗症而致残，丧失工作能力甚至生活自理能力。

慢性脑缺血通常表现为迟发型慢性疾病，再灌注的表现不明显，再灌注损伤也不显著，通常采取改善供血的方法进行治疗，虽然会增加血液供应，一般不会出现明显的再灌注损伤。

对脑缺血性疾病机制的认识经历了一个漫长的过程。最初，人们对缺血性脑损伤的认识主要集中于脑血流减少、缺血缺氧和能量代谢衰竭等方面；至 20 世纪 80 年代后期，人们逐渐认识到缺血缺氧可导致内源性谷氨酸大量释放，从而引起兴奋性氨基酸毒性。脑缺血后，能量供应衰竭，神经递质包括大量谷氨酸释放、细胞内钙超载、细胞骨架破坏，最终导致细胞死亡。近年来，人们又发现在缺血脑区的微血管中血小板可释放炎性介质血小板活化因子（PAF），激活多形核白细胞（PMNLs），PMNLs 与内皮细胞粘连，促使内皮细胞皱缩、破裂、凝集坏死，使血脑屏障（BBB）破坏。黏附在内皮细胞上的 PMNLs 在趋化因子吸引下，通过内皮细胞层进入损伤脑区，产生急性炎症反应，导致脑细胞死亡。因此，缺血性脑损伤是一种病理过程复杂的疾病，其发病机制复杂。

脑缺血再灌注损伤也是近年来在脑缺血疾病研究中的重要内容，根据对再灌注损伤的已有认识，证明了脑缺血再灌注损伤与脑缺血疾病的预后和后遗症的形成和治疗有密切关系。脑缺血再灌注损伤除了和其他组织，如心脏缺血再灌注损伤，在机制上有相同的反应以外，还有着明显的特点，如对能量代谢的敏感，神经递质的作用等。因此研究脑缺血再灌注损伤需要考虑脑代谢特点和神经细胞的特点。

研究脑缺血再灌注损伤可以采用整体动物实验和细胞实验等多种方法，通常整体动物脑缺血实验采用动脉梗塞的方法，如电烧灼发、结扎法以及化学损伤梗塞法等。但是这些方法不利于进行再灌注，用于再灌注的脑缺血实验要求动脉能够根据实验需要阻断血流，有能够随时恢复血液供应。目前在整体动物水平进行脑缺血再灌注有多种方法，可以满足实验的基本要求。体外实验主要是以培养的神经细胞作为研究对象，通过缺氧和恢复氧供应实现缺血再灌注。

抗脑缺血再灌注损伤的药物研究发展非常迅速，但目前经临床证明有效的药物还非常有限，研发防治脑缺血和脑缺血再灌注损伤的有效药，将是一项长期艰巨的任务。

五、肝脏缺血再灌注损伤

缺血再灌注损伤不仅发生在心脏和脑组织等血液供应充分的重要器官和组织，而且在其他组织和器官都可以发生这种现象，如肝脏、肾和肺等都有大量的研究资料，证明在这些组织中同样存在着缺血再灌注损伤。

肝脏缺血再灌注损伤的研究以肝脏移植为最多。大量文献报道，肝脏移植过程中，肝脏缺血再灌注损伤时影响移植成功或移植效果的重要因素，通过大量研究，提高了人们在肝脏移植过程中对缺血再灌注损伤的关注，特别是对于肝脏缺血再灌注损伤机制的研究，为预防缺血再灌注损伤的发生提供了理论依据。防治缺血再灌注损伤的药物应用，有效提高了肝脏移植的效果。

肝脏缺血再灌注损伤同时与多种肝脏疾病有关，由于肝脏血液供应丰富，在有各种因素导致肝脏血液供应减少并在恢复时，再灌注损伤就成为影响肝脏功能和影响药物治疗的重要因素。肝脏缺血再灌注损伤的研究是近年来研究重要课题，每年都有大量文献发表，在损伤机制研究方面，认识比较深入的是自由基理论，研究结果证明，自由基的产生与肝损伤关系密切，清除自由基的药物可以有效地保护肝脏抵抗缺血再灌注损伤，为认识肝脏缺血再灌注损伤的机制和寻找有效治疗方法提供了实验依据。

六、肾脏缺血再灌注损伤

肾脏缺血再灌注损伤也是肾脏疾病的重要研究内容，每年都有大量文献报道，证明缺血再灌注损伤对肾脏功能和器质性损伤，是导致多种肾脏疾病的重要因素。引起肾脏缺血再灌注损伤的因素很多，包括高血压病和肾脏疾病等，防止肾脏缺血再灌注损伤成为治疗肾脏疾病重要措施。

肾脏移植与肾脏缺血再灌注损伤关系极为密切，由于缺血再灌注损伤的存在，可以导致肾脏移植的失败。因此，围绕肾脏移植开展的肾脏缺血再灌注损伤研究已经取得显著进展，有效提高了肾脏移植的成功率。

肾脏缺血再灌注损伤的机制与其他器官有相同之处，如自由基的生成，细胞功能的变化等，但也有其特殊性，是研究防治肾脏缺血再灌注损伤的重要内容。

七、肺缺血再灌注损伤

肺组织缺血再灌注损伤也是当前研究的重点领域，肺损伤的表现为肺血管损伤和肺组织损伤，但其表现均为对肺功能的影响。

受人关注的肺缺血再灌注损伤是肺移植手术的研究，临床和实验室研究均证明，在肺移植手术中，供体肺组织的缺血状态和移植后的恢复供血是导致缺血再灌注损伤的重要过程，抑制或减轻由此引起的损伤，可以有效提高肺移植的成功率和移植后肺功能的恢复。

肺是容易受到缺血再灌注损伤的重要器官，在动物实验中，通过采取肠道缺血再灌注手术，可以导致肺损伤，是研究肺缺血再灌注损伤的方法之一。

八、其他组织缺血

缺血再灌注损伤是一种普遍的临床现象，其临床表现主要为组织细胞的损伤，这种损伤表现为两个主要的阶段，一是缺血期的损伤，主要由于血液和氧的供应不足引起，二是随后发生的再灌注损伤。缺血再灌注损伤可以发生在各种组织，其损伤的分子机制既有其共性，也有各自的特点。

尽管缺血再灌注损伤的发生机制在不同组织存在着差异，但是，主要致病原因基本上是相同的，如自由基的产生、细胞内钙离子超载、过氧化反应的发生、炎症反应等。当然，对于缺血再灌注损伤发生机制的认识还不充分，仍然存在大量有待解决的问题，需要进行深入的研究。

第三节 缺血性损伤的分子机制

缺血性损伤是缺血再灌注损伤的早期阶段，也是引起缺血再灌注损伤的原因。缺血性损伤的发生机制是由于组织缺血缺氧和能量不足引起的一系列反应，涉及多种细胞内的代谢环节。持续的完全缺血最终导致细胞的死亡，而长期部分缺血则诱发细胞的病理状态造成组织的损伤形成局部病灶，导致功能的障碍，表现为缺血性疾病。

缺血性疾病的发生机制有普遍存在的共同原因，但在不同组织由于代谢的特点不同和功能的差异，其机制和临床表现也有明显的不同。

一、能量代谢障碍

组织缺血时最初的表现是供氧不足和能量物质供应不足，导致能量代谢的障碍，组织能量供应不足，细胞产生的 ATP 量减少，直接影响组织细胞的生理功能，使正常的生理活动发生障碍。

组织缺血后能量代谢的主要变化是使组织中葡萄糖含量降低，ATP 和作为能量储备的磷酸肌酸（PCr）降低。不同组织能量代谢过程受缺血的影响程度有很大差异，大脑由于缺乏能量储备，抗缺氧能力差，当脑血流完全缺乏时，脑细胞功能仅能维持数分钟，而肌肉等其他组织由于有大量能量储存，能够在较长缺血状态下仍然保持较好的能量供应状态。

缺血组织在缺血状态下可以产生酸中毒，其主要原因之一是由于组织缺血可导致糖酵解加强，组织中乳酸堆积；另外在无氧代谢期间，除糖酵解产生的乳酸外，由 ATP 水解所产生的氢离子也是造成酸中毒的主要原因；并且缺血时氢离子和乳酸的清除障碍进一步加重酸中毒状态。

在脑缺血时，乳酸中毒可造成神经元结构、功能和生化反应的异常以及脑电活动和体感诱发电位的丧失，这种细胞损伤不仅依赖于乳酸浓度而且与细胞处于乳酸中的时间有关。脑乳酸浓度超过25mmol/g 时，即使血流恢复正常，其脑能量代谢、自发性脑电活动、体感诱发电位也不能恢复正常，只有当乳酸浓度小于 15. 2mmol/g 并且血流恢复正常时，神经元的电生理活动和代谢功能才有恢复的可能。

二、离子代谢紊乱与钙离子超载

Ca^{2+}参与细胞代谢的生理、病理过程，试验表明，缺血后细胞出现的一系列病理生化改变，如 ATP 匮乏、膜去极化、离子泵衰竭、游离脂肪酸中毒等，都与细胞内 Ca^{2+} 浓度升高有关。细胞内 Ca^{2+} 超载可能是缺血组织损伤的关键因素之一。

Ca^{2+}广泛存在于身体的各种组织中，是信息传递过程中的重要的第二信使，在体内参与许多重要生理活动，如细胞膜内外信息传递、神经递质的合成与释放、酶和代谢的调节及血管平滑肌的收缩等。在正常生理条件下，神经元细胞内游离 Ca^{2+}浓度为 10. 8～10. 7μmol/L，细胞外液中的 Ca^{2+} 则高达 10^{-4}～10^{-3} mol/L，相差上万倍。细胞内钙主要为结合钙，储存于线粒体、内质网及与钙调蛋白结合。Ca^{2+}对细胞功能的调节作用主要是通过 Ca^{2+} 与钙结合蛋白介导的，CaM 本身无活性，当细胞内 Ca^{2+}浓度超过 10. 6 mol/L 时，CaM 与 Ca^{2+}结合形成 Ca^{2+}-CaM 复合物，变为活性型 CaM 才启动靶酶引起一系列的病理生理反应。

细胞的正常功能有赖于细胞内、外 Ca^{2+}浓度差，维持细胞内外 Ca^{2+} 的正常浓度梯度有多环节参与，主要包括以下方面：

1. 胞质内非能量依赖结合钙　又分为高亲和性和低亲和性钙两部分。低亲和性钙存在于质膜表面；高亲和部分钙主要是与钙调蛋白、微清蛋白和维生素 D 依赖性钙结合蛋白结合的。

2. 细胞器的储存　神经细胞内线粒体、内质网等都能摄取 Ca^{2+}。生理条件下线粒体对 Ca^{2+} 是低亲合、低摄取，病理状态下线粒体是细胞内 Ca^{2+}的主要储存库之一。内质网主要有对 IPs、鸟苷三磷酸（GTP）、咖啡因敏感的三种钙库，这些钙库调节细胞内钙稳态平衡。

3. 细胞膜　Ca^{2+}转运和 Ca^{2+}通道：Ca^{2+}-泵（Ca^{2+}-Mg^{2+}-ATP 酶）能主动运输 Ca^{2+}进入内质网或泵出细胞，但效率较低；膜 Na^+/K^+交换系统作用较大，能利用膜内外 Na^+梯度在 Na^+进入细胞的同时将 Ca^{2+}带出细胞；细胞膜上的钙通道是 Ca^{2+}进入细胞内主要途径，钙通道主要有两种类型：一类为受体调控的钙通道（receptor operated channel，ROC），另一类为电压调控的钙通道（voltage operated channel，VOC）。ROC 存在于细胞内的细胞器上，当受体被激活时，通道开放，Ca^{2+}发生跨膜转运，细胞内 Ca^{2+}增加。Ca^{2+}经 ROC 内流的速度慢、数量少，且对钙兴奋剂和拮抗剂不敏感。VOC 是细胞膜上的特殊蛋白质大分子，在脂质双层膜中构成具有高度选择性的亲水性通道，其开启受细胞膜电位变化的控制，当神经冲动或电刺激使细胞膜去极化达到一定程度时，VOC 被激活开放，Ca^{2+}内流。根据 VOC 对细胞膜电位变化的敏感性又可将其分为三种类型：①L 型（长程巨电容型）；②T 型（瞬时型）；③N 型。三种类型中仅 L 型受钙通道拮抗剂和激动剂的调节。

早在 60 年代，不少学者就已注意到心、肝、肾等实质脏器缺血损害最后均出现组织内 Ca^{2+} 含量的增加。近年研究表明，缺血组织细胞存在严重 Ca^{2+}内流紊乱，大量 Ca^{2+}蓄积在神经组织内，诱发一系列病理反应，促发和加剧继发性缺血性损害，是缺血细胞死亡的“最后共同通路”。

缺血、缺氧时，细胞氧化磷酸化能力减弱，ATP 合成减少，离子泵失效，特别是 Na^+-K^+泵功能的降低，使得大量 Na^+ 内流，K^+ 外流，细胞膜电位下降产生去极化，从而造成电压依赖性 Ca^{2+} 通道开放、大量 Ca^{2+} 内流。同时由于 K^+、蛋白激酶 C 以及递质的释放等作用，可使受体依赖性 Ca^{2+} 通道开放，导致大量 Ca^{2+} 内流。

此外，胞内 Ca^{2+} 增加，可激活磷脂酶，产生二酰甘油、前列腺素、IP3 等，促进细胞内 Ca^{2+} 库释放内 Ca^{2+}；缺血、缺氧时产生的大量自由基，使膜脂质过氧化，损伤脂质膜，影响膜的通透性及离子转运，引起 Ca^{2+} 内流。这些因素都是内钙增加的重要原因。

三、兴奋性氨基酸与脑缺血

脑缺血时，缺血神经元释放的大量兴奋性氨基酸（EAA）对神经元的损伤起着关键作用。兴奋性氨基酸是具有两个羧基和一个氨基的酸性游离氨基酸，包括谷氨酸、天门冬氨酸等，对中枢神经系统起兴奋作用。谷氨酸是中枢神经系统中含量最高的氨基酸，对大脑皮层有广泛而强烈的兴奋作用，同时也维持神经元正常的信号传递过程。脑缺血缺氧时，大量谷氨酸爆发性释放，导致谷氨酸受体过度激活，使 Na^+、Cl^-、H_2O 被动进入细胞内，引起神经细胞急性渗透性肿胀，以至死亡。同时 Ca^{2+} 通过受体控制性和电位依赖性钙离子通道流入及从钙库内流出到细胞内，导致一系列生化反应，最终导致神经细胞的迟发性坏死。

脑内谷氨酸能突触体囊泡中含有密集的谷氨酸介质，其余各种突触体胞质内也含有丰富的谷氨酸，突触体是脑缺血后谷氨酸释放的一个重要来源，且是最早引起细胞外谷氨酸浓度过度增高的原因，这与突触体在脑组织中储能最少，因而缺血后能量耗竭最快有关；神经元胞体在缺血后也可释放部分谷氨酸，但其释放较突触体稍晚，可能是因为神经元胞体糖原储备较突触体丰富，因而缺血后能量耗竭较突触体晚；脑缺血时，细胞外谷氨酸升高的另一个重要原因是胶质细胞代谢池中的谷氨酸释放，但要在缺血较长时间后才开始释放，可能与胶质细胞中糖原储备较丰富，缺血时能量不易耗竭有关。

Ca^{2+} 依赖的释放机制。正常生理情况下，谷氨酸是通过突触前电压门控通道 Ca^{2+} 依赖的囊泡泡裂外排方式释放的。细胞去极化时电压依赖的 Ca^{2+} 通道开放导致 Ca^{2+} 内流，在 ATP 存在时，谷氨酸递质囊泡与胞浆膜融合，以胞吐方式释放胞囊内的谷氨酸。脑缺血缺氧后短时间内，突触体内无氧酵解迅速增加（可达缺氧前的 8~10 倍），由于缺血区葡萄糖的耗竭，ATP 产生减少，Ca^{2+}-ATP 酶的功能受到抑制，突触体胞浆内游离 Ca^{2+} 浓度升高，激发 Ca^{2+} 依赖的谷氨酸释放。同时，谷氨酸又可激活 NMDA 受体介导的 Ca^{2+} 通道，引起 Ca^{2+} 内流，胞浆内游离 Ca^{2+} 浓度进一步升高，形成恶性循环。

非 Ca^{2+} 依赖的谷氨酸释放。在缺血、缺氧以及有代谢抑制药存在于胞质内、ATP/ADP 比率下降时，可促进谷氨酸的释放。目前研究表明，非 Ca^{2+} 依赖性谷氨酸释放是通过谷氨酸摄入系统的反向运输进行的。谷氨酸摄入系统广泛存在于神经元，突触末梢入胶质细胞的浆膜表面。正常情况下，该载体相对特异地与谷氨酸结合，每次运输 1 个谷氨酸及 2 个 Na^+ 进入细胞，同时伴随 1 个 K^+ 和 1 个 $OH\text{-}HCO_3^-$ 被运出细胞，也即从细胞外向细胞内净运入 1 个正电荷，产生一个指向细胞内的正向电流。脑缺血时，由于 ATP 的耗竭，Na^+-K^+-ATP 酶功能受抑制，使细胞内 Na^+ 浓度升高，细胞产生去极化，改变了正常的电化学梯度，使该载体趋向于反向运输。

突触间隙内的谷氨酸主要通过神经末梢与胶质细胞谷氨酸高亲和力摄取系统主动摄取，终止其作用。被摄入胶质细胞的谷氨酸，经谷氨酸合成酶转化为谷氨酰胺，后者被输回神经末梢，脱氨后转变为谷氨酸，这就是所谓的“谷氨酸-谷氨酰胺循环”。脑血流恢复后细胞外谷氨酸迅速恢复正常，是通过非能量依赖机制，如谷氨酸扩散到已恢复的血循环中，使谷氨酸水平降低。

谷氨酸通过受体发挥作用，目前可将谷氨酸受体分为五种，即：N-甲基-D-天门冬氨酸（NMDA）受体、氨基-3-羟基-5-甲基-4-异噁唑丙酸（AMPA）受体、海人藻酸（KA）受体、亲代谢受体

(metabotropic receptor)和L-2-氨基-4-磷酰丁酸(L-AP4)受体。后四者常合称为非NMDA受体。其中NMDA受体是受配基调节的离子通道,对Ca^{2+}具有通透性,可被Mg^{2+}电压依赖性阻断,而且还具有与Zn^{2+}、甘氨酸、多胺的结合区域,正常生理情况下对Na^+、K^+也有通透性。

甘氨酸可与甘氨酸调节部位结合,增加NMDA受体离子通道的开放频率,起正性变构调节作用。其功能在于触发长时程突触增强(LTP)效应,与学习、记忆有关。激活的KA/AMPA受体可引起Na^+内流,介导快速兴奋性突触反应。现在证明一些受体亚型对Ca^{2+}确实也有通透性,向传统的观念提出了挑战,鉴于Ca^{2+}在第二信使激活过程中以及兴奋性毒性神经损害中的重要作用,这个发现对揭示脑缺血损害的机制可能具有一定意义。

代谢性受体不与离子通道偶联,而与G蛋白偶联,激活磷脂酶C,使质膜内的磷脂酰肌醇(PIP2)水解,产生胞内第二信使甘油二酯(DAG)和三磷酸肌醇(IP3),增加胞内钙库释放,对突触后神经元起慢兴奋作用。L-AP4受体可能是突触前兴奋性神经末梢上的谷氨酸自身受体,对谷氨酸释放起负反馈作用。

谷氨酸在脑缺血损伤中的作用机制尚不完全清楚,一般以谷氨酸神经毒性作用来解释。脑缺血后,神经细胞外谷氨酸含量显著增高,激活邻近神经细胞膜的谷氨酸受体(MPA/KA受体),细胞膜对Na^+通透性增加,Na^+大量内流,产生膜电位的变化,使Cl^-顺电位差大量内流,导致H_2O大量内流,造成神经元的急性肿胀;同时,谷氨酸作用于细胞膜的NMDA受体,使膜对Ca^{2+}的通透性增加,Ca^{2+}大量内流,而且被激活的亲代谢受体可使磷酸肌醇水解,生成三磷酸肌醇(IP3)和甘油三酯(DAG),IP3可导致细胞内贮存的Ca^{2+}释放。

由于细胞内过多Na^+,激活了Na^+-Ca^{2+}交换系统,造成Ca^{2+}超载。细胞内Ca^{2+}进一步蓄积,并触发神经末梢谷氨酸释放,将毒性作用扩播至邻近细胞,同时细胞内过多的Ca^{2+}可激活DNA酶、蛋白酶和磷脂酶等,引起DNA、蛋白质和磷脂降解。生物膜磷脂降解产物花生四烯酸在代谢中生成一组具有高度反应活性的氧自由基,破坏生物膜。此外,花生四烯酸代谢形成的廿烷酸与磷脂分解产生的血小板激活因子一起可增强血细胞聚集和血管收缩,加重脑缺血。另一方面,Ca^{2+}进入脑血管壁可通过钙调素(CaM)或直接作用于内皮细胞,刺激胞饮转运增强,细胞收缩,使血脑屏障(BBB)紧密连接扩大,通透性增高,最终导致脑组织水分增多,神经细胞肿胀,细胞膜损伤,蛋白质水解,引起不可逆性蛋白质变性而致神经细胞死亡。

谷氨酸的毒性作用在多种急慢性中枢神经系统损伤的发生发展中起着重要的作用。级联反应都以兴奋性毒性开始,兴奋性毒性也可能是所有下游事件的触发者,可被看作是最重要的一环。其特点表现为毒性作用快、损伤作用主要通过Ca^{2+}内流介导、可被拮抗剂所阻断,而且具有自我扩散性,不同的神经元敏感性不同。但谷氨酸的神经毒性作用并不是导致中枢神经系统损伤的唯一因素,其他如自由基损伤作用,细胞内Ca^{2+}超载,花生四烯酸的释放,脑组织pH值降低等都参与继发性脑损伤过程。谷氨酸的兴奋性神经毒性作用与上述因素之间存在着密切的联系。

四、自由基

1956年Harman提出了自由基学说(Free Radical Theory),近年来研究证实自由基损伤在缺血的病理过程中起着重要的作用。

自由基(Free Radical)是含有一个不成对电子的原子、分子、离子或原子团的总称。在缺血损伤中研究较多的是氧自由基和一氧化氮(NO)。氧自由基是指由在氧原子上含有不成对电子而形成的自由基,又称为活性氧(reactive oxygen species,ROS)。这些自由基主要包括:超氧阴离子(O_2^-·)、羟自由基(·OH)、脂质过氧化物(LO·、LOO·)、NO的氧化代谢产物(NO_2、$ONOO^-$)、单线态氧和过氧化氢(H_2O_2)等。后二者在化学结构上不属于自由基,但由于二者性质活泼，能够参与自由基类似的反应，一般也列入氧自由基中。

除活性氧外，与缺血再灌注损伤关系密切的还有活性含氮自由基，是一类含有氮的自由基，活性氧和活性氮是并存的，特别受到重视的是一氧化氮（NO）。NO是一种无负电荷、自由基性质、兼有细胞内和细胞间信使和神经递质作用的气体物质，带有不成对电子，容易弥散透过细胞膜。体内NO生物合成过程为：L-精氨酸和O_2在NO合成酶作用下生成NO和瓜氨酸。而在NO生物合成中，一氧化氮合成酶（NOS）是其关键因素。不同类型的NOS产生的NO对缺血性损伤产生复杂的影响，目前较公认的是神经元型NOS（nNOS）和内皮型NOS（eNOS）在缺血早期发挥作用，诱导型NOS（iNOS）在晚期发挥作用，其中eNOS产生的NO具有神经保护作用，而nNOS和iNOS产生的NO则有神经毒性作用。

自由基的产生在缺血再灌流过程中发挥更为重要的作用，其产生的机制和危害作用将在再灌注部分讨论。

五、细胞坏死和细胞凋亡

细胞凋亡（apoptosis）是细胞主动死亡的过程，其形态学特点表现为凋亡的细胞表面皱缩，失去细胞间联结，体积缩小；细胞膜起泡或芽变，胞质浓缩，细胞内染色质固缩，凋亡小体形成。凋亡的整个过程与坏死不同，它不伴炎性反应，不伴细胞内容物的释放，溶酶体似乎不参与凋亡过程。

以前一直以为缺血组织细胞的死亡形式主要是坏死，但自1993年以来逐渐有文献报道，在缺血组织中有细胞凋亡发生，如神经元缺血死亡中就有凋亡。

细胞凋亡发生的时间一般比较滞后，实验发现，在缺血后数小时甚至数日后才能够有细胞凋亡出现。而在急性完全缺血组织，则表现为细胞坏死。如在脑缺血动物实验中，沙土鼠双侧颈总动脉夹闭5 min再灌注，48 h至缺血后7 d，有典型的“DNA ladder”出现，原位末端标记阳性。沙土鼠短暂脑缺血10 min再灌注，细胞凋亡可见于缺血后12 h，48 h达高峰，96 h仍可测出。核小体间DNA裂解表现早于大体组织学改变，提示DNA裂解可能是大体组织学改变的原因。

在多数情况下，凋亡的发生需要较长时间，因此通常认为是再灌注损伤的主要表现之一。也有人认为，缺血后细胞丢失方式可能决定于损伤程度，严重缺血引起能量衰竭导致细胞内钠、钙升高，使细胞溶解，坏死。轻微缺血及再灌注损伤，易触发凋亡。

细胞坏死在缺血过程表现尤为突出，与组织缺血程度密切相关，在严重缺血的条件下，组织细胞主要发生坏死，由此导致功能的丧失。

六、炎症反应

缺血组织在缺血发生后可以产生炎症反应，特别是在再灌注以后，炎症反应是细胞损伤的重要原因。过度的炎症反应不仅影响局部的血液供应，而且可以直接破坏组织结构，是造成缺血脑组织损伤的主要原因之一。炎症细胞（单核-巨噬细胞、白细胞等）、细胞因子（ICAM-1、PAF、IL-1、IL-8、TNF等）都参与了缺血脑组织的炎症反应。

缺血期炎症反应的诱发因素是由于缺血细胞产生的炎症物质，炎症反应的程度与缺血和再灌注的条件有一定关系。由于缺血引起的炎症反应一般发生时间相对较晚，多发生在再灌注期，一般认为炎症反应与再灌注过程中的变化关系更为密切。

七、其他

组织缺血损伤的机制可以涉及多个方面和不同的途径，主要因缺血的程度、时间、组织器官种类等不同而表现出不同的机制。更多的损伤机制与再灌注损伤密切相关，是不可分离的。

第四节 缺血再灌注损伤的分子机制

缺血再灌注损伤是在缺血的基础上发生的临床现象，缺血是前提条件，再灌注是继发于缺血的反应，再灌注损伤不是孤立发生的事件，而是与缺血性损伤关系密切，不可分割的。因此，在缺血再灌注损伤发生的机制方面，二者也是相互联系的，是同一事件不同阶段的反应。

对于缺血再灌注损伤的机制研究已经有大量文献资料报道，研究结果证明，缺血再灌注损伤的相关机制十分复杂，其中有些是间接作用或继发作用，这些因素相互作用，导致了再灌注损伤的临床表现。

一、能量代谢障碍

组织缺血再恢复再灌注以后，首先是氧供应增加，能量物质供应增加，为能量代谢提供了条件。在恢复供血的缺血组织，能量合成增加，能量供应改善，细胞功能会有所恢复。但是，由于缺血过程中的氧和能量物质供应不足，导致线粒体能量代谢功能发生障碍，虽然能量合成的原料补充增加，但合成能力却没有提高，导致在缺血再灌注期间能量供应依然不足，细胞所需 ATP 不能满足供应，依然直接影响着组织细胞的生理功能，使正常的生理活动发生障碍。

另一方面，由于线粒体功能障碍，大量氧和代谢原料供应，促进氧化还原反应加强，但由于线粒体功能障碍，导致大量氧自由基的漏出，成为缺血再灌注损伤过程中主要的自由基来源，促进了再灌注过程的组织损伤。同时也进一步造成细胞和线粒体自身的损伤，结果使能量代谢进一步处于不足的状态。

恢复供血后的组织代谢加强，代谢产物增加，虽然再灌注可以促进代谢产物的排除，但由于缺血期的大量蓄积和再灌注期间生成量增加，组织酸中毒的状态不能得到有效改善，导致组织的进一步损伤。

脑缺血再灌注试验发现，再灌注初期，脑血流可超过缺血前水平，此后进入迟发性低灌注期，脑组织灌注比正常降低 5%~40%。在迟发性低灌注期内，尽管脑供血较少，但对脑能量代谢的影响相对较小。但也有相反的试验结果，在迟发性低灌注期内脑的能量代谢可能由于 CBF 的下降而受到抑制。上述矛盾的结果可能与缺血的程度、缺血持续的时间以及代谢率测定的方法有关。

不同组织缺血的时间和程度不同，对能量代谢的影响也不同。受能量代谢影响最大的是脑组织，由于其他组织都有不同程度的能量储备，对缺血的耐受性要强些。以脑组织为例，大鼠全脑缺血 10 min，其 PCr 降至 3%，ATP 降至 8%；沙土鼠两侧颈动脉血流阻断 5 min，ATP 降为 0，葡萄糖降至 6%，pH 从 7.04 降至 5.93；大鼠大脑中动脉阻塞后 1 h，ATP 降至 10%，乳酸增加 12 倍，NADH 增加 4 倍，NAD+降至 77%，NAD 池（NAD 池＝NAD+NADH）降至 94%；阻塞后 2 h，ATP 降至 5%，乳酸增加 16 倍，NADH 增加 4 倍，NAD+降至 65%，NAD 池降至 82%。提示脑梗塞初期脑能量代谢迅速受到严重损伤，但损害到一定程度后，随着缺血时间延长，脑能量状态（energy state）的恶化便趋缓慢。

缺血导致糖酵解加强，组织中乳酸堆积而致乳酸中毒，乳酸中毒是影响缺血区组织细胞存活的最重要的原因之一。在短期全脑缺血时，除糖酵解产生的乳酸导致组织 pH 值下降外，更主要的原因是由 ATP 水解所产生的氢离子造成的，另外，缺血时氢离子的清除障碍也起重要作用。

二、自由基损伤

在研究缺血再灌注损伤的机制过程中，自由基学说是较早被认识的损伤因素。采用多种方法研究证明，在缺血再灌注过程中，缺血区有大量自由基产生，而且应用自由基清除剂可以减轻缺血再灌注区组织细胞的损伤。为缺血再灌注损伤的自由基学说提供了大量实验依据，是目前公认的缺血再灌注损伤的主要损伤因素之一。

（一）自由基及其特点

氧自由基包括超氧阴离子（superoxide anion）、羟基自由基（hydroxyl radical）和单线氧（single oxygen）等；含氮自由基主要是由一氧化氮被氧化而形成过氧化硝基化合物。此外，生物体内的大分子如脂肪酸也可以被氧化形成带有自由电子的自由基。

（二）生理条件下的自由基

体内可以产生自由基的途径很多，在正常生理条件下，机体内也有自由基生成，如线粒体在进行能量合成过程中可以产生氧自由基，但是，正常机体内分布着大量可以清除自由基的酶类和具有抗氧化作用的物质，如超氧化物歧化酶，过氧化物酶、维生素 E、维生素 C 等，形成了完整的氧化抗氧化系统。保证了机体不会受到自由基的破坏和损伤。

在研究自由基的损伤作用的同时，需要认识到自由基对于机体的正常生理活动也发挥着重要作用，通过自由基的作用，可以完成体内重要的生物化学过程。如在炎症反应时，白细胞的活化产生大量自由基，发挥消灭细菌等致病微生物的作用。因此，一般情况下自由基在体内可以产生机体的正常生理活动，形成氧化抗氧化的平衡系统，维持机体正常功能。

（三）自由基的生成

缺血再灌流过程中组织中可以产生大量自由基，这些自由基产生的途径很多，而且在不同的组织表现为不同的特点，主要有以下方式：

1. 线粒体能量代谢功能障碍 线粒体在能量代谢过程中可以产生超氧阴离子，在缺血再灌注过程中，由于线粒体膜电位和功能受到影响，自由基产生量增加，抗氧化能力降低，成为缺血再灌注过程中氧自由基产生的主要来源。缺血再灌注过程氧自由基的大量生成导致细胞功能的变化，能量代谢障碍直接影响了细胞功能的恢复，同时又由于线粒体功能障碍，产生的自由基增多，进一步加重细胞的损伤，形成恶性循环，成为缺血再灌注损伤重要环节。线粒体不仅是提供细胞能量的主要细胞器，还是具有调节细胞内环境的重要作用，由于线粒体功能和结构的破坏，导致离子泄漏，膜电位降低，使线粒体在稳定细胞内环境的作用受到影响，结果导致离子代谢的紊乱，细胞内钙浓度升高，进一步加重了细胞的损伤。

2. 黄嘌呤氧化酶 机体内的黄嘌呤脱氢酶是代谢嘌呤类物质的主要催化酶，在经过缺血再灌注过程以后，黄嘌呤脱氢酶活性发生改变，转化成为黄嘌呤氧化酶（XO）。黄嘌呤氧化酶在催化黄嘌呤氧化过程中，产生超氧阴离子等自由基，成为心肌缺血再灌注过程中自由基产生的重要来源。

3. 中性粒细胞激活 缺血组织再灌注以后，可以出现中性粒细胞的活化，体内外大量实验证明，活化的中性粒细胞（巨噬细胞）可以产生氧自由基，成为缺血再灌注过程中的自由基来源之一。

4. 花生四烯酸代谢 前已述及，缺血过程中细胞膜可以受到损伤，导致膜结构破坏和活性物质的释放，如花生四烯酸（AA），前列腺素等，这些物质在环氧酶作用下代谢，并在代谢过程中产生自由基。此外，机体在进行物质代谢过程中，由于发生了氧化还原反应，也会存在着电子的转移过程。在体内代谢过程中产生自由基的物质如血红蛋白、儿茶酚胺、各种巯基、细胞色素 P450 还原酶等的自发氧化。除内源性的物质以外，有些外源性的物质在体内的代谢过程也可以产生自由基，如氯霉素的代谢等。

5. NO 与氮自由基 在缺血再灌注过程中，缺血组织生成 NO 增多，一方面可以直接引起组织损伤，另一方面 NO 与氧自由基相互作用，可以产生损伤作用更强的氮自由基，形成对组织细胞的损伤。如在脑缺血过程中，随着脑缺血时间的延长，nNOS 和 iNOS 产生大量的 NO，可以通过以下途径产生对神经细胞的细胞毒性作用：①NO 介导谷氨酸的毒性作用；②NO 使各种含铁-硫的酶失活，抑制线粒体呼吸，阻断细胞内能量合成及 DNA 的复制，产生细胞毒性作用；③NO 导致 DNA 的损伤作用；④NO 引起多巴胺（DA）大量释放产生神经毒性。

（四）自由基的损伤作用

由于自由基的化学性质决定了其作用的无选择性，当机体内产生大量自由基时，自由基可以与机体内多种功能性物质发生化学反应，导致这些物质的功能丧失，是自由基产生损伤作用基本过程。

1. 脂质过氧化反应　脂质过氧化反应是自由基引起的重要损伤作用，氧自由基损伤的主要病理机制是引发脂质过氧化反应，特别是羟基自由基，可以与细胞膜上的脂质发生过氧化反应，使细胞膜通透性改变，离子流动增加，细胞膜电位改变。膜电位改变可以引起多种细胞功能的变化，如电压依赖性钙通道开放，促使兴奋性神经递质谷氨酸和天门冬氨酸释放；受体依赖性通道开放，使细胞外 Ca^{2+} 内流，促进细胞内 Ca^{2+} 超载等，直接或间接影响组织细胞功能，进一步加重损伤。

2. 细胞膜损伤　由于缺血期间氧和葡萄糖供应降低，线粒体内氧化磷酸化停止，细胞 ATP 水平下降，Na^+-K^+-ATP 酶失活，可使细胞内的 Na^+ 升高，Na^+-Ca^{2+} 交换增强，细胞内 Ca^{2+} 增加，激活膜蛋白酶和磷脂酶。这两种酶能破坏细胞膜，产生游离脂肪酸和溶解磷脂，并导致花生四烯酸的释放，从而产生更多氧自由基，进一步破坏细胞膜的结构，形成恶性循环，最终促使细胞肿胀和坏死。

3. 细胞成分的破坏　自由基不仅可以与细胞膜脂质产生过氧化反应，而且可以与多种成分如蛋白质、核酸、多糖等物质发生反应。由于过氧化反应形成了新的大分子活泼基团，相互作用后形成分子间的交联，如脂质-脂质交联、蛋白-蛋白交联、脂质-蛋白交联、蛋白-胶原交联，导致细胞功能的丧失，特别是在神经系统中表现更为突出。

4. 内皮细胞损伤　内皮细胞在缺血再灌注过程中可产生大量自由基，包括氧自由基和氮自由基，导致内皮细胞的严重肿胀。同时激活中性粒细胞，黏附在毛细血管末端堵塞微循环，并引起毛细血管内压明显升高，使血液浓缩、组织中水肿、黏度增加。同时组织中水肿液又进一步压缩毛细血管静脉端，使管腔更加狭窄，引起红细胞、血小板聚集，形成血栓堵塞微循环，导致愈加严重的后果。

自由基反应通常表现为链式反应，开始由自由基启动反应过程以后，可以不断产生新的自由基，继续反应，使自由基的损伤作用不断被放大，加重损伤。

三、细胞内钙及离子代谢紊乱

缺血区组织在再灌注过程中，由于细胞膜的损伤和离子代谢的异常，导致细胞膜功能的障碍，细胞内钙离子浓度持续升高，形成细胞内 Ca^{2+} 超载，并通过下述机制引起缺血组织的损害。

1. 胞内 Ca^{2+} 超载时，大量 Ca^{2+} 沉积于线粒体，干扰氧化磷酸化过程，能量产生障碍。

2. 胞内 Ca^{2+} 超载可致胞质内或溶酶体内 Ca^{2+} 依赖性酶类和磷脂酶类大量激活，特别是 Ca^{2+} 激活的中性蛋白酶活性的病理性增加，可使细胞膜结构分解导致细胞死亡。

3. 胞内 Ca^{2+} 升高可激活磷脂酶 A2 和磷脂酶 C，使膜磷脂降解，产生大量游离脂肪酸，特别是花生四烯酸，后者在代谢过程中产生血栓素、白三烯，一方面产生大量自由基，加重细胞损害；另一方面可激活血小板，使其内 Ca^{2+} 增加，形成微血栓，在缺血区微血管中，此可增加梗死范围，加重损害。

4. 缺血时血管平滑肌、内皮细胞均有明显 Ca^{2+} 内流增加，前者可致血管收缩、痉挛，血管阻力增加，延迟再灌，此对缺血半暗带内侧支循环尤为不利，可使梗死灶扩大。

细胞内钙增高可以诱发一系列酶反应和细胞的生理功能的激活，形成对细胞的损伤和破坏，成为细胞结构和功能损伤的重要因素。同时，由于细胞膜功能的变化，细胞内外出现离子紊乱，导致细胞膜电位和正常生理活动的改变。如细胞膜离子交换体的效率在缺血在灌注过程中的改变，导致细胞内离子浓度的改变，影响了细胞的生理功能。

四、活性物质释放

缺血再灌注损伤过程可以导致细胞的应激反应，特别是由于离子代谢的紊乱，刺激大量活性物质释放，在缺血再灌注损伤过程中发挥重要作用。

1. 血管活性物质释放 再灌注期间组织由于供血不足而激发的血管活性物质释放，如血管紧张素、肾上腺素、去甲肾上腺素等，促进了血管的收缩，进一步加重缺血区的缺血状态。

2. 兴奋性氨基酸 脑组织缺血再灌注过程中依然有大量的兴奋性氨基酸存在，而且还会导致持续释放，兴奋性氨基酸的大量蓄积，形成了对神经细胞的兴奋性毒性，成为脑缺血再灌注损伤的重要因素之一。

3. 细胞黏附分子 黏附分子是指由细胞产生，能介导细胞与细胞、细胞与细胞外基质间相互接触和结合的一类分子，为具有多种生物活性的跨膜糖蛋白。根据结构特点，将其分为以下几类：免疫球蛋白超家族、整合素家族、选择素家族、钙黏附素家族及尚未分类的黏附分子，与脑梗死关系密切的是前三种。

ICAM-l 是 Rothelein 等于 1986 年发现的一种淋巴细胞功能相关抗原-1（lymphocyte function associated antigen-l，LFA-l）的配体，属免疫球蛋白超家族。ICAM-l 在体内分布较广，存在于炎症部位的多种细胞表面，如血管内皮细胞、各种上皮细胞、单核巨噬细胞和淋巴细胞等，但在血管内皮细胞上表达最强。ICAM-1 的主要功能是介导细胞间的黏附。正常脑血管内皮细胞具有抗白细胞性，白细胞很少黏附管壁。脑缺血缺氧及缺血再灌注情况下，大量启动因子持续介导白细胞激活，细胞内 LFA-1 磷酸化、变构对金属离子的结合活性发生变化，从而使白细胞形态发生改变，加强与内皮细胞 ICAM-1 的作用。

研究认为，在脑缺血再灌注过程中，ICAM-1 介导了炎症细胞进入脑组织的过程。白细胞穿越血管壁到达效应组织的移行过程可分三个阶段。第一阶段是链系式滚动过程，在一组称为选择素的黏附分子作用下，血流中的白细胞与炎症或创伤处的血管壁靠近，然后逐渐脱离血流滞留在受损处；第二阶段是黏附强化过程，在 CD_{18} 黏附分子家族和 ICAM 分子家族相互作用介导下，白细胞平置在血管内皮上，两者间的接合引力有了很大增强；第三阶段：白细胞开始在血管内皮细胞和血流间匍匐爬行，这是 CD_{18} 与 ICAM 间相互作用的结果。此过程可以被抗 ICAM-l 抗体及白细胞与内皮细胞的黏附及白细胞外渗的阻断所拮抗。在这三个阶段中，ICAM-1 发挥了重要作用。

4. 血小板活化因子 血小板活化因子（platelet activating factor，PAF）是一种与花生四烯酸代谢密切相关的内源性活性磷脂及脂质介质。近几年来，大量的研究结果表明，在脑缺血再灌注损伤时，脑组织中 PAF 含量明显增加，通过与其特异受体结合，通过偶联的 G 蛋白，促进 PI 代谢，IP3 及 DG 水平升高，最终引起细胞内 Ca^{2+} 浓度升高、PKC 活化，导致细胞膜结构改变、离子通道受损及跨膜信息传递紊乱。PAF 的生成伴随着花生四烯酸及其代谢产物、脂质介质的产生及释放，这些物质对脑循环系统具有重要的调节作用。此外，PAF 作为中性粒细胞活化因子能促使中性粒细胞聚集并释放超氧阴离子，加重缺血脑损伤。多种活性物质的释放，加重了缺血再灌注区的损伤，成为缺血再灌注损伤的重要机制。

五、细胞因子

缺血再灌注损伤过程中有大量细胞因子参与，特别是在再灌注损伤的迟发期，大量细胞因子的释放，成为缺血再灌注区继发炎症反应的基础。

（一）单核-巨噬细胞趋化因子

与脑缺血再灌注损伤有关的单核-巨噬细胞趋化因子，按结构、功能和遗传特性的不同可分为4个亚家族即C-C、C-X-C、C和CX，与单核-巨噬细胞关系密切的是C-C亚家族，包括MCP-1~MCP-5、MIP-1、RANTES等，其中MCP-1、MIP-1在脑缺血再灌注损伤中发挥重要作用。

成熟的MCP-1蛋白质含76个氨基酸，对单核-巨噬细胞、T淋巴细胞、嗜碱性粒细胞、自然杀伤（NK）细胞和造血祖细胞均有趋化作用，但对中性粒细胞没有直接的趋化作用。缺血再灌注后，脑组织生成的MCP-1能吸引白细胞穿越血脑脊液屏障进入脑实质，启动脑缺血再灌注后的炎症反应。脑缺血再灌注早期表达的促炎细胞因子如IL-1β、TNF-能促进星形细胞和浸润的中性粒细胞表达MCP-1，使单核细胞穿越血脑屏障进入脑组织内，而浸润的单核-巨噬细胞和脑组织内其他细胞，如小胶质细胞，又能分泌IL-8、MIP-1和RANTES等趋化因子，加重炎症反应。

成熟的MIP-1蛋白质含有69个氨基酸，经羟基磷灰石层析可分为两部分，分子量较小的为MIP-1经，较大的为MIP-1α，均属C-C亚家族。MIP-1在体内外对单核-巨噬细胞均有趋化作用，并促使其激活产生、IL-1和IL-6，释放活性氧、蛋白水解酶等。缺血再灌注后，MIP-1在脑组织内有较高水平的表达。此外MIP-1尚可通过激活单核-巨噬细胞释放中性粒细胞特异性趋化因子（如IL-8、MIP-2）和其他炎性细胞因子（如IL-1炎、TNF-炎），间接地促进中性粒细胞聚集。另外，MIP-1作为一种内源性致热源，能引起体温迅速升高，进一步加重脑缺血再灌注损伤。

（二）IL-1

IL-1主要是由免疫活性细胞所分泌的具有广泛生物活性的多肽，主要有IL-1α和IL-1β两种亚型。在外周IL-1为调节免疫功能的重要因子，并可介导炎症、感染等。

动物试验发现，短暂性前脑缺血再灌注后，在大鼠大脑皮层、海马、纹状体、丘脑大量检出IL-1发现mRNA；而永久性造成高血压大鼠大脑中动脉梗塞（MCAO）后15 min内IL-1β mRNA也在缺血区大量表达。缺血后高血压大鼠脑内IL-1β-mRNA显著高于正常血压大鼠，同时神经损害也更明显，表明IL-1可能在脑缺血后应答过程中发挥作用并可能与缺血后神经元损伤密切相关。

IL-1参与缺血性脑损伤的可能机制是：①增加兴奋性氨基酸释放，激活其受体；②促进一氧化氮（NO）生成；③提高细胞外液多巴胺水平，有实验证实细胞外液多巴胺水平增高是缺血性神经元死亡的因素之一；④促进促肾上腺皮质激素释放激素（CRF）的释放；⑤增加β-淀粉样前体蛋白（β-APP）和β-淀粉样蛋白合成。

（三）IL-8

白细胞介素-8（interleukin-8，IL-8）是由多种细胞产生的小分子量多肽，可趋化和激活中性粒细胞，并参与中性粒细胞与内皮细胞黏附的过程，在炎症过程中起重要作用。最近研究表明，短暂性脑缺血再灌注后6h脑组织内IL-8水平明显升高，抗IL-8的中和抗体可显著减轻脑水肿，缩小梗死面积，认为脑再灌注损伤可产生IL-8。

第五节 缺血再灌注损伤的继发反应

一、缺血再灌注损伤与细胞凋亡

脑缺血再灌注研究表明，缺血细胞要经过一段时间的潜伏期后才开始死亡，而未死神经元对再亚致死性缺血则表现出一定的耐受性。有学者认为用核酸内切酶抑制剂金精三羧酸（aurintricarboxylic acid，ATA）治疗脑缺血，可缓解迟发性神经元死亡，亦证实了脑缺血与凋亡存在着某种关系。Hill 等亦采用原位标记法证明，新生大鼠单侧脑缺氧缺血后，损伤侧大脑皮层、海马、纹状体和丘脑等细胞中均有断裂 DNA，并随缺氧时间增加而增加，提示存在细胞凋亡。Maeda 等则采用免疫化学、电镜等方法，观察到短暂性脑缺血后海马 CA1 区锥体细胞早期出现了标志凋亡发生的单链 DNA。

利用大鼠的短暂性脑缺血模型得出的结果与沙土鼠的结果基本类似，但尾状核的变化早于海马。Volpe 采用 Wistar 大鼠短暂性前脑缺血 20 min 再灌发现，缺血后 1 d 或 2 d，尾状核能检测到寡核小体间的 DNA 裂解。缺血 2 d 或 3 d，在海马才能到见到“DNA ladder”。采用原位检测发现，再灌注 24 h 后尾状核即有标记，而此时的海马未见标记，并且其组织学也正常；再灌注 72 h 后，双侧海马 CA1 区和外侧尾状核均有标记，并与此时的组织学病理学变化相吻合。

研究证明，局灶性脑缺血时有凋亡性神经元死亡伴随着神经元的坏死，并且这种缺血性神经元死亡主要分布在中度到重度缺血区域的半暗带附近。凋亡细胞的增多，再灌注 24h 至 48h 达高峰，持续再灌注 28d，可见凋亡细胞出现在梗死周边的内缘。缺血组织 DNA 凝胶电泳能见到特征性“DNA 梯”，进一步结合免疫细胞化学方法证实凋亡的细胞大部分为神经元（占 90%~95%），部分为星形胶质细胞，少数为内皮细胞，提示脑缺血时细胞凋亡是一个不断发生的动态过程。

其他组织缺血再灌注以后也同样可以观察到细胞凋亡的现象，并认为细胞凋亡是缺血再灌注组织功能丧失的重要原因。在缺血再灌注损伤过程中，引起细胞凋亡的诱导因素很多，如自由基，细胞内钙超载等，目前已经有了初步认识。

比如自由基和 NO：Rothstein 的离体实验发现慢性抑制超氧化物歧化酶（SOD），可造成持续数周的脊髓神经元凋亡性变化。Hockenbery 发现 Bcl-2 可通过完全阻止脂质过氧化，保护神经细胞免受 H_2O_2 和甲萘醌诱导的氧化性死亡。培养液中若置换谷胱甘肽，可引起培养的皮质神经元凋亡。NO 能与 O_2 反应生成 O_2 和 H_2O_2。NO 也能与 O_2 反应生成过氧亚硝酸盐（$ONOO^-$），后者在降解成 OH · 自由基和 NO_2 之前能扩散数微米。培养的神经元中加入低浓度的 NO 供体即可导致凋亡。Bonfoco 的实验发现，皮质神经元暴露于短时间或低浓度的过氧亚硝酸盐环境，能诱导以凋亡性为主的迟发性毒性反应。

在这些实验中，细胞死亡都可被抗氧剂所抑制，提前用超氧化物歧化酶（SOD）和触酶（catalase）治疗能部分地阻止凋亡过程。实验证明，自由基在缺血再灌注损伤组织的细胞凋亡发生中发挥了重要作用。

二、缺血再灌注损伤与炎症反应

缺血再灌注损伤过程中释放的大量细胞因子促进了缺血再灌注组织的炎症反应，特别是在再灌注损伤的迟发期，炎症反应对细胞损伤的作用更加明显，是导致组织损伤的重要因素。

脑缺血再灌注损伤的炎症反应比较典型，研究证明单核-巨噬细胞参与了缺血再灌注过程，再缺血再灌注损伤后早期阶段（1~2d）即有中性粒细胞的浸润，晚期阶段（2~7d）则主要为单核-巨噬细胞浸润。

中性粒细胞和血管内皮细胞表面可分泌整合素、选择素和细胞间黏附分子等黏附因子，介导细胞-细胞间的黏附。生理状态下，中性粒细胞与内皮细胞表面黏附分子的亲和力较弱，白细胞极少与内皮细胞黏附，但在缺血局部血管内皮细胞及白细胞被病变组织产生的大量可扩散性炎性介质（如 LTB4、TNF、IL-8、PAF、H_2O_2 等）激活，黏附分子数量及活性均显著上调，细胞间黏附性加强，加之缺血区灌注压力下降，致使白细胞牢固黏附于血管内皮细胞表面，影响缺血脑组织的血液供应；同时活化的白细胞释放大量氧自由基和蛋白水解酶，导致局部脑血管损伤，通透性增大，加重缺血再灌注损伤；白细胞释放的毒性物质可进一步破坏幸存的神经细胞及胶质细胞，加重脑组织损伤。

大量炎症因子如IL-1、IL-8、IL-β、TNF-α等的释放，促进了炎症反应，形成了缺血再灌注的迟发性损伤，对缺血再灌注损伤的治疗形成了影响。

三、缺血再灌注损伤与内质网应激

真核细胞中的内质网是一个独立代谢的腔室结构，其面积约占细胞总膜面积的一半，具有强大的生理功能。它和高尔基体是多数细胞内、细胞表面和细胞外蛋白质合成、加工和转运的主要场所。缺血缺氧、葡萄糖或营养物质缺乏、脂质过度负荷、病毒感染、药物、毒素等均可破坏内质网的稳态，出现错误折叠与未折叠蛋白在腔内聚集以及 Ca^{2+} 平衡紊乱的状态，称为内质网应激（endoplasmic reticulum stress，ERS）。

ERS分为3种类型：①未折叠或者错误折叠蛋白质在内质网腔内蓄积引发的未折叠蛋白质反应（unfolded protein response，UPR）；②正确折叠的蛋白质在内质网腔内过度蓄积激活细胞核因子κB（NF-叠的）引发的内质网过度负荷反应（ER over-load response，EOR）；③胆固醇缺乏引发的固醇调节元件结合蛋白质（sterol regulatory element binding protein，SREBP）通路调节的反应。

内质网应激发生时，细胞自身能够通过改变转录和翻译过程，减少蛋白质的合成，降低进入内质网的蛋白量；同时上调内质网中分子伴侣的表达，增强内质网的蛋白折叠功能；细胞还可以通过上调内质网相关性蛋白降解途径（ER associated degradation，ERAD）的相关基因表达，加速未折叠蛋白的降解过程。以提高细胞在有害因素下的生存能力。内质网产生的这种适应性反应，统称为UPR。激活的UPR通过内质网伴侣蛋白的增加来减低蛋白合成，恢复内环境稳定。在ERS的程度非常剧烈或者持久的情况下，UPR不能使细胞恢复到正常功能时，最终凋亡机制就会被触发，导致神经元死亡。

（一）内质网应激的UPR信号转导及途径

UPR的激活是通过3个不同的内质网跨膜蛋白调节：肌醇需要酶1（the inositol-requiring enzyme 1，IRE1）、转录活化因子（activating transcription factor，ATF）6和双链RNA活化蛋白激酶样内质网激酶（pancreatic ER kinase，PERK）。无应激状态下，3种跨膜蛋白分别与内质网分子伴侣葡萄糖调节蛋白78/免疫球蛋白结合蛋白（glucose-regulated protein 78/binding immunoglobulin protein，GRP78/BiP）结合而处于失活状态。但当未折叠蛋白或错误折叠蛋白累积过多引起ERS时，会促使GRP78/Bip从3种膜蛋白上解离，并结合未折叠蛋白或错误折叠蛋白。各跨膜蛋白自身结构域感应应激，并将此信号传递给下游信号通道。

1. IRE1/X盒蛋白1通路　IRE1是Ⅰ型跨膜蛋白，具有丝、苏蛋白激酶和位点特异的核酸内切酶活性。哺乳动物细胞有IRElα和IREl β两种异构体，IREl α存在于大多数细胞和组织，IREl β则主要表达于肠道上皮细胞。错误折叠蛋白在内质网内IRE1区域是如何被识别发现的，仍然不是很清楚。有人提出BiP作为IRE1的负性调节因子而使其处于失活状态。内质网中错误折叠蛋白的出现，促使BiP与IRE1解离，IRE1寡聚化并激活。有研究表明，与IRE1结合的BiP不足以活化IRE1对抗ERS。IRE1可能通过寡聚化作用直接识别错误折叠蛋白，并使其与IRE1特定位点结合。

2. ATF6通路　ATF6是哺乳动物内质网上Ⅱ型跨膜蛋白，其胞质氨基酸含有碱性亮氨酸拉链结构和转录活性区，有多个位点与BiP结合，并有高尔基体定位信号能够感知应激。ATF6具有两种亚型。正常状态下，内质网内ATF6与BiP结合形成稳定的复合物，而ERS时，进入内质网内的错误折叠蛋白或未折叠蛋白堆积促使BiP和ATF6分离，ATF6暴露出高尔基体定位信号序列，导致ATF6转移至高尔基体。在高尔基体内，ATF6被特异蛋白酶位点1和特异蛋白酶位点2裂解，N末端具有碱性亮氨酸拉链转录因子活化的位点被解放出来，激活XBP1和其他UPR靶向基因。

3. PERK信号通路　PERK是内质网的Ⅰ型跨膜丝、苏蛋白激酶，属于真核细胞翻译起始复合物 2α（elf2α）激酶家族成员，其 N 末端能感受 ERS 信号。非 ERS 时，其二聚化位点被 BiP 掩盖，C 端有丝、苏蛋白激酶功能域，但无核酸内切酶活性。ERS 时，BiP 从 PERK 上分离而与未折叠蛋白结合，促使 PERK 激活、聚合及自身磷酸化。其过程主要是特异性磷酸化 elf2α 的 51 位的丝氨酸，下调 elf2α 活性水平，从而降低新生蛋白的翻译速率，下调细胞内蛋白质合成的整体水平，来保护内质网的功能。

PERK 介导的 elf2α 磷酸化导致转录因子 ATF4 上调。非 ERS 时，多数核糖体致力于 ATF4 起始编码的 5′上游开放阅读框的翻译。当 ERS 时，大量 elf2a 磷酸化促使核糖体滑入上游开放阅读框架，从而允许 ATF4 翻译。ATF4 进入胞核后激活 C/EBP 同源蛋白（C/EBP homology protein，CHOP）、生长抑制 DNA 损害诱导基因 34、ATF3 及关于氨基酸转运基因编码蛋白的表达，而且还抑制氧化应激。

上述 3 条信号转导通路中，PERK 和 ATF6 通路是高等真核细胞所具有，而 IRE1 通路则是在所有真核细胞中普遍存在的。

（二）内质网应激与内质网相关死亡

蛋白质合成的暂停减轻了新生蛋白肽链对 ER 的负荷与压力，但这种抑制过程毕竟是一种临时性防御措施。事实上 ER 经较长时间应激暴露后，一方面积极调动应激反应蛋白以防御应激诱因所造成的有害影响，同时调整 ER 功能以适应新的内环境变化；另一方面也会表达一些有可能导致细胞死亡的应激蛋白调节基因如 CHOP 等，根据情况决定最后清除那些根本无法恢复到正常功能状态的 ERS 细胞，通过细胞凋亡作用来摧毁这些受损的细胞。ERS 引起的细胞凋亡有一套自身的信号传递通路，称为内质网相关性死亡（ERAD）途径。

1. caspase-12 的激活　caspase-12 是半胱氨酸蛋白酶家族成员，定位于内质网胞质上，是 ERS 诱导凋亡的特异性蛋白酶，能够单独通过内质网途径而不通过其他凋亡途径诱导细胞凋亡。非 ERS 时，caspase-12 与蛋白伴侣 BiP 和 caspase-7 形成复合体，细胞不会表现凋亡；但是 ERS 时 BiP 减少，无法与 caspase-7、caspase-12 充分结合，caspase-12 激活，进一步激活 caspase-9，caspase-9 把信息传递给 caspase-3 而引起细胞最终凋亡。

2. CHOP 转录激活　CHOP 是 C/EBP 家族的同源蛋白，富含碱性亮氨酸拉链的一个转录因子，也称 GADD153。正常情况下，CHOP 在体内表达含量很低，当 ERS 时，UPR 三条信号通路被激活，IRE1 和 ATF6 活化后，其胞质部分进入胞核，与 ERSE 保守序列相连，而启动 CHOP 的表达。而 PERK/elf2α 磷酸化途径诱导转录因子 ATF4 表达，ATF4 可与 CHOP 启动子的氨基酸反应元件位点结合，激活 CHOP。PERK/elf2 元件位点结合是 CHOP 表达所不可缺少的，PERK 信号激活在 ERS 早期通过抑制蛋白质合成对细胞起保护作用，但随着 ERS 的时间延长，持续的 PERK 信号诱导 CHOP 表达而促进细胞凋亡。

3. c-jun 氨基末端激酶（JNK）诱导的凋亡途径　ERS 时，IRE1 可以通过激活 c-jun 氨基末端激酶（JNK）途径来诱导凋亡。一种方式是：c-jun 氨基末端激酶可以使肿瘤坏死因子受体相关因子受体 2（tumor necrosis factor-2，TRAF2）磷酸化。磷酸化 TRAF2 再与 caspase-12 作用，促进其聚合和活化，进一步引起细胞凋亡。另一种方式是：IRE1、TRAF2、凋亡信号调节激酶 1（ASK1）形成复合物后激活 c-jun 氨基末端激酶，依赖线粒体/Apaf-1 途径诱导细胞凋亡。

（三）脑缺血再灌注损伤启动内质网应激

1. 脑缺血再灌注损伤后 Ca^{2+}浓度变化对内质网的影响　脑缺血很容易造成内质网损伤，尤其是在再灌注损伤时。在缺血区，由于神经元缺少氧气和能量，引起跨膜离子浓度失衡，而细胞膜去极化导致电压依赖性 Ca^{2+}通道开放，突触前兴奋性氨基酸释放，其与突触后相应受体结合后导致细胞外 Ca^{2+}内流；此外，缺氧产生的 NO 等也可使内质网中 Ca^{2+}释放。一般情况下，内质网的 Ca^{2+}浓度主要依靠 3 种受体通道调节：向内质网内吸收 Ca^{2+} 的钙泵，起释放 Ca^{2+} 作用的莱恩素受体（ryanodine receptor，RyR）和三磷酸肌醇受体（IP3 receptor，IP3R）通道。此外，研究还表明，钙网蛋白（calreticulin）是内质网腔主要的结合 Ca^{2+} 分子伴侣，也参与细胞内 Ca^{2+} 动态平衡的调节。钙网蛋白的过表达导致细胞凋亡敏感性增加。这一过程也与线粒体细胞色素 C 的释放增加有关。内质网腔内的 Ca^{2+} 主要发挥两种作用：一是释入胞质作为第二信使；二是在内质网腔内调节蛋白酶活性。由于调节 Ca^{2+} 吸收和释放的膜蛋白来自内质网腔，因此大量 Ca^{2+} 释入胞质会产生严重而广泛的影响，如会破坏内质网与高尔基体之间以及胞核与胞质之间的膜转运等。另一方面，由于内质网的功能是生成和加工分泌性蛋白质，而这一功能又是依靠多种 Ca^{2+} 依赖性蛋白酶的调节而实现的，因此当这些蛋白酶由于 Ca^{2+} 从内质网腔大量释出而失活后会导致蛋白质前体未经折叠、加工或错误折叠而在内质网腔内积聚，最终导致对内质网应激发生。

2. 脑缺血再灌注损伤中活性氧对内质网的影响　在能导致内质网严重应激的各种刺激中，活性氧族（ROS）是能造成该细胞器严重损害的重要分子之一。细胞在脑缺血再灌注损伤中会产生大量活性氧和自由基。一些体外研究证实内质网膜上的钙离子泵对氧化应激非常敏感。内质网含有大量脂质，能产生 ROS，这也就使得该细胞器很容易受到 ROS 的损害。ROS 致内质网损害有一些可能机制。内质网是一个膜结构丰富的细胞器，当产生 ROS 时很容易发生脂质过氧化反应，随后过氧化脂质与内质网蛋白相连，导致内质网功能严重障碍。此外，内质网可产生一氧化氮（NO），脑缺血后过氧化亚硝酸盐很容易在内质网产生。过氧化亚硝酸盐是一个毒性很高的分子，可能通过酪氨酸残基硝基化使各种蛋白功能受损。与过氧化亚硝酸盐不同的是，ROS 则可能直接攻击内质网蛋白。缺血后大脑爆发性产生 ROS，加重脑损害。大量的研究表明内质网在缺血性神经细胞死亡中发挥积极作用。

3. ERS 状态下细胞的表现　脑缺血再灌注会引起机体内环境紊乱，触发 ERS。由此可引起广泛的蛋白合成抑制及内质网伴侣分子（GRP78、葡萄糖调节蛋白 94）的表达上调。GRP78 作为 ERS 敏感标志物，其表达的增加提示 I/R 出现了 ERS。在 Yajing Yuan 缺血预适应保护 I/R 损伤的研究中，缺血预适应降低脑组织 CHOP 表达，降低 casepase-12 活性，增加 GRP78 的表达，表明缺血预适应通过抑制内质网应激诱导的细胞凋亡发挥脑保护作用。

脑缺血再灌注后存在钙稳态失衡和过氧化损伤，由此可引起内质网应激反应，导致蛋白质翻译水平下降和诱发细胞凋亡。凋亡是神经元死亡的重要方式之一，ERS 参与细胞内多条重要信号级联反应偶联，其在胞质信号整合调节和细胞凋亡调控中的重要作用应引起人们关注，研究脑缺血再灌注损伤和 ERS 的关系可为理论及临床研究提供重要价值。因此抑制内质网应激有望阻止脑缺血后的病理过程，这将为脑卒中的治疗提供了新的思路。

4. 缺血再灌注损伤与自噬　自噬是一个进化上保守的细胞生理功能，即细胞将细胞质、代谢产物、错误折叠的蛋白和一些受损细胞器输送到溶酶体发生降解的过程。其降解产物可被再次利用，为细胞维持正常生理功能所需要。近年来，自噬在缺血再灌注损伤中扮演的角色越来越受到关注。

对于脑缺血性疾病，越来越多的证据表明，自噬涉及到多种脑缺血模型中，因为其可以引起自噬性细胞死亡。抑制自噬被认为可减轻局灶性脑缺血后的神经退行性损伤。似乎抑制自噬可能是一个预防缺血性脑损伤的新策略。然而，也有研究表明，激活自噬与缺血预适应引起的神经保护作用有关。自噬激活剂雷帕霉素可以抗大鼠局灶脑缺血损伤，研究发现脑缺血再灌注诱导的自噬可通过清除受损线粒体而发挥神经保护作用。然而，调节自噬能否成为治疗缺血性脑血管病的新策略，自噬通路是否存在合适的治疗缺血性脑血管病的新靶点值得深入研究。

第六节 缺血再灌注损伤与缺血性预适应

1986年Murry等首次提出了心肌预适应（Preconditioning，PC）的概念，即预先给予心肌某种刺激（如短暂缺血、热休克、机械牵张等），可使心肌对随后而受到的有害刺激产生耐受性，可以部分或全部解除再次刺激产生的损伤作用。

缺血性预适应与缺血再灌注损伤是同一事件的两个方面，产生这种现象的主要原因在于缺血的时间和程度不同，在一定范围内的缺血可以有效调动机体的抗损伤机制，实现对缺血组织的保护作用。

缺血性预适应现象不仅在心脏被证实，而且在脑组织和其他组织都发现有这种现象存在，因此，研究缺血预适应的产生机制，有利于认识细胞组织的保护机制，利用这些机制，可以更好地防治缺血再灌注性疾病，或开发治疗缺血再灌注性疾病的药物。

近年来，对缺血预适应的产生机制的研究不断深入，研究证明，缺血预适应过程中，机体的防御机制被激活，在一定时间范围内发挥了组织细胞的保护作用，使其抗缺血以及缺血再灌注能力增强，减轻缺血对机体的损伤作用。

目前研究证明，缺血预适应的产生机制要比缺血再灌注损伤的机制更为复杂，涉及多种因素，如自由基的生成条件、相关的酶活性变化、离子代谢等。在缺血预适应的多种机制研究中，蛋白激酶C（protein kinase C）是受到重视的致病因素之一。

一、蛋白激酶C（PKC）

研究发现，PKC的特异抑制剂staurosporine可以消除兔及大鼠的心肌缺血预适应的保护作用，但对非预适应心脏的作用很弱。PKC的直接激动剂，如佛波醇酯、diacylglycerols，在包括人、兔在内的各种模型中都具有心肌预适应的保护作用。这些证据表明，在大鼠、兔、人的心肌预适应中，都有PKC的参与。

在心肌预适应过程中，PKC的作用呈时间依赖性。在离体大鼠心脏，于5min的预缺血期时给予staurosporine，未能取消缺血预适应的作用；在持续缺血期给药，则梗死面积减少。

PKC激活的重要特征是由胞质转至细胞膜及细胞骨架，称为转位。研究表明，转位依赖于PKC与一类称之为激酶C激活受体（RACKs）的蛋白结合。这些锚定蛋白具有极高的特异性，每一种PKC只能与一种RACK结合。Liu等提出PKC转位解释了受体刺激与激酶激活之间存在时间差，这可能解决了心肌预适应的记忆问题。这种假设认为预适应期激动剂诱导PKC缓慢转位至靶点。在二次缺血时PKC已到达细胞膜及细胞骨架，可及时发挥细胞保护作用。因此只要PKC仍处于转位状态，心肌预适应就能保持下去。当PKC转运回胞质，保护作用消失。

二、细胞内Ca^{2+}

预适应过程中细胞内游离Ca^{2+}浓度升高可激活PKC，激活的PKC一方面促使肌钙蛋白Ⅰ和肌球蛋白轻链2磷酸化。另一方面，激活肌质网Ca^{2+}-Mg^{2+}-ATP酶，促使肌质网磷酸化，增强钙泵活性，增加肌质网摄取Ca^{2+}能力，有助于收缩心脏的快速舒张，保护心肌细胞功能；激活的PKC还可以抑制L-型Ca^{2+}通道，减少Ca^{2+}内流，维持细胞Ca^{2+}稳态，阻止细胞内Ca^{2+}浓度的进一步升高。肌钙蛋白Ⅰ磷酸化可降低Mg^{2+}-ATP酶活性，降低肌钙蛋白复合体对Ca^{2+}的亲和力，抑制由于细胞内游离Ca^{2+}浓度过高引起的心肌强直收缩，产生负性肌力作用；肌球蛋白轻链2磷酸化可激活心肌成纤维细胞上的Mg^{2+}-ATP酶，产生正性肌力作用。肌球蛋白轻链激酶可增加收缩蛋白对Ca^{2+}的敏感性。

三、腺苷

腺苷 A1 受体与 G 蛋白偶连，激活磷脂酶 C（PLC），使磷脂降解为二酰基甘油（DAG），进而激活 PKC，使之转位至细胞膜，发挥保护作用。腺苷 A1 受体激动剂（γ）-Phenylisopropyl 可产生心肌预适应作用，其拮抗剂 8-（p-sulfophenyl）theophylline 可阻断心肌预适应作用。腺苷 A1 受体的保护作用也可被 PKC 拮抗剂阻断，而 PKC 激动剂（SAG）则可模拟 A1 腺苷受体的心肌预适应作用。

腺苷受体有 A1、A2、A3 三种亚型。研究证实 A1、A3 型受体参与 IPC 保护效应，但二者介导的保护机制及通路不尽相同。A1 受体主要通过激活磷酸肌醇-3-激酶（phosphoinositide-3-kinase，PI3K）-Akt-Bcl2 通路来介导 IPC，而 A3 受体则是通过激活 cAMP 反应蛋白（CREB）-Bcl2 和 Akt-Bcl2 通路来介导 IPC。在兔心脏缺血-再灌模型上证实，缺血前以腺苷预处理可改善心脏收缩功能，缩小心肌梗死范围，上述保护作用与缺血预处理无显著差异。缺血前使用腺苷受体阻滞剂 8-苯基茶碱可以阻断缺血预处理的保护作用。

用派唑嗪阻断离体大鼠心脏的α1 受体，不影响 PKC 的转位或对腺苷酸环化酶的敏感性。而用 PKC 抑制剂，对腺苷酸环化酶的敏感性消失。证明腺苷在 PKC 激活过程中的作用。

四、K^+-ATP 通道

PKC 可以使 K^+-ATP 通道磷酸化并激活，进而导致动作电位时程（APD）缩短，心肌细胞产生超极化，钙内流减少，避免心肌缺血引起的细胞内钙超载，从而产生保护心肌作用。

K^+-ATP 通道有三个同源的磷酸化位点，对 PKC 的作用很敏感。PKC 可以通过促使 K^+-ATP 通道磷酸化而激活开放。另一方面，PKC 激活还可以使 K^+-ATP 酶激活，细胞内 Na^+被迅速排出，心肌在随后长时间缺血-再灌注过程中通过 Na^+-Ca^{2+}交换，使细胞内 Ca^{2+}减少；同时 PKC 的激活可引起心肌肌质网上 Ca^{2+}-Mg^{2+}-ATP 酶激活，肌质网摄 Ca^{2+}增加，同时抑制 L-型 Ca^{2+}通道，由此可减少其后长时间缺血再灌注引起的 Ca^{2+}超载，保护心肌细胞。有证据表明，人组织上的预适应也依赖 K^+-ATP 通道。

研究发现 PKC 的激活不仅促进 K^+-ATP 通道的开放，增加 ATP 敏感的 K^+流［$I_{(K^+\text{-}ATP)}$］，而且对［$I_{(K^+\text{-}ATP)}$］具有调节作用，这种调节需要有腺苷受体的激活，二者起协同作用。越来越多的证据证明线粒体 K^+-ATP 通道参与介导了预适应。Garlid 等发现 diazoxide 对线粒体 K^+通道的选择性比对肌质网上的 K^+通道高 2000 倍。

五、PKC 与丝裂素原激活蛋白激酶

在哺乳动物的心脏中存在着一个高度保守的激酶家族，即丝裂素原激活蛋白激酶家族（MAPK）。在心脏中已确认的 MAPK 家族成员有胞外信号调节激酶，应激激活 MAPK-c-Jun N-端激酶（JNK），p38 激活激酶（p38 MAPK）。实验结果表明 JNK 和（或）p38 MAPK 可能组成了预适应的下游通路。MAPK 可以被 PKC 激活，因此有研究者认为 MAPK 在预适应中发挥作用。

实验证实，JNK1 和 JNK2 在再灌注时被激活。Ping 等则发现单纯的冠脉阻塞即可激活 JNK1，并可被 chelerytheine 消除作用。并且将野生型 PKC-ε的 cDNA 转染到兔心肌细胞，也可以将 JNK 激活。

p38 MAPK 的底物是 MAPK 激活的蛋白激酶 2（MAPKAPK-2），MAPKAPK-2 又可以将热休克蛋白 27（HSP27）磷酸化。小分子量的 HSP27 是肌动蛋白代谢过程中重要的调节因素，HSP27 磷酸化后促进肌动蛋白纤维的多聚化，增强细胞骨架的稳定性，维持细胞的完整性。这些证据提示，在心肌预适应中 PKC 与 MAPK 之间确实存在一定的联系，但仍需进一步的丰富。

以上讨论可以看出，PKC 在心肌预适应过程中发挥了重要作用，它通过调动机体的保护能力，

从多方面发挥保护作用，达到了预适应的目的。但是，在 PKC 的作用机制方面仍有许多问题尚未明确，有待进一步研究解决。

六、其他

（一）缓激肽与缓激肽受体

缓激肽受体有 Bl、B2 两种亚型，主要由 B2 受体参与介导 IPC 保护效应。缓激肽预处理的家兔心脏与对照组相比，冠状动脉血流及左室舒张末压均有明显改善，给予选择性 B2 受体阻滞剂 HDE140，可阻断其触发的心肌保护作用。缓激肽注入冠状动脉后，可以减轻犬缺血后心律失常的严重程度，它可被一氧化氮合酶抑制剂所抑制，提示缓激肽可能是通过 NO 释放参与对心肌的保护作用。

（二）阿片受体

早期研究表明，心脏存在多种阿片受体，其中与心脏功能密切相关的阿片受体主要包括 κ、δ 和 μ 三种亚型。目前已证实 δ 和 μ 阿片受体在 IPC 过程中发挥着十分重要的作用。在心肌缺血前预先给予 δ、μ 阿片受体激动剂，可以减少心肌梗死面积或减少缺血-再灌注室性心律失常的发生。近期研究表明，在大鼠缺血-再灌注性损伤时，预先给予 κ 受体激动剂 U50488H 后，可以减轻缺血再灌注大鼠心肌的超微结构损伤、缩小心肌梗死面积。阿片受体参与 IPC 的机制可能与 p38 MAPK、PKC、热休克蛋白（heat shock protein，HSP）、线粒体 ATP 敏感性 KATP 通道（mito KATP）的激活有关。

（三）肾上腺素受体

研究显示 α 肾上腺素受体可以触发预适应的保护机制，近期研究显示，在短暂缺血前后应用选择性 α 究肾上腺素受体阻滞剂可消除 IPC；选择性肾上腺素受体激动剂能产生与 IPC 相同的保护作用，提示 α 同肾上腺素受体在 IPC 中起一定作用。也有报道称，通过心肌去神经支配法不能阻断预适应的早期阶段，但通过 α 肾上腺素受体介导的信号通路可延迟晚期阶段的心肌保护作用。在应用转基因小鼠确证 α 受体亚型试验中证实是 α 体亚型肾上腺素受体而非 α 肾上腺素型受体介导保护效应。

第七节　缺血再灌注与缺血后适应

2003 年，研究发现将狗的冠状动脉左前降支结扎 1h 后，重复开通 30s、再结扎 30s 的连续 3 次循环，随后恢复冠状动脉血流，可减少心肌梗死面积（较对照组减小 44%，与缺血预适应组减小程度相同）、减轻缺血心肌的组织水肿和中性粒细胞聚集、改善内皮细胞功能。基于此研究结果，研究人员首次提出心肌缺血后适应（myocardial ischemic postconditioning，MIP）的概念，即心肌缺血后再灌注开始时进行短暂、重复的开通及再闭，随后恢复冠状动脉血流。大量研究表明，后适应在各种心肌缺血疾病治疗和动物模型中都有显著疗效。

与预适应相比，后适应的心肌保护效应需要更快速的触发-介导-效应过程。再灌注损伤补救酶（the reperfusioninjury salvage kinase，RISK）是在正常细胞内存在的激酶信号系统，当细胞发生缺血后适应时，这些激酶被激活而抑制细胞凋亡。研究表明，后适应的保护机制主要是激活 RISK 通路，继而激活下游的内皮型一氧化氮合酶（eNOS）、糖原合成酶激酶-3β（GSK-3β）、雷帕霉素靶蛋白（mTOR）及 p70S6K 等，抑制线粒体渗透性转换孔（mPTP）的开放，从而减轻 MIRI。这一信号通路包括 PI3K-Akt 及 MAPK-ERK 途径。

一、PI3K-Akt 途径

PI3K 是细胞内重要的信号转导分子，它的激活可使膜磷酸酰肌醇磷酸化，生成二磷酸磷脂酰肌醇（PIP2）及三磷酸磷脂酰肌醇（PIP3），它们作为第二信使在细胞中传递信号，介导 PI3K 的多种细胞功能。在 PI3K 途径中，当上游信号刺激细胞膜表面时，在磷脂酰肌醇依赖的蛋白激酶（PDK）的协同作用下，PIP2 和 PIP3 可与 Akt 结合导致 Akt 从胞质转位到质膜，并促进 Akt 的 Ser473 和 Thr308 位点磷酸化。Ser473 或（和）Thr308 位点的磷酸化是 Akt 激活的必要条件，而 Akt 激活是发挥促细胞生存功能的前提。激活的 Akt 主要通过促进 Bad（Bcl-2 家族促凋亡成员之一）、mTOR、半胱氨酸蛋白酶-3（caspase-3）、eNOS、GSK-3β 等下游底物磷酸化而发挥广泛的生物学效应。

Argaud 等人首次报道后适应能够抑制 mPTP 开放，并通过离体灌流大鼠心脏实验证实，后适应是通过上调 Akt 磷酸化起到心肌保护作用。在这项研究中表明 PI3K/Akt 通路抑制 mPTP 开放介导的缺血后适应保护作用。此外，在研究缺血后适应对离体肥厚大鼠 MIRI 的结果表明：后适应降低离体肥厚心肌的 I/R 损伤作用是通过 PI3K/Akt/GSK-3β 信号转导通路介导。进一步有研究证实，用 PI3K 阻滞剂 Wortmanin、LY294002 均可阻断后适应的保护作用。

二、MAPK-ERK 途径

RISK 通路也可诱导激活 MAPK 途径减轻 MIRI。当发生 MIRI 时，激活 MAPK 信号通路，ERK 1/2接受上游的级联反应信号，从而激活下游 p70S6K 及 GSK-3β，抑制 mPTP 开放，发挥心肌保护作用。研究证实，ERK 通路在后处理过程中被激活，ERK 组滞剂 PD98059 可消除后适应的心肌保护作用。

mPTP 是横跨在线粒体内外膜之间的非特异高导电性子孔道，在缺血时处于关闭状态，再灌注开始几分钟内由于线粒体钙超载负荷、ATP 消耗和氧化应激等，可使 mPTP 突然开放，胞质内小分子物质进入线粒体内导致线粒体肿胀、破裂。促凋亡因子及炎症因子等释放引发一系列级联反应发生，加上细胞能量代谢障碍，从而加重缺血损伤。缺血后处理时 KATP 特异性激活与 mPTP 通道的抑制密切相关，推测 mPTP 可能是缺血后处理心脏保护作用的终末效应器。有效阻断或延迟 mPTP 的开放可能起到心肌保护作用。大量研究也证实，缺血后处理及七氟烷后处理均通过抑制心肌缺血危险区的 mPTP 开放减轻心肌损伤。

三、缺血后适应的临床应用

心肌缺血后处理首次用于 ST 段抬高性急性心肌梗死（ST-segment elevation myocardial infarction, STEMI）患者冠脉成形术（即支架置入后进行 4 个周期球囊扩张/收缩，周期为 1 分钟）。治疗显示 STEMI 患者再灌注后血浆肌酸激酶含量显著下降，心电图 ST 段抬高发生率明显降低，心肌充血级别增加，证实 MIP 起到一定的保护心肌组织作用。随后，也有相应的临床研究间接表明，MIP 对缺血再灌注心肌有保护作用。研究证实患者在血管成形术结合后适应治疗 6 个月，应用磁共振成像（MRI）测量心肌梗死面积及治疗 1 年后应用超声心动图测量左心室射血分数，证明后适应治疗能降低血管形成术造成的再灌注损伤。近日，Thuny 等通过 MRI 检测 STEMI 患者也证实心肌水肿程度下降。急诊 PCI 和急诊经皮冠状动脉腔内成形术的 AMI 患者为研究对象的结果也显示，MIP 能够减少心肌梗死面积，减轻 MIRI。

第八节　防治缺血再灌注性损伤的药物

缺血再灌注性损伤是复杂的过程，对缺血再灌注损伤的治疗也需要采用多种不同作用机制的药物，进行综合治疗，从不同的环节抑制组织损伤的发生。治疗措施包括早期恢复供氧，抑制自由基生成和清除自由基，降低胞内钙和保护线粒体等。常用的药物主要有以下类型。

一、抑制血栓形成和溶栓的药物

溶栓药物通过改变凝血和纤溶机制，从而使血栓形成的动脉再通。它包括第一代的尿激酶（UK）、链激酶（SP），第二代的重组组织型纤溶酶原激活剂（rt-PA），以及第三代由基因工程技术通过对天然溶栓剂进行分子修饰而制得的新型溶栓剂。

1. 尿激酶　尿激酶是一种最先在尿中发现的天然血浆纤维蛋白原激活物，可由培养的人组织细胞产生，现在也可通过重组 DNA 技术生产。尿激酶作为第一代纤溶酶原激活剂，它不同于 t-PA 和血浆纤溶酶原——链激酶复合物，它不与纤维蛋白结合。目前研究显示，尿激酶的前体——尿剂酶原具有更好的纤维蛋白选择性。其机制是由于尿剂酶原在血栓部位存在纤维蛋白时可加速转化为 UK。一些研究已评价了动脉内局部给予尿激酶和尿激酶原的效果。结果表明，尿激酶原组的再通率为 58%，安慰剂组为 14%。

2. 蛇毒制剂　蛇毒制剂在人体内能快速产生纤维蛋白原样作用，它本身并不激活血浆纤维蛋白原，但能刺激内皮细胞释放血浆纤维蛋白原激活物。蛇毒的主要组分有凝血酶样酶组分（thrombin-like enzyme，TLE）、纤溶酶样组分（fibrinolytic enzyme，FLE）、抗聚集组分（anti-aggregating principle，AAP）、舒通组分以及神经生长因子（NGF）等。

20 世纪 60 年代 Esnoff 等从红口蝮蛇毒中分离纯化出凝血酶样酶（thrombin-like enzyme，TLE）并制成产品 Arvin（WHO 定名为 Ancrod）收入英国药典。目前国外已有 10 多种蛇毒酶制剂投入市场。欧、美、日国家使用较多的是从南美蝮蛇 Bothrops atrox moojeni 中纯化出的 Batroxobin，日本商品名为东菱克栓酶，美国商品名称 Reptilase，由于其具有降低血浆纤维蛋白原浓度，降低血液黏度，降低血管阻力等作用而受到关注。

中国市场上也出现了 9 种蛇毒制剂，应用病例也较多，但临床研究还很不深入。尽管蛇毒制剂在脑缺血的治疗上尚需进一步验证，然而对急性缺血性卒中导向性研究的结果已经鼓舞了欧洲和美国大样本多中心试验。

3. 重组组织型纤溶酶原激活剂　重组组织型纤溶酶原激活剂（rt-PA）能选择性作用于局部血栓中的纤溶酶原，使之转化为纤溶酶而起溶栓作用，副作用小，但价格昂贵，半衰期也较短，限制了临床应用。

对 rt-PA 的疗效，各国报道不一。日本对 98 例患者静脉给予 rt-PA 治疗，血管造影结果显示，rt-PA 治疗组 21%的病例血管完全或大于 50%在通，而安慰剂治疗组仅为 4%。欧洲急性脑卒中研究中心（ECASS）选取 622 例患者在发病 6 h 内（平均 4. 3 h）静脉注射 rt-PA 1. 1 mg/kg，结果表明，rt-PA 治疗组患者在症状改善、患肢功能恢复速度、平均住院时间等方面与对照组相比无显著差异，30 d 内患者死亡率高于对照组但无统计学差异，30 d 内脑出血的发生率高于对照组且有极显著差异。美国神经病与脑卒中研究院（NINDS）对 624 例急性缺血性卒中患者，在发病 3 h 内（其中一半患者在 90 min 内），静脉点滴 rt-PA 0. 9 mg/kg，时间持续 60 min 以上，结果表明，rt-PA 治疗组 24 h 病情明显改善，3 个月时结果也令人满意。尽管对 rt-PA 的疗效各国报道不一，但此类药物目前在临床上的应用仍占十分重要的位置，因此，开发这类药物仍有其较好的前景。

4. 抗凝剂　目前临床应用与研究较多的抗凝药物主要是作用于 AT-Ⅲ的凝血抑制剂，最常用的是肝素。肝素中的特异戊聚糖序列是其抗凝活性的组分，对 AT-Ⅲ有较高的亲和性，肝素可通过与 AT-Ⅲ结合，灭活Ⅹa 因子与凝血酶来发挥其抗凝活性。肝素治疗和预防缺血性血管病的疗效确切，但因其半衰期短及较易引起自发性出血而限制其在临床广泛应用。

低分子量肝素（low-molecular weight heparin，LMWH）是肝素的降解产物，与普通肝素（standard heparin，SH）相比，对活化的部分凝血激酶时间（APTT）影响较轻、出血副作用明显减少、抗血栓活性特异性高、半衰期长、生物利用度高且对细胞作用弱等优点。研究发现，在症状出现后48h内，皮下注射低分子量肝素，6个月内死亡率明显下降。低分子量肝素目前用于临床的有Fraxiparin、Ardepain、Cerfoparin、Daltepanin、Enoxapanrin、Parnaparin和Tinaparin。泰国Rodprasert在第三次全世界脑卒中大会上报告了用低分子量肝素治疗90例脑血栓患者，有73.3%完全恢复，17.2%部分恢复，只有8.8%未恢复。尽管有关低分子量肝素治疗缺血性脑血管病的报道不多，有待解决的问题也不少，但如能就其剂量、疗效、实验室检测及副作用等之间的关系做出满意的结论，这将为治疗和预防缺血性脑血管疾病开辟一条有益的途径。

5. 抗血小板药物　溶栓疗法一直是急性血管梗死的速效治疗方法，但治疗后的血管再闭塞和出血一直是困扰临床的实际问题。实验和临床研究证明，血小板血栓形成是溶栓失败和血管再栓塞的重要原因，抗血小板药物可通过抑制血小板黏附，聚集和释放，从而防止血栓形成。

抗血小板的药物可分为四类：①抑制血小板AA代谢的药物：抗血小板药物中，有关阿司匹林的研究最普遍。临床实验表明，阿司匹林治疗短暂脑缺血（TIA）或轻度脑梗死能使非致死性脑梗死、血管性死亡和心肌梗死的总体发生率下降22%。此药预防TIA后脑卒中的最佳剂量，还存在相当激烈的争论。②增加血小板cAMP药物：如前列腺环素、潘生丁（双嘧达莫）等。cAMP是血小板功能的一个重要调节因子。cAMP降低可导致血小板聚集。最近，欧洲脑卒中预防研究表明，单用潘生丁（400 mg）或阿司匹林（50 mg）可改善预后或减轻发作，而阿司匹林与潘生丁合用效果更好。③特异性抑制cAMP活化血小板的药物：如噻氯嘧啶。④血小板膜蛋白受体拮抗剂如：Abeiximab，RGD三肽和Inteqrilin。血小板膜糖蛋白在血小板黏附于血管壁及相互聚集、形成血栓过程中起着关键作用，分血小板膜糖蛋白有三类：α-颗粒膜蛋白（GMP-140）、致密体膜蛋白、溶酶体膜蛋白。血小板参与脑血栓形成中发生活化反应，产生一系列新蛋白质，如血小板膜糖蛋白Ⅱb/Ⅲa复合物（GPⅡb/Ⅲa）、GMP-140、凝血酶敏感蛋白（TSP）等。其中，GPⅡb/Ⅲa是最丰富的血小板膜蛋白是vWF、Fgb的受体，可与vWF、Fgb、Vitronectin等黏附蛋白结合。目前血小板受体阻滞剂日益成为新一代较有前途的抗血栓药物及脑细胞保护剂。

二、抗氧化剂和自由基清除剂

常用的自由基清除剂包括超氧化物歧化酶、过氧化氢酶、维生素E、谷胱甘肽、lazaroids、铁螯合剂和苯-t-丁基-硝酸灵（phenyl-t-butyl-ni-trons）、Mannitol及二甲基硫脲等。目前最新研制的U74006F-1、U74006-10、U74500A-10，是一组新型非糖皮质激素21-氨基类固醇，在体外能抑制中枢神经系统组织的脂质过氧化反应，有效清除自由基，有明显的脑保护作用，目前尚在实验室研究阶段。Tirlazad是脂质过氧化抑制剂，能减小多种脑卒中模型的梗死面积。但低剂量的Tirlazad并不能促进急性脑缺血神经功能的改善，其高剂量的Ⅲ期临床试验正在进行中。

由于SOD半衰期太短，而且SOD几乎不能通过血管内皮细胞，在治疗效果上受到限制。近年来，许多科研工作者致力于将游离SOD运送至细胞内技术的研究，并获得了一些成功的经验。聚乙二醇交联的SOD和CAT（PEG-SOD，PEG-CAT）半衰期明显延长，并可增加细胞通透性可减少鼠局部缺血后脑损伤，使梗死灶体积变小。值得一提的是，微脂粒包埋SOD技术是一种较理想的方法。微脂粒SOD在循环血液中的半衰期明显延长，易被血管内皮细胞摄入并通过因受损害引起通透性增加的BBB，静脉内注射10000 u/ml可使脑内SOD水平增加150%，作用可持续2 h以上。

由中药开发出来的药物如银杏叶提取物和丹参有效成分（丹酚酸）也具有良好的抗氧化作用和清除自由基的作用，丹参中提取的丹酚酸抗氧化能力比维生素E、维生素C都强得多，其临床研究正在进行中。

三、钙拮抗剂

缺血再灌注性损伤的主要原因之一细胞内钙离子超载。钙离子阻断剂可明显阻止细胞内钙升高，但多数药物在大剂量时能引起低血压，在一定程度上反而加重缺血性脑损伤。

尼莫地平（Nimodipine）为脂溶性二氢吡啶类L型阻断剂，可以降低细胞内钙，保护缺血区组织，减轻缺血再灌注性损伤。尼莫地平治疗脑缺血性损伤研究已有十几年的历史，但多数试验表明，在中度缺血后6~12 h给药，具有明显的疗效，超过48 h疗效不显著，因此尼莫地平的疗效发挥可能取决于给药时间与治疗窗之间的相关性。Darodipine是另一种二氢吡啶类药物，药效学试验结果表明其可明显改善脑缺血症状。

尽管二氢吡啶类钙离子拮抗剂对神经元缺血性损伤的保护作用尚有一定的争议，但选择性广谱钙离子通道阻滞剂在缺血治疗中的应用可能具有巨大的潜能。

四、NO合酶抑制剂

在缺血时，缺血区NO增多，内皮细胞产生的NO可使血管扩张，抑制血小板或白细胞的聚集和黏附，对脑组织有一定的保护作用。但NO大量释放时却可产生过氧化亚硝酸基阴离子，来介导谷氨酸毒性，加重自由基损伤。

NOS抑制剂按其对不同NOS亚型是否有特异性可分为非选择性NOS抑制剂和选择性NOS抑制剂。①非选择性NOS抑制剂：这类物质多为NO合成底物L-精氨酸类，其结构与L-精氨酸类似，可竞争性的抑制NOS，但目前研究表明，非选择性NOS抑制剂对脑缺血的保护作用并不理想；②选择性NOS抑制剂：又分为神经元型如T-NI和诱生型NOS抑制剂（iNOSI）。这类药物疗效肯定，具有广阔的应用前景。

五、腺苷转运抑制剂

腺苷通过作用于突触前A1受体使EAA释放减少，突触后A1受体激活可稳定细胞膜，抑制血小板和中性粒细胞聚集。在脑的不同区域，腺苷A1受体发挥抑制作用，而这种作用与神经细胞保护有关。

研究发现，腺苷转运抑制剂HWA285和GP-688均可提高细胞外腺苷水平，保护脑细胞免受损伤，并能改善缺血区能量代谢障碍。其代表药物Piracetam能增加脑内cAMP刺激腺苷酸激酶。Citicholine则通过提高胞苷和腺苷的含量来发挥其抗脑缺血的作用。259例脑卒中患者在发病24小时内接受citicholine治疗，结果发现，35%的上述患者完全恢复正常。但Lobner等在体外试验却发现潘生丁不但不能改善脑缺血症状，反而加重神经元损伤。因此，关于腺苷类化合物的确切疗效还有待于更深层的研究与探讨。

六、抗炎药物和细胞黏附抑制剂

脑缺血数小时后，中性粒细胞聚集并阻塞微血管，发生单核-巨噬细胞浸润，这些细胞产生氧自由基和蛋白分解酶，造成微循环障碍和组织损伤。只有拮抗黏附分子，才能抑制再灌注时的白细胞浸润，进而达到防止或减轻脑缺血再灌注损伤的目的。用抗细胞间黏附分子（anti-ICAM-l）抗体治疗可减轻兔和大鼠栓塞性脑卒中模型的神经功能缺损。在最近的一项研究中，短暂性MCA闭塞缺血2 h后炎症反应可促进缺血性细胞损伤，再灌注时如给予anti-ICAM抗体，则可减轻这种损伤。目前已证实，皮质激素及一些非类固醇药物（如布洛芬，消炎痛、mecolfenamate等），抗细胞因子受体的抗体（如 antiIL-1，anti-TNFα），抗细胞因子的抗体（如 anti-IL-1R），PAF 拮抗剂，LTs 拮抗剂及补体抑制剂（如 C5a 抗体）等，在体外均有较强的抗白细胞——内皮细胞黏附的作用。

七、雌激素

流行病学调查显示，绝经期前的女性比同龄男性的脑缺血发生率低，而绝经后的女性发病率明显升高。有关雌激素的脑保护作用机制报道甚少，对其疗效目前尚处在深入的研究过程中。体外研究发现，雌激素具有明显的抗氧化性，能明显的阻断谷氨酸的兴奋毒性，同时能使血清中黏附因子表达明显减少。从以上结果可以推断雌激素脑保护的可能机制。但由于动物或人类长期使用雌激素有增加乳腺癌和子宫内膜癌的风险，雌激素的应用受到了限制。目前，科学家们将目光转向了植物性天然成分，提出了植物雌激素的概念，即植物内具有弱雌激素作用的化合物，通过甾体 ER 以低亲和性结合发挥作用。现有含异黄酮的片剂将会作为天然雌激素面市，其临床的真正疗效将有待于使用后的评价。

八、神经保护剂

1. 谷氨酸释放抑制剂　动物实验证实，阻止谷氨酸释放或阻断其受体作用具有神经保护作用。过去因为这类药物副作用大，其临床应用受到限制。BW619C98 为抗惊厥药 Lamotrigine 的衍生物，它可通过与突触前电压敏感性钠通道作用，降低大鼠大脑皮质脑片神经递质的释放，减小大鼠全脑和局灶性脑卒中模型梗死面积。缺血后 6h 给药仍有效，其急性缺血性卒中的Ⅱ期临床试验已经结束。BW-1003C87 在脑缺血前后给药能有效减小梗死面积；R-87926 Ⅲ期临床研究发现此药安全性较好。Lubeluzole 是一种新的安全有效的谷氨酸释放抑制剂，在急性脑梗死发病 6 h 内静脉内注入 10 mg/d 的 Lubeluzole，共 5 d，疗效较好且无明显的副作用，最近在北美通过临床验证。

2. 兴奋性氨基酸（EAA）受体拮抗剂　兴奋性氨基酸受体包括 NMDA，AMPA，KA，其中 NMDA，AMPA 受体与脑缺血关系最为密切。①NMDA 受体拮抗剂：有 aptiganel、dextrotrphan、selfotel、eliprodil、remacemide、FPL-15869AR、ACPC、ACEA-1021、GV150526。这些药物高剂量时易出现低血压、呼吸抑制、记忆障碍等副作用而限制了临床使用，但该类药物不失为研究的工具药。②AMPA，KA 受体拮抗剂：有 NBQX、GYK152466、YM-90K，LY-293588、LY-300164。这类化合物均可明显保护神经细胞免受损害。动物试验表明此类药物具有一定的疗效，且副作用较 NMDA 受体拮抗剂小。

3. GABA 增强剂　GABA 是脑内主要的抑制性神经递质，与主要的兴奋性递质谷氨酸相抗衡。像其他神经兴奋性氨基酸（如谷氨酸）一样，脑缺血时 GABA 从突触前末端释放，可能通过反馈机制使其合成减少，进而刺激 GABA 受体，平衡兴奋毒性级联反应。单独应用 GABA 受体激活剂 Muscimol 或与 MK801 合用均能有效拮抗脑缺血损伤。

九、中药

缺血性疾病的发生发展机制复杂，涉及多系统多环节的异常，中药复方含多味中药，单味药又含多种成分，因此中药可通过多层次、多靶点、多环节发挥作用，从这种意义上讲，中药抗脑缺血有其独特之处。事实上，中药治疗脑缺血已有报道，如丹参、人参皂苷、绞股蓝总皂苷、丁苯肽、银杏二萜内酯当归、川芎、盐酸小檗碱及中成药脑脉康等都有一定程度的脑保护作用。

丹参多酚酸是从中药丹参中提取的酚酸类化合物，研究表明，丹参多酚酸及其中含有的成分可以通过多途径发挥缺血再灌注作用，可以有效防治缺血再灌注损伤，其作用特点表现为以下几个方面：①改善能量代谢：丹参多酚酸对脑缺血-再灌注后脑线粒体呼吸链功能有明显保护作用，提高能量储备，增加缺血缺氧组织的能量供应。②清除自由基：实验证明，丹酚酸是一类强抗氧化剂，可以清除自由基，保护神经细胞，减少脂质过氧化的作用，降低 MDA 含量，可增强缺血-再灌注小鼠脑组织 SOD 的活性，可增加谷胱甘肽过氧化物酶（GSH）的含量。通过升高 SOD、GSH 量及 CAT 活性发挥神经保护作用。③减轻钙超载：丹参多酚酸可通过降低膜通透性，阻断细胞膜钙通道，影响钙跨膜内流，阻断细胞内钙库钙释放通道，可能通过减少三磷酸肌醇合成，进而抑制三磷酸肌醇受体通道，使肌质网内钙释放减少，减轻钙超载。④抑制兴奋性氨基酸（EAA）释放：实验结果提示，丹酚酸能抑制缺血时脑细胞兴奋性氨基酸的释放，减轻兴奋性毒性。⑤调节免疫功能和炎症反应：抑制多核粒细胞的浸润，降低脑缺血组织激活小胶质细胞的细胞因子释放，减少 IL 免疫功介导的脑损伤作用。⑥改善血液流变学及微循环状况：丹参对缺血-再灌注时组织器官的血液流变学及微循环均有改善作用。可减少 TXA2 生成，增加 PGl2 含量，降低 TXA2 浓度减轻脑组织病理损害。⑦改善学习记忆功能障碍：改善小鼠因短暂脑缺血引起的学习和记忆功能障碍。改善颞叶缺血性损害大鼠的空间记忆障碍和单侧颞叶缺血性损害大鼠的空间认知能力障碍。

在我国临床实践中，还有大量不同作用机制的中药应用于临床防治脑缺血性疾病，这些药物有基于现代研究的新型制剂，也有传统的成药和方剂应用，取得了一定的治疗效果。但是，由于脑缺血性疾病的复杂性和中药作用的复杂性同时存在，这些药物的临床治疗效果仍有待于进行深入系统的评价。

脑缺血后病理生理改变极为复杂，在有效治疗的用药时间内联合应用作用于不同环节的药物，以取得药效协同、毒副作用减轻的治疗效果，是治疗的基本策略。早期应用具有细胞保护作用的药物有助于延长溶栓疗法的时间窗，直接急性干预再灌注损伤如抗氧化剂或抗黏附分子剂与早期溶栓疗法合用可防止再灌注损伤的发生。其他疗法如生长因子、凋亡抑制剂、一氧化氮调节剂、腺苷修饰剂、内皮素拮抗剂和钠通道激动剂等已取得一定疗效，还有待大规模临床进一步验证。

第九节　抗脑缺血药物的研发

围绕抗急性脑缺血药物的研究，根据已有研究资料和经验总结，建立科学合理的研究策略是至关重要的。以脑血管内皮细胞为基础的神经功能恢复药物研究。长期以来，抗脑缺血药物研究的核心内容是保护缺血区神经元，但是脑缺血所导致的组织损伤是一个多因素、多细胞介导的病理过程，具有时间和空间复杂性。目前脑血管内皮细胞在预后期所发挥的神经保护作用正在逐渐被人们重视，将药物研发的研究视角转向神经血管单元，通过双向研究神经元-胶质细胞-血管内皮细胞之间的联系，更全面、深入地了解神经血管的保护和损伤机制以及作用于神经血管保护和损伤的多靶点通路，将整体观念运用于脑血管病的治疗。这不仅有助于对急性脑缺血发病机制的进一步认识，也可促进治疗脑缺血临床前或临床应用试验的研究，寻找有效药物，从而取得临床治疗的突破性进展。

促进病灶脑区内源性功能恢复的药物研究。内源性神经保护包括缺血预处理和缺血后处理两种，临床应用缺血预处理的最大障碍在于很难预知何时发生缺血，因此提出药物性缺血预处理。应用亚致死剂量干扰细胞能量代谢的物质激发或模拟机体内源性物质，发挥保护作用、提高组织缺血、缺氧的耐受性。缺血后处理是施加于缺血发生后持续再灌注之前，保护性的一次或多次短暂复灌注，能显著减轻再灌注损伤。药物后处理是指缺血后、再灌注之前通过使用模拟内源性保护机制的药物来发挥后处理的保护作用。基于缺血预应激和缺血后适应机制研发新型药物，可能会对脑缺血的治疗产生积极作用。

基于代谢组学认识的代谢调控药物的研发。在脑缺血过程中，脑内系统性的代谢产物及产物之间相互作用与脑缺血性损伤密切相关，尤其与代谢综合征相关的代谢产物，影响更为显著。因此，针对代谢产物的调控研发的药物，可能在临床上发挥较好的治疗作用，特别是针对个体发病情况不同而采取的治疗措施可能会有更好的效果。

药物联合应用将是防治脑缺血的重要发展方向。药物联合应用可以产生综合的治疗效果，但是，由于目前对急性缺血性脑损伤的机制认识还不够深入，确定联合应用药物的组成、剂量、应用时机及应用方式等依然存在困难，需要进行全面系统的研究。

同样，由于目前对于急性脑缺血发生发展的机制认识还不深入，对于脑缺血的预防和早期干预还处于探索阶段。研究急性脑缺血发生的影响因素和基本规律，探讨脑缺血防控的有效机制，研发可以防控急性脑缺血的药物，将是未来抗急性脑缺血的研究发展方向。

经过长期的积累和探索，抗脑缺血药物的研发将进入一个新的阶段，不同作用机制和研发策略的药物将不断出现，对脑缺血性疾病预防和治疗的有效药物将在医学临床实践中得到应用，脑缺血性疾病的发病率、死亡率和致残率持续升高的趋势有望得到控制。

（杜冠华　张　雯　阎　雨　武玉洁　宋俊科　孙　岚　方莲花）

参考文献

1. Abu-Amara M, Yang SY, Seifalian A, et al. The nitric oxide pathway-evidence and mechanisms for protection against liver ischaemia reperfusion injury. Liver Int, 2012, 32 (4): 531-543.
2. Alvarez P, Tapia L, Mardones LA, et al. Cellular mechanisms against ischemia reperfusion injury induced by the use of anesthetic pharmacological agents. Chem Biol Interact, 2014, 218C: 89-98.
3. Birnbaum Y, Ye Y, Bajaj M. Myocardial protection against ischemia-reperfusion injury by GLP-1: molecular mechanisms. Metab Syndr Relat Disord, 2012, 10 (6): 387-390.
4. Chatauret N, Badet L, Barrou B, et al. Ischemia-reperfusion: From cell biology to acute kidney injury. Prog Urol, 2014, Suppl 1: S4-S12.
5. Chen W, Zheng G, Yang S, et al. CYP2J2 and EETs Protect against Oxidative Stress and Apoptosis in Vivo and in Vitro Following Lung Ischemia/Reperfusion. Cell Physiol Biochem, 2014, 33 (6): 1663-1680.
6. Chen XM, Chen HS, Xu MJ, et al. Targeting reactive nitrogen species: a promising therapeutic strategy for cerebral ischemia-reperfusion injury. Acta Pharmacol Sin, 2013, 34 (1): 67-77.
7. Chen YH, Du GH. Salvianolic acid B protects brain mitochondria against the damage caused by ischemia-reperfusion in rats. Chinese Journal of Pharmacology and Toxicology, 2001, 15: 211-212.
8. CHEN YH, DU GH, ZHANG T. Salvianolic acid B protects brain against injuries caused by ischemiased by ischemia-repe. Chinese pharmalological Bulletin, 2000, 21 (5): 463.
9. Datta G, Fuller BJ, Davidson BR. Molecular mechanisms of liver ischemia reperfusion injury: insights from transgenic knockout models. World J Gastroenterol, 2013, 19 (11): 1683-1698.
10. Dornbos D, Ding Y. Mechanisms of neuronal damage and neuroprotection underlying ischemia/reperfusion injury after physical exercise. Curr Drug Targets, 2012, 13 (2): 247-262.
11. Du GH, Qiu Y, Zhang JT. Protective effects of salvianolicacid A against impairment of memory induced by cerebralischemia-reperfusion in mice. Chin Med J, 1997, 110: 65.
12. Du GH, Zhang JT. Facilitation of learning and memoryinduced by salvianolic acid A and B in mice. The third chia-Japan joint meeting on pharmaco logy. Beijing, 1993, 111.
13. Du GH, Zhang JT. Protective effects of salvianolic acid Aagainst impairment of memory induced by cerebral ischemiareperfusion in mice. The 6th symposium of neuropharmacology, Beijing, 1994, 128.
14. Duehrkop C, Rieben R. Ischemia/reperfusion injury: effect of simultaneous inhibition of plasma cascade systems versus specific complement inhibition. Biochem Pharmacol, 2014, 88 (1): 12-22.
15. Fauconnier J, Roberge S, Saint N, et al. Type 2 ryanodine receptor: a novel therapeutic target in myocardial ischemia/

reperfusion. Pharmacol Ther, 2013, 138 (3) : 323-332.

16. Ferdinandy P, Schulz R. Nitric oxide, superoxide, and peroxynitrite in myocardial ischaemia-reperfusion injury and preconditioning. Br J Pharmacol, 2003, 138 (4) : 532-543.
17. Gillespie S, Gavins FN. Phytochemicals: countering risk factors and pathological responses associated with ischaemia reperfusion injury. Pharmacol Ther, 2013, 138 (1) : 38-45.
18. Guo J, Wang SB, Yuan TY, et al. Coptisine protects rat heart against myocardial ischemia/reperfusion injury by suppressing myocardial apoptosis and inflammation. Atherosclerosis, 2013, 231 : 384-391.
19. Harman LS, Carver DK, Schreiber J, et al. One-and two-electron oxidation of reduced glutathione by peroxidases. J Biol Chem, 1986, 261 (4) : 1642-1648.
20. Hausenloy DJ, Yellon DM. Myocardial ischemia-reperfusion injury: a neglected therapeutic target. J Clin Invest, 2013, 123 (1) : 92-100.
21. Hwang SJ, Kim W. Mitochondrial Dynamics in the Heart as a Novel Therapeutic Target for Cardioprotection. Chonnam Med J, 2013, 49 (3) : 101-107.
22. Inserte J, Hernando V, Garcia-Dorado D. Contribution of calpains to myocardial ischaemia/reperfusion injury. Cardiovasc Res, 2012, 96 (1) : 23-31.
23. Jennings RB, Sommers HM, Smyth GA, et al. Myocardial necrosis induced by temporary occlusion of a coronary artery in the dog. Arch Pathol, 1960, 70 : 68-78.
24. Kalogeris T, Baines CP, Krenz M, et al. Cell biology of ischemia/reperfusion injury. Int Rev Cell Mol Biol, 2012, 298 : 229-317.
25. Kitakaze M. How to mediate cardioprotection in ischemic hearts-accumulated evidence of basic research should translate to clinical medicine. Cardiovasc Drugs Ther, 2010, 24 : 217-223.
26. Korzick DH, Lancaster TS. Age-related differences in cardiac ischemia-reperfusion injury: effects of estrogen deficiency. Pflugers Arch, 2013, 465 (5) : 669-685.
27. Lansberg MG, Dabus G. Interaction between time to treatment and reperfusion therapy in patients with acute ischemic stroke. J Neurointerv Surg, 2013, 5 Suppl 1: i48-151.
28. Li Z, Lin XM, Gong PL, et al. Du GH Effects of Gingko biloba extract on gap junction changes induced by reperfusion/reoxygenation after ischemia/hypoxia in rat brain. Am J Chin Med, 2005, 33 (6) : 923-934.
29. Liu R, Gao M, Yang ZH, et al. Pinocembrin protects rat brain against oxidation and apoptosis induced by ischemia on/reoxygenation after ischemia/hypoxi. Brain Research, 2008, 1216 : 104-115.
30. Lochner A, Huisamen B, Nduhirabandi F. Cardioprotective effect of melatonin against ischaemia/reperfusion damage. Front Biosci (Elite Ed), 2013, 5 : 305-315.
31. Lorenzen JM, Batkai S, Thum T. Regulation of cardiac and renal ischemia-reperfusion injury by microRNAs. Free Radic Biol Med, 2013, 64 : 78-84.
32. Matheeussen V, Jungraithmayr W, De Meester I. Dipeptidyl peptidase 4 as a therapeutic target in ischemia/reperfusion injury. Pharmacol Ther, 2012, 136 (3) : 267-282.
33. Meng F, Liu R, Gao M, et al. Pinocembrin attenuates blood-brain barrier injury induced by global cerebral ischemia-reperfusion in rats. Brain Res, 2011, 1391 : 93-101.
34. Minamino T. Cardioprotection from ischemia/reperfusion injury: basic and translational research. Circ J, 2012, 76 (5) : 1074-1082.
35. Motoyama H, Chen F, Hijiya K, et al. Plasmin administration during ex vivo lung perfusion ameliorates lung ischemia-reperfusion injury. J Heart Lung Transplant, 2014, S1053-2498 (14) : 1158-1159.
36. Miiller AL, Hryshko LV, Dhalla NS. Extracellular and intracellular proteases in cardiac dysfunction due to ischemia-reperfusion injury. Int J Cardiol, 2013, 164 (1) : 39-47.
37. Murry CE, Jennings RB, Reimer KA. Preconditioning with ischemia: a delay of lethal cell injury in ischemia myocardium. Circulation , 1986, 74 : 1124-1136.

38. Ovize M, Baxter GF, Di Lisa F, et al. Postconditioning and protection from reperfusion injury: Where do we stand Position paper from the Working Group of Cellular Biology of the Heart of the European Society of Cardiology. Cardiovasc Res, 2010, 87 : 406-423.
39. Patel RP, Lang JD, Smith AB, Crawford JH. Redox therapeutics in hepatic ischemia reperfusion injury. World J Hepatol, 2014, 6 (1) : 1-8.
40. Penna C, Brancaccio M, Tullio F, et al. Overexpression of the muscle-specific protein, melusin, protects from cardiac ischemia/reperfusion injury. Basic Res Cardiol, 2014, 109 (4) : 418-419.
41. Ponticelli C. Ischaemia-reperfusion injury: a major protagonist in kidney transplantation. Nephrol Dial Transplant, 2014, 29 (6) : 1134-1140.
42. Quindry JC, Hamilton KL. Exercise and cardiac preconditioning against ischemia reperfusion injury. Curr Cardiol Rev, 2013, 9 (3) : 220-229.
43. Rao J1, Lu L, Zhai Y. T cells in organ ischemia reperfusion injury. Curr Opin Organ Transplant, 2014, 19 (2) : 115-120.
44. Ren DC, Du GH, Zhang JT. Protective effects of total salvianolic acid against cerebral ischemia-reperfusion injury. Chinese Pharmacological Bulletin, 2002, 18 : 275-277.
45. Rodrigo R, Prieto JC, Castillo R. Cardioprotection against ischaemia/reperfusion by vitamins C and E plus n-3 fatty acids: molecular mechanisms and potential clinical applications. Clin Sci (Lond), 2013, 124 (1) : 1-15.
46. Rodriguez F, Bonacasa B, Fenoy FJ, et al. Reactive oxygen and nitrogen species in the renal ischemia/reperfusion injury. Curr Pharm Des, 2013, 19 (15) : 2776-2794.
47. Rotter D, Grinsfelder DB, Parra V, et al. Calcineurin and its regulator, RCAN1, confer time-of-day changes in susceptibility of the heart to ischemia/reperfusion. J Mol Cell Cardiol, 2014, 74C : 103-111.
48. Saidi R, Hejazi Kenari SK. Liver Ischemia/Reperfusion Injury: an Overview. J Invest Surg, 2014, Epub ahead of print.
49. Sanderson TH, Reynolds CA, Kumar R, et al. Molecular mechanisms of ischemia-reperfusion injury in brain: pivotal role of the mitochondrial membrane potential in reactive oxygen species generation. Mol Neurobiol, 2013, 47 (1) : 9-23.
50. Sanderson TH, Reynolds CA, Kumar R, et al. Molecular mechanisms of ischemia-reperfusion injury in brain: pivotal role of the mitochondrial membrane potential in reactive oxygen species generation. Mol Neurobiol, 2013, 47 (1) : 9-23.
51. Shi LL, Chen BN, Gao M, et al. The characteristics of therapeutic effect of pinocembrin in transient global brain ischemia/reperfusion rats. Life Sci, 2011, 88 (11-12) : 521-528.
52. Simone S, Rascio F, Castellano G, et al. Complement-dependent NADPH oxidase enzyme activation in renal ischemia/reperfusion injury. Free Radic Biol Med, 2014, doi: 10. 1016 Epub ahead of print.
53. Tritto I, Zuchi C, Vitale S, et al. Therapy against reperfusion-induced microvascular injury. Curr Pharm Des, 2013, 19 (25) : 4586-4596.
54. Virgintino D, Girolamo F, Rizzi M, et al. Ischemia/Reperfusion-induced neovascularization in the cerebral cortex of the ovine fetus. J Neuropathol Exp Neurol, 2014, 73 (6) : 495-506.
55. Weyker PD, Webb CA, Kiamanesh D, et al. Lung ischemia reperfusion injury: a bench-to-bedside review. Semin Cardiothorac Vasc Anesth, 2013, 17 (1) : 28-43.
56. Wu CX, Liu R, Gao M. Pinocembrin protects brain against ischemia/reperfusion injury by attenuating endoplasmic reticulum stress induced apoptosis. Neurosci Let, 2013, 546 : 57-62.
57. Xu F, Dai CL, Peng SL, et al. Preconditioning with Glutamine Protects against Ischemia/Reperfusion-Induced Hepatic Injury in Rats with Obstructive Jaundice. Pharmacology, 2014, 93 (3-4) : 155-165.
58. Yang M1, Antoine DJ, Weemhoff JL, et al. Biomarkers Distinguish Apoptotic and Necrotic Cell Death During Hepatic Ischemia-Reperfusion Injury in Mice. Liver Transpl, 2014, Epub ahead of print.
59. Yang Q, Underwood MJ, He GW. Calcium-activated potassium channels in vasculature in response to ischemia-reperfusion. J Cardiovasc Pharmacol, 2012, 59 (2) : 109-115.
60. Yang XM, Proctor JB, Cui L, et al. Multiple, brief coronary occlusions during early reperfusion protect rabbit hearts by

target cell signaling pathways. J Am Coll Cardiol, 2004, 44 : 1103–1110.

61. Zhai Y, Petrowsky H, Hong JC, et al. Ischaemia-reperfusion injury in liver transplantation-from bench to bedside. Nat Rev Gastroenterol Hepatol, 2013, 10 (2) : 79–89.
62. Zhang HX, Du GH, Zhang JT. Ischemic pre-conditioning preserves brain mitochondrial functions during the middle cerebral artery occlusion in rat. Neuological Research, 2003, 25 (5) : 471–476
63. Zimmerman MA, Kam I, Eltzschig H, et al. Biological implications of extracellular adenosine in hepatic ischemia and reperfusion injury. Am J Transplant, 2013, 13 (10) : 2524–2529.
64. 任德成，杜冠华，张均田. 总丹酚酸对脑缺血–再灌注注损伤的保护作用. 中国药理学通报，2002，18 (2) : 219.
65. 吴俊芳，王洁，张均田. 总丹酚酸对局灶性脑缺血损伤及抗氧化酶活性的影响. 中国新药杂志，2000，9 (7) : 452.
66. 张均田，杜冠华，主编，现代药理实验方法. (第 2 版). 北京：中国协和医科大学出版社，2013，1241.
67. Ron D, Walter P. Signal integration in the endoplasmic reticulum unfolded protein response. Nat Rev Mol Cell Biol, 2007, 8 (7) : 519–529.
68. Credle JJ, Finer-Moore JS, Papa FR, et a1. On the mechanism of sensing unfolded protein in the endoplasmic reticulum. Proc Natl Acad Sci USA, 2005, 102 (52) : 18773-18784.
69. Yoshida H. Unconventional splicing of XBP-1 mRNA in the unfo1ded protein response. Antioxid Redox Signal, 2007, 9 (12) : 2323–2333.
70. Acosta. Alvear D, Zhou Y, et a1. XBP1 controls diverse celltype and condition specific transcriptional regulatory networks. Mol Cell, 2007, 27 (1) : 53–66.
71. Mareiniak SJ, Garcia-Bonilla L, Hu J, et a1. Activation-dependent substrate recruitment by the eukaryotic translation initiation factor 2kinase PERK. J Cell Biol, 2006, 172 (2) : 201-209.
72. Activation and crosstalk between the endoplasmic reticulum road and JNK pathway in ischemia-reperfusion brain injury. Acta Neurochir, 2012, 154 : 1197–1203.
73. Raghubir R, Nakka VP, Mehta SL. Endoplasmic reticulum stress in brain damage . Methods Enzymol, 2011, 489 : 259–275.
74. Yuan, Y, et al. Ischemic postconditioning protects brain from ischemia/reperfusion injury by attenuating endoplasmic reticulum stress-induced apoptosis through PI3K-Akt pathway. Brain Res, 2011, 1367 : 85–93.
75. Liu, X, et al. Hypothermia protects the brain from transient global ischemia/reperfusion by attenuating endoplasmic reticulum response-induced apoptosis through CHOP. PLoS One, 2013, 8 (1) : e53431.
76. Wu, CX, et al. Pinocembrin protects brain against ischemia/reperfusion injury by attenuating endoplasmic reticulum stress induced apoptosis. Neurosci Lett, 2013, 546 : 57–62.
77. Yan, H, et al. Histamine H3 receptors aggravate cerebral ischaemic injury by histamine-independent mechanisms Nat Commun, 2014, 5 : 3334.
78. Carloni, S, et al. Protective role of autophagy in neonatal hypoxia-ischemia induced brain injury. Neurobiol Dis, 2008, 32 (3) : 329–339.
79. Balduini, W, et al. Autophagy in hypoxia-ischemia induced brain injury: evidence and speculations. Autophagy, 2009, 5 (2) : 221–223.
80. Kost, A, et al. [Autophagy in brain ischemia]. Postepy Hig Med Dosw (Online), 2011, 65 : 524–533.
81. Zheng, C, et al. NAD (+) administration decreases ischemic brain damage partially by blocking autophagy in a mouse model of brain ischemia. Neurosci Lett, 2012, 512 (2) : 67–71.
82. Balduini, W, et al. Autophagy in hypoxia-ischemia induced brain injury. J Matern Fetal Neonatal Med, 2012, 25 Suppl 1 : 30–34.
83. Luo, T, et al. Protein misfolding, aggregation, and autophagy after brain ischemia." Transl Stroke Res, 2013, 4 (6) : 581–588.
84. Gao, M, et al. Acute neurovascular unit protective action of pinocembrin against permanent cerebral ischemia in rats. J A-

sian Nat Prod Res, 2008, 10 (5-6) : 551-558.

85. Gao, M, et al. Pinocembrin protects the neurovascular unit by reducing inflammation and extracellular proteolysis in MCAO rats. J Asian Nat Prod Res, 2010, 12 (5) : 407-418.

86. Shi, LL, et al. The characteristics of therapeutic effect of pinocembrin in transient global brain ischemia/reperfusion rats. Life Sci, 2011, 88 (11-12) : 521-528.

第十二章 调血脂抗动脉粥样硬化药物分子药理机制

脂质代谢异常是动脉粥样硬化性心脑血管疾病发生和发展过程中最为重要的独立危险因素之一，因此防治脂质代谢紊乱的药物研制和开发一直是心脑血管药理学研究领域的前沿和热点课题。

本章节以防治脂质代谢紊乱药物分子靶向为核心内容，聚焦国际前沿最新进展，其内容不仅论述临床上常用调血脂药物分子药理机制的最新进展，而且对国际上近年来调血脂药物新的分子靶向，如靶向低密度或高密度脂蛋白调控新药分子药理机制、靶向细胞能量感受器调控新药分子药理机制进行阐述，同时结合国际同行和笔者实验室近期取得的研究结果，如“ATP 结合盒转运体 A1：抗动脉粥样硬化的新药靶”和“改善巨噬细胞能量感知障碍：抗动脉粥样硬化的新药靶”等，以期让读者对以调节脂代谢紊乱为靶向抗动脉粥样硬化性疾病当前分子药理学研究领域的重要进展有一个概括性的了解。

第一节 概 述

血脂是血浆中所含脂类的总称，包括游离胆固醇（free cholesterol，FC）、胆固醇酯（cholesterol ester，CE）、甘油三酯（triglyceride，TG）及磷脂（phospholipid）等。血脂在血浆中不是以自由状态存在，而与血浆中的蛋白质结合形成脂蛋白（lipoprotein），以血浆脂蛋白的形式在血液中运输。

应用梯度密度超速离心技术，可将血浆脂蛋白分为四类：乳糜微粒（chylomicrons，CM）含脂最多，易上浮；其余的按密度大小依次为极低密度脂蛋白（very low density lipoproteins，VLDL）、低密度脂蛋白（low density lipoproteins，LDL）和高密度脂蛋白（high density lipoproteins，HDL）。除上述四类脂蛋白外，还有中间密度脂蛋白（IDL），它是 VLDL 在血浆中的代谢物，其组成及密度介于 VLDL 及 LDL 之间，密度为 1.006~1.019。

血浆脂蛋白主要由蛋白质、甘油三酯、磷脂、胆固醇及胆固醇酯组成。各类脂蛋白都含有这 4 类成分，但组成比例、含量不同，合成部位也不同，因而运输功能不同。各种脂蛋白基本结构大致相似：疏水性较强的三酰甘油及胆固醇酯位于脂蛋白的内核，具极性及非极性基团的载脂蛋白（apolipoprotein，apo）、磷脂及游离胆固醇则以单分子层借其非极性疏水基团与内部的疏水链相连接，覆盖于胆固醇表面，极性基团朝外，呈球状。CM 及 VLDL 主要以甘油三酯为内核，LDL 及 HDL 主要以胆固醇酯为内核。HDL 的蛋白质/脂质比例最高，故大部分表面被蛋白质分子所覆盖，并与磷脂交错穿插（图 12-1-1）。

血浆脂蛋白中的蛋白质部分称载脂蛋白，迄今已从人类血浆中分离出 apo 有 20 种之多。主要分为 apoA、apoB、apoC、apoD 及 apoE 等五类，其中 apoA 又分为 apoAⅠ、apoAⅡ、apoAⅣ及 apoAⅤ；apoB 又分为 apoB100 及 apoB48；apoC 又分为 apoCⅠ、apoCⅡ、apoCⅢ及 apoCⅣ。不同脂蛋白含不同的载脂蛋白。如 HDL 主要含 apoAⅠ及 apoAⅡ；LDL 几乎只含有 apoB 100；VLDL 除含 apoB 100 以外，还含有 apoCⅠ、apoCⅡ、apoCⅢ及 apoE；CM 含 apoB48 而不含 apoB100。

脂蛋白的代谢与血浆脂蛋白的水平以及动脉粥样硬化的形成密切相关。血脂的来源有二：其一

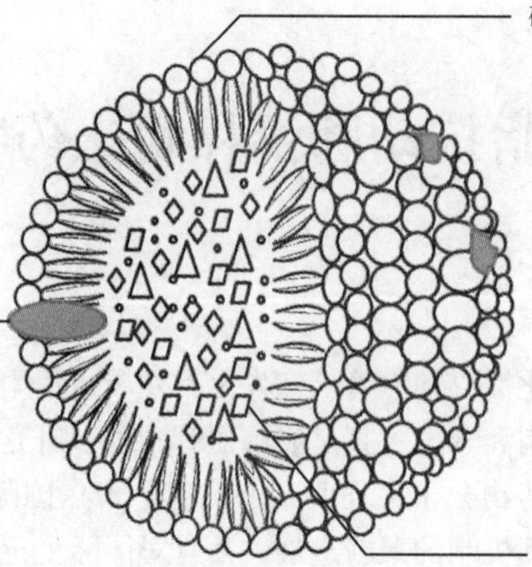

图 12-1-1 脂蛋白结构示意图（黄林章绘图）

为外源性，从食物消化吸收进入血液；其二为内源性，由肝脏、脂肪细胞以及其他组织合成后释放入血。

在外源性代谢途径中，饮食中摄入的胆固醇和三酰甘油在血浆中以乳糜微粒的形式转运到肌肉和脂肪组织。三酰甘油被组织表面结合的脂蛋白脂肪酶水解，产生的游离脂肪酸被组织摄取，而乳糜微粒残粒运载胆固醇脂至肝脏，与肝细胞上的脂蛋白受体结合，内吞进入肝细胞。胆固醇在肝细胞中释放、贮存或被氧化成为胆酸，或仍以原形分泌进入胆汁，或以在肝脏合成的极低密度脂蛋白形式进入内源性代谢途径。

在内源性代谢途径中，胆固醇和新合成的三酰甘油以极低密度脂蛋白的形式转运到肌肉和脂肪组织。在这些组织中，三酰甘油被脂蛋白脂肪酶水解成脂肪酸后被组织摄取。经过此过程，脂蛋白颗粒变得更小，并转变为低密度脂蛋白，为构成细胞膜、合成类固醇和胆酸提供原料。细胞通过低密度脂蛋白受体识别载脂蛋白，然后内吞摄取低密度脂蛋白。

他汀类药物通过促进肝细胞合成低密度脂蛋白受体，降低血中低密度脂蛋白水平。胆固醇也可以在高密度脂蛋白中从组织回到血浆中。在高密度脂蛋白中胆固醇被长链脂肪酸酯化成胆固醇酯，随后通过血浆中的转运蛋白转运进入极低密度脂蛋白和低密度脂蛋白。

载脂蛋白功能如下：①与血浆脂质结合，构成脂蛋白；②作为脂蛋白-受体相互作用的配体；③作为脂蛋白代谢酶的调节因子。

动脉粥样硬化的发生、发展和某些药物的作用机制与载脂蛋白功能密切相关。如血 apoB 的浓度上升会明显增加冠状动脉粥样硬化性心脏病的危险，临床上常以 apoB/apoA-Ⅰ的比值来评估冠状动脉粥样硬化性心脏病。apoB100 和 apoE 是肝细胞表面和外周细胞表面低密度脂蛋白受体的配体，通过和受体结合，细胞将循环系统中的脂蛋白摄入组织。apoC 是脂蛋白酶的辅因子，缺乏 apoC 将影响三酰甘油代谢，产生高甘油三酯血症。apoCⅢ升高可作为动脉粥样硬化进展、严重性及需强化治疗的指标。

apoAⅠ活化卵磷脂胆固醇酰基转移酶，催化高密度脂蛋白颗粒中游离胆固醇的酯化，与动脉粥样硬化的发展成反比关系，只含 apoAⅠ的高密度脂蛋白较含 apoAⅠ和 apoAⅡ的高密度脂蛋白有更强的抗动脉粥样硬化作用。

血浆脂质尤其是胆固醇和（或）三酰甘油升高达到一定程度时即为高脂血症或高脂蛋白血症。

按血浆脂蛋白异常，可见高脂血症分为以胆固醇升高为主、三酰甘油升高为主和二者均升高的混合型。

血浆脂蛋白水平与动脉粥样硬化的形成有着密切的关系。血浆总胆固醇、低密度脂蛋白胆固醇和极低密度脂蛋白胆固醇水平的升高，氧化型低密度脂蛋白的形成，低密度脂蛋白受体活性的降低或数量的减少，血浆高密度脂蛋白或血浆高密度脂蛋白胆固醇水平的降低均可导致动脉粥样硬化的发生。

另外，血浆三酰甘油浓度的升高可通过升高低密度脂蛋白的水平和降低高密度脂蛋白的水平，以及抑制纤溶系统的功能等间接促进动脉粥样硬化的形成和发展，故三酰甘油也是致动脉粥样硬化的危险因素。

第二节 常用调血脂药物分子药理机制

一、羟甲基戊二酸单酰辅酶 A 还原酶抑制剂——他汀类家族药物

（一）他汀类药物的研发历程

第一个羟甲基戊二酸单酰辅酶 A 还原酶（HMGR）抑制剂是由日本微生物学家远藤（Akira Endo）博士在研发抗生素过程中发现的。20 世纪 70 年代是抗生素研发的黄金时代。1971 年，当时在日本三共株式会社工作的远藤博士推测某些微生物能够通过分泌某些物质抑制其他依赖甾醇、异戊二烯生存的微生物生长。HMGR 是细菌合成胆固醇过程中的限速酶，抑制 HMGR 对于这些微生物而言无疑是致命的打击。在这个研究思路的强烈驱动下，远藤博士历时两年，对大约 6000 个微生物菌株进行抑制脂类合成活性的筛选评价，最终在桔青霉腐霉菌培养基中分离出一个具有不可逆性抑制 HMGR 的化合物，在 1973 年底正式确定其化学结构，命名为美伐他汀（mevastatin）。此后布朗等人从短密青霉菌中分离出这一种新型抗生素（故又称康百汀，compactin）。它与 HMGR 的亲和力强于天然底物 HMG-CoA 10000 倍［注：美伐他汀米氏常数（Km）为 1×10^{-9}M，而天然底物 HMG-CoA Km 则为 1×10^{-5}M，当时被认为是一个强大的 HMGR 抑制剂］。

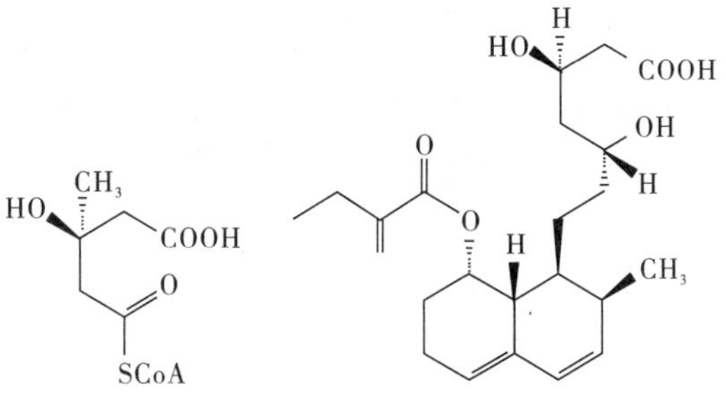

HMG-GoA　　Mevastatin（acid form）

图 12-2-1 美伐他汀

据此，远藤博士大胆设想：既然这种物质能够有效抑制微生物的胆固醇合成，那么是否也可以降低人体合成胆固醇的水平呢？首先，远藤博士和他的同事先用啮齿类动物做降血脂试验，发现连

续给予5周高剂量（500mg/kg）美伐他汀对大鼠未见降血脂作用，在小鼠试验中也是如此。最后发现美伐他汀未能明显降低大、小鼠血浆胆固醇水平的原因在于，啮齿类动物血中主要的脂蛋白亚型是高密度脂蛋白，因此高密度脂蛋白胆固醇的降低无法实现药物对总胆固醇的调节作用。公司因此停止了该项目。

几个月后，不甘心的远藤博士发现美伐他汀可显著降低母鸡血脂水平，因而重新启动了该项目。此时美国默克制药公司也加入了该领域的研究，和三共株式会社合作开发他汀类药物。美伐他汀很快进入临床前试验，但不久又发现高剂量美伐他汀对犬产生毒性反应，从而终止了试验研究。

而此时默克公司的同类药物洛伐他汀已准备进入临床，听到这个消息后，默克立即停止了洛伐他汀的开发。当时默克的总裁 Roy Vagelos 本人就是脂质代谢专家，他对这个机制非常感兴趣，决定彻底弄清毒性的本质。默克公司的科学家们用了3年多的时间仔细研究了洛伐他汀的安全性，证明所看到的毒性信号不是致癌作用，因此再度开始了洛伐他汀的临床试验，终于在1987年经过FDA批准上市。随后多种合成型他汀类药物（如辛伐他汀，普伐他汀，西立伐他汀，阿托伐他汀，瑞舒伐他汀，匹伐他汀）纷纷问世，20世纪90年代初，他汀药物已为世人瞩目的“重磅炸弹式药物”。

（二）调脂作用机制

1. 在胆固醇合成的早期阶段竞争性抑制HMG-CoA还原酶活性　HMG-CoA还原酶是胆固醇合成酶系中的限速酶。他汀类因本身或代谢物的结构与HMG-CoA相似，因而可以竞争性抑制胆固醇生物合成限速酶-羟甲基戊二酰辅酶A还原酶活性（类药物对此酶的亲和力较HMG-CoA强10 000倍），

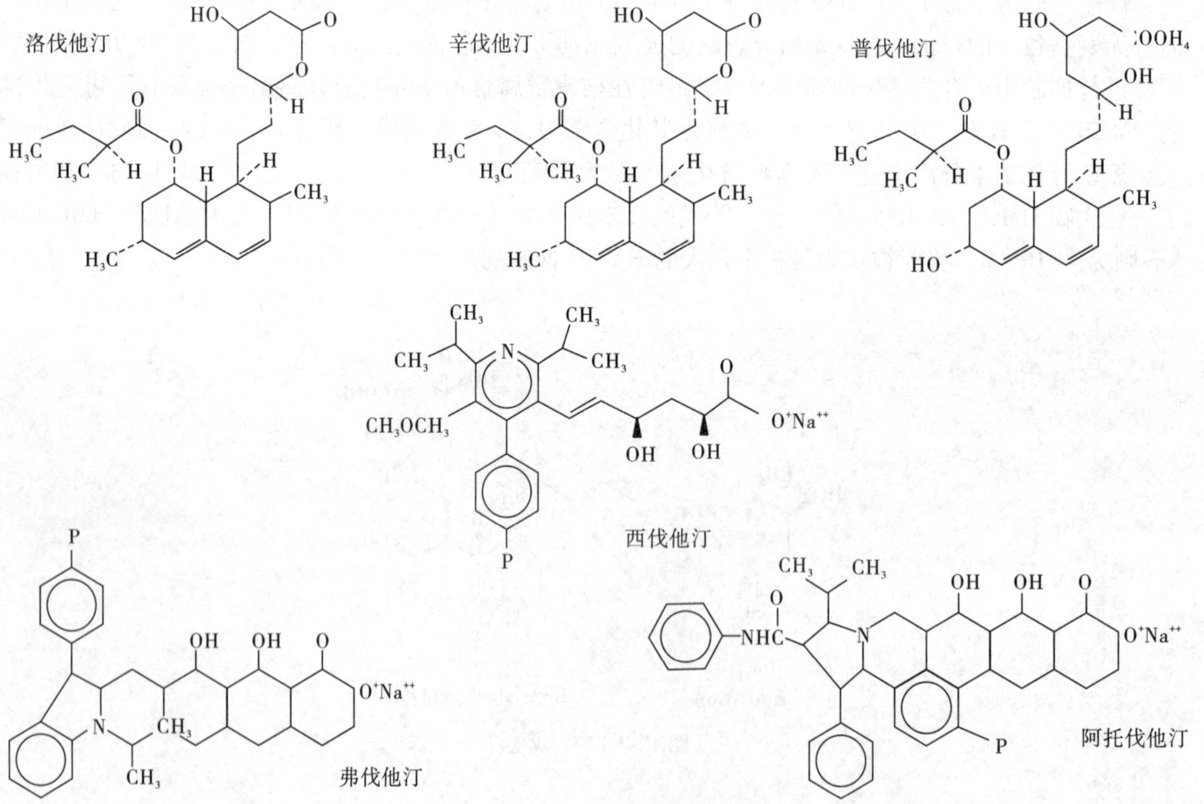

图 12-2-2　多种合成型他汀类药物

从而抑制肝脏内源性胆固醇的生物合成，降低血浆此总胆固醇（TC）水平。

2. 他汀类代偿性增加肝细胞膜表面 LDL 受体的活性和数量，经 LDL 受体的途径降低血浆 LDL 水平　由于他汀类药物对 HMG-COA 的竞争性抑制作用，使细胞内胆固醇的合成减少，进而反馈刺激肝细胞膜表面 LDL 受体活性、数量增加，从而使血浆中的 LDL 被摄取，降低血浆中 LDL 水平。有研究表明他汀类药物降低低密度脂蛋白胆固醇（LDLC）水平的能力最高可达 60%，还能平行降低三酰甘油（TG），轻度提高高密度脂蛋白（HDL）数量。

3. 他汀类可调节 ATP 结合盒转运蛋白 A1 的表达　包括 ATP 结合盒转运蛋白 A1（ATP-binding cassette transporter A1，ABCA1）和 HDL 在内的胆固醇逆转运细胞在防治动脉粥样硬化的过程中发挥重要的作用。研究表明，肝脏中 HDL 的形成需要 ABCA1 的参与。沉默 ABCA1 基因后可显著降低 HDL 水平，反之，过表达 ABCA1 可显著升高血浆 HDL 水平。ABCA1 的表达受 PPARα 和 PPARγ 的调控。匹伐他汀可通过调节 PPARα 增加 ABCA1 的表达，促进胆固醇的逆转运，防止动脉粥样硬化的发生和发展。

（三）非调脂作用机制

近年研究发现，他汀类药物不仅和抑制泡沫细胞形成可有效降脂，还具有改善血管内皮功能、抑制炎症反应、稳定斑块、抑制平滑肌细胞增殖、抗氧化等其他作用，这些被称作他汀类的多效性作用。具体如下：

1. 改善血管内皮功能　他汀类药物能够稳定内皮型一氧化氮合酶（eNOS）mRNA，直接阻止 eNOS 的分解；减少甲烃戊酸而激活丝氨酸-苏氨酸激酶，从而使 eNOS 磷酸化，直接增强 eNOS 的活性；另外也可减少异戊烯类物质的生成，使 GTP 结合蛋白 Rho 的激活受阻，而 GTP 结合蛋白 Rho 的激活可以抑制 eNOS 的活性，因而他汀类药物可以间接增强 eNOS 的活性；阿托伐他汀和辛伐他汀可以减少 ET-1 前体 PPET-1 mRNA 的表达并能降低 ET-1 的免疫活性，抑制血管内皮功能紊乱。

2. 抑制炎症反应　许多炎症因子与心血管事件的发生有着密切的联系。这些因子包括白介素-6（IL-6），细胞间黏附分子 1（ICAM-1），C-反应蛋白（CRP），血清淀粉样蛋白 A（SAA）。他汀类能降低受试者血浆以及单核细胞培养中 CRP、TNF-α、IL-6 、ICAM-1 及其他细胞因子水平。

3. 稳定斑块作用　血浆中 LDL-C 的浓度与斑块的稳定性密切相关，降低 LDL-C 的浓度可以逆转动脉粥样硬化斑块。内皮细胞的功能紊乱是斑块形成的始动因素，他汀类药物可诱导内皮祖细胞的增殖、促进内皮修复，而使冠状动脉粥样硬化斑块进展减慢或缩小。他汀类药物可降低血管内膜表面的巨噬细胞数量及活性，使斑块稳定，降低斑块的易损程度，降低血栓形成的风险。

4. 抑制平滑肌细胞增殖　平滑肌细胞的增殖和迁移是动脉粥样硬化形成及血管成形术后再狭窄的病理基础。其伴随脂质沉积被认为是血管壁病变最重要的改变，可作为药理作用的靶部位。参与胆固醇合成的类异戊二烯如甲羟戊酸（MVA）、焦磷酸法呢酯（FPP）和焦磷酸（GGPP）是细胞增殖所必需物质，可以阻断 MVA 代谢通路的药物可能有抗细胞增殖作用。在体外实验中，氟伐他汀和辛伐他汀可抑制 79 %~90 %的平滑肌细胞增殖和迁移，这种抑制作用可完全被 MVA 所逆转，部分被 FPP 及 GGPP 逆转，而加入 LDL 则没有逆转作用。

5. 抗氧化作用　他汀类药物通过 NO 抑制钙内流，减轻钙超载是其抗氧化应激主要机制。氧化型 LDL（Ox-LDL）可以产生氧自由基，他汀药物可以抑制 LDL-C 被氧化。

6. 抑制泡沫细胞形成　动脉粥样硬化的形成与脂质沉积于内膜处有关。大部分脂质来源于血中，经过氧化或乙酰化修饰的 LDL 可被巨噬细胞表面的识别受体清除。摄入巨噬细胞内被修饰过的 LDL 经溶酶体降解，变成胆固醇酯，酯化胆固醇可进一步激活微粒体乙酰辅酶 A 胆固醇酰基转移酶，导致细胞内胆固醇酯堆积，从而形成单核细胞源性泡沫细胞。

近年来研究发现，胆固醇合成代谢的MVA通路与胆固醇酯化之间存在相关性。MVA与GGPP能完全逆转辛伐他汀与氟伐他汀对巨噬细胞中胆固醇酯化的抑制作用，说明MVA通路在泡沫细胞形成过程中起调控作用，阻止MVA通路可抑制泡沫细胞的形成。

二、苯氧酸类（贝特类）调血脂分子药理机制

贝特类（fibrates）又称苯氧酸类（fibric acid）：第一个贝特类化合物是于20世纪50年代中期被合成的。1953年法国研究人员经临床实验观察发现从去氢胆酸，苯乙基醋酸和其他双取代乙酸衍生物中得到的80个合成化合物在大鼠和人体上显示了降低胆固醇的特性。1962年英国帝国化工实验室Thorp博士等通过筛选多种支链脂肪酸首次发现了植物激素类似物在小鼠血浆及肝组织中具有降低脂质和胆固醇的作用，其中效果最好、毒性最低的化合物是对氯苯氧异丁酸乙酯（ethyl-α-4-chlorophenoxyisobutyrate，安妥明），其于1967年在美国被批准应用于高脂血症治疗。

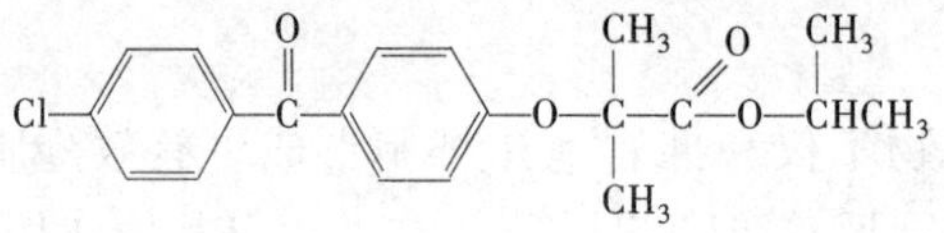

图12-2-3　非诺贝特（Fenofibrate）

此后，很多制药公司不断通过多种结构改造方法提高安妥明的药理活性：保留安妥明的phenoxy-2-methyl-2-propionic acid链，疏水集团取代C1原子，这一系列化合物中仅有C1的4位取代显示了降脂作用，被称作普鲁脂芬。1974年普鲁脂芬被合成，同年在法国进入临床实验，对高脂血症患者具有显著的降血脂作用，后被WHO命名为非诺贝特（图12-2-2）。与安妥明相比非诺贝特显示了更好的药效学及药动学特性。其他贝特类化合物陆续于20世纪70年代末到80年代初被开发，如美国开发的吉非贝齐，欧洲开发的苯扎贝特和环丙贝特。

经过研究者近40年的探索发现不同贝特类药物的药理作用具有一定差异，贝特类药物能降低血浆TG水平30%~50%，降低LDL-C水平15%~20%，显著增加HDL-C水平5%~15%，但依基线血脂和血脂亚型而异。吉非罗齐不能降低LDL-C水平，而苯扎贝特和非诺贝特能降低LDL-C水平10%~20%。目前临床上常用苯扎贝特和非诺贝特治疗原发性高胆固醇血症，Ⅲ型高脂血症及混合型高脂血症。贝特类与他汀类药物联合应用，进一步降低LDL-C、TG，升高HDL-C，亦适用于动脉粥样硬化伴有血脂异常，合并糖尿病及代谢综合征患者。

目前广泛认可的贝特类药物调脂主要机制是通过激活过氧化物酶体增殖物激活受体α（PPARα）而实现的。该受体名称来源于贝特类药物对啮齿类动物肝脏过氧化体增殖效应。1987年发现和鉴定了过氧化体增殖物结合蛋白，1990年Issemann和Green从小鼠肝脏克隆出过氧化体增殖物激活型受体（peroxisome proliferator activated receptors，PPARs）。随后不同实验室先后从人类等其他种属克隆出PPAR的同类物。在哺乳动物中已经确定PPAR有三种亚型，即PPARα、PPAR β（PPAR δ）和PPAR γ。PPARα主要在脂肪酸代谢旺盛的组织表达，如肝脏、心脏、肾脏、骨骼肌等，而PPAR γ则主要在脂肪组织、乳腺及其他多种组织中表达，PPARβ、PPARδ在几乎所有的组织中有表达。

如下苯氧酸类是PPARα的配体，可以通过激活过氧化物酶体增殖物激活受体α（PPARα）对脂质代谢产生作用：①促进脂蛋白脂肪酶（LPL）转录、表达及活性，抑制apoCⅢ转录与合成，减少apoB和VLDL生成；②增强脂肪酸转运蛋白和乙酰辅酶A合成酶表达，促进脂肪酸转运进入肝细胞

及氧化代谢，减少 VLDL 合成的同时增加 VLDL 内 TG 水解，从而使血浆 TG 含量降低；③上调 apoA Ⅰ、apoA Ⅱ表达，升高 HDL-C 水平，增强胆固醇逆向转运。贝特类药物可通过提高 apoAI mRNA 的转录水平而上调 apoA Ⅰ；PPARα 以高亲和力结合至位于人载脂蛋白 A Ⅱ的启动子 DR-1 型 PPRE，从而激活载脂蛋白 A Ⅱ基因的转录；④促进肝 X 受体（liver X receptor，LXR）表达，间接提高 ABCA1 表达水平，增强胆固醇逆向转运。

贝特类药物除了具有调脂外，还具有抗炎、降低纤维蛋白原、改善内皮功能、改善胰岛素敏感性等独立于调脂以外的抗动脉粥样硬化作用。贝特类药物作为 PPARα 的配体，能激活主要分布在肝脏、骨骼肌、心肌中 PPARα，在延缓动脉粥样硬化进展中起重要作用。贝特激活 PPARα 能调节抗炎反应，是通过对转录因子 NF-κB 的抑制作用，减少多种促炎因子的产生。苯扎贝特能减少氧化应激和纤维蛋白原水平高达 20%，具有显著的抗血小板作用。

三、抗氧化剂普罗布考调血脂分子药理机制

Barnhart JW 实验室于 1970 年发现了普罗布考，并与 1977 年作为调血脂药在美国上市。因其具有调节血脂和抗氧化双重作用，故临床常用于动脉粥样硬化的治疗。

1986 年，Yamamoto A 和 Fellin R 等人发现，普罗布考可使 HDL 中磷脂/胆固醇和 apoAI/胆固醇的比例增高。1997 年 Ishigami M 等人发现普罗布考可降低治疗患者 HDL 中的胆固醇含量，使 HDL 颗粒变小，但数目不变，从而使其转运胆固醇能力增强。进一步研究发现，普罗布考可明显增加胆固醇酯转移蛋白（ CETP）和载脂蛋白 E（apoE）血浆浓度，从而增加了 HDL 的抗动脉粥样硬化活性。此外，普罗布考可抑制 HMG-CoA 还原酶，增强肝脏 LDL 受体表达和活性，降低胆固醇合成并促进胆固醇代谢分解。

尽管临床上发现普罗布考降低 HDL-C，但是却能够缓解动脉粥样硬化，此看似矛盾的现象被 Yamamoto S 等人阐明：普罗布考抑制肝脏 ABCA1 活性，下降 HDL-C 水平，但是通过转运 HDL 来源的胆固醇流出而转运回血，促进胆固醇逆转运至胆汁而排泄。普罗布考可以促进胆固醇从巨噬细胞到粪便的转运，以及 HDL 来源的胆固醇从胆汁到粪便的排出，并且抑制 ABCA1 依赖的肝脏胆固醇流出，这些研究结果解释了普罗布考对 HDL 看似矛盾的代谢效应。

2011 年，Zhong 等人首次揭示普罗布考治疗后提高 HDL 抗氧化作用机制：普罗布考可显著提高对氧磷酶 1（PON1）的活性，降低髓过氧化物酶（MPO）活性。随后 Inagaki M 于 2012 年首次在杂合子家族性高胆固醇血症患者观察到普罗布考对 HDL 抗氧化特性的影响并评价了普罗布考的抗氧化特性与 HDL 相关酶的关系。结果发现，普罗布考大大提高了 HDL 抗氧化性能，其机制可能是通过增强 PON1 酶的活性而实现的。

近年来，大量研究报道不断从动脉粥样斑块稳定性的视角揭示普罗布考抗动脉粥样硬化的新机制。如采用新西兰白兔模型发现普罗布考可通过降低脂质、抗炎和清道夫受体抑制效应从而增加易破裂斑块的稳定性；普罗布考能够抑制自发性高胆固醇血症（WHHL）兔动脉粥样斑块中巨噬细胞的浸入和基质金属蛋白酶（MMP）的表达，从而增加斑块的稳定性；普罗布考通过抑制钠氢交换蛋白 1（NHE1）减弱了动脉斑块的增长并且增强了斑块的稳定性。

普罗布考调血脂作用分子机制可以归纳如下：①阻断脂质过氧化，减少脂质过氧化物的产生；②抑制 HMG-CoA 还原酶，使胆固醇合成减少，增加 LDL 的清除，使血浆 LDL-C 水平降低；③提高 CE 转移蛋白（CETP）和 apoE 的血浆浓度，使 HDL 颗粒中胆固醇减少，HDL 颗粒变小，活性提高，增加 HDL 转运效率，使胆固醇逆转运清除加快；④通过转运 HDL 来源的胆固醇流出而转运回血，促进胆固醇逆转运至胆汁而排泄；⑤显著提高对氧磷酶 1 的活性，降低髓过氧化物酶活性，提高 HDL 抗氧化性能，增强 HDL 内皮保护作用；⑥抑制动脉粥样斑块中巨噬细胞的浸入和基质金属蛋白酶的

表达，从而增加斑块的稳定性；⑦抑制 NHE1，减弱了动脉斑块的增长并且增强了斑块的稳定性。

四、烟酸调血脂分子药理机制

早在 1867 年，德国化学家首次发现了烟酸（图 12-2-4）。1955 年，Altshul 等就开始将烟酸作为有效降低 Lp（a）的调脂药物用于临床，是最早的广谱调血脂药物。大剂量应用烟酸可以抑制肝脏合成 TG 以及抑制 VLDL 的分泌，减少 LDL 水平，同时增加 HDL 水平。

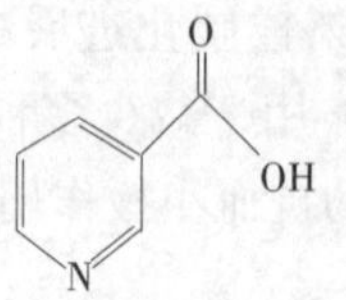

烟酸

图 12-2-4　烟酸

一直以来，关于烟酸改善脂代谢紊乱的作用机制知之甚少。Lamon-Fava S 等研究发现烟酸可显著升高 HDL 和 apoAI 的浓度，同时增强了对富含 TG 的载脂蛋白 apoB100 和 apoB48 的清除。然而烟酸升高 HDL-C 的作用机制仍为一个谜团，这可能因为没有合适的动物模型能反映出人类药物干预后 HDL 升高的模式。直到 2008 年，van der Hoorn JW 开发了 apoE * 3Leiden（E3L）CETP 转基因小鼠。该模型具有与人类相似的脂蛋白谱，并在心血管药物治疗后与人类具有相似的反应。采用 apoE * 3Leiden（E3L）CETP 转基因小鼠进行研究发现，烟酸可能通过降低肝脏 CETP 的表达从而降低 CETP 活性，显著升高 HDL-C，并通过降低血浆 apoAⅠ的清除从而升高 HDLapoAⅠ含量。此外，烟酸缓释剂治疗还大大提高了 HDL 的内皮保护功能。

过氧化物酶体增殖体激活受体 γ 共激活因子 1β（PGC-1β）是 apoC3 基因簇的一个重要调节子。急性或慢性烟酸治疗均可导致肝脏 PGC-1β 和 apoC3 的表达下降，从而揭示了烟酸发挥治疗作用的新机制。

研究发现，烟酸可通过降低内皮 ROS 产量、LDL 氧化和炎症细胞因子产量从而抑制血管炎症。烟酸还通过其降脂作用而缓解肝脏炎症和巨噬细胞含量，进而降低肝脏和血浆的 CETP 水平，在体内外均可活化血红素加氧酶 1（HO-1），从而抑制血管炎症。

目前关于烟酸类药物的作用机制归纳如下：①抑制脂肪组织降解 TG，减少 FFA 转运至肝脏，从而减少 TG 合成；②在肝脏通过影响脂肪酸的酯化以及增加 apoB 的降解减少 TG 的合成；③增加 LPL 的活性，促进 CM 和 VLDL 中 TG 的清除；④升高 HDL-C 和 apoAⅠ水平；⑤影响甘油二酯酰基转移酶 2（DGAT-2）来抑制 VLDL 的合成；⑥通过作用于 FM-70 受体来影响外周脂代谢分解；⑦降低肝脏 CETP 的表达从而降低 CETP 活性，显著升高 HDL-C，并通过降低血浆 apoAⅠ的清除从而升高 HDL apoAⅠ含量；⑧通过降低肝脏 PGC 1β 和 apoC3 的表达，从而治疗甘油三酯血症；⑨活化 HO-1，抑制血管炎症。

五、胆固醇吸收抑制剂调血脂分子药理机制

由美国 Schering-plough 制药公司和 Merck 公司联合研发的胆固醇吸收抑制剂——依折麦布（ezetimibe，商品名：Zetia），于 2002 年底在美国首先上市。其作用方式不同于其他类降脂药抑制内源性胆固醇的合成或吸收，而是靶向外源性胆固醇通道，即抑制肠道内饮食和胆汁中胆固醇的吸收，

不影响甘油三酯和脂溶性维生素的吸收。

依折麦布主要作用机制：

1. NPC1L1 蛋白是负责将肠道吸收的胆固醇和植物甾醇转运到空肠细胞的固醇转运蛋白，抑制胆固醇在小肠绒毛刷状缘的吸收，从而降低小肠中的胆固醇向肝脏中的转运。

研究发现依折麦布可通过结合小肠刷状缘的 NPC1L1 样蛋白而抑制胆固醇的吸收。标记的依折麦布糖酯化代谢产物与刷状缘膜的 NPC1L1 表达部位特异性结合，依折麦布和 NPC1L1 重组蛋白的结合力与在天然的肠上皮细胞黏膜上观察到的完全相同，而依折麦布不再与 NPC1L1 敲除鼠的肠黏膜结合，上述结果均证实 NPC1L1 是依折麦布的作用靶点。

2. 依折麦布提高肝脏低密度脂蛋白受体（LDLR）的表达，促进 LDL 的清除，降低血浆 LDL-C。

依折麦布单独使用可以使 LDL-C 水平降低约 18%，TG 和 apoB 的水平分别降低约 5%和 15%，显著升高 HDL-C 含量。研究显示，依折麦布与 HMG-CoA 还原酶抑制剂联合使用，与任何一种药物单独治疗相比更能有效改善血清中 TC，LDL-C，apoB，TG 及 HDL-C 水平。联合用药的安全性和耐受性与单用他汀治疗时相似，不增加不良反应事件发生率。依折麦布和辛伐他汀的复方制剂 Vytorin 于 2004 年经 FDA 批准上市。

然而，在一项观察依折麦布和辛伐他汀促进高胆固醇血症患者动脉粥样硬化消退的实验（EN-HANCE 实验）表明，尽管联合应用依折麦布和辛伐他汀可降低低密度脂蛋白胆固醇（LDL-C）和 C-反应蛋白的水平，但并未对冠脉事件的发生率产生明显影响。此外，依折麦布心血管事件的影响仍然不确定。有研究表明，依折麦布可能影响促动脉粥样硬化形成的基因调控，如抑制 ATP 结合盒转运子 A1（ABCA1）和清道夫受体 B1（SR-B1）。尽管如此，对依折麦布和辛伐他汀联合用药的临床研究并未终止，Vytorin 对急性冠脉综合征患者的临床研究正在进行，将会获得更多有意义的数据。

第三节　新型调血脂药物分子药理机制研究进展

一、靶向低密度脂蛋白调控新药分子药理机制

（一）低密度脂蛋白结构、功能及代谢

低密度脂蛋白在血液中起到运输脂类尤其是胆固醇的作用，其形成机制比较复杂，它的产生从肝脏将 VLDL 排入血液中开始。肝细胞可以葡萄糖为原料合成甘油三酯，也可利用食物及脂肪动员的脂酸合成脂肪，与 apoB100、apoE 以及磷脂、胆固醇等结合形成 VLDL。其中 apoB100 及 apoE 都可与 LDL 受体结合，但在 VLDL 中与受体结合的仅是 apoE。

此外，小肠黏膜也可合成少量的 VLDL。VLDL 分泌入血后，从 HDL 获得 apoC，其中的 apoCⅡ激活肝外组织毛细血管内皮细胞表面的脂蛋白脂肪酶（lipoprotein lipase，LPL）。在 LPL 的作用下，VLDL 的甘油三酯逐步被水解，同时其表面的 apoC、磷脂及胆固醇向 HDL 转移，而 HDL 的胆固醇酯又转移到 VLDL。VLDL 本身颗粒逐渐变小，其密度逐渐增加，apoB100 及 apoE 的含量相对增加，转变为 IDL。IDL 中胆固醇及甘油三酯含量大致相等，载脂蛋白则主要是 apoB100 及 apoE。肝细胞膜低密度脂蛋白受体相关蛋白（LRP）可与 IDL 结合，因此部分 IDL 被肝细胞摄取代谢。未被肝细胞摄取的 IDL 的甘油三酯被 LPL 及肝酯酶（hepatic lipase，HL）进一步水解，最后只剩下胆固醇酯，同时其表面的 apoE 转移至 HDL，仅剩下 apoB100，IDL 转变为 LDL。

关于 LDL 的结构，现在普遍被人们所接受的是乳状液颗粒模型（emulsion particle model）。在这个模型中，LDL 颗粒近似为球形，球内部呈中性，主要为胆固醇酯（约 1600 个），也有少量甘油三酯，外层为亲水亲脂的单分子层，包括磷脂、游离胆固醇以及一分子的 apoB100。另外一个 LDL 的

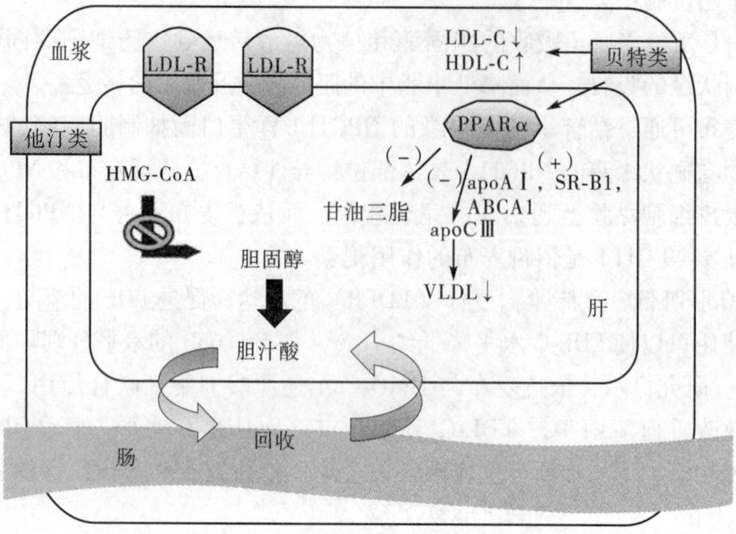

图 12-2-5 常用调血脂药物的作用机制（陈博绘制）

图注：LDLR：低密度脂蛋白受体；STATINS：他汀类药物；FIBRATES：贝特类药物；TG：甘油三酯；VLDL：极低密度脂蛋白；LDL-C：低密度脂蛋白胆固醇；HDL-C：高密度脂蛋白胆固醇；HMG-CoA：羟甲基戊二酸单酰辅酶 A；apoAⅠ：载脂蛋白 AⅠ；apoCⅢ：载脂蛋白 CⅢ；SR-B1：B 类清道夫受体 1；ABCA1：ABC 结合盒转运体 A1；PPARα：过氧化物酶增殖体激活受体 alphα；Ezetimibe：依哲麦布

结构模型将 LDL 分为三个层次：外表层、界面层和内核，外表层主要由磷脂的亲水头部组成，界面层则由贯穿内核和表面层的脂类组成，内核则由未直接与表面单分子层接触的分子组成。apoB100 在三个层次中均出现。外表层磷脂的亲水头部几乎平行于表面，界面层中的脂肪链则呈放射状，而内层的脂类分子则呈无规则分布。

近年来发现 LDL 颗粒大致可以分为两种，有一部分 LDL 颗粒较小，直径<26nm，密度较大，称为小而密 LDL 颗粒（sLDL）也叫 B 型 LDL；另一部分 LDL 颗粒较大，直径>27nm，密度较小，称为大而轻 LDL 颗粒，也叫 A 型 LDL。B 型 LDL 与动脉粥样硬化关系最密切，易进入动脉壁，在内膜下被氧化修饰，形成氧化型低密度脂蛋白（oxLDL），oxLDL 形成是动脉粥样硬化病变的关键步骤。

sLDL 可与其他致动脉粥样硬化脂蛋白（如高 TG 等）有代谢上的联系，并且与胰岛素抵抗综合征和内脏脂肪贮积综合征相关。sLDL 颗粒的氧化易感性增强，对 LDL 受体的亲和力低，故在血循环中存留时间长。sLDL 流入动脉内膜后与动脉壁蛋白聚糖的结合力强，引起动脉粥样硬化的发生。巨噬细胞清道夫受体可以大量摄取 oxLDL 而不受细胞内胆固醇含量的调控，从而引起胆固醇积聚，并逐渐形成泡沫细胞。oxLDL 还具有细胞毒性，可以抑制内皮舒张因子（EDRF），引起内皮功能障碍。一氧化氮（NO）即内皮细胞合成的舒张因子，是维持冠状动脉舒张的关键物质，能抑制 LDL 氧化，但 oxLDL 能直接或间接使 NO 灭活，从而加速 LDL 氧化。

肝是降解 LDL 的主要器官，约 50% LDL 在肝降解。肾上腺皮质、卵巢、睾丸等组织摄取及降解 LDL 的能力亦较强。LDL 有两条代谢途径，一条是 LDL 受体代谢途径，另一条是通过清除细胞清除。

LDL 受体广泛存在于肝、动脉壁细胞等全身各组织的细胞膜表面，能特异识别与结合含 apoE 及 apoB100 的脂蛋白，故又称 apoB、apoE 受体。当血浆中的 LDL 与 LDL 受体结合后，则受体聚集成簇，内吞入细胞与溶酶体融合。在溶酶体蛋白水解酶作用下，LDL 中的 apoB100 水解为氨基酸，其中的 CE 被胆固醇酯酶水解为游离胆固醇及脂酸。血浆中的 LDL 可被修饰，修饰的 LDL 如氧化修饰低密度脂蛋白 LDL（oxidized LDL，oxLDL）可被单核-巨噬细胞系统中的巨噬细胞及血管内皮细胞清除。这两类细胞膜表面具有清道夫受体（scavenger receptor，SR），可与 oxLDL 结合而摄取清除血浆中的 oxLDL。正常人血浆 LDL 每天降解量占总量的 45%，其中 2/3 由 LDL 受体途径降解，1/3 由巨噬细胞清除。

（二）靶向低密度脂蛋白新型调血脂药物研发策略

1. 角鲨烯合酶抑制剂　当体内甲羟戊酸合成途径中的关键酶——HMC-CoA 还原酶被抑制后，不仅胆固醇的合成减少，由甲羟戊酸进一步合成的非甾醇类异戊二烯（如多萜醇）等物质也相应减少，这些物质是细胞正常生长、分化和发育所需要的。因此，HMC-CoA 还原酶抑制剂会对细胞的生长、增殖和分化产生影响，并由此引起多种不良反应，如肌炎和横纹肌溶解、血栓性血小板减少性紫癜、精神抑郁、感觉异常、脱发等。因此，需要有比 HMC-CoA 还原酶抑制剂更安全有效的降血脂药。于是体内胆固醇合成、代谢途径（图 12-3-1）中的另一个具有重要作用的酶——角鲨烯合成酶（squalene synthase，SQS）引起了研究者的注意。SQS 是体内胆固醇合成、代谢途径中的一种重要酶，抑制其活性，就能减少角鲨烯的合成量，从而降低胆固醇的水平，并且 SQS 催化的反应在合成类异戊二烯的分支途径之后，所以 SQS 抑制剂对类异戊二烯的合成没有影响。

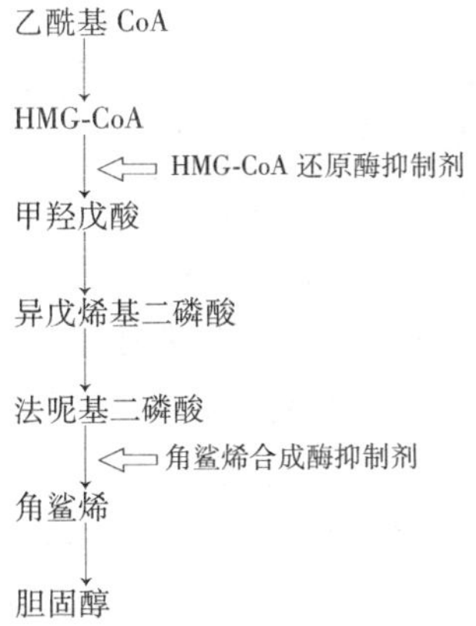

图 12-3-1　胆固醇合成途径及 HMC-CoA 还原酶抑制剂

抑制角鲨烯合酶后可引起法呢基焦磷酸的积累，后者可转变为重要的代谢产物如辅酶 Q10，或者被其他的代谢途径降解，这样可不易引起具有潜在毒性的前体物质积累。角鲨烯合酶控制法尼基焦磷酸向合成胆固醇和非胆固醇两个方向发展，因此成了降低低密度脂蛋白胆固醇的重要靶标。

大部分角鲨烯合酶抑制剂均为法尼基焦磷酸或者前角鲨烯二磷酸的类似物，如 TAK-475 等，它们可有效降低 LDL-C 水平，但因具有严重的不良反应，限制了此类药物的应用。Lapauistat 是另外一种角鲨烯合酶抑制剂，在多种动物模型上显示可通过增加 LDLR 的表达和降低 apoB100 的合成，降低 LDL-C 和 TG，并且在临床上也证实了其作用。在持续 96 周、随机、双盲、平行、安慰剂或阳性对照的 6 个临床试验中，Lapauistat 单用或者合用其他降脂药物时用量均为 100mg。结果显示 Lapauistat 单用时可使 LDL-C 降低 21.6%，而合用他汀类后只降低 18.0%。另外，心血管事件的其他危险因子如 C 反应蛋白也有明显的降低，但是由于 Lapauistat 潜在的肝毒性阻碍了其发展。100mg Lapauist可使患者的丙氨酸转氨酶升高至正常人的 3 倍以上。最终 Lapauistat 严重的肝毒性迫使日本武田公司停止了对这个药物的开发。

一些新的有效抑制角鲨烯合酶的药物如 E5700 和 ER119884 等处在开发阶段。新型口服角鲨烯合酶抑制剂（S）-（αR）-22e 在体内模型上具有明显降低血脂水平的作用，但是还需要进一步的临床试验来证实其有效性。

2. 胆固醇吸收抑制剂　小肠是总胆固醇平衡的重要调节者，可增加循环中的胆固醇浓度。越来越多的研究集中于靶向小肠相关酶的抑制。其中一个重要的靶标是抑制细胞内乙酰辅酶 A：胆固醇酰基转移酶（ACAT）。这类酶可将膜上胆固醇转化为疏水的胆固醇酯以利于胆固醇的储备和转运，在小肠吸收胆固醇、肝分泌内源性胆固醇和胆固醇在血管巨噬细胞中的积累中发挥重要作用。ACAT 存在两种亚型，分别为 ACAT1 和 ACAT2。ACAT1 在大脑、肾上腺和巨噬细胞中维持胆固醇的平衡；而 ACAT2 则主要在肠和肝中表达。ACAT2 在肠细胞中能促进食物中的胆固醇转化为乳糜微粒后转运至肝脏，而在肝细胞中使胆固醇酯化后形成 VLDL 颗粒。理论上认为抑制 ACAT1 可阻止血管壁中巨噬细胞向泡沫细胞的转变，延缓动脉粥样硬化的进程，并阻止易损斑块的发展。另外，抑制 ACAT2 可通过调节肝脏脂蛋白和胆固醇的吸收来降低血脂水平。

帕替麦布是 ACAT1 和 ACAT2 的抑制剂，因为在家族性高胆固醇血症患者中，帕替麦布对动脉粥样硬化无效，并且可引起主要心血管事件的发生，日本三共公司停止了其临床研究虽然发现了新的化合物如硫酰胺衍生物、四氢异喹啉衍生物和乙酰苯胺衍生物等，研究者还是停止了非选择性 ACAT 抑制剂的开发。而 ACAT1 和 ACAT2 选择性抑制剂受到了人们的青睐，如 ACAT1 选择性抑制剂 K-604 和 ACAT2 选择性抑制剂 Pyripyropene A，其有效性和安全性研究正在进行中。

除了 ACAT 抑制剂，NPC1L1 抑制剂在胆固醇的肠吸收中也发挥了重要的作用。大部分胆固醇和非胆固醇的固醇类是通过 NPC1L1 主动转运至肠上皮细胞，因此，抑制 NPC1L1 可作为降低血浆胆固醇水平的主要治疗策略。NPC1L1 是具有 13 个跨膜区域的膜蛋白，其中 5 个跨膜区域是典型的固醇-感应区域，主要分布在小肠吸收性肠细胞的顶端膜，介导细胞外固醇通过刷状缘转运。与啮齿类动物不同的是，NPC1L1 不仅是在人小肠中表达，在人肝脏中也有表达。目前上市的 NPC1L1 抑制剂只有依替米贝（ezetimibe）。然而，目前 Merk 正在对一系列 NPC1L1 抑制剂进行体内外研究。例如，非β-内酰胺类化合物（吡唑类似物）可抑制小鼠血浆 67%的胆固醇的吸收。另外，氮杂环丁酮衍生物（M01361）和姜黄素成了最有前景的 NPC1L1 抑制剂。尽管这些药物没有出现不良反应，但是以后发展的主流方向为不可吸收的 NPC1L1 抑制剂，并且只在小肠起作用，这样可避免药物潜在的全身毒性和药物-药物相互作用。目前该类抑制剂有 AZD4121、MD-0727、lomitapide、CP346086、Pluronic F68、FM-VP4、sitagliptin、vidagliptin、艾塞那肽和 LXR 激动剂等。

3. 肝肠循环阻断剂　传统的胆汁酸螯合剂阻断肝肠循环后可反馈性增加肝脏中胆汁酸的从头合成。肝脏通过增加 LDL-C 的表达加速清除血浆 LDL，促进肝脏胆固醇的合成以满足肝脏合成胆汁酸时对胆固醇的需求。由于胆汁酸螯合剂的胃肠道副反应以及需要较高的剂量才能达到疗效等缺点，直接影响了患者的顺应性和疗效，因此，新型肝肠循环阻断剂的开发越来越受到人们的青睐。

胆汁酸的肝肠循环对于胆固醇及脂类的吸收和代谢具有极其重要的作用。顶端钠依赖性胆酸转运体（apical sodium-dependent bile acid transporter，ASBT）主要在回肠壁腔侧膜上表达，负责肠道中绝大部分胆酸的重吸收，在胆固醇代谢中发挥重要作用。ASBT 介导胆汁酸通过肠细胞刷状缘的吸收，抑制 ASBT 的活性可以有效地降低血清胆固醇和低密度脂蛋白水平，因此 ASBT 可以作为降脂药物开发的新靶点。高亲和力、不可吸收的抑制剂阻断 ASBT 可作为胆汁酸螯合剂治疗高胆固醇血症的替代疗法。目前，ASBT 抑制剂主要分为两类：胆汁酸衍生物和非胆汁酸化合物。过去十年中，虽然发现了几种具有潜力的候选化合物，但是相关的临床研究仍在进行中。

5. 微粒体转运蛋白（MTP）抑制剂　抑制肝脏低密度脂蛋白前体——VLDL 的组装可作为降低 LDL-C 的另一策略。含 apoB100 的脂蛋白如肝中 VLDL 和肠中 CM 的组装由 MTP 介导。MTP 是一种异源二聚体的脂转运蛋白，存在于肝细胞和肠细胞中，催化 TG、胆固醇和磷脂酰胆碱的跨膜转运，在肠和肝脏的 VLDL、CM 装配过程中起重要作用。

抑制 MTP 可减少小肠 CM 和肝 VLDL 的分泌，从而降低血浆 LDL、VLDL 和 TG 水平。Bayer 公司开发的 implitapide（AEGR-427，BAY-13-9952 ，28），可减少 apoE 敲除小鼠动脉粥样硬化斑块，已进入Ⅱ期临床。aegerion 公司开发的 AEGR-733（BMS-201038，29）正进行Ⅲ期临床试验，但是对纯合子家族性高胆固醇血症患者疗效不明显。由于该药抑制了 ApoB 的产生，LDL-C 明显降低，但同时出现肝转氨酶升高和肝脂肪堆积。随后针对中度高血脂患者进行试验，部分病例出现轻微的转氨酶升高，建议该药用于对他汀类不耐受的患者。

虽然 MTP 抑制剂可明显降低血中 LDL-C 水平，但是也出现了胃肠道副反应和肝毒性如肝脏转氨酶的升高和肝脏脂肪堆积等。为了减少副反应，研究者正在开发一些只作用于肠细胞而不能被吸收的 MTP 抑制剂，候选化合物有 JTT-130、SLx-4090、dirlotapide 及其类似物等。

5. 胃肠道 apoB 反义寡核苷酸　极低密度脂蛋白和低密度脂蛋白主要由 apoB 和胆固醇组成，在肝中合成。apoB 的数量与血中低密度脂蛋白胆固醇水平呈正相关。因此，靶向 apoB 的新策略可能是降低血中低密度脂蛋白胆固醇的有效途径。抑制 apoB 的翻译可能是降低 apoB 的有效手段。信使 RNA（mRNA）含有蛋白质合成所需的全部信息，利用 mRNA 反义寡核苷酸可阻断蛋白质的翻译过程。该反义寡核苷酸的序列与 mRNA 互补，可牢固地结合到 mRNA 上，促进 mRNA 降解，最终减少蛋白质的合成。因为 apoB 在肝中广泛存在，靶向 apoB 的反义寡核苷酸具有很好的开发前景。

Isis 制药公司开发的降血脂药 mipomersen 在Ⅲ期临床研究显示，其可显著降低杂合型家族性高胆固醇血症（heFH）患者的 LDL-C 水平。mipomerson 为一种反义寡聚核苷酸，可与 apoB 的 mRNA 结合，从而阻止胆固醇和三酰甘油转运蛋白的合成，因此对纯合子型家族性高胆固醇血症（hoFH，一种罕见的基因相关的血脂升高症）患者也有效。

6. 前蛋白转化酶枯草溶菌素 9（PCSK9）抑制剂　低密度脂蛋白受体（LDLR）可介导含 apoB 的脂蛋白从血浆进入肝细胞，在低密度脂蛋白颗粒内化进入细胞和维持胆固醇稳态中具有关键作用。抑制细胞膜上 LDLR 的降解，增加 LDLR 的数量可作为降低低密度脂蛋白胆固醇的方法之一。前蛋白转化酶枯草溶菌素 9（pro protein convertase subtilisin/kexin type9，PCSK9）是由肝脏合成的蛋白酶，该酶经分子内自身催化切开后分泌入血，与肝细胞表面 LDLR 结合，促进其降解，致使 LDL-C 水平升高。尽管 PCSK9 与 LDLR 具体通过何种方式相互作用还不是很清楚，但是 PCSK9 可通过蛋白质-蛋白质相互作用将 LDLR 靶向于溶酶体进行降解，从而减少 LDLR 的作用，进而影响其功能。在家族性高胆固醇血症患者中发现错义的重获功能的 PCSK9，而 PCSK9 失去功能后，胆固醇水平可降低。值得注意的是，他汀类和依折麦布治疗后可使循环中的 PCSK9 水平升高，减弱它们的疗效。因此，PCSK9 抑制剂可成为新型有效降低胆固醇水平的药物，或者是与他汀类和依折麦布合用加强其降脂作用。

PCSK9 抑制剂继他汀类药物后的新一代降脂药物，其中获益最大的是高风险冠心病患者在强化降脂治疗后，LDL-C 仍无法达标和无法耐受大剂量他汀类药物治疗的高胆固醇血症患者。PCSK9 抑制剂的研究目前主要集中在抗体、反义寡核苷酸、RNA 干扰和小分子化合物。AMG-145 和 RN-316 正处在临床试验中，通过蛋白质-蛋白质相互作用靶向于 PCSK9。处在临床研究的还有 ALD-306 等。反义寡核苷酸和 siRNA 有 SPC5001、ALN-PCS、BMS-844421 和 BMS-962476。而抑制 PCSK9 功能的小分子化合物的研究还处在起步阶段。

7. 甲状腺素类似物　甲状腺素可增加肝脏低密度脂蛋白受体（LDLR）的表达，增加 LDL 的清除，降低 LDL-C 水平。甲状腺素（thyroid hormone，TH）可增加能量消耗和降低血中胆固醇和甘油三酯，用于肥胖治疗和降低血脂。但是 TH 的不良反应，比如心率增加、骨流失、神经紧张焦虑等，阻碍了其在临床上的应用。

肝脏特性的甲状腺素类似物可选择性靶向 TR-β，而不影响心脏功能，可被开发为新药。目前可靶向 TR-β 的选择性抑制剂伊罗替罗（KB2115）已进入Ⅱ期临床试验。伊罗替罗在动物模型和人身上显示出了良好的作用。在中等肥胖和高胆固醇血症患者中，给予伊罗替罗 2 周后，耐受性良好、安全性高，并且可降低低密度脂蛋白胆固醇水平达 40%。在接受他汀类治疗的患者中，给予伊罗替罗 12 周后可进一步降低血清 LDL-c、apoB、甘油三酯和 LP（a）脂蛋白水平。因此两种药物可能是通过机制互补共同发挥降脂作用。

甲状腺素类似物的临床研究才刚刚开始，sobetirome 或 eprotirome？长期用于降胆固醇治疗是否安全？除了血脂异常外，这些药物对（如肥胖、糖尿病、代谢综合征等）其他代谢性疾病是否也安全有效；用甲状腺素类似物是否可以替代 T_4 更好地治疗甲状腺相关疾病？这些都是甲状腺素类似物在临床应用上要面对的重要问题，尚需进一步研究证实。

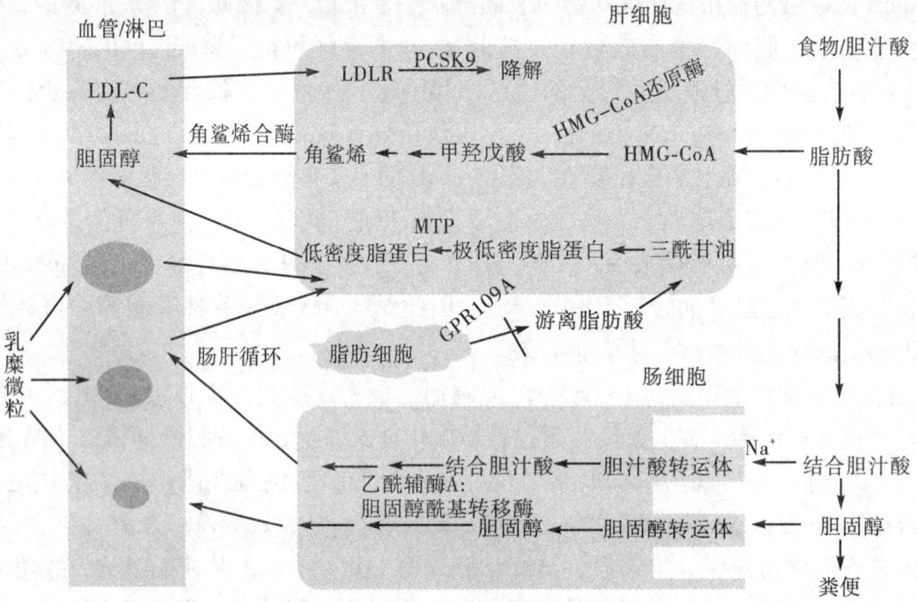

图 12-3-2 肠肝细胞中与调脂相关蛋白的关系图（史会杰，朱海波）

二、靶向高密度脂蛋白调控机制的新药分子药理机制研究进展

动脉粥样硬化（atherosclerosis，AS）是心脑血管疾病的主要病理基础，脂质代谢失调是其主要原因之一。大量的流行病学研究证明，低密度脂蛋白胆固醇血清浓度与 AS 发生呈正相关，高密度脂蛋白胆固醇血清浓度与 AS 的发生呈负相关。人们对高密度脂蛋白（high density lipoprotein，HDL）的认识较晚，随着人们对脂代谢研究的深入，HDL 在动脉硬化中的作用越来越明确。

（一）高密度脂蛋白的结构组成及亚型

HDL 是血浆中的一种高度异质性的大分子复合物，密度为 1.063～1.210g/ml，主要由磷脂（PL）、游离胆固醇（FC）、胆固醇酯（CE）和载脂蛋白 AⅠ（apoAⅠ）组成，其中 apoAⅠ含量最为丰富，占 HDL 结构蛋白的 70%，在其结构和代谢方面有着重要作用。磷脂和胆固醇的极性基团暴露在 HDL 颗粒表面，其非极性碳链则朝向核心，有助于 HDL 颗粒在血浆中的顺利运输。载脂蛋白 A

带电的亲水性氨基酸残基组成的螺旋极性面暴露在颗粒外，而不带电的疏水氨基残基组成非极性面在颗粒内部与脂质相互作用，形成 HDL 特有的两性 α 螺旋结构与脂质相互作用，是其稳定存在的结构基础。根据体积和密度的不同，HDL 可依密度增大依次分为 HDL1、HDL2、HDL3，三者不仅表现为颗粒结构和成分上的区别，同时存在生物学功能方面的差异，小而密的 HDL3 更倾向于被认为是冠心病的保护因子。

（二）高密度脂蛋白的功能

1. 高密度脂蛋白调节胆固醇逆转运（reverse cholesterol transport，RCT）　HDL 抗 AS 功能主要是通过 RCT 来行使的，RCT 包括清除外周细胞中游离胆固醇及将游离胆固醇转运至肝脏两个过程。HDL 参与的 RCT 主要有三个步骤：apo Ⅰ 是 HDL 主要蛋白，接受由三磷酸腺苷（ATP)-结合盒转运体 A1（ABCAl）和 ATP-结合盒转运体 G1（ABCGl）等转运来的游离胆固醇。其后，在卵磷脂胆固醇酰基转移酶（LCAT）作用下，游离胆固醇发生酯化形成胆固醇酯。接着，胆固醇酯转运蛋白（CETP）调节胆固醇酯与三酰甘油交换，使胆固醇酯转移至含 apoB 的脂蛋白，并最终被肝脏清除。通过这一系列过程，外周组织细胞中胆固醇被清除，而细胞本身包括血管壁等均不能分解胆固醇。因此，如果 RCT 受损，胆固醇将聚集在内皮下导致动脉粥样硬化进展。

2. 高密度脂蛋白的抗炎抗氧化作用

（1）HDL 与炎症：动脉粥样硬化是一种慢性炎性病变，越来越多的证据表明，HDL 能抑制炎症反应。体外研究发现，HDL 抑制内皮细胞产生血管内皮细胞黏附分子（VCAM-1）、细胞间黏附分子（ICAM-1）和 E 选择素等黏附分子，其作用主要通过神经鞘氨醇激酶，有丝分裂原活化蛋白激酶（MAPK)/细胞外调节蛋白激酶（ERK）和核因子（NF-κB）等信号途径。此外，HDL 还可以抑制单核细胞趋化因子（MCP-1）表达及单核细胞迁移。

（2）HDL 与抗氧化：活性氧簇（ROS）是氧代谢的活性产物，正常情况下，ROS 的生成与清除保持平衡，在动脉粥样硬化时，氧化产物生成和抗氧化能力失衡即氧化应激导致血管损伤。HDL 抗氧化作用与 apoA Ⅰ、apoA Ⅱ、屏氧酶 1（PON1）和血小板活化因子乙酰水解酶（PAF-AH）等成分有关。低密度脂蛋白（LDL）氧化修饰是动脉粥样硬化进展的主要致病因子，多种因素均可激活 ROS 生成系统促进 LDL 氧化，而氧化修饰的 LDL，反过来又可以促进 ROS 产生。HDL 抗氧化特性主要与抑制 LDL 氧化有关。其他 HDL 抗氧化的作用机制还包括清除循环过氧化氢脂质，减少超氧化物，降低烟酰胺腺嘌呤二核苷酸磷酸（NADPH）氧化酶活性，提高血管壁一氧化氮（NO）活性和改善内皮功能等。

3. 高密度脂蛋白保护血管内皮细胞　血管内皮细胞参与调节多种生物学过程。正常情况下，内皮细胞产生 NO，促进血管舒张，抑制平滑肌细胞增殖，减少白细胞黏附、迁移以及减少血小板黏附、聚集到血管壁。同时，内皮细胞产生的两种前列腺素即前列环素 I2（PGI2）和血栓素 A2（thromboxane A2）的作用保持平衡；而动脉粥样硬化时，两者之间的平衡被打破，以后者的作用更为显著，表现为血管收缩及血小板激活和聚集。HDL 改善内皮功能的作用主要与促进 NO 及改善 PGI2-血栓素 A2 平衡有关。HDL 可促进 NO 和 PGI2 生成，刺激内皮型一氧化氮合酶（eNOS）活性，提高 NO 生物利用度，增强内皮依赖的血管舒张，抑制血管收缩物质血栓素 A2 和内皮素 1 合成。

4. 高密度脂蛋白抑制血栓形成　HDL 具有多方面抗血栓形成的作用。首先，HDL 通过促进 NO 和 PGI2 生成，增加血流而减少血栓形成。其次，HDL 可减少血栓素 A2、E 选择素和组织因子表达，减少血小板激活和聚集。HDL 还可下调纤溶酶原激活物抑制剂 1（PAIl）和上调组织纤溶酶原激活物促进纤维蛋白溶解作用。此外，HDL 作为糖蛋白Ⅱb-Ⅲa 内源性拮抗剂减少纤维蛋白原与血小板结合。HDL 抗血栓作用可能还与其减少内皮细胞凋亡相关。

（三）高密度脂蛋白代谢相关蛋白与功能调节

1. 胆固醇酯转运蛋白（cholesteryl ester transfer protein，CETP） CETP是一种疏水性糖蛋白，具有催化血清中脂蛋白间极性向非极性转化使之达到平衡的作用，为调节脂质交换的重要蛋白，在RCT及HDL-C代谢过程中起关键作用。它可介导胆固醇酯从HDL向极低密度脂蛋白（very low density lipoprotein，VLDL）和乳糜微粒（chylomicron，CM）转移，同时VLDL和CM将自身所含大量TG转移至HDL，脂质交换的结果一方面可形成大量富含CE的LDL和VLDL，容易氧化修饰被动脉壁巨噬细胞吞噬形成泡沫细胞，触发动脉粥样硬化的发生和促进动脉硬化的发展；另一方面可形成富含TG的HDL，这种HDL极易被肝脂酶（hepaticlipase，HL）识别并分解其中的TG和磷脂，变成小颗粒的HDL3被代谢出体外，最终可引起血清HDL水平下降。因此，CETP表达与活性高低关系到各种脂蛋白脂质的组成，决定HDL和LDL质和量的变化，与动脉粥样硬化发生和发展密切相关。

2. 磷脂转运蛋白（phospholipid transfer protein，PLTP） 1970年，Wirtz和Zilversmit首先报道，在线粒体、微粒体、细胞膜和血浆脂蛋白间有磷脂转运活性，是由于一个后来被命名为PLTP的蛋白的存在。PLTP通过转运其他脂蛋白（CM、VLDL）的磷脂到HDL来维持血浆HDL水平，并且在HDL重塑和pre-β脂蛋白颗粒的形成中起重要的作用，而后者是细胞胆固醇的主要受体。

流行病学研究表明，在肥胖人群中，PLTP活性上升，随着体重减轻，PLTP活性下降。糖尿病患者PLTP活性增加并与LDL-C、apoB、VLDL水平呈正相关，而与VLDL和LDL中的维生素E呈负相关，且血液循环中氧化的LDL增多，最终可能会加速糖尿病患者动脉粥样硬化的发展。近期有研究显示，PLTP活性的显著增高会增加CAD危险。而在另一篇报道中显示，PLTP的血清浓度则明显与CAD风险呈负相关。PLTP与CAP之间的相关性仍有待深入研究。

3. ATP-结合盒转运体A1/G1（ATP-binding cassette transporter A1/G1，ABCA1/G1） ABCA1和ABCG1是一类膜蛋白，是ATP-结合盒转运体（ATP binding cassette transporter，ABC）超家族中的一员，通过消耗ATP介导蛋白质、胆固醇、磷脂等多种物质的跨膜转运。ABCA1主要负责促进胆固醇从细胞流出到贫脂的apoAⅠ，ABCG1主要负责促进胆固醇流出到成熟高密度脂蛋白颗粒上，同时两者也存在相互作用从而联合促进胆固醇逆转运。

已有多个全基因组关联分析研究证明，多个种族人群的ABCA1的变异是造成血浆HDL胆固醇（HDL-C）水平不同的原因，从而认为ABCA1是人体中胆固醇逆转运的关键调节者。脂肪细胞和巨噬细胞中ABCA1过表达会使apoAⅠ介导胆固醇流出增加，普遍认为ABCA1在调节脂质从细胞膜到贫脂apoAⅠ的转运调节中起主要作用。

研究证明ABCA1和ABCG1能联合作用清除细胞内胆固醇，在ABCG1和ABCA1双敲除的低胆固醇血症的小鼠组织中，巨噬细胞大量形成泡沫细胞，推测ABCG1和ABCA1同时缺乏会对胆固醇从巨噬细胞流出到HDL及RCT造成影响。胆固醇逆转运作为机体排除过多胆固醇的唯一途径受到人们的关注，ABCA1和ABCG1除了能排除体内过剩胆固醇，在炎症抑制中也起着重要作用，因此成为了研究抑制动脉粥样硬化发展的重要靶点。

4. B族Ⅰ型清道夫受体（the scavenger receptor class B type Ⅰ，SR-BⅠ） SR-BⅠ属于CD36超家族成员，30%序列与已知的CD36超家族成员同源，最早是以乙酰化低密度脂蛋白（Ac-LDL）为配体在SR的表达克隆研究中被发现的。它主要分布在其发挥重要作用的组织器官，尤其在肝，还有如肾上腺、卵巢、睾丸等产生甾体类激素的组织中，而且在选择性摄取HDL-c的组织中SR-BⅠ表达含量往往较多。SR-BⅠ表达的调节与胆固醇的代谢密切相关，可能涉及的信号转导途径有相互交联作用。随着人们对HDL认识的进一步加深，SR-BⅠ的相关研究逐渐成为热点，胆固醇逆转运在保护动脉粥样硬化方面的重要作用也被人们普遍关注。它与HDL结合进而将外周组织细胞、血管壁、动脉粥样斑块及血浆中胆固醇酯化，再转运至肝脏，被肝细胞代谢为胆汁酸排出体外，或者加工为载体类激素进入再循环，参与体内其他代谢途径，维持组织细胞内胆固醇水平的恒定；SR-BⅠ还可将动脉粥样斑块中的过多脂质清理并带出体内。因此，它还起到消退或减轻动脉硬化斑块的重要作用。

5. 卵磷脂胆固醇脂酰转移酶（lecithin-cholesterol acyltransferase，LCAT） LCAT 是循环中游离胆固醇酯化的关键酶，此酶由肝脏合成并分泌入血后发挥作用，主要催化卵磷脂分子中 sn-2 位的脂肪酰基转移至脂蛋白分子表面的游离胆固醇，促其生成胆固醇酯和溶血卵磷脂。新生的 HDL 在 LCAT 的作用下，其中的游离胆固醇不断酯化形成胆固醇酯，而进入 HDL 的内核，转变为成熟的 HDL2，因此 LCAT 有促进 RCT 过程的作用。反之，可导致胆固醇逆转运受阻促进 AS 发生。

apoAⅠ为 LCAT 激活剂，apoAⅠ在血清中含量高低直接关系到 LCAT 酶活性大小。而 apoAⅠ为 HDL 的主要结构蛋白，约占 HDL 总蛋白的 70%，其在血清中的水平反映 HDL 的颗粒数，即血清中 apoAⅠ水平高低与 HDL 蛋白含量呈正相关。由于大鼠血清 HDL 含量明显高于豚鼠（80% vs 20%），提示其血清 apoAⅠ水平、LCAT 活性及 RCT 功能等可能高于豚鼠，这也是为什么大鼠不易被高脂膳食诱导成为动脉粥样硬化模型的重要原因。

6. 将高密度脂蛋白水平和功能作为药靶的调血脂药物研究 针对 HDL 的理想治疗措施是同时升高 HDL 水平及提高 HDL 功能，然而目前尚无能够兼顾两者的特异性药物。

（四）升高 HDL 水平

1. 烟酸 烟酸是目前最有效的升高 HDL 水平的药物，能够将 HDL 水平提高 35%。许多临床研究已经证实，烟酸能够减少 HDL 冠状动脉性心脏病等心血管事件的发生并延缓动脉粥样硬化的进展。GPRl09A 是近年来发现的烟酸高亲和力受体，激动后可降低 apoB 及极低密度脂蛋白（VLDL），但其对 HDL 作用有待进一步研究。因皮肤血管扩张所致引起面部皮肤潮红是烟酸常见的不良反应，这也限制了其在临床中的应用。目前已开发出新型烟酸控释制剂，可有效减少脸部发红的发生。另外，临床试验证实，预先给予选择性前列腺素 D2 受体 1 抑制剂拉罗匹仑或拉罗匹仑与烟酸合用，均可减少此类副作用的发生。与安慰剂相比，拉罗匹仑可使患者面部皮肤潮红的发生率降低 47%~74%。

2. CETP 抑制剂 CETP 的主要作用是调节 HDL 中胆固醇酯与含 apoB 脂蛋白中三酰甘油的交换。目前有两种不影响血压的 CETP 抑制剂正在进行临床试验。其中默克由制药公司研发的。anacetrapib 呈浓度依赖性地升高 HDL 水平，对血压没有影响，也不会引起特殊的不良反应。另一种由罗氏制药公司研发的 CETP 抑制剂 dalcetrapib 可使 HDL 增加 28%~34%。《美国医学会杂志》报道，由礼来公司研制的新型 CETP 抑制剂 evacetrapib Ⅱ期临床试验结果显示，该化合物每日剂量 30mg 升高 HDL 作用明显且未见主要安全性问题。

3. LCAT 激活剂 LCAT 是促进游离胆固醇发生酯化形成胆固醇酯的主要酶，在 HDL 代谢和成熟中发挥关键作用。家族性 LCAT 缺陷是一种罕见的综合征，主要表现为 HDL 和 apoAⅠ水平降低，但是其与动脉粥样硬化的关系尚不清楚。小鼠和兔过表达 LCAT 可显著提高 HDL 水平。但是，其对动脉粥样硬化的影响存在争议。

4. 上调 apoAⅠ表达 大量的研究结果表明，过表达人类 apoAⅠ基因可以提高 apoAⅠ和 HDL-c 水平，减缓动脉粥样硬化进展，并在一定条件下促进斑块消退。过表达 apoAⅠ可以加强巨噬细胞 RCT，这可能是减少动脉粥样硬化的主要机制。RVX-208 是一种可促进内源性 apoAⅠ表达的化合物，2008 年进入早期临床研究，其具体疗效有待进一步的研究结果证实。

5. 内皮脂酶抑制剂 内皮脂酶在 HDL 重构和 apoAⅠ分解代谢中发挥重要作用。内皮脂酶浓度与 HDL 水平呈负相关，代谢综合征、炎症等状态下内皮脂酶浓度升高。目前已有多种内皮脂酶抑制剂见诸报道，内皮脂酶抑制可减少 apoAⅠ分解，从而升高血浆 apoAⅠ水平，有望成为新的治疗靶标。

（五）改善 HDL 功能

目前关注更多的是 HDL 功能而不仅仅是提高 HDL 水平。然而，当前临床中尚缺乏有效地评价 HDL 功能的检测方法和治疗失功能 HDL 的特异性药物或干预手段。有研究表明，饮食调节和体育锻炼等生活方式干预可以在一定程度上改善 HDL 功能。此外，以下治疗手段可能是改善 HDL 功能的研究方向。

1. 肝 X 受体（LXRs）激动剂　胆固醇流出主要通过 ABCAl 和 ABCGl 介导。LXRs 是 ABCAl 和 ABCGl 表达的主要调节子。LXR 激动剂可上调 ABCAl 和 ABCGl 表达，促进巨噬细胞胆固醇流出，减少动脉粥样硬化病变。然而，非选择性 LXR 激动剂可能促进肝脏脂肪酸合成，导致肝脂肪变性。此外，有部分非选择性 LXR 激动剂还可能同时提高低密度脂蛋白-胆固醇（LDL-C）水平。目前，已有选择性 LXRβ 激动剂促进 apoAⅠ依赖的胆固醇流出的报道，由于其保留对巨噬细胞的有益作用而减少对肝脏的不利作用，可能比非选择性激动剂更适合作为治疗目标。

2. 过氧化物酶体增殖物激活型受体 PPARα 激动剂　贝特类药物是 PPARα 激动剂，主要用于治疗高三酰甘油血症，也可轻度升高 HDL。PPARα 与 LXR 一样可上调 ABCAl，从而促进胆固醇流出。目前常用的贝特类药物，如非诺贝特和吉非贝齐是弱 PPARα 激动剂，为加强对 PPARα 的激动作用，已开发出包括 LY518674 在内的多种强 PPARα 激动剂。

3. apoAⅠ直接治疗　apoAⅠ是 HDL 主要功能成分，目前 apoAⅠ的直接治疗主要包括重组 apoAⅠ/HDL、重组 apoAⅠ milano/HDL milano 和 apoAⅠ模拟肽。有研究发现，注入重组 apoAⅠ/HDL 可使血浆 HDL 和 apoAⅠ浓度升高，RCT 增加。然而也有研究发现，重组 apoAⅠ/HDL 治疗后，血管内超声（IVUS）检查提示，与基线值相比，动脉粥样硬化病变虽有减轻趋势，但是差异无统计学意义。就目前来说，更为可行的方法是使用 apoAⅠ模拟肽，其结构和功能与 apoAⅠ类似。其中 L-5F 用于高脂喂养的小鼠可显著减少动脉粥样硬化的进展，降低炎症指数，而脂蛋白水平无显著变化。D-4F 与 L-5F 类似，不同点在于其适用于口服。动物研究发现，D-4F 可显著减少小鼠动脉粥样硬化病变而不影响 HDL 水平，可促进 HDL 介导的巨噬细胞胆固醇流出并改善 HDL 抗炎作用。早期的临床试验发现，冠状动脉性心脏病或其等危症患者给予高剂量 D-4F 可以改善 HDL 的抗炎特性，但口服此药生物利用度低可能有待进一步的研究开发。

三、靶向细胞能量感受器调控机制的新药分子药理机制研究进展

单磷酸腺苷激活的蛋白激酶（AMP-activated protein kinase，AMPK）在真核细胞生物中广泛存在，属丝氨酸/苏氨酸蛋白激酶。它能感知细胞能量代谢状态的改变，并通过影响细胞物质代谢的多个环节维持细胞能量供求平衡。AMPK 的激活能引起多种代谢改变，包括肝脏和骨骼肌脂肪酸氧化增加，肝脏和脂肪组织脂肪酸合成减少，肝脏糖异生减少，骨骼肌糖吸收增加，线粒体生物合成增加等。同时它在调节全身能量代谢中也扮演重要角色：脂肪和骨骼肌等多种组织分泌的大量激素和细胞因子，通过调节 AMPK 活性调控机体整体的能量消耗和能量摄入。

AMPK 由异源三聚体复合物 α、β、γ 三个亚基组成，每个亚基有两种或以上的亚型，它们在多种组织及亚细胞结构均有不同程度表达，每一个亚基都有独立的基因编码。α 为催化亚基，含有一个 N 端催化激酶结构域和一个 C 端包含了自抑制元件的调控结构域，两者大小基本相等。N 端是催化核心部位，C 端负责与 β 亚基和 γ 亚基结合。C 端还有变构结合位点，参与和 AMP 的结合。N 端和 C 端功能区之间为自抑制序列，β 和 γ 为调节亚基，近年研究发现，未与 β 和 γ 结合的 α 结构域仍具有激酶活性。β 亚基为连接与 γ 亚基的桥梁，含有糖原结合域（glycogen binding domain，GBD），受糖原结合调控。γ 亚基的 C 末端有 4 个胱硫醚 β 合成酶（cystathionine beta synthase，CBS）功能域，使得 AMPK 能够灵敏地检测 AMP/ATP 比值的变化；四个 CBS 功能域组成 2 个 AMP 结合位点，

即贝特曼域。一分子的 AMP 结合到贝特曼域协同增强另一个 AMP 结合到第二个贝特曼域的亲和力。AMP 结合到两个贝特曼域使得 γ 亚基的构型发生改变，暴露出 α 亚基上的催化区域。在催化区域内，172 苏氨酸残基受到上游 AMPK 激酶磷酸化时，AMPK 即被激活。

AMPK 各亚基的组织分布不同。α1 主要分布于脂肪组织、肾、肝、肺、心脏和脑，其中脂肪组织含量较高。α2 在肌肉组织中含量较高，脂肪组织含量较低。β1 在肝脏高表达，在骨骼肌中低表达，而 β2 恰好相反。γ1、γ2 广泛分布于各组织细胞，γ3 仅在骨骼肌中含量较高。AMPK 在不同细胞中以不同亚型的复合体存在，推测可能与其下游靶蛋白的选择性有关。

在体内多种因素下，如缺血、缺氧、葡萄糖缺乏、饥饿等条件下均导致 AMP/ATP 比值显著升高，AMPK 系统激活。除了受 AMP/ATP 比率影响而变构激活外，AMPK 的活化还受其上游 AMPK 激酶调控，如 LKB1、CaMKK、TAK1，其直接磷酸化 AMPKα 亚基的 Thr172，激活其激酶活性。此外某些小分子化合物可直接或间接的激活 AMPK。直接激动剂有雅培公司研发的结合在 AMPKβ 亚基上的 A-769662，中国科学院上海药物所研究筛选出的靶向 AMPKα 亚基自抑制结构域的小分子 PT1，传统药物阿司匹林的代谢产物结合在 AMPKβ 亚基上的水杨酸和核苷类化合物 AICAR 的代谢产物结合在 AMPKγ 亚基上 ZMP；间接激动剂有治疗糖尿病一线药物二甲双胍和噻唑烷二酮（TZD）；天然产物黄连素、槲皮素、白藜芦醇、辣椒素、茶多酚等。

鉴于 AMPK 及其信号通路在能量代谢中的重要地位，其有望成为治疗代谢性疾病的新靶点。目前以 AMPK 为靶点的调血脂药物进入临床研究的代表是 ETC-1002 和小檗碱，由中国医学科学院药物研究所研究的新型 AMPK 激动剂 IMM-H007 作为调血脂药物处于临床前开发阶段。

1. ETC-1002　2004 年，美国 Esperion Therapeutics 公司报道从一系列 ω 取代烷烃二羧酸类化合物中筛选出一种新的调血脂化合物即 ω 羟基烷烃二羧酸，代号为 ESP55016（现更名为 ETC-1002，见图 12-3-3）。在 Zucker 大鼠上（一种糖尿病性血脂紊乱大鼠模型），它能显著降低血中 TG、FFA 水平，升高 HDL-C 水平。

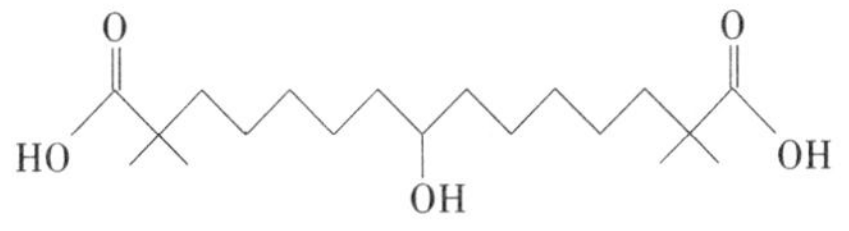

图 12-3-3　ETC-1002 结构式

随后的研究显示 ETC-1002 在高脂膳食喂养的金黄地鼠脂代谢紊乱模型中同样显示出显著的调血脂活性，并且减少肝脏脂肪变性；在 KKay 小鼠和高脂膳食喂养诱导的胰岛素抵抗 C57 小鼠上具有提高胰岛素敏感性，改善口服糖耐量，降低空腹血糖和血胰岛素的作用；在 LDLR-/-小鼠上表现出抗动脉粥样硬化的作用与其具有调血脂和抗炎作用密切相关。其机制研究表明 ETC-1002 在细胞内转化为硫酯辅酶 A 的形式，通过激活 AMPK 抑制乙酰辅酶 A 羧化酶（acetyl-CoA carboxydase，ACC）和 HMG 辅酶 A 还原酶（HMG-CoA reductase，HMGCR）的活性从而抑制甘油三酯和胆固醇的从头合成，同时 ETC-1002 可以直接抑制 ATP 柠檬酸裂解酶（ATP-citrate lyase，ACL）的活性，从而减少胆固醇和脂肪酸合成的前体。

ETC-1002 激活 AMPK 的作用并不依赖于胞内 AMP：ATP 的比值和钙调蛋白激酶的作用，而是需要 LKB1 的存在。在原代大鼠肝细胞上，ETC-1002 可以抑制胰高血糖素诱导的葡萄糖异生，此作用是通过激活 AMPK 抑制糖异生基因磷酸烯醇丙酮酸羧激酶（phosphoenolpyruvate carboxykinase，PEP-CK）和葡萄糖-6-磷酸酶（Glucose-6-phosphatase，G6Pase）的表达介导的。

另外研究发现 ETC-1002 可以通过激活 LKB1-AMPK 通路调节免疫刺激，白细胞归巢和脂肪组织炎症。目前该化合物已经进入Ⅱ期临床，结果显示该化合物安全、耐受性好，在高胆固醇血症患者和 2 型糖尿病患者身上显示出降 LDL-C 和预防心血管疾病的良好效果，无升高空腹血糖的风险，还能降低超敏 C-反应蛋白（冠脉炎症标志物）。

2. 小檗碱　在中国小檗碱（黄连素）作为非处方药（图 12-3-4），被广泛用于治疗肠道感染和细菌性腹泻。近年来大量研究显示小檗碱在治疗高脂血症和 2 型糖尿病方面具有显著的作用，并已经进入临床研究。

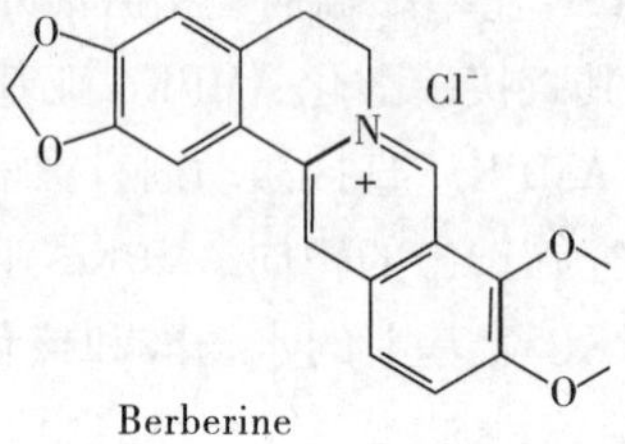

Berberine

图 12-3-4　小檗碱结构式

2004 年，中国医学科学院医药生物技术研究所蒋建东实验室发表文章说明传统中药小檗碱在高胆固醇血症患者身上显示出显著改善血脂紊乱的作用，其中降低血总胆固醇达 29%、血三酰甘油达 35%、血 LDL-C 达 25%，在高脂血症金黄地鼠上同样显示出良好的调血脂作用，其作用机制与升高肝脏 LDL 受体的 mRNA 和蛋白表达密切相关。与他汀类药物通过抑制 HMGCR 酶活性减少肝脏内胆固醇合成，从而反馈性引起 LDL 受体表达增加的降脂机制不同，小檗碱是在基因转录水平上通过稳定 LDL 受体 mRNA 表达的，与其调节 LDL 受体 mRNA 3’非编码端有关。

2006 年，韩国研究人员报道称小檗碱可以降低高脂膳食喂养的 Wistar 大鼠、db/db 小鼠体重以及血中三酰甘油含量，改善胰岛素敏感性和口服糖耐量，这些作用部分与其激活 AMPK 抑制肝脏和骨骼肌脂异生和上调能量相关基因表达有关。在体外，小檗碱能激活 3T3-L1 脂肪细胞和 L6 肌细胞 AMPK，增加 L6 肌细胞 GLUT4 易位，但此过程不依赖磷脂酰肌醇（3’）激酶途径，另外，会降低 3T3-L1 脂肪细胞脂肪堆积。进一步研究显示小檗碱是 AMPK 间接激动剂，它通过抑制线粒体复合物Ⅰ和氧消耗从而增加细胞内 AMP：ATP 比值，进而激活 AMPK。

碘代小檗碱用于治疗高脂血症目前已进入临床研究，连续三个月每天两次给予高脂血症患者 500mg 小檗碱，明显降低血三酰甘油达 35%，血总胆固醇达 29%，LDL-C 达 25%，而 HDL-C 未见明显改变。在一项包括 89 名患有多囊卵巢综合征并发胰岛素抵抗妇女患者的临床研究中，小檗碱明显减少空腹血胰岛素、三酰甘油、总胆固醇和 LDL-C，并且增加 HDL-C。不仅如此，多项关于 2 型糖尿病并发脂代谢紊乱患者的临床实验均显示出小檗碱具有降低空腹和餐后血糖、糖化血红蛋白（HbA1c）、三酰甘油、总胆固醇和 LDL-C。

第四节　抗动脉粥样硬化疾病的新药靶

一、改善巨噬细胞能量感知障碍：抗动脉粥样硬化的新药靶

心血管疾病是现代人类社会主要的致死因素，动脉粥样硬化是诱发心血管疾病的主要诱因。动

脉粥样硬化与高胆固醇血症之间的联系已得到广泛的研究和认可。然而，炎症介质与血管炎症同样被认为是影响动脉粥样硬化进程的另一重要因素。巨噬细胞在动脉粥样硬化的发生、发展过程中均发挥重要作用。单核细胞被募集进入血管壁是动脉粥样硬化早期事件之一。单核细胞在内膜转化为巨噬细胞，后者作为动脉粥样硬化重要的炎症介质，通过产生一系列细胞因子、氧自由基、蛋白酶及补体因子诱发局部炎症反应。作为抗原提呈细胞，巨噬细胞还可参与获得性免疫应答。巨噬细胞的另一项重要功能是结合并吞噬修饰化的低密度脂蛋白 COX-LDL，过量的摄取会导致细胞内胆固醇酯聚积形成巨噬细胞源的泡沫细胞，泡沫细胞的形成是动脉粥样硬化早期病变的重要标志。此外，由于巨噬细胞分泌基质金属蛋白酶还会影响动脉斑块重构，诱发斑块破裂而导致临床心血管事件的发生，如缺血性脑卒中。因此，巨噬细胞被认为是一个潜在的治疗动脉粥样硬化的靶点。

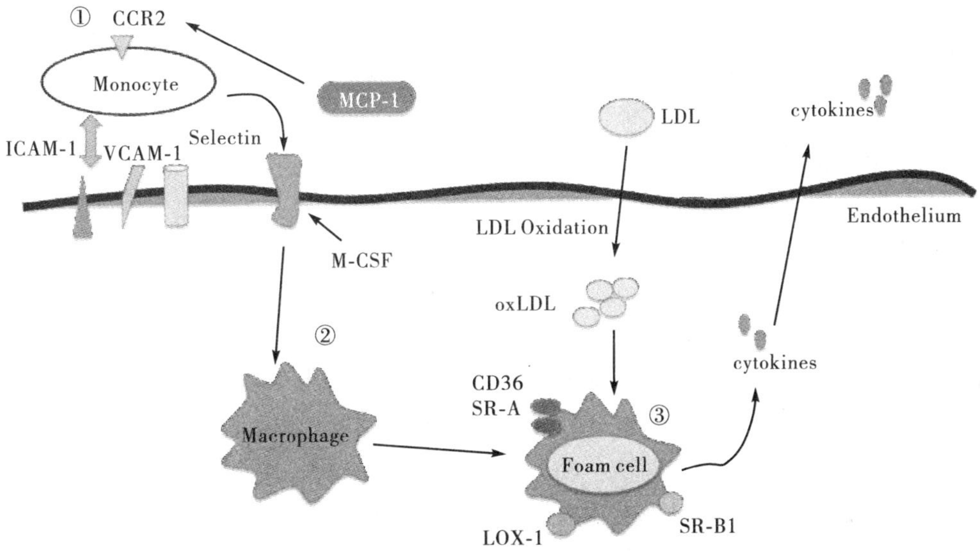

图 12-4-1　动脉粥样硬化早期

图注：ICAM-1：细胞间黏附分子-1；VCAM-1：血管细胞黏附分子 1；CCR2：CC 类趋化因子受体-2；MCP-1：单核细胞趋化蛋白-1；LDL：低密度脂蛋白，M-CSF：人巨噬细胞集落刺激因子；CD36：B 类清道夫受体 CD36；SR-A：A 类清道夫受体 SR-A；LOX-1：E 类凝集素样氧化型低密度脂蛋白清道夫受体-1；SR-B1：B 类清道夫受体 SR-B1；oxLDL：氧化型低密度脂蛋白

AMPK 是一个高度保守的多底物丝氨酸/苏氨酸蛋白激酶，被称作“能量感受器”，主要控制能量合成和分解代谢途径，以维持体内能量代谢稳态。当细胞内能量减少或 ATP 合成受到干扰时均会使 AMPK 活化，此时会磷酸化一系列代谢相关酶，从而加速 ATP 生成，同时下调消耗 ATP 的生物合成途径。长期激活 AMPK 通过磷酸化转录因子和辅活化剂调控基因表达可加强这一作用。除了能量状态的改变，免疫细胞和组织或细胞代谢中分泌的多种因子同样可以调节 AMPK 的活性。鉴于 AMPK 在能量调节中所发挥的核心性作用以及巨噬细胞对能量需求的多样性，AMPK 对巨噬细胞在早期动脉粥样硬化发展的影响成为学术界日益关注的热点。

（一）AMPK 与单核细胞募集

动脉粥样硬化的早期标志性事件之一，即单核细胞的募集。血液循环中的胆固醇和葡萄糖含量增加致使内皮组织受到环境刺激，促进细胞间黏附分子 ICAM、血管细胞黏附分子（VCAM），内皮单核细胞黏附分子 ELAM、P 选择素、E 选择素的产生，激活循环中单核细胞受体，导致整合素依赖的黏附于内皮组织，随后迁移至内皮下膜。内皮细胞黏附分子上调的因素十分复杂，研究表明，ICAM 敲除或 VCAM 低表达的小鼠动脉粥样硬化得到改善。AMPK 激动剂 AICAR 能明显减少 TNFα 诱导的单核细胞黏附以及内皮细胞黏附分子 ICAM-1、VCAM-1、E 选择素的表达。

趋化因子是一种低分子量的趋化细胞因子蛋白，诱导单核细胞向炎症发生部位募集。基于第一个半胱氨酸残基将现已发现的趋化因子分为 4 个亚族。单核细胞趋化因子蛋白-1（MCP-1）属于趋化因子 CC 亚族，其受体为趋化因子受体 2（CCR2）。有研究表明 CCR2-/-，apoE-/-基因缺陷小鼠单核细胞募集与动脉斑块同时减少，在 MCP-1-/-小鼠上也发现了类似的结果。IL-8 是一个主要的中性粒细胞趋化因子，在人动脉粥样硬化斑块的巨噬细胞源泡沫细胞中也有表达。趋化因子受体 CXCR2 是 IL-8 和包括 GRO-α 在内的其他 CXC 趋化因子的受体，CXCR2 缺失的小鼠表现出斑块减少。在人动脉内皮细胞中，激活 AMPK 可通过减少 MCP-1 的表达抑制单核细胞黏附。银杏提取物通过激活 AMPK 减少人脐静脉内皮细胞 IL-8 释放以及单核细胞向内皮细胞黏附。

单核细胞迁移抑制因子（MIF）是另一个影响单核细胞迁移和分化的重要影响因素，通过调节其他致炎因子的释放控制炎症反应的水平。MIF 在多种细胞内都有表达，包括单核-巨噬细胞，血管平滑肌细胞和心肌细胞。MIF 参与多种炎性疾病的病理进程，如动脉粥样硬化、风湿性关节炎等。动脉粥样硬化严重的人群伴随着 MIF 水平的增高。在 LDLR-/-小鼠动脉粥样硬化模型中，MIF 的缺失表现出对动脉粥样硬化具有保护作用。在不稳定斑块中，MMP-9 水平增加与 MIF 表达增加具有相关性。给予 MIF 抗体治疗保护血管损伤改善 apoE-/-与 LDLR-/-模型小鼠动脉粥样硬化。新近的研究指出，CXCR2 和 CXCR4 是 MIF 的功能受体，同时研究人员还在动脉粥样硬化患者炎症病变血管中观察到了 CXCR2 和 CD74 的受体复合物。但是 2008 年发表的一项研究首次证明，MIF 在心肌缺血过程中被释放，通过 CD74 激活 AMPK，促进葡萄糖摄取保护心肌缺血再灌注损伤，为炎症和代谢调控建立了新的连接点，MIF 在动脉粥样硬化中的角色也值得重新考虑。

（二）AMPK 与动脉粥样硬化炎症

单核细胞进入内皮后分化为巨噬细胞，包括 M1 型和 M2 型巨噬细胞。M1 型为致炎性巨噬细胞，可分泌多种炎症因子，如 TNFα，IL-6，IL-1β，iNOS 等；M2 型为抗炎性巨噬细胞，可分泌包括 IL-10，TGF-β1 在内的抗炎因子，AMPK 可调控单核细胞的分化和巨噬细胞炎症因子释放。AMPK 在巨噬细胞中以 α1/β1/γ1 异源三聚体形式存在，致炎因子如 LPS 明显降低 AMPK 活性。LPS 刺激鼠源性巨噬细胞（RAW264.7）后，AMPK 和其下游靶点 ACC 的磷酸化水平明显降低。LPS 刺激骨髓巨噬细胞同样降低 AMPK 磷酸化水平，主要表现在 AMPKα1 的表达降低。同样，下调巨噬细胞 AMPK 的表达则加剧了 LPS 诱导的炎症因子 TNFα，IL-6，COX-2 mRNA 表达。有证据表明，AMPK 调节这些炎症因子的表达可能是通过抑制 NF-κB 的转录激活。而实现的过表达 AMPK 或药理性激活 AMPK 可明显减少这些炎症因子的表达。脂联素激活单核细胞及巨噬细胞 AMPK 后能降低 LPS 诱导的炎症因子 IL-6、TNFα、INFγ 含量，同时增加抗炎因子 IL-10 水平。

AMPK 活化后抑制炎症反应的潜在机制仍是当前研究的热点。长期的研究表明激活 AMPK 主要是抑制 NF-κB 介导的致炎信号通路。在 RAW264.7 巨噬细胞中过表达 AMPK 或药理性激活 AMPK 均可增加 NAD/NADH 从而激活 SIRT1，导致 SIRT1 介导 NF-κB 脱乙酰化并抑制其活化。

PGC-1α 是重要的能量代谢调控因子之一。PGC-1α 能与 NF-κB p65 亚基结合，活化的 NF-κB 信号通路 p65 与 PGC-1α 相互作用增强，导致 PGC-1α 蛋白表达降低。AMPK 磷酸化 PGC-1α 触发了 SIRT1 介导的去乙酰化作用并激活 PGC-1α。Kim 等报道增加 PGC-1α 可抑制 TNFα 诱导的 NF-κB 激活和其介导的炎症反应。

FoxO 家族和 p53 是具有包括调节能量代谢和炎症多种功能在内的转录因子。p53 和 NF-κB 信号功能上相互拮抗。如 p53 能抑制 NF-κB 信号通路，而 p53 基因缺失则明显增加 NF-κB 活性。p53 基因敲除的小鼠 NF-κB 活性和炎症反应增加。AMPK 可磷酸化 p53 蛋白转录激活域 Ser15 位和 Ser20，两个与炎症密切相关的结合位点而发挥抗炎作用。

FoxO 家族包括 FoxO1、FoxO3a、FoxO4、FoxO6 转录因子。FoxO3a 缺失可诱发小鼠炎症反应，同时 FoxO3 可抑制 T 细胞 NF-κB 的激活，哺乳类 AMPK 可在 6 个调控位点磷酸化 FoxO3 并激活特定基因的转录。FoxO4 是一个内源性 NF-κB 的抑制剂，其缺失可诱发小鼠慢性炎症，SIRT1 可与 FoxO4 结合增加其转录活性，提示 AMPK 可能通过直接磷酸化作用或间接通过 SIRT1 影响 FoxO 的功能。此外，AMPK 可直接磷酸化转录活化 p300 Ser89 而抑制其活性，从而抑制 NF-κB 信号和炎症反应，而 AMPK 失活则导致 p300 活性增加，从而乙酰化 NF-κB 表达及其转录活性增加。

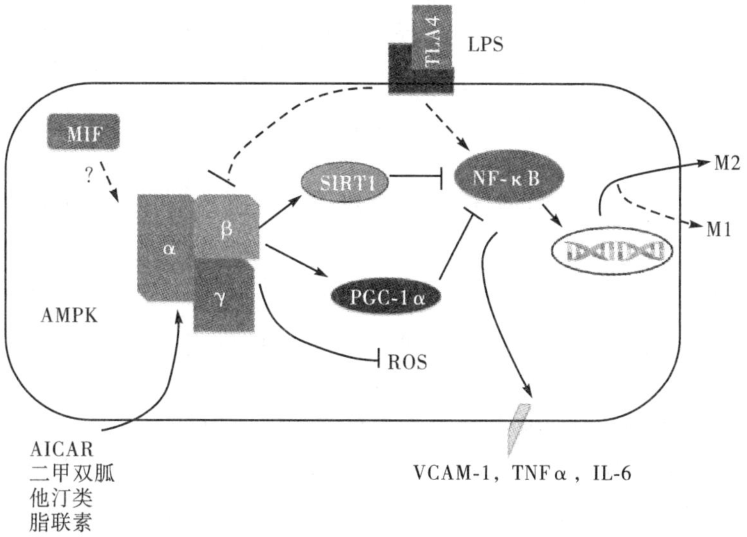

图 12-4-2　AMPK 与巨噬细胞炎症调控

图注：MIF：巨噬细胞迁移抑制因子；AMPK：腺苷酸激活蛋白激酶；TLA4：Toll 样受体 4；LPS：脂多糖；SIRT1：NAD 依赖组蛋白去乙酰化酶；NF-κB：核因子 κB；PGC-1α：过氧化物酶体增殖物激活受体协同激活因子-1α；ROS：活性氧簇

（三）AMPK 与巨噬细胞源泡沫细胞形成

巨噬细胞内胆固醇稳态平衡是动脉斑块形成的前提条件。巨噬细胞转化为泡沫细胞主要是由于其过量的摄取修饰化低密度脂蛋白所致，通常认为这一过程主要受巨噬细胞清道夫受体控制。与 LDLR 受体不同，巨噬细胞清道夫受体不会因细胞内胆固醇含量增高而受到抑制，相反会表达上调为与传统的 LDLR 受体区分，Brown 等将其命名为清道夫受体。动脉斑块中巨噬细胞所表达的清道夫受体主要包括 SR-AⅠ，SR-AⅡ，CD36，SR-BⅠ，CD68，凝集素样 oxLDL 受体-1（LOX-1）以及 SR-PSOX。在所有清道夫受体中，SR-A 和 CD36 占据着主要地位。研究发现，SR-A 和 CD36 基因缺失可延缓小鼠动脉粥样硬化发展。

SR-BⅠ与 CD36 同属于 B 型清道夫受体家族。SR-BⅠ同样可以结合多种清道夫受体配体，如 acLDL，oxLDL 等，而其重要性和特别之处在于它在胆固醇转运中的双重角色。除了摄取胆固醇外，SR-BⅠ还参与胆固醇外流作用。

1997 年日本科学家 Tatsuya Sawamura 等在内皮细胞首次鉴定另一个重要的清道夫受体 LOX-1。随后的研究表明，LOX-1 在单核-巨噬细胞、平滑肌细胞、心肌细胞、成纤维细胞、脂肪细胞、血小板中均有表达，尤其是在人或动物的动脉粥样硬化斑块处表达更为明显。

生理状态下 LOX-1 在内皮细胞表达量相对较低，但在受到致炎性细胞因子等刺激后 LOX-1 表达极为显著。在机体多种病理状态下，如高血压、高脂血症、糖尿病、缺血性损伤等，LOX-1 表达也会明显上调。高脂饲养的 LOX-1 转基因小鼠表现出 oxLDL 摄取，氧化应激及巨噬细胞浸润等现象加剧，则促进动脉粥样硬化发展；反之 LOX-1-/-/LDLR-/-小鼠则动脉斑块减少。

此外，在 apoE-/-小鼠肝脏异位过表达 LOX-1 减轻动脉粥样硬化发展，其机制是通过肝脏 LOX-1 清除吸收循环中的 oxLDL 减少外周脂质聚积和氧化应激。这些证据表明了 LOX-1 在 oxLDL 摄取及动脉粥样硬化发展中的起着重要作用。

另一个维持胆固醇稳态的机制是细胞胆固醇外流。两个主要的胆固醇外流途径包括 SR-B1 和 ATP 结合盒转运体 ABCA1/ABCG1 介导的胆固醇外流。ABCA1 通过直接结合于 apoAⅠ促进磷脂和胆固醇流向脂质缺乏的 apoAⅠ。而 SR-BⅠ和 ABCG1 则促进巨噬细胞内的胆固醇流向成熟的 HDL。

在动脉粥样硬化中，维持内皮和免疫细胞的胆固醇稳态至关重要。现有的研究证明，AMPK 可影响胆固醇摄取和外流之间的平衡。原代培养的巨噬细胞上激活 AMPK 可抑制 oxLDL 诱导的巨噬细胞增殖。

笔者实验室最近研究发现，AMPK 与巨噬细胞 LOX-1 表达及 oxLDL 摄取密切相关，激活巨噬细胞 AMPK 能明显降低巨噬细胞 LOX-1 表达和 oxLDL 摄取，而抑制或沉默 AMPK，则诱导 LOX-1 表达，其机制可能为 AMPK 激活后通过脱磷酸和 NF-κB 的 Ser536 位抑制其活性而下调 LOX-1。另有研究报道，AICAR 可明显抑制巨噬细胞摄取 oxLDL。间接激活 AMPK 的小檗碱可降低巨噬细胞中 oxLDL 诱导的 LOX-1 表达，辅酶 Q10 通过 AMPK 途径下调内皮细胞 oxLDL 诱导的 LOX-1 升高。

此外，AMPK 可通过促进细胞胆固醇外流，维持细胞内胆固醇稳态。AICAR 激活 AMPK 能够增加 ABCG1 介导脂质过载的巨噬细胞和动脉内皮细胞胆固醇外流，降低细胞内胆固醇酯聚积，其机制独立于 LXR 调控，与增加 ABCG1mRNA 稳定性有关。在 THP-1 来源的巨噬细胞中，小檗碱激活 AMPK 可增加 ABCA1 介导的胆固醇外流，降低清道夫受体 CD36 和 LOX-1 的表达。AICAR 同样可增加 THP-1 细胞 ABCA1 的表达。尽管 AMPK 在维持巨噬细胞胆固醇平衡中扮演重要角色，其精确机制仍未完全清楚，利用特异性更好的 AMPK 激活剂或 AMPK 基因修饰动物能够更好地证明这个问题。

（四）药物治疗与 AMPK 激活

糖脂代谢异常引发的高脂血症和高血糖等疾病是血管炎症以及动脉粥样硬化的基础。能量代谢紊乱导致 AMPK 对能量感知障碍，AMPK 功能失调，难以发挥其对代谢和炎症的调节作用同时炎症反应又进一步加剧 AMPK 功能与能量代谢失调，使机体部分陷入代谢与炎症失衡的状态，加速动脉粥样硬化病变的发展。因此，AMPK 被认为是纠正能量代谢障碍，维持机体内环境稳态，缓解动脉粥样硬化的潜在靶点。

多年来，大量已上市且被广泛应用的治疗代谢及心血管疾病的药物中，至少有部分药效是由于激活 AMPK 而发挥作用的。其中经过大量实验证实的有二甲双胍、噻唑烷二酮类和他汀类药物。此外，有研究表明血管紧张素Ⅱ（AT-Ⅱ）可能致 AMPK 失活，而这可能是 AT-Ⅱ致血管重构的基础。因此，人们推测是否血管紧张素转换酶抑制剂（AT-Ⅰ）或 AT-Ⅱ受体拮抗剂可能间接的抑制 AMPK 失活。体外培养骨骼肌细胞中，AT-Ⅱ受体拮抗剂替米沙坦可通过 PPARδ 通路上调 AMPK 的磷酸化水平，但在血管平滑肌细胞中目前仍无报道。除了现有的可以间接影响 AMPK 活化的药物之外，可能存在一些特异性激活 AMPK 的药物。

事实上，AMPK 激动剂 AICAR 已经被广泛研究。AICAR 是一种腺苷类似物，与腺苷不同的是，AICAR 更易靶向分布于缺血组织从而避免不必要的外周副作用，但 AICAR 的药代动力学结果表明其口服生物利用度较低而只能静脉注射给药，这限制了其在作为血管保护药物的应用，因此亟待开发

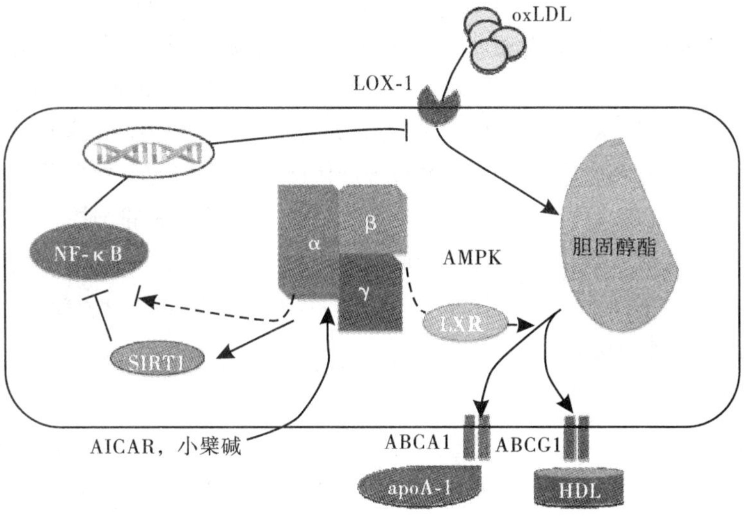

图 12-4-3 AMPK 对动脉粥样硬化过程中巨噬细胞源泡沫细胞形成的影响

图注：LXR：肝 X 受体 α；ABCA1：ABC 结合盒转运体 A1；ABCG1：ABC 结合盒转运体 G1；apoA-1：载脂蛋白 A1；HDL：高密度脂蛋白；CE：胆固醇酯

生物利用度较好且选择性高的 AMPK 激动剂。但是以 AMPK 为靶点的药物开发依然受限于其复杂的异源三聚体酶结构以及 AMPK 繁复的上下游蛋白相互作用。

A-769662 的发现为此提供了新的希望，A-769662 仅激活含有 β1 亚基的 AMPK 异源三聚体，这使得开发可用于临床的同工型特异性 AMPK 激动剂成为可能。此外，A-769662 似乎对 α 亚基、β 亚基的糖原结合域以及 γ 亚基完全没有影响，但不利的是，与 AICAR 类似其口服生物利用度较低，且最近的研究还对其激活 AMPK 的选择性提出质疑。

笔者课题组在研究中发现了一个新型口服有效的 AMPK 激动剂 IMM-H007，通过与 AMPKγ1 亚基结合而激活 AMPK，可在体内外改善脂质代谢，且具有较好的药代动力学特性。近期研究还发现 IMM-H007 通过下调 LOX-1 表达抑制巨噬细胞摄取 oxLDL，减少泡沫细胞形成。同时 IMM-H007 可减轻 apoE-/-小鼠动脉粥样斑块与血管炎症。尽管 AMPK 具有高度保守的特性，却可在不同细胞类型中发挥不同的作用，是否这些化合物能确实发挥血管保护作用仍需大量工作进一步证实。

体育锻炼是一个有效的、健康的“AMPK 激活剂”，研究证明适度的体育锻炼能改善胰岛素抵抗和炎症。低强度的锻炼可能通过激活 AMPK 调节 PGC-1α/β 而促进循环中的单核细胞向 M2 型分化，进而缓解动脉粥样硬化。

机体内环境是一个有机的网络，炎症和代谢紊乱打破了网络平衡，是影响动脉粥样硬化的两个关键因素，AMPK 则在两者间起到了桥梁作用和保护作用。然而，当前仍有大量问题需要解决：AMPK 在单核细胞黏附，巨噬细胞分化，泡沫细胞形成中的精确机制仍需进一步验证；特异性的 AMPK 激活，能否在动脉粥样硬化中发挥保护作用，从而防止心血管事件的发生？总之，深入的研究和理解 AMPK 在代谢与炎症中的角色仍是寻找有效治疗动脉粥样硬化途径的关键。

二、ATP 结合盒转运体 A1：抗动脉粥样硬化的新药靶

流行病学研究表明，高密度脂蛋白胆固醇（HDL-C）水平与临床冠心病的风险呈显著的负相关，HDL-C 水平每升高 1mg/dl（0.026mmol/L），心血管疾病的风险就会相应地降低 2%~3%提示升高 HDL-

C 水平的治疗策略可以减少临床心血管疾病危险。然而，单纯性地增加血浆 HDL-C 水平并不能增强 HDL 心血管保护作用，如 aim-high 临床试验用烟酸类药物和 dal-outcomes 研究用 CETP 抑制剂升高 HDL-C 水平的临床治疗试验。大量数据表明 HDL-C 的心血管保护作用主要与其功能有关，如抗炎、抗氧化、内皮细胞保护、抗血栓等，特别是逆转运胆固醇（reverse cholesterol transport，RCT）功能。

三磷酸腺苷结合盒转运体 A1（ABCA1）和清道夫受体-B1（SR-B1）是 RCT 过程中两个最重要受体，在血清 HDL-C 的生成和代谢以及维持细胞内胆固醇平衡中起着重要的作用。其中，ABCA1 蛋白是 RCT 起始阶段的关键限速蛋白，同时受到转录水平和后转录水平的调控。增加 ABCA1 可以提高 HDL-C 水平，增强 RCT 功能，减少动脉斑块形成。ABCA1 蛋白亦受到细胞内因素（降解酶、信号蛋白和伙伴蛋白）、细胞外因素（代谢物-脂肪酸等）、细胞因子以及激素的调控。本文将着重阐述 ABCA1 蛋白稳定性对胆固醇排出功能的影响。

（一）ABCA1 蛋白

ABC 转运体是机体最大的一类膜转运蛋白家族，目前发现三磷酸腺苷结合盒转运体超家族由 A、B、C、D、E、F、G 7 个家族组成，共 49 个成员，其中 A 家族共有 13 个成员。ABCA1 是 A 家族中的一员，是一种整合膜蛋白，以 ATP 为能源。人类 ABCA1 基因定位于 9q31，约 150 kb，包含 50 个外显子和 49 个内含子。ABCA1 蛋白是由 2261 个氨基酸组成，分子量为 254 kD，在结构上 ABCA1 蛋白具有两个跨膜部分和两个核苷酸结合区域（NBD1 和 NBD2，包含 ATP 结合区域 WalkerA 和 WalkerB），每个跨膜部分有六个跨膜螺旋，在蛋白中间部分有一个高疏水性的调节域。ABCA1 蛋白具有胞内 N 末端和胞外由多个二硫键相连的两个大环。ABCA1 的主要功能是介导细胞磷脂和胆固醇流出，结合至细胞表面贫脂或无脂 apoAⅠ，形成 HDL，进而启动胆固醇逆转运过程（图 12-4-4）。

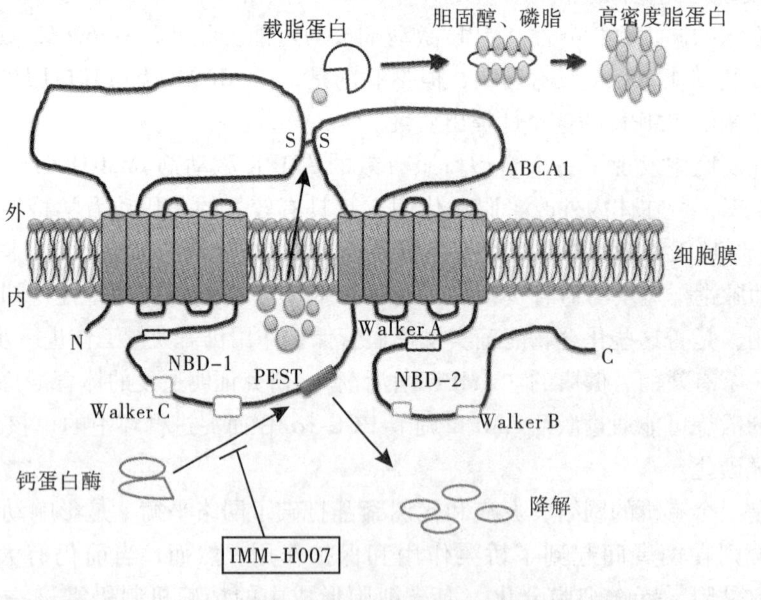

图 12-4-4　ABCA1 蛋白结构、胆固醇外排及钙蛋白酶降解过程
（黄林章绘制）

（二）调节 ABCA1 蛋白稳定性因子

ABCA1 蛋白稳定性受多种因素的影响，主要包括降解酶、信号蛋白和伙伴蛋白（partner protein）；细胞外因素包括代谢物（脂肪酸、活性羧基化合物），细胞因子以及激素等。

1. 细胞外底物　细胞膜表面是ABCA1蛋白参与脂质转运的主要场所，研究表明替换或敲除特定氨基酸能够抑制ABCA1蛋白分布于细胞膜，进而减少脂质转运量达50%。ABCA1蛋白与载脂蛋白结合，能够启动细胞膜无序脂质结合域内胆固醇和磷脂的转运；此外ABCA1蛋白与配体结合也能够进一步激活JAK2信号传导和磷酸化过程，进而稳定ABCA1-apoAⅠ复合蛋白。生理条件下，apoAⅠ是ABCA1蛋白的最佳底物，其他底物还包括apoAⅥ、apoE以及人工合成的多肽L37pA、D37pA和D4-F等。载脂蛋白底物与ABCA1蛋白的细胞外环区域结合，保护ABCA1蛋白免遭酶解。

目前研究认为可能的机制主要为：载脂蛋白激活蛋白激酶C（PKC）或蛋白激酶A（PKA）信号通路，导致ABCA1蛋白PEST区域上丝氨酸或苏氨酸的磷酸化，进而稳定ABCA1蛋白。研究证实，丝氨酸和苏氨酸的磷酸化与ABCA1蛋白稳定性呈正相关。apoAⅠ具有稳定整体ABCA1蛋白水平以及增加细胞膜表面和细胞内ABCA1含量的作用，但是PKC抑制剂能够阻断该作用。D-4F通过Cdc42/cAMP/PKA途径，增强ABCA1蛋白丝氨酸位点的磷酸化，进而促进ABCA1介导的胆固醇外排。通过siRNA干扰ABCA1蛋白丝氨酸位点磷酸化调节PKA，同样能够降低ABCA1水平。apoAⅠ结合ABCA1蛋白还具有诱导细胞内cAMP生成，cAMP刺激PKA介导的ABCA1磷酸化（丝氨酸-2054），进而促进脂质排出。此外，钙离子同样能够调节ABCA1功能，研究发现螯合细胞内钙离子会导致apoAⅠ酯化速率减缓。而PKC的活化能够同时调节ABCA1基因转录和蛋白稳定性。PKC与ABCA1结合，介导apoAⅠ启动细胞内胆固醇、卵磷脂和鞘磷脂的外流。细胞膜鞘磷脂的减少会增加磷脂酰胆碱磷脂酶活性，催化水解卵磷脂生成甘油二酯。甘油二酯然后激活PKC，磷酸化ABCA1蛋白，最终保护钙蛋白酶介导的ABCA1蛋白降解。此外，apoAⅠ与ABCA1蛋白结合同样能够激活JAK2、RhoA、Cdc42等蛋白，从而促进脂质排出。Cdc42是Rho GTPase家族的一员，与ABCA1蛋白作用增强apoAⅠ介导的胆固醇外排。

其次，ABCA1蛋白PEST区域的苏氨酸1286和1305位点磷酸化与ABCA1蛋白稳定性呈密切相关。载脂蛋白或多肽类能够促进PEST区域的去磷酸化，从而增加ABCAⅠ蛋白稳定性。研究发现apoAⅠ蛋白能够使ABCA1蛋白表面化以及苏氨酸残基的去磷酸化。苏氨酸1286和1305位点突变能够抑制ABCA1蛋白去磷酸化，因此，PEST区域苏氨酸1286和1305位点的去磷酸化具有稳定ABCA1蛋白的作用。

此外，研究还发现ABCA1蛋白C端氨酸2215~2220位点具有高度保守区域VFVNFA，该区域是载脂蛋白与ABCA1蛋白结合所必须的，敲除VFVNFA区域会导致ABCA1蛋白稳定性减少，ABCA1蛋白C末端也是其与Cdc42结合所必须的。同样有研究表明，PDZ-RhoGEF与ABCA1蛋白C末端PDZ区域结合，通过激活RhoA而抑制ABCA1蛋白降解。

2. PDZ蛋白　PDZ蛋白是携带有一个或多个含有90个氨基酸PDZ（PSD-95/Dlh/ZOl）片段的蛋白，PDZ片段与C末端相连。ABC家族成员如ABCC7、ABCC2、ABCA7以及ABCA1在C末端都含有经典的PDZ结合区域。酵母双杂交试验发现syntrophin蛋白与ABCA1蛋白羧基端144位氨基酸结合。Syntrophins SNTA、SNTB1、SNTB2是细胞内膜蛋白，含有两个功能性普列克底物蛋白同源区域：PDZ结合区域和C末端syntrophin结合特定区域。普列克底物蛋白同源区域与蛋白或磷脂酰肌醇结合，介导细胞膜结合。成纤维细胞敲除SNTB2具有轻微的抑制脂质排出作用，但是SNTB1的敲除则能够显著抑制脂质排出作用强度高达50%；同样在骨髓来源的巨噬细胞中SNTB1的敲除也能够减少脂质排出达30%。减少SNTB1、SNTB2表达会导致ABCA1蛋白含量降低，过表达SNTB1则能够抑制ABCA1蛋白降解，促进脂质外排。SNTB1诱导ABCA1蛋白在细胞内膜的聚集，与在细胞膜表面形成多蛋白复合物相同。

SNTA与ABCA1蛋白C末端的3个氨基酸结合，与SNTB1稳定ABCA1和增加apoAⅠ介导的脂质外排相似。然而，PDZ蛋白结合C末端并不是稳定ABCA1蛋白的主要性质，因为Lin7与ABCA1

蛋白形成复合物并不影响 ABCA1 蛋白的降解。以上研究表明，syntrophin 与 ABCA1 蛋白结合只是轻微地影响 ABCA1 介导的脂质外排。然而，目前尚未证实 syntrophin 在组织或细胞内也能影响 ABCA1 通路，仍有待进一步的研究。

3. 脂肪酸　脂质代谢异常包括胰岛素抵抗、糖尿病和非酒精性脂肪肝都会导致脂肪酸升高，抑制 ABCA1 蛋白稳定性和改变其在细胞内的分布情况。非饱和脂肪酸如棕榈油酸、油酸、亚油酸和花生四烯酸在细胞内代谢过程中受到长链乙酰辅酶 A 合成酶（ACS）作用刺激生成辅酶 A 衍生物。然而，ACS 受到抑制或者缺失能够完全反转不饱和脂肪酸导致的 ABCA1 蛋白稳定性降低作用。研究发现不饱和脂肪酸辅酶 A 转变过程中导致细胞内 AMP/ATP 比值增加，进而降低 ABCA1 蛋白稳定性。此外，非饱和脂肪酸也可以通过 PLD2-PKC 通路磷酸化 ABCA1，从而抑制其稳定性；通过 CK2 磷酸化苏氨酸 1242、1243 和丝氨酸 1255 位点，能够减少 ABCA1 翻转酶活性，抑制 apoAⅠ结合及脂质流出。以上研究表明，非饱和脂肪酸导致的 ABCA1 蛋白稳定性降低是通过脂肪酸辅酶 A 衍生物的 PKC 通路导致的 ABCA1 磷酸化增加。

饱和脂肪酸如棕榈酸酯、硬脂酸也能够通过硬脂酰辅酶 A 去饱和酶（SCD）转化为非饱和脂肪酸，从而抑制 ABCA1 蛋白稳定性。SCD 蛋白是细胞内饱和脂肪酸水平和 ABCA1 蛋白稳定性的潜在标志物。SCD 水平升高，会导致更多饱和脂肪酸转化为非饱和脂肪酸，降低 ABCA1 蛋白稳定性。此外，通过亚油酸和曲格列酮抑制 SCD 蛋白，能够抑制由于棕榈酸酯和硬脂酸导致的 ABCA1 稳定性降低。采用巨噬细胞模型研究发现 SCD 蛋白由于降低 ABCA1 稳定性，导致细胞内脂质堆积增加。所以，饱和或不饱和脂肪酸是影响 ABCA1 蛋白稳定性的重要物质。

4. PEST 结合域相关蛋白　ABCA1 的内部化是通过细胞内吞作用实现的，其内部化对细胞核内胆固醇外排及胞内钙蛋白酶降解 ABCA1 蛋白都起着很重要的作用。脯氨酸（P）、谷氨酸（E）、丝氨酸（S）、苏氨酸（T）富集区域（PEST）是钙蛋白酶的底物，位于 ABCA1 胞内环状结构中，而位于 PEST 区域的部分苏氨酸残基磷酸化是 ABCA1 蛋白降解的必要步骤。apoAⅠ能够减少 ABCA1 的磷酸化和降解，从而增加细胞表面 ABCA1 和细胞膜胆固醇外排。干扰 ABCA1 蛋白的内部化或是突变其 PEST 区域也同样能够增加细胞表面 ABCA1 蛋白表达，促进胆固醇外排。重组缺失 PEST 区域的 ABCA1 蛋白，表现为细胞表面聚集 ABCA1 蛋白及细胞膜胆固醇外排增加，而细胞核内胆固醇外排减少，说明 PEST 区域参与了 ABCA1 的细胞内吞过程，对 ABCA1 蛋白的细胞内降解及胞内 ABCA1 回收至细胞表面都有重要作用。

钙离子依赖的钙调蛋白识别区位于 PEST 区域周围，钙调蛋白与 ABCA1 结合具有保护 ABCA1 免遭钙蛋白酶的水解。敲除钙调蛋白表达会导致 ABCA1 蛋白降解增加，抑制细胞内 ABCA1 蛋白回收至细胞表面，而对 ABCA1 蛋白内部化过程没有影响。最终导致 ABCA1 蛋白总水平和细胞表面含量降低，脂质外排减少。

研究发现钙调蛋白抑制剂 W7 能够刺激钙调蛋白与 ABCA1 蛋白结合，抑制钙蛋白酶水解和促进脂质外排。钙调蛋白也能够间接稳定 ABCA1 蛋白，钙离子依赖的钙调蛋白-磷酸酶-JAK2 通路增强 apoAⅠ结合 ABCA1 蛋白的能力，进而使得 ABCA1 蛋白稳定性增加。apoAⅠ能够诱导钙离子流入细胞内，细胞质钙离子浓度增加，诱发钙离子结合钙调蛋白，从而激活磷酸酶以及刺激 JAK2 的自磷酸化。

5. ABCA1 蛋白降解　ABCA1 蛋白的降解主要通过钙蛋白酶降解和泛素化介导的蛋白降解，其中钙蛋白酶降解是 ABCA1 蛋白降解的主要形式。ABCA1 蛋白第一胞内环的 1283-1306 位氨基酸包含一段序列 PEST，而这是钙蛋白酶降解 ABCA1 蛋白所需要的。钙蛋白酶可能的清除位点有：一是 N 末端 1-5-8-14 区域；另外一个是位于 PEST 区域，磷酸化该区域 1286 或 1305 位苏氨酸残基能够促进 ABCA1 蛋白经钙蛋白酶降解，减少细胞膜表面分布。ABCA1 蛋白结构在细胞内环包含有钙调蛋白结合序列（氨基酸残基 1245-1257），该区域与钙调蛋白结合从而抑制钙蛋白酶介导的 ABCA1 酶解，增加 apoA Ⅰ介导的脂质外排。

泛素化介导的 ABCA1 蛋白降解是依赖于溶酶体和非溶酶体两种形式。其中溶酶体形式降解细胞表面 ABCA1 蛋白是通过 ESCRT 途径。自组装的 ESCRT 复合物与 ABCA1 泛素蛋白连接，转移至囊泡，然后进一步转运到溶酶体降解。抑制 ESCRT 通路显著降低细胞表面 ABCA1 蛋白的降解。非溶酶体形式指的是通过泛素蛋白酶体系统降解 ABCA1 蛋白。抑制蛋白酶体会导致泛素化 ABCA1 和整体 ABCA1 蛋白数量增加。同时非溶酶体形式介导的泛素化降解也是内质网 ABCA1 生成的重要调控系统。总之，在细胞内钙蛋白酶和泛素化途径协同调控 ABCA1 蛋白的降解。

6. 其他因素　磷脂转移蛋白（PLTP）显著增加细胞内胆固醇和磷脂外排至 HDL 颗粒，但是对贫脂 apoA Ⅰ则无明显促进胞内脂质排出的作用。PLTP 与 apoA Ⅰ蛋白在 ABCA1 蛋白相同位点与之结合，同样具有稳定 ABCA1 蛋白的作用，进一步研究还发现，PLTP 激活 JAK2 从而有助于 apoA Ⅰ与 ABCA1 蛋白结合。然而，PLTP 对脂质转运的作用，因胆固醇受体不同而作用特异，在含有脂质的 HDL 颗粒为胆固醇受体时，PLTP 能够促进细胞内脂质流出，相反在贫脂 apoA Ⅰ为受体时，则因为与 apoA Ⅰ竞争 ABCA1 而抑制胞内脂质流出。此外研究发现，PLTP 同样也能够促进脂质流向 apoB 脂蛋白，从而增加机体 LDL、VLDL 水平。

以 ABCA1 蛋白 144 位 C 末端氨基酸进行酵母双杂交试验，表明 Fas 相关死亡结构域蛋白 FADD）可以与 ABCA1 蛋白结合。人肝细胞 HepG2 重组负显性 FADD 形式，能显著减少磷脂转移到 apoA Ⅰ。而在 HepG2 细胞内过表达 ABCA1 蛋白 144 位 C 末端氨基酸，则显著减少脂质外排，表明该多肽能够干扰蛋白与 ABCA1 蛋白 C 末端结合。沉默 AOX1 表达能够减少 ABCA1 依赖型的脂质外排，但并不影响 ABCA1 蛋白表达。AOX1 在肝、肾、肾上腺、小肠、卵巢以及脂肪组织中表达，但是并不在巨噬细胞内表达，提示 AOX1 影响肝 ABCA1 的作用，而对巨噬细胞的 ABCA1 功能没有影响。位于内质网的 SPTCL1 与 SPTLC2 形成异质二聚体。该全酶催化丝氨酸与棕榈酰辅酶 A 的聚集，即鞘脂类合成的起始步骤。多球壳菌素或 siRNA 干扰抑制 SPTLC1 能够显著增加脂质排出。SPTLC1 位于内质网，通过结合 ABCA1 抑制内质网生成的 ABCA1 转移到细胞膜的过程从而减少脂质排出。在 HL-60 细胞上敲除突触融合蛋白 13 同样能够减少 ABCA1 蛋白和脂质外排。过表达小窝蛋白 1 能够上调主动脉内皮细胞 ABCA1 的表达，促进胆固醇排出。

（三）增强 ABCA1 蛋白稳定性化合物

环孢霉素 A 和 FK506 通过抑制钙离子介导的磷酸酶、JAK2 通路减少 ABCA1 依赖型的脂质外排作用。多球壳菌素抑制 SPTLC1 形成 SPTLC1-ABCA1 复合物，增加细胞表面 ABCA1 水平。布雷菲德菌素 A 和莫能菌素干扰新合成的蛋白转运至细胞表面，导致 ABCA1 聚集于高尔基体和内质网。

银杏提取物（EGb761）通过降低钙蛋白酶活性增加 ABCA1 蛋白；抵抗素通过增加蛋白酶体介导的蛋白降解进而减少 ABCA1 蛋白水平。HIV-1 Nef 蛋白结合在 ABCA1 蛋白 C 末端氨基酸，进而通过增加蛋白酶体介导的蛋白降解而加速 ABCA1 蛋白降解。汉黄芩素通过 PP2B 介导的去磷酸化增加 ABCA1 蛋白稳定性，从而减少巨噬细胞内胆固醇堆积。总之以上因素通过作用于 ABCA1 蛋白降解而影响其水平。虫草素衍生物 IMM-H007 是由中国医学科学院药物研究所自主研发，具有我国自主知识产权的小分子化合物。前期研究发现 IMM-H007 在动物体内具有降低 LDL-C 和升高 HDL-C 的作用，降低 LDL-C，目前研究认为主要与激活 AMPK 有关；而升高 HDL-C 则与抑制钙蛋白酶活性，减少 ABCA1 蛋白降解，促进 ABCA1 的细胞膜表面分布有关。抑制 ABCA1 蛋白降解能够促进脂质外排，从而缓解动脉粥样硬化斑块的形成，为临床防治动脉粥样硬化药物研究提供新思路和治疗策略。

结 语

转录水平调控 ABCA1 蛋白生成的研究相对成熟，如 LXR 激动剂能够增加 ABCA1 蛋白表达，但遗憾的是会造成脂肪肝或肝坏死等副作用。此外，miRNA-33 抑制剂也能够有效抑制 ABCA1 mRNA 免遭降解从而增加 ABCA1 蛋白翻译。然而，亦有研究表明 ABCA1 蛋白水平与 ABCA1 mRNA 水平并不一定呈正相关，比如，心脏和肾组织中 ABCA1 mRNA 水平较高，但是 ABCA1 蛋白水平却相对偏低。因此，转录后调控 ABCA1 蛋白水平具有重要作用。

目前研究已发现至少有 17 种胞内 ABCA1 相关蛋白。SPTLC1 结合蛋白引起 ABCA1 蛋白聚集于内质网，而钙蛋白酶能够降解细胞内 ABCA1 蛋白。其他蛋白的缺失导致 ABCA1 蛋白水平降低，抑制 ABCA1 蛋白活性。ABCA1 相关蛋白的调控，能够改变 ABCA1 蛋白稳定性和活性，是潜在的作用靶标。但是，稳定 ABCA1 蛋白最有效的方式是抑制 ABCA1 蛋白降解或者是促进内质网 ABCA1 蛋白排出。钙蛋白酶抑制剂的研究是靶向调控 ABCA1 蛋白最重要的方向之一。合成多肽 ALLN 是特异性的钙蛋白酶抑制剂，被认为是多发性硬化症的潜在治疗策略。

然而，目前关于小分子化合物稳定 ABCA1 蛋白的研究尚未有报道。本研究发现小分子化合物 IMM-H007 可以通过抑制钙蛋白酶活性而减少 ABCA1 蛋白的降解，从而升高血浆 HDL-C 水平，增强 HDL-C 体内、体外逆转运胆固醇功能，进而减少动脉粥样硬化斑块的发生和发展。表明 IMM-H007 是一个具有升高 HDL-C 水平和增强 HDL-C 逆转运胆固醇功能的潜在抗动脉粥样硬化药物。进一步研究发现 IMM-H007 通过降低钙蛋白酶活性抑制钙蛋白酶介导的 ABCA1 蛋白降解途径，抑制细胞表面 ABCA1 蛋白的内流，促进细胞内 ABCA1 蛋白转移至细胞表面，进而增加细胞表面 ABCA1 蛋白的聚集。

（陈 博 史会杰 马 昂 李 瑾 黄林章 朱海波）

参 考 文 献

1. Adam O, U Laufs. "Rac1-Mediated Effects of HMG-CoA Reductase Inhibitors (Statins) in Cardiovascular Disease." Antioxidants & redox signaling, 2014, 20 (8): 1238-1250.

2. Inagaki M, Nakagawa-Toyama Y, Nishida M, et al. Effect of probucol on antioxidantproperties of HDL in patients with heterozygousfamilial hypercholesterolemia. J Atheroscler Thromb, 2012, 19 (7): 643-656.

3. Li Z, Wang Y, van der Sluis RJ, et al. Niacin reduces plasma CETP levels by diminishing liver macrophage content in CETP transgenic mice. Biochem Pharmacol, 2012, Sep 15, 84 (6): 821-829.

4. Wu BJ, Chen K, Barter PJ, et al. Niacin inhibits vascular inflammation via the induction of heme oxygenase-1. Circulation, 2012, Jan 3, 125 (1): 150-158.

5. Wei W, Zhao H, Wang A, et al. A clinical study on the short-term effect of berberine in comparison to metformin on the metabolic characteristics of women with polycystic ovary syndrome. Eur J Endocrinol, 2012, 166: 99-105.

6. Guo P, Lian ZQ, Sheng LH, et al. The adenosine derivative 2′, 3′, 5′-tri-o-acetyl-n6-(3-hydroxylaniline) adenosine activates ampk and regulates lipid metabolism in vitro and in vivo. Life Sci, 2012, 90: 1-7.

7. Go AS, Mozaffarian D, Roger VL, et al. American Heart Association Statistics C, Stroke Statistics S. Executive summary: Heart disease and stroke statistics—2014 update: A report from the american heart association. Circulation, 2014, 129: 399-410.

8. Ou HC, Hsieh YL, Yang NC, et al. Ginkgo biloba extract attenuates oxldl Ⅰnduced endothelial dysfunction via an ampk-dependent mechanism. Journal of applied physiology: respiratory, environmental and exercise physiology, 2013, 114: 274-285.

9. Weng SY, Schuppan D. Ampk regulates macrophage polarization in adipose tissue inflammation and nash. Journal of hepatology, 2013, 58：619-621.

10. Gao S, Geng YJ. Lox-1: A male hormone-regulated scavenger receptor for atherosclerosis. Vascular pharmacology, 2013.

11. Namgaladze D, Kemmerer M, von Knethen A, et al. Aicar inhibits ppargamma during monocyte differentiation to attenuate inflammatory responses to atherogenic lipids. Cardiovascular research, 2013.

12. Huang Z, Dong F, Li S, et al. Berberine I nduced inhibition of adipocyte enhancer-binding protein 1 attenuates oxidized low-density lipoprotein accumulation and foam cell formation in phorbol 12-myristate 13-acetate I nduced macrophages. European journal of pharmacology, 2012, 690：164-169.

13. Guo P, Lian ZQ, Sheng LH, et al. The adenosine derivative 2′, 3′, 5′-tri-o-acetyl-n6- (3-hydroxylaniline) adenosine activates ampk and regulates lipid metabolism in vitro and in vivo. Life sciences, 2012, 90：1-7.

14. Buechler C & Bauer S. ATP binding cassette transporter A1 (ABCA1) associated proteins: potential drug targets in the metabolic syndrome and atherosclerotic disease? Curr. Pharm. Biotechnol, 2012, 13 (2)：319-330.

15. Lv YC, Yin K, Fu YC, et al. Posttranscriptional regulation of ATP-binding cassette transporter A1 in lipid metabolism. DNA Cell Biol, 2013, 32 (7)：348-358.

16. Mulay V, Wood P, Rentero C, et al. Signal transduction pathways provide opportunities to enhance HDL and apoAI-dependent reverse cholesterol transport. Curr. Pharm. Biotechnol, 2012, 13 (2)：352-364.

17. Zhang Y, Breevoort SR, Angdisen J, et al. Liver LXRalpha expression is crucial for whole body cholesterol homeostasis and reverse cholesterol transport in mice. J. Clin. Investig, 2012, 122 (5)：1688-1699.

18. Hong C, Bradley MN, Rong X, et al. LXRalpha is uniquely required for maximal reverse cholesterol transport and atheroprotection in ApoE-deficient mice. J. Lipid Res, 2012, 53 (6)：1126-1133.

第十三章 药物代谢酶与转运蛋白的调控及分子机制

药物代谢酶（drug metabolizing enzymes）是参与各种化学物质在体内进行生物转化的重要酶系，转运蛋白则与化学物质的体内转运过程密切相关，从而影响药物进入细胞发挥药效或毒性作用。因此，药物代谢酶和转运蛋白是决定药物体内过程的关键因素。研究药物代谢酶和转运蛋白的组成、特性、功能、基因调控以及在新药开发中的作用将有助于了解各种外源物和药物在体内的代谢转化规律、代谢毒性、转运机制、体内处置过程以及药物相互作用的发生和机制，为新药研发和药物的临床应用提供理论依据。本章简述了主要药物代谢酶和转运蛋白的功能及其在新药研究中的意义。

第一节 概 述

一、药物代谢研究发展历程

药物代谢研究始于19世纪，Wöhler和Ure分别于1824和1841年首次报道了犬和人体的药物代谢研究，证实外源性化合物可被机体吸收，经一系列化学反应后从尿液排出体外。这一时期药物代谢研究的突出成就主要表现为发现并阐明药物代谢的主要途径。1841～1893年间，继首次阐明药物代谢的甘氨酸结合反应外，包括氧化还原反应以及葡萄糖醛酸、硫酸、谷胱甘肽、乙酸结合反应等主要药物代谢途径被一一揭示。科学家们除了注意药物自身的改变，也开始考虑药物代谢的意义。

1876年Baumann发现有毒的酚代谢后可生成无毒的酚酸苯酯。1893年Neumeister提出“解毒”的概念并被普遍接受，“解毒”几乎成为“药物代谢”的同义语。1935年Domagk发现体外几乎没有抗菌作用的偶氮磺胺在大鼠体内可转化为具有明显抗菌作用的磺胺，提示解毒不再是药物代谢的唯一意义。1947年，R. Tecwyn Williams发表著作《Detoxication Mechanisms》，对以往广泛而分散的研究进行了系统地整理，提出药物和其他外源物质在体内通过生化反应进行代谢，可分为两个不同的阶段，即Ⅰ相代谢包括氧化、还原、水解反应使药物活性增强或减弱，Ⅱ相结合代谢反应则多数是解毒的过程，揭开了现代药物代谢研究的新篇章。

此后，实验手段和分析技术的飞速发展，极大地推动了药物代谢研究的发展。20世纪初期，应用组织灌流法证实肝脏是药物代谢的主要场所。1936年，Potter和Elvehjem建立了组织切片和组织匀浆法，Claude应用差速离心技术使药物代谢研究可在亚细胞水平进行。色谱技术改善了代谢产物与原型药的分离，同位素示踪技术和分光光度法方便了代谢产物的检测和定量。酶学技术用于药物代谢研究也取得了长足进步。1958年，Brodie等发表的“Enzymatic metabolism of drugs and other foreign compounds”阐述了药物代谢的酶学基础。同年，Klingenberg和Garfinnel各自独立发现肝微粒体存在一种能与CO结合的色素。1962年，Omura和Sato发现该色素为血红素蛋白，还原状态下与CO结合后在450 nm出现明显吸收峰，命名为细胞色素P450（cytochrome P450，CYP450），从此药物代谢研究进入“CYP450”时代。

Lu、Junk、Coon等成功分离纯化了可溶性CYP450，并利用纯化的CYP450建立体外重组系统，进一步研究该酶的生理和酶学特性。随后，人们逐渐认识到 CYP450 在药物代谢中的重要作用以及其具有可诱导性、抑制性及多态性等特性。到 1983 年为止，主要的 CYP450 成员均被纯化、鉴定并明确其特征。近年来随着分子生物学技术的发展，重组 CYP450 酶的制备、基因敲除动物、转基因动物模型日趋成熟和稳定，加深了人们对药物代谢酶的认识；蛋白质晶体衍射技术的发展推动 P450cam 晶体结构的研究，使人们有可能确定 CYP450 血红素蛋白的"活性中心"，推测底物与 CYP450 氧化反应的过程和机制。

1976 年，P-glycoprotein（P-gp）的发现使人们认识到转运蛋白在药物处置方面的重要作用。尽管远远晚于对 CYP450s 的认识，但借鉴 CYP450s 的研究思路和方法，人们对转运蛋白的认识稳步增强。目前对转运蛋白的研究已经成为新药开发和药物安全性评价方面的重要内容。相信随着动物模型和体外研究体系的进一步完善、分析技术和方法的发展、计算机预测软件的成熟必将加深对药物体内过程的认识、促进新药开发。

二、药物代谢酶的分类、特性及功能

药物代谢酶按催化反应类型可分为Ⅰ相酶和Ⅱ相酶系。以 CYP450 为代表的Ⅰ相酶主要催化底物的氧化、还原、水解反应，使其代谢激活或灭活；而Ⅱ相酶如尿苷二磷酸葡萄糖醛酸转移酶、谷胱甘肽巯基转移酶和磺基转移酶等主要参与结合反应，加速药物或化学毒物本身及代谢产物以结合物的形式排出体外。当一个外源物进入体内后，可依次经Ⅰ相酶和Ⅱ相酶反应或直接以Ⅱ相酶反应的形式代谢转化。研究药物代谢酶的组成、功能、作用特点将有助于了解各种内、外源物在体内的代谢转化规律、毒性及相互作用的发生和机制，为新药开发和药物的临床应用提供理论依据。

（一）CYP450s 的组成、特性及功能

CYP450s 由一组结构和功能相关的基因超家族编码的同工酶组成，是参与体内多种内源物、外源物生物转化的主要药物代谢酶，具有广泛的底物特异性和多样性。CYP450s 含量以肝脏最为丰富，在肾上腺、肾、肺、皮肤、脑、小肠黏膜、结肠、睾丸、膀胱、淋巴细胞等器官组织也有分布。CYP450s 的选择性分布与外源物进入机体的途径及其体内转化过程密切相关，有利于 CYP450s 最大程度地发挥其生理功能。

1. CYP450s 的组成　CYP450s 是由多个成分组成，包括 CYP450、细胞色素 b5、NADPH-细胞色素 P450 还原酶（NADPH-cytochrome P450 reductase，CPR）、细胞色素 b5 还原酶（cytochrome b5 reductase，CBR）以及磷脂。上述成分中，CYP450 蛋白是底物和分子氧结合的部位，决定底物和产物的特异性。细胞色素 b5、CPR、CBR 则主要参与 CYP450s 催化反应过程中的电子传递，而磷脂可以加速电子传递，提高 CYP450s 的氧化作用。

2. CYP450s 催化反应的分子机制　CYP450s 可催化多种底物的氧化还原反应，主要包括脂肪族化合物的羟化、芳烃和烯链的环氧化、氮脱烃和氧化脱氨、脱硫、脱卤等，而还原反应多发生在厌氧条件下，如含硝基、偶氮、卤代化合物等的还原反应。

CYP450s 催化反应的分子机制见图 13-1-1。

当底物与氧化型 CYP450 结合后，从 CPR 的供体上得到一个电子，使 Fe 由三价铁还原为二价铁，还原的铁原子与分子氧结合。随后，从 NADPH-黄素蛋白还原酶或 CBR 得到另一个电子和质子（H^+），将含氧的 P450-底物复合体还原，形成 RH-Fe^{3+}（O_2^{2-}）复合物。该复合物脱去一分子水，并将氧原子传递到底物上。氧化的底物释放后，还原型 CYP450 重复循环。

CYP450s 与底物的结合具有亲和力强，结合迅速，同时出现吸收光谱的变化等特点。此外，底物与 CYP450 的结合也可引起酶构象的改变。

3. CYP450s 的特性

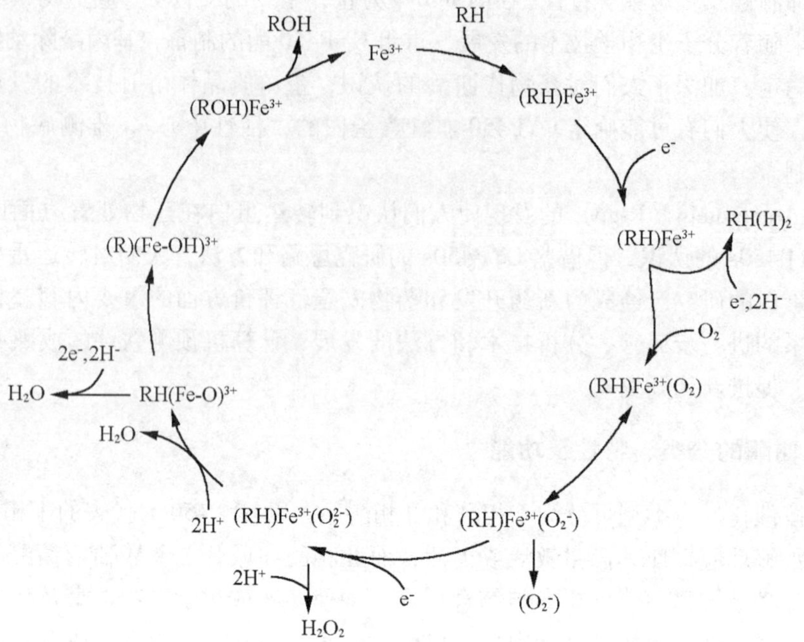

图 13-1-1 CYP450s 作用的分子机制

注：Fe：表示活性部位中血红素的铁原子；RH：代表底物；RH（H）$_2$：代表还原产物；ROH：为产物

（1）光谱特性：还原状态的 CYP450s，与 CO 结合后在波长 450nm 处可出现最大吸收。此特性被广泛用于测定各种生物样品中 CYP450s 的水平。此外，某些底物与 CYP450 结合后也导致吸收光谱的改变，按其差示光谱变化特点的不同可分为三种类型，即Ⅰ型、Ⅱ型和改良Ⅱ型。Ⅰ型的吸收波长在 385~390 nm，峰谷在 420 nm；Ⅱ型与Ⅰ型相反，最大吸收波长在 430 nm，峰谷在 390 nm；改良Ⅱ型与Ⅱ 型极为接近，吸收波长在 409~445 nm，峰谷在 365~410 nm。引起Ⅰ型光谱改变的化合物有苯巴比妥、氨基比林、SKF525-A、氯丙嗪、睾丸酮等，引起Ⅱ型光谱改变的化合物有苯胺、皮质醇、氰化物、鱼藤酮等。已知多数引起差示光谱改变的化合物都是 CYP450s 的底物，也有少数化合物是该酶的抑制剂。底物差示光谱的类型与底物的性质、CYP450s 的类型和状态有关，而强度取决于底物的浓度，同时也受其他底物、溶剂、pH 值、离子强度等因素的影响。差示光谱特性可作为研究 CYP450s 是否参与代谢的指标。

（2）膜结合特性：CYP450s 主要存在于动物细胞的微粒体和线粒体中，其中多数是以膜结合形式存在于微粒体。线粒体 CYP450 酶系统中的 CYP450s 与内膜结合，而还原酶系统则溶解于线粒体嵴间隙。目前认为，微粒体 CYP450s、CPR 和 CBR 的 N-末端以及细胞色素 b5 的 C-末端都是跨膜脂质双层并固定于膜内氧化还原系统的成分。此外，由于底物的亲脂性不同，膜磷脂的组分和结合特性可影响 CYP450s 与底物结合以及 CYP450s 与还原酶的作用。在 CYP450s 分离纯化过程中，由于 CYP450s 嵌入内质网膜，其疏水性趋向聚合而难以形成晶体，因此造成分离纯化的困难。此外，由于 CYP450s 的膜结合特性，使其底物需要具备一定的脂溶性。

（3）多样性和底物特异性：研究表明，来源于不同种属、不同组织 CYP450s 的分子量、光谱特性、分布特点、免疫学特性、氨基酸顺序、底物特性和调控机制均有不同程度的差异。人类 57 个 CYP450 基因可分为 18 个家族、43 个亚族，其中线粒体 CYP450s 具有明显的底物特异性，可代谢内源性甾醇化合物，较少参与外源物代谢，而肝微粒体 CYP450s 则具有广泛的底物特异性，但只有 CYP1~CYP4 家族参与药物和外源物的Ⅰ相代谢。已知多数临床药物的代谢与 CYP1A1，CYP1A2，CYP2A6，CYP2C8，CYP2C9，CYP2C19，CYP2D6，CYP3A4 关系密切，其中 CYP3A 亚族在人体内药物代谢中发挥十分重要的作用。此外，CYP1A1，CYP1A2，CYP2C，CYP2E1 在人和啮齿类动物外源物解毒和活化过程中作用也十分活跃。目前已知大多数化学致癌物都是 CYP1A 的底物。CYP2 家族是目前已知的 CYP450 同工酶中最大且最复杂的家族，包括 CYP2A、CYP2B、CYP2C、CYP2D、CYP2E、CYP2F 等。CYP2A6 参与亚硝胺类化合物和黄曲酶毒素 B1 的激活；CYP2B6 参与前致癌剂的激活和解毒。CYP2C 底物广泛，在药物代谢中起重要作用。CYP2C19 催化具有两个氢键受体的酰胺类或弱碱性化合物的代谢。CYP2D6 有显著的遗传多态性，20%的临床用药经其代谢。CYP2E1 在某些致癌物、肝毒素的激活和解毒中发挥重要作用，并且在自由基产生和氧化应激过程中扮演重要角色。CYP2F1 和 CYP2S1 均参与催化萘的毒性反应。CYP3A 在人体肝脏中含量最多，其底物覆盖面极广，可参与某些致癌物及大多数临床口服用药的生物转化，是影响口服药物首过效应和造成药物间相互作用的重要原因。CYP4F 除介入花生四烯酸和脂肪酸代谢外，还参与红霉素、苄非他明、乙基吗啡和氯丙嗪等药物的代谢。

据统计，目前 CYP450s 催化反应类型达 40 余种，可能是自然界最具多样性的生物催化剂。CYP450s 的底物包括体内原有的类固醇激素、花生四烯酸、脂肪酸、胆酸、维生素 D_3 等，而人类制造的 20 万种化合物中大多数都可能是 CYP450s 的底物，包括药物、致癌物、抗氧化剂、农药、有机溶剂、染料等。CYP450s 对某些底物有高度的选择性，同时也具有交叉的底物特异性。

（4）可诱导性：CYP450s 的催化活性主要取决于酶含量。某些化合物包括药物、化学毒物等既是 CYP450s 的底物又是诱导剂，可通过不同的诱导机制提高体内 CYP450s 水平。CYP450s 酶诱导的主要作用机制是基因转录水平的提高，非转录机制包括 mRNA 或 CYP450s 酶蛋白稳定性的提高，如乙醇对 CYP2E1 的诱导是通过提高 mRNA 的稳定性，抑制 CYP2E1 的脱辅基蛋白的降解，降低同工酶蛋白的降解速率实现的。目前认为 CYP 基因水平的诱导过程由核受体介导，有关核受体对 CYP450s 的调控作用详见本章第二节。

CYP450s 不仅可将无活性的化合物转化为有活性或毒性的代谢产物，同时也可将活性和有毒物质代谢灭活。因此，诱导的利弊受到多种因素影响，如化合物本身的性质、器官和组织特异性、诱导同工酶的类型等。某些药物可通过诱导作用加速自身或其他药物的代谢速率，导致治疗作用降低或毒性反应，如苯巴比妥可增强安替比林和华法林等药物清除速率，而某些药物如抗肝炎药双环醇可通过诱导药物代谢酶，加速化学毒物和致癌物的代谢，降低肝毒性。

（5）基因多态性：基因多态性通常表现为同一种属内不同个体之间存在酶活性、含量的个体差异。由于 CYP450s 的基因多态性具有明显种族和地域的差异，因此，CYP450s 的基因多态性也是药物作用个体差异的分子基础，可导致体内药代动力学的改变，从而引起药效降低或毒副作用增加，尤其对于治疗指数低的药物或单基因缺陷即可导致酶活性缺失等更为重要。几乎所有代谢外源物的 CYP450s 均具有基因多态性，变异最多的 CYP2D6 有 80 多种等位基因发生 100 多种变异。根据基因变异情况可分为四种表型。慢代谢型（poor metabolizers，PM），携带两个缺失的等位基因，因此完全缺乏酶活性，这类人群因代谢受阻，药物易蓄积体内而中毒。中间代谢型（intermediate metabolizers，IM），携带一个失活的等位基因造成酶活性降低。快代谢型（extensive metabolizers，EM），带有两个有功能的等位基因，酶活性正常。超快代谢型（ultrarapid metabolizers，UM），带有两个以上活性基因拷贝。

CYP450s 因变异程度不同，其催化能力也有很大差别。体外研究表明，CYP2B6、CYP3A4/5 对特异性底物的代谢活性可分别相差 80 倍和 750 倍，而 CYP1A2、CYP2C9、CYP2C19 和 CYP2D6 可从无明显的代谢活性到代谢活性为342.9~1461.0 pmol/（min·mg）。体内研究表明，CYP2D6的基因型与依赖CYP2D6代谢药物的口服清除率密切相关，如EM个体口服安定类药物奋乃静和Zuclopenthixol的清除速率分别是PM个体的3倍和2倍。由于药物代谢酶的基因多态性是机体对药物反应个体差异的重要因素，因此对个体进行基因型鉴定和代谢型分类有助于临床合理用药，避免不良反应发生。

4. CYP450s的功能　CYP450s的末端加氧功能使其在激素合成、药物代谢、外源物降解及前致癌物活化等方面发挥着重要作用。

（1）CYP450s对内源物的代谢：CYP450s不仅催化药物和其他外源性化合物的代谢转化，同时也参与体内甾体激素、生理活性物质（前列腺素、白三烯等）的生物合成、维生素A、维生素D和脂肪酸的羟基化以及内源性生物碱（可待因、吗啡）的合成和转化。

CYP1~CYP3家族均不同程度地参与激素的代谢，如CYP1A催化雌激素的代谢，CYP3A催化雄激素的代谢。CYP11、CYP17、CYP19、CYP21、CYP39、CYP46和CYP51家族参与从胆固醇到类固醇甾体的生物合成，如胆固醇的侧链裂解、CYP17参与、CYP21-羟化、CYP24-羟化以及雄激素的芳构化都依赖CYP450s，有的反应发生在微粒体，有的则在线粒体。

CYP4家族参与花生四烯酸和脂肪酸的代谢；CYP5A1参与血栓素A2的合成；CYP7家族参与胆汁酸的合成；CYP24A参与维生素D的降解；CYP26家族与维甲酸的羟化有关。

（2）CYP450s对外源物的代谢：人类在日常生活中可接触到各种对健康有影响的外源性化合物，尤其是环境致癌物、化学毒物与药物。上述外源物进入机体后绝大多数要经CYP450s代谢转化。代谢可使脂溶性物质转变为水溶性物质，从而利于药物在体内的消除。在代谢过程中，CYP450s虽然可使大多数外源物的活性减弱或丧失，但也有少数外源物通过代谢激活，由原本无毒的化合物转化为活性中间物而产生毒性，后者越来越引起众多学者的重视。

CYP450s催化外源物的代谢具有底物范围广、结构差别大、底物有交叉性的特点。目前发现，人体内众多CYP450家族中只有CYP1~CYP4家族参与药物和外源物的Ⅰ相代谢，以CYP1A2、CYP2C9、CYP2C19、CYP2D6和CYP3A4最为常见。

CYP1家族包括CYP1A1、CYP1A2和CYP1B1三种同工酶。CYP1A1广泛分布于肺、皮肤、喉、胎盘及脑等肝外组织，参与烃类致癌物的代谢。多环芳烃是环境化学致癌物的主要组成物质，通过呼吸或饮食进入体内，经CYP1A1代谢为活性中间物而致癌，主要致癌靶器官为肺和皮肤。CYP1A2在肝组织中有特异性表达，约占肝CYP450总量的10%。CYP1A1和CYP1A2具有70%的同源性，因此两种酶存在底物重叠性。除芳胺、杂环胺及一些含卤烃化物外，CYP1A2也是代谢某些黄嘌呤类药物如丙米嗪、普萘洛尔、氯氮平、茶碱、咖啡因的重要同工酶。早在20世纪40年代Miller等就发现，染料中芳胺化合物的致癌作用是由于在体内代谢为活性亲电子物质并与生物大分子形成加合物所致。实验动物及人体组织中进一步发现，膀胱癌和结肠癌中的芳胺类如氨基联苯、杂环芳胺类如2-氨基-6-甲基咪唑并（4，5-b）吡啶均可经CYP1A2代谢，生成的活性中间体可与蛋白质及DNA结合。

CYP2家族是目前已知CYP450s中最大、最复杂的家族，包括CYP2A、CYP2B、CYP2C、CYP2D、CYP2E、CYP2F等众多亚族。CYP2A6约占肝CYP450总量的10%，主要参与尼古丁的代谢以及亚硝胺类化合物和黄曲霉毒素B1的激活。CYP2B6占肝脏CYP450s的1%~10%，催化具有1~2个氢键受体的中性或弱碱性化合物的代谢，参与某些前致癌剂的激活和解毒。CYP2C由4个同工酶组成，除CYP2C18外，CYP2C8、CYP2C9、CYP2C19均在肝脏表达，占CYP450总量的30%~40%，其中CYP2C9表达最高，其次为CYP2C8和CYP2C19。CYP2C8的底物多为分子量较大的弱酸性化合物，如降血糖药罗格列酮、匹格列酮以及化疗药紫杉醇。CYP2C9参与具有1个氢键受体的弱酸性化合物的代谢，其主要底物有 S-华法林、甲磺丁脲和非甾体抗炎药如氟布洛芬、双氯芬酸、吲哚美辛、美洛昔康等。CYP2C19 多催化具有两个氢键受体的酰胺类或弱碱性化合物的代谢，如质子泵抑制剂奥美拉唑和泮托拉唑。CYP2D6 具有显著的遗传多态性，20%临床用药经其代谢，参与大多数抗抑郁药及安定类药物的代谢。此外，CYP2D6 还参与致癌物 NNK［4-甲基亚硝氨-1-（3-吡啶基）-1-丁酮］的激活。由于 CYP2D6 在代谢激活方面的作用，使其在肿瘤治疗领域受到关注。例如他莫昔芬、endoxifen、4-羟基他莫昔芬等治疗雌激素受体阳性乳腺癌的辅助药物均经 CYP2D6 代谢激活产生活性代谢产物。CYP2E1 约占肝脏 CYP450 总量的 6%，在人及啮齿类动物肝脏中表达的个体间差异较小，主要参与乙醇、丙酮、氯仿等小分子化合物代谢，可被乙醇等小分子化合物诱导。含卤烃化合物可经 CYP2E1 等同工酶代谢，生成具有肝毒性的活性中间产物。如四氯化碳经 CYP2E1 代谢成为三氯甲烷自由基（CCl_3·）及过氧化自由基（CCl_3O_2·）。上述高毒性活性产物可损伤 DNA 和膜蛋白，改变肝细胞基因表达，启动膜脂质过氧化降解，导致细胞内外 Ca^{2+} 平衡状态改变，体内重要抗氧化物谷胱甘肽耗竭，最终引起化学性肝损伤和癌变。CYP2F1 主要在呼吸道表达，参与萘和 3-甲基吲哚的毒性反应。CYP2S1 存在于肝外组织的上皮细胞，尤其是易于外源物接触的上皮组织，如呼吸道、胃肠道等含量较高，CYP2S1 也参与萘的毒性反应。

CYP3A 是人肝脏中含量最丰富的 CYP450，占肝 CYP450s 总量的 30%，个别人体内 CYP3A 含量可高达 CYP450 总量的 60%。该亚族主要有 CYP3A4、CYP3A5、CYP3A7、CYP3A43 四种同工酶，约 50%的药物和外源物经其代谢。CYP3A7 仅存于胎儿肝中，而 CYP3A5 只存在于 10%～20%的成人中。CYP3A4 是 CYP3A 亚族最主要的同工酶，通过催化 C-脱羟或 N-脱烃、C-羟化等反应来代谢药物。CYP3A 的底物广泛，从致癌物黄曲霉毒素 B1、6-氨基芴到大多数临床口服用药的生物转化都有 CYP3A 的参与。因此，一般认为 CYP3A 是影响口服药物首过效应的主要酶系，也是造成药物间相互作用的重要原因。

CYP4 家族中的 CYP4A11 是在人肾脏中发现的、通过 cDNA 克隆鉴定的同工酶。该酶通过ω及ω-1-羟化反应代谢脂肪酸，可能还参与某些化学致癌物的代谢。

CYP450s 主要催化内源、外源化合物发生氧化反应，但是当外界环境发生改变时，可能出现不同的催化机制，如在缺氧情况下可以启动过氧化物支路，通过过氧化物提供氧原子使底物羟基化；或者通过氧还原机制，不形成羟基化合物，而是产生超氧化物、过氧化物。此外，CYP450s 还可催化还原反应，如亚铁型 CYP450s 可提供电子，在缺氧条件下进行分步反应，许多化合物如 N-氧化物、染料、环氧化物等都可以接受 2 个电子而被还原。CYP450s 催化的反应类型多样，甚至对化学结构相似的底物也可表现出多种反应类型，故而被称为万能催化剂。

（二）谷胱甘肽转移酶

谷胱甘肽转移酶即谷胱甘肽巯基转移酶（glutathione S-transferases，GSTs）是催化体内还原型谷胱甘肽与亲电性化合物结合反应的重要药物代谢Ⅱ相酶系。GSTs 除催化典型的结合反应外，还参与异构化反应和还原反应。GSTs 催化特点是激活还原型谷胱甘肽的硫原子形成硫醇盐阴离子（GS^-）。GS^- 是强亲核基团，可进攻亲电子底物。GSTs 主要包括 3 个家族：胞质 GSTs、线粒体 GSTs 和微粒体 GSTs 即膜结合蛋白（MAPEG）。GSTs 在人肝脏含量丰富，约占肝脏可溶性蛋白的 4%，在耐药细胞系和肿瘤细胞中过表达。

GSTs 除参与化学致癌物、环境污染物和抗癌药物等外源物的解毒过程外，还在固醇类激素和前列腺素生物合成、酪氨酸分解代谢、脱氢抗坏血酸还原等生理过程中发挥重要作用，并与非底物性配基结合参与细胞凋亡信号传导的调控。

1. GSTs 分类

（1）胞质 GSTs：哺乳动物胞质 GSTs 分为 alpha（A）、mu（M）、pi（P）、sigma（S）、zeta（Z）、 theta（T）、omega（O）7个家族，均以二聚体形式存在。人胞质GSTs至少有16个亚型，其中GSTA、GSTM、GSTP和GSTT与亲电子化合物解毒过程关系密切。GSTs在人体表达具有明显的组织差异性。例如，GSTA是肝脏的主要GST亚型，约占肝脏胞质蛋白总量的3%，而GSTM在肝脏含量较低。GSTK1虽然在组织中广泛表达，但含量不一，以肾脏、肝脏和肾上腺表达最为丰富。此外，年龄增长对GSTs的表达也有较大影响。GSTP是胎儿的发育过程中最重要的GST亚型。GSTs在有些组织中只具有载体蛋白的功能，并不发挥催化活性。

除催化结合、还原、异构反应外，GSTT2具有较高的硫酸酯酶活性。GSTO具有脱氢抗坏血酸还原酶活性，在维持脑组织维生素C水平方面发挥重要作用。GSTs还可与疏水性非底物进行共价、非共价结合，参与细胞内源物、外源物和激素（多环芳烃类、固醇类、胆红素、甲状腺激素等）的转运和处置。

（2）线粒体GSTs：线粒体GSTs仅有kappa（K）一个亚型，对底物CDNB有较高的催化活性，还可还原CuOOH和（S）-15-过氧化氢-5，8，11，13-二十碳四烯酸。推测GSTK1-1可能在脂肪酸β氧化中催化转运或与膜孔相互作用。

（3）MAPEG：此类GST同工酶主要参与类花生酸类物质的合成。目前，已确定有4个亚族（Ⅰ~Ⅳ）。人体内存在的6个MAPEG已被鉴定，分别为谷胱甘肽转移酶1（MGST1）、谷胱甘肽转移酶2（MGST2）、谷胱甘肽转移酶3（MGST3）、白三烯C4合成酶（LTC4S）、5-脂氧酶激活蛋白（FLAP）和前列腺素合成酶（MPGES），分属于Ⅰ、Ⅱ和Ⅳ亚族。

MGST1可催化GSH与亲电子化合物结合，参与CDNB代谢，并对氧化应激产生的代谢产物具有解毒作用，N-乙基顺丁烯二酰亚胺对MGST1具有激活作用。MGST2和MGST3不仅可以催化亲电子化合物与GSH结合予以解毒，还参与LTC4的合成。FLAP虽然不具有催化活性，但可与花生四烯酸结合，在5-脂肪合酶催化白三烯合成的过程中发挥作用。LTC4S和MPGES则分别参与LTC4和PGE2的生物合成。

2. GSTs在外源物代谢中的作用　各种外源物经GSTs催化的结合反应后多生成低或无活性的代谢产物排出体外。但也有例外，即结合物的活性强于原型。例如，二氯甲烷经GSTs催化可生成进一步与DNA反应的巯基-氯甲基谷胱甘肽结合物。

由于GSTP在肿瘤组织高表达，可与化疗药物直接结合，与多药耐药密切相关。此外，GSTP参与JNK信号传导通路的调控而影响细胞凋亡。因此，GSTP成为一个潜在的肿瘤治疗靶点。例如，TLK286是GSTP的特异性抑制剂，对阿霉素耐药的人结肠癌细胞系和环磷酰胺耐药的人乳腺癌细胞系有效，且其有效性与GSTP水平密切相关，该药已完成Ⅱ期临床试验。前体药物PABA/NO经GSTP和GSTA代谢释放具有细胞毒水平的NO，体内外研究结果表明其抗肿瘤活性与顺铂相近。

3. GST在内源物代谢中的作用　GSTs因具有GSH过氧化物酶活性，可与其他抗氧化酶共同防御膜氧化损伤。GSTs还可通过谷胱甘肽化作用，在对抗氧化应激中发挥重要作用。GSTA家族具有3-酮基固醇异构化酶的活性，参与催化睾酮和孕酮合成。GSTZ1具有马来酰乙酰乙酸异构酶活性，催化苯丙氨酸和酪氨酸分解代谢的次末级步骤。在花生四烯酸的合成和激活过程中，GSTS可催化PGH2的异构反应，生成PGD2和PGE2的混合物，介导过敏和炎症反应，因此GSTs已成为药物作用新靶点，药物可通过抑制GSTS的活性发挥抗敏和抗炎作用。MAPEG家族参与PGE2的生成，同时也具有PGF2α同合成酶的活性。此外，GSTs还在内源性脂质介导的信号转导通路中发挥作用，GSTs过表达可导致15d-PGJ2和PPAR G介导的基因表达水平降低。

4. GSTs在人体的基因多态性　胞质GSTs的基因多态性可能与肿瘤易感性有关。研究表明，缺乏GSTT1的个体可能高发乳腺癌、肠癌、头颈部癌及肺癌。某些GSTs基因如GSTM1*0或GSTT1*0与肺癌和头颈部癌有一定关系。除肿瘤易感性外，GSTP1的多态性也与耐药性密切相关，直接影响肠癌和骨髓瘤的化疗效果。除了M、P和T家族基因变异研究外，胞质GST其他亚族的基因变异也已鉴定。A家族可定量代表肝脏影响解毒过程的主要转移酶，GSTA1和GSTA2均具基因多态性，影响蛋白量和翻译蛋白的活性。基因多态性的研究对疾病发生、疗效和副作用预测均具有重要意义。

（三）尿苷二磷酸葡萄糖醛酸转移酶

尿苷二磷酸葡萄糖醛酸转移酶（UDP-glucuronosyltransferases，UGTs）是催化各种内源、外源物体内结合反应的重要Ⅱ相酶系。该酶位于内质网内膜腔面，以尿苷二磷酸-酶系葡糖醛酸（UDPGA）为糖基供体，催化葡萄糖醛酸与不同类型化合物的羟基、羧基、氨基或巯基结合，生成水溶性β-葡萄糖苷酸，随尿液或胆汁排出体外。经Ⅱ相酶代谢的药物中，约35%是由UGTs催化发生葡萄糖苷酸化反应。一般认为，药物分子经葡醛酸结合后水溶性增加，易于排出体外，从而降低其药理活性，但也有例外，如吗啡和维甲酸等。

1. UGTs的分类　UGTs是多基因酶系，包括2个家族和3个亚族（UGT1A、UGT2A和UGT2B）。UGT1A包括UGT1A1、UGT1A3～UGT1A10。UGT2包括UGT2A1、UGT2B4、UGT2B7、UGT2B10、UGT2B11、UGT2B15、UGT2B17和UGT2B28。UGTs羧基端为保守区，氨基端决定底物特异性。

2. UGTs催化的反应　UGTs可催化葡糖醛酸与含羧基、羟基化合物结合，形成O-葡醛酸苷；与含氨基化合物结合，形成N-葡醛酸苷；与巯基化合物结合后可生成S-葡醛酸苷。生成的葡醛酸苷可由胆汁排泄至肠道，再经肠道微生物富含的β-葡醛酸苷酶水解，原型药由小肠重吸收后可形成肝肠循环。

UGTs的底物范围较广，且存在明显的底物交叉性，即一种底物可被多种同工酶催化。同时，某些底物对UGTs也存在相对选择性，如胆红素可选择性经UGT1A1葡苷酸化，使水溶性增加，易于从胆道排泄。当患者携带纯合子等位基因，表达UGT1A1等位基因突变时会导致非结合胆红素增多的高胆红素血症（Crigler-Najjar综合征）。此外，类罂粟碱的葡苷酸化主要由UGT2B7催化，羧酸的葡醛酸结合反应主要由UGT1A4、UGT1A9和UGT2B7催化，而UGT1A3和UGT1A4主要催化氨基生成N-葡醛酸苷。

3. UGTs的组织分布　UGTs在肝脏分布最高，但UGT1A7、UGT1A8、UGT1A10和UGT2A1主要分布于肝外组织。其中，UGT1A8和UGT1A10在胃肠组织分布较高，UGT1A7仅分布于食管、胃和肺组织，UGT2A1主要存在于鼻上皮细胞。UGTs的基因分布具有明显的组织特异性，如UGT1A1在小肠的高表达及人群中UGT1A1的多态性分布可能会导致某些药物的生物利用度差异。

4. UGTs在外源物代谢中的作用　各种外源物的酚羟基和脂肪族化合物的醇羟基（如β-雌二醇）、羧基（如丙戊酸盐）、伯、仲、叔胺基（如联苯胺、奥氮平、丙咪嗪）、亲核性碳原子（如保泰松）与葡醛酸结合后可增加水溶性，导致生物活性丧失而排出体外。但也有例外，即结合产物的生物活性增强，如体内吗啡通过生成两种葡醛酸异构体清除，次要代谢产物6-葡醛酸吗啡比吗啡的止痛作用强约100倍。可待因及其葡醛酸结合产物的研究也有相似报道。此外，维甲酸的葡醛酸结合产物可影响细胞的生长和分化。另外，类固醇激素如睾酮、双氢睾酮、雌二醇、17α-乙炔雌二醇、雌三醇D环与葡醛酸结合后会导致胆汁淤积，而雌激素A环与葡醛酸结合后则产生相反的作用，增加胆汁流量。葡萄糖苷酸化（glucuronidation）还可激活某些功能蛋白导致毒性，尤其是酰基葡醛酸苷包括苯酰吡酸钠和双氯芬酸的葡醛酸结合产物可重排为亲电子产物从而与体内蛋白进行共价结合。

已知药物在肠道的吸收及其在肠、肝的代谢与药物生物利用度密切相关。由于肝脏、小肠组织UGTs分布较高，因此上述组织UGTs分布的个体差异可明显影响药物的首过效应，尤其是治疗指数低的药物。此外，与肝脏代谢不同，肠道首过代谢缺乏蛋白结合的保护，而UGTs又可被CYPs诱导剂所诱导，因此肝、肠组织UGTs诱导后也可对药物首过代谢产生明显影响。

5. UGTs在内源物代谢中的作用　经UGTs代谢的内源性物质包括胆红素、类固醇激素、甲状腺素、胆酸和脂溶性维生素等。类固醇激素葡糖苷酸化是机体调节类固醇激素靶组织中激素水平的重要机制之一。胆红素具有神经细胞毒作用，在肝细胞内可经 UGT1A1 催化生成结合胆红素后经胆道排泄。UGT1A1 活性改变可导致高胆红素血症包括 Gilbert 综合征和 Crigler-Najjar 综合征。Gilbert 综合征是由于 UGT1A1 基因突变，导致胆红素葡糖醛酸化活性仅为正常人的 30%。该病的发病率为 2%~12%。Crigler-Najjar 综合征 Ⅰ 型和 Ⅱ 型是严重的非溶血性高胆红素血症，非常罕见，其病因为 UGT1A1 缺乏或产生无活性酶，临床患者会由于胆红素脑病而死亡。

6. UGTs 在人体的基因多态性　多数 UGTs 不同程度地参与药物或外源性化合物的葡糖醛酸化反应，与药物基因组学关系最为密切的是 UGT1A1 和 UGT2B7。

已知与 UGT1A1 基因有关的等位突变点至少有 33 个，UGT1A1 的基因多态性可导致 Gilbert 综合征，而 UGT1A 基因缺陷则导致 Crigler-Najjar 综合征。在抗肿瘤药 SN-38（前药伊立替康的活性成分）Ⅰ期临床试验中，两名 Gilbert 综合征患者因肠道缺乏 UGT1A1，使药物的口服生物利用度增加，并因药物蓄积导致严重腹泻等副作用发生。已知 UGT1A1 底物除胆红素外，还包括多个外源性化合物，如没食子酸辛酯、布洛芬、化疗药物伊立替康等。由于 UGT1A1 的竞争性抑制作用可能导致黄疸发生，尤其 Gilbert 综合征患者的胆红素葡糖醛酸化活性降低，黄疸发生的可能性更大。

UGT2B7 可催化多种内外源化合物包括吗啡、双氯芬酸、劳拉西泮和他莫昔芬活性代谢产物等的葡糖醛酸化反应。研究表明，UGT2B7 不同基因型对他莫昔芬活性代谢产物的清除速率不同而导致他莫昔芬疗效各异。

（四）乙酰转移酶

N-乙酰转移酶（N-acetyltransferases，NATs）是参与芳香胺类化合物代谢的重要Ⅱ相药物代谢酶，包括 2 个家族即 NAT1 和 NAT2。NAT1 在肝外分布，而 NAT2 主要在肝脏和小肠表达。NATs 在人体内参与 20 多种肼类化合物及致癌性芳香胺类化合物的生物激活或灭活代谢。伯胺乙酰化反应产生较少的反应性代谢产物。因此，对伯胺的乙酰化反应通常认为是解毒过程，如抗结核药物异烟肼的乙酰化灭活代谢。与之相反，羟基芳胺的乙酰化反应则多为代谢激活过程。NAT1 和 NAT2 的底物既有交叉性也有特异性，如 p-氨基苯甲酸和磺胺甲嘧啶分别被 NAT1 和 NAT2 催化。NAT1 和 NAT2 分别有 28 个和 64 个等位基因，其基因多态性导致药代动力学过程表现为快速、中速和慢速乙酰化 3 种表型。NATs 的基因多态性还与一些肿瘤的发生密切相关。

（五）磺基转移酶

磺基转移酶（sulfotransferases，SULTs）是一类催化内外源化合物与 3′-磷酸腺苷-5′-磷酸硫酸（3′-phosphoadenosine-5′-phosphosulfate，PAPS）结合的Ⅱ相药物代谢酶。分为胞质 SULTs 和膜结合 SULTs。膜结合 SULTs 主要负责多肽和蛋白质的翻译后修饰以及碳水化合物的修饰，具有严格的底物专一性。胞质 SULTs 催化小分子化合物如激素、生物胺和药物的磺基化反应。人 SULTs 分为 3 个家族（SULT1、SULT2 和 SULT4），包括至少 13 个亚型。SULT1 家族包含 SULT1A（酚磺酰基转移酶），SULT1B（甲状腺激素磺酰基转移酶）、SULT1C（底物常为外源性药物）及 SULT1E（雌激素磺酰基转移酶）等亚家族。SULT1A1 和 SULT 1E1 是 SULT1 家族的主要成员。SULT1A1 催化雌激素、甲状腺激素、药物及某些前致癌物质的硫酸化。SULT1E1 主要催化雌激素代谢，在子宫内膜、乳腺、肝脏和空肠等组织中表达。SULT2 家族包含 SULT2A1、SULT2B1-v1 和 SULT2B1-v2，主要催化雄酮、孕烯醇酮和脱氢表雄酮等羟基类固醇的硫酸化。有关 SULT4A1 蛋白的作用及底物分子目前仍不明确。

SULTs 的组织分布具有一定的特异性，SULT1A1 是肝脏含量最高、同时也是组织分布最广泛的 SULTs。SULT1A3 和 SULT1B1 广泛表达于胃、小肠和直肠，SULT1A3 在胎儿肝脏中表达丰富。SULT1C1 在胃组织有较高表达，SULT1E1、SULT2A1 主要分布在小肠及肝脏。SULT4A1 在脑组织有特异性表达。

磺酰化修饰在细胞生长发育以及维持细胞内稳态环境的过程中发挥关键作用。磺酰化结合反应还在内源性小分子化合物，如儿茶酚胺、维生素 C 和维生素 D、胆固醇及其衍生物、胆酸以及类固醇等的代谢过程中发挥着重要作用。磺酰化反应是雌激素代谢失活的重要途径。雌激素通过磺基化形成无活性的类固醇硫酸酯、硫酸雌酮和硫酸雌二醇。催化雌激素磺基化的 SULTs 主要为 SULT1E1、SULT1A1、SULT1A3 和 SULT2A1。由于磺酰基的 pKa 值约为 1.5，在生理条件下保持离子状态，因此可以提高底物分子的溶解性，促进代谢产物的分泌与排泄，所以磺酰化修饰通常和外源性化合物防御机制联系在一起。但是，酚类衍生物或芳香羟胺生成的磺酰酯能与 DNA、RNA 及蛋白质上的亲核位点发生反应，产生毒副作用或者引发突变进而导致癌变。研究表明，SULT1A1 和 SULT1A2 的基因多态性影响肺癌和乳腺癌的发生以及乳腺癌发生的年龄。

三、药物转运蛋白的分类、特性及功能

药物跨膜转运方式可分为被动扩散和载体转运。被动扩散是药物顺膜两侧浓度差的转运过程，其转运不消耗能量，不需要载体。载体转运是指药物转运首先需要与载体结合的转运过程，根据转运是否需要消耗能量又可分为易化扩散和主动转运两种方式。其中易化扩散是顺浓度差的载体转运，不消耗能量；而主动转运是逆浓度差的载体转运，需要消耗能量。根据转运能量的来源可以分为初级主动转运和次级主动转运，前者直接利用 ATP 水解反应释放的能量驱动转运，后者不直接消耗能量，而是利用初级主动转运产生的化学梯度（电势差和浓度差）驱动转运。

根据 HUGO 基因命名委员会的指导原则，药物转运蛋白分为 SLC（solute carrier）和 ABC（ATP-binding cassette）转运蛋白超家族。SLC 家族的转运蛋白分子量为 40~90 kD，由 300~800 个氨基酸残基组成；而 ABC 家族的转运蛋白分子量为 140~180 kD，由 1200~1500 个氨基酸残基组成。已报道的 SLC 转运蛋白基因有 380 个，分为 48 个亚家族，参与外源物转运的主要有 SLCO（organic anion transporting polypeptides，OATPs）、SLC15（oligopeptide transporters，PEPTs）、SLC22（organic anion/cation/zwitterions transporters，OATs/OCTs/OCTNs）和 SLC47（multidrug and toxin extrusion transporters，MATEs）亚族。ABC 转运蛋白分为 7 个亚家族，49 种蛋白，与药物转运相关的 ABC 转运蛋白属于 ABCB、ABCC 和 ABCG 亚族。

SLC 和 ABC 转运蛋白均在体内分布广泛，参与众多物质的体内转运过程，影响药物进入细胞、在药效或在毒性靶器官发挥作用。由于小肠、肝脏、肾脏是决定药物吸收、分布、排泄的主要组织，上述组织表达的 SLC 和 ABC 转运蛋白可对药物分布、体内动力学过程和药物相互作用产生重要影响，因此小肠、肝脏和肾脏转运蛋白的特性和功能备受关注（图 13-1-2）。

（一）SLC 药物转运蛋白

多数 SLC 转运蛋白具有相似的蛋白结构，即由 12 个跨膜结构域组成，分子量为 50~100kD。SLC 转运蛋白家族中 SLC15、SLC22、SLCO 在药物摄取进入小肠、肝脏和肾脏的过程中发挥主要作用，而 SLC47 主要介导药物外排进入胆汁和尿液。

SLC15（PEPTs）是一种与质子偶联的二肽、三肽同向主动转运蛋白，在小肠和肾脏分别参与蛋白质食物消化产物的吸收和重吸收，可以逆浓度梯度转运二肽、三肽寡核苷酸和二肽、三肽结构类似物，如 β 肽内酰胺类抗生素、血管紧张素转换酶抑制剂和抗病毒药物伐昔洛韦等。PEPT1 主要表达于小肠，是一种低亲和力、高转运能力的转运蛋白，在肾脏也有少量表达。利用 PEPT1 转运性质进行前药设计，即将低生物利用度药物结构修饰为二肽、三肽结构类似物，经 PEPT1 转运，在体内通过氨基酸水解为原药，可有效提高药物的生物利用度。如伐昔洛韦（阿昔洛韦缬氨酸酯）的生物利用度较阿昔洛韦增加 2~3 倍。PEPT2 主要表达在肾脏，是一种高亲和力、低转运能力的转运蛋白。

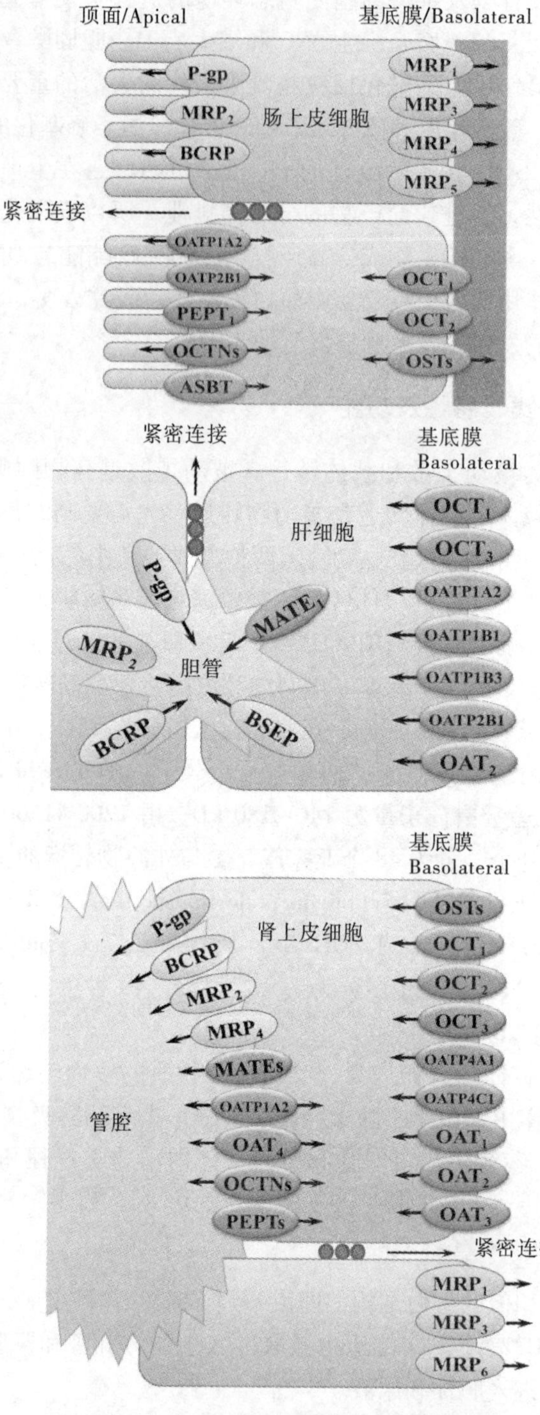

图 13-1-2　小肠、肝脏和肾脏转运蛋白分布

PEPT2 可通过重吸收经肾小球滤过的药物影响药物的体内过程。

SLC22 包括 OATs、OCTs 和 OCTNs 3 个亚族。OATs 是有机阴离子转运蛋白，根据是否可以转运脂质代谢的必须辅因子肉毒碱分为 OCTs 和 OCTNs 亚族。

OATs 主要分布于肾脏，在肝脏、胎盘和脑组织也有分布，介导疏水性、小分子（分子量<400~

500Da）阴离子底物药物排泄，其转运是既逆浓度梯度又逆电势能的主动转运过程。不同亚型 OAT 底物具有交叉性。OAT1 和 OAT3 主要表达在肾小管上皮细胞的基底膜，OAT3 mRNA 含量是 OAT1 的 3 倍。两者均具有广泛的底物特异性，介导肾小管上皮细胞从血液中主动摄取阴离子物质，如抗病毒药物（阿昔洛韦、齐多夫定、西多福韦）、血管紧张素Ⅱ受体阻断剂（沙坦类药物）、抗生素（青霉素类、头孢类、四环素类、喹诺酮类、氨基糖苷类等）、利尿药、非甾体抗炎药、抗组胺药以及尿酸等。OAT2 具有种属及性别差异，人体内主要在肝脏表达，雄性大鼠 OAT2 肝脏表达高于肾脏，而雌性大鼠则相反。

OCT1～OCT3 是转运有机阳离子、弱碱性和中性化合物的单向转运蛋白，底物分子量一般小于 400Da，依赖跨膜电位驱动阳离子内流。OCT1 主要表达在肝脏，其次是小肠，肾脏表达较低。分布于肝细胞窦状隙面的 OCT1 将血液中的有机阳离子底物或药物转运至肝细胞内进行代谢或排泄，其基因多态性可造成二甲双胍和皮卡铂等药物肝排泄和组织分布的较大变异。OCT2 主要表达在肾脏，在小肠表达较低。分布于肾小管上皮细胞基底膜的 OCT2 介导西咪替丁、奥沙利铂、拉米夫定等阳离子或两性离子化合物的肾排泄以及胆碱、多巴胺等有机阳离子底物在肾近端肾小管的重吸收。OCT3 参与有机阳离子化合物摄取入脑和肝脏以及胆汁排泄。最近研究表明，OCT3 可能在黑质纹状体多巴胺通路参与调控神经退行性变。

OCTNs 亚族包括 OCTN1～OCTN3，其中 OCTN3 仅见于啮齿类动物。OCTN1、OCTN2 是 Na^+梯度依赖的阳离子转运蛋白，两者底物范围局限并有交叉性。不同的是，肉毒碱是 OCTN2 的主要底物，而 OCTN1 对肉毒碱的转运能力较弱，乙酰胆碱是 OCTN1 的生理性底物。OCTN1 分布以肾脏为主，参与肾脏对阳离子化合物的外排。OCTN2 的表达广泛，除维持肉毒碱内环境稳态外，还参与多种药物在体内的转运，如 β 内酰胺类抗生素、维拉帕米、氟喹诺酮类抗菌药物等。

SLCO（OATPs）通常介导分子量大于 450D、且相对疏水的有机阴离子摄取。OATPs 也参与胆盐、类固醇结合物、甲状腺激素和多种药物等两性分子的转运。目前已知 OATPs 广泛的底物特异性是由于其结构中有多个结合位点。此外，OATPs 转运具有 pH 值依赖性，细胞外的酸性环境可激活 OATPs 转运。OATPs 不同亚型组织分布各异，如 OATP1A2 在肾、小肠和胆管表达，OATP1B1 和 OATP1B3 只在肝脏表达，而 OATP2B1 则分布广泛，OATP4C1 只在肾脏表达。

SLC47（MATEs）是近年发现参与阳离子转运的重要转运蛋白。MATE1 主要表达在肾脏，肝脏、肾上腺等组织也有分布；MATE2-K 只在肾脏表达。两者的底物特异性与 OCT 和 OCTN 相似。

（二）ABC 转运蛋白

与药物转运相关的 ABC 转运蛋白包括 ABCB、ABCC 和 ABCG 家族，主要表达在小肠、肝脏、肾脏、血脑屏障上皮细胞，在药物吸收、分布和清除过程中发挥重要作用。ABC 转运蛋白也与肿瘤细胞多药耐药相关，导致化疗失败。ABC 转运蛋白最小的功能单元约 150～200kD，由 2 个跨膜结构域组成，每个跨膜结构域又包含 6 个跨膜的 α 螺旋和 1 个胞质 ATP 结合域。ABC 转运蛋白和 ATP 结合后水解 ATP 获得能量，将药物泵出细胞的过程与其 ATP 水解酶活性直接相关。

P-糖蛋白（P-glycoprotein，P-gp）由 MDR1/ABCB1 基因编码，具有广泛的底物特异性，其底物包括有机阳离子、碳水化合物、氨基酸、抗生素等小分子物质以及分子量约 4000D 的多糖和蛋白质等大分子物质，相当一部分 P-gp 底物是分子量大于 500D 的多价有机阳离子。P-gp 也参与转运中性分子如地高辛和环孢素 A、带负电荷的含羧基化合物如阿伐他汀以及亲水性药物甲氨蝶呤等转运。哺乳动物 P-gp 晶体结构研究发现，蛋白内部空腔存在不同的药物结合位点是其底物多样性的重要原因。药物分子的脂溶性和氢键的数目是决定 P-gp 亲和力的重要参数，脂溶性越大或氢键数目越多，药物与 P-gp 的亲和力越强。P-gp 在多个组织表达，分布于小肠、肝脏和肾脏上皮细胞顶面的 P-gp 可通过限制口服药物的吸收，促进药物从胆汁、尿液排泄从而降低药物的体内暴露量。

P-gp 在小肠的外排转运可对低剂量药物的口服生物利用度产生较大影响。随着口服剂量增加，当肠腔内药物浓度超过药物的 Km 值，P-gp 转运达到饱和，其外排作用将不再影响药物吸收。一般而言，多数药物与 P-gp 的 Km 值较低，当口服剂量大于 50 mg 时，肠内药物浓度达到毫摩尔水平，远高于药物的 Km 值，此时 P-gp 对药物的生物利用度影响不大。如茚地那韦是 P-gp 底物，K_m 值为 140μm，当口服剂量为 800 mg 时，肠内浓度超过 1 mmol/L，P-gp 的外排作用对药物吸收无明显影响，这就是茚地那韦具有较高生物利用度（>60%）的原因。然而，也有药物即便口服较高剂量，P-gp 仍然影响其吸收。通常这些药物水溶性较差，溶解缓慢，并且分子量较大（>800 Da），如环孢素 A 和紫杉醇。此外，由于 P-gp 对药物的转运具有饱和性，底物药物可能在低剂量时表现为血药峰浓度与给药剂量不呈正比，而当剂量增加后，血药峰浓度与给药剂量呈倍比关系。

BSEP/ABCB11（bile salt export pump）只在肝脏表达，参与胆汁流的形成和分泌，其底物多局限于胆汁酸。但有研究表明，BSEP 也参与紫杉醇、长春碱和普伐他汀的胆汁排泄。BSEP 与药物性胆汁淤积的发生关系密切。环孢素 A、曲格列酮、格列本脲和利福平等均是 BSEP 的竞争性抑制剂，可导致肝细胞内胆盐滞留。此外，ABCB11 基因突变还可导致进行性家族性肝内胆汁淤积症。

ABCC 亚族中已鉴定 9 个 MRP（multidrug resistance associated protein）成员，其中以 MRP2/ABCC2、MRP3/ABCC3 和 MRP4/ABCC4 最为重要。MRPs 在肝脏、肾脏、小肠和一些具有屏障功能的组织表达如胎盘和脑毛细血管内皮，不仅介导有机阴离子化合物包括葡萄糖醛酸、谷胱甘肽和硫酸结合物的转运，还参与两性分子转运，在还原型谷胱甘肽存在的情况下也参与某些阳离子化合物的转运。MRP2 位于极性细胞顶面（刷状缘或管腔面），对阴离子药物和结合物的外排具有重要作用。MRP3 位于基底膜外侧，主要介导葡萄糖醛酸结合物从小肠和肝脏进入血液。MRP4 的主要特点是在不同的组织细胞中的表达位置不同，在肝细胞表达于基底膜，在肾近端肾小管细胞表达于顶面，结肠上皮细胞的基底膜和顶面都有分布。

ABCG 亚族中唯一参与药物转运的是 BCRP（breast cancer resistance protein），由 ABCG2 基因编码。BCRP 由一个 ATP 结合位点和一个疏水性跨膜结构域组成，二硫键连接形成二聚体后发挥转运功能。BCRP 的组织分布、细胞中定位及底物均与 P-gp 十分相似，不仅如此，BCRP 还参与类固醇及外源物硫酸结合物的外排转运。

（三）转运蛋白在小肠的作用

药物在胃肠道的吸收是决定药物生物利用度的关键因素之一。小肠上皮细胞刷状缘的 SLC 转运蛋白参与药物吸收进入肠细胞的过程，基底膜的 ABC 转运蛋白 MRPs 促进肠细胞内药物吸收入血液。人小肠细胞刷状缘的 SLC 药物转运蛋白主要包括：PEPT1、OATP1A2、OATP2B1、OCTN1 和 OCTN2。OCTN1、OCTN2 介导阳离子药物从肠腔中的摄入。OATP1A2 和 OATP2B1 负责两性分子的摄取，二者的底物既有交叉性也有特异性，如抗组胺药非索非那定就只被 OATP1A2 摄取。

小肠作为防御外源物的第一道屏障，肠上皮细胞刷状缘的 ABC 转运蛋白 P-gp、MRP2 和 BCRP 可以有效地将吸收进入肠细胞的药物如他汀类、抗生素、HIV 蛋白酶抑制剂、免疫抑制剂、抗肿瘤药等泵回至肠腔，限制其吸收。应用外排转运蛋白选择性抑制剂可能有助于提高底物药物的生物利用度。此外，转运蛋白还可与药物代谢酶协同，增强肠道的屏障功能。

转运蛋白还参与药物经血液分泌至肠腔，促进体内药物消除。血液中的阳离子药物可经小肠上皮细胞基底膜的 OCTs 转运至肠细胞内，再由刷状缘的 ABC 转运蛋白分泌至肠腔。

转运蛋白在胃肠道不同部位的表达不尽相同。MDR1/P-gp 的表达自胃和十二指肠逐渐增高，结肠表达最高，约为十二指肠的 6 倍。MRP2 和 BCRP 的转录水平自十二指肠至结肠逐渐降低，二者在十二指肠的转录水平甚至高于 MDR1。MPR3 在十二指肠、回肠、结肠的表达均高于空肠。转运蛋白在胃肠道的分布可能会影响药物的吸收。另有研究表明，以 MDR1/P-gp 和 BCRP 为首的转运蛋白的基因多态性可以影响底物药物的生物利用度。

值得一提的是，体内 90%~95%胆盐进行肝肠循环。胆盐随胆汁排至肠腔后，由肠上皮细胞刷状缘的 ASBT/SLC10A2（apical sodium-dependent bile acid transporter）吸收入肠细胞，再经基底膜 OSTα/OSTβ（Organic solute and steroid transporter/SLC51）吸收入血液。除上文中提到 PEPT1 外，ASBT 也可以作为药物设计的靶点。ASBT 抑制剂可通过减少小肠胆盐重吸收，促使肝脏代偿性增加胆固醇代谢，产生胆酸达到降脂的目的。

（四）转运蛋白在肝脏的作用

肝脏对血液中的药物具有强大的摄取能力，即便药物与血浆蛋白高度结合，肝脏也可以有效地将药物摄入肝细胞。药物在肝细胞中经过Ⅰ相和Ⅱ相生物转化后外排入胆管，完成药物的肝脏首过效应。存在于肝细胞窦状隙面（基底膜）和胆小管面（顶面）的摄取和外排转运蛋白在药物清除过程中发挥了关键作用。

肝细胞窦状隙膜的摄取转运蛋白包括 OATP1B1、OATP1B3、OATP2B1、OAT2 和 OCT1。其中，OATP1B1 除参与胆盐、类固醇结合物、甲状腺激素等内源性物质的转运外，还参与众多临床药物的摄取转运，包括大环内酯类抗生素、他汀类药物（HMG-CoA 还原酶抑制剂）、格列酮类（噻唑烷二酮类）、沙坦类（血管紧张素Ⅱ受体拮抗剂）和血管紧张素转换酶抑制剂等，临床已有 OATP1B1 介导他汀类药物与免疫抑制剂环孢素 A 发生药物相互作用的报道。OATP1B3 与 OATP1B1 有相似的底物特异性，但不同于 OATP1B1，OATP1B3 更多地分布于中央静脉周围的肝细胞，并且参与内源性缩胆囊素以及外源性药物地高辛、紫杉醇和多西他赛的转运。OATP2B1 的内源性底物主要包括类固醇激素的硫酸结合物以及前列腺素 E2 等。经 OATP2B1 转运的药物有他汀类的阿托伐他汀、匹伐他汀及降糖药格列本脲等。由于摄取转运蛋白的转运多为药物肝胆清除的限速步骤，因此，转运蛋白被抑制或基因变异是药物体内过程个体差异的重要因素。如 *SLCO1B1* 变异使辛伐他汀血药浓度升高，增加辛伐他汀引起横纹肌溶解症的发病风险。

OAT2 可转运有机阴离子药物进入肝细胞。与 OATP 相比，OAT2 的底物一般为分子量较小的亲水性有机阴离子，如水杨酸盐、齐多夫定、红霉素、氟尿嘧啶和吲哚美辛等。OCT1 介导肝细胞对有机阳离子药物的摄取。由于 OCT1 的转运由底物电化学势能驱动，因此也可顺底物电化学势能将底物药物外排至血液。二甲双胍在临床广泛用于 2 型糖尿病的治疗，其作用的发挥依赖于 OCT1 将其摄取进入肝细胞，转运蛋白基因多态性可能影响二甲双胍的疗效。体外研究表明，HIV 蛋白酶抑制剂和质子泵抑制剂对 OCT1 有较强的抑制作用，有可能与 OCT1 底物发生药物相互作用。

肝细胞胆小管膜转运蛋白的外排转运是药物及其代谢产物胆汁清除的终末环节，MATE1 和 MDR1/P-gp 介导阳离子药物的胆汁排泄。虽然二甲双胍主要经尿液排泄，但其也是 MATE1 的底物。MRP2 和 BCRP 主要负责阴离子药物（包括葡萄糖醛酸、磺基和谷胱甘肽结合物）的胆汁排泄。在肝细胞生成的Ⅱ相代谢产物并非都从胆汁排泄，肝细胞窦状隙膜的 MRP3 和 MRP4 将结合物转运至血液，可以使其从肾脏排泄。MRP3 在个体间的表达差异可达 80 倍，而一般情况下 MRP4 的表达水平很低。当胆汁淤积时，MRP3 和 MRP4 的表达将增加以促进胆盐外排。二者对药物肝清除的影响与药物的动力学性质有关，如果药物的肝摄取是药物肝清除的限速步骤，则 MRP3 和 MRP4 的作用可以忽略不计。

（五）转运蛋白在肾脏的作用

有机化合物经肾脏排泄主要包括 3 个过程，即肾小球滤过、肾小管分泌和肾小管重吸收。其中药物在肾小球的滤过是被动扩散的过程，而载体介导药物在肾小管的分泌和重吸收主要发生在近端肾小管。多数药物在肾脏都会发生载体介导的转运，血液中的药物首先被近端肾小管细胞基底膜的转运蛋白摄取进入肾小管细胞，随后经刷状缘转运蛋白外排入尿液。基底膜转运蛋白由于广泛的底物选择性，可能引起药物相互作用。一些药物摄取进入肾小管细胞后蓄积可能引起肾毒性，刷状缘的外排转运蛋白在毒性物质的尿液排泄过程中发挥了重要作用。

近端肾小管细胞基底膜的 OAT1 和 OAT3 介导阴离子药物的摄取，二者通过与二羧酸交换摄入有机阴离子，具有交叉的底物特异性。OAT1 对于分子量较小的亲水性有机阴离子药物对氨基马尿酸盐、阿德福韦等具有较高的亲和力。OAT3 参与转运类固醇的硫酸盐和葡萄糖醛酸结合物、青霉素、普伐他汀以及奥美沙坦等两性有机阴离子，同时也介入西咪替丁和雷尼替丁等一些阳离子药物的转运。与 OAT1 相比较，OAT3 的底物更加广泛，肾脏的表达水平更高，对肾脏有机阴离子的转运贡献更大。由于 OAT1 和 OAT3 底物广泛，且从血液中摄入药物可能在肾小管细胞中蓄积，因此近端肾小管易发生毒性反应和药物相互作用。如糖类发酵或加热产生的 5-羟甲基糖醛（HMF）在体内可被代谢转化为致癌、致畸物质 5-Sulfooxymethylfurfural（SMF），OAT1 参与 SMF 的肾脏转运，SMF 在肾脏蓄积可导致肾坏死或诱发癌变。又如 β-肾内酰胺类抗生素在临床常引发急性肾小管坏死和急性肾衰等毒性反应，其主要原因为 OATs 介导了药物在肾小管上皮细胞中的蓄积。此外，甲氨蝶呤和非甾体抗炎药也可发生竞争性抑制作用。

OCT2 分布在肾小管上皮细胞基底膜，是肾脏分泌有机阳离子的主要转运蛋白，其分布具有种属差异，大鼠肾中的有机阳离子转运蛋白主要是 OCT1。

OATPs 位于肾近端小管上皮细胞基底膜，其在肾脏的表达存在种属差异。人只有 OATP4C1，而啮齿动物刷状缘除存在 OATP4C1 外还表达其他 3 种 OATPs。OATP4C1 的底物范围较为局限，主要是经肾排泄的药物如甲氨蝶呤、强心苷、地高辛及甲状腺激素等。

肾小管刷状缘 ABC 家族的 MDR1/P-gp、MRP2、MRP4 和 BCRP 介导药物从细胞外排到管腔中。P-gp 对地高辛和一些亲水性有机阳离子化合物有较高的亲和力。MRP2 和 MRP4 参与有机阴离子化合物和结合物的外排，其中 MRP4 的含量约为 MRP2 的 5 倍。

肾小管刷状缘 SLC 家族的 MATE1、MATE2-K、OCTN1 和 OCTN2 介导有机阳离子化合物的分泌。此外，OCTNs 还参与肾脏对药物的重吸收。

四、药物代谢酶与转运蛋白的联合作用

由于 CYP3A 与 P-gp 在肠上皮细胞中表达位置接近，同时二者的底物和选择性抑制剂具有明显交叉性，因此，CYP3A 和 P-gp 的相互作用日益受到重视。已知肠道 CYP3A 和 P-gp 相互作用机制为药物被动吸收进入肠上皮细胞后一部分被 CYP3A 代谢，一部分被 P-gp 主动转运至肠腔。由于被动吸收和主动转运使药物在肠上皮细胞和肠腔之间不断循环，增加了药物经肠上皮细胞 CYP3A 代谢的机会。因此，二者在促进药物代谢消除方面具有协同作用，导致药物口服生物利用度低或者引起药物相互作用。广泛用于制剂领域的聚乙二醇 1000 维生素 E 琥珀酸酯是维生素 E 的水溶性衍生物，对 CYP3A 无明显影响，但可抑制 P-gp 活性。一项对 10 名志愿者的研究表明，山地明（环孢素制剂）与聚乙二醇 1000 维生素 E 琥珀酸酯合用后 AUC 增加 58%。一般认为，肠道 CYP3A 和 P-gp 引起的药物相互作用对于溶解性差且广泛代谢的化合物影响更大。

尽管对 P-gp 与 CYP3A 的联合作用研究较为深入，肠道其他药物代谢酶（CYP2C9、CYP2C19、CYP2C8、CYP2D6、酯酶、环氧化物水解酶、UGT1A1、UGT1A7～UGT1A10、SULT1E1、SULT2A1、SULT1A3、NATs、GSTs）和顶侧外排转运蛋白（BCRP 和 MRP2）也可能发生类似的作用。研究表明，小肠 UDPGT 活性相对较高，UDPGT 结合物多为 MRP2 和 BCRP 的底物，MRP2 在小肠的分布也与 UDPGT 相似，这些药物代谢酶与转运蛋白是否会产生相互作用值得进一步研究。

肝脏外排转运蛋白 P-gp、BCRP 和 MRP2 也可能发生类似的药物代谢酶-转运蛋白联合作用。此

外，药物进入肝细胞需要基底膜摄取转运蛋白的作用。摄取转运蛋白与药物代谢酶也可以引起药物相互作用，其中以 OATP 与药物代谢酶引起药物相互作用的研究较为深入。利福平是 OATP 的强抑制剂，单剂量静脉注射利福平对 CYP3A 和其他转运蛋白活性无明显影响。一项 11 名志愿者的研究表明，单剂量静脉注射利福平后，阿伐他汀及其两个活性羟化产物的 AUC 分别增加 6.8 倍、6.8 倍和 3.9 倍。

随着对转运蛋白-药物代谢酶体系的深入了解，如何预测转运蛋白-药物代谢酶对药物的影响日益受到重视。1995 年 Amidon 等创建了 BCS（biopharmaceutis classification system）分类，药物据其溶解度和渗透性分为四类：Ⅰ类：高溶解度和高渗透性；Ⅱ类：低溶解度和高渗透性；Ⅲ类：高溶解度和低渗透性；Ⅳ类：低溶解度和低渗透性。高溶解度定义为最高剂量可以溶解于 250ml 水（37℃，pH 为 1~7.5）中，高渗透性定义为≥90%的药物在小肠得以吸收。研究表明，高渗透性的Ⅰ类、Ⅱ类药物主要经代谢消除，而低渗透性的Ⅲ类、Ⅳ类药物主要经肾和胆汁以原型排泄消除。2005 年，Wu 和 Benet 根据代谢程度与溶解度创建 BDDCS（biopharmaceutical drug disposition classification system）分类，预测胃肠道和肝脏转运蛋白对药物的影响（表 13-1-1）。

表 13-1-1　基于药物体内处置的生物药剂学分类系统（BDDCS）

	高溶解度	低溶解度
高渗透性/代谢	Ⅰ类 转运蛋白对肠道和肝脏影响小	Ⅱ类 在肠道以外排蛋白影响为主 在肝脏摄取和外排转运蛋白均有影响
低渗透性/代谢	Ⅲ类 吸收转运蛋白影响为主 （也受外排转运蛋白调节）	Ⅳ类 吸收和外排转运蛋白的影响都很重要

根据 BDDCS 预测，胃肠及肝脏转运蛋白对高渗透性、广泛代谢且高溶解度的Ⅰ类药物影响较小，药物代谢酶是此类药物消除的限速步骤。药物代谢酶-转运蛋白的联合作用对Ⅱ类药物极为重要，不仅需要考虑肠道外排转运蛋白与药物代谢酶的联合作用，还需要考虑肝脏摄取、外排转运蛋白和药物代谢酶的联合作用。对于Ⅲ类药物，以摄取转运蛋白的影响为主，但当药物进入细胞后，外排转运蛋白也将产生一定的影响。BDDCS 的预测已经得到肝细胞、肾切片以及大鼠体内动力学研究的证实。

值得注意的是，由于转运蛋白 P-gp、MRP2、OATPs 和 OATs 在人和动物中具有一定的种属差异，使用动物模型外推至人时需要慎重。

五、影响药物代谢的因素

药物在代谢过程中受多种因素的影响，因此在不同种属、性别、年龄，甚至同一个体，可能存在代谢产物数目及数量的差异。其原因主要与药物代谢相关的酶、辅助因子、调控因素以及原药、代谢产物的转运特性有关。在药物研发阶段，分析种属、年龄、性别、基因多态性以及调控因素对药物代谢的影响有助于将动物 PK、毒性、构效研究外推至人。了解代谢个体差异便于临床用药（尤其是治疗窗窄的药物）时预测药效和副作用。

影响药物代谢的因素主要分为环境因素、生理因素和遗传因素。不同因素也可能交织在一起共同影响药物代谢。

环境因素通常是临时性因素，多为外源性小分子化合物，包括其他药物、食物以及从环境中的化合物，其浓度大小和作用时间长短对药物代谢的影响也不尽相同。环境因素除可以通过酶抑制或激活作用直接影响药物代谢外，还可以通过诱导或抑制基因调控系统产生间接作用。

环境因素对药酶抑制导致相应代谢产物减少，引起原药蓄积或其他代谢产物增加。根据抑制剂与药酶结合方式不同主要分3类：竞争性抑制剂（competitive inhibitors）可逆地与底物竞争药酶活性中心，干扰酶与底物结合；非竞争性抑制剂（noncompetitive inhibitors）可逆地与酶活性中心之外的区域结合，不影响底物与酶的结合，酶的催化活性降低；不可逆性抑制剂（irreversible inhibitors）与酶共价结合抑制酶活性。酶激活剂类似于非竞争性抑制剂，所不同的是刺激导致酶活性增加。酶的诱导剂可通过与调控特定酶基因表达的1个或多个转录因子或启动子元件结合，激活基因转录，促进mRNA升高，酶蛋白合成增加。酶诱导效应并不因诱导剂的清除而消失，将依赖于酶的降解速率而持续数日。相反地，酶抑制剂也可以通过减少转录和蛋白表达降低酶活性。

许多药物代谢酶催化反应需要辅助因子的作用，如CYP450s催化氧化反应需要NAD（P）H，UGTs和SULTs分别需要UDPGA和PAPS。细胞内辅助因子的储量有限且需要再生，可能影响酶的催化活性。例如，SULTs的催化反应可由于PAPS耗竭和再生缓慢而受到限制，而葡萄糖苷酸化反应需要的UDPGA充足且易于再生。遗传和环境因素都可以通过调控辅因子的再生影响药酶活性。

生理因素包括年龄、性别和疾病状态。新生儿除CYP3A7和SULTs外，其他药物代谢酶需要数日甚至数月才能有明显表达。老人则由于肝血流减少引起几乎所有药物代谢酶活性减低。疾病引起的肝肾功能不全也会导致肝脏和肾脏药物代谢功能减弱。有些药物代谢酶的调控机制复杂，涉及激素的周期性变化，内分泌紊乱等。此外，类固醇激素水平是药物代谢性别差异的主要原因。UGTs、SULTs和GSTs催化的结合反应都存在明显性别差异，男性的酶活性高于女性。

遗传因素包括种属间和个体间调控区和（或）转录区的差异，由不同基因编码，具有遗传性。基因多态性是药物作用个体差异的主要原因，其中以CYP450s的影响最为重要。FDA已经批准了CYP2D6、CYP2C19和CYP2C9的基因型检测试剂盒，以便抗抑郁药、抗精神病药、β受体阻断剂、抗癫痫药、质子泵抑制剂和华法林等药物临床剂量的调整。此外，硫代嘌呤甲基转移酶（thiopurine methyltransferase，TPMT）、NAT2和UGT1A1的基因多态性也日益引起重视。TPMT催化抗肿瘤药巯嘌呤和硫鸟嘌呤的代谢，纯合子患者酶活性丧失将导致抗代谢药蓄积引起毒性。尽管只有0.3%的发生率，但也有必要降低剂量，避免由于骨髓抑制而威胁患者生命。异烟肼经NAT2代谢，至少50%的患者表现为慢代谢型，导致异烟肼副作用发生率增加。一种引起UGT1A1活性下降的等位基因在人群中的发生率约30%，导致依立替康副作用增加。虽然异烟肼和依立替康的副作用不至于威胁生命，但降低给药剂量将在保证药效的同时改善患者的生活质量。

第二节　药物代谢酶和转运蛋白的调控

药物代谢酶和转运蛋白在药物的体内处置过程中发挥重要作用，其活性的改变直接影响药物的体内过程。影响药物代谢酶和转运蛋白活性的因素主要包括：基因多态性、诱导和抑制作用。外源性化合物进入体内在受到药酶代谢和转运的同时，本身也可诱导或抑制某些药物代谢酶和转运蛋白的表达水平和活性，从而影响其本身或（和）其他化合物的体内过程。由药物代谢酶和转运蛋白引起的药物相互作用已成为评价药物疗效和安全性的重要内容。

一、核受体PXR、CAR、AhR、FXR、VDR及其配体对药物代谢酶和转运蛋白的调控

核受体（nuclear receptor，NR）是配体依赖转录因子超家族，通过调控药物代谢酶和转运蛋白基因的转录，在药物吸收、分布、代谢及排泄等过程中发挥重要作用。通常位于胞质核受体与阻遏

物结合，使基因转录保持在一定水平。核受体与配体结合后进入胞核，再与视黄醛 X 受体（retinoid X receptor，RXR）形成二聚体，作用于靶基因调控区域，使辅助抑制蛋白解离、辅助激活蛋白聚集，从而激活转录。调控药物代谢酶和转运蛋白基因表达的核受体主要有孕烷 X 受体（pregnane X receptor，PXR）、组成型雄甾烷受体（constitutive androstane receptor，CAR）、芳烃受体（aromatic hydrocarbon receptor，AhR）、法尼酯 X 受体（farnesoid X receptor，FXR）和维生素 D 受体（vitamin D receptor，VDR）。当药物为核受体配体时，与核受体相互作用，可以激活或抑制核受体，在转录水平调节药物代谢酶和转运蛋白基因表达，进而对药物的体内过程及疗效产生重要影响。

表 13-2-1 已列出经核受体 PXR、CAR、AhR、FXR、VDR 调控的药物代谢酶和转运蛋白。在人肝细胞中，PXR 和 CAR 分别对 CYP3A4 和 CYP2B6 的上调表达最为显著。PXR 主要在肝脏、小肠和肾脏等组织细胞表达，其配体种类多样，包括多种临床常用药物和类固醇激素，如利福平、地塞米松、克霉唑和苯巴比妥等。PXR 被激活后，可以调控 CYP3A 和 P-gp 的表达，二者负责临床半数以上药物的代谢和转运，因此，PXR 被认为是参与药物诱导型相互作用最重要的核受体。研究表明，啮齿动物和人的 PXR 配体结合区存在一个不同的氨基酸，使外源物对 PXR 激活程度不同，引起种属间 CYP3A 诱导程度的差异。PCN（pregnenolone carbonitrile）对啮齿类动物 CYP3A 的诱导表达较高，而利福平对人 CYP3A4 的诱导作用较强。即便对同一种属，药物引起 PXR 激活的程度也不尽相同，导致药物对 CYP3A 的诱导程度不一。因此，CYP3A4 和 P-gp 个体差异除基因多态性的因素外，还可能由于环境各异造成化学物质体内暴露量不同，通过 PXR 信号传导途径，引起基因表达差异。

CAR 的配体药物虽然较 PXR 少，但两者在组织分布、靶基因及代谢底物等方面有交叉性。与 PXR 不同的是，CAR 的活化不需要配体的直接结合。AhR 在人体各组织均有表达，其配体包括药物奥美拉唑、前致癌物苯并芘、天然产物 β-咔啉等。AhR 活化可导致 CYP1A1、CYP1A2 和 CYP1B1 等表达增加。FXR 主要在肠道表达，参与胆汁酸和胆固醇代谢。人肝切片和 HepG2 细胞的研究发现，激活 FXR 对 CYP3A4 可产生一定的诱导作用。胆酸是 FXR 的内源性配体，咖啡醇对其有激动作用，目前尚无其配体药物的报道。降血脂药物 gugulipid 的成分 guggulsterone、大豆脂和豆固醇对 FXR 有拮抗作用。VDR 可以调控肠道 CYP3A4 的表达，参与药物的肠首过代谢。

表 13-2-1　核受体 PXR、CAR、AhR、FXR、VDR 及其靶基因

核受体	药物代谢相关基因
PXR	CYP1A2、CYP2B6、CYP2C8、CYP2C9、CYP2C19、CYP3A4、CYP3A5、CYP3A7
	UGT1A1、UGT1A3、UGT1A4、UGT1A6、UGT1A9、UGT2B7
	SULT2A1
CAR	MDR1、MRP2、MRP4、BCRP、OATP1A2
	CYP2A6、CYP2B6、CYP2C9、CYP2C19、CYP3A4
	UGT1A1、UGT2B1
	SULT2A1
AhR	MDR1、MRP2、BCRP、OATP2B1
	CYP1A1、CYP1A2、CYP1B1、CYP2S1
	UGT1A1、CYP1A6
	SULT2B
FXR	MDR1、BCRP、OCT1、OATP2B1

续 表

核受体	药物代谢相关基因
VDR	CYP3A4 SULT2A1 UGT2B4、UGT2B15、UGT2B17 BSEP、MRP2、NTCP、OATP1B3、OSTP1B CYP2B6、CYP2C9、CYP3A4 SULT2A1 MDR1、MRP3

核受体对药物代谢酶和转运蛋白基因的调节错综复杂。一种药物可能非特异性地激活不同的核受体（如苯妥英可以激活 PXR 和 CAR），而每种核受体可以激活一系列基因。但是对于单个基因来说，则可能受到多种核受体的调节（如 PXR、CAR、VDR 和 FXR 均可以调控 SULT2A1 的表达），而联合用药又会由于药物对核受体激活或抑制作用而增加调控的杂性。更为复杂的是，核受体本身还可以调控其他核受体的表达，如 FXR、CAR 和 AhR 均可以调控 PXR 的表达。核受体对药物代谢复杂的调控机制仍有待深入研究。

二、药物代谢酶的抑制和失活

药物代谢酶抑制是引起药物不良反应的重要原因，约占临床不良反应的 10%。联合用药时由于药物对药物代谢酶的抑制可能引起底物药物血药浓度增高，导致副反应发生。通常一次服用抑制性药物即可快速而特异地发生酶抑制作用，但有时抑制作用出现缓慢。

药物代谢酶的抑制根据作用机制分为三类：①可逆性抑制：抑制剂快速、可逆地与酶结合，抑制程度取决于抑制剂的浓度和亲和力；②准不可逆抑制：抑制剂与血红素辅基中的三价铁离子或亚铁离子结合形成复合物，结合紧密，需要采用特殊的方法去除；③不可逆抑制：抑制剂与酶不可逆地共价结合，酶活性丧失。可逆性抑制包括竞争性抑制、非竞争性抑制、反竞争性抑制等，表现为剂量依赖性的活性抑制，发生迅速而短暂，随着抑制剂的清除，酶活性得以恢复。其中，竞争性抑制是引起药物相互作用的常见原因。准不可逆抑制和不可逆抑制均表现为剂量和时间依赖性的活性抑制。

竞争性抑制剂通常与酶底物结构相似，与酶可逆性结合后阻止底物与酶活性中心形成复合物。抑制剂可以与底物竞争结合酶活性中心的亲水性或亲脂性结构域，也可以与酶活性中心特殊的氨基酸残基结合形成氢键或离子键，还可以通过结合到酶活性中心外的位点，阻止底物与酶活性中心的结合。因此，抑制剂本身可以不被所抑制的酶催化。竞争性抑制作用的强弱取决于抑制剂与底物间的相对浓度，抑制剂浓度不变时，增加底物浓度可以减弱抑制剂的作用。酶促动力学表现为底物的 K_m 值增大，而 V_{max} 值不变。不同抑制剂的酶促动力学采用 Eadie-Hofstee 作图（V 对 V/S）或 Lineweaver-Burk 作图（1/V 对 1/S）时交点出现在纵坐标即可判定抑制的类型为竞争性抑制。由于一级代谢产物与原药相似，与活性中心的亲和力较强，因而有可能对原药产生竞争性抑制作用。例如，CYP2E1 催化苯羟化形成苯酚，苯酚进一步羟化形成对苯二酚，苯酚对苯具有竞争性抑制作用。

非竞争性抑制剂与酶活性中心外的必需基团可逆地结合，结合后不影响酶与底物的结合，表现为底物的 K_m 值不变，形成的酶-底物-抑制剂复合物（ESI）无催化活性，使得表观酶总量减少，表现为 V_{max} 值降低。非竞争性抑制作用的强弱取决于抑制剂的浓度，增加底物浓度不能减弱抑制剂对酶的抑制作用。

与非竞争性抑制剂不同，反竞争性抑制剂不与酶结合，只与酶和底物形成的复合物结合。在反竞争性抑制中，抑制剂不仅不排斥酶与底物的结合，反而可增加二者的亲和力，促进酶与底物形成复合物，表现为底物的 K_m 值降低，故称为反竞争性抑制作用。形成的 ESI 不能生成产物，这样既减少了从 ESI 转化为产物的量，同时也减少了从 ESI 解离出游离酶和底物的量，V_{max} 与 K_m 成比例降低，其比值恒定。不同抑制剂浓度下的酶促动力学采用 Lineweaver-Burk 作图（1/V 对 1/S）时表现为平行线。

准不可逆抑制剂通常需要经酶活化后形成瞬时中间产物，再与血红素辅基中的铁离子紧密结合产生抑制作用。尽管抑制剂与酶经非共价键结合，但由于结合紧密，需要采用特殊的实验方法去除抑制剂以恢复酶活性。准不可逆抑制剂分为两类，一类是含亚甲二氧基或氮的化合物，如酰肼，1，1-二取代联氨；另一类是烷基胺和芳香胺类化合物，如抗生素醋竹桃霉素和红霉素。

不可逆性抑制通常被称为时间依赖性抑制（time-dependent inhibition，TDI）、代谢性抑制（metabolisminhibition）、机制性抑制（mechanism-based inhibition，MBI）或自杀性抑制（Suicide inhibition），尽管这些名称常互换使用，但仍存在细微的差别。严格地说，TDI 指在时间的作用下，酶催化速率下降，需要严格控制实验条件以保证酶的活性。如 CYP2E1 与 NADPH 预温孵后，可在时间作用下降解。而代谢性抑制或 MBI 的前提条件是化合物需要经酶活化，然后对酶的抑制作用在时间的作用下（预温孵）增强。代谢性抑制和 MBI 的主要区别在于，发生 MBI 时，形成的反应物驻留在酶活性中心，立即使酶失活；而在代谢性抑制中，生成的反应性亲电体可以离开酶活性中心，与其他的亲核性生物分子反应产生反应性中间产物。体外实验通过加入 GSH 等亲电子试剂可以区分代谢性抑制和 MBI。加入亲电子试剂后，代谢性抑制作用强度将减弱，而对 MBI 的抑制作用无影响。为叙述方便，本文将不可逆性抑制统称为 MBI。

MBI 除时间依赖性外，还具有 NADPH 和抑制剂浓度依赖的特点。尽管 MBI 对酶的抑制作用出现缓慢，但由于 MBI 引起的酶失活只能通过酶的重新合成才能恢复酶活性，因此 MBI 引起的药物相互作用更为持久和严重。具有 MBI 作用的化合物结构类型多样，如抗心律不齐药（胺碘酮）、抗菌药物（克拉霉素、氯霉素）、抗抑郁药物（氟西汀、帕罗西汀）、抗 HIV 药物（利托那韦、地拉夫定）、抗高血压药物（地尔硫䓬、维拉帕米）、非甾体抗炎药物（舒洛芬、Zileuton）、激素/受体调节剂（雷洛昔芬、孕二烯酮、米非司酮）、抗肿瘤药物（他莫昔芬、依立替康）等，因此对于含有苯胺、硝基苯、肼、苯甲基/环丙基/炔丙基胺、乙内酰脲、硫脲、噻唑、呋喃、噻吩、亚甲二氧基、甲基吲哚等基团的化合物应该进行早期评价是否具有 MBI 作用。

研究药物代谢酶的抑制作用，开发特异性抑制剂不仅有助于阐明药物代谢酶的结构和催化机制，鉴别参与特定反应的具体代谢酶类型，还有利于临床治疗。如应用针对激素代谢的药物代谢酶抑制剂治疗内分泌紊乱；治疗肿瘤时利用抑制剂改变化疗药物的代谢途径以降低毒性等。深入认识药物代谢酶的抑制机制对于预测药物相互作用，避免不良反应发生具有重要意义。

三、药物转运蛋白与外源物的相互作用

药物转运蛋白与药物的体内过程密切相关，由药物转运蛋白引起的药物相互作用影响到药物的有效性和安全性，越来越引起人们重视。

肠上皮细胞的外排转运蛋白 P-gp、BCRP 和摄取转运蛋白 OATP 在药物肠吸收过程发挥重要作用，其活性的改变可直接影响底物药物的吸收和生物利用度。例如，地高辛在 P-gp 敲除小鼠的血药浓度是野生型的两倍；健康志愿者连续口服利福平（600 mg/d）10 天后给予地高辛，地高辛的口服生物利用度降低 30%；葡萄柚汁通过抑制 OATP 使健康志愿者口服非索非那定后的 AUC 和 C_{max} 降低

30%~40%。

除影响吸收外，转运蛋白可通过改变药物分布容积影响半衰期，从而引起药效变化或毒性发生。目前，转运蛋白活性增强引起的药物相互作用仅见于影响底物药物的生物利用度，并不影响分布容积。由于药物对转运蛋白的影响多为抑制作用，并且转运蛋白基因多态性多数导致转运蛋白活性降低，因此，本章只讨论转运蛋白功能降低对药物分布容积的影响。

摄取转运蛋白活性降低可以减少药物在组织的蓄积，而外排转运蛋白功能下降则增加药物的组织蓄积。转运蛋白对药物分布容积的影响取决于转运蛋白的表达部位和作用。研究发现，抑制肝脏摄取转运蛋白明显导致分布容积减少，而抑制肾脏摄取转运蛋白多数对分布容积无明显影响；抑制肝脏外排转运蛋白常导致分布容积减少，而抑制肾脏外排转运蛋白则引起分布容积增加。

从生理学角度，一般成年人的肾脏重约 150 g，而肝脏重达 1.5 kg。因此转运蛋白在肝脏的表达总量多于肾脏，阻止药物进入肝细胞对分布容积可产生较大影响。尽管阻止药物进入肾脏可以降低肾脏清除率从而增加体内暴露量，但并未观察到由此对分布容积的影响。

脑、肺、心脏等敏感组织的外排转运蛋白因阻止药物的组织分布，对机体具有保护作用，肾脏、肝脏的外排转运蛋白则有利于物质的清除。抑制外排转运蛋白将导致中央室分布容积降低，而外周室分布容积增加。虽然外排转运蛋白抑制引起中央室分布容积降低的原因目前尚不清楚，但研究表明，如果中央室分布容积的变化主要源于肾脏，则以外周室的影响为主，如果中央室分布容积的变化源于肝脏则表现为分布容积降低。氨甲蝶呤和托泊替康都是外排转运蛋白 BCRP 的底物，氨甲蝶呤主要经胆汁排泄，托泊替康主要以原型经尿排泄。当小鼠同时给予氨甲蝶呤和 BCRP 抑制剂泮托拉唑后，氨甲蝶呤的分布容积下降 21.6%，清除率减少 45.7%，半衰期增加 44.4%；大鼠同时给予托泊替康和 BCRP 抑制剂新生霉素后，分布容积增加 254%，清除率减少 33.7%，半衰期增加 341%。

尽管可以根据上述结论对药物相互作用进行预测，但是相应的药效变化仍需具体问题具体分析。例如，格列本脲和二甲双胍都是肝脏摄取转运蛋白的底物，抑制肝脏摄取转运蛋白后，两者的分布容积均明显降低，但格列本脲由于血药浓度增加，药效作用增强。而二甲双胍由于其药效部位在肝细胞，摄取转运蛋白功能降低使药物在肝脏暴露量下降，引起药效减弱。

值得注意的是，研究药物相互作用时需要考虑药物清除途径的种属差异。例如，法莫替丁和丙磺舒由于肾脏 OAT3 抑制引起临床药物相互作用，但由于大鼠肾脏 OCT1 的代偿作用，两者在大鼠无明显相互作用。此外，地高辛在大鼠主要经肝脏排泄，而在人体主要经尿液排泄清除。人体 OAT3 主要表达在肾脏，其次是脑，而大鼠 OAT3 除表达在肾脏和脑组织外，在肝脏也有丰富表达。

四、代谢性药物相互作用的预测

联合用药是临床常见的给药方式，代谢性药物相互作用引起药效或毒性改变日益受到重视。在新药开发早期采用体外模型或动物试验进行筛选和预测，可为临床用药的安全性和有效性提供参考依据。

（一）预测诱导型药物相互作用

在药物研发过程中，可采用多种体外研究方法预测体内诱导型药物相互作用发生的可能性，包括原代人肝细胞和肝切片、转基因动物模型、转染的肝细胞或细胞系、报告基因分析等，其中检测原代人肝细胞基因表达被认为是“金标准”。由于原代人肝细胞来源有限，而报告基因法高效、简便，且与原代肝细胞研究一致性较高，应用最为广泛。

研究表明，PXR 报告基因分析能较准确地预测体内药物对 CYP3A 的诱导作用。研究首先得到药物对 PXR 激活效应的 EC_{50}值。与其他药理学研究相似，诱导效应的发生与受体部位活性成分的浓度有关。将血浆药物峰浓度（C_{max}）视作药物在肝细胞内的浓度。C_{max}与 EC_{50}的比值可以反映药物对

PXR 靶基因 CYP3A4 的诱导作用。C_{max}/EC_{50}值小于 0.1（如他汀类药物和钙通道拮抗剂），认为体内无明显诱导作用；C_{max}/EC_{50}值在 0.1~1（如内皮素受体阻滞剂波生坦、利福布汀和非核苷逆转录酶抑制剂依法韦仑），对 CYP3A4 有一定的诱导作用，可以减少探针底物暴露量（AUC）15%~55%；C_{max}/EC_{50}值大于 1（如卡马西平、贯叶金丝桃素、利福平和苯巴比妥），明显诱导 CYP3A4 活性，CYP3A4 探针底物药物的 AUC 减少 61%~94%。虽然该研究是针对激活 PXR 诱导 CYP3A4，推测对 CAR 或 FXR 等其他核受体也适用。需要注意的是，由于药物转运蛋白的作用，有时 C_{max}并不能完全反映作用于核受体的药物浓度。

（二）预测药物代谢酶引起的药物相互作用

应用人肝微粒体、肝细胞和人源重组 CYP450s 可以评价化合物对 CYP450s 的抑制作用，其中肝细胞的优势在于可以同时评价对Ⅰ相和Ⅱ相药物代谢酶的作用；重组 CYP450s 体系与能形成荧光代谢产物的探针底物温孵，可为抑制强度分级和构效关系研究提供高通量筛选方法；而以人肝微粒体的应用最为广泛。

进行肝微粒体温孵试验时，需要注意以下几点：①检测代谢产物生成时，原药减少不应超过 10%。避免底物消耗和产物累积引起的产物抑制作用；②选择较低的酶蛋白浓度。酶蛋白量的选择既要满足低浓度底物（1 或 10 μm）代谢产物检测和原药剩余量的需求，又要尽可能降低非特异性蛋白结合。评价 MBI 需要较高的微粒体蛋白量，通常采用两步操作，预温孵时采用高蛋白量（1~2 mg/ml），然后进行 10 倍稀释。这样，第二步温孵时抑制剂浓度忽略不计，探针底物代谢速率可以反映剩余酶活性；③设定孵育时间需要考虑代谢产物生成速率的线性范围、酶的热稳定性等因素，一般控制在 15~45 min。在高通量筛选时，蛋白含量<0.1 mg/ml 的条件下温孵 5~10 min，通常是一个满足条件的线性反应。

采用酶抑制动力学参数评价抑制程度。以 IC_{50}和 K_i值评价可逆性抑制剂，k_{inact}和 K_i值评价 MBI，同时计算抑制剂条件下药物的表观清除率。根据目前广泛接受的规则，$[I]/K_i>1$ 提示相互作用的可能性较大；$0.1<[I]/K_i<1$ 提示有可能产生相互作用；而 $[I]/K_i<0.1$ 预示相互作用发生的可能性较小。尽管采用体外代谢动力学参数评价抑制程度，但实际上还存在诸多因素影响体内相互作用的发生，如底物药物的体内清除途径。只有底物药物在体内主要经被抑制的 CYP450 亚型代谢清除（>60%），AUC 才会表现显著性差异（>2 倍）。否则，即使 $[I]/K_i$较大，临床发生相互作用的可能性也不大。

除了肝脏 CYP450s 外，Ⅱ相药物代谢酶和肝外组织，如胃肠和肾脏的代谢酶也参与药物清除，在预测时也应该加以考虑。体外试验结果结合动物体内试验不仅有助于理解体外抑制和体内药物相互作用的关系，还有助于提高预测的准确性。

（三）预测转运蛋白引起的药物相互作用

转运蛋白在组织表达的位置和其功能密切相关。例如，摄取转运蛋白 OATP 在肠细胞刷状缘、肝细胞窦状隙面和肾小管细胞基底膜均有表达，尽管 OATP 的作用都是将底物摄取进入细胞，但肠细胞的 OATP 是促进底物进入机体，而分布于肝肾的 OATP 却是促进底物从血循环清除。因此，只有明确转运蛋白的分布、表达水平高低和转运的方向，才能准确推测转运蛋白对底物药物分布的影响。

转运蛋白是否可能引起药物相互作用还需要考虑是否满足以下条件：①该转运蛋白一定是底物药物吸收或清除的限速步骤；②吸收或清除底物药物的这个组织对全身药物吸收或分布有明显影响；③如果以上两条均不符合，则药物转运蛋白一定在限制药物进入毒性或药效部位方面发挥重要作用。

需要注意的是，当同一部位且对底物药物转运方向相同的两种转运蛋白同时被诱导或抑制时，要考虑协同作用的影响。譬如，在不考虑其他因素的情况下，一个药物静脉注射后的全身清除率是

125 ml/min，其中药物的胆汁清除率是 100 ml/min（胆汁清除分数是 0.8）。如果胆汁的清除由 P-gp 和 BCRP 共同作用，且两者的作用相当，即 P-gp 和 BCRP 引起的胆汁清除率分别为 50 mL/min，则当其中的一个转运蛋白被抑制后全身清除率为 75 ml/min。根据 AUC 与清除率成反比，抑制后 AUC 应是之前的 1.67 倍。如果两个转运蛋白均被抑制，则全身清除率变为 25 ml/min，抑制后 AUC 则是之前的 5 倍。

转运蛋白引起的体内药物相互作用有可能会被误认为是药物代谢酶的作用，因此对体内药物相互作用的结果要进行全面分析。例如，肝细胞外排转运蛋白诱导或窦状隙摄取转运蛋白抑制均可能导致血浆药物浓度增高，肝细胞内药物浓度降低，代谢产物减少。进行体内药物相互作用检测原药、代谢产物含量计算 AUC，可能表现为 AUC 原药增加、AUC 代谢产物减少，不要单纯认为是药物代谢酶的作用。

主动转运和易化扩散的转运蛋白发生抑制作用后，产生的结果也不尽相同。如肠细胞刷状缘摄取主动转运蛋白抑制或基底膜外排主动转运蛋白抑制均可以导致底物药物的生物利用度降低，但是外排蛋白抑制可引起肠细胞内药物蓄积。如果药物在细胞内不能迅速代谢，则有可能导致细胞毒性，对肝肾等其他组织也是如此。对于易化扩散转运蛋白而言，由于介导双向转运是顺底物浓度差的过程，因此，发生抑制后只是延长了底物在细胞膜内外达到平衡的时间。如果底物的渗透性较低，就可能由于转运蛋白抑制而影响药物的 PK 或 PD。

尽管对转运蛋白作用和影响的认识逐步深入，仍需解决以下问题：①如何确定血药浓度和转运蛋白暴露的药物浓度之间的关系；②如何判断转运蛋白是药物吸收或清除的限速步骤；③各组织转运蛋白的表达量。在明确上述问题的基础上，应用选择性强并且体内几乎不代谢的底物药物将有助于提高对转运蛋白引起的药物相互作用的预测能力。

第三节　药物代谢酶和转运蛋白与新药研究

一、新药药代特性的早期评价

新药研发失败的主要原因包括药效不佳、生物利用度过低和毒性等。药物体内暴露量直接影响药效和毒性，药物的吸收、分布、代谢和排泄特点又是药物体内暴露量的决定因素之一，因此，新药开发早期评价药代特性有助于获得安全、有效的药物，提高新药开发的成功率。

新药开发早期药代特性评价主要包括以下三方面内容：①吸收：口服给药是用药的主要途径，除溶出度、溶解度外，药物的膜渗透性是影响药物吸收、药物生物利用度的重要因素。应用 Caco-2 细胞、MDCK-MDR1 细胞等细胞模型可以早期评价药物的吸收特性。②代谢：在药物代谢过程中，药物的分子结构通常会发生改变，由吸收时能透过脂质膜的亲脂性化合物转变为不易透过脂质膜、利于清除的亲水性化合物。试想一个亲脂性药物不被代谢，将在体内持续驻留，药物始终在体内发挥作用，其累积的生物学效应就可能对机体造成损伤。而药物代谢过快，则不仅会影响药物的生物利用度，还会由于清除过快、形成活性或毒性代谢产物影响药效和毒性。因此，需应用血浆（对于含有酯键化合物）、肝微粒体或肝细胞等进行代谢稳定性筛查。③药物相互作用：联合用药是临床常用的给药方式，由药物对药物代谢酶的诱导或抑制引发的药物相互作用是导致不良反应发生的重要因素。应用肝微粒体和肝细胞评价候选药的代谢途径及其对主要药物代谢酶的诱导或抑制作用，预测化合物的成药性和毒性，是早期药代特性评价的重要内容。

20 世纪 90 年代，约 40%的候选药物因药代特性不良而开发失败。利用体外评价体系在新药开发早期进行药代特性筛选后，药代特性不良引起的失败率降至 10%左右。相信随着对药代机制认识的不断深入，检测技术手段的日益更新，早期药代特性评价将会发挥更加重要的作用，以获得更安全、更有效的药物。

二、基于药物代谢机制的新药设计与优化

认识药物的代谢性质，了解药物的生物转化过程，不仅有助于指导新化合物的设计和结构优化，还有助于发现成药性更佳的候选化合物。

对于代谢过快的化合物可采取减少亲脂性以降低其与 CYP450s 的亲和力，修饰或阻断代谢位点等方法对化合物进行结构优化。将化合物结构中引入立体位阻较大或难被代谢的基团进行化学修饰的方法较为常见。例如：心脏选择性 β 受体阻断药美托洛尔的半衰期较短（3.2 h）、生物利用度较低（38%）。研究表明，p-甲氧基乙基是其主要代谢位点，以环丙基替代甲基阻断代谢得到倍他洛尔，半衰期延长，生物利用度提高至 96%。而对半衰期过长的化合物，则可通过引入易代谢基团（如苄基甲基、酯键）缩短半衰期。如 COX-2 抑制剂塞来考昔最初在大鼠的半衰期长达 220 h，以苄基甲基替代氟后得到的塞来考昔半衰期缩短至 3.5 h。

对于因药物代谢引起不良反应的药物可以通过引入易于代谢的基团控制药物代谢途径，提高药物的安全性。强效抗血小板药噻氯匹定常见不良反应为粒细胞缺乏（2.4%），偶发再生障碍性贫血使其临床应用受到限制。体外研究表明，噻氯匹定的噻吩部分与 GSH 结合形成的复合物对中性粒细胞有激活作用。为改变其代谢途径，在结构中引入甲酯键得到的氯吡格雷因发生甲酯键断裂而大大降低了不良反应的发生率。

通过结构修饰设计前药可以改善药物吸收和首过代谢，提高生物利用度。如氨苄青霉素亲脂性较差，平均血清峰浓度为 3.7，修饰设计前，生物利用度<50%，将极性基团羧基酯化后制成前药匹氨西林，由于增加脂溶性使其平均血清峰浓度增至 7.1，生物利用度明显提高（82%~89%）。

一般情况下，由于活性代谢产物生成的代谢产物数目较原药少，并且多数是官能团反应的产物，易于发生结合反应而清除，因此较原药更为安全。此外，与原药相比，活性代谢产物还可能具有以下优势：更好的药效学或药代性质；发生药物相互作用的可能性小；水溶性好等。因此，活性代谢产物是具有优良成药性先导物的一个重要资源。扑热息痛、羟基保泰松、奥沙西泮、西替利嗪、非索非那定、地氯雷他定及一大批磺胺类药物等都是通过追踪活性代谢产物得到的。尽管多数都是 Ⅰ 相代谢产物，Ⅱ 相结合反应也有活性代谢产物的报道。

三、药物代谢活化与毒性

药物毒性是新药研发失败或撤市的主要原因之一，而药物代谢活化产生亲电子的反应性代谢产物是引起药物毒性的重要原因。反应性代谢产物可通过烷化、酰化与细胞内生物大分子（DNA 或蛋白质）共价结合，导致细胞功能障碍或引起免疫反应。研究表明，药物分子结构中含有某些功能基团或某类结构药物，包括芳基乙酸、芳基丙酸、苯胺、芳胺、呋喃、噻吩、异氰酸盐、肼、醌、肟、卤化烃、乙内酰脲、硝基芳香化合物、芳香杂环化合物等容易经 CYP450s 氧化代谢生成反应性代谢产物诱发毒性，替代上述基团可以提高药物的安全性。除构效关系外，需要采用快速、简便的方法在先导物阶段和药物开发早期开展反应性代谢产物筛选，为新药开发提供参考。

反应性代谢产物主要分为亲电子物质和自由基，具有不稳定、半衰期短的特点，在血液中难以检测。预测药物代谢活化最直接的方法就是检测 DNA 或蛋白质结合物（“金标准”），但这种方法需要采用放射性同位素标记化合物，不宜早期快速评价候选物。目前，常采用化学诱捕法识别反应性代谢产物。在含 NADPH 的肝微粒体温孵体系中，受试化合物与小分子亲核试剂，如巯基（谷胱甘肽、谷胱甘肽乙酯或 N-乙酰半胱氨酸）、胺（氨基脲和甲氧基胺类）或氰化物等形成稳定加合物，

再利用 LC-MS/MS 和磁共振光谱等进行检测。除 CYP450s 介导的氧化代谢可以产生反应性代谢产物外，含羧基的化合物还可以与葡萄糖醛酸或乙酰辅酶 A（CoA）结合形成酯类反应性中间产物。可以采用新鲜肝细胞或肝微粒体温孵体系中加入 UDPGA 或 CoA、Mg^{2+}和 ATP 等辅助因子，结合 LC-MS/MS 检测乙酰葡萄糖醛酸或 CoA 加合物（增加 749Da）。

对于自由基可以采用旋转诱捕试剂 C-亚硝基化合物或硝酮进行捕捉，可迅速与自由基形成稳定的硝基氧自由基加合物。t-NB（tert-nitrosobutane）、PBN（phenyl-tert-butylnitrone）和 4-POBN［α（4-pyridyl-N-oxide）-N-tert-butylnitrone］等是较好的自旋捕集剂，这类不饱和的抗磁功能基团与 OH 自由基等反应，生成较稳定的自旋加合物。LC-电子顺磁共振（electron spin resonance，ESR）光谱联用以及 LC-MS/MS 也发展用于体内外分离和鉴定旋转诱捕自由基加合物。

除上述方法检测反应性代谢产物外，化合物经 CYP450s 代谢活化生成反应性中间产物，后者与 CYP450s 酶蛋白或血红素共价结合，引起 MBI。在肝微粒体温孵实验中出现 MBI，表明能产生共价结合 CYP450s 的反应性中间产物。

综上所述，在药物开发时避免代谢活化引起药物毒性的一般开发策略包括：在药物设计阶段考虑药物可能发生的代谢反应，避开文中提到的功能基团；采用化学诱捕法，结合 LC-MS/MS 进行快速分析；在先导化合物优选阶段，可以检测放射性同位素标记化合物的 DNA 或蛋白质结合物。如果上述研究发现有明显的共价结合，则需要加入不同诱捕剂进一步明确机制及结合物结构。一般认为，化合物共价结合>50 pmol/mgpr 可能有潜在的组织毒性，而临床剂量低于 10 mg/kg 很少引起特异质反应。

评价反应性代谢产物形成与药物开发有诸多冲突和矛盾。研究表明，药物代谢活化与毒性反应有一定联系，但目前尚不能明确预测哪些反应性代谢产物一定具有毒性。许多上市药物在一定程度上都有可能形成反应性代谢产物，是否继续研发，取决于药物应用前景是否满足医学和疾病的需求、反应性代谢产物途径是否为其主要代谢途径、动物模型是否产生毒性以及临床剂量高低等因素。

（盛 莉 李 燕）

参 考 文 献

1. K 考文献，M 考文献，Fromm MF. Transporters and drug-drug interactions：important determinants of drug disposition and effects. Pharmacol Rev，2013，65（3）：944-966.
2. Gillam EM，Hayes MA. The evolution of cytochrome P450 enzymes as biocatalysts in drug discovery and development. Curr Top Med Chem，2013，13（18）：2254-2280.
3. Singh D，Kashyap A，Pandey RV，et al. Novel advances in cytochrome P450 research. Drug Discov Today，2011，16（17-18）：793-799.
4. Rowland A，Miners JO，Mackenzie PI. The UDP-glucuronosyltransferases：their role in drug metabolism and detoxification. Int J Biochem Cell Biol，2013，45（6）：1121-1132.
5. Kubiak X，Dairou J，Dupret JM，et al. Crystal structure of arylamine N-acetyltransferases：insights into the mechanisms of action and substrate selectivity. Expert Opin Drug Metab Toxicol，2013，（3）：349-362.
6. Bou9-362，Sku9-362. Inhibition and induction of glutathione S-transferases by flavonoids：possible pharmacological and toxicological consequences. Drug Metab Rev，2012，44（4）：267-286.
7. Wu B，Dong D. Human cytosolic glutathione transferases：structure，function，and drug discovery. Trends Pharmacol Sci，2012，33（12）：656-668.
8. Rask-Andersen M，Masuram S，Fredriksson R，et al. Solute carriers as drug targets：current use，clinical trials and prospective. Mol Aspects Med，2013，34（2-3）：702-710.

9. Chuang Lu, Albert P. Li. Enzyme Inhibition in Drug Discovery and Development: The Good and the Bad. New Jersey. John Wiley & Sons, 2010 : 243-258.
10. Chao Han, Charles B. Davis, et al. Evaluation of Drug Candidates for Preclinical Development: Pharmacokinetics, Metabolism, Pharmaceutics, and Toxicology. New Jersey. John Wiley & Sons, 2010 : 171-178.
11. Douglas A. Smith, mithas A-178. onsg , mithas. Kalgutkar. Pharmacokinetics and Metabolism in Drug Design. Singapore. Wiley-VCH, 2012 : 209-222.
12. K. Sandy Pang, A. David Rodrigues, Raimund M. Peter. Enzyme-and Transporter-Based Drug-Drug Interactions: Progress and Future Challenges. New York. Springer, 2009 : 27-45.
13. Martin F. Fromm, Richard B. Kim. Drug Transporters. Heidelberg. Springer, 2011 : 285-290.
14. Wu W, Dnyanmote AV, Nigam SK. Remote communication through solute carriers and ATP binding cassette drug transporter pathways: an update on the remote sensing and signaling hypothesis. Mol Pharmacol, 2011, 79 (5) : 795-805.
15. Ala F. Nassar. Drug Metabolism Handbook: Concepts and Applications. New Jersey. John Wiley & Sons, 2009 : 283-302.

第十四章 糖尿病及并发症分子药理学

糖尿病（diabetes mellitus，DM）是一种由遗传因素和环境因素共同作用而导致的慢性全身性代谢性内分泌疾病。随着人类生活水平的提高、人口老龄化、现代生活方式的改变，其发病率迅速增加，成为影响人类健康和生活质量的重大疾病之一，中国已成为目前世界上糖尿病患病人数最多且发病率增长速度最快的国家。

国际上对糖尿病的分型包括 4 类，其中以 2 型糖尿病（type 2 diabetes mellitus，T2DM）发病最为普遍。目前 T2DM 的治疗主要以药物治疗为主，如采用促胰岛素分泌的磺脲类药物，改善胰岛素抵抗的双胍类、噻唑烷二酮类药物，抑制小肠糖吸收的 α-糖苷酶抑制剂药物，以及近年来发现的新靶点药物如胰高血糖素样肽类、二肽基肽酶 4 抑制剂、钠-糖共转运体蛋白抑制剂等，其他一些新靶点药物也在不同的研发阶段中。随着糖尿病发病机制的研究深入、药物研发的不断突破，未来糖尿病的药物治疗选择将更加丰富，糖尿病的发生和预后将得到良好控制。

糖尿病的并发症（complications）主要包括糖尿病微血管病变，如视网膜病变和糖尿病肾病。其他还包括糖尿病神经病变和心血管并发症。糖尿病并发症的发生是造成糖尿病患者致死、致残的主要原因，生活方式干预和（或）药物治疗严格控制血糖可以延缓并发症的发生，应用醛糖还原酶抑制剂等可以预防和治疗糖尿病神经病变、视网膜病变等并发症，其他如肾脏、心血管并发症一旦发生需要按肾病、心血管疾病的专科治疗。本章也将介绍目前糖尿病并发症的药物治疗新进展。

第一节 概 述

对糖尿病的认识，最早的描述是公元前 1550 年法老时期的一种“多尿症状”，后来在医学文献中使用“Diabetes”一词，意为虹吸管，描述该病症为“肌肉和骨骼溶解，随尿排出体外”。到 1776 年，英格兰人 Matthew Dobson 发现糖尿病患者尿液中含有大量的糖，但当时流行的观点认为肾脏是糖尿病主要的病变器官。直到 1889 年，Joseph von Mering 和 Oscar Minkowski 两位科学家采用狗切除胰腺和重新植入的手术，并检测了手术动物的尿糖变化。这一经典的实验性糖尿病及其代谢变化的研究，后来被多数科学家重复和深入，验证了胰腺其实是糖尿病的主要病理器官，胰腺中的内分泌腺体“Langerhans 胰岛”（即后来称为胰岛 β 细胞，islet β cells）可能通过分泌一种激素——胰岛素（insulin）来调节血糖和尿糖。这一科学假设最终在 1922 年被一项临床实验证实，当时年轻的外科医生 Frederick Banting 和研究生 Charles Best 在生理学家 John Macleod 以及化学家 J. B. Collip 的帮助下，成功将提取出的活性胰岛素注射到糖尿病患儿体内，纠正糖尿病代谢酸中毒。Banting 等因此获得当年的诺贝尔奖，并从此开启了提取或合成胰岛素治疗糖尿病的药理学新篇章。

随着对病因学、发病机制的研究深入，目前认为糖尿病是一种由遗传因素和环境因素共同作用而导致的慢性全身性代谢性内分泌疾病。国际上对糖尿病的分型包括 4 类：①1 型糖尿病（type 1 diabetes mellitus，T1DM）：胰岛 β 细胞破坏，导致胰岛素的绝对缺乏，包括自身免疫性和特发性两类；②2 型糖尿病（type 2 diabetes mellitus，T2DM）：胰岛素抵抗为主伴胰岛素相对缺乏，或胰岛素分泌缺陷为主伴胰岛素抵抗；③其他特异性糖尿病：多种特殊原因造成的高血糖，如遗传、外伤、内分泌疾病及药物所致糖尿病，或某些不常见的免疫介导的糖尿病，以及某些遗传综合征有时伴发的糖尿病；④妊娠期糖尿病。

糖尿病常见的并发症主要包括糖尿病微血管病变，如视网膜病变和糖尿病肾病属于微血管病变范畴，但累及的器官病变又具有各自的特征。视网膜病变是1型糖尿病最常见的晚期并发症，一开始多数为非增殖性视网膜病变，但很容易向增殖性视网膜病变发展，后者是糖尿病患者失明的主要原因。糖尿病肾病的发生是渐进性的，糖尿病肾病早期可以是无蛋白尿，随着肾脏损害程度加重，出现微量蛋白尿，显性蛋白尿，最后发展为终末期肾病。其他并发症还包括心血管并发症和糖尿病神经病变。冠状动脉疾病是常见的心血管并发症，其发生受冠状动脉疾病固有的危险因子以及糖尿病病变特殊因子影响，后者包括高血糖水平、胰岛素抵抗程度、是否使用胰岛素治疗、是否并发糖尿病肾病等。而神经病变的发生可能与神经供氧血管病变、局部氧化应激和炎症反应有关，糖尿病神经病变较其他因素引起的神经病变具有一定特征性。另外，糖尿病并发症各种病变可能相互影响和相伴存在，如糖尿病患者肢体末端由于微血管病变和神经末梢病变，对炎症、感染以及外界压力等的反应障碍，常发生足部的感觉异常，肌肉关节运动障碍、局部溃疡和渐进性的功能丧失，即糖尿病足。

随着人类生活水平的提高、人口老龄化、生活方式的改变，糖尿病患病人数迅速增加，对糖尿病的有效治疗和控制，以及有效延缓糖尿病并发症的发生发展，降低糖尿病患病率和死亡率，是世界医药学面临的重大课题。糖尿病的病因和机制复杂，是否规范治疗与并发症的发生、疾病预后息息相关，因此强调早期治疗、长期治疗、综合治疗、治疗措施个体化是糖尿病治疗的原则。糖尿病的新药研发策略首先需要强调糖尿病多病因学的疾病网络，开发新靶点药物尤其是多靶点药物，缓解糖尿病累及多个组织器官的病理状态；其次是强调个体化用药，即根据患者的个体化特征，根据疾病的生物标记指导相应的靶向治疗；再次是强调治疗的安全性，即糖尿病治疗目的，在于降低糖尿病并发症的发生风险，改善患者的生存质量。

对糖尿病及其并发症的治疗和预防，是一个多学科、多领域的科学研究范畴，目前主要包括：①生活方式干预：减少机体对高热量的摄入，增加运动，减轻体重，改善机体对胰岛素的敏感性；②药物治疗：或给予外源性胰岛素，或通过药物促进机体胰岛素的生成和释放，治疗各组织器官的胰岛素抵抗状态；③手术或辅助医疗器械等：包括埋入式胰岛素泵、冠脉搭桥手术以及还在实验性治疗阶段的胃分流手术（gastric bypass surgery，GBP）、胰岛移植、干细胞治疗等。随着糖尿病及其并发症治疗的突破性进展，糖尿病已不再是不治之症，大部分患者的疾病状态得到控制和改善，实现了带病生存。糖尿病的治疗是一个宽泛且复杂的范畴，本章仅从分子药理学角度，介绍糖尿病及其并发症的研究新进展，以及随之兴起的一系列新药靶点探索和新药研发实例，目的在于激发对糖尿病药理学学习和研究的兴趣，培养一批热忱的创新型科研人才。

第二节　糖尿病及其并发症的疾病模式研究

一、糖尿病的自然病程及其研究进展

糖尿病是由多种病因引起的以慢性高血糖为特征的代谢紊乱。由于胰岛素分泌或作用的缺陷，或者两者同时存在而引起。我国传统医学（traditional chinese medicine，TCM）很早就对糖尿病有认识，在公元前2世纪的《黄帝内经》中便将糖尿病“多尿、多饮、多食及体重反而减轻”的三多一少典型临床表现描述为“消渴”病范畴。现代医学认为，糖尿病是一类病因复杂，除糖代谢紊乱外，

尚有蛋白质、脂类代谢紊乱，累及循环、消化、神经、泌尿等众多系统及器官组织、伴有高血压、心脏病、肾病、眼病、炎症反应等多种并发症的代谢症候，属于代谢综合征（metabolic syndrome）或 X 综合征（X syndrome）。在 2 型糖尿病中，胰岛素抵抗（insulin resistance，IR）状态是贯穿疾病发生发展过程的病理特征。

根据 2003 年美国糖尿病协会（american diabetes association，ADA）的建议，糖尿病的临床分期将正常糖稳态和糖尿病高血糖之间的自然病程划分为糖调节受损（impaired glucose regulation），即糖耐量受损（impaired glucose tolerance，IGT）和（或）空腹血糖受损（impaired fasting glucose，IFG）。虽然 IGT 和 IFG 可以同时出现，但可能代表不同的糖调节异常。IGT 只有通过口服葡萄糖耐量试验（oral glucose tolerance test，OGTT）才能诊断，而 IFG 则指空腹血糖介于正常和高血糖诊断值之间。这一期间持续时间不一，疾病可能处于进展为糖尿病的高度风险阶段，但临床上可能未出现明确和特异的可以识别的糖代谢异常指标。

在各种人群中进行的糖尿病自然进程的研究，目前已取得的共识是糖尿病患者个体由于遗传因素，机体组织对胰岛素反应不敏感，即胰岛素抵抗。在环境因素的共同作用下，患者最终出现血糖稳态调节异常、高血糖及糖尿病并发症。在主要的几种糖代谢组织如肝脏，表现为高胰岛素血症下过度的肝脏葡萄糖生成（hepatic glucose production，HGP），即胰岛素不能抑制肝脏的糖异生（gluconeogenesis）；在肌肉，表现为进食后肌肉从血液中摄取葡萄糖的能力受损，即餐后高血糖状态。这种胰岛素抵抗状况，势必加重胰岛细胞分泌胰岛素的负担，胰岛细胞最终从代偿性增加胰岛素分泌转变为胰岛素分泌失代偿的疾病状态。

正常血糖胰岛素钳夹实验（euglycemic insulin clamp）是临床实验中评价机体胰岛素抵抗程度的金标准，采用正常血糖胰岛素钳夹实验结合 OGTT 对糖尿病自然病程的前瞻性研究发现（图 14-2-1），在体重指标正常的正常糖耐量（normal glucose tolerance，NGT）人群（LEAN NGT），平均血糖及血胰岛素水平分别为 115 mg/dl（6.4mmol/L）和 62 μU/ml，胰岛素刺激的葡萄糖利用平均速率为 40 mU/m^2 · min。肥胖人群正常糖耐量（OB-NGT），虽然由于胰岛素的代偿性分泌可以使糖耐量保持正常范围，但胰岛素敏感性有约 29%的下降。而当肥胖的 NGT 人群转变为肥胖的 IGT（OB-IGT），胰岛素敏感性又有 28%的进行性下降（从 NGT 进展到 IGT，胰岛素敏感性共有 57%下降）。但是由

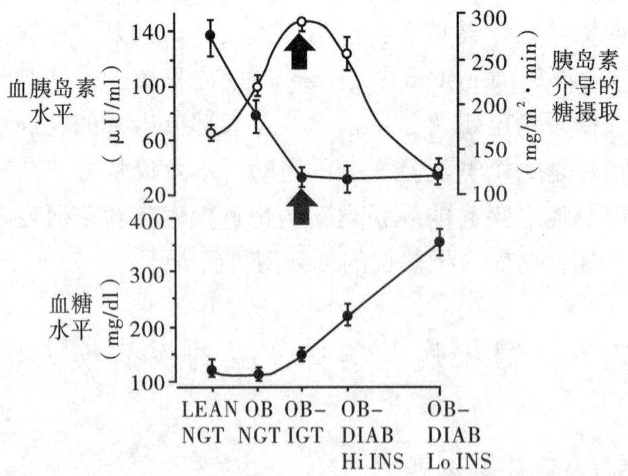

图 14-2-1 Ralph A. DeFronzo 阐述的 2 型糖尿病的自然病程

注：采用 OGTT 考察人群在糖尿病发展各阶段的血糖及血胰岛素水平。采用正常血糖胰岛素钳夹实验中的胰岛素介导的葡萄糖摄取，反映机体胰岛素敏感性

于代偿性胰岛素分泌，血糖水平未发生很明显的变化，这部分 IGT 人群处于糖尿病高危状态，他们最大限度地接近或已达到胰岛素抵抗，但胰岛 β 细胞在功能上仍未达到最大代偿能力，一旦胰岛 β 细胞不能再继续产生足够的胰岛素，IGT 就会进展为糖尿病（OB-DIAB Hi INS 和 OB-DIAB Lo INS）。

二、糖尿病的致病“八因素”

过去对外周组织胰岛素抵抗的认识主要集中于肌肉、肝脏和脂肪，认为这三种组织细胞对胰岛素反应性降低导致的糖代谢紊乱是 2 型糖尿病发生发展的核心病理学特征。随着对疾病网络的深入研究，科学家发现胰岛 β 细胞功能损伤比过去认为的要发生得更早和更严重，患者在出现 IGT 的早期阶段，便已损失 80%以上的胰岛 β 细胞功能。除肌肉、肝脏和脂肪胰岛素抵抗以及胰岛 β 细胞功能损伤外，胃肠道细胞分泌肠降糖素（incretin）的功能缺陷或抵抗，胰岛 α 细胞分泌胰高血糖素的抑制性调控受损造成的高胰高血糖素血症，肾脏对糖重吸收能力过度增强，以及中枢神经系统发生的胰岛素抵抗各种表现，均在 2 型糖尿病的发生发展中扮演重要角色，被称为 2 型糖尿病的“八恶因”（ominous octet）（图 14-2-2）。

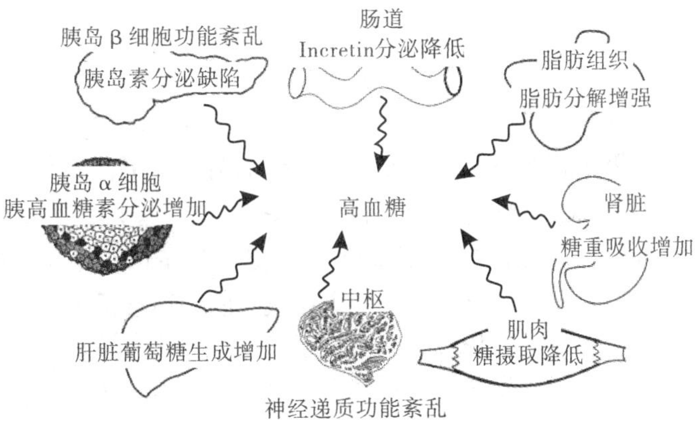

图 14-2-2　Ralph A. DeFronzo 阐述的 2 型糖尿病的“八恶因”
注：胰岛 β 细胞、肝脏、肌肉、脂肪、肠道、肾脏、胰岛 α 细胞、中枢在糖尿病发生发展中的病理改变

（一）胰岛 β 细胞的数量和功能

如前所述，胰岛 β 细胞的进行性破坏和功能丧失一直贯穿于糖尿病整个自然病程。机体的胰岛素抵抗增加 β 细胞分泌胰岛素的负担，早期胰岛细胞通过分泌更多的胰岛素可基本纠正机体的糖代谢紊乱，但局部高血糖造成的糖毒性（glucotoxicity）、氧化应激以及脂质代谢异常、脂毒性（lipotoxicity）、炎症反应已经存在。且 β 细胞本身是胰岛素抵抗的累及组织，当细胞处于大量合成和分泌胰岛素的负荷之下，细胞内内质网应激、蛋白合成途径异常、线粒体氧化磷酸化功能发生障碍，均可诱发 β 细胞进入凋亡程序。β 细胞数量减少和功能缺陷，同时胰岛的正常结构如 α 与 β 细胞的比例和分布异常，是糖尿病发生发展过程中胰岛的主要病理改变。

糖尿病患者的胰岛 β 细胞功能缺陷存在遗传因素。研究发现糖尿病患者胰岛 β 细胞功能缺陷与转录因子 TCF7L2 基因单核苷酸多态性有关，TCF7L2 基因编码 WNT 信号通路的转导因子，在 β 细胞增殖和胰岛素分泌调节中扮演重要角色。TCF7L2 基因异常可导致胰岛素分泌异常、对肠降糖素（incretin）刺激胰岛素分泌的反应性降低。

胰岛淀粉样多肽（islet amyloid polypeptide，IAPP）和淀粉样蛋白（amyloid）的过度分泌和在胰岛中沉积也是2型糖尿病胰岛功能障碍的病因之一。正常胰岛素分泌的同时，淀粉样蛋白以1∶1的比率随之分泌，当胰岛素分泌增加，淀粉样蛋白分泌也增加，并大量沉积产生毒性作用。胰岛素增敏药物减少胰岛素的过度分泌，同时也能降低IAPP和amyloid对胰岛功能的损伤。

（二）肝脏的葡萄糖生成调节

肝脏是主要的葡萄糖异生器官。在饥饿状态下，正常个体肝脏的葡萄糖生成率约是2 mg/（kg·min），而在糖尿病患者，肝脏的葡萄糖生成率明显增加，可达2.5 mg/（kg·min），即糖尿病患者在夜间饥饿过程中可多生成25~30 g的葡萄糖，这是糖尿病患者清晨空腹血糖高的主要原因，并可伴随空腹血胰岛素水平增加2.5~3倍，即肝脏的葡萄糖生成（HGP）呈现胰岛素抵抗状态。

糖尿病患者HGP增加的机制，目前认为主要是胰岛素对肝脏葡萄糖异生（gluconeogenesis）的抑制作用减弱，也包括其他一些促进HGP的因素，如胰高血糖素（glucagon）水平升高伴随肝脏对胰高血糖素敏感性增加；糖尿病合并肥胖和高血脂情况下，脂毒性诱导磷酸烯醇丙酮酸羧激酶（phosphoenolpyruvate carboxykinase）及丙酮酸羧化酶（pyruvate carboxylase）这两种糖异生的限速酶的表达及活性增加；糖毒性诱导葡萄糖-6-磷酸酶（glucose-6-phosphatase）的表达及活性增加，导致肝脏葡萄糖输出增加。

（三）肌肉的葡萄糖利用

肌肉在胰岛素抵抗状态下的主要病理特征是葡萄糖摄取和利用减少。研究发现糖尿病患者在高胰岛素正糖钳夹实验中，肌肉胰岛素抵抗将导致整个机体葡萄糖利用百分率下降85%~90%，足可以说明肌肉在机体葡萄糖利用方面占主导地位。肌肉胰岛素抵抗的主要表现是胰岛素刺激的葡萄糖摄取反应延迟和摄取量明显降低。主要机制包括细胞葡萄糖摄取和磷酸化作用降低、糖原合成减少、葡萄糖氧化下降，即细胞胰岛素信号转导的调节失衡在肌肉的胰岛素抵抗机制中占主要地位。

能量摄入过多和运动减少的现代生活方式直接引起由肌肉主导的能量代谢降低。肥胖的2型糖尿病患者，增加运动可以提高肌肉的能量消耗，改善胰岛素抵抗，与活化肌肉细胞的单磷酸腺苷活化蛋白激酶（adenosine monophosphate-activated protein kinase，AMPK）有关。

（四）脂肪组织的脂代谢和分泌功能

脂肪细胞组织结构和功能改变是糖尿病、糖耐量异常的病因之一。

脂肪细胞的组织结构改变包括脂肪细胞增生和肥大，不仅表现为脂肪细胞内脂肪堆积，细胞直径变大，还表现为异位脂肪生成，如肌肉和肝脏细胞内脂滴增加，细胞脂肪变性。当脂肪酸进入细胞，可转化为甘油三酯储存，也可经代谢转化为酯酰辅酶A、二酯酰甘油和神经酰胺，这些代谢产物被认为是细胞内的脂毒性（lipotoxicity）物质，可抑制细胞内的胰岛素信号转导、线粒体的氧化磷酸化，是细胞胰岛素抵抗和能量代谢紊乱的主要分子机制。

正常脂肪细胞对胰岛素刺激反应为抑制脂肪分解作用，而在糖尿病状态下，脂肪细胞对胰岛素不敏感，脂肪细胞分解脂肪，释放大量脂肪酸入血，导致血游离脂肪酸（free fatty acid，FFA）水平升高，长期的高FFA血症可刺激肝脏糖异生，加重肝脏及肌肉的胰岛素抵抗，并刺激胰岛细胞分泌胰岛素，导致高胰岛素血症。

脂肪细胞生成和分泌的多种细胞因子，称为脂肪因子（adipocytokines），包括炎症因子和激素。激素有的可发挥胰岛素增敏作用，如脂联素（adiponectin）；有的通过中枢调节能量代谢，如瘦素（leptin）。脂肪细胞分泌功能异常表现为大量的炎症因子产生，可诱发胰岛素抵抗及血管内皮粥样硬化病变。同时，具有胰岛素增敏作用的脂肪因子分泌减少。

（五）肠道的糖吸收及内分泌功能

肠道是食物消化吸收的场所，碳水化合物先由小肠的淀粉酶裂解为寡聚糖。后者通过一系列的α-糖苷酶（α-glucosidase）裂解为单糖，可被小肠迅速吸收。这些酶包括：蔗糖酶、麦芽糖酶、糊精酶、异麦芽糖酶和淀粉酶等，对碳水化合物的消化作用主要发生在十二指肠远端和空肠近端。

钠-糖共转运体蛋白-1（sodium-dependent glucose transporter-1，SGLT-1）负责钠依赖的葡萄糖转运，SGLT-1主要分布在小肠和肾脏，小肠的SGLT-1参与葡萄糖的吸收，SGLT-1抑制可降低由于葡萄糖吸收导致的血糖升高。另一方面，小肠的SGLT-1除了已知的糖代谢调节作用外，可能还参与了免疫调节机制，研究表明小肠的葡萄糖主动转运激活SGLT-1，可缓解脂多糖（lipopolysaccharide）诱导的急性肝损伤，且机制可能与增加抗炎因子白介素10（IL-10）的表达水平有关。

小肠上皮分布着一些内分泌腺体细胞，如分布在远端小肠的L细胞，分泌胰高血糖素样肽（glucagon-like peptide，GLP-1），分布在近端小肠的K细胞分泌肠抑胃肽（gastric inhibitory peptide，GIP）。这两种主要的活性多肽是小肠组织在食物刺激下分泌调节胰岛功能的激素，是肠-胰岛内分泌轴的分子基础。

（六）胰岛α细胞与胰高血糖素

正常个体的胰岛，α细胞分布于外周，主要分泌胰高血糖素刺激肝脏糖异生和葡萄糖输出，是机体维持空腹血糖正常的重要因素。而糖尿病患者胰岛α细胞分布紊乱、数量增加，血中胰高血糖素水平异常升高，继而导致HGP升高。研究表明，采用生长抑素（somatostatin）注射可抑制胰高血糖素释放，使患者血胰高血糖素水平下降约44%，伴随患者肝糖生成下降58%，可纠正糖尿病患者的空腹血糖升高症状，说明胰高血糖素拮抗剂和抑制剂可能成为糖尿病治疗的潜在靶点。

（七）肾脏对葡萄糖的重吸收

肾脏在葡萄糖的重吸收和再利用方面起着至关重要的作用，平均每天可以通过肾小球过滤约162 g葡萄糖，而90%以上的葡萄糖可以通过肾近曲小管上皮的钠-糖共转运体蛋白-2（SGLT-2）重吸收，剩余10%通过降近曲小管的直段的SGLT-1重吸收，正常情况下不会有葡萄糖从尿液排出。糖尿病患者常见SGLT-2基因表达上调且对葡萄糖的重吸收能力增加，SGLT-2抑制剂可通过增加糖尿病患者尿中葡萄糖的排出而降低血糖，降低糖毒性对其他器官组织的损伤。

（八）中枢

胰岛素对中枢的刺激产生抑制食欲的效应。肥胖个体的食欲增加现象被解释为是由于中枢胰岛素抵抗。事实上中枢调节能量代谢的主要区域，是位于下丘脑下后部的腹内侧核以及位于下丘脑上后部的室旁核，这个区域除了对胰岛素刺激敏感外，脂肪细胞分泌的瘦素（leptin）、肠道分泌的GLP-1/2，GIP等调节食欲的激素也通过作用于该区域发挥食欲调节作用。

近年来研究表明中枢调节能量代谢的区域大量表达B类G蛋白偶联受体家族（G protein-coupled receptors，GPCRs），其配体主要包括十余种激素或活性肽，如肠促胰液素（secretin，SCT）、垂体腺苷酸环化酶激活肽（pituitary adenylate cyclase-activating peptide，PACAP）、血管活性肠肽（vasoactive intestinal peptide，VIP）、生长激素释放激素（growth hormone-releasing hormone，GHRH）、胰高血糖素（glucagon，GCG）、胰高血糖素样肽-1/2（GLP-1/2）、葡萄糖依赖性促胰岛素多肽（glucose-dependent insulinotropic polypeptide，GIP）、促肾上腺皮质激素释放激素（corticotrophin-releasing hormone，CRH）家族肽、降钙素（calcitonin，CALC）家族肽、甲状旁腺激素（parathyroid hormone，PTH）家族肽等，是中枢发挥能量代谢调节的重要分子。

三、糖尿病常见并发症

（一）糖尿病微血管并发症及其机制

糖尿病微血管并发症通常包括视网膜病变和肾脏病变。接受血糖控制治疗的糖尿病患者，发生微血管并发症的风险可大幅下降，依赖透析治疗的肾脏疾病危险也明显下降，但糖尿病仍旧是引起失明和终末期肾病的最常见原因，也是发生外周神经病变的主要原因。

1. 微血管并发症的流行病学危险因素　流行病学研究发现，糖尿病患者，尤其是1型糖尿病患者最常见的晚期并发症为视网膜病变，且与患者长期高血糖程度有关。糖化血红蛋白（HbA1c）的水平反映患者较长时间（8～12周）的血糖水平和糖尿病病变程度，HbA1c高于8.5%的糖尿病患者，视网膜病变的发生率比HbA1c低于8.5%的糖尿病患者明显高（7% vs 2%）。除了高血糖外，其他因素包括高血压、肾病、自主神经病变等全身性因素以及眼部变化如眼内压、近视等也参与了视网膜病变的发生发展。研究表明，血管收缩压升高是糖尿病视网膜病变的危险因素，也是糖尿病微血管功能失调的一个标志，普遍表现为肾脏病变出现微量蛋白尿以及眼部的并发症。

目前认为血糖水平是影响微量蛋白尿发生的最主要因素。当糖尿病患者HbA1c介于8%～10%时，微量蛋白尿的发生率陡升，比HbA1c介于6%～8%之间时的发生率增加几乎20倍，并向显性蛋白尿进展，患者肾功能开始衰退。其他因素如高血压、高血脂、家族遗传易感性与糖尿病肾病的发生发展具有明显相关性。积极的降血糖及抗高血压治疗可减缓显性蛋白尿患者肾功能衰退的速度。

2. 微血管并发症发生的分子机制　目前认为氧化应激、糖基化（glycation）作用、蛋白激酶C（protein kinase C，PKC）的激活是糖尿病微血管并发症共同的作用机制。

氧化应激可由于葡萄糖代谢异常引起或继发于某些代谢酶类的功能紊乱。糖尿病患者细胞内还原型谷胱甘肽减少，细胞外超氧化物歧化酶增加，与视网膜和肾脏疾病严重程度相关。糖尿病患者氧化应激产生的机制目前认为有：①多元醇（山梨醇）途径过度激活：细胞内过多的葡萄糖通过旁路代谢，消耗细胞内NADPH，而后者是维持细胞内还原型谷胱甘肽必须的。②己糖胺途径和蛋白O-糖基化修饰：细胞内增加的葡萄糖激活己糖胺途径，导致糖基化底物生成，O-糖基化修饰可发生在细胞内多数蛋白的丝氨酸和苏氨酸残基上，影响蛋白活性及细胞内信号通路的活化调节。③磷酸戊糖途径：6磷酸葡萄糖脱氢酶催化磷酸戊糖途径生成NADPH是细胞内NADPH的主要来源，而细胞内葡萄糖浓度升高抑制酶的催化活性。④血管的NADPH氧化酶表达及活性升高：糖尿病状态下细胞内葡萄糖和FFA浓度增加，NADH/NAD比例增加、乳酸堆积等，与该氧化酶的表达水平和活性增加有关。⑤内皮细胞内皮型NO合成酶（endothelial nitric oxide synthase，eNOS）功能紊乱：细胞内还原型四氢蝶呤（BH4）浓度降低，可抑制eNOS活性。内皮细胞发生胰岛素抵抗时，胰岛素信号通路依赖的eNOS途径也受到抑制。内皮NO生成减少可导致内皮舒张功能受损。

长期高血糖使细胞内和细胞外蛋白通过糖的修饰作用生成晚期糖基化终末产物（advanced glycation end products，AGEs）。在高血糖情况下，这一过程加强且呈现不可逆性。细胞外的结构蛋白对糖基化作用尤其敏感，在视网膜和肾小球中，AGEs的生成改变细胞外基质的属性和功能，降低血管内皮细胞黏附，AGEs还可以通过结合其受体（RAGE），诱导肾小管上皮细胞转化为肌纤维母细胞，使内皮细胞前列环素生成减少并诱导纤溶酶原激活抑制物（PAI-1）和黏附分子表达。AGEs形成可影响多个血管信号分子的表达水平和活性，可降低内皮细胞eNOS，而升高内皮素-1（endothelin-1，ET-1）、诱导型NO合成酶（induced nitric oxide synthase，iNOS）和激活核转录因子（NF-κB），可增加视网膜血管内皮生长因子（vascular endothelial growth factor，VEGF）表达，与内皮细胞增生、视网膜新生血管形成和内皮细胞通透性增加有关。

糖尿病血管组织中的PKC被明显激活，与细胞内脂质堆积有关，尤其是二酯酰甘油（diacylglycerol，DAG）的增加。糖尿病时细胞内 DAG 从头合成增加，即葡萄糖通过三磷酸甘油醛和磷酸酯途径以及非酯化脂肪酸途径生成。细胞膜的磷脂酰肌醇水解也可生成 DAG，DAG 激活 PKC 引起细胞内一系列的信号反应，包括肾小管细胞内血管紧张素 2（angiotensin 2）表达增加，诱导转化生长因子（transforming growth factor，TGF-β）通过自分泌或旁分泌作用于肾小球内皮细胞、肾小管细胞等，导致肾脏病变。在视网膜组织存在 ET-1 高亲和力受体，ET-1 与特异性受体结合后，通过 Ca^{2+} 依赖途径和 DAG/PKC 途径介导 ET-1 生物效应，导致强烈的血管收缩，使微血管闭塞。同时，ET-1 是强大的细胞促有丝分裂素，诱导血管新生和纤维细胞增生，促进瘢痕组织形成，ET-1 介导的 PKC 通路激活被认为与糖尿病视网膜病变的发生密切相关。

（二）糖尿病神经病变及其发病机制

糖尿病神经并发症一般指与糖尿病症状有关的神经病变，与高血糖的程度和持续时间直接相关，但神经病变的类型和发病机制多样，最常见的糖尿病神经病变是远端感觉神经病变，伴随轻微程度的远端感觉功能损害和运动功能障碍。糖尿病神经病变具有特征性，多数伴有疼痛，特征性地表现出对缺血所致的神经传导障碍不敏感，对陷夹/压迫所致的神经病变极度敏感，对缺血性纤维退变过度敏感，可能与糖尿病神经病变多伴随微血管并发症、免疫反应有关。

糖尿病神经病变的发病机制可能是多因素的，目前认为相关的有：①遗传因素：有研究报道称有糖尿病家族史的患者在出现糖尿病症状之前就已经发生神经病变，或者某些糖尿病患者的基因突变和缺陷与神经病变有关，提示了遗传因素在糖尿病神经病变中的作用，但还需要遗传学进一步的深入研究。②神经缺血、缺氧损伤：糖尿病血管内皮的功能异常，AGE、RAGE、NF-κB 的过度激活，NO、ET-1 水平及活性改变等导致血管舒张能力改变，细胞间黏附分子-1（intercellular adhesion moleacule-1，ICAM-1）、血管内皮细胞黏附分子 1（vascular cell adhension moleules-1，VCAM-1）等表达增加，血液黏度增加、血小板聚集等均导致神经的血流减少和供氧停滞。而糖尿病患者采用血管紧张素转化酶（angiotensin converting enzyme，ACE）抑制剂治疗，可改善神经传导障碍和感觉异常，表明改善神经的微血管环境可缓解神经病变的发生发展。③氧化应激：正常神经具有完善的自由基防御系统，包括超氧化物歧化酶（superoxide dismutase，SOD）、过氧化氢酶、谷胱甘肽过氧化物酶和谷胱甘肽还原酶等，而糖尿病患者的神经自由基防御系统明显异常，氧化应激诱导神经元及其末梢发生凋亡，与 c-Jun 氨基端激酶（c-Jun N-terminal kinase，JNK）激活，转录因子激活子蛋白-1（activator protein-1，AP-1）的转录活化有关。采用 α-硫辛酸（ALA）可改善由于氧化应激造成的神经功能障碍。④多元醇途径的过度激活：慢性高血糖导致神经内膜中由葡萄糖转化成的多元醇增加，尤其是山梨醇、醛糖还原酶（AR）活性增加，肌醇相关性 Na^{+}-K^{+}-ATP 酶活性异常，与神经传导障碍的发生有关，采用醛糖还原酶抑制剂（ARI）治疗可预防和改善糖尿病神经传导障碍。⑤其他：如脂质过氧化、γ-亚麻酸缺乏、PKC 表达增加和激活、神经生长因子缺乏以及异常的免疫机制也与糖尿病神经病变的发生相关。

总之，糖尿病神经病变的发生与整体的高血糖状态相关，但由于神经对缺血缺氧刺激、氧化应激、生长因子和营养物质的缺乏较为敏感，使糖尿病神经病变具有其特殊性。

（三）糖尿病心血管并发症及发病机制

糖尿病是心血管疾病（cardiovascular disease，CVD）的独立危险因素。冠状动脉病变是糖尿病的常见并发症和晚期糖尿病患者的主要死亡原因。高血糖、胰岛素抵抗、血脂异常、高血压以及慢性炎症等因素的共同影响，导致血管内皮功能障碍、血管炎症和纤维化、血管内膜平滑肌细胞增生和肥大、脂质堆积和血液高凝状态，是加速动脉粥样硬化和血栓形成的主要病因。

1. 高血糖对血管功能的影响　高血糖刺激细胞糖酵解，过多的代谢中间产物，如二酰基甘油

（DAG）可激活蛋白激酶C（PKC），后者对细胞内信号通路上蛋白的磷酸化调节，与心肌细胞纤维化、收缩功能异常、血管内皮氧化应激与舒张功能受损有关。此外，过多的葡萄糖通过旁路代谢的产物，糖基化修饰改变蛋白结构和功能，也同样加重心血管的氧化应激状态，促进炎症因子和黏附因子的表达，刺激炎症细胞浸润，引起心血管功能障碍和病理改变。

2. 胰岛素抵抗对血管壁的影响 血管壁对胰岛素高度敏感。内皮细胞和血管平滑肌细胞的胰岛素受体和胰岛素样生长因子-1（insulin-like growth factor-1，IGF-1）均可被胰岛素激活，胰岛素受体和胰岛素受体底物激活可进一步活化eNOS，生成舒张血管活性的NO，而IGF-1活化与MAP调节的细胞增殖、迁移和血管活性物质产生有关。生理状态下胰岛素对血管细胞的作用主要是血管舒张和抗细胞凋亡的作用，在高胰岛素血症和胰岛素抵抗状态下，炎症因子如TNF-α、血管紧张素Ⅱ（ATⅡ）和内皮素（ET-1）等也可激活IGF-1的同时而抑制胰岛素信号，eNOS/NO途径受损、炎症浸润和组织异常增生，都是动脉粥样硬化发生的危险因素。

3. 肾素-血管紧张素系统异常 肾素-血管紧张素系统（renin-angiotensin system，RAS）与血压控制的全身效应和斑块的炎症机制有关。血管紧张素原在肾素的作用下水解为血管紧张素Ⅰ（AT-Ⅰ），而后者在ACE的作用下生成血管紧张素Ⅱ（AT-Ⅱ），AT-Ⅱ激活血管AT-Ⅰ受体，发挥促血管收缩、肾小管钠重吸收作用。多数研究证据表明AT-Ⅱ在动脉粥样硬化斑块生成和血栓形成中扮演重要角色，临床研究发现ACE抑制剂对糖尿病患者具有心血管保护作用。

尽管临床上严格控制血糖可以减少糖尿病心血管并发症的发生，但目前控制血糖并不能根除糖尿病对心血管系统的不利影响。胰岛素抵抗和CVD可能具有共同的遗传、代谢和炎症因素，减缓或者逆转糖尿病患者心血管并发症的策略在于针对心血管发病机制相关的靶点治疗，最佳的治疗应该在CVD发生之前，就开始保护内皮功能、抑制炎症和降低氧化应激的预防性措施。

第三节 胰岛素和胰岛素信号通路

一、胰岛素的合成与释放调节

（一）胰岛素的结构

胰岛素是胰岛β细胞分泌的多肽激素，含51个氨基酸，由A及B两条肽链组成。A链含21个氨基酸，B链含30个氨基酸，两条肽链通过A7-B7及A20-B19的两对半胱氨酸间形成的两个二硫键连接起来，A链自身还有一个以二硫键相连的内环（A6-A11）。胰岛素的氨基酸序列在脊椎动物中高度保守，尤其是B链羧基端的B23 Gly、B24 Phe、B25 Phe、B26 Tyr，A链氨基端的A1 Gly、A5 Gln以及羧基端的A19 Tyr，A21 Asn的保守性很强，这一区域可能参与胰岛素受体的结合。不同种属动物的胰岛素分子氨基酸序列略有不同。人与猪胰岛素仅有一个氨基酸不同；人与牛胰岛素有4个氨基酸不同。不同种属的胰岛素分子与异源的胰岛素受体的结合力与生物效应差距不大，这是采用异源胰岛素治疗人糖尿病的药理基础，但异源胰岛素分子在体内可能引起免疫反应，反应相对较弱，但抗体的产生势必影响胰岛素的长期疗效。

（二）胰岛素的生物合成及调节

胰岛素的生物合成包括基因转录、蛋白翻译、蛋白修饰的过程。首先，胰岛β细胞内受到合成胰岛素的信号刺激，开始胰岛素启动子调控的胰岛素基因转录，翻译蛋白序列。最初形成的蛋白是前胰岛素原，含有信号肽，可将新生的蛋白转位到细胞的粗面内质网，在那里受到信号肽酶的切割后，产生的截短蛋白称为胰岛素原（proinsulin）。

胰岛素的生物合成受到许多因素调控，如营养物质、神经递质、激素等。刺激胰岛素生物合成最重要的营养物质是葡萄糖，在胰岛 β 细胞内，葡萄糖代谢产物是刺激胰岛素启动子的信号，一般认为刺激胰岛素生物合成的基础葡萄糖浓度是 2~4 mmol/L，而当葡萄糖浓度达到 10~12 mmol/L 时，胰岛素生物合成最多。其他营养物质包括亮氨酸、琥珀酸、丙酮酸等都能一定程度刺激胰岛素生物合成。刺激胰岛素生物合成的激素，目前比较确认的有生长激素（growth hormone，GH）和 GLP-1。GLP-1 通过作用于胰岛细胞上的 GLP-1 受体，激活细胞内 cAMP 依赖的信号转导，激活胰岛素基因的转录。

（三）胰岛素原转化为胰岛素的细胞内途径

胰岛素原从内质网转运到高尔基体继续加工，最终形成待分泌的囊泡是一个 ATP 依赖的耗能过程，在这一过程中，胰岛素原经历了由笼形蛋白包被的未成熟分泌颗粒，笼形蛋白丢失，进行性酸化，胰岛素原转化四个主要阶段。其中，胰岛素原转化指的是胰岛素原在内肽酶的水解下，去除 C 肽，最终形成胰岛素的阶段。由于负责剪切 C 肽的内肽酶活性是 Ca^{2+} 依赖的，且酶的最适 pH 值为 5 左右，这一阶段需要 Ca^{2+} 转位蛋白增加局部 Ca^{2+} 浓度，以及质子泵 ATP 酶活化形成分泌颗粒中局部的酸性环境，因此，两者为调节胰岛素原转化的关键因素。

（四）胰岛素的分泌调节

一般认为，胰岛细胞内的 ATP/ADP 比率、cAMP 和 Ca^{2+} 浓度升高是胰岛素分泌的主要触发信号。当胰岛 β 细胞外的葡萄糖浓度增加，细胞摄取葡萄糖的量随之增加，从而激活细胞内的葡萄糖激酶（glucose kinase，GK），GK 为细胞内葡萄糖代谢的限速酶，也被称为“葡萄糖感受器”，当葡萄糖代谢通路被活化，细胞内 ATP/ADP 比值升高，触发细胞膜 ATP 敏感 K^+ 通道关闭，细胞膜去极化继而诱发电压操纵的 Ca^{2+} 通道开放，Ca^{2+} 内流增加，促发细胞内胰岛素颗粒的胞吐作用。中、长链（C10-C20）脂肪酸，如棕榈酸（palmitate acid）和共轭亚油酸（conjugated linoleic acids，CLA），也可通过激活胰岛 β 细胞上的 G 蛋白偶联受体，激活 G 蛋白亚基 Gαq 以及磷脂酶 C（phospholipase C，PLC），引起细胞内质网 Ca^{2+} 外流，细胞内 Ca^{2+} 升高，诱发胰岛素分泌。

二、胰岛素信号通路调节糖脂代谢

（一）近端胰岛素信号通路（proximal insulin signaling pathway）

正常个体无论是处于进食还是饥饿状态，机体血糖也能严格控制在 4~7 mmol/L，这种对血糖的稳态控制主要归功于小肠摄取葡萄糖、肝脏生成葡萄糖以及外周组织摄取利用葡萄糖之间的平衡调节。胰岛素从胰岛分泌入血后，主要通过识别结合细胞膜上的特异受体，启动细胞内的胰岛素信号通路转导，促使细胞摄取和利用葡萄糖、促进糖原生成、抑制糖异生，促进脂肪及蛋白合成。传统的胰岛素信号通路构成包括胰岛素、胰岛素受体、胰岛素受体底物以及胰岛素信号通路调控的下游分子等。

1. 胰岛素受体（insulin receptor，IR） 由胰岛 β 细胞分泌的胰岛素，通过识别和结合靶细胞膜受体发挥其生理功能。胰岛素受体属于受体酪氨酸激酶（receptor tyrosine kinases）家族成员，包括胰岛素样生长因子-1 受体（insulin-like growth factor-1 receptor，IGF-1R）以及胰岛素受体相关受体（insulin receptor-related receptor，IRR）。这类受体是由四个蛋白亚基结合形成的四聚体蛋白结构，即两个 α 亚基和两个 β 亚基。α 亚基抑制 β 亚基的酪氨酸激酶活性，当胰岛素结合 α 亚基，将导致蛋白构象改变而激活 β 亚基及其自身酪氨酸磷酸化，继而激活下游通路。

2. 胰岛素受体底物（insulin-receptor substrates，IRS） 目前发现的胰岛素受体底物有 IRS 蛋白家族，如 IRS1、IRS2 以及 Gab-1、p60、Cb1、APS、Shc 等。这些底物蛋白酪氨酸磷酸化，可以作为

SH2（Src-homology-2）结构域蛋白的停靠位点，结合和富集细胞内信号通路蛋白，例如 PI3K 的 p85 亚基存在 SH2 结构域，可被磷酸化的 IRS 识别结合。

在动物或者细胞水平敲除不同的 IRS 基因，发现不同的 IRS 蛋白功能存在差异，可能与其组织分布、细胞亚结构定位和活性差异有关。IRS-1 可能主要与 IGF-1 诱导的 DNA 合成途径相关，IRS-2 主要与胰岛素介导的葡萄糖转运有关，而 IRS-3 和 IRS-4 更多时候可能作为 IRS-1 和 IRS-2 的负性调节因子。

（二）胰岛素信号转导通路的磷酸化、去磷酸化调节

胰岛素刺激的磷酸化级联反应（insulin stimulated phosphorylation cascades）主要指胰岛素受体活化后，募集并通过磷酸化作用陆续活化一系列激酶的阶梯状串联效应，伴随转导信号的放大。参与这种作用的蛋白分子包括磷脂酰肌醇-3-羟激酶（phosphatidylinositol-3-hydroxykinase，PI3K），蛋白激酶 B（protein kinase B，PKB/Akt），糖原合成酶激酶-3（glycogen synthase kinase-3，GSK-3），哺乳动物雷帕霉素靶蛋白（mammalian target of rapamycin，mTOR）等，涉及糖脂代谢和生长调控的多条信号通路（图 14-3-1）。

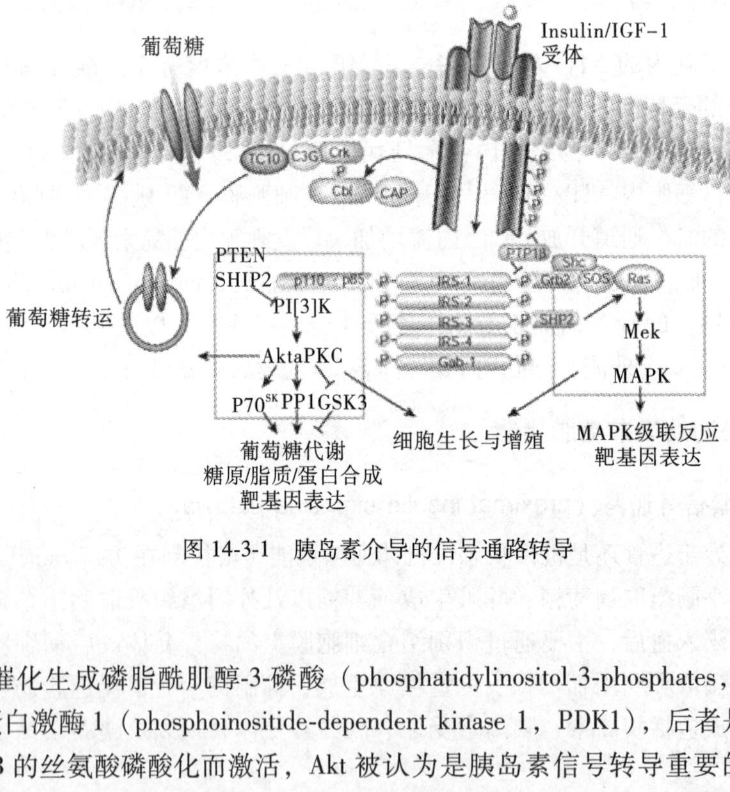

图 14-3-1 胰岛素介导的信号通路转导

PI3K 激活可催化生成磷脂酰肌醇-3-磷酸（phosphatidylinositol-3-phosphates，PI3P）进一步活化磷酸肌醇依赖性蛋白激酶 1（phosphoinositide-dependent kinase 1，PDK1），后者是一种丝氨酸磷酸化酶，可使 Akt/PKB 的丝氨酸磷酸化而激活，Akt 被认为是胰岛素信号转导重要的执行者，通过磷酸化糖原合成酶激酶-3（glycogen synthase kinase-3，GSK-3），叉头转录因子（forkhead transcription factors，Fox）和 cAMP 反应元件结合蛋白（cAMP response element-binding protein，CREB），促进糖原合成，抑制糖原分解，促进糖酵解，抑制糖异生、促进脂肪和蛋白质的合成，抑制脂肪分解。

IRS-1 酪氨酸磷酸化可通过结合接头蛋白 Grb2 继而募集鸟嘌呤核苷酸交换因子 SOS 和 GTP 水解酶 Ras，使 Ras 向细胞膜移位并活化，Ras 的活化可进一步激活丝裂原活化蛋白激酶（mitogen-activated protein kinases，MAPK）的激酶 Mek，开启 Ras、Mek、MAPK 的级联反应和细胞质向细胞核的信号传递，调控细胞核内基因转录。

哺乳动物雷帕霉素靶点（mammalian target of rapamycin，mTOR）属于 PI3K 家族，也是一种丝氨

酸、苏氨酸蛋白激酶，参与调节细胞生长、增殖、细胞运动、基因转录和蛋白质合成。IR/IGF 活化使 mTOR 激活，可进一步磷酸化并激活核糖体 S6 激酶 p70rsk 以及真核细胞启动因子（eukaryotic initiation factors，eIF），启动核糖体的生物合成，调控蛋白翻译过程。

除了酪氨酸磷酸化调节外，IR 以及 IRS 还受到丝氨酸磷酸化调节。不同于酪氨酸磷酸化对胰岛素受体信号通路的激活作用，丝氨酸磷酸化通过降低酪氨酸磷酸化水平而抑制胰岛素受体信号通路。这种磷酸化抑制作用可以作为胰岛素信号通路的一种负反馈调节，以及和其他细胞内信号通路的交叉作用（cross-talk）。

蛋白酪氨酸磷酸酶（protein tyrosine phosphatases，PTPases）是胰岛素信号通路重要的负调节因子。能够催化胰岛素受体及受体底物的酪氨酸位点迅速去磷酸化，从而抑制胰岛素信号的下游转导。在生理状态下，这些抑制作用或负反馈调节保证了信号通路级联反应的正常效应范围。

（三）远端调控

1. 调节糖原合成　胰岛素通过增加糖转运和糖原合成促进细胞内糖原累积。胰岛素信号通路激活后，一方面促进葡萄糖转运蛋白（glucose transporter，GLUT）转位（translocation）到细胞膜，增加细胞摄取葡萄糖。另一方面，抑制激酶 PKA 或者 GSK-3，激活蛋白磷酸酶 PPI，使糖原合成酶去磷酸化而激活，从而增加糖原合成。肌肉和肝脏是机体进行糖原合成的主要组织、器官，当发生胰岛素抵抗时，表现为上述途径对胰岛素不应答或应答缺陷，葡萄糖转运降低，糖原合成抑制。

2. 调节葡萄糖生成　在肝脏，胰岛素通过抑制糖异生和糖原分解（glycogenolysis）途径降低肝脏葡萄糖生成（HGP）和输出。胰岛素通过抑制磷酸丙酮酸羧化酶（phosphoenol pyruvate carboxylase），即糖异生的限速酶，以及果糖-1，6-二磷酸酶（fructose-1，6-bisphosphatase）和葡萄糖 6 磷酸酶（glucose-6-phosphatase）的基因转录水平、增加葡萄糖激酶（glucokinase）和丙酮酸激酶（pyruvate kinase）等糖酵解关键酶的基因转录水平，从而调节肝细胞葡萄糖生成。

由于内脏脂肪相对于皮下脂肪对胰岛素的敏感性较弱，摄食刺激的胰岛素分泌对内脏脂肪的脂解作用抑制程度较小，导致即使在进食后胰岛素分泌高水平的情况下，仍然有内脏脂肪分解的脂肪酸通过门静脉进入肝脏刺激肝脏的糖异生。这可解释内脏脂肪增加可加重肝脏胰岛素抵抗的部分原因。

3. 调节脂肪合成及分解　胰岛素可以促进脂肪合成，抑制脂肪分解。研究表明，胰岛素调节脂肪合成及分解主要通过调节转录因子，即一种类固醇调节元件结合蛋白（steroid regulatory element-binding protein，SREB）的基因转录水平。在脂肪细胞，胰岛素主要表现为促进脂肪储存，增加糖摄取和激活脂肪合成相关酶，如丙酮酸脱氢酶（pyruvate dehydrogenase）、脂肪酸合成酶（fatty acid synthase）和乙酰辅酶 A 羧化酶（acetyl-CoA carboxylase）。胰岛素通过激酶 A（protein kinase A，PKA）调节的磷酸化水平改变这些酶的磷酸化程度而影响其活性。此外，胰岛素还可以通过降低细胞内 cAMP 水平，激活 cAMP 特异的磷酸二酯酶而抑制脂肪分解。

第四节　糖尿病治疗的药物及其药理作用

目前用于糖尿病治疗的药物主要分为以下几类：促胰岛素分泌剂（insulin secretagogues），胰岛素增敏剂（insulin sensitizers）和葡萄糖（重）吸收抑制剂（glucose uptake/reabsorption inhibitors）。

一、促胰岛素分泌的药物

（一）磺脲类和非磺脲类促胰岛素分泌剂

磺脲类（sulphonylureas，SUs）是通过关闭胰岛 β 细胞膜上 ATP 敏感的 K^+ 通道而刺激胰岛素分泌。ATP 敏感的 K^+通道是由两种结构不相关的亚基组成的异八聚体，分别是 Kir 6.2 和磺酰脲受体 SUR-1。Kir 6.2 亚基四聚体组成 K^+外流的孔道，主要由 ATP 调节其关闭。磺脲类化合物能与 SUR-1 结合，使 ATP 敏感的 K^+通道关闭。所有磺脲类的作用方式相似，但区别在与 SUR-1 结合的亲和力和动力学特征，与受体亲和力高的，刺激胰岛素分泌的作用强度高，但可逆性差，如具有与 SUR-1 相对低亲和力的药物甲苯磺丁脲（tolbutamide），具有快速逆转的刺激胰岛素分泌作用，而相对亲和力高的药物格列本脲（glyburide），有缓慢且进行性增加地刺激胰岛素分泌的作用特点。

非磺脲类药物从磺脲类药物衍生而来，作用机制与磺脲类药物相似，也是抑制 ATP 敏感的 K^+通道。代表药物是瑞格列奈（repaglinide）和那格列奈（nateglinide），虽然结构与磺脲类药物有明显差别，但均通过结合 SUR-1 亚基关闭 K^+通道而发挥作用。那格列奈是氨基甲酸衍生物，具有起效快、作用时间短，引起心血管副作用和低血糖发生率低等特点。在 1999 年由安斯泰来制药（Astellas Pharma）和第一制药三共株式会社（Daiichi Sankyo）作为口服治疗控制餐后血糖，非血糖依赖型的胰岛素促分泌剂。2007 年后，该药在日本与双胍类药物联合，以及与胰岛素增敏剂的组合用于治疗 2 型糖尿病。目前诺华公司（Novartis）主持该药物与缬沙坦联合针对糖尿病的预防和（或）糖耐量减低（IGT）人群的心血管事件预防的Ⅲ期临床试验。

磺脲类和非磺脲类促胰岛素分泌作用与血糖水平无关，其胰岛素分泌的高低并不受机体血糖水平的影响，且作用相对较强，因此发生低血糖反应是该类药物的主要副作用。另外，由于心肌和血管平滑肌上存在 K^+通道，其 SUR 亚基主要是 2 型，在心肌电生理和血管舒张功能方面有重要作用，若药物对 K^+通道的选择性不强，有可能造成心血管副作用。

（二）胰高血糖素样肽（GLP-1）及其类似物

GLP-1 是由哺乳动物小肠上皮 L 细胞分泌、目前已知作用最强的促胰岛素分泌激素。通过与位于胰岛 β 细胞膜上的 GLP-1 受体（GLP1R）特异结合，刺激胰岛素分泌。除此之外，GLP-1 同时竞争胰高血糖素受体降低胰高血糖素浓度，还具有促进胰岛细胞增殖、抑制胰岛细胞凋亡作用。

研究发现 GLP1R 分布于胰腺 β 和 δ 细胞、血管平滑肌、心脏心房、胃窦、幽门、肠溶性神经元和迷走神经和背根神经节。在中枢神经系统，GLP1R 在最后区，弓状核、室旁核和丘脑腹内侧较丰富。因此，GLP-1 的生理功能除了对胰腺的影响，还包括更广泛的组织细胞作用，GLP-1 类药物的胰腺外作用还包括中枢抑制食欲、抑制胃肠蠕动、胃肠道分泌功能调节和心血管保护作用。

但在生理状态下，GLP-1 一旦分泌入血后就被迅速降解，半衰期只有 1~2 分钟。目前以 GLP-1 为靶点的药物包括 GLP-1 类似物和 GLP 受体激动剂。例如 exendin-4，本是由毒蜥属动物的同源基因表达产生的活性肽，有 53%的氨基酸序列与 GLP-1 重叠，可耐受降解酶的作用。经人工合成后成为世界第一个获得临床批准的 GLP-1 类药物（商品名：Byetta，Amylin/Eli Lilly 公司）。

目前对 GLP-1 类似物的研发主要集中在以 GLP-1 骨架为基础的修饰和活性维持上，包括对 DPP 4 酶、血浆内切酶位点的封闭和保护，以及偶联血浆蛋白延长 GLP-1 半衰期的设计等，达到延长 GLP-1 生物效应作用时间的目的。目前上市的长效 GLP-1 类药物如 liraglutide（Victoza，NovoNordisk 公司）。也有研究对 GLP-1 分子骨架的一系列改造，目的是增加 GLP-1 在消化系统中的稳定性，并且利于吸收，预期成为可以口服的 GLP-1 类似物。

GLP-1 类药物研发的另一思路是小分子 GLP-1 受体激动剂，通过对小分子的高通量筛选，研究者对具有潜在 GLP-1 受体激动作用的小分子化合物进行了体内及体外降糖活性检测，对这一药物研发思路进行了有益的尝试。

（三）二肽基肽酶 4（dipeptidyl peptidase 4，DPP4）抑制剂

DPP4 在机体组织广泛表达，其活性形式主要分布于细胞膜或分泌入体液，可特异识别并催化降解肽类底物 N 端两个氨基酸，GLP-1 的 N 端第 2 位 Ala 是 DPP4 的最适底物，这正是 GLP-1 在生理情况下极不稳定的原因，且研究表明糖尿病状态下 DPP4 表达增加或活性增加，因此对 DPP4 具有抑制作用的药物可延长体内 GLP-1 的生理作用时间，发挥 GLP-1 的生理功能。

近年来多个 DPP4 抑制剂类药物接踵上市，如 2006 年 Merck 公司开发的 sitagliptin（商品名：Januvia），2008 年 Novartis 公司开发的 vildagliptin（商品名：Galvus），2009 年 BMS/Astra Zeneca 联合开发的 saxagliptin（商品名：Onglyza），2010 年 Tekeda 公司开发的 alogliptin（商品名：Nesina），2011 年由 Boehringer Lingelheim 开发的 linagliptin（商品名：Trajenta），以及 2012 年由 Mitsubishi Tanabe Pharma 开发的 teneligliptin（商品名：Tenelia），这类药物目前备受关注。

由于 DPP4 的底物不仅包括 GLP-1，还有其他激素和活性肽，如 GLP-2、激素肽 YY、神经肽 Y、生长激素释放素等，药物对 DPP4 抑制有可能引起非 GLP-1 的作用。并且体内 DPP4 的其他基因家族成员，如 DPP2、DPP8、DPP9 等，与 DPP4 具有相似的结构和功能，对 DPP4 选择性不高的药物，可能引起其他酶抑制的副作用。

二、胰岛素增敏剂

（一）双胍类（biguanides）药物

目前在临床广泛应用的是二甲双胍（metformin，MET）。MET 的确切药理作用机制是多年来关注的热点。过去的研究认为 MET 作用于多个部位，但最近的研究认为 MET 最主要的贡献是降低肝脏葡萄糖生成。其主要的作用分子靶点还存在争议，目前研究普遍认为 MET 激活 AMPK，AMPK 被认为是细胞能量感受器，一旦被激活则开启生成 ATP 的分解代谢通路，关闭消耗 ATP 的合成代谢通路。MET 激活 AMPK 的机制不同于已知的 AMPK 激活剂（5-aminoimidazole-4-carboxamide riboside，AICAR），MET 可能作用于 AMPK 上游分子，降低 cAMP 生成，从而抑制 Glucagon 刺激肝糖生成的作用。

双胍类药物通过降低肝脏葡萄糖生成可明显改善肝脏的胰岛素抵抗，对改善机体的糖代谢紊乱的作用是确切的。应用双胍类治疗后，缓解肥胖，尤其是中心性肥胖；轻度改善高甘油三酯血症和高 LDL 胆固醇血症；通过降低纤溶酶原激活抑制物（PAI-1）改善纤维蛋白溶解，降低 2 型糖尿病患者心肌梗死的发生率，对糖尿病合并心血管并发症的预后是有益的。

双胍类药物的主要副作用是胃肠道症状，最常见的是金属味、厌食、恶心、腹痛和腹泻，餐后服药可减轻胃肠道反应。长期服用 MET 可能发生维生素 B_{12}吸收不良。

（二）噻唑烷二酮类（thiazolidinediones，TZDs）药物

TZDs 药物的作用靶点为过氧化物酶体激活物增殖受体 γ（peroxisome proliferation-activator receptor γ，PPARγ）。PPARγ 属核受体超家族成员，主要有两种亚型 γ1 和 γ2，分布于胰岛素敏感组织脂肪、肌肉和肝脏。PPARγ 调控与胰岛素效应有关的多种基因转录。这些基因的功能涉及内源性葡萄糖生成、葡萄糖转运和利用以及脂肪代谢的调节，如加强胰岛素受体底物-2、Glut4 及脂蛋白脂酶等的表达，抑制 TNFα、瘦素（leptin）等的表达。TZDs 作为 PPARγ 的配体，与 PPARγ 特异结合后，可诱导 PPARγ 构型变化，进一步征集有关的蛋白辅助激活因子形成复合体，进入细胞核识别并结合于 DNA 上的特异性核苷酸序列即 PPAR 反应元件（PPRE），特异调控许多与糖脂代谢相关蛋白的基因转录。其代表药物罗格列酮，是采用现代高通量筛选（high through-put）技术获得的经典核受体激动剂药物。

临床上应用 TZDs 药物具有明确的改善胰岛素抵抗作用，由于 PPARγ 主要靶组织是脂肪，其他

如肝脏、肌肉、中枢也有 PPARγ 表达，这类药物的药理学作用被认为主要是通过调节脂质代谢，改变脂肪的异位分布以及细胞的糖脂代谢水平，从而增加了胰岛素敏感性。

TZDs 药物常见副作用有体重增加、水钠潴留、骨质疏松和心血管发生风险增加，是否与 PPARγ 激活有关尚不确定。

三、葡萄糖吸收抑制剂

包括对小肠的葡萄糖吸收抑制和肾脏的葡萄糖重吸收抑制。

（一）α-糖苷酶抑制剂

对碳水化合物的消化最初在小肠由淀粉酶将淀粉水解为寡聚糖，再由小肠上皮细胞刷状缘的一系列 α 糖苷酶将寡聚糖水解为单糖，然后可以被吸收。α 糖苷酶包括蔗糖酶、麦芽糖酶、异麦芽糖酶、糊精酶等。α 糖苷酶抑制剂是典型的竞争性抑制剂，通过与寡聚糖竞争酶的结合位点，抑制各种寡聚糖的水解作用，但是不同的抑制剂与酶的结合亲和力有差别，表现出对酶的选择性抑制。如阿卡波糖（acarbose）可与淀粉酶、蔗糖酶、麦芽糖酶、糊精酶结合，但与糊精酶的亲和力是与蔗糖酶的数万倍，对异麦芽糖的作用比较弱，对 β 葡萄糖苷酶乳糖酶无作用。阿卡波糖还是胰腺淀粉酶的抑制剂。米格列醇（miglitol）对异麦芽糖酶的抑制作用较阿卡波糖强，对胰腺淀粉酶无抑制作用。伏格列波糖（voglibose）对大部分 α 糖苷酶有抑制作用，对蔗糖酶的抑制作用弱于阿卡波糖，对胰腺淀粉酶无作用。

α-糖苷酶抑制剂应在进餐开始时服用，对降低餐后血糖作用明显。除应用于 1 型或 2 型糖尿病餐后血糖控制外，α-糖苷酶抑制剂对胃肠手术后严重低血糖和其他反应性低血糖治疗也有效，其他作用包括体重减轻，餐后胰岛素降低，餐后甘油三酯轻度降低，血 GLP-1 水平中度升高。

α-糖苷酶抑制剂的副作用主要是胃肠道反应，如腹部不适感、胀气、腹泻等，主要原因可能是未消化吸收的碳水化合物在肠道发酵。

（二）钠-葡萄糖共转运蛋白 1/2（sodium glucose cotransporter-1/2，SGLT-1/2）抑制剂

SGLT-2 分布在肾脏近曲小管上皮细胞，负责肾脏中约 90% 葡萄糖的重吸收，抑制 SGLT-2 可以促进糖尿病患者尿糖的排出。因此，SGLT-2 抑制剂被认为是一种新型的具有独特作用机制的抗糖尿病药物。而 SGLT1 主要分布于小肠上皮细胞，负责食物中糖的吸收转运。研究者从不同的目标出发，研究 SGLT1/2 选择性抑制剂或 SGLT 非选择性抑制剂。目前该类化合物大多是根据天然产物根皮苷（phlorizin）进行结构改造获得，如 O-芳基糖苷类 SGLT 抑制剂，具有较好的体外抑制活性和促进尿糖排出的作用而进入了临床研究，但是又由于代谢稳定性和选择性的问题而终止开发。而另一类结构改造的 C-芳基糖苷类抑制剂比 O-芳基糖苷类抑制剂在生物利用度和代谢稳定性等方面具有明显的优势。

目前已上市的 SGLT2 抑制剂为强生公司（Johnson & Johnson）和三菱田边（Mitsubishi Tanabe Pharma）共同开发的 canagliflozin（2013 年 3 月 29 日，美国食品药品管理局批准，商品名 Invokana）和百时美施贵宝公司（Bristol-Myers Squibb Company）与阿斯利康公司合作开发的 dapaliflozin（2012 年在欧洲获批，2014 年 1 月获美国食品药品管理局批准）。其他主要在研究 SGLT2 抑制剂包括：ipragliflozin（Ⅲ期临床试验阶段），tofogliflozin（Ⅲ期临床试验阶段），empagliflozin（Ⅲ期临床试验阶段），sergliflozin etabonate（Ⅱ期临床试验后退出），remogliflozin etabonate（Ⅱ期临床试验阶段）。

第五节　糖尿病及其并发症治疗的新靶点

一、对传统靶点和药物的深入研究

（一）PPARγ 调节剂

PPARγ 受体激动剂类抗糖尿病药物具有明确的胰岛素增敏作用。此类药物通过激活 PPARγ，调控其靶基因转录水平实现药物的作用。因此，寻找具有转录激活活性的受体激动剂（receptor agonist）是该类药物研发的基本思路，并建立基于转录激活方法的高通量药物筛选。以罗格列酮为代表的 TZD 类药物正是通过这种确切靶点筛选出的经典抗糖尿病药物，并在上市以来获得了良好的糖尿病治疗效果，成为抗糖尿病的一线用药。但随着广泛的临床运用，这类药物的副作用也显现出来，如增加体重、水钠潴留、心血管事件等，使得该靶点是否能继续作为糖尿病的首选治疗而受到质疑。

随着对 PPARγ 信号通路的深入研究，发现 cdk5（cyclin-dependent kinase 5）可以使 PPARγ 蛋白 273 位丝氨酸位点磷酸化，使 PPARγ 调节糖脂代谢的相关功能失活，而通过抑制 cdk5，降低 PPARγ 蛋白 273 位丝氨酸位点磷酸化水平，可以激活 PPARγ 调节糖脂代谢的相关功能，且不会引起与 TZD 类药物类似的副作用，目前已有通过影响 cdk5 对 PPARγ 磷酸化作用的化合物报道。

也有研究发现，核受体辅阻遏蛋白（nuclear receptor corepressor，NcoR1）作为与 PPARγ 结合的结构蛋白，可以通过空间阻碍配体与 PPARγ 结合的方式，以及影响 PPARγ 蛋白 273 位丝氨酸位点磷酸化的作用，抑制 PPARγ 的活性。因此，通过抑制 NcoR1 蛋白与 PPARγ 结合的思路，也可能成为新型 PPARγ 调节剂研发的一种路径。

（二）天然产物小檗碱的多靶点效应

小檗碱又称黄连素，是一种常见的异喹啉生物碱。1826 年 M. E. 夏瓦利埃和 G. 佩尔坦从 Xanthoxylonclava 树皮中首次获得。最初发现小檗碱的药理作用是抗菌，其抗菌谱广，体外对多种革兰阳性及阴性菌均具抑菌作用，主要用于消化道感染，如细菌性痢疾。20 世纪 80 年代，我国药理学工作者首先报道了小檗碱的降血糖作用，提示小檗碱可能通过抑制糖异生或促进糖酵解发挥降血糖作用。进一步研究发现，小檗碱发挥胰岛素增敏作用机制与二甲双胍类似，通过激活 AMP 激活的蛋白激酶（AMP-activated protein kinase，AMPK）改善组织细胞的能量代谢紊乱。除此之外，小檗碱还具有独特的降血脂作用，通过激活细胞的胞外信号调节激酶，作用于 UTR 区域稳定低密度脂蛋白受体（low density lipoprotein receptor，LDLR）的 mRNA，上调细胞 LDLR 的表达水平，增加肝脏胆固醇逆向转运，与目前使用的他汀类降血脂药物的作用机制完全不同。对小檗碱药物作用的基因表达谱研究发现其作用涉及 mRNA 和蛋白表达水平变化，与细胞存活、葡萄糖摄取和利用、脂质氧化和代谢等重要生理过程有关。以小檗碱为代表的天然产物，由于其多靶点的作用机制，对高血糖、血脂异常、氧化应激和炎症反应均具有一定的改善作用，尤其适合糖尿病合并血脂异常、糖尿病并发症的治疗。

二、糖尿病药物治疗新靶点

（一）G 蛋白偶联受体家族

G 蛋白偶联受体家族是目前受到广泛关注的药物靶点，其中 GPR119 是一种脂肪酸受体，人和啮齿类动物的 GPR119 主要表达在胰腺和胃肠道。在胰腺该受体激活能促进胰岛 β 细胞葡萄糖刺激的胰岛素分泌（glucose stimulated insulin secretion，GSIS），改善胰岛细胞功能，在胃肠道则促进肠 L 细胞分泌 GLP-1。GPR119 同时调节 GLP-1 和胰岛素的作用，在糖尿病新药研发领域受到极大关注。目前已有 GPR119 激动剂在临床研究阶段，如 GlaxoSmithKline 公司的 GSK-1292263，OSI/Prosidion 公司的 PSN-821，Ortho-McNeil/Arena 公司的 APD-597，以及 Metabolex 公司与 Sanofi-Aventis 公司合作开发的 MBX-2982。除 GPR119 外，其他 G 蛋白偶联受体，如 GPR40 也受到关注，但这类新靶点药物是否能在临床上取得满意的治疗效果，尚需要时间的检验。

（二）葡萄糖激酶激活剂

葡萄糖激酶（glucose kinase，GK）是糖酵解第一步反应的酶，也是该反应的限速酶之一，能够催化 ATP 依赖的葡萄糖磷酸化，主要存在于肝细胞和胰岛 β 细胞中。激活 GK 可以促进肝脏葡萄糖代谢和胰岛 β 细胞胰岛素分泌，有效控制体内的血糖平衡。GK 活性受葡萄糖激酶调节蛋白（GKRP）等多种蛋白和激素的调节。目前开发 GK 激动剂也是抗糖尿病药物研发的热点。罗氏公司研究者通过高通量筛选发现的 RO-28-1675，可以增加 GK 对葡萄糖的亲和力和最大反应速率，短期用于多种动物模型，发现其降血糖作用具有良好的量效关系。阿斯利康公司报道的 GK 激活剂能增加 GK 对葡萄糖的亲和力，但不影响最大反应速率。此外，万有制药发现的化合物，以及礼来公司报道的 LY2121260 以及 OSI 制药研发的 PSN-GK1 都能够刺激胰岛 β 细胞的胰岛素分泌和肝细胞的葡萄糖代谢。

GK 分布较为广泛，除肝脏、胰腺外，神经中枢、胃肠道也有分布，过去开发 GK 激活剂主要强调促进肝脏葡萄糖利用和刺激胰岛 β 细胞胰岛素分泌，但在其他 GK 的靶组织，激活剂的潜在作用尚需要研究，且 GK 激活剂刺激胰岛素分泌的作用是否有加重胰岛细胞损伤的副作用也需要进一步证实。

（三）蛋白酪氨酸磷酸酶 1B（protein tyrosine phosphatase 1B，PTP1B）抑制剂

PTP1B 是蛋白质酪氨酸磷酸酶（protein tyrosine phosphatase，PTP）家族成员之一，人的 PTP1B 由 PTPN1 基因编码，广泛表达在许多组织中，PTP1B 定位于内质网的胞质面，PTP1B 使活化的胰岛素受体激酶的酪氨酸残基发生去磷酸化，是胰岛素信号转导途径的负调节物，与胰岛素抵抗发生机制密切相关，被认为是有前途的潜在治疗靶标，特别是对 2 型糖尿病的治疗。

目前在研究阶段的该类药物有 Abbott 公司研发的 A364504，Novo Nordisk 公司和 Ontogen 公司研发的 NNC-52-1246 和 NNC-52-0956，AstraZeneca 公司的 1，2，5-thiadiazolidin-3-one 1，1-dioxide 衍生物（WO/2004/050646），以及 Tobacco 公司的噻唑及噁唑衍生物（thiazole and oxazole derivatives）等。

（四）果糖 1，6-二磷酸酶（Fructose 1，6-bisphosphatase，FBPase）抑制剂

FBPase 催化果糖-1，6-二磷酸转化为果糖-6-磷酸，是糖异生的限速酶，抑制该酶活性可以明显降低肝脏葡萄糖生成，达到降血糖的目的。FBPase 是一个同源四聚体，每个单体结构中含有一个底物（果糖-1，6-二磷酸）结合位点和一个磷酸腺苷（AMP）变构位点，AMP 结合 FBPase 单体诱导酶转变为非活性构象，是 FBPase 的内源性变构抑制剂。目前在研究的化合物多是 AMP 变构抑制剂，如 Roche 公司研发的双磺酰脲类及 N-噻唑磺酰脲类化合物。

三、糖尿病并发症的药物新靶点及研发动态

前文述及微血管病变、神经病变和心血管病变是糖尿病的常见并发症，目前专门针对糖尿病并发症的药物少有报道，临床上一般采用严格控制血糖来预防和延缓并发症的发生，一旦并发症发生，采取具体病症的对症治疗。

从疾病的病因学角度，由于糖尿病并发症具有共同的病理生理基础，如糖脂代谢紊乱引起的糖

脂毒性、氧化应激和炎症反应，造成机体的整体性、系统性的危害，各器官均受累，糖尿病并发症多种病变常同时或先后发生，这常常是糖尿病患者晚期结局和糖尿病致残原因，因此，针对共同的、普遍的病因学机制和靶点，从药物治疗的角度，研究者们也在做有益的探索。

（一）PPARα、PPARβ、PPARγ 双激动剂和多靶点药物

分子生物学研究发现 PPAR 属于核受体超家族的成员，有 PPARα、PPARβ、PPARγ 等三种亚型，彼此之间具有结构的类似性，其天然配体都是体内一些脂类。PPARα 激活可以促进脂肪分解，所以临床上常用 PPARα 激动剂作为调血脂药物，如贝特类（fibrate）。PPARβ（也称 PPARδ）分布的靶组织更为广泛，目前认为 PPARβ 介导多种生物学过程，在许多慢性疾病，如糖尿病、肥胖、动脉粥样硬化、癌症发生中扮演重要角色，人类 PPARβ 基因多态性和 2 型糖尿病发生相关联。研究发现 PPARβ 是 PPARα 和 PPARγ 激活转录的天然强效抑制分子，PPARβ 激动剂调节脂肪和肌肉的脂肪酸氧化、影响胆固醇代谢等多个糖脂代谢通路，因此 PPARβ 被认为是 2 型糖尿病治疗的一个潜在靶点，由 Metabolex 公司开发的 PPARβ 激动剂 MBX-8025 目前处于临床Ⅱ期研究，目标针对脂质紊乱和代谢综合征的治疗。

由于这几类受体与配体的结合具有相似性，提示药物研发可以在药物分子结构上进行药效团改造和优化，设计 PPARα 和 PPARγ 双激动剂，或者 PPARα、PPARβ 和 PPARγ 三激动剂，使药物作用同时激活多靶点，在脂肪合成和分解这对矛盾上发挥拮抗作用。初步的动物实验和临床试验研究发现，PPARα 和 PPARγ 双激动剂或 PPARα、PPARβ 和 PPARγ 三激动剂在明确改善胰岛素抵抗和血脂异常的同时，能够明显减轻单纯 PPARγ 激动剂增加体重的副作用，同时预防糖尿病心血管并发症的发生。目前临床前和临床实验研究提示，PPARα PPARγ 双激动剂或 PPARα、PPARβ 和 PPARγ 三激动剂确能改善胰岛素抵抗，改善血脂异常，但是由于尚缺少药物安全性和毒性实验依据，这类化合物的应用前景还有待讨论。尽管如此，药物研发仍然期望此类药物可以在达到降血糖的同时，发挥调节血脂的作用，从而针对性治疗肥胖、胰岛素抵抗和代谢综合征。

（二）羟甲基戊二酰辅酶 A 还原酶（HMG-CoA reductase）抑制剂

羟甲基戊二酰辅酶 A 还原酶是肝细胞胆固醇合成的限速酶，催化生成甲羟戊酸。HMG-CoA 还原酶抑制剂代表药物为他汀类（statins），主要用于杂合子家族性和非家族性高脂血症，也可用于 2 型糖尿病和肾病综合征引起的高胆固醇血症。但近年来有临床研究发现他汀类药物应用与糖尿病新发病例存在关联，使得这类降血脂药物以及该靶点在糖尿病并发高血脂的临床治疗应用方面存在很大争议，但目前针对该靶点的新药研究仍在继续，如匹伐他汀钙（pitavastatin calcium），由日产化学公司和兴和株式会社开发的第一个全合成的 HMG-CoA 还原酶抑制剂，具有抑制 HMG-CoA 还原酶以及增加脂蛋白 apoA1 表达的双重作用，目前处于代谢综合征治疗的Ⅱ期临床研究。

（三）法尼醇 X 受体（farnesoid X receptor，FXR）激动剂

法尼醇 X 受体也称为胆汁酸受体，高水平表达在肝和肠中。鹅去氧胆酸等胆汁酸是其天然配体。FXR 通过多种途径调节肝细胞的胆固醇代谢和胆汁酸循环。目前 FXR 激动剂可改善胆固醇堆积造成肝损伤，但药物治疗尚在研究阶段。Phenex Pharmaceuticals 公司研发的 PX-102 预期用于代谢综合征和脂肪肝的治疗，处于Ⅰ期临床研究阶段。

（四）醛糖还原酶（aldose reductase）抑制剂

醛糖还原酶在哺乳动物体内催化葡萄糖向山梨醇的转化，糖尿病时山梨醇转化增加造成组织细胞的山梨醇堆积。这是糖尿病神经疾病的主要病因之一。神经细胞对山梨醇蓄积造成的损伤敏感，会引起糖尿病性支配感觉运动的外周神经病症状。醛糖还原酶抑制剂通过降低细胞组织中的山梨醇含量，可用于预防、改善和治疗糖尿病并发的末梢神经障碍（麻木感、疼痛）。代表药物依帕司他

(epalrestat) 可明显改善糖尿病神经病变，对糖尿病白内障和糖尿病肾病也有一定疗效。

(五) 11β-羟基类固醇脱氢酶 1 型 (11β-hydroxysteroid dehydrogenase type 1，11β-HSD-1) 抑制剂

糖皮质激素 (glucocorticoids) 在调节机体的代谢，脂肪组织的功能和分布方面起到了举足轻重的作用。在糖尿病个体，糖皮质激素在脂肪组织和骨骼肌中活性上调，这一特征被描述为一种应激反应 (stress response)。

11β-HSD 有两种主要类型，11β-HSD-1 和 11β-HSD-2，前者在肝脏、脂肪和中枢神经系统高表达，负责催化惰性的可的松向活性皮质醇的转化，调节糖皮质激素受体的活化过程。后者主要表达于醛固酮选择性的组织，包括肾、结肠、唾液腺和胎盘等，催化作用与 11β-HSD-1 相反，将活性皮质醇氧化为可的松。研究表明，小鼠 11β-HSD1 在脂肪细胞的高表达引起向心性肥胖。11β-HSD1 基因多态性与儿童期肥胖、胰岛素抵抗发生和 2 型糖尿病相关。因此 11β-HSD-1 抑制剂被认为是糖尿病合并肥胖的潜在治疗靶点。

在动物实验中，用合成的选择性抑制剂以阻滞酶的作用被证明可以改善胰岛素抵抗、血脂异常、肥胖和高血压。此外，已知糖尿病药物如 PPARγ 激动剂和 LXRα 激动剂也显示可显著降低 11β-HSD1 的活性，这种机制被认为可作为糖尿病并发症治疗的有益尝试。

(六) 脑肠肽 (ghrelin) 受体抑制剂

脑肠肽 (ghrelin) 主要由胃肠道黏膜分泌细胞分泌，以胃底细胞为主，十二指肠、回肠、盲肠、结肠的分泌量很少。原位杂交和 RT-PCR 均证实 ghrelin mRNA 还在中枢神经系统有表达，如下丘脑弓状核、垂体、脑干等。其受体 (GHS-R) 是典型的 G-蛋白偶连受体 (GPCR) 家族成员，组织分布广泛，有 2 个亚型分别为 GHS-R1a 和 GHS-R1b，功能性受体 GHS-R1a 主要在垂体表达，同时在下丘脑弓状核、甲状腺、胰腺、脾、心肌、肾上腺也有低水平表达。ghrelin 的生理作用主要包括：刺激生长激素释放，促进促肾上腺皮质激素 (ACTH)，肾上腺皮质激素 (cortisol) 和催乳素 (PRL) 的释放；促进胃酸释放和增加胃动力；通过下丘脑的 NPY/AGRP 系统刺激食欲；在心血管系统 ghrelin 可以降低心脏后负荷，在不影响心率的情况下增加心排出量，诱导血管舒张，抑制交感神经活性，改善左心室功能。ghrelin 还通过对迷走神经的作用参与胃酸分泌的中枢调节。由 Tranzyme 公司研发的 TZP-301 正是一个 GHS-R 拮抗剂，临床前研究表明可以通过抑制食欲改善代谢综合征，预期可用于严重肥胖的治疗。

(七) 黑皮素 (melanocortin) 受体激动剂和黑色素浓集激素受体 (melanin concentrating hormone receptor) 拮抗剂

黑皮素是哺乳动物垂体产生的一组肽类激素，由前阿黑皮素原 (proopiomelanocortin，POMC) 经酶作用形成的衍生物。通过五个黑皮素受体亚型作用，黑皮素参与了多种生理功能，包括调节摄食、能量稳态和生殖。其中，4 型受体 (melanocortin 4 receptor，MC4R) 是一种 G 蛋白偶联受体蛋白，主要在下丘脑表达，对调节摄食和能量稳态意义重大。MC4R 基因突变小鼠表现出异常肥胖和胰岛素抵抗，在遗传性肥胖人类个体具有 MC4R 基因突变和功能紊乱，而采用 MC4R 激动剂可明显抑制食欲，治疗肥胖。目前正在开发的黑皮素-4 受体激动剂如 Merck 公司的酰基化哌啶衍生物。

黑色素浓集激素 (melanin-concentrating hormone，MCH) 是一种促进食欲的激素，通过调节摄食行为影响体重。这种激素的受体也是 G 蛋白偶联受体家族成员，其中 1 型受体 (MCH1R) 的抑制剂被证明可调节摄食和能量消耗。Borowsky 等报道了 MCH1R 选择性的高亲和性的拮抗剂 SNAP-7941 通过抑制中枢的 MCH 而抑制食物摄入，使摄食所致肥胖大鼠的体重持续明显下降。

（八）AMP 激活的蛋白激酶（AMP activated protein kinase，AMPK）激活剂

AMPK 是能量代谢的关键调节因子，已被作为糖尿病糖代谢和其他代谢障碍治疗的一个靶点。这种酶在机体能量消耗水平增加的条件下被激活，如运动和细胞应激。AMPK 在维持骨骼肌糖代谢、抑制肝脏葡萄糖、胆固醇和甘油三酯的生成中扮演重要角色。AMPK 活性在心脏缺血的条件下增加，可维持 AMP/ATP 比值并改善心脏功能和心肌活力。可刺激骨骼肌和肝脏脂肪酸氧化。在胰岛素抵抗的啮齿动物模型中，AMPK 激活剂被证实可以改善血液葡萄糖稳态，降低血胆固醇水平和血压。研究表明，目前用于糖尿病治疗的药物，二甲双胍和噻唑烷二酮类药物部分通过活化 AMPK 起到改善胰岛素抵抗的作用。因此寻找针对 AMPK 活化的药物被认为是治疗 2 型糖尿病合并缺血性心脏疾病和代谢综合征的极具吸引力的新药研发方向。

四、糖尿病高血压的治疗

用于治疗高血压的药物有多种选择，但基于临床实验和基础研究结果，目前认为糖尿病合并高血压的治疗首选血管紧张素转换酶（angiotensin converting enzyme，ACE）抑制剂、血管紧张素受体阻断剂（angiotensin receptor blockers，ARBs）和钙通道阻滞剂（calcium channel blockers）。根据欧洲高血压协会（European Society of Hypertension，ESH）的建议，大多数情况下，糖尿病合并高血压的治疗不适合使用利尿剂和 β-受体阻滞剂。近年来，如诺华公司（Novartis）开发的缬沙坦（valsartan），一种血管紧张素受体 1 型阻断剂，批准用于治疗高血压及充血性心衰的药物，也考虑作为糖尿病或糖尿病前期具有心血管危险因素的患者用于预防心血管并发症的治疗，目前处于代谢综合征治疗药物的注册前期。

氧化应激以及相关炎症反应似乎是糖尿病及其并发症共同的病理及病因学特征。因此，具有抗氧化活性的药物可能缓解糖尿病及其并发症的进程，但事实上，单一抗氧化治疗在糖尿病及其并发症临床治疗实践中尚未获得普遍认可。近年来报道有 Universita degli Studi Roma Tor Vergata 研发的橙皮苷（aurantiamarin，也称 hesperidin）作为一种抗氧化剂和自由基清除剂在进行治疗代谢综合征的临床Ⅱ期试验。

以上列举了一些目前糖尿病及其并发症药物治疗的研究进展，近年来新靶点不断涌现，进入各个研发阶段的新药层出不穷，但客观地说，单一靶点的药物对糖尿病及其并发症的治疗仍显得捉襟见肘，尚需要研究者对糖尿病及其并发症发病机制不断深入探索，基于疾病网络的认识，开发安全有效的糖尿病治疗新药，在多靶点药物研发和联合用药方面进行更多尝试。

（环　奕　申竹芳）

参 考 文 献

1. 潘长玉. Joslin 糖尿病学. 第 14 版. 北京：人民卫生出版社，2007.
2. Ralph A，DeFronzo. From the Triumvirate to the Ominous Octet：A New Paradigm for the Treatment of Type 2 Diabetes Mellitus. Diabetes，58：773-795.
3. 宋振玉，刘耕陶. 当代药理学. 第 1 版. 北京：北京医科大学中国协和医科大学联合出版社，1997.
4. Alan R. Saltiel，C. Ronald Kahn. Insulin signalling and the regulation of glucose and lipid metabolism. Nature，414：799-806.
5. Miller RA，Chu Q，Xie J，et al. Biguanides suppress hepatic glucagon signalling by decreasing production of cyclic AMP. Nature，494：256-260.
6. http://integrity.thomson-pharma.com/integrity/xmlxsl/.
7. Choi J. H.，et al. Anti-diabetic drugs inhibit obesity-linked phosphorylation of PPARgamma by Cdk5. Nature，466：

451-456.

8. Choi JH, Banks AS, Kamenecka TM, et al. Antidiabetic actions of a non-agonist PPARγ ligand blocking Cdk5-mediated phosphorylation. Nature, 477：477-481.
9. Li P, Fan W, Xu J, et al. Adipocyte NCoR Knockout Decreases PPARγ Phosphorylation and Enhances PPARγ Activity and Insulin Sensitivity. Cell, 147：815-826.
10. 陈其明，谢明智. 小檗碱对正常小鼠血糖调节的影响. 药学学报，22（3）：161-165.
11. Kong W, Wei J, Abidi P, et al. Berberine is a novel cholesterol-lowering drug working through a unique mechanism distinct from statins. Nat Med, 10 (12)：1344-1351.
12. Xu G1, Stoffers DA, Habener JF, Bonner-Weir S. Exendin-4 stimulates both beta-cell replication and neogenesis, resulting in increased beta-cell mass and improved glucose tolerance in diabetic rats. Diabetes, 48 (12)：2270-2276.
13. Chen D, Liao J, Li N, et al. A nonpeptidic agonist of glucagon-like peptide 1 receptors with efficacy in diabetic db/db mice. Proc Natl Acad Sci U S A, 104 (3)：943-948.
14. Ahrén B. Islet G protein-coupled receptors as potential targets for treatment of type 2 diabetes. Nat Rev Drug Discov, 8 (5)：369-385.
15. Joseph Grimsby, Ramakanth Sarabu, Wendy L. Corbett, etc. Allosteric Activators of Glucokinase：Potential Role in Diabetes Therapy. Science, 301：370-373.
16. Katy J. Brocklehurst, Victoria A. Payne, Rick A. Davies, et al. Stimulation of Hepatocyte Glucose Metabolism by Novel Small Molecule Glucokinase Activators. Diabetes, 53：535-541.
17. Visinoni S, Khalid NF, Joannides CN, et al. The role of liver fructose-1, 6-bisphosphatase in regulating appetite and adiposity. Diabetes, 61 (5)：1122-1132.
18. Dixit M, Saeed U, Kumar A, et al. Synthesis, molecular docking and PTP1B inhibitory activity of functionalized 4, 5-dihydronaphthofurans and dibenzofurans. Med Chem, 4 (1)：18-24.
19. Erion MD1, van Poelje PD, Dang Q, et al. A potent and selective inhibitor of fructose 1, 6-bisphosphatase for controlling gluconeogenesis in type 2 diabetes. Proc Natl Acad Sci U S A, 102 (22)：7970-7975.
20. Balakumar P1, Rose M, Ganti SS, et al. PPAR dual agonists：are they opening Pandora's Box? Pharmacol Res, 56 (2)：91-98.
21. Endres M1, Laufs U, Huang Z, et al. Stroke protection by 3-hydroxy-3-methylglutaryl (HMG)-CoA reductase inhibitors mediated by endothelial nitric oxide synthase. Proc Natl Acad Sci U S A, 95 (15)：8880-8885.
22. Stulnig TM1, Waldhäusl W. 11beta-Hydroxysteroid dehydrogenase Type 1 in obesity and Type 2 diabetes. Diabetologia, 47 (1)：1-11.
23. Tang WH1, Martin KA, Hwa J. Aldose reductase, oxidative stress, and diabetic mellitus. Front Pharmacol, 3：87.
24. Borowsky B, Durkin MM, Ogozalek K, et al. Antidepressant, anxiolytic and anorectic effects of a melanin-concentrating hormone-1 receptor antagonist. Nat Med, 8：825-830.

第十五章　慢性肝病的分子机制与治疗

肝脏是人体最大的消化腺，具有摄取、代谢、生物转化、贮存、合成和分泌等多种重要的生理、生化功能，是体内物质代谢的枢纽和能量代谢的中心，对于维持正常生命活动必不可少。鉴于肝脏在体内的重要地位，肝炎特别是各种原因引起的慢性肝炎一直是困扰人类健康的重要疾病，在现阶段和未来很长一段时间都将是我国乃至世界突出的公共卫生问题之一。慢性肝炎（chronic hepatitis，CH）是指由不同病因引起、病程至少持续 6 个月以上的肝脏坏死和炎症。根据病因可分为两大类，即由肝炎病毒引起的病毒性慢性肝炎和由药物、自身免疫、酒精、胰岛素抵抗及其他原因等引起的非病毒性慢性肝炎。我国目前 1/10 的人口为乙型肝炎病毒表面抗原（hepatitis B surface antigen，HBsAg）携带者，需要临床治疗的慢性乙型肝炎（chronic B hepatitis，CHB）患者有近 3000 万人，同时更易慢性化的丙型肝炎发病率呈逐年增加趋势。随着近年我国生活质量的变化，肝病的病因构成正发生变化，非病毒性慢性肝炎在我国慢性肝炎中所占的比重明显增加，应引起足够的重视。虽然慢性肝炎发病机制复杂，治愈困难，随着分子生物学、基因组学、转录组学、蛋白组学、代谢组学等的迅猛发展，目前对各种病因引起的慢性肝炎的发病机制、生物靶点和药物治疗等均有了长足的了解和进展。

第一节　概　　述

肝脏在生命活动中的重要地位与其基本结构特点及同时接受来自肝动脉和门静脉的血液有直接关系。肝小叶是肝组织的基本结构和功能单位，而肝脏的肝实质细胞、胆管细胞、肝窦内皮细胞、肝星状细胞（hepatic stellate cell，HSC）、肝巨噬细胞（Kupffer 细胞）、斑点细胞及 Disse's 间隙等组成的超微结构是肝脏发挥复杂功能的基础。

一、肝脏是内源性物质代谢的中心

（一）肝脏在糖代谢中的作用

肝脏可通过糖原合成和分解、糖异生等多个途径维持糖代谢的平衡，是体内调节血糖最主要的器官。进食后由消化道吸收进入体内的单糖（主要是葡萄糖）经门静脉进入肝脏，或周围组织中葡萄糖生成的三碳化合物经肝动脉转运到肝内，除经糖原合成或糖异生作用转变为肝糖原外，也可经肝静脉进入血循环运输到全身组织贮存或利用。糖原是糖的贮存形式，当血糖浓度高于正常值时，肝脏合成糖原增加；当血糖浓度低于正常值时，肝脏储存的糖原可迅速分解成葡萄糖释放入血，从而维持血糖浓度在正常水平。许多非糖物质如氨基酸、脂肪酸等亦可在肝内转变为糖，葡萄糖也可在肝内转变为脂肪酸和某些氨基酸。肝功能异常时可干扰糖代谢，易出现血糖过低或血糖过高。

（二）肝脏在脂类及脂蛋白代谢中的作用

肝脏是脂类代谢的中心。肝细胞含有的脂类物质主要包括甘油三酯（Triglyceride，TG）、磷脂、脂肪酸（Free fatty acids，FFA）、胆固醇及胆固醇酯，其中 TG 占 50%，TG 过高将引起脂肪肝。已知 TG 由 FFA 合成，肝内的 FFA 主要有三个来源：①肝细胞膜上的脂蛋白脂肪酶水解从肝窦中摄取的乳糜微粒“残骸”；②摄取血液循环中与白蛋白结合的游离 FFA；③利用葡萄糖和氨基酸氧化产物合成内源性 FFA。FFA 在肝脏中可通过 β 氧化分解生成二氧化碳和水，为机体提供能量；也可重新合成 TG 或转化为磷脂及参与胆固醇酯的合成。正常情况下，肝脏合成的 TG 和磷脂、胆固醇、载脂蛋白组成极低密度脂蛋白（VLDL）并进入循环系统。磷脂、载脂蛋白合成障碍可影响 TG 转运出肝或合成 TG 的量超过了载脂蛋白转运的能力，从而引起脂肪肝。

需提及的是，肝脏是 VLDL 合成的唯一场所，参与除乳糜微粒（CM）以外所有脂蛋白的合成，同时也是其降解的主要场所。肝细胞膜表面存在特异性 LDL、HDL 和 CM 受体，参与各类载脂蛋白在肝内的降解和清除，其介导的胞吞作用对廓清血浆脂蛋白、调节细胞内外脂质平衡具有重要作用。

肝脏不仅是胆固醇合成的主要场所，同时也参与胆固醇的分解和排泄，从而调节血液胆固醇浓度。胆固醇可在肝脏代谢为具有多种重要生理功能的胆汁酸，法尼醇 X 受体（FXR）是胆汁酸的生物传感器。

（三）肝脏在蛋白质代谢中的作用

肝内蛋白质的代谢极为活跃，不仅表现在其自身结构性酶和蛋白的迅速更新，还可不断合成多种分泌蛋白，如血浆蛋白。肝细胞表面亦有特异性受体可识别并摄取血浆蛋白，摄取的蛋白经降解产生的氨基酸可在肝脏进行转氨基、脱氨基及脱羧基等反应进行分解。氨基酸代谢过程中产生的氨是人体血氨的主要来源，肝脏可将氨合成尿素而解毒。血氨过高可导致精神神经症状，是肝性脑病的重要原因。

（四）肝脏与胆红素代谢及胆汁分泌

肝脏是胆红素代谢的主要器官。胆红素是一种四吡咯色素，是含血红素的血红蛋白、细胞色素及肌红蛋白的最终分解产物。正常情况下，血中胆红素以胆红素-白蛋白（直接胆红素）的形式运输到肝脏，经 SCL21A6 有机阴离子转运体进入肝细胞内，与胞内 Y 和 Z 载体蛋白结合后运载到滑面内质网，继而与葡萄糖醛酸结合形成结合胆红素。结合胆红素经高尔基复合体、溶酶体等作用后运输至肝细胞膜的毛细胆管面，在多特异性有机阴离子转运蛋白（cholangioles multispecific organic anion transproter，cMOAT，又称 MRP2）的介导下分泌至毛细胆管腔，随胆汁排入肠腔，在肠道细菌作用下还原成胆素原，随即被氧化为粪胆素，成为粪便的主要色素。当各种因素导致上述任何一个过程发生障碍都易形成黄疸。

胆汁的生成和分泌是肝脏的重要功能之一。胆汁酸和胆红素均是胆汁中的重要成分，几乎肝细胞的所有结构和功能均与胆汁分泌有关。胆汁分泌是一个复杂的过程，任何相关结构和功能完整性的破坏都将造成胆汁淤积。

二、肝脏在外源性物质代谢中的作用

肝脏不仅是内源性物质的代谢中心，亦是外源性物质如药物或化学毒物等在体内代谢和处置的枢纽。进入肝脏的水溶性外源物常以原形从尿和胆汁排出，脂溶性物质则通过肝脏代谢酶系的作用转化为水溶性物质排出体外，包括氧化、还原、水解和结合反应等。通常将上述生物转化作用称为肝脏的“解毒”作用，但该作用也是“双刃剑”，如某些毒物可经肝脏生物转化为无毒或毒性较小易于排泄的代谢物，但某些毒物也可经肝脏代谢成毒性物质，对肝脏及全身造成损害。大多数肝细胞毒物和致癌物需在肝脏活化后发挥其毒性或致癌作用，如对乙酰氨基酚、溴苯、四氯化碳、致癌型偶氮染料、二甲基亚硝胺、丙烯基化合物等。

三、肝脏的再生功能

在肝脏众多功能中还需提及的是，肝脏是人体为数不多的能够在1/4体积基础上再生的器官之一。肝脏强大的再生能力和自我修复能力的机制仍未完全阐明。已知多种细胞来源的细胞因子和生长因子均参与肝脏的再生，包括肝细胞生长因子、表皮生长因子、转化生长因子-α（TGF-α）、肿瘤坏死因子（TNF）和IL-6等。此外，肠源性内毒素、胰腺激素、活化的Kupffer细胞及窦状隙血流均对肝细胞的再生产生影响。

第二节　慢性病毒性肝炎

慢性病毒性肝炎是由肝炎病毒引起的慢性肝脏炎症，目前已发现的肝炎病毒有七种，分别为甲、乙、丙、丁、戊、已、庚型，其中前五种甲、乙、丙、丁、戊（即HAV、HBV、HCV、HDV和HEV）是研究较为深入的肝炎病毒。不同类型的肝炎病毒各有特点，由其引起的慢性肝炎发病机制尚未完全阐明。目前普遍认为，各种肝炎病毒引发的肝脏炎症和肝细胞损伤均与机体在清除病毒过程中造成的过度免疫反应有关，是各类型病毒性肝炎的共同机制。

一、甲型病毒性肝炎

甲型病毒性肝炎（简称甲肝）为急性自限性疾病，除极少数患者发生急性肝衰竭外，绝大多数患者均可完全康复，一般不会转为慢性肝炎。甲肝研究领域近年来取得重要进展的是HAV的分子生物学、基因结构、基因克隆和疫苗研发等。目前研究认为，HAV是一种具有双重特性的RNA病毒，可根据其是否存在于宿主还是环境中，呈现出无包膜和有包膜两种特征，这一发现打破了以往传统认为病毒仅分为有包膜病毒和无包膜病毒的认识。研究显示，环境中的HAV为无包膜状态，而肝脏中的HAV会从宿主细胞获得包膜，从而逃避宿主的免疫系统。

疫苗是预防甲肝最有效的方法，国内外均有甲肝疫苗上市。迄今对甲肝仍无特异性的治疗方法，一般采用支持性疗法及相应的对症处理。寻找以HAV为靶点的抗病毒药物一直是努力的方向，如丝氨酸、苏氨酸、β-内酯、酮胺类似物及杂芳族酯类化合物等均显示一定的抗HAV活性，通过抑制HAV3C半胱氨酸蛋白酶而发挥作用，但仍处于研究阶段。

二、乙型病毒性肝炎

乙型病毒性肝炎（简称乙肝）其病原体为HBV。HBV是目前已知真核细胞中最小的DNA病毒。近年来对乙肝的研究虽有进展但无重大突破，我国科学家发现钠离子-牛磺胆酸共转运蛋白是肝细胞表面的HBV受体而引起广泛关注，但需进一步验证。目前对乙肝特别是乙肝慢性化的发病机制仍未完全阐明，有研究认为，共价闭合环状DNA（covalent closed circular DNA，cccDNA）不能根除是导致HBV慢性感染的原因，同时免疫损伤在乙肝慢性化中发挥重要作用。临床研究发现，慢性乙肝患者中对病毒的识别及相应的固有免疫和获得性免疫均处于无反应或弱反应的免疫缺陷状态。

（一）免疫介导的慢性乙型肝炎发病机制

宿主免疫介导的肝损伤在慢性乙肝发病中起关键作用。肝脏具有复杂的免疫功能：既诱导免疫耐受，使肝脏不易受有害因子损伤；也产生固有免疫（也称为天然免疫或非特异性免疫）和细胞免疫反应，参与病毒或其他异源物的清除并调控疾病的进展。肝脏固有免疫系统包括补体、病原相关分子类型识别受体、血窦内皮细胞、Kupffer细胞、自然杀伤细胞（NK）、自然杀伤T细胞（NKT）、树突状细胞（DC）及HSC等，也包括肝实质细胞。急性HBV感染时，肝脏固有免疫是最初的抗感染应答，始于细胞的多种病原识别受体，其中研究较多的是 Toll 样受体（toll-like receptor，TLR）可与病毒等病原分子结合，激活 DC 和 Kupffer 细胞等，促进多种炎症因子如 TNF-α、IL-6、IL-12、IFN-γ 和趋化因子等的表达。细胞因子可进一步促进肝细胞自分泌更多的炎症因子从而发挥直接的清除病毒作用，同时激活众多的免疫细胞，由趋化因子征召入肝脏，诱发特异性免疫反应，在大量清除病毒的同时，造成肝细胞损伤。

慢性乙肝患者因特异性免疫功能低下，病毒不能被完全清除，但病毒介导的固有免疫仍持续导致肝脏损伤，引起大量炎性细胞浸润，造成疾病的进展。固有免疫的 NK 细胞被认为是慢性乙肝时肝脏损伤的主要效应细胞，相关机制已得到部分阐明：在 HBeAg 阴性的慢性乙肝患者中，NK 细胞受到 IFN-α 调节，上调细胞表面 TNF 相关凋亡诱导配体（TNF-related apoptosis-inducing ligand，TRAIL）的表达，与肝细胞表面表达的 TRAIL 受体结合，从而介导肝细胞凋亡；HBeAg 阳性的免疫活化期，慢性乙肝患者由于肝内 IL-12、IL-15 和 IL-18 表达升高，IL-10 表达下调，导致 NK 细胞活化显著增加，主要表现为 NK 细胞杀伤能力增强，但分泌 IFN-γ 的能力却未增加，即 NK 细胞活化导致了肝损伤的发生，却不能有效清除病毒。相比较而言，在 HBV 急性感染期，早期活化的 NK 细胞杀伤能力和分泌 IFN-γ 的能力均增强，这可能是控制 HBV 感染、及时诱导特异性反应发生的关键原因，而且随后出现 IL-10 升高，后者可以抑制免疫反应过强引起的肝脏损伤。也就是说，NK 细胞具有双向作用：急性 HBV 感染时主要发挥杀病毒作用；而在慢性感染时则主要介导肝脏的免疫损伤。NK 细胞在疾病不同时期的作用机制尚需进一步阐明。

除了 NK 细胞，非 HBV 特异性 CD_8^+T 淋巴细胞在慢性乙肝中亦发挥重要作用。研究显示，慢性乙肝患者肝内含有大量浸润的 CD_8^+T 淋巴细胞，该细胞产生 IL-2 的能力和增殖能力显著下降，分泌促炎因子 IFN-γ 和 TNF-α 的能力却明显增强，后者可引起非特异性肝脏炎症损伤。产生此种现象的原因与细胞受体信号分子 CD3δ 链表达下调有关，体外转染 CD3δ 或者补充精氨酸可以校正这种情况。有关乙肝的免疫学发病机制有待深入研究。

（二）慢性乙型肝炎治疗药物

1. 抗病毒治疗药物　HBV 在宿主体内持续大量复制是导致肝脏损伤和疾病进展的关键因素，目前对于慢性乙肝的治疗国内外已基本达成共识，均强调抗病毒治疗的目标是最大限度的长期抑制病毒复制，从而延缓肝脏疾病的进展。

慢性乙肝抗病毒治疗策略主要有两类：一类是干扰素制剂为基础的治疗，包括普通干扰素和聚乙二醇干扰素（pegIFNα）；另一类是以核苷（酸）类似物为基础的治疗，包括拉米夫定、阿德福韦酯、恩替卡韦、替比夫定和替诺福韦酯等。尽管近 10 年来慢性乙型肝炎治疗领域取得了重要进展，但整体疗效仍不满意，与丙型肝炎抗病毒治疗目前可以达到让大多数患者治愈的目标相比，乙肝的抗病毒治疗目标还只能是通过持久抑制病毒复制来延缓肝病进展。且随着核苷类抗病毒药物的广泛使用，随之而来的耐药和病毒突变问题在很大程度上影响了抗病毒治疗应答。

干扰素 α（INF-α）具有抗病毒和免疫调节双重作用，作用机制为与其细胞膜上的受体结合，诱导 Jak-STAT 信号传导等激活靶基因，编码合成抗病毒蛋白并建立细胞的抗病毒状态，同时通过复杂的免疫调节机制抑制病毒复制。INF-α 亦可在感染细胞内以蛋白酶体依赖方式清除含 HBV RNA 的核心颗粒，降解病毒 mRNA，但对 cccDNA 无效。IFN-α 停药后疗效较持久，有阻断肝病进展的可能，但目前对其远期疗效认识尚未统一。临床应用中亦显示，IFNα 在慢性乙肝患者只有部分有效，其无效的机制不甚明了。近年研究发现，CD_4^+Th 细胞中的 Treg 细胞可能在 IFN-α 应答无效中发挥重要作用。pegIFN-α 由 IFN-α 与大分子聚乙二醇结合而成，半衰期显著延长，仅需每周注射 1 次。其疗效优于普通 IFN-α。不出现耐药是干扰素制剂的优点之一，但不良反应发生率较高。

核苷（酸）类药物的作用靶点均为 HBV 聚合酶，但抑制病毒复制的机制各有差异。嘧啶类的拉米夫定、替比夫定和替诺福韦酯是与其相应的核苷竞争，代替天然核苷参与 HBV 反转录酶的合成。嘌呤类的阿德福韦酯则在竞争中直接与内源性底物 dATP 结合，抑制聚合酶反转录的引导。该类药物的特点是大多可迅速控制病情，但不能清除肝细胞内的 cccDNA，多需长期治疗，存在耐药和病毒突变问题。目前已知 HBV 耐药突变位点均位于 HBV 聚合酶反转录酶区内，不同药物引起的突变位点不同，但也有交叉。针对 HBV 耐药的治疗，目前仍以加用无交叉耐药途径的抗病毒药物为首选。

2. 保肝类药物　大量临床研究提示，在抗病毒药物治疗的同时，辅以抗炎、抗氧化和保肝治疗对提高慢性乙肝患者的依从性、延缓肝病的进展均有益，保肝药物包括双环醇、甘草酸、水飞蓟素、多不饱和卵磷脂等。但须注意，保肝抗炎治疗只是综合治疗的一部分，并不能取代抗病毒治疗，且不宜同时应用多种抗炎保肝药物，以免加重肝脏负担及因药物间相互作用而引起不良效应。

3. 免疫调节治疗　免疫调节治疗有望成为慢性乙肝治疗的重要手段。前已提及，在慢性乙肝患者，包括特异性免疫应答在内的机体抗病毒免疫应答能力低下，是目前临床使用各种抗病毒药物治疗和保肝治疗后，虽抑制了病毒复制，阻断了肝脏炎症反应和纤维化进展，但仍难以有效实现 HBeAg 血清学转换的原因所在。在抗病毒和保肝治疗的基础上联合有效的免疫调节治疗，充分恢复患者抗病毒免疫应答，有望帮助患者最终达到持久清除病毒、恢复机体免疫保护的目的。目前常用的免疫治疗方法包括：①免疫小分子，如胸腺肽 α1、细胞因子等。胸腺肽 α1 可增强机体非特异性免疫功能，不良反应小，耐受性好；②治疗性疫苗，如传统乙肝疫苗、表位修饰疫苗和 DNA 疫苗等；③免疫细胞治疗，如细胞因子诱导的杀伤细胞治疗（cytokine-induced killer，CIK）、重组 T 细胞受体（TCR）介导的细胞治疗等；④基于负调控的免疫调节治疗，如拮抗 PD-1、CTLA-4 和 IL-10 等；⑤以模式识别受体为靶向的免疫调节治疗，如 TLR-7 和 TLR-2 等的激动剂治疗。免疫调节治疗给慢性乙肝治疗带来了希望，但目前尚缺乏疗效确切的乙型肝炎特异性免疫疗法。

（4）中药及中药制剂：中医药制剂治疗慢性乙肝在我国应用广泛，对于改善临床症状和肝功能有一定效果，但均尚需设计严谨、执行严格的大样本随机对照临床研究来验证其疗效，特别是抗病毒效果。

（三）丙型病毒性肝炎

丙型病毒性肝炎（简称丙肝）是由 HCV 引发的肝脏炎症，丙肝较乙肝更易发生慢性化。研究显示，急性丙肝患者有 75%~85%可发展成慢性丙肝。近年来，对 HCV 的认识和研究不断取得革命性进展，HCV 发病机制与 HBV 相似，尚未完全阐明，免疫系统在其中发挥重要作用，不再详述。

1. HCV 基因组及其基因型　HCV 是人类历史上第一个凭借分子生物学手段得到鉴定的病原微生物。其病毒基因组为单股正链 RNA 形式，包括 5′-非编码区（untranslated region，UTR）、HCV 前体多聚蛋白编码区和 3′-UTR。HCV 前体多聚蛋白编码区是一个较大的开放读码框，编码长约 3010 个氨基酸的前体聚合蛋白，经病毒和宿主蛋白酶及信号肽酶的作用可裂解产生至少 10 个结构和非结构蛋白。结构蛋白位于多肽的氨基端，包括核心蛋白（core）、包膜糖蛋白 E1 和 E2 及 F 蛋白；非结构蛋白（nonstructural protein，NS）包括 NS2、NS3、NS4A、NS4B、NS5A、NS5B 及 P7，这些蛋白可作为蛋白酶、核酸解旋酶、RNA 依赖的 RNA 聚合酶等，在 HCV 前体蛋白的翻译后加工、病毒基因组复制等过程中发挥重要作用，是后续小分子抗 HCV 药物的重要靶点。

HCV 的生命周期是一个复杂的多步骤过程，涉及病毒与细胞膜的结合、病毒迁移至微结构域或内涵体囊泡、病毒包膜与宿主细胞包膜的融合、释放病毒 RNA、翻译剪切病毒的结构及非结构蛋白、复制及病毒组装、释放等，每一步都涉及多个因子，且在时间和空间上有严格调控。对 HCV 入胞机制的研究尚不完善，除了包膜糖蛋白 E1 和 E2，多种宿主因子也发挥重要作用。

目前为止，HCV 可分为 6 个基因型和 50 个以上亚型，且不断有新亚型被命名。强调 HCV 的基因型是因为不同基因型流行病学有显著差异，治疗手段也有所不同。针对 HCV 的基因型和 HCV

RNA 的检测等均是近年来研究的热点和发展迅速的领域。鉴于不同的基因型对药物的反应性不同，目前临床多采用应答指导治疗（RGT）的策略。

2. 慢性丙肝治疗药物　干扰素（特别是 pegIFNα）联合利巴韦林是一直以来慢性丙肝的标准治疗方案（SOC），有效率为40%～50%。近年来，随着对 HCV 基因组等认识的不断深入，多个抗 HCV 小分子化合物的研发与应用进展迅猛，部分已被批准应用于临床或在临床试验阶段，显现出良好的治疗效果及临床应用前景。小分子药物根据作用特点可分为直接抗病毒药物（direct-acting antiviral agents，DAAs）和宿主靶向药物（host-targeting agents，HTAs）。

1. 直接抗病毒药物　DAAs 又称为 HCV 特异性靶向抗病毒药物，该类药物包括 NS3/4A 蛋白酶抑制剂、NS5B 聚合酶抑制剂及 NS5A 抑制剂等，其特点是可强效抑制 HCV 复制的能力，迅速降低血清 HCV RNA 水平，缩短疗程，但单药使用亦可发生耐药。目前美国 FDA 已批准 3 个该类药物上市，还有 8 种药物已完成或正在进行Ⅲ期临床试验，27 种药物正在进行Ⅱ期临床试验，预示抗丙肝治疗将快速进入无干扰素时代。临床研究显示，对不愿接受、不能接受干扰素或有干扰素禁忌证的慢性丙肝患者可采用 DAAs 联合治疗方案，显示了多种抑制剂联合治疗的优势。

①NS3/4A 蛋白酶抑制剂：NS3/4A 蛋白酶是 HCV 复制周期中酶切处理多蛋白前体的功能蛋白酶之一。NS3/4A 蛋白酶抑制剂通过不易被切割的底物类似物竞争酶的反应中心，或酶切产生的 N 末端产物占据活性位点，从而降低 NS3/4A 蛋白酶的活性，抑制病毒的复制，具有抗病毒活性高、耐药屏障低、易受基因型影响的特点。2011 年美国 FDA 批准两个第一代 NS3/4A 蛋白酶抑制剂 telaprevir（TVR）和 boceprevir（BOC）上市。②NS5B 聚合酶抑制剂：NS5B 聚合酶是 RNA 依赖的 RNA 聚合酶，参与 HCV RNA 的复制。该酶的抑制剂包括核苷类和非核苷类两种。核苷类抑制剂模拟 NS5B 聚合酶的天然底物，插入延长的 RNA 链使合成终止，其活性不受基因型影响，基因耐药屏障较高。非核苷类抑制剂通过与聚合酶的多个变构酶位点结合，导致聚合酶构象改变，形成非竞争性抑制，从而影响聚合酶活性，特异性较高。两类药物的作用机制不同，可联合应用，其中核苷类 NS5B 聚合酶抑制剂 sofosbuvir 已于 2013 年底经美国 FBA 批准用于慢性丙肝治疗，成为第一个获批的该类药物。另外，非核苷类 NS5B 聚合酶抑制剂 tegobuvir 已完成Ⅲ期临床试验，其他药物如 merivitabine、IDX-184 等也已完成或正在开展Ⅱ期临床试验。③NS5A 抑制剂：NS5A 抑制剂可干扰 NS5A 的磷酸化过程，抑制 HCV 的复制和组装，对不同基因型 HCV 均具有较强抗病毒作用，但耐药屏障低，不宜单独使用，需与其他抑制剂合用。目前该类药物中的 daclatasvir、ledipasvir 已进入临床Ⅲ期试验，ABT-267、GSK2336825 及 BMS-824393 等正在进行Ⅱ期临床试验。

2. 宿主靶向药物　HTAs 可作用于病毒生命周期必需的宿主因子，包括侵入宿主细胞、复制以及组装因子等，对 HCV 高度变异株以及高传染性逃逸变异株均有抑制作用，与 DAAs 或 SOC 联合应用具有协同效果，能降低耐药发生率，缩短疗程，并可通过降低合用药物剂量减轻不良反应的发生。该类药物主要包括 HCV 受体抑制剂、微小 RNA-122（MiR-122）抑制剂、亲环蛋白抑制剂和 HCV 组装与释放抑制剂等。

①HCV 受体抑制剂：介导 HCV 入侵宿主细胞的受体主要有 4 种：四次跨膜蛋白（tetraspanin）超家族成员 CD81、B 族 1 型清道夫受体（scavenger class B type 1，SR-B1）、紧密连接蛋白 claudin-1（CLDN1）和闭合素 occludin（OCLN）。HCV 首先与肝细胞表面的 SR-B1、CD81 和 CLDN1 依次结合，形成 HCV-CD81-CLDN1 复合物，然后移位至细胞紧密连接处与 OCLN 相互作用，引发病毒的胞吞及膜融合而进入细胞。此外，EGFR、NPC1L1、LDL 和 VLDL 亦是重要的 HCV 宿主侵入因子。靶向作用于 HCV 入侵相关因子可阻止 HCV 感染细胞及细胞间传播，目前该类药物均处于研究阶段，包括抗 CD81 单克隆抗体、抗 SR-B1 单克隆抗体、EGFR 抑制剂厄洛替尼、NPC1L1 抑制剂依折麦布、SR-B1 抑制剂 ITX5061（处于Ⅱ期临床试验）等。②miR-122 抑制剂：核糖体进入位点（internal ribosome entrysite，IRES）位于 HCV RNA 的 5′-UTR，是 HCV 翻译开始的识别位点。研究发现，肝脏特异性 miR-122 可作用于 IRES，保护 HCV 5′病毒序列，从而防止病毒核酸被宿主降解酶降解。相关药物 Miravirsen/SPC3649 可特异性识别 miR-122，持续抑制 HCV 复制。目前，该药已完成Ⅱa 期临床研究。③亲环蛋白抑制剂：近年来研制出一类无免疫抑制活性的环孢素类似物即亲环蛋白抑制剂。亲环蛋白可与 NS5A、NS5B 相互作用，介导病毒蛋白的正常折叠和转运，调控病毒复制过程。正在研发的包括 alisporivir/Debio025、NIM811 和 SCY635 等，其中 alisporivir/Debio025 已完成Ⅱ期临床试验。④HCV 组装、释放抑制剂：HCV 复制后，新的病毒颗粒在内质网和脂滴附近组装。α-糖苷酶Ⅰ抑制剂 MX-3253/celgosivir 是自澳大利亚黑豆栗子树中提取的精胺 6-O-基衍生物，可通过抑制 α-糖苷酶活性，阻止 HCV 包膜蛋白 E1、E2 的糖基化，并抑制病毒装配，从而有效抑制 HCV 复制。该抑制剂目前已进入Ⅱ期临床试验阶段。

3. HCV 中和抗体 中和抗体是由适应性免疫应答细胞分泌产生的某些与病原微生物表面抗原相结合的抗体，可包裹或包被病毒衣壳，从而预防病毒感染。通过自然感染或人工免疫途径所建立的中和抗体反应是抗病毒免疫保护的重要组成部分。HCV 中和抗体一直是研究热点，但由于缺乏简易有效的检测与评价手段，研究仅处在起步阶段，多个问题尚待解决，包括不同基因型之间以及病毒逃逸带来的挑战。已经报道有某些肽具有 HCV 中和抗体活性，但对于体内分布、有效性和安全性还尚需深入研究。

四、丁型病毒性肝炎

HDV 是丁型病毒性肝炎（简称丁肝）的病原体，属于较小的单股负链 RNA 缺陷型环状病毒，其缺陷表现在基因组不能合成自己的蛋白质外壳，外壳需由 HBV 表面蛋白构成。因为这种缺陷，使得 HDV 必须借助 HBV 的 HBsAg 作为自身外壳才能感染肝细胞。因此，丁肝只局限在同时感染 HBV 或已经感染 HBV 的人群中流行。HBV 和 HDV 同时感染通常是急性和自限性的，表现为急性乙肝和急性丁肝，临床上很难与单纯急性乙肝相区别，但两病毒共同感染临床表现多较重。与急性乙肝相似，约 5%急性丁肝可转为慢性。尽管 HDV 感染依赖 HBV，但越来越多的证据提示，HDV 可能具有直接的肝细胞损害作用。

急性 HDV-HBV 协同感染一般为自限性过程，无需特殊治疗。对于慢性丁肝，目前尚无理想的治疗药物和治疗方法。理想的丁肝治疗终点不仅要清除 HDV，还要清除 HBV。用于治疗乙肝的干扰素制剂和核苷（酸）类似物，在抗 HDV 治疗中疗效有限，仅能通过长期抑制 HBV 复制，降低 HBsAg 水平，从而减少 HDV 的量。免疫调节剂对 HDV 无效。目前尚无针对 HDV 的疫苗，但预防 HBV 感染的措施同样可以预防 HDV 感染，尚无有效措施能够预防 HBV 携带者或慢性乙肝患者重叠 HDV 感染。正在研发的包含 HDAg 和 HBsAg 的纯化复合疫苗免疫鸭子后获得了完全的保护作用。

五、戊型病毒性肝炎

戊型病毒性肝炎（简称戊肝）是由 HEV 诱发的肝脏炎症，曾被称为非甲非乙型肝炎。目前，戊肝已被认为是危害最严重的急性肝炎之一，因为 HEV 感染的高危人群包括孕妇、老人、2 岁以下的儿童和具有基础性慢性肝病的患者，死亡率极高。以往研究认为，HEV 感染主要引起急性肝炎，为自限性疾病。近年发现，HEV 在一些特殊人群中还能导致慢性肝炎，并牵涉肝外组织的损伤，相关机制尚不清楚。

HEV 的病原学研究已取得了较大进展，发现 HEV 为无包膜病毒，基因组为单股正链 RNA，至少有 4 种基因型和不同亚型。迄今为止，HEV 只有一个血清型，即 HEV 都具有相同的主要抗原决定簇。由于缺乏 HEV 体外细胞培养体系和动物模型，目前对 HEV 感染周期知之甚少。有研究认为，硫酸乙酰肝素蛋白多糖是 HEV 感染靶细胞的重要因子，热休克蛋白 90 和微管蛋白可能参与了 HEV 进入细胞的转运过程。

世界上第一个戊肝疫苗已由我国科学家研制成功，并于 2012 年上市，为戊肝的防控带来了希望。目前尚缺乏戊肝抗病毒治疗的有效手段。报道显示，pegIFNα、利巴韦林或两药合用可使大多数慢性 HEV 感染者清除病毒，但具体治疗的安全性及有效性还值得进一步研究。

第三节 药物性肝损伤

药物性肝损伤（drug-induced liver injury，DILI）是指暴露于药物但无其他感染性因素引起的肝功能损伤，已成为临床最常见的非传染性肝病之一，引起临床、基础研究者及社会的广泛关注。由于 DILI 发病隐匿和复杂，发病时严重程度不一，个体间差异较大，又有“基础”疾病的存在，在各种急、慢性肝病中，DILI 仍是了解最少的一类肝病。

目前根据 DILI 的发病特征和机制可分为两类：①药物或其代谢产物对肝脏的直接损伤：其特点为损伤可以预测，有剂量依赖性，可以复制，如四氯化碳、对乙酰氨基酚等造成的肝损伤；②特异质性药物性肝损伤：其特点为与药物的剂量没有直接关系，仅在特殊人群发病，具有不可预测性，难以复制，其决定因素是机体对药物的反应。特异质性 DILI 又可分为两类：免疫介导型和代谢遗传缺陷型。免疫介导型多由药物性半抗原或药物诱发的 CYP450 抗体产生；代谢遗传缺陷型则多与药物代谢酶遗传多态性相关。临床 DILI 以特异质性较为常见。近年来药物基因学研究取得长足进展，全基因组关联研究（genome-wide association study，GWAS）也显示出对特异质性 DILI 发病机制和预防研究的积极意义。

一、药物在肝脏的代谢转化

通常将药物在肝脏的代谢分为两相，即Ⅰ相和Ⅱ相反应。近年来，将肝脏对药物的摄取和代谢物从肝脏的分泌及排泄也并入到药物在肝脏的代谢阶段，即肝脏对药物的代谢可细分为 4 相：零相，Ⅰ相，Ⅱ相和Ⅲ相。

（一）零相代谢——肝脏对药物的摄取

药物先透过肝细胞的双层类脂膜，经位于肝细胞基底膜的特定药物转运体协助进入肝细胞再转至内质膜进行代谢的过程为零相代谢。已知肝细胞基底膜上有多种药物转运体，如钠离子-牛磺胆酸酸转运多肽（sodium taurocholate cotrasporter，NTCP），特异性转运结合胆盐和某些硫酸化类固醇类物质等；有机阴离子转运多肽（organic-anion-transporting polypeptide，OATPs）超家族是多种阴离子摄取的载体，为钠离子非依赖性途径的代表，底物包括抗组胺药、地高辛、类阿片活性肽、帕伐他丁、依那普利、甲氨蝶呤等。另外，有机阴离子转运体（organic anion transporter，OAT）和有机阳离子转运体（organic-cation transportor，OCT）家族亦参与肝脏对药物的摄取，底物包括内源性物质如前列腺素 E_2、5-羟色胺及药物二甲双胍、N-甲基奎尼丁、阿昔洛韦、地昔帕明等。转运体基因发生变异可诱导药物的转运异常，导致个体差异，甚至 DILI 的发生。

（二）Ⅰ相代谢

Ⅰ相代谢主要是肝脏通过氧化、还原、分解和水解反应，使进入肝细胞的脂溶性药物生成极性基团（如-OH，$-NH_2$，-COOH，-SH），增加药物的溶解性。多数药物的Ⅰ相反应是在肝细胞的滑面内质网（微粒体）中进行。存在于滑面内质网的混合功能氧化酶系催化各种类型药物的氧化反应，其中最重要的为细胞色素 P450（cytochrome P450，CYP450）。哺乳动物 CYP 基因分散在 8 个不同染色体上，由多个 CYP 基因家族及亚基因家族组成。人肝脏 CYP 系统至少有四大基因群和多个亚群，与药物代谢关系较密切的为 CYP1A，CYP2C，CYP2D，CYP2E 和 CYP3A，其中 CYP3A4 与药物代谢最为密切，承担了约 50%临床药物的代谢转化，其次为 CYP2D6 和 CYP2C。与 DILI 发生相关的主要有 CYP1A2、CYP3A4、CYP2A6、CYP2D6 和 CYP2E1 等。

（三）Ⅱ相代谢

Ⅱ相代谢是原型药及Ⅰ相产物在肝脏与葡萄糖醛酸、硫酸、甲基、乙酰基、硫基、GSH、甘氨酸、谷氨酰胺等基团进行结合反应，以进一步增加原型药及代谢物的极性，便于从尿或胆汁等的排泄。与 DILI 发生相关的Ⅱ相代谢酶主要有尿嘧啶核苷二磷酸葡糖醛酸转移酶（UDP-glucoronyltransferase，UGT）、N-乙酰转移酶（N-acetyltransferase，NAT）、谷胱甘肽 S-转移酶（glutathione S-transferase，GST）、硫酸转移酶（sulfotransferase，ST）和环氧化物水解酶（epoxide hydrase，EH）。以 UGT 为例，UGT1 和 UGT2 可代谢含羧基、羟基、氨基和硫基等数千种内外源性物，遗传缺陷疾病及抗惊厥药物可导致 UGT 活性降低，引起肝脏损伤。另外，UGT1 基因变异可引起多种药物代谢障碍，导致发生 DILI 的概率增加。

（四）Ⅲ相代谢——代谢产物从肝脏的排泄

目前有人将代谢产物从肝脏的排泄称为Ⅲ相代谢，亦有将药物需经肝脏转运蛋白才能通过生物膜进行摄取和排泄的现象统称为Ⅲ相代谢。该相代谢主要由位于肝细胞膜的 ATP 结合盒超家族成员（ABC 转运体）介导。ABC 转运体有多个成员，包括 P-糖蛋白（ABCB1，MDR1），MDR3（ABCB4）、胆盐输出泵（BSEP，ABCB11）、MRP2（ABCC2）及 ABC 半转运体乳腺癌耐药蛋白 BCRP（ABCG2）、ABCG5 和 ABCG8 等。该家族成员具有多种生物学功能，包括胆汁的形成和药物由肝脏的清除排泄，亦是肿瘤多药耐药发生的重要原因。BSEP 负责大多数结合性胆盐从肝细胞的排泄，亦可主动转运降胆固醇药物帕伐他汀。MRP 可转运化疗药物、促尿酸排泄剂和抗生素等。

二、药物性肝损伤的免疫学机制

免疫介导的特异质性肝脏炎症在多种形式的药物性肝病中扮演重要角色，可通过免疫机制引起肝损伤的药物如：别嘌呤醇、双肼屈嗪、替尼酸、氟烷、甲基多巴、呋喃妥因、苯妥英钠及氯丙嗪、红霉素、磺胺类药物等。药物性半抗原及药物诱发的 CYP450 抗体产生是诱发免疫介导肝炎的主要因素。近年来药物或其代谢产物可直接诱导天然免疫从而诱发肝脏炎症亦受到广泛关注。

（一）药物作为半抗原诱发免疫性肝损伤

药物或其代谢产物通常分子量较小，无免疫原性，但其可作为半抗原与肝特异蛋白质或 CYP450 结合，转变为具有抗原特性的药物-蛋白复合物释放到细胞外，经Ⅰ型组织相容性抗原激活 CD_8^+T 淋巴细胞的细胞毒作用导致肝细胞损伤，也可经Ⅱ型组织相容性抗原作用于 B 淋巴细胞或在 T 淋巴细胞释放的细胞因子作用下激活 B 淋巴细胞产生免疫复合物，经补体介导的细胞溶解或抗体依赖性细胞毒作用介导肝细胞损伤。在 DILI 患者血清中能检测到识别药物修饰肝蛋白的抗体是对此理论的最好证明。

（二）药理学相互作用（pharmacologic interaction，P-i）理论

P-i 理论认为某些药物可模拟配体的作用，直接与 T 淋巴细胞受体结合并以主要组织相容性复合体（major histocompatibity complex，MHC）依赖型模式使 T 淋巴细胞活化，从而引起肝脏或全身性炎症反应。如磺胺甲基异噁唑可直接致敏 T 淋巴细胞，不需要生成代谢产物亚硝基磺胺甲基异噁唑，后者可与肝蛋白结合形成半抗原诱发免疫反应，类似药物还有卡马西平及拉莫三嗪等。上述药物引起的肝脏及其他器官全身性反应的患者中可检测到药物特异性 T 细胞及 T 细胞克隆。

（三）非特异性免疫在 DILI 中的作用

肝脏免疫系统与人体整体免疫系统相似，但也有所不同，即非特异性免疫的重要性。近年研究发现，非特异性免疫在药物或其代谢产物引起的特异质性肝损伤和直接肝损伤中均发挥重要作用。在抗原诱发肝脏特异性免疫反应中，非特异性免疫系统是确定后续 T 淋巴细胞或抗体介导免疫反应类型的关键。药物引起的直接肝损伤中，药物及其代谢产物可与细胞内的大分子物质如蛋白、脂质或核酸结合，引起蛋白功能紊乱、脂质过氧化、DNA 损伤和氧化应激等，亦可破坏钙离子通道，导致肝细胞线粒体功能障碍，最终引起肝细胞凋亡或坏死。肝细胞受损或死亡可释放信号激活肝脏非特异性免疫系统，参与该系统的 Kupffer 细胞、树突状细胞、NK 细胞及 NKT 细胞等活化，产生并释放一系列炎症介质，包括细胞因子（TNF-α、INF-γ、IL-1β 等）、化学因子、活性氧及含氮化合物等，加速肝损伤进程。某些炎症介质如 INF-γ、Fas、FasL 可直接参与对肝脏的损伤作用。同时，非特异性免疫系统也是肝细胞保护性因子如 IL-6、IL-10 及某些前列腺素的主要来源，利用相关细胞因子调节 DILI 的发生发展。

（四）肝脏的免疫耐受

尽管 DILI 的免疫损伤机制在临床及基础研究均得到证实，但详细的发病机制仍未完全明确，原因在于免疫耐受现象，而慢性病毒性肝炎患者中亦存在此现象。多数抗原包括药物-蛋白结合物刺激肝细胞后引起的往往是免疫耐受状态，而不是致病性免疫损伤反应。目前推测原因为肝内抗原递呈细胞包括肝 Kupffer 细胞、肝窦内皮细胞及肝树突状细胞等递呈抗原于 T 淋巴细胞，但刺激无效，同时肝脏对活化 T 淋巴细胞的清除及抗原递呈细胞对 T 淋巴细胞的截留和活性抑制也可能参与了肝脏的免疫耐受现象，这也部分解释了为何多数人不会发生 DILI。

三、线粒体损伤在 DILI 发病中的意义

线粒体的主要功能是进行三羧酸循环及氧化磷酸化合成 ATP，为细胞功能提供能量，同时参与脂肪酸代谢等多项重要生理和生化功能，被喻为细胞的“动力工厂”。线粒体是细胞内最易受损伤的敏感细胞器，药物对线粒体的损伤机制包括：线粒体膜通透性增加或破裂；干扰线粒体三羧酸循环，减少 ATP 的产生；损伤线粒体脂肪酸 β 氧化和呼吸链功能；降解线粒体 DNA、减少线粒体转录物和蛋白合成；抑制 ATP 合成酶活性等。多种药物引起的肝脏炎症均与线粒体损伤有关，如经典的肝毒性药物对乙酰氨基酚及双氯芬酸、尼美舒利、胺碘酮、氯霉素、红霉素、四环素、利奈唑胺、甲砜霉素等。线粒体损伤在药物及其代谢产物的直接肝毒性或通过免疫反应引起的肝脏炎症中均发挥重要作用。

四、药物代谢酶的遗传多态性

CYP450 遗传多态性（polymorphism）是指一个或多个等位基因发生突变而产生的遗传变异，导致药物代谢酶活性改变，是近年来药物代谢酶研究的热点。药酶遗传多态性是机体对药物代谢应答存在个体差异的重要原因之一，也是代谢缺陷性特异质性 DILI 发病的主要原因。目前，部分 CYP450 变异引起的代谢改变已得到证实，但因 CYP 同工酶众多，不同的同工酶参与不同药物的代谢，同一药物亦可由多个 CYP 同工酶参与代谢，导致 CYP 遗传多态性造成的 DILI 情况复杂，是否是 DILI 发生的独立危险因素尚存在争议。已有研究显示，替尼酸（因肝毒性已停用）造成的肝损伤与 CYP2C11 遗传多态性有关；氯丙嗪造成的肝损伤与 CYP2C19 的遗传多态性有关；曲格列酮引起的肝损伤则涉及多个 CPY 亚群的遗传多态性，主要为 CYP2C19*2（46%），CYP2D6 的基因变异也参与其中。

除了 CYP450 的遗传多态性，多个Ⅱ相代谢酶如 UGT、NAT 等的遗传多态性亦与 DILI 的发生发展密切相关，需引起足够重视。

五、人白细胞抗原

人白细胞抗原（human leukocyte antigen，HLA）是迄今发现的最具多态性的抗原系统，是位于人第 6 号染色体短臂的 MHC 基因编码表达的产物，参与调控人类特异性免疫应答和决定疾病易感性个体差异。药物基因学研究表明，HLA 等位基因变异是引起 DILI 的一个独立危险因素，与多种药物引起的 DILI 有关。如希美家曲引起的肝损伤与 HLA-DRB1*0701 等位基因密切相关。氟氯西林引起的胆汁淤积型 DILI 与 HLA-B*5701 基因相关，带有此等位基因的患者发生 DILI 的概率是其他人的 80 倍。

随着对 HLA 研究的深入，发现 HLA 基因多态性在各类肝病的发生、发展以及预后中均发挥重要作用，包括病毒性肝炎、肝硬化、肝癌、自身免疫性肝病及酒精性肝病等。深入开展 HLA 基因多态性与肝病关系的研究将有助于阐明肝病发病机制，并可能为肝病防治提供新的靶点和思路。

六、“上游/下游”事件和“三步骤”学说

2005 年，Kapliwitz 等提出了特异质性 DILI 发病机制的新概念，即先由药物特异性“上游”事件引起初始肝损伤，继而相对非特异性的“下游”事件调节肝细胞损伤和修复路径的平衡，影响 DILI 的发展。2009 年 Russmann 等在此基础上进一步提出了三步骤学说：第一步骤为药物或其反应性代谢物通过直接细胞应激、利用半抗原等触发免疫反应或直接损伤线粒体功能对肝脏形成“初始打击”；第二步骤是初始打击通过多种机制引起线粒体通透性改变（mitochondrial permeability reansition，MPT）。第三步骤是根据 ATP 的产生量，MPT 引起肝细胞凋亡和坏死。多种信号放大机制在 MPT 及肝细胞凋亡和坏死过程中发挥重要作用，涉及炎性细胞因子（如 TNF-α、IFN-γ、IL-6、IL-10、IL-4 等）、caspase 级联系统、抗氧化系统和继发免疫反应等，从而形成复杂的调节网络。“三步骤”学说有助于理解 DILI 复杂发病机制中各因素的相互作用。随着基因组学、转录组学、蛋白组学、代谢组学的发展和先进检测技术的出现及研究的深入，针对 DILI 的研究方式将在传统的生化学、血清学和组织病理学等基础上进入全谱学分析新阶段。

七、药物性肝损伤的治疗

由于 DILI 病因复杂，且临床尚无明确的诊断标志物，因此 DILI 的诊断一直存在困难。除了传统的 ALT、AST、ALP 和 TBIL 等血生化指标，近年来有多个有参考价值的标志物出现，如血清药物-蛋白加合物、视晶酸、微小 RNA、角蛋白 18、高迁移率族蛋白 1、谷氨酸脱氢酶及其他反映线粒体功能的生物标志物等。上述标志物除了药物-蛋白加合物部分应用于临床外，其他均尚处于研究阶段。尚未发现可用于预测个体严重 DILI 的特征性生物标志物。目前排除法仍然是临床 DILI 的主要诊断方法，致使大多数 DILI 常被误诊或漏诊。2013 年美国 FDA 制定了 DILI 指导指南，值得相关领域参考。

一旦确诊，DILI 的治疗主要有两个策略，一是根据病情停用或减用相关可疑药物，二是对已有肝损伤进行支持治疗及监测急性肝衰竭的发生。目前尚无治疗 DILI 的特效药物。临床使用的辅助药物有：

1. N-乙酰半胱氨酸　为非特异性解毒剂，是治疗对乙酰氨基酚中毒的药物，也可用于汞和钴中毒。通过补充外源性 N-乙酰半胱氨酸，促进体内 GSH 合成，但应尽早使用，通常在损伤 10 小时内使用效果较好。

2. 谷胱甘肽　是一种含巯基的低分子 3 肽。内源性谷胱甘肽是体内最主要的抗氧化剂，对多种

外来化合物均有解毒作用，可清除自由基并抑制肝细胞膜脂质过氧化。外源性谷胱甘肽较难吸收，因此仅能作为辅助治疗用于抗肿瘤药、抗结核药及抗精神失常药物引起的DILI等。

3. 其他药物　糖皮质激素、熊去氧胆酸通常应用于病情较重、进展性或慢性DILI患者，但其疗效尚需进一步验证。近年来，保肝药物也被应用于DILI的治疗，如双环醇对抗结核药和抗肿瘤药引起肝损伤的治疗作用。

第四节　自身免疫性肝炎

自身免疫性肝炎（autoimmune hepatitis，AIH）是一种以不同程度的血清转氨酶升高、循环中存在自身抗体、高γ球蛋白血症、肝组织学特征性改变（界面性肝炎、门管区淋巴浆细胞浸润和玫瑰花结样变）以及对免疫抑制治疗产生应答、与自身免疫反应密切相关的慢性肝实质损害性疾病。该病多见于女性，且常伴有其他自身免疫性疾病，同时有明显的种族和遗传背景，发病机制复杂。

一、自身免疫性肝炎的发病机制

目前，AIH的发病机制尚不明确，但作为一种自身免疫性疾病，其发病机制与其他自身免疫性疾病相似，即自身抗原的产生和淋巴细胞的异常突变引起机体对自身组织失去免疫耐受而产生自身抗体或自身致敏淋巴细胞，进而攻击自身细胞和组织，造成病理性损伤和功能障碍。

（一）自身抗原及自身抗体

人体的免疫系统和应答是在长期的进化过程中逐步完善的，免疫系统能识别“自我”和“非自我”，对自身成分耐受，以保护自身组织。当多种原因导致自身组织的成分发生改变时，就会产生能够受到自身免疫系统攻击的自身抗原，从而发生自身免疫性疾病。AIH自身抗原产生的原因主要有隐蔽抗原的释放、自身抗原的改变及交叉抗原的形成等。

隐蔽抗原是体内某些与免疫系统在解剖位置上隔绝的抗原成分，这些抗原在胚胎期没有与免疫系统接触过。在手术、外伤或感染情况下，隐蔽抗原暴露，免疫系统作为“非我”进行攻击，从而引发自身免疫反应。

某些生物、物理或化学因素如药物或病毒能够使自身抗原成分发生改变，从而使免疫系统将发生改变的自身抗原作为“非我”成分加以攻击，造成自身免疫疾病。药物作为半抗原与CYP结合可改变CYP抗原特性，是药物引起自身免疫性肝炎的原因之一。近年来，病毒性肝炎尤其是HCV感染造成自身抗原的改变在AIH的发病中所起的作用受到越来越多的关注。

交叉抗原是某些微生物的抗原与人体的自身抗原成分具有相同或相似的决定簇，宿主对这些病原体产生免疫应答的同时，也可对宿主本身含有类似决定簇的蛋白质产生交叉免疫反应，从而导致AIH。

监测针对自身抗原产生的自身抗体在AIH的诊断中具有非常重要的意义，根据血清中检测到的自身抗体谱可将AIH分为两个血清亚型，Ⅰ型AIH最为常见，为经典型，以抗核抗体（antinuclear antibody，ANA）、抗平滑肌抗体（smooth muscle antibody，SMA）、抗可溶性肝抗原/肝胰抗原抗体（anti-solube liver antigen/live pancreas antigen，SLA/LP）、抗肝细胞膜抗体（liver membrane antibody，LMA）或核周型抗中性粒细胞胞质抗体（perinuclear antineutrophil cytoplasmic antibody，pANCA）阳性为其特征。Ⅱ型AIH主要发生于儿童，以抗肝肾微粒体Ⅰ型抗体（anti-liver/kidney microsomal 1 antibody，LKM-1）或抗肝细胞胞质Ⅰ型抗体（antibody to liver cytosl 1，LC-1）阳性为特征。但目前多种自身抗体的自身抗原未明确，自身抗原的致病性也未得到很好的证实。研究认为，UGA抑制因子tRNA相关蛋白可能是SLA/LP的自身抗原，而CYP2D6为LKM-1的靶抗原，CYP2D6的245~254

位氨基酸残基序列有望成为Ⅱ型 AIH 免疫干预治疗的新靶点。

（二）Treg 细胞和 Th17 细胞失衡引起的免疫应答异常

近年发现，Treg 细胞和 Th17 细胞间的平衡在维持免疫内环境稳定中发挥重要作用，一旦失衡可导致全身或局部免疫应答异常，引起自身免疫性疾病、持续感染及肿瘤等。天然 $CD4^+$、$CD25^+$、$Foxp3^+$、Treg 细胞是主要来自于胸腺的功能成熟的 T 细胞亚群，在维持自身免疫耐受和多种生理、病理性免疫应答调控方面发挥关键作用。Th17 细胞是有别于 Th1 细胞和 Th2 细胞的独立 $CD4^+T$ 细胞亚群，因分泌 IL-17 而得名。前已提及，其能分泌 IL-17A、IL-17F、IL-21、IL-22、IL-6、TNF-α 等细胞因子，发挥特有的免疫功能。Treg 细胞和 Th17 细胞同属于 $CD4^+T$ 细胞亚型，两者在分化过程中具有“此消彼长”的效应。TGF-β 可诱导初始 T 细胞分化为 $Foxp3^+Treg$ 细胞，而 TGF-β 和 IL-6 共同作用可诱导初始 T 细胞分化为 Th17 细胞。究竟是 Treg 还是 Th17 细胞免疫应答占主导地位，取决于周围环境中天然免疫细胞分泌的 IL-6、IL-21、IL-1β 等炎症因子水平。某些化合物可影响这两种细胞数量或功能的平衡，如全反式维甲酸。调控 Treg 细胞和 Th17 细胞平衡可为炎症和自身免疫性疾病的治疗提供新思路。

二、免疫抑制剂治疗自身免疫性肝炎的研究进展

因 AIH 启动因素的特性和范围尚不明确，引发免疫应答的自身抗原也不可能被清除，因此 AIH 的治疗主要是抑制致病性免疫反应，即免疫抑制剂是 AIH 最主要的治疗手段，亦是首选治疗。目前大剂量糖皮质激素泼尼松（龙）单一治疗或泼尼松加用硫唑嘌呤联合治疗已被广泛采用，但均需中长期用药，且需注意不良反应的发生。一般优先推荐联合用药的治疗方案。

布地奈德（budesonide）是第二代糖皮质激素，具有受体亲和力高，且不良反应较少的特点，但对 AIH 的疗效报道结果不一致。目前布地奈德多用于需长期应用泼尼松（龙）维持治疗的 AIH 患者，用于减少泼尼松（龙）的不良反应。

环孢素、他克莫司和吗替麦考酚酯是标准治疗方案、治疗失败的成人可考虑替换的其他免疫抑制剂，其中吗替麦考酚酯的应用前景最佳。对于难治性 AIH 患者，肝移植是最终方案。

第五节　酒精性脂肪性肝炎

酒精性肝病（alcoholic liver disease，ALD）是由过度饮酒，特别是长期过度饮酒引起的肝脏损伤，初期通常表现为酒精性脂肪肝（alcoholic fatty liver，AFL），进而可发展成酒精性脂肪性肝炎（alcoholic fatty hepatitis，AFH）、酒精性肝纤维化和酒精性肝硬化；严重酗酒可诱发广泛肝细胞坏死甚至急性肝功能衰竭。针对 ALD、AFH 等的研究已有明显进展，但仍有许多问题尚未解决。

一、乙醇代谢转化途径

乙醇在体内的代谢过程及其产物与 AFH 发病机制密切相关。通常摄入乙醇的 90%～95% 在肝脏代谢降解，2%～10% 经尿液和呼吸清除。进入肝脏的乙醇首先经过多种酶或非酶途径氧化代谢成乙醛，包括：胞质乙醇脱氢酶（alcohol dehydrogenase，ADH），微粒体乙醇氧化酶系（microsomal ethanol oxidizing systems，MEOS，主要是滑面内质网上的 CYP2E1）和过氧化物酶中的过氧化氢酶，其中 ADH 和 MEOS 是乙醇在肝脏的主要代谢途径。乙醛产生后经乙醛脱氢酶（aldehyde dehydrogenase，ALDH）还原为乙酸，随即转运出肝脏在心肌和骨骼肌中消耗。除了上述的氧化代谢，乙醇在肝脏亦存在非氧化代谢，但作用微乎其微，仅在急性酒精中毒中出现，其产生的脂肪酸乙酯可能参与酒精性心肌病的发病。

（一）乙醇脱氢酶

ADH是肝脏乙醇氧化的主要酶。人ADH可分为5类，生理状态下参与乙醇代谢的主要同工酶为ADH Ⅰ、Ⅱ和Ⅳ，其中ADH Ⅰ与乙醇结合的特异性最高。ADH Ⅱ首先在人肝脏中发现，其作用弱于ADH Ⅰ。ADH Ⅳ多见于食管和胃，参与乙醇在胃肠道的代谢。

（二）微粒体乙醇氧化系统

当血液和组织中乙醇浓度低时，ADH是负责乙醇代谢的主要酶。而乙醇浓度较高时，MEOS系统也参与乙醇的代谢。CYP2E1是参与乙醇代谢的主要MEOS，另外CYP2A1、CYP3A4、CYP2B6、CYP2D6等亦参与其中。已知CYP2E1可将乙醇氧化为乙醛，但与ADH相比，其活性较低，仅参与较少部分乙醇的代谢，且在乙醇浓度较高时具有重要意义。

（三）乙醛脱氢酶

ALDH是介导乙醛转化为乙酸的酶系。人ALDH可分为9个家族，但只有少数几种参与乙醛代谢，包括胞质ALDH1和线粒体ALDH2。其中，ALDH2在乙醛氧化中发挥重要作用。

需提及的是，参与乙醇代谢酶类均存在一定的多态性，是并非所有重度饮酒者都会发展为ALD的原因之一。

二、乙醇及乙醛的肝脏毒性

（一）乙醇的肝脏毒性

乙醇的肝脏毒性包括多个方面：①乙醇代谢造成的肝脏氧化还原状态的改变及代谢紊乱。乙醇生成乙醛的过程中伴随2分子氧化型辅酶Ⅰ（NAD^+）转变为还原型辅酶Ⅰ（NADH），$NADH/NAD^+$的比值升高可使肝细胞处于还原状态，从而改变多种酶参与还原产物的形成；线粒体氧化还原状态的改变亦可影响NAD^+依赖的代谢过程，包括枸橼酸循环、氨基酸氧化和脂肪酸氧化等。已知慢性酗酒者脂肪酸的合成速度增加，导致TG合成明显增多。还原状态的肝脏亦使丙酮酸转换为乳酸增多，后者导致高乳酸血症，并损伤肾脏对尿酸的分泌功能而导致高尿酸血症。此外，高NADH可通过限制三羧酸循环底物的生成及糖原合成酶的活性，进而干扰糖原的合成。乙醇还可抑制葡萄糖刺激的胰岛素分泌，导致酗酒者糖耐量异常和低胰岛素血症。乙醇摄入也可导致负氮平衡和蛋白质转化增加，可见氧化还原状态的改变和代谢紊乱在AFH发病中发挥重要作用。②乙醇代谢过程中可通过多个途径产生自由基，如CYP2E1途径可产生羟自由基、超氧阴离子、过氧化氢和羟乙基等多种自由基。CYP2E1亦是氧化应激的主要效应因素，其过度表达可诱导前胶原合成增多，促进肝纤维化的形成。亦有研究发现，Kupffer细胞来源的NADPH氧化酶可能是酒精性肝损伤早期肝内ROS的主要来源之一。同时，内毒素也可通过COX途径产生大量氧自由基。自由基导致的脂质过氧化是ALD发病中的重要机制之一。此外，乙醇可降低肝脏的抗氧化系统，放大自由基的损伤效应。由此可见，酗酒者中氧化应激的增强和抗氧化防御系统的损伤可能在ALD中发挥重要作用。

（二）乙醛的肝脏毒性

乙醛的化学反应性和药理毒性较乙醇更强。尽管乙醛在肝脏可迅速代谢为乙酸，但酗酒者乙醛的肝内代谢速度明显减慢，导致乙醛潴留。高浓度乙醛可作为乙醛氧化酶和黄嘌呤氧化酶的底物，生成自由基。乙醛对肝脏亦有直接的毒性作用：损伤线粒体脂肪酸的β氧化功能，抑制ATP合成；与细胞膜赖氨酸残基结合形成“乙醛-蛋白加合物”，后者可作为新抗原，介导ALD自身抗体的产生；与细胞骨架蛋白结合形成加合物，从而影响细胞骨架蛋白微管的聚合，导致高尔基体对蛋白合成后修饰、转运和分泌障碍，引起肝细胞内蛋白质堆积，后者与细胞内脂肪贮积、水潴留共同构成

ALD时细胞肿胀（气球样变）和肝肿大的直接原因。另外，乙醛还可抑制过氧化物酶体增生物激活受体α（peroxisome proliferator-activated receptor α，PPARα）；抑制GSH的合成，降低GSH、GSH-Px及SOD的抗氧化功能；抑制DNA损伤修复和DNA中胞嘧啶的甲基化；增强NF-κB、AP-1与DNA的结合能力。近年研究还提示，乙醛可诱导原癌基因c-jun和c-fos的活化，该作用可能参与了酗酒伴HBV、HCV感染者HCC的发生。

三、氧化应激与脂质过氧化发病理论

乙醇和乙醛均可直接或间接产生氧自由基并损伤细胞的抗氧化系统。研究发现，氧化应激与脂质过氧化是AFH重要的发病机制，是Day等提出的“二次打击”假说的轴心。“二次打击”假说认为，多个致病因素，包括乙醇、肥胖、糖尿病、药物及其他代谢异常等均以氧化应激和脂质过氧化作为共同致病途径对肝脏实施二次打击，导致初次打击形成的“单纯性脂肪肝”发展为脂肪性肝炎，而脂肪性肝炎的持续存在则不可避免地会进展为肝纤维化和肝硬化。氧化应激、脂质过氧化及“二次打击”假说已被广泛接受，且有了新的进展，将在“非酒精性脂肪性肝炎”一节中详述。

四、内毒素及炎症介质发病理论

近年研究认为，酗酒者因肠道屏障（intestinal barrier function，IBF）受损，肠道对内毒素的通透性增加或肠道内细菌产生的内毒素脂多糖（lipopolysaccharide，LPS）增多，引起肠源性内毒素血症。内毒素可直接损伤肝细胞，亦可激活Kupffer细胞，释放一系列生物活性物质。综合现有的研究结果，LPS激活Kupffer细胞的模式如下：LPS与内毒素结合蛋白（LBP）结合，形成LPS-LBP复合物，转运到Kupffer细胞后与Kupffer细胞表面受体CD14结合，LPS-LBP-CD14分子与细胞膜上的TLR4相互识别。TLR4在辅助受体MD-2的参与下，通过酪氨酸蛋白激酶激活胞内转接蛋白MyD88，随后经磷酸化级联反应激活转接蛋白TRAF6，进一步活化MAPK（MKK和IKK的复合体）。MKK可通过JNK激活AP-1，IKK则介导NF-κB抑制物IκB的磷酸化，导致IκB泛磷酸化而被降解，从而释放核因子NF-κB。AP-1和NF-κB随即从胞质转移到核内介导靶基因的表达。现已证实，NF-κB可高效诱导IL-1、IL-6、IL-8、TNF-α、粒细胞-巨噬细胞集落刺激因子、黏附分子（如ICAM-1、VCAM-1、ELAM-1）以及趋化因子和急性期反应蛋白的基因表达，同时对参与炎症反应级联瀑布效应多种酶的基因表达具有调控作用。炎性因子的产生加重炎症损伤，刺激HSCs向成纤维细胞的转化，进而引起肝纤维。

在产生炎症介质的细胞中还需提及Th17细胞，其分泌的IL17在多种慢性肝病包括AFH、病毒性肝炎和HCC发病中均发挥重要作用。乙醇可刺激Th17细胞活化，从而导致多种肝非实质细胞分泌促炎因子，刺激HSCs细胞表达IL-17受体，产生趋化因子，募集中性粒细胞，诱发AFH发生。阻断IL-17可能是AFH治疗的潜在靶点。

五、肝脏固有免疫细胞和肝星状细胞的作用

前已介绍Kupffer细胞通过LPS-TLR4信号传导通路诱发炎症导致AFH的机制。除Kupffer细胞，其他肝脏固有免疫细胞及HSCs在AFH发病中亦具有不同的作用。研究显示，HSCs介导的内生大麻素类似物产物（2-arachidonoylglycerol，2-AG）可能是导致AFH的另一个主要因素。HSCs活化可认为是AFH的终末结果，一旦活化就不可逆，是停止饮酒仍可导致肝纤维化进展的重要原因，此过程需要Kupffer细胞产生的细胞因子与HSCs的相互作用。NK细胞可杀伤活化的HSCs，减少2-AG和胶原的产生，从而具有抗肝脂肪变性和抗纤维化作用，长期饮酒和高水平TGF-β可使NK细胞的上述功能消失或抑制。虽然目前固有免疫细胞和HSCs在AFH中的作用仍需进一步阐明，但需注意在探

讨 ALD 发病机制中充分考虑各类细胞的作用及作为药物靶点在治疗中的潜在价值。

六、酒精性脂肪性肝炎的药物治疗

目前尚无对 AFH 特效治疗药物。临床正在应用或处于研究阶段的防治药物可归结如下：

（一）戒酒药

戒酒是 AFH 的首要治疗措施，也是影响 AFH 预后的决定因素。戒酒药和改善酒精依赖症者停酒后情感障碍及再发作的药物疗法被不断开发，但我国在该领域研究较少。Acamprosate（阿坎酸）是戒酒药的一种，水溶性高并能通过血脑屏障，可使启动并坚持戒酒更容易。多数戒酒药并不能抵御乙醇在体内的作用，亦不能减少酗酒者饮酒的渴望，但可引起典型的潮红反应等，使饮酒者不敢饮酒或不敢过多饮酒，服用戒酒药偶有死亡事件发生。阿片受体拮抗剂 naloxisone 及 nalomefern 是改善停酒后情感障碍、治疗复发的药物，已开始在美国等多个国家进行临床试用，其共同点是用药方便，用量较小，能抑制饮酒复发。另外，选择性 5-羟色胺阻断剂能降低酒精的亲和力，代表性药物为 citalopram，可对有高度耐受性的酒精依赖症者起到减少饮酒量的效果。

（二）糖皮质激素

糖皮质激素的适应证为重症 AFH，可改善生存率，至今对激素无反应的重症 AFH 患者尚无有效的内科治疗手段，是否使用激素亦需谨慎。

（三）己酮可可碱（pentoxifylline，PTX）

PTX 被用于重症 AFH 的治疗，通过抑制 TNF-α 的合成及释放、TNF-α 和花生四烯酸类诱导的炎症反应，改善肝脏微循环状态。但服用 PTX 也有增加严重不良事件发生的可能。

（四）TNF-α 单抗

因 TNF-α 作为促炎症因子在 AFH 发病过程中的重要作用，研究者曾对 TNF-α 抗体治疗重症酒精性肝炎寄以厚望，但现有临床实验未能发现 TNF-α 单抗-英夫利昔（infliximab）和依那西普（etanercept）对患者有任何疗效，反而有增加感染和死亡的风险。

（五）美他多辛（metadoxine）

美他多辛是吡哆醇和吡咯烷酮羧酸酯的结合物，小样本临床研究显示对脂肪肝有显著改善作用，且能改善酒精戒断综合征。目前正在国内进行Ⅲ期临床试验。

（六）保肝抗炎药物

保肝抗炎药物对轻中度 AFH 患者戒酒后肝损伤的康复有一定改善作用，但单独应用或与激素合用未见对重症 AFH 早期生化指标和生存率的改善。国外已进行临床试验并证明对重症 AFH 无效的药物包括抗氧化剂（N-乙酰半胱氨酸、水飞蓟素）、维生素（维生素 A～维生素 E、生物素、硒、锌、猛、铜、镁、叶酸和辅酶 Q）、抗纤维化药物（秋水仙碱）、抗甲状腺药物（丙基硫氧嘧啶）、肝再生促进剂（胰岛素和胰高血糖素）、合成类固醇（氧甲氢龙和睾酮）、钙通道阻滞剂（氨氯地平）以及多不饱和卵磷脂。

第六节　非酒精性脂肪性肝病

非酒精性脂肪性肝病（non-alcoholic fatty liver disease，NAFLD）是与胰岛素抵抗（insulin resistance，IR）和遗传易感性密切相关的获得性代谢应激性肝病，包括单纯性非酒精性脂肪肝（non-alcoholic fatty liver，NAFL），非酒精性脂肪性肝炎（non-alcoholic steatohepatitis，NASH）及肝硬化和

HCC。肥胖、高甘油三酯血症和非胰岛素依赖型糖尿病是NAFLD的主要风险因素，胰岛素抵抗和高胰岛素血症是NAFLD群体最常见的两种异常表现。NAFLD发病机制复杂，涉及胰岛素抵抗、脂肪因子异常（高瘦素血症和低脂联素血症）、氧化应激、凋亡易感性增加以及细胞损伤等诸多方面。

一、二次打击假说及四步骤学说

在NAFLD的“初次打击”主要为胰岛素抵抗，在各种病因所致NAFLD中普遍存在。胰岛素抵抗可促进外周脂肪分解和高胰岛素血症，引起肝细胞脂肪蓄积（单纯性脂肪肝，第一步），并诱使脂肪变肝脏对内、外源性损害因子的敏感性增高。“二次打击”主要为不同类型的通常“较小”的肝损伤因素，如肝毒物、缺氧、CYP2E1表达增加、肝组织铁负荷过量、小肠细菌过度生长、内毒素产生增多及遗传易感性等。上述因素引起反应性氧化代谢产物增多，导致脂质过氧化伴细胞因子、线粒体解偶联蛋白2（UCP2，为TNF-α的调节基因）以及Fas（TNF-α受体家族）配体的诱导活化，进而发生肝细胞气球样变、坏死及炎症细胞浸润（脂肪性肝炎，第二步）。坏死、炎症的持续存在不可避免地激活HSCs，从而启动肝脏基质的修复反应，导致肝纤维化和微循环障碍（肝纤维化，第三步）。在肝纤维化进展过程中，肝脏微循环障碍所继发的缺血性坏死可导致肝小叶结构改建，引起肝静脉受损、继发性肝萎陷和间隔纤维化，从而诱发肝硬化（第四步）。

近年来认为，“初次打击”引起的肝细胞内脂肪酸蓄积具有保护性作用；“二次打击”引起炎症和纤维化时，相继发生的肝细胞成脂性转化、脂肪酸氧化增加、UCP-2和CYP2E1上调、PPAR和NF-κB活化、ER应激等均是适应性反应，兼具生理性保护和病理性损伤的双刃剑作用，如何评估其双重意义对指导疾病的治疗具有重要价值。也有学者提出“多重并行打击模式”，认为脂肪变性是肝脏对早期应激的适应性反应，而非疾病进程中的初次打击。

二、能量稳态异常理论

能量稳态异常理论是近年来提出的观点，认为能量稳态的异常可能是NAFLD发生的关键。体内能量代谢遵循能量守恒定律，即摄入能量=消耗能量+贮存能量。脂肪是贮存能量的重要组织，具有活跃的内分泌功能，通过分泌一系列脂质细胞因子和蛋白质因子，参与糖脂代谢、维持能量稳态，保护非脂肪组织如肝、心、肾、胰腺等免遭过度营养所致的TG蓄积。当脂肪组织因TG改变导致能量与脂质稳态失衡时，作为第二能量贮库的肝脏通过代谢应激反应产生脂肪变，当TG积聚于肝脏的能力超过肝脏输出TG到肝外组织和肝脏脂肪酸β氧化的能力时，将导致NAFLD的发生。进一步的脂肪酸氧化增强、氧化应激、细胞膜成分改变、细胞胆固醇含量改变、神经酰胺信号异常以及脂肪酸的直接细胞毒性将诱发NASH。

（一）胰岛素抵抗与能量稳态

胰岛素抵抗（insulin resistance，IR）是指单位剂量的胰岛素产生低于其正常生物学效应的一种状态，高胰岛素血症是其重要标志。IR状态下胰岛素对脂肪代谢的调节作用减弱，使血中游离脂肪酸增加，而肝细胞对游离脂肪酸的摄取和TG合成增多，导致血脂升高。同时，肝细胞内脂肪蓄积、沉着、肝细胞变性、肿大，形成脂肪肝。IR的形成是多因素参与的结果，包括脂肪组织的类型及分布发生改变、脂肪细胞分化调节改变及脂肪细胞因子分泌等。PPARs在促进脂肪细胞分化及IR形成方面发挥关键作用。PPARα是脂质转运和氧化分解的关键调控因子，脂肪酸和TNF-α增高能够降低PPARα的表达，进而造成脂质氧化障碍，引起肝脏脂质贮积，而低水平PPARα可激活PPARγ介导的脂肪细胞分化和脂质生成反应。除PPARs外，TNF-α和瘦素（leptin）也参与IR的形成，三者之间相互关联。TNF-α和瘦素均是脂肪细胞分泌的活性因子，NF-κB、JNK及IKKβ等促进TNF基因表达，是IR和脂肪性肝病发生的早期改变。TNF-α可对二次打击起到放大作用，如增加脂肪组织的脂解，降低 PPARs 表达及增加瘦素表达等。瘦素是肥胖基因产物，主要生理功能为抑制进食、减少体重、刺激能量消耗，具有限制三酰甘油 TG 储存及抗脂肪毒性作用，在创伤愈合中可调节基质纤维沉着，同时亦可抑制胰岛素分泌，形成脂肪-胰岛反馈轴。有研究显示，IR 的发生与脂肪-胰岛反馈轴障碍有关，可引起高瘦素血症和 IRS-1 脱磷酸化，增加磷烯丙酮羧激酶的表达，促进糖异生及肝糖输出，导致 IR 的发生。瘦素亦可增加脂质过氧化损伤，放大炎症反应，诱发纤维化和阻碍肝再生。

（二）肝细胞成脂性转化

肝细胞出现具有脂肪细胞样生物学特性的适应性转变，称为肝细胞成脂性转化。正常情况下，肝脏和脂肪组织之间有 TG 的反复循环，肝脏将自身合成或来自脂肪组织的脂肪酸酯化为 TG 后，以 VLDL 的形式释放。脂肪组织摄取 VLDL 后将 TG 水解为脂肪酸，经脂肪组织再酯化为 TG 后存储。此外，脂肪组织中的 TG 也经常以脂肪酸的形式输送到肝脏。肝脏摄取脂肪酸的量取决于血浆脂肪酸水平，其氧化脂肪酸的能力有限，但将脂肪酸酯化成 TG 的能力则几乎无限，且后续 TG 组装成 VLDL 也有一定限度，从而易导致肝脏 TG 堆积，引起肝脏成脂性转化。

成脂性转化的肝细胞可表达甾醇调节元件结合蛋白（SREBP）、UCP-2 等脂肪细胞蛋白，并能分泌 TNF-α、IL-6、纤溶酶原激活物抑制物（PAI）-1 等脂肪细胞因子，但肝细胞脂联素受体 2（AdipoR2）信号降低，产生脂联素抵抗，而后者具有抑制脂肪酸合成、增加脂肪酸氧化、增强胰岛素敏感性、抑制炎症因子产生的保护作用。肝细胞脂变后 TG/脂肪酸比值降低，后者可介导脂质异位，表现脂肪毒。除了肝实质细胞，HSCs 和 Kupffer 细胞也可出现成脂性转化，参与诱导肝性 IR，加重氧化应激及 NASH 的病变进展。

随着研究的深入，对 NAFLD 的认识已进入细胞对话、代谢对话及信号分子对话时代。已提出的生物对话系统包括：神经-内分泌-免疫网络、脑-肠-肝轴、肠-肝轴、脂肪组织-肝轴、肌肉-肝轴、炎症-纤维化-癌肿轴等，通过能量底物、细胞因子、可溶性介质、转运蛋白、结合蛋白、酶和受体等进行对话。以上对话是对已有发病机制的总结，也有利于新机制的揭示。

三、遗传易感性

NAFLD 是遗传-环境-代谢应激相关性肝病，除 IR 外，其发生亦与遗传易感性密切相关。非洲裔美国人尽管肥胖和 DM 患病率较高，但其 NAFLD 的患病率却显著低于白人。全基因组分析研究表明，肝细胞内脂肪营养素（adiponutrin）的非同义性多态基因 PAPLA3（Patatin-like phospholipase domain-containing protein3，Patatin 类磷脂域包含蛋白）是 NAFLD 脂肪肝发生种族差异的关键基因，其基因多态性是增加肝脏脂质蓄积和炎症的危险因素，可以预测 NAFLD 的严重程度。另有研究显示，肝细胞源性纤维蛋白原相关蛋白。补体 C3 和 α1 抗胰蛋白酶基因的过度表达与 NASH 患者肝硬化病变相关；编码谷胱甘肽 S 转移酶基因、细胞溶质磺基转移酶异构体 IA2 基因与 NASH 的发生密切相关；编码微粒体甘油三酯转移蛋白（MTP）、磷脂酰乙醇胺转移酯、过氧化物歧化酶。CD14 内毒素受体、TNF-α、TGF-β 和血管紧张素原的基因多态性则与 NASH 发生和肝纤维化恶化风险增加有关。

四、非酒精性脂肪性肝病药物治疗进展

NAFLD 发病机制至今尚未完全阐明，治疗方法亦存争议，目前对 NAFLD 的研究重点主要集中在对其发病机制的研究和各类药物对 NAFLD 治疗效果的评估。鉴于 NAFLD 属于代谢综合征，且大多数患者肝组织学改变处于脂肪肝阶段，因此改善 IR 是治疗 NAFLD 的首要目标；次要目标为减少肝脏脂肪沉积并避免因“二次打击”而导致 NASH 和肝功能失代偿；NASH 患者则需阻止肝病进展，减少或防止肝硬化、肝癌及其并发症的发生。

生活方式的干预是治疗的基础，包括行为纠正、饮食调整和运动。目前辅助治疗的相关药物包括胰岛素增敏剂、减肥药、调脂药、血管紧张素受体拮抗剂（ARB）、抗氧化剂、肝细胞保护剂、抗细胞因子、肠道微生态调整剂等。近年来包括胰岛素增敏剂在内的腺苷单磷酸活化蛋白激酶（AMPK）激动剂、他汀类及ARB等已不同程度地用于NAFLD的临床治疗。不过，目前的药物辅助治疗尚不能满足临床的评估要求，特别是主要疗效终点和安全性仍没有足够的循证医学依据。

（一）胰岛素增敏剂

噻唑烷二酮类和双胍类为临床最常用的改善IR药物。除非存在明显的肝损害、肝功能不全或失代偿期肝硬化等情况，NAFLD患者可安全使用胰岛素增敏剂等药物。噻唑烷二酮类药物为PPARγ激动剂，具有抗增殖、抗炎和免疫调节作用，可改善IR、提高胰岛素敏感性、增加脂肪酸氧化、减少脂肪酸合成，同时降低血脂并重新分布细胞内脂质，使细胞基质沉积下降和HSCs活性下降。NAFLD治疗中研究最多的胰岛素增敏剂有曲格列酮（因引起急性特发性肝炎撤市）、匹格列酮、罗格列酮及吡格列酮。双胍类胰岛素增敏剂主要是指二甲双胍。二甲双胍具有抑制TNF-α活性、减低血清瘦素水平的作用，同时还可通过促进AMPK级联反应影响糖脂代谢，增加外周组织对胰岛素的敏感性，减少循环中FFA的含量。

（二）保肝抗炎药物

在基础治疗的前提下，保肝抗炎药物作为辅助治疗主要用于以下情况：肝组织学确诊的NASH患者；临床特征、实验室改变及影像学检查等提示存在明显肝损伤或进展性肝纤维化者；拟用其他药物因有可能诱发肝损伤而影响基础治疗方案实施者，或基础治疗过程中出现血清转氨酶增高者。可选用多烯磷脂酰胆碱（易善复）、水飞蓟素、甘草酸制剂、双环醇、维生素E、还原型谷胱甘肽、S-腺苷甲硫氨酸（思美泰）、熊去氧胆酸、甜菜素等1~2种中西药物，疗程需要1~2年。

（三）降脂药物

NAFLD通常与高脂血症共同存在。目前一般认为，降脂药物对于患者是安全的，但要定期检查肝功能，治疗药物主要有阿伐他汀、辛伐他汀等，作用靶点为抑制HMG-CoA还原酶，该酶是催化胆固醇生物合成的限速酶。他汀类药物治疗NAFLD的作用机制尚未阐明。

（四）减肥药物及其他药物

在NAFLD治疗中研究较多的减肥药物包括：胃和胰脂肪酶的可逆抑制剂奥利司他（orlistat）、内源性大麻素受体抑制剂利莫那班（rimonabant）、胰岛素样蛋白-1受体激动剂依可那肽（exenatide）及抑制神经递质再摄取的药物西布曲明（sibutramine）等，通过不同机制引起的体重减轻可能对NAFLD患者有益。

除上述药物外，NAFLD患者还可安全使用血管紧张素受体抑制剂，改善IR和纠正代谢紊乱的药物，除非有明显的肝损伤。其他已在临床应用或处在研究阶段的药物还有TNF-α抑制剂己酮可可碱、TGF-β活性抑制剂曲尼司特、某些微生态制剂和抗生素等。上述药物均仅起到辅助治疗的作用。

近年正在研究的药物包括阻抑肝细胞凋亡的Fas螯合剂YLGA肽、抑制TGF-β和肝星状细胞活性的抗肝纤维化药肉桂氨茴酸（Tranilast）、增加胰岛素敏感性的胆汁酸螯合剂Colesvelam、调节线粒体氧化能量代谢的PPAR辅助因子-1（PGC-1）激活剂、抗TNF-α抗体、重组瘦素、IL-6受体单抗tocilizumab等，新药物的涌现反映了对NAFLD治疗靶点的新认识。

（孙 华 李 燕）

参 考 文 献

1. 姚光弼. 临床肝脏病学. 上海：上海科学技术出版社，2011：18-33；223-288；352-387.
2. 陈成伟. 药物与中毒性肝病. 上海：上海科学技术出版社，2013：309-416.
3. 范建高，曾民德. 脂肪性肝病. 北京：人民卫生出版社，2013：2-16.
4. 邢同京，徐洪涛. 肝脏免疫学. 北京：科学技术文献出版社，2010：59-71；146-158.
5. 魏来. 中华医学会组织编著（国家级继续医学教育项目教材）. 肝脏病学新进展-病毒性肝炎. 北京：中华医学电子音像出版社，2013：3-150.
6. 范建高，贾继东（卫生部医学 CAI 课件）. 脂肪性肝病诊疗进展. 北京：人民卫生出版社，2008：5-20.
7. 池肇春，周长宏，史光军，等. 非酒精性脂肪性肝病. 北京：军事医学科学出版社，2009：64-79；166-177.
8. 贾继东，陈成伟. 2009~2010 肝病学科年度进展报告. 中国继续医学教育，2010，2（3）：29-37.
9. Yuan L，Kaplowitz N. Mechanisms of drug-induced liver injury. Clin Liver Dis，2013，17（4）：507-518.
10. Kaplowitz N. Avoiding idiosyncratic DILI：two is better than one. Hepatology，2013，58（1）：15-17.
11. Kaplowitz N，Than TA，Shinohara M，et al. Endoplasmic reticulum stress and liver injury. Semin Liver Dis，2007，27（4）：367-377.
12. Russmann S，Kullak-Ublick GA，Grattagliano I. Current concepts of mechanisms in drug-induced hepatotoxicity. Curr Med Chem，2009，16（23）：3041-3053.
13. 王昕. 自身免疫性肝炎的临床诊疗进展. 山西医药杂志，2012，41（11）：1111-1112.
14. 盛传伦. 药物诱导自身免疫性肝病的研究进展. 国外医学·消化系统病分册，2003，23（4）：228-230.
15. Cassiman D，Jaeken J. NASH may be trash. Gut，2008，57（2）：141-144.
16. Chayanupatkul M，Liangpunsakul S. Alcoholic hepatitis：A comprehensive review of pathogenesis and treatment. World J Gastroenterol，2014，20（20）：6279-6286.
17. 成军. 加强慢性病毒性肝炎发病机制的研究. 解放军医学杂志，2008，33（7）：787-789.
18. 苏婷婷，张波. 自身免疫性肝炎的发病机制研究进展. 现代中西医结合杂志，2011，20（28）：3632-3633.
19. 白慧君，金奇. 内质网应激与非酒精性脂肪肝研究进展. 中华行为医学与脑科学杂志，2013，22（4）：374-375.
20. Gentile I，Borgia F，Coppola N，et al. Daclatasbir：the first of a new class of drugs targeted against hepatitis C virus NS5A. Curr Med Chem，2014，21（12）：1391-1404.
21. Zachou K，Muratori P，Koukoulis GK，et al. Review article：autoimmune hepatitis-current management and challenges. Aliment Pharmacol Ther，2013，38（8）：887-913.
22. 赵紫烟，董静波. 非酒精性脂肪肝的危险因素及脂肪肝诊疗的研究进展. 医学综述，2011，17（10）：1522-1524.
23. 李颖，洪振丰. “二次打击”假说与非酒精性脂肪肝. 医学综述，2013，19（4）：594-596.
24. 黎玉. 酒精性脂肪肝分子机制的研究进展. 中华肝脏病杂志，2006，14（11）：878-880.
25. Marzuillo P，Del Giudice EM，Santoro N. Pediatric non-alcoholic fatty liver disease：New insights and future directions. World J Hepatol，2014，6（4）：217-225.
26. Takei Y. Treatment of non-alcoholic fatty liver disease. J Gastroenterol Hepatol，2013，28 suppl 4：79-80.
27. Grant LM，Rockey DC. Drug-induced liver injury. Curr Opin Gastroenterol，2012，28（3）：198-202.
28. Invernizzi P. Human leukocyte antigen in primary billary cirrhosis：an old story now reviving. Hepatology，2011，54（2）：714-723.
29. Gentile I，Buonomo AR，Borgia G. Dasabuvir：A non-nucleoside inhibitor of NS5B for the treatment of hepatitis C virus infection. Rev Recent Clin Trials，2014，Epub ahead of print.
30. Tang CM，Yau TO，Yu J. Management of chronic hepatitis B infection：Current treatment guidelines，challenges and new developments. World J Gastroenterol，2014，20（20）：6262-6278.

第十六章　代谢相关疾病的分子机制及治疗学进展

新陈代谢是宇宙间生物体内的普遍规律。在生命过程中，体内外的物质不断进行交换，物质在体内发生一系列转变，这个过程被称为物质代谢。代谢是生物体存在的基础，一旦物质和能量的交换停止，生物体的结构和系统就会崩解。从细胞和分子水平来说，代谢可以理解为外源物质转换为能量的一系列生化反应过程。当这个过程被破坏或出现异常，导致机体无法妥善处理脂肪（脂质）、蛋白质、糖（碳水化合物）或核酸的正常代谢就会导致代谢性疾病的发生。

代谢障碍疾病可以分为两类：①由于遗传因素引起的染色体异常或基因突变，导致代谢关键酶功能失调或丢失引起的疾病。例如，苯丙酮尿症是由于苯丙氨酸羟化酶活性降低，不能将苯丙氨酸转化为酪氨酸。酪氨酸参与皮肤中黑色素的产生，苯丙酮尿症患者由于色素沉着障碍往往呈现“金发碧眼、肤色白皙”的外貌特征。苯丙酮尿症更为严重的后果是没有转化为酪氨酸的苯丙氨酸在体内蓄积，转化为苯丙酮酸。这种化合物损坏大脑发育，导致严重的智力低下。遗传代谢紊乱的其他例子还有红细胞葡萄糖-6-磷酸脱氢酶缺乏症、珠蛋白生成障碍性贫血和半乳糖血症等。②由多种因素共同作用引起的复杂性疾病，在疾病进程中的某一阶段伴随代谢紊乱，代谢异常加重疾病进展。例如代谢综合征、糖尿病、肿瘤、动脉粥样硬化等。本章我们将重点介绍代谢与这类复杂疾病的关系以及它们的分子细胞机制进展。

第一节　概　　述

一、代谢与免疫系统相互作用

代谢和免疫系统是机体生存最基本的需求，因此许多新陈代谢及免疫反应通路在进化上是高度保守的。免疫反应和代谢调节高度整合，各自发挥正常功能又彼此依赖。这两个系统的接口被看作是机体的核心平衡机制，代谢和免疫功能障碍可导致一系列慢性代谢紊乱症候群，如肥胖、2 型糖尿病和心血管疾病等。近几十年来，全世界肥胖发生率急剧增加，肥胖及其相关疾病对人群健康构成前所未有的严重威胁。令人震惊的是，肥胖儿童的数量同样也明显增加。肥胖伴随着一系列健康问题：增加胰岛素抵抗、2 型糖尿病、脂肪肝、动脉粥样硬化、癌症、神经退行性疾病以及呼吸道疾病的罹患风险。现在，这种病症群也开始出现在儿童时期，这种现象在几十年前是完全不可想象的。

代谢和炎症之间存在着密切的联系，这些联系是很多慢性、代谢性疾病的核心发病机制。生物体的基本设计决定了代谢性疾病与炎症之间的密切关联。对于生物体来说，维持生存最为关键的能力是承受饥饿及对病原体进行有效的免疫应答。前者选择能源效率，在获得食物时贮存多余的热量。然而，当营养过剩状态持续存在时，这一有利的代谢状态将导致过度肥胖及其他相关问题；另外机体为抵御炎症会选择比较强烈的免疫反应。这些特征的组合使得生物体具备高度的处理和存储能量的能力，并配备了一个强大的，有时也许过分敏感的免疫反应系统。此外，代谢系统和免疫反应系统之间的密切联系还具备进化基础。在高等生物中，控制关键代谢和免疫的功能单元是从共同的祖先结构进化而来的。果蝇的脂肪体在进化上与哺乳动物的肝脏、造血系统和免疫系统同源（图 16-1-1）。脂肪体也被认为等同于哺乳动物的脂肪组织，具有相似的功能。果蝇的脂肪体还能感受能量和营养供应，协调适当的代谢和生存反应，以及对病原体的应答。因此，可以想象代谢系统和免疫系统的信号之间存在重叠，这使得营养物或代谢物可能通过病原感受系统，如 Toll 样受体诱导炎症反应。

脂肪组织和肝脏在构造上有相似之处，代谢细胞（脂肪细胞或肝细胞）与免疫细胞（Kupffer 细胞或巨噬细胞）在空间上非常接近，并且能快速进入庞大的血管网络。从这一特征来说，这两种组织都能为免疫和代谢反应之间连续、动态的相互作用建立一个合适的环境；并与机体其他部位（如胰岛、肌肉等）建立通讯。这两个器官对于肥胖和Ⅱ型糖尿病引发的代谢性疾病及进展至关重要。炎症和代谢信号之间存在一种微妙平衡，虽然有短期的代偿性和适应性措施保持这种平衡，但当一方处于长期压倒性优势时，其结果往往是不利的。例如，持续接触病原体或病原体相关成分可以破坏全身的新陈代谢功能，这一点从苍蝇到人类都是如此。同样慢性代谢平衡紊乱，如营养不良或营养过剩，也会导致异常的免疫反应。目前大多数现代人的饮食习惯和生活方式，在很大程度上倾向于代谢超负荷而体力活动不足。在这种条件下，这些人类进化历史上的有利性状以及对营养成分和病原体的应答成为了导致慢性代谢性疾病产生和蔓延的温床。

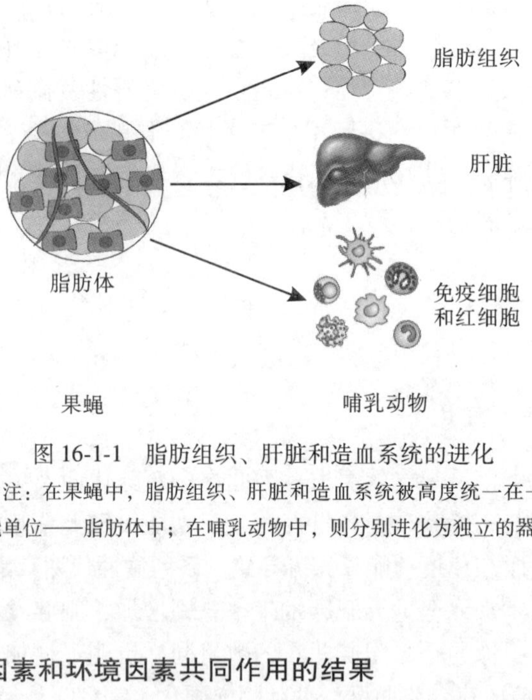

图 16-1-1 脂肪组织、肝脏和造血系统的进化

注：在果蝇中，脂肪组织、肝脏和造血系统被高度统一在一个功能单位——脂肪体中；在哺乳动物中，则分别进化为独立的器官

二、代谢紊乱是遗传因素和环境因素共同作用的结果

代谢综合征的一系列风险因素（向心性肥胖、胰岛素抵抗、血脂异常及高血压）同时也被认为是 2 型糖尿病和动脉粥样硬化性心脏病的风险因子。然而，即使是那些有着相似疾病风险因素谱的个体，疾病的发生和发病年龄依然存在极大的个体差异。遗传和环境因素，如饮食和生活方式（营养过度和久坐行为）之间的相互作用，促进了肥胖相关的慢性代谢疾病的发病呈井喷式增长。高能量、高脂肪以及高动物性食物为特征的膳食结构和体力活动缺乏是最重要的环境因素，这些因素调节参与代谢途径的一系列基因表达。食物中的脂肪是一个重要的环境因素，高脂肪的饮食，尤其是高饱和脂肪酸的饮食对肥胖、炎症和胰岛素敏感性都有不利影响，促进胰岛素抵抗、代谢综合征和 2 型糖尿病发展。相反，富含单不饱和脂肪酸的饮食能改善胰岛素敏感性。

除开环境因素，代谢性疾病的发生具有家族聚集的特点，早在20世纪90年代，欧洲家系研究就提示2型糖尿病患者的兄弟姐妹中，患2型糖尿病的风险是普通人群的4倍，而这一比例在同卵双胞胎中进一步升高，显示遗传因素在代谢性疾病发病中的重要作用。单基因疾病占所有肥胖病例或者糖尿病病例的大约5%。许多基因突变，包括瘦素（leptin）、瘦素受体（leptin receptor，LEPR）、阿黑皮素原（pro-opiomelanocortin，POMC）和黑皮素4受体（melanocortin 4 receptor，MC4R）已被证明与单基因肥胖相关。但是，大多数代谢性疾病具有多基因遗传基础。在不同种群进行的基因组扫描研究发现，多个染色体区域都有2型糖尿病和肥胖易感基因的存在。钙蛋白酶10（calpain-10，CAPN10）是利用全基因组扫描定向克隆发现的第一个2型糖尿病易感基因。遗传和功能数据表明，CAPN10在胰岛素抵抗中起重要作用。CAP10变异体与某些代谢综合征的表型，包括高甘油三酯血症，高血压等相关。

然而，环境因素与遗传因素并不是独立地影响疾病的发生、发展，它们之间存在相互作用，协同影响代谢性疾病的进程。环境因素会对遗传因素产生影响，机体细胞每天会受到来自细胞内的细胞代谢产物以及环境暴露（电离辐射、化学物质和毒素等）对基因组造成的攻击，这些攻击引起氧化应激，与DNA相互作用造成DNA损伤。血管中脂质过氧化产生多种代谢产物，如环氧化物、醛类等活性氧物质，引起血管内皮前体细胞DNA损伤、端粒变短、内皮细胞功能失调，进而促进粥样斑块恶化和并发症发生。饮食与遗传因素的相互作用在代谢综合征的发病中也具有重要作用。γ2型过氧化物酶体增殖激活受体（peroxisome proliferator-activated receptor-gamma2 isoform，PPAR-γ2）调节脂肪细胞分化以及糖脂代谢，是参与肥胖、代谢综合征、2型糖尿病调节的关键基因，也是基因-营养素相互作用的最好例证。该蛋白具有多种变体，其中PPAR-γ2 Pro12Ala多态性参与了膳食脂肪摄入与代谢综合征病理表现之间关联的调节。Ala12纯合子显示出较高的体重指数、腰围、空腹血糖水平以及皮下和内脏脂肪堆积。Ala等位基因携带者对高脂饮食没有应答，而Pro12等位基因携带者则呈现高脂饮食与代谢综合征多种指标的显著相关。尽管越来越多的证据显示环境因素与遗传因素的相互作用在代谢综合征、2型糖尿病以及心血管疾病的发病中具有重要作用，但是清晰阐释基因型与表型的关系还有很长的路要走。

总之，在现代生活方式之下，很多代谢相关慢性病都是肥胖相关的代谢性疾病，例如2型糖尿病和心血管疾病等。这些病往往都与低强度的炎症反应有关，炎症的发生和程度既受环境因素的影响，也受遗传基因的调控。近年的研究揭示，多种炎性介质和免疫机制参与了炎症相关代谢性疾病的发生，代谢和免疫系统可在多个层次发生关联，我们将在下面的章节进行详细阐述。

第二节　炎症，连接肥胖与代谢性疾病的关键环节

正如前文所述，在人类进化过程中两大强有力的系统决定了人类的生存。一个是强大的免疫应答用于清除细菌、病毒以及寄生虫的感染；另一个是高效的能量储存机制，用于应对食物来源匮乏情况下维持生存。这两个特征并非各自独立，互不相干。很多蛋白，包括PPARs，TLRs及脂肪酸结合蛋白等都在营养代谢和免疫细胞炎症信号激活中起到关键的连接作用。肥胖是能量失衡的典型表现，是能量摄取超出能量需求所致。肥胖同时也是一种低度的慢性炎症状态，这种状态促进了胰岛素抵抗和糖尿病的发生。炎症细胞活化导致的全身和（或）局部组织特异性胰岛素抵抗本是一种保护机制，是与感染时能源再分配共同进化的结果。然而这一有益的适应性特征现在却成为威胁人类健康、造成沉重经济负担的不利因素。从过去的20年至今，肥胖在发达国家和发展中国家都开始呈现流行态势。肥胖本身就是一种慢性的代谢性疾病，同时肥胖还增加其他慢性代谢性疾病，例如糖尿病、动脉粥样硬化、非酒精性脂肪肝、代谢综合征、肿瘤等的罹患风险。因此，我们不能不说，

肥胖在一系列慢性代谢性疾病中占据了核心地位。

一、低度的慢性炎症是肥胖相关炎症的基本特征

肥胖相关的炎症是指在肥胖状态下持续存在的一种低度慢性、难以缓解的炎症，往往导致隐匿的、不易觉察的不良后果。免疫细胞和脂肪细胞等产生的细胞因子和活性氧物质释放到组织中，激活应激信号或阻断关键的代谢过程。肥胖发生时，脂肪组织主要通过使已有脂肪细胞体积增大而变大。由于营养过剩引起的脂肪组织增大往往伴随血管再生不足，这种状况导致了脂肪组织氧供不良。缺氧是诱导脂肪组织炎症的主要因素，在培养的原代脂肪细胞中，缺氧能诱导促炎细胞因子表达增高，例如 TNF-α、IL-1β 以及 MCP-1 等。在肥胖的脂肪组织中还发生脂肪水解，使循环中游离脂肪酸含量增高，促发全身胰岛素抵抗。促炎细胞因子主要激活两个炎症激酶：IKKβ 和 JNK，两种激酶都能使胰岛素受体底物（insulin receptor substrate 1，IRS-1）的 Ser307 磷酸化，抑制胰岛素信号活性。游离脂肪酸对炎症级联的激活作用则通过了多种介导因子，包括 Toll 样受体、内质网应激以及 NLRP3 炎症小体，最终同样汇集到 JNK 和 IKKβ 活化。在肥胖的状态下，炎症信号途径的活化不仅仅发生在脂肪组织，肝脏、肌肉、下丘脑、胰腺以及胃肠道都有明显的炎症信号激活。外周血单核细胞也呈现促炎状态，数目增加。肥胖状态下，肝脏的常驻巨噬细胞-Kupffer 细胞数目虽然不变，但活性增强。肝脏中单核细胞趋化蛋白 1（monocyte chemotactic protein-1，MCP-1）表达升高，募集 $CCR2^+$的髓样细胞至肝脏，促进了肝脏炎症。肥胖时肌肉间聚集的脂肪组织分泌的 TNFα、IL-1β 和 IL-6 引发了肌肉的炎症。肥胖时，下丘脑也产生大量促炎细胞因子。大脑的常驻巨噬细胞-小胶质细胞激活促炎信号并分泌促炎细胞因子，作用于下丘脑中邻近的神经元，促进瘦素抵抗和中枢胰岛素抵抗。肥胖时，胰腺的胰岛巨噬细胞数目增多，分泌 IL-8 和 IL-1β，IL-1β 促进胰岛 β 细胞凋亡，进一步引起胰岛素分泌障碍。肥胖还会引起肠道菌群改变，它们从胃肠道上皮层的泄漏增加了新的炎性因子，例如 LPS。

二、肥胖脂肪组织中大量免疫细胞浸润

免疫细胞募集到脂肪组织是肥胖诱导炎症的早期事件。图 16-2-1 显示了不同状态下脂肪组织中的炎症差异。当机体处于瘦的状态时，脂肪组织中 TH_2型 T 细胞，Treg 细胞、嗜酸性粒细胞和 M_2 型常驻巨噬细胞占主导地位。Treg 细胞分泌 IL-10，刺激 M_2 巨噬细胞也分泌 IL-10；嗜酸性粒细胞分泌 IL-4 和 IL-13，这些因子共同发挥抗炎作用，维持胰岛素敏感表型。在肥胖诱导的炎症中，免疫细胞被募集至脂肪组织并维持炎症反应。单核细胞对趋化因子信号产生应答，迁移到脂肪组织并极化为高度促炎的 M_1 型巨噬细胞。一旦被募集至脂肪组织，这些 M_1 型巨噬细胞就分泌促炎细胞因子，如 IL-1β，IL-6 和 TNFα 等形成促炎微环境，并以旁分泌的方式发挥作用，抑制脂肪细胞的胰岛素发挥功能，促进胰岛素抵抗与 2 型糖尿病的发展。肥胖同样促进脂肪组织中 T 细胞亚群的转变，Treg 细胞减少，$CD4^+$的 TH_1 型细胞和 $CD8^+$的效应 T 细胞增加，它们都分泌促炎细胞因子。效应 T 细胞参与了巨噬细胞分化、激活和迁移。肥胖脂肪组织中效应 T 细胞的浸润有利于巨噬细胞聚集。B 细胞数量也增加，一方面激活 T 细胞，另一方面促进 M_1 型巨噬细胞极化，增强炎症和胰岛素抵抗。嗜酸性粒细胞含量在肥胖的脂肪组织中减少。此外，来源于脂肪组织的细胞因子和趋化因子也可以释放到循环中，以内分泌的方式促进其他组织的炎症。近来的研究表明，巨噬细胞是肥胖所致胰岛素抵抗的关键介质。参与巨噬细胞运输的 MCP-1 及其受体 CCR2 缺陷的小鼠，脂肪组织巨噬细胞浸润减少，胰岛素抵抗和肥胖发生概率也降低。因此，通过调节膳食脂肪，减轻脂肪组织炎症；或靶向脂肪组织巨噬细胞、T 细胞的活性可以改善肥胖引起的胰岛素抵抗。

那么，肥胖状态下炎症细胞是如何被募集到脂肪组织的呢？在营养过剩的情况下，脂肪细胞分

泌趋化因子，例如 MCP-1，白三烯 B4（leukotriene B4，LTB4）以及其他的趋化因子，形成趋化因子梯度吸引单核细胞进入脂肪组织，并最终成为脂肪组织巨噬细胞，即 M_1 型巨噬细胞。一旦促炎的脂肪组织巨噬细胞迁移到脂肪组织，它们自身也分泌趋化因子吸引更多的巨噬细胞并形成一个正反馈的炎症过程。MCP-1 是一种重要的趋化因子，由体积增大的脂肪细胞分泌并与巨噬细胞表面的趋化因子受体 2（chemokine receptor 2，CCR2）结合，刺激巨噬细胞迁移。去除巨噬细胞的 CCR2 或脂肪组织的 MCP-1 均可导致肥胖组织中巨噬细胞含量减少，并降低组织炎症标志物水平，改善胰岛素抵抗。然而，并不是所有研究都支持 CCR2 和 MCP-1 参与了巨噬细胞募集，因此还有很多问题需要深入研究。其他还有几个趋化因子也参与炎症细胞募集。LTB4 对中性粒细胞具有强大的趋化活性。在小鼠中敲除 LTB4 的受体 BLT1 可抑制肥胖诱导的炎症和胰岛素抵抗。CX3CL1 及其受体 CX3CR1 参与单核细胞和 T 细胞在动脉粥样硬化病变组织的募集和黏附。总之，多种促炎症趋化因子在肥胖的白色脂肪组织中浓度都升高，它们到底是单独还是形成复杂的调控网络诱导炎症细胞在脂肪组织募集还需要进一步的探索。事实上，M_1 和 M_2 的巨噬细胞分类并非一成不变，它们是可以相互转化的。组织巨噬细胞可对局部微环境变化做出应答，并改变它们的极化状态。M_1 和 M_2 型的巨噬细胞表面标志物有所区别，它们都表达 F4/80 和 CD11b，脂肪组织的 M_1 型巨噬细胞群还表达 CD11c。在肥胖情况下，$CD11c^+$的脂肪组织巨噬细胞被认为是 M_1 型巨噬细胞；而脂肪组织的常驻巨噬细胞是非促炎、且 $CD11c^-$，被列为 M_2 型巨噬细胞。在肥胖状态，M_1 型脂肪组织巨噬细胞堆积脂质形成泡沫样外观。这些特征有助于研究过程中对这两类细胞进行区分。

当机体处于瘦的状态时，脂肪组织中 TH2 型 T 细胞，Treg 细胞、嗜酸性粒细胞和 M_2 型常驻巨噬细胞占主导地位。Treg 细胞分泌 IL-10，刺激 M_2 巨噬细胞也分泌 IL-10；嗜酸性粒细胞分泌 IL-4 和 IL-13，这些因子共同发挥抗炎作用，维持胰岛素敏感表型。在肥胖状态下，单核细胞对趋化因子信号产生应答，迁移到脂肪组织并极化为高度促炎的 M_1 型巨噬细胞。肥胖同样促进脂肪组织中 T 细胞亚群的转变，Treg 细胞减少，$CD4^+$的 TH1 型细胞和 $CD8^+$的效应 T 细胞增加。上述这些细胞分泌促炎细胞因子，如 IL-1β，IL-6 和 TNFα 等形成促炎微环境，并以旁分泌的方式发挥作用，抑制脂肪细胞的胰岛素发挥功能，促进胰岛素抵抗与 2 型糖尿病的发展。

三、肠道微生物群失调

生活中，常会有胖人感叹自己“喝凉水都长肉”。事实上，很多科学研究证明，除了摄入过多能量以及久坐的不良生活习惯以外，肠道菌群与肥胖的发生有着千丝万缕的关系。肠道微生物群是指存在于肠道的数万亿微生物，它们与宿主的多个生理过程形成有机整合。最近的研究表明，肠道细菌参与代谢疾病如肥胖、糖尿病和心血管疾病等的调节。肠道微生物群影响代谢性疾病的机制主要有两方面：①宿主对细菌结构组分（如细菌脂多糖）产生先天免疫应答导致炎症；②食物成分的细菌代谢产物（纤维代谢产生的短链脂肪酸）具有生物活性，调节宿主功能。肠道微生物群作为共生伙伴与人类共同进化。但生态失调改变肠道宏基因组以及微生物活性，这些因素与遗传和环境因素共同作用，促进代谢性疾病发生。

人类的肠道具有非常复杂、多样化和庞大的微生物群落，被称为肠道微生物区系或微生物群。估计人类肠道微生物群包括至少 10^{14}的细菌和古生菌，组成大约 1100 种优势菌群，每个个体大约有 160 种。这些微生物群所具有的基因数可能超过了我们宿主基因数目的 150 倍。微生物菌群对宿主具有很多有益的作用（消化人类难以消化植物多糖），但是这个独立的生态系统对宿主有巨大的潜在生理和病理影响，例如黏膜免疫系统的发育以及肠道上皮再生。肠道微生物群对宿主的有益之处在于，它们能帮助宿主从难消化的食物中获取热量，例如通过糖苷水解酶和其他人类基因组中不编码的酶消化膳食多糖。利用无菌鼠开展的研究揭示，肠道微生物群促进肥胖主要是通过增加从食物获取能

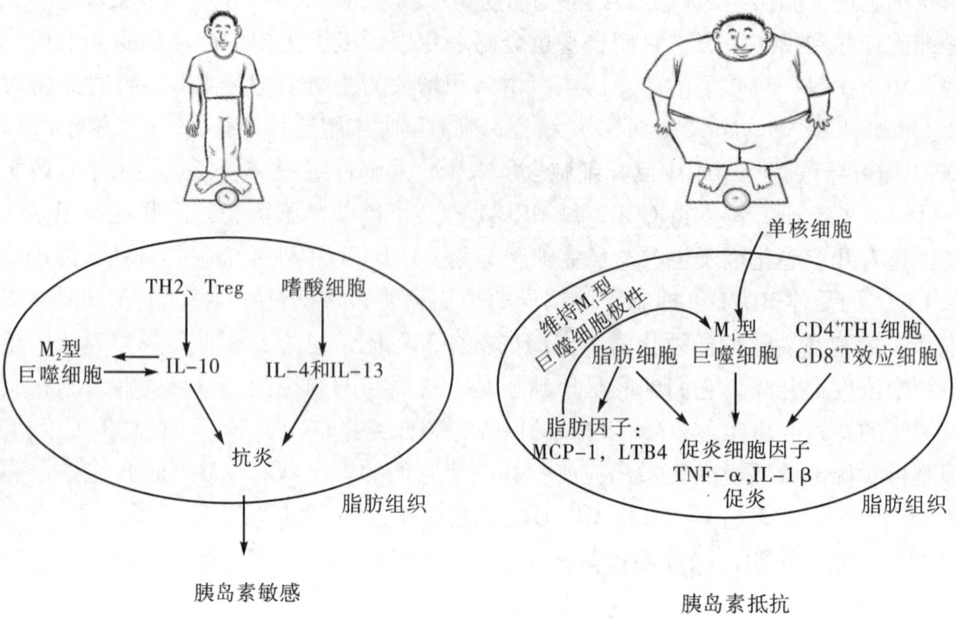

图 16-2-1 免疫细胞介导脂肪组织炎症

量以及调节脂肪存储。具体来说，恢复无菌鼠肠道菌群构成，大幅提高体内脂肪、肝脏甘油三酯以及空腹血糖水平，促进胰岛素抵抗发生。*ob/ob* 小鼠从食物中获取能量的效率比野生型的瘦鼠要高，对其肠道远端的菌群分析发现其代谢途径发生重建，拟杆菌和厚壁菌相对丰度出现变化，启动了能量摄取效率变化的开关。通过将肥胖小鼠的粪便移植到无菌小鼠肠道内，科学家发现微生物菌群相关肥胖的特点是可传递的。与野生型小鼠相比，*ob/ob* 小鼠肠道内有更多的产甲烷古生菌，增加了细菌发酵的效率。除了影响能量摄取效率外，肠道菌群还能在多个层次影响宿主代谢。微生物代谢产物，例如短链脂肪酸等与小肠上皮细胞表面的 G 蛋白偶联受体（G protein coupled receptors，GPCRs）结合，通过肠道衍生的激素 Pyy 控制能量平衡以及对宿主的炎症应答。此外，肥胖状态下，肠道上皮的完整性可能受到破坏，导致异常的肠道菌群穿透。细菌结构组分，例如细菌鞭毛蛋白与 Toll 样受体 5 结合，影响肠道菌群组成；这种变化反过来调节食欲、体重以及胰岛素敏感性。微生物信号还可调节肠道上皮细胞释放饥饿诱导脂肪因子（fasting-induced adipocyte factor，FIAF），FIAF 抑制脂蛋白脂酶活性，调节外周脂肪储备。微生物群还可通过改变 AMPK 的磷酸化状态，调节肝脏和肌肉的能量稳态。胰高血糖素样肽 2（glucagon-like peptide-2，Glp2）维持肠道上皮屏障功能，屏障泄漏导致微生物信号，例如内毒素暴露激活髓样细胞的 TLR4 信号。上述作用共同影响了宿主的代谢和炎症状态。

肠道细菌影响宿主代谢状态，反之，宿主摄取的饮食组成也会影响肠道菌群组成。高脂饮食降低小鼠肠道拟杆菌数目，增加厚壁菌和变形菌数目。这种菌群的变化不管肥胖是否存在都会发生。科学家们还开展了更有趣的实验，他们将瘦人的粪便移植到无菌的 C57 小鼠肠道内，使之形成可传递的人源化肠道微生物菌群。饮食的变化（从低脂的植物多糖膳食到高脂高糖膳食）在一天内就可改变微生物的代谢途径。当给予西式的饮食后，这些肠道菌群人源化的小鼠也开始出现肥胖倾向。肠道菌群还参与了肥胖相关肝细胞癌的发展，膳食诱导或遗传因素诱导的肥胖均可导致微生物代谢产物脱氧胆酸的水平增高，加剧了 DNA 损伤并在肝星形细胞诱发老化相关分泌表型（senescence-associated secretory phenotype，SASP），诱导肝脏分泌大量炎症和促肿瘤因子，继而促进致癌剂 DEN 诱导的肝癌发生。

中国和法国科学家最近开展的一项联合研究，对 169 位肥胖和 123 位非肥胖的丹麦人的肠道菌群进行分析，发现肥胖和不肥胖人群的肠道菌群的种类和数量也存在显著差异。低微生物丰富度的个体往往携带更多的促炎症的细菌，而高微生物丰富度的个体则包含更多的抗炎症细菌。低微生物丰富度的个体也含有更多的体内脂肪，大都表现出胰岛素抗性，血清瘦蛋白增加，高胰岛素血症，高甘油三酯和游离脂肪酸，并伴有其他的炎症表征。因此低微生物丰富度的人群患 2 型糖尿病、缺血性心血管疾病等肥胖相关疾病的风险更高。这些研究提示，在日常生活中通过饮食或别的手段调节肠道菌群或许有利于远离肥胖困扰。

四、脂肪，重要的内分泌器官

在前面的段落中，我们主要介绍了肥胖状况下浸润到脂肪组织的炎症细胞及其分泌的细胞因子对肥胖相关炎症和胰岛素抵抗的影响。事实上，脂肪组织本身被认为是机体重要的内分泌器官，它可以释放多种生物活性物质，参与肥胖相关疾病的调节。长期以来脂肪组织被认为仅仅是一个能量贮存器官，但越来越多的证据显示脂肪在系统代谢中具有重要地位。脂肪细胞能分泌多种蛋白，统称为脂肪因子（adipokines）。肥胖发生时，脂肪组织的分泌状态可因组织中细胞的组分改变而发生变化，这些组分改变包括免疫细胞、血管以及结构细胞数目、表型以及分布的变化。脂肪沉积的部位不同，分泌的脂肪因子也有区别。肥胖时，大多数脂肪因子分泌增加，其中促炎的因子，包括瘦素（leptin）、TNFα、IL-6、抵抗素（resistin）、视黄醇结合蛋白 4（retinol-binding protein 4，RBP4）、脂质运载蛋白 2（lipocalin 2）、IL-18、血管生成素样蛋白 2（angiopoietin-like protein 2，ANGPTL2）、CCL2、CXCL5 和烟酰胺磷酸核糖转移酶（nicotinamide phospho ribosyltransferase，NAMPT）。这些因子的表达增高导致慢性炎症状态，继而引起代谢功能障碍。除了促炎脂肪因子，脂肪组织也能分泌少量抗炎的因子，例如脂联素和 SFRP5。在肥胖状态下，TNFα、IL-6、缺氧以及氧化应激等都能抑制脂联素的分泌。总之，脂肪组织通过多种分泌因子或脂肪因子与机体其他器官发生通讯并影响这些器官的功能。脂肪组织分泌的脂肪因子既有促炎因子，也有抑制炎症的因子，肥胖相关代谢障碍的发生往往与这两类因子分泌失衡有关。在营养过剩或缺乏锻炼的情况下，脂肪组织体积变大、脂肪细胞功能异常，导致脂肪因子分泌失衡。这种失衡进而产生局部和系统性炎症反应，导致肥胖相关代谢性疾病和心血管疾病的发生。因此，靶向调节脂肪因子平衡可能会为肥胖相关代谢性疾病和心血管疾病的治疗产生积极作用。

五、肥胖相关炎症导致胰岛素抵抗

肥胖相关的组织炎症是导致胰岛素敏感性会降低的最主要原因。早在 20 年以前科学家就发现给予 TNFα 导致血糖升高。后来的研究也证实，中和 TNFα 能降低胰岛素抵抗。TNFα 通过激活 IKK-β 活化 NF-κB。不论是遗传学去除 IKK-β，还是使用水杨酸抑制 IKK 活性都能抑制高脂饮食导致的胰岛素抵抗。此外，肥胖导致的慢性炎症还激活其他的蛋白激酶，例如 JNK，敲除 JNK 对于高脂饮食喂养诱导的肥胖和炎症具有保护作用。脂肪组织不仅作为过剩卡路里的存储仓库，也使脂肪酸和脂肪因子在机体内发挥系统性的效果。脂肪组织炎症可以调节其所分泌的细胞因子组成。此外，不同部位的脂肪组织产生不一样的效应：内脏脂肪比皮下脂肪对胰岛素敏感性会产生更不利的影响，有的报道甚至认为皮下脂肪可能是有益的。与皮下脂肪相比，内脏脂肪堆积了更多的脂肪组织巨噬细胞（adipose tissue macrophages，ATMs），分泌大量促炎细胞因子，如 TNFα 和 IL-1β。内脏脂肪和皮下脂肪的另一个区别是，内脏脂肪通过脂解作用产生的游离脂肪酸可通过肝脏血供直接转运到肝脏；而皮下脂肪来源的游离脂肪酸则进入外周循环。因此内脏脂肪组织来源的游离脂肪酸对肝脏胰岛素抵抗的形成至关重要。肥胖小鼠和肥胖人体的脂肪组织中有大量巨噬细胞浸润，这些脂肪组织巨噬细胞占肥胖脂肪组织细胞数目的40%以上。脂肪组织巨噬细胞分泌的细胞因子可以以旁分泌的方式在脂肪组织局部发挥作用，也可以泄漏到脂肪组织以外的部位产生系统性影响（内分泌行为），最终导致胰岛素靶细胞（脂肪细胞、肝细胞和肌肉细胞）胰岛素敏感性下降。

脂肪组织巨噬细胞激活触发细胞因子释放，通过多种途径引起胰岛素抵抗。在这些促炎细胞因子中，对TNF-α的研究最为深入。TNF-α 刺激多种丝氨酸激酶活化，包括 IKK，JNK，S6K 和 mTOR等。这些激酶活化后诱导胰岛素受体底物（insulin receptor substrate 1，IRS-1）丝氨酸磷酸化，抑制其对下游信号的触发。IL-1β 由活化的炎症小体产生，也能发挥促炎效应。脂肪组织巨噬细胞中炎症小体多蛋白复合物的组装激活 Caspase-1，诱导 IL-1β 的成熟和释放。游离脂肪酸可以诱导炎症小体活化。多篇报道认为IL-6也具有促炎效应，高水平的IL-6与肥胖诱导的胰岛素抵抗呈正相关。然而，也有研究认为IL-6具有抗炎作用。这种差异可能与组织特异性有关。在肝脏和脂肪，IL-6对胰岛素敏感性有不良影响，而在骨骼肌却具有有益的作用。其他促炎细胞因子如IL-18，CXCL5，血管生成素相关蛋白2和脂质运载蛋白2都可能诱导炎症导致代谢性疾病发生。促炎细胞因子还诱导基因表达变化，影响代谢调节。例如，用 TNF-α 处理脂肪细胞引起胰岛素应答葡萄糖转运蛋白 GLUT4 和 PPAR-γ 表达降低。此外，作为一个额外的机制，促炎细胞因子和饱和脂肪酸诱导参与神经酰胺生物合成的基因表达上调。神经酰胺促进 Akt 的脱磷酸化作用，也能导致胰岛素信号异常和胰岛素抵抗。

除了脂肪组织，肥胖也导致其他脏器的炎症和胰岛素抵抗。肝脏是内源性葡萄糖产生的主要器官，肝胰岛素抵抗导致胰岛素介导的肝脏葡萄糖输出抑制作用降低，这是2型糖尿病发病的关键机制之一。值得注意的是，肥胖状态下，肝脏呈现混合型胰岛素抵抗。表现在胰岛素抑制葡萄糖输出的作用受损，却促进脂肪生成。同样，肥胖也导致肝脏促炎的基因表达增加。肝脏巨噬细胞释放的促炎细胞因子激活促炎信号通路，导致肝脏出现胰岛素抵抗。骨骼肌负责 70%~80%餐后葡萄糖摄取。因此，肌肉胰岛素抵抗对肥胖和2型糖尿病中葡萄糖耐受异常和高血糖的发生具有重要影响。肥胖状态下，肌肉纤维之间出现脂肪组织沉积。巨噬细胞也能被募集到这些脂肪组织。肌肉部位产生的细胞因子可能也参与了肌肉局部胰岛素抵抗的发生。除了经典的胰岛素靶组织以外，肥胖也诱导中枢神经系统炎症改变。下丘脑是调节全身能量平衡的控制中心，位于中枢系统的胰岛素和瘦素是参与这一过程调节的重要因子。小神经胶质细胞是中枢神经系统的常驻巨噬细胞，它与外周组织巨噬细胞有许多相似功能，包括吞噬作用和释放各种细胞因子，例如 TNF-α、IL-1β 和 IL-10 等。小神经胶质细胞可以激活促炎的信号产生细胞因子，作用于中枢神经系统的其他细胞类型。例如，下丘脑炎症导致中枢瘦素抵抗，主要通过细胞因子介导的 STAT3 信号通路抑制所致，瘦素抵抗进一步加剧肥胖。胰岛也受到肥胖诱导炎症的影响。在高脂饮食饲养的啮齿动物以及糖尿病患者的胰岛中均观察到巨噬细胞浸润数量增加。在2型糖尿病中，胰岛细胞分泌细胞因子，特别是 IL-1β，引起胰岛素分泌异常并促进胰腺 β 细胞凋亡。因此，胰岛的炎症可能是2型糖尿病后期导致 β 细胞失能的主要原因。图 16-2-2 概括了能量摄入过剩诱导炎症、引发胰岛素抵抗的机制。

六、代谢炎症与肥胖相关疾病

肥胖是多种慢性疾病，例如2型糖尿病、心血管疾病、脂肪肝、肿瘤以及神经退行性疾病的风险因素。尤其是2型糖尿病与肥胖的关系最为密切，2型糖尿病患者超过80%都存在肥胖。群体研究发现，2型糖尿病患者循环中具有高水平的炎症因子，这些因子包括急性期蛋白（C-反应蛋白、纤维蛋白原、血清淀粉样蛋白、纤溶酶原激活剂抑制因子）、唾液酸、促炎细胞因子和趋化因子等。这些炎症因子激活相关信号途径，促进胰岛素抵抗。糖尿病导致死亡第一位的原因是心血管并发症，可

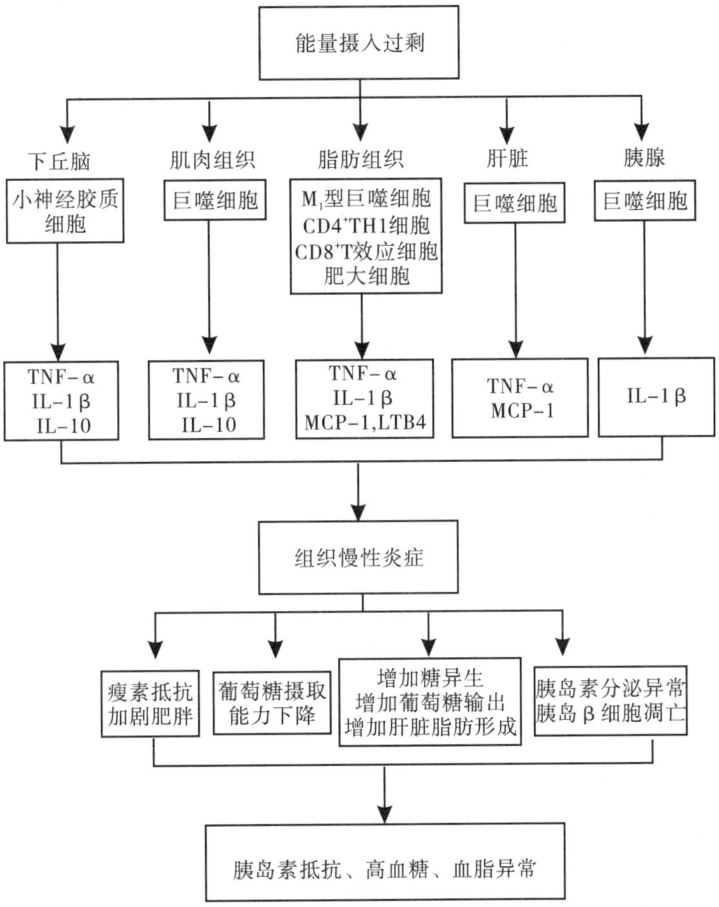

图 16-2-2　能量摄入过剩引发多脏器慢性炎症，导致胰岛素抵抗

注：能量摄入过剩引起肥胖，诱导中枢神经系统、胰岛素靶器官（肌肉、肝脏、脂肪）以及胰岛本身发生炎症反应，大量促炎免疫细胞浸润到上述组织中，分泌促炎细胞因子引发组织慢性炎症。下丘脑炎症引起瘦素抵抗，加剧肥胖；肌肉组织葡萄糖摄取能力降低、肝脏糖异生增强导致高血糖；胰岛β细胞凋亡引起胰岛素分泌异常进一步加剧高血糖发生；肝脏大量脂质沉积。上述效应共同作用引起代谢综合征等一系列代谢性疾病发生

以累及心脏、大血管（心肌病、动脉粥样硬化）和小血管（神经病变、视网膜病变以及肾病）。多种机制参与了心血管病变的发生，包括脂质毒性、心肌和血管内皮细胞胰岛素抵抗、炎症以及高血糖等。当发生胰岛素抵抗时，胰岛素对血糖稳态的调节能力受损，但其促进脂肪合成的能力并未受到影响，因此高胰岛素血症促进脂肪在心肌和血管内皮过度堆积。循环中脂质升高促进心脏和血管系统细胞内脂质聚集，心外膜和心包脂肪堆积最终导致心脏和内皮功能障碍。

脂肪肝是肥胖者常见的另一种病变，往往由最初的脂肪肝逐渐发展为脂肪性肝炎、肝纤维化以及肝硬化，有时恶化为肝癌。脂质在肝脏聚集诱发肝脏炎症是肥胖相关非酒精性脂肪肝的主要致病因素。肥胖还增加结直肠癌、甲状腺癌和宫颈癌的发病风险和死亡率。循环中高水平的IGF-1以及系统性慢性炎症是肥胖促进肿瘤发展的主要风险因素。肥胖时，腹部脂肪分泌VEGF和PAI-1还能促进血管新生。阿尔茨海默病（Alzheimer's disease，AD）、帕金森病（Parkinson disease，PD）以及亨廷

顿病（Huntington’s Disease，HD）是老年人常见的神经系统退行性疾病。这三种疾病都有活性氧堆积，导致大范围脂质和蛋白受损的特点。近年的研究证明，神经退行性疾病往往也具有代谢障碍表型，改善代谢障碍对神经退行性疾病能产生一定疗效。异常蛋白聚集，例如突变的 htt 或 Aβ 斑块损伤下丘脑可能是导致能量代谢障碍的原因之一。其次，瘦素、生长素、胰高血糖素样肽 1 以及胰岛素信号异常对中枢和外周脏器都产生影响，参与了神经退行性疾病的发生。肥胖或代谢异常参与神经退行性疾病发病的机制还需要深入研究，但目前的研究结果已经提示我们，神经退行性疾病的治疗应该从全身进行考虑，而不是仅仅局限于中枢神经系统。

七、免疫代谢，治疗代谢性疾病的新切入点

炎症信号和代谢之间的密切联系的催生了免疫代谢（immunometabolism）的概念。这是一个新兴的研究领域，将会涌现出许多激动人心的想法和亟待解决和回答的科学问题。炎症诱导的胰岛素抵抗可以被视为一个“二次打击”的过程。首先，激活的免疫细胞积聚在组织并释放促炎细胞因子；然后，这些细胞因子作用于邻近的胰岛素靶细胞导致胰岛素敏感性下降。炎症在胰岛素抵抗中发挥了重要的作用，因此临床也开始使用抗炎策略来治疗胰岛素抵抗。

慢性炎症条件下分泌的 IL-1β 会影响胰岛素的分泌和作用，因此以 IL-1β 为靶点已开展了多项临床研究。这些早期的临床研究表明，阻断 IL-1β 活性有利于控制血糖、改善 β 细胞分泌功能和胰岛素敏感性，尽管这一结论需要更大规模的临床实验证据来支持。阿那白滞素（anakinra）是目前唯一获美国食品药品管理局批准的，治疗类风湿关节炎的 IL-1 受体抑制剂，多项研究发现，阿那白滞素可以降低糖化血红蛋白和 C 反应蛋白水平，增加胰岛素分泌。去除阿那白滞素后，药物对胰岛素分泌的改善作用至少还可持续 39 周，这是由于阿那白滞素打断了 IL-1β 的自分泌环。拮抗 IL-1 治疗糖尿病的另一个优势在于它不会诱发低血糖反应，因而具有更好的血糖控制作用。除了阻断 IL-1 受体功能，靶向 IL-1β 的中和性抗体是另一类拮抗 IL-1β 作用的药物。抗体可以使药物的半衰期提高几个星期，从而使得每月或每季度进行一次治疗成为可能。这些抗体包括，gevokizumab、canakinumab 以及 lY2189102 等。多种糖尿病并发症，例如糖尿病肾病以及心血管并发症等都与 IL-1β 的分泌有关。目前 Canakinumab 已开展大规模针对糖尿病并发症的临床试验研究。

水杨酰水杨酸是水杨酸的前药，具有抑制 NF-κB 活性的作用。多项研究已证明，水杨酰水杨酸能降低血糖提高胰岛素敏感性，目前已进入三期临床研究。水杨酰水杨酸的治疗效果与 IL-1 的拮抗剂类似，但两者在药学性质上有较大差异。水杨酰水杨酸可经口服给药，但由于其半衰期短，每天需要多次服药；IL-1β 的抗体半衰期可达数周。此外，水杨酰水杨酸能提高胰岛素敏感性，但对胰岛素分泌的影响却微乎其微。在临床观察中，水杨酸治疗能降低糖化血红蛋白水平，改善血糖。目前正在进行更大规模的临床扩展试验，用于确定水杨酸对 2 型糖尿病的治疗潜力。治疗代谢性疾病另一个应用更广泛的方法是免疫调节。TZD 是 PPAR-γ 的配体，在临床应用中具有胰岛素增敏作用，并具有强大的抗炎作用。但是 TDZ 使用会引起多种副作用，包括体重增加、水肿、增加骨折风险，以及某些情况下增加心脏病发病率等。针对糖尿病，其他抗炎策略包括 TNFα 中和抗体、阻断 IL-1 信号以及 CCR2 拮抗剂等，但这些策略还缺少足够的临床数据支持。

到目前为止，靶向单个细胞因子或受体（TNFα 和 IL-1）在临床取得成功的例子非常有限。这可能是由于炎症反应可通过 Toll 样受体、TNFα 受体等，促炎刺激激活细胞内信号级联反应，包括 IKK-β、NF-κB、JNK1 和 AP1 等。这些信号之间相互关联并重叠。正是由于信号的冗余效应，抑制这些信号中某一特定的组件往往难以产生理想的干预效果。因此，最有效的治疗策略可能是靶向这些信号途径的更上游，或靶向多个信号途径的共有步骤，或是靶向炎症诱导胰岛素抵抗的核心病理生理机制。当然抗炎疗法对免疫系统可能产生的副作用也引发了研究人员的关注。一个更有针对性的方

法是有选择地靶向促炎的 M_1 型巨噬细胞而不是 M_2 型巨噬细胞，这样将会产生有效的治疗效果而不影响其他先天免疫功能。例如靶向一个主要表达在 M_1 型巨噬细胞的蛋白（GPR120）可以提高治疗的特异性。超过 90%的单核细胞迁移到肥胖的脂肪组织成为 M_1 型脂肪组织巨噬细胞，而 M_2 型巨噬细胞主要来自脂肪组织的常驻巨噬细胞，因此抑制巨噬细胞的趋化也是另一个增强治疗特异性的策略。很明显，一个适当的抗炎治疗方法对治疗 2 型糖尿病是有益的，但是肥胖相关的炎症和胰岛素抵抗出现在糖尿病进展早期，因此抑制炎症反应可能对于糖尿病的预防显得更为重要，但预防性治疗需要对治疗对象进行严格甄别，并最大程度减少副作用。现在，胃旁路手术已经选择性用于改善胰岛素敏感性和葡萄糖耐量。最近的研究表明独立于降低体重，这一减肥手术还可明显降低促炎标志物表达，表明手术方法和免疫系统之间可能还存在我们所没有认识到的关联。在免疫代谢这个全新的领域内，未来将会涌现更多激动人心的机会，让我们在深入认识疾病机制的基础上，合理、有效地对疾病进行干预。表 16-2-1 总结了代谢性疾病的潜在免疫治疗剂及策略。

表 16-2-1　调节免疫治疗代谢性疾病

化合物或治疗手段	作用机制	潜在适应证
阿那白滞素（anakinra）	IL-1 受体抑制剂，降低糖化血红蛋白和 C 反应蛋白水平，增加胰岛素分泌	糖尿病、类风湿性关节炎
IL-1β 的中和性抗体（gevokizumab canakinumab，LY2189102）	拮抗 IL-1β	糖尿病及其并发症
水杨酰水杨酸	抑制 NF-κB 活性，降低血糖、提高胰岛素敏感性、降低糖化血红蛋白水平	糖尿病
TZD	胰岛素增敏、抗炎	糖尿病
胃旁路手术	改善胰岛素敏感性和葡萄糖耐量、降低促炎标志物表达	降低体重，降低血糖、降低甘油三酯

第三节　参与代谢性疾病调节的分子、细胞机制

一、mTOR，连接代谢应激与疾病的分子接口

哺乳动物雷帕霉素靶蛋白（mammalian target of rapamycin，mTOR）是一种丝/苏氨酸蛋白激酶，从酵母到哺乳动物广泛存在，且在进化上十分保守。TOR 可以形成两个结构和功能完全不同的复合物，称为 TOR 复合物 1（mammalian target of rapamycin complex 1，TORC1）和 TOR 复合物 2（TORC2）。在哺乳动物，mTOR 特异地与 Raptor 形成 mTORC1，而 mTORC2 则包括了 Rictor，mSIN1 和 PRR5。雷帕霉素抑制 mTORC1 活性，但对 mTORC2 没有影响。mTOR 参与细胞生长、代谢和老化调节，它的功能异常与多种疾病进程密切相关，例如肿瘤、代谢性疾病、神经退行性疾病以及肿瘤等，都与老龄化呈正相关，说明 mTOR 也参与了衰老和寿命调节。

营养素（氨基酸）、生长因子（胰岛素，IGF-1）、细胞能量代谢变化（AMP/ATP 比值）、应激（DNA 损伤、缺氧）都能引起 mTORC1 活化，调节多种生长相关的过程，包括蛋白质合成、核糖体生物合成、脂质合成、营养输出以及自噬等。在 mTORC1 激活过程中，直接活化 mTORC1 的分子是小 GTP 酶蛋白 Rheb。TSC1/2 通过将活性形式的 Rheb-GTP 转化为失活状态的 Rheb-GDP，对 Rheb 活性发挥负调节作用。多种生长因子通过 Akt 和 ERK1/2 磷酸化 TSC1/2 并使其失活，从而活化 RhebmTORC1 信号。限制能量摄入，DNA 损伤以及缺氧则通过激活 AMPK 或 REDD1 使 TSC1/2 磷酸化，从而导致 mTORC1 信号抑制。AMPK 主要通过磷酸化 Raptor 进而抑制 mTORC1，并不依赖对 TSC1/2 的调节。mTORC1 通过下游多种效应因子发挥生物学功能。其中，S6K 和 4E-BP1 是 mTORC1 研究最为清楚的两种底物。4E-BP1 被 mTORC1 磷酸化后与 eIF4E 解离，发挥抑制 mRNA 翻译的功能；而 S6K1 被 mTORC1 磷酸化则促进 mRNA 翻译。mTORC1 还可激活转录因子 SREBP1 和 PPARγ，诱导肝脏脂肪生成，促进线粒体生物合成和氧化代谢。mTORC1 还可通过磷酸化 ULK1-Atg13-FIP200 复合物以及调节溶酶体功能抑制自噬活性。早期对 mTOR 的研究主要集中在其对细胞生长和蛋白合成的调节作用。近年来，越来越多的研究开始关注 mTOR 在代谢中的功能，mTOR 受到营养物和能量供应的调节，反之 mTOR 也参与了能量稳态和代谢调节。

首先，mTOR 参与了糖代谢调节。全身胰岛素抵抗、高血糖、高血脂，这些 2 型糖尿病的典型表现全都与 mTOR 信号调节异常有关。糖尿病中高水平的胰岛素引起 S6K1 高度活化，介导 IRS-1 丝氨酸磷酸化降解，从而刺激有丝分裂原途径（MAPK-mTORC1）活化，降低代谢途径活性。mTOR 也参与了胰岛 β 细胞功能调节，但 mTOR 对 β 细胞功能可能具有双向的调节作用。有学者认为，mTOR 活化能促进胰岛 β 细胞生长，例如，mTOR 下游靶点 S6K1 缺失的小鼠胰岛体积变小，出现血糖升高、糖耐量降低以及胰岛素分泌减少等症状；胰高血糖素样肽 GLP-1 与胰岛细胞表面受体结合时，胰岛细胞内转录因子 CREB 被激活并活化 mTOR，激活的 mTOR 将信号传给 HIF-1α 促使细胞生长和分裂相关基因表达增高，维持了胰岛 β 细胞的生长和存活。但也有研究表明长期激活 mTOR 可引起 Caspase-9 活化，导致 IRS-2 表达降低，引起 β 细胞生长抑制或凋亡。

其次，mTOR 也参与了血脂稳态调节。利用 siRNA 干扰 TSC1/2，增加 mTORC1 信号活性能促进脂肪形成（adipogenesis，是指间充质干细胞往脂肪前体细胞定向分化，继而在分化相关因子刺激下分化为成熟脂肪细胞的过程）；敲除 TSC2 基因促进脂肪细胞分化。上述效应主要通过 4E-BP1 调节 PPARγ 的翻译来实现。S6K 在脂质形成中也有重要作用，S6K 敲除小鼠由于脂肪细胞生长异常，给予高脂饮食喂养不会出现体重增加，脂肪细胞特异性删除 Raptor，即使是在脂肪细胞成熟后才删除也会产生和 S6K 敲除同样的表型。脂肪生物合成对于细胞稳态维持也十分重要。细胞产生的脂肪（甘油三酯、脂肪酸、磷脂、胆固醇、鞘脂），既可以作为能量源也可作为膜生物合成的原材料以及信号分子前体物质。脂肪合成和加工障碍对肥胖、胰岛素抵抗、2 型糖尿病、非酒精性脂肪肝以及肿瘤的发生、发展都会产生影响。

当能量摄取超过能量需求时，过量的碳水化合物经过脂肪从头合成途径转化为甘油三酯在肝脏和脂肪贮存，这个过程主要受 SREBP-1 调节。高胰岛素血症诱导 mTORC1 活化，促进 SREBP-1 入核并调节脂肪合成相关基因表达，脂肪合成增加。在肿瘤细胞中，失控的生长因子信号也可促进 SREBP-1 入核活化，增加脂肪生物合成，促进肿瘤恶性进展。非酒精性脂肪肝是脂肪在肝脏大量堆积，引发肝脏炎症、并可发展为肝硬化以及肝细胞癌的一种常见肝脏疾病。非酒精性脂肪肝常见于肥胖和胰岛素抵抗的人群，mTORC1 显著活化，一方面通过磷酸化 IRS-1 降低胰岛素信号通路活性；另一方面也诱导 SREBP-1 活化，促进脂肪从头合成。这些作用都参与了非酒精性脂肪肝的发生、发展。mTORC1 还参与了酮体代谢调节。饥饿时，肝脏会产生酮体为外周组织包括大脑提供能量。小鼠肝脏特异性敲除 TSC1 组成性激活 mTORC1，在饥饿条件下酮体生成显著降低。mTORC1 在脂质稳态中的调节作用已经得到了比较广泛的研究，近年来 mTORC2 在脂质调节中的作用也逐渐清晰。在脂肪组织，mTORC2 信号缺失促进脂肪分解，游离脂肪酸水平增高。除了抑制脂肪分解，mTORC2 还促进脂肪组织摄取葡萄糖。在肝脏，mTORC2 也参与了脂肪合成调节。概括来说，mTORC1 和 mTORC2 在脂质稳态中都具有重要调节作用。mTORC1 通过抑制 4E-BP1、Liptin1 以及激活 S6K1，活化 PPARγ 和 SREBP1 的转录调节活性，促进脂质形成、脂肪合成、抑制酮体生成；mTORC2 一方面正调节 mTORC1 活性；另一方面直接促进脂质形成，促进肝脏脂肪合成，抑制白色脂肪组织脂肪分解。因此，从临床角度说，开发特异针对 mTORC1 的抑制剂可有效降低雷帕霉素相关的副作用。抑制 mTORC2 一方面促进肝脏过量脂肪代谢；另一方面，脂肪细胞分化过程中抑制 mTORC2 有助于获得棕色脂肪。这说明，开发特异针对 mTORC2 的抑制剂可能对于肥胖和非酒精性脂肪肝具有更特异的疗效。

将代谢信号转化为食欲控制信号的调节事件发生在下丘脑，mTOR 在这一过程中也发挥了重要的调节作用。在下丘脑引发食欲控制信号的营养素包括游离脂肪酸、葡萄糖、亮氨酸及其他支链氨基酸；激素包括胰岛素、瘦素等。营养素可直接调节或通过改变 AMP/ATP 水平或 AMPK 间接调节 mTORC1 活性，调节食欲。胰岛素和瘦素也可直接或通过 PI3K 间接调节 mTORC1，调节食欲。近期研究证明骨形态蛋白 7（bone morphogenetic protein 7，BMP7）通过 mTOR-S6K1 信号途径，具有减轻肥胖程度，控制食欲的作用。阐明 mTOR 在摄食和能量平衡中的调节机制对于肥胖以及厌食症的治疗具有重要的指导作用。

二、AMPK，维持细胞能量稳态的代谢传感器

（一）AMPK 与代谢调节

AMP 激活的蛋白激酶（5′AMP-activated protein kinase，AMPK）是一种高度保守的丝氨酸/苏氨酸蛋白激酶，以异源三聚体的形式存在，α 是催化亚单位，βγ 是调节亚单位。通常情况下，AMPK 没有活性，α 亚基的 Thr172 磷酸化可使其活化。在哺乳动物中，AMPK 受到两个层次调节，上游的激酶信号调节和变构调节。AMPK 可由两个不同的信号激活，CaMKKβ 介导的 Ca^{2+} 依赖的信号途径和 LKB1 介导的 AMP 依赖的信号途径。这两种激酶和其他的上游激酶包括 TGF-β 激活激酶 1（TGF-β activated-kinase 1，TAK1）都能使 AMPK 的 α 亚基 Thr172 磷酸化。AMP 能结合 AMPK 的 γ 亚基，使其变构激活，并保护 AMPK 防止其 Thr172 去磷酸化，从而维持 AMPK 的活性状态。多种生理、病理过程都能刺激 AMPK 活化，包括细胞内 AMP/ATP 比值变化（组织缺血、缺氧、热休克、运动、饥饿等）、钙浓度、瘦素、脂联素、eNOS、抵抗素及儿茶酚胺等。

葡萄糖稳态是葡萄糖产生和葡萄糖摄取保持平衡的结果。糖是体内主要的能源物质，当机体摄入过多或消耗减少时，多余的葡萄糖转变为脂肪储存在体内，导致体重增加，大约 1/3 的肥胖患者都存在糖代谢紊乱。骨骼肌是机体摄取葡萄糖的主要场所，骨骼肌的胰岛素抵抗是Ⅱ型糖尿病的重要病理生理改变。在锻炼过程中，骨骼肌中 ATP 加速转化，为肌肉收缩提供能量；AMP 和 ADP 水平迅速上升并伴随 ATP 水平轻度下降，从而激活 AMPK。锻炼活化 AMPK，一方面促使葡萄糖转运蛋白 4（glucose transporter type 4，GLUT4）转运到肌肉细胞膜，增加葡萄糖摄取；另一方面能使糖原合酶（glycogen synthase，GS）Ser7 磷酸化，抑制其酶活性，从而抑制糖原合成。AMPK 在肝脏糖代谢中也有重要作用。利用 5-氨基-4-甲酰胺咪唑核糖核苷（5-amino-1-β-D-ribofuranosyl-imidazole-4-carboxamide，AICAR）激活 AMPK 可以抑制肝脏葡萄糖异生，从而降低血糖水平。

乙酰辅酶 A 羧化酶（acetyl-coA carboxylase，ACC）和 3-羟基-3-甲基戊二酰辅酶 A 还原酶（HMG-CoA reductase）是最早发现的两个 AMPK 的靶蛋白，分别是脂肪酸和胆固醇合成过程中的关键酶。AMPK 通过磷酸化 ACC 抑制其活性，降低肝细胞中丙二酸单酰辅酶 A 的含量，从而抑制脂肪酸的合成。此外，ACC 被 AMPK 磷酸化后失去活性，激活肉毒碱棕榈酰转移酶-1（carnitine palmitoyl transterase-1，CPT-1），促进长链酯酰辅酶 A 从胞质进入线粒体氧化，降低脂质在外周组织沉积，增强脂肪酸氧化作用。活化的 AMPK 同时使 HMG-CoA 还原酶磷酸化失活，抑制甘油三酯和脂肪合成。

AMPK 可以在多个节点抑制蛋白的合成。AMPK 催化真核延伸因子 2 激酶（eukaryotic elongation factor-2 kinase，eEF2K）的 Ser398 磷酸化，eEF2K 继而使 eEF2 磷酸化，抑制蛋白合成。AMPK 也能

使 TSC2 磷酸化，抑制 mTORC 信号。胰岛素和 IGF-1 促进蛋白合成并激活 mTORC，AMPK 通过三种不同的机制对这一效应产生中和对抗作用。首先，AMPK 使 TSC2 的 Ser1387 磷酸化，促进 Rheb 的 GAP 活性，抑制 mTORC1 信号；其次，AMPK 使 Raptor 的 Ser722/Ser792 磷酸化，促进 Raptor 与 14-3-3 蛋白结合，使 mTORC 失活；最后，骨骼肌中 S6K 的反馈抑制也能导致 mTOR 信号抑制。AMPK-mTOR 信号间的交互作用介导了代谢的多层次调节。

AMPK 活化可能在下丘脑调节机体食欲和肥胖发生中也扮演了重要角色，位于下丘脑的 AMPK 介导了众多食欲信号因子调节。AMPK 可通过改变下丘脑 NPY 表达和 AgRP 活性调节食欲。瘦素是脂肪细胞产生的激素，是神经内分泌、代谢和免疫功能的主要调节因子。在骨骼肌中瘦素可以激活 AMPK 促进脂肪酸代谢，但在下丘脑瘦素抑制 AMPK 活性。以色列研究人员发现瘦素在下丘脑诱导 α2AMPK 催化亚基上 Ser491 发生磷酸化，介导 leptin 对 AMPK 的抑制作用，是瘦素影响进食和体重的关键位点。阻断 α2AMPK-Ser491 的磷酸化会使下丘脑 AMPK 活性增强、增加进食量和体重。研究还发现，p70S6K 是一种 AMPK 活性抑制激酶，p70S6K 和 α2AMPK 形成复合体，使 Ser491 磷酸化。这些信号通路整合为一个协同作用的磷酸化级联，而 α2AMPK 的 Ser491 是整合的关键位点。AMPK 对进食的调节还体现在对生物节律的调节上。生物体的进食和代谢都与生物节律协同一致，生物节律由一系列生物钟基因调控，酪蛋白激酶 Iε（casein Kinase I ε，CKIε）以负反馈环的方式调节这些基因表达。AMPK 催化 CKIε 的 Ser389 发生磷酸化，显著增强 CKIε 活性，诱导 mPer2 蛋白降解，进而参与生物节律调控。

虽然 AMPK 对代谢的调节主要通过对底物的快速磷酸化来实现，但事实上，AMPK 也可通过调节基因转录，对代谢发挥长效的调节作用。AMPK 影响依赖 NAD^+的 SIRT1 去乙酰化酶活性，诱导脂肪酸氧化；AMPK 磷酸化 PPARγ 激活辅因子 α（peroxisome proliferator-activated receptor-γ coactivator α，PGC-1α），诱导线粒体生物合成；AMPK 磷酸化碳水化合物反应元件结合蛋白（carbohydrate response element binding protein，ChREBP），降低其 DNA 结合活性和核转位，调节甾体调节元件结合蛋白（sterol regulatory element-binding protein，SREBP）的表达和稳定性；磷酸化 CREB 调节的转录辅因子 2（CREB regulated transcriptioncoactivator 2，CRTC2），促进 CRTC2 与 14-3-3 蛋白质在胞质结合，抑制其核转位，降低糖异生基因表达；AMPK 还可激活 FOXO3，促进其核转位，诱导硫氧还蛋白（thioredoxin，Trx）表达降低 ROS 水平。这对于代谢应激诱导的 ROS 产生是重要的防御机制，可能是治疗心血管疾病和代谢综合征的潜在靶点。

（二）AMPK 与代谢性疾病及治疗进展

通过对代谢稳态的调节，AMPK 与多种疾病的发生、发展密切相关。目前，研究已经证实有效的自噬清除以及应激抵抗能力是有助于延寿的重要特征。AMPK 通过 mTOR 和 ULK1 信号调节自噬；AMPK 诱导活化 FOXO/DAF-16，Nrf2/SKN-1 以及 SIRT1 信号，提高细胞对应激的抵抗；AMPK 通过抑制 NF-κB 抑制炎症应答，通过调节这一个整合的信号网络，参与了衰老进程调节。其次，AMPK 通过调节营养物质代谢，在糖尿病、代谢综合征、高血压、心肌缺血再灌注损伤、肿瘤以及神经退行性疾病中都发挥了重要调节作用。多种激素和药物可通过直接或间接方式激活 AMPK，从而发挥对代谢性疾病的治疗作用（表 16-3-1）。鉴于 AMPK 在多种疾病中的重要作用，活化 AMPK 可能是治疗这些代谢相关疾病的有力策略。但将 AMPK 激动剂用于代谢相关疾病治疗时需要考虑：①应该靶向 AMPK 的哪个亚基？②系统性活化 AMPK 是否有效？③是否应该组织特异性激活 AMPK？④应该持续激活 AMPK，还是模拟锻炼效应间歇性激活 AMPK？深入研究 AMPK 的分子调节机制，将有助于发现干预上述疾病的新环节和新靶点，以及在疾病中对 AMPK 进行合理、有效的干预。

表 16-3-1 部分激活 AMPK 的化合物及其潜在治疗适应证

化合物	作用机制	潜在适应证
间接激活 AMPK		
二甲双胍	抑制肝脏葡萄糖输出；降低乙酰辅酶 A 羧化酶活性，诱导脂肪酸氧化	糖尿病
噻唑烷二酮（TZDs）	诱导脂肪细胞释放脂联素，降低肝脏葡萄糖的产生	糖尿病
苦瓜素		糖尿病
小檗碱	抑制线粒体功能，增加 AMP/ATP 比率	腹泻、抗心力衰竭、抗心律失常、降低胆固醇，改善胰岛素抵抗
白藜芦醇	增加 SIRT1 的去乙酰化酶活性，提高 AMPK 活性	延寿、抗肿瘤、心血管保护、糖尿病
直接激活 AMPK		
A-769662	噻吩并吡啶家族的 AMPK 激动剂，通过别构调节和抑制 AMPK 的 Thr172 去磷酸化而激活 AMPK	降低血糖、降低甘油三酯
PT1	别构激活 AMPKα1，α2 以及 α1β1γ1、促进 AMPK 和 ACC 磷酸化	

三、代谢与表观遗传的相互作用

表观遗传学是指在不改变遗传物质的情况下，可以遗传的基因表达变化。这些修饰包括 DNA 甲基化，染色质重塑、组蛋白翻译后共价修饰，例如乙酰化、甲基化、磷酸化、泛素化、羰基化以及 miRNA 通路等。营养等环境因素会影响代谢，而代谢可通过影响表观遗传学使细胞灵活应对环境变化。例如，乙酰化和甲基化反应都是发生在特定残基上的组蛋白翻译后修饰，涉及转录的激活与沉默、DNA 修复与重组等。负责这类修饰的酶可以以代谢物作为乙酰基或甲基基团的来源。这些代谢产物在细胞中的含量和组织细胞定位决定了酶促反应的有效性和特异性。

（一）代谢与组蛋白乙酰化

染色质是由 DNA 双链缠绕组蛋白和非组蛋白形成。基因表达的中心问题之一是，各种转录因子与 RNA 聚合酶是如何接近紧密包裹在染色质中 DNA 的。组蛋白乙酰化后，染色体处于开放状态而利于转录，并上调基因的表达。在乙酰化中，乙酰辅酶 A 和 NAD^+ 就是组蛋白乙酰转移酶（histone acetyltransferase，HAT）的辅酶。组蛋白的去乙酰化由组蛋白去乙酰化酶（histone deacetylases，HDAC）负责。哺乳动物 HDAC 中 Sirtuin 家族有七个成员（SIRT1～SIRT7），其中研究最为深入的是 SIRT1，它参与了基因转录沉默、细胞生长周期调节、能量代谢（糖异生、脂质堆积）、胰岛素分泌、血管生成以及长寿等细胞生物学功能调节。饥饿时，细胞内 NAD^+ 浓度升高，SIRT1 活性增强；而当能量过剩时，NAD^+ 迅速转化为 NADH，SIRT1 活性降低。这一过程将营养、能量代谢以及表观遗传学紧密地联系在了一起。SIRT1 曾被认为是唯一依赖内源代谢物的 HDAC，然而新近的研究发现酮体 D-β 羟基丁酸（beta-Hydroxybutyric acid，βOHB），一种内源性的 Ⅰ 类组蛋白去乙酰化酶抑制因子，能促进组蛋白 H3 的 Lys9 和 Lys14 乙酰化，激活参与氧化应激抵抗的转录因子 FOXO3a 以及 MT2 的基因转录。在热量控制过程中，哺乳动物体内 βOHB 浓度升高，参与抵抗该条件下的氧化压力。

（二）代谢与DNA/组蛋白甲基化

DNA甲基化在维持正常细胞功能、遗传印记、胚胎发育以及人类肿瘤发生中起着重要作用。此外，除了乙酰化修饰以外，组蛋白赖氨酸的甲基化在表观遗传调控中也起着关键作用。组蛋白H3的K4、K9、K27、K36、K79和H4的K20均可被甲基化。DNA甲基转移酶（DNA methyltransferase，DNMT）和组蛋白甲基转移酶（histone methyltransferase，HMT）能分别将甲基基团添加到DNA或组蛋白的赖氨酸/精氨酸残基。S-腺苷甲硫氨酸（S-adenosylmethionine，SAM）是细胞中甲基基团的主要来源，这两种酶的反应机制类似，都是从SAM将甲基转移到底物，并形成反应副产物S-腺苷同型半胱氨酸（S-adenosyl-L-homocysteine，SAH）。SAH是DNMTs和HMTs的强抑制因子，决定甲基转移反应的关键代谢因素是SAH的清除速率。SAH可以被水解为同型半胱氨酸，用于重新合成甲硫氨酸。SAM是必需氨基酸甲硫氨酸通过甲硫氨酸腺苷转移酶催化后的产物，饮食即可改变细胞中SAM水平，参与表观遗传学调控。

黄素腺嘌呤二核苷酸（flavin adenine dinucleotide，FAD）由维生素核黄素（维生素B_2）衍生而来，可作为某些氧化还原酶的辅基。核黄素激酶催化核黄素磷酸化，产生5′-磷酸核黄素（黄素单核苷或FMN），继而通过FAD合成酶催化转化为FAD。LSD1（KDM1A或AOF2）是核FAD依赖的酶，能够使甲基化的H3K4去甲基化，从而建立组蛋白甲基化的动态、可逆过程。LSD1催化的化学反应需要一个质子化了的赖氨酸ε氨基，限制单甲基化和二甲基化H3K4的活性。LSD1组蛋白脱甲基反应产生的活性氧与邻近DNA和其他大分子反应，从而影响转录。FAD在线粒体产生。LSD1的核定位使其对FAD变化尤其敏感。FAD的水平受其他黄素脱氢酶和氧化酶活性影响，包括那些与脂肪酸β氧化以及三羧酸循环有关的反应。H3K4去甲基化后，LSD1能与PGC1α、PDK4、FATP1以及ATGL等基因结合，并抑制这些基因转录。

（三）代谢与miRNA交互调控，参与能量稳态调节

miRNA是长度约21~25个核苷酸的内源性非编码小分子RNA，可识别特定的目的RNA，使之降解或表达下调，参与基因转录后水平调控，从而影响蛋白质合成。在生物体发育、分化、衰老以及疾病等多种生理、病理过程中发挥重要的调控作用。

1. miRNA调节脂肪细胞分化　脂肪形成是指间充质干细胞往脂肪前体细胞定向分化，继而在分化相关因子刺激下分化为成熟脂肪细胞的过程。miRNA在这个过程中发挥了重要的调节作用。在脂肪前体细胞的早期克隆扩增阶段，miR-17-92簇抑制肿瘤抑制因子Rb2/p130，加速脂肪细胞分化。EID1基因参与了脂肪细胞分化，miR-138可以敲低EID1的表达。从前脂肪细胞到成熟脂肪细胞的终末分化过程也受到miRNA的调控。miR-155可以结合到C/EBPβ和CREB的3′非翻译区，下调这两个转录因子表达，进而抑制脂肪形成晚期标志蛋白PPARγ和C/EBPα的转录。其他参与脂肪分化抑制的miRNA还包括miR-27、miR-130、miR-448以及miR-200家族等等。其中，miR-200家族通过调节WNT信号通路实现对PPARγ和C/EBPα的调节。脂肪组织分为两种，白色脂肪组织和棕色脂肪组织。棕色脂肪在脂肪和能量代谢中扮演了重要的角色，被称为是身体的“加热器”，可以燃烧过剩的能量，被称为“好脂肪”。这两种脂肪组织来源于不同的前体，miRNA在这两种组织中的表达也有所不同。比如，miR-455在白色脂肪组织中含量较低，但在棕色脂肪组织中截然相反，这与棕色脂肪组织分化的标志物解偶联蛋白-1（uncoupling protein-1，UCP-1）的表达模式有关，因此，miR-455在棕色脂肪细胞的分化与功能上可能起着重要的作用。一些典型的肌源性miRNA如miR-1，miR-133a和miR-206不在白色脂肪细胞中表达，但在棕色脂肪细胞中有着特异性的表达。事实上，miRNA可能还参与了白色脂肪向棕色脂肪转化的调控。近期，德国科学家的研究表明，miR-155与其调控的转录因子C/EBPβ形成双向反馈环路，调节棕色脂肪细胞增殖、分化。在白色脂肪组织中

抑制 miR-155 能促进棕色脂肪分化，并诱导棕色脂肪细胞样表型。棕色脂肪具有天然对抗肥胖的能力，具有更多棕色脂肪的人体重更轻，因此不少科学家和制药公司对此产生了极大的兴趣，希望能通过棕色脂肪来治疗肥胖。因此调节脂肪细胞分化、尤其是棕色脂肪分化的 miRNA 可能是治疗肥胖的潜在靶点，将棕色脂肪细胞移植至白色脂肪细胞中，这对于治疗肥胖具有很大的临床价值。

2. miRNA 参与糖脂代谢调节　机体内葡萄糖的稳态主要通过胰岛素和胰高血糖素的相互拮抗来实现，这两种激素分别由胰岛 β 细胞和 α 细胞分泌。在胰腺中，miR-375 对正常血糖稳态维持非常重要。miR-375 与肌营养素 mRNA 的 3′非翻译区结合，抑制胰岛素的外泌。miR-375 还参与了胰岛发育调节，并影响胰岛中 β 细胞和 α 细胞数目。与 miR-375 相似，miR-7 在胰岛分化发育过程中表达也增高。在胚胎发育早期抑制 miR-7，能降低 β 细胞数目，导致胰岛素分泌降低。除了调节 β 细胞功能，miRNA 也可通过调节胰岛素受体稳定性发挥对血糖的调节作用。参与这一过程的 miRNA 包括：Lin28/let7 轴、miR103/107 以及 miR143/145 等。

miRNA 也参与了脂质代谢的调节。miR-122 是第一个被鉴定具有组织特异性的 miRNA，在肝脏高水平表达。miR-122 对维持正常脂代谢具有重要作用，可以正性调控胆固醇生物合成关键酶的表达，包括 HMG-CoA 还原酶、甲羟戊酸激酶、法尼基二磷酸合成酶（farnesyl diphosphate synthase，FDPS）、法尼基二磷酸法尼基转移酶 1（farnesyl-diphosphate farnesyltransferase 1，FDFT1）等。miR-122 通过改变胆固醇的生物合成、增加脂肪酸氧化，降低血浆中胆固醇和甘油三酯的水平。miR-370 可下调 miR-122 表达，间接影响脂肪合成。miR-370 的直接作用靶点为肉毒碱棕榈酰转移酶（carnitine palmitoyl transferase 1A，CPT1A），通过抑制肉毒碱棕榈酰转移酶 1A 基因表达，降低脂肪的氧化效率，还可通过调节 SREBP1c 和二酰基甘油酰基转移酶 2（diacylgycerol Acyltransferase 2，DGAT2），影响肝脏中三酰甘油蓄积，间接调控脂代谢相关基因的表达及其产物内质网膜蛋白，从而参与调控胆固醇的合成。miRNA 调节脂质代谢还包括 miR-33a/33b 调节 SREBP2，影响脂肪合成；miR-758 调节 ABCA1 胆固醇转运蛋白，影响巨噬细胞的胆固醇外流等。

3. 代谢环境调节 miRNA　miRNA 参与了糖脂代谢调控，而 miRNA 本身的表达也受到代谢微环境影响。激素调节是控制 miRNA 生物合成的机制之一。例如，雌激素通过影响转录后事件阻碍 miRNA 的产生。雌激素与雌激素受体 α 结合后与 Drosha 复合物结合，抑制 pri-miRNA 向 pre-miRNA 转化。营养状态也能调节 miRNA 表达，高脂饮食能诱导肝脏中 miR-378 和 miR-378* 表达增高；遗传去除 miR-378 和 miR-378* 的小鼠对高脂饮食诱导的肥胖具有抵抗作用，转基因小鼠还显示出线粒体脂肪酸代谢增强以及胰岛素靶组织氧化能力升高。这些结果提示 miR-378 和 miR-378* 与代谢环境形成调节环路共同控制脂质代谢和能量稳态。实际上，多种营养素都参与了 miRNA 表达调控，包括大分子营养素，如氨基酸、碳水化合物、脂肪酸；小分子营养素，如各种维生素及辅酶等。

4. miRNA，疾病诊断和治疗的新靶点　表观遗传学改变被认为参与了多种疾病，包括癌症、糖尿病、肥胖、血脂异常、高血压、神经退化性疾病的发生发展。对新陈代谢和表观遗传学的研究正以前所未有的速度往前发展，系统生物学研究方法的引入将有助于我们更深入地理解这些与多种复杂疾病相关联的现象和本质。在这些表观遗传学改变中，miRNA 在临床应用中也显示出了潜在的应用价值。多种 miRNA，包括 miR-146、miR-34a、miR-125、miR-103/107、miR-29 家族成员等在胰岛素和肥胖动物模型中表达增高。在糖尿病患者胰岛中也观察到 miR-21 和 miR-375 表达增高。目前，在包括血液在内的多种体液中已经发现稳定存在的 miRNA，表明这些细胞外的 miRNA 可能是诊断代谢性疾病及其并发症的新生物标志物。但是，要将 miRNA 用于临床诊断还有很长的路要走。首先，从技术层面讲，目前 miRNA 水平测定还缺乏标准的方法，临床样本制备也缺乏统一的方法。此外，循环中的 miRNA 是仅仅反映了疾病的状态还是参与了疾病进程也是值得考虑的问题。此外，miRNA 表达失衡与疾病之间的联系揭示它也具有作为干预治疗靶点的潜力。miRNA 的类似物或抑制剂在研究中已经用于激活或阻断 miRNA 活性，从而调节疾病的发生和进程。在一项开创性的研究中，控制 miRNA 表达被用于人体治疗。Janssen 等将 LNA-miR-122 用于慢性丙型肝炎患者，他们发现 LNA-miR-122 能剂量依赖性降低 HCV 的 RNA 水平，且没有明显的耐药出现。这项研究提示，抗 miRs 可能是一种新的治疗手段。靶向 miRNA 的另一个挑战是给药的途径。系统性的给药途径包括基于抗体的靶向递送、纳米颗粒以及脂质体等。最近也有研究报道，存在于食物中的 miRNA 也能调节哺乳动物靶基因表达，这项令人振奋的发现虽然还有很多问题需要回答，但至少提示 miRNA 口服给药也将会是一种具有前景的给药途径。腺相关病毒介导的 miRNA 递送是另一种广受关注的策略，AAV6、8 和 9 都能在胰腺进行有效的遗传学操作。总之，虽然 miRNA 替代治疗的概念并未得到广泛接受，其安全性和有效性也需要进一步考证，但是它显现出的前景却是令人乐观和值得深入探索的。

四、内质网应激与糖脂质代谢调节

（一）内质网应激与未折叠蛋白响应

内质网是存在于所有真核细胞的一种细胞器，承担细胞内 1/3 以上可溶性和膜蛋白的生物合成、折叠、组装和修饰任务，同时也是合成脂肪和甾体的主要细胞器以及细胞内游离钙离子的主要储存器。不同应激刺激（热休克、缺氧、病毒复制、营养缺乏）的一个共同特征是最终导致内质网腔中未折叠或错误折叠蛋白积聚。当内质网蛋白质合成负担增加、非折叠或错误折叠蛋白质堆积，就会导致内质网的蛋白质折叠需求与蛋白质折叠能力失衡，从而引起内质网应激（ER stress，ERS）。错误折叠或未折叠的蛋白在内质网堆积，激活一种精细的适应性细胞反应即未折叠蛋白响应（unfolded protein response，UPR）。UPR 是介导内质网应激最重要的信号机制。

目前已发现哺乳动物细胞内有三条感受内质网应激的 UPR 信号转导通路，分别是肌醇需求激酶 1α（inositol-requiring enzyme 1α，IRE1α）信号通路、PRK 样内质网激酶（PRKR-like endoplasmic reticulum kinase，PERK）信号通路和活化转录因子 6（activating transcription factor 6，ATF6）信号通路。IRE1、PERK 和 ATF6 是定位于内质网膜的三个跨膜蛋白分子，为内质网感受器蛋白分子。在静息状态的细胞内，内质网丰富的分子伴侣蛋白 BiP 与上述三个蛋白的内质网腔内段（IRE1 和 PERK 的氨基端、ATF6 的羧基端）结合，IRE1α、PERK 和 ATF6 通过与结合，形成蛋白复合体而维持无活性的状态。在内质网应激出现时，堆积的未折叠或错误折叠蛋白通过招募 Bip，使其脱离 UPR 信号感应蛋白，从而激活 UPR 信号。PERK 信号通路活化可以防止细胞合成更多的新蛋白质进入早就已经饱和的内质网腔，使细胞得以生存；也可选择性地翻译 ATF4 等，诱导 UPR 调节的基因表达，参与调节氨基酸的合成和转运、氧化应激反应和内质网应激引起的细胞凋亡。IRE1α 活化诱导一个具有强大活性的转录因子 XBP1 的产生，XBP1 与 ATF6 活化后产生的功能性 ATF6 片段一样，可调节编码内质网分子伴侣的基因转录，也调节负责蛋白折叠、成熟、分泌和内质网相关蛋白降解酶的基因转录。以上三条 UPR 信号通路最终产生的功能效应是减少细胞的蛋白合成、促进蛋白降解以及增加内质网中促进蛋白折叠的分子伴侣蛋白的产生，从而缓解内质网的蛋白折叠压力。但是，若此时内质网处理折叠负荷的能力仍不能满足需求，细胞的正常生理功能将遭到损坏，甚至最终走向凋亡。

（二）内质网应激与代谢调节

内质网作为负责蛋白质合成与加工的细胞器，与高尔基体一起控制着蛋白质的成熟和转运。因此，由内质网功能紊乱所导致的病理状态通常被认为与内质网不能适应细胞对蛋白折叠的负荷需求有关。在肥胖等代谢障碍状态中，过量的代谢因子堆积在细胞可以引起内质网应激并活化 UPR 信号转导通路，诱发炎症反应。这些代谢因子既可以是胆固醇、游离脂肪酸、葡萄糖、也可以是细胞内免疫细胞因子。大量代谢中间产物堆积通过刺激内质网分泌钙离子、产生活性氧分子并导致内质网应激，由此激活炎症反应。重要的是，代谢因子的堆积可启动炎症反应，而内质网应激的产生，进一步打破代谢功能平衡，加剧代谢产物堆积，由此产生的恶性循环进一步加重炎症反应。这是代谢异常通过与免疫炎症反应偶联，引起疾病的重要机制。细胞内免疫细胞因子堆积则直接刺激 UPR 信号，引起炎症反应或直接刺激急性期反应。在机体不同器官组织中，内质网应激信号会在不同生理或病理状态下被激活或抑制，从而影响糖脂代谢平衡相关的生理或病理过程。

1. 内质网应激对肝脏代谢的影响　在 PERK 信号通路中，其下游靶分子 eIF2 α 的磷酸化反映了 PERK 通路的激活。对 PERK 基因敲除小鼠和对 eIF2α Ser51 同源突变（eIF2α-Ser51Ala）小鼠的研究显示，内质网应激信号与肝脏糖异生的功能相关。纯合子 eIF2α-Ser51Ala 小鼠在出生后 18 小时内死于低血糖；且肝脏中糖原含量显著降低。磷酸酯酶 GADD34 特异性作用于 eIF2α 使之去磷酸化。在肝脏中过表达 GADD34 引起肝糖原储备减少、饥饿低血糖、糖异生功能障碍。PERK 活化 eIF2α 后促进 PPARγ 及其上游调节蛋白 C/EBPα 和 C/EBPβ 的翻译，参与糖代谢调节。内质网应激触发调控肝脏糖异生过程的转录因子 CRTC2（CREB-regulated transcription coactivator 2）去磷酸化并转位入核，CRTC2 通过与活化的 ATF6 相互作用，直接作用于 XBP1 的启动子，促进内质网相关基因表达。ATF6 激活后还能破坏 CREB-CRTC2 的相互作用，抑制 CRTC2 结合到糖异生相关基因的启动子上，从而减少肝脏糖的产生。胰岛素的刺激可以导致肝细胞中 PI3K 的 P85α 和 P85β 亚基的解离，解离后的单体与剪切形式的 XBP1s 相互作用并促进 XBP1s 入核发挥转录调节作用。然而，这种相互作用在 *ob/ob* 肥胖小鼠中消失，XBP1s 入核障碍导致内质网应激压力不能得到缓解，加剧糖尿病症状。剪切形式的 XBP1s 能与 FoxO1 相互作用，促进蛋白酶体介导发生的 FoxO1 降解。在胰岛素缺陷或胰岛素抵抗的动物模型中，XBP1s 的过表达能改善高血糖症状。这些研究都表明，内质网应激信号相关分子参与了肝脏糖代谢的调节网络，在代谢性疾病的发生发展中扮演不容忽视的重要角色。

在肝脏的脂质代谢过程中，IRE1α 能抑制内质网应激引起的肝脏脂肪变性。肝脏特异性敲除 Ire1α（*Ire*1 $\alpha^{Hepfe/-}$）的小鼠在不存在应激压力的情况下表型正常，当给予内质网应激诱导剂衣霉素时，小鼠出现脂质代谢异常和内质网应激适应障碍。但是，IRE1α 下游的转录因子 XBP-1 在肝脏脂质代谢中的调节作用却不依赖其内质网应激应答作用。在特异敲除肝脏 XBP1 的小鼠中，血清中三酰甘油和胆固醇减少，在高碳水化合物喂食促进脂肪合成的条件下不会导致脂肪肝的发生；编码脂肪合成相关酶的基因，例如 ACC2，SCD1 等表达降低。这些证据表明 XBP-1 参与了肝脏脂肪的重头合成。甾体调节元件结合蛋白 1c（SREBP-1c）是关键的转录因子之一，参与了肝脏脂肪合成以及脂肪肝的发生。SREBP-1c 有三个异构体，SREBP-1a、SREBP-1c 和 SREBP-2。SREBP-1a/2 主要调节胆固醇生物合成，而 SREBP-1c 主要负责甘油三酯和脂肪酸合成。当发生内质网应激时，剪切活化后的 ATF6 和 SREBP-2 转位进入细胞核。ATF6 与 SREBP-2 相互作用，拮抗 SREBP-2 调节的脂肪合成基因转录，抑制脂肪在肝脏和肾脏的堆积。ATF6 敲除的小鼠，在内质网应激存在情况下，出现明显肝脏损伤，脂肪酸 β 氧化和极低密度脂蛋白形成障碍，导致肝脏脂滴形成，并进一步形成肝脏脂肪变性和胰岛素抵抗。

2. 内质网应激对脂肪细胞的影响　在前面的小节中我们提到过，脂肪形成（adipogenesis）是指间充质干细胞往脂肪前体细胞定向分化，继而在分化相关因子刺激下分化为成熟脂肪细胞的过程。脂肪形成过程中两个必需的脂肪生成因子是 PPARγ 和 C/EBPα。IRE1α-XBP1 信号通路对脂肪细胞的形成也是必不可少的。XBP1 缺陷小鼠的胚胎成纤维细胞，敲低 XBP-1 或 IRE1 的 3T3-L1 细胞都显示明显的脂肪形成缺陷。非常有趣的是，早期脂肪生成因子 C/EBPβ，可以通过直接结合 Xbp1 的启动子激活 Xbp1 基因的表达，随后 XBP1 作用于 Cebpa 的启动子并激活其转录表达，形成一个正反馈的调节环路。这些结果都表明，IRE1α-XBP1 通路在脂肪细胞分化中扮演非常重要的角色，是脂肪分化中形态和功能转换的关键调节因子。另一项研究则发现，内质网应激通过 PERK-eIF2α 和 CHOP 抑制脂肪细胞分化。脂肪细胞（包括肝脏细胞）内质网也是三酰甘油生成的位点。当细胞感受到低固醇或低胰岛素水平时，位于内质网上的转录因子 SREBP 家族蛋白转位到高尔基体中被加工剪切成具有活性的转录因子。而内质网应激状态下，SREBP 蛋白也会被活化，在胆固醇代谢和脂质合成通路相关基因的表达中发挥重要调节作用。

3. 内质网应激对胰岛 β 细胞的影响　大量研究表明，内质网应激和 UPR 信号通路在控制胰岛 β 细胞的存活和维持其正常生理功能方面至关重要。为适应其分泌大量胰岛素和其他糖蛋白的功能，胰岛 β 细胞具有极发达的内质网系统。内质网应激-炎症反应既参与了 1 型也参与了 2 型糖尿病的发病。1 型糖尿病是因为产生胰岛素的胰岛 β 细胞丢失而导致的糖尿病。在胰岛中 PERK 的功能更重要地体现在 β 细胞的发育上，PERK 缺失的小鼠出生后由于胰岛增殖缺陷和凋亡而出现严重的高血糖。PERK 缺失的胰岛 β 细胞对内质网应激诱导的细胞凋亡更加敏感。常染色体隐性遗传病 Wolcott Rallison 综合征发生的婴儿期糖尿病就是因 PERK 基因突变导致胰岛 β 细胞大量丢失所致。同样，敲除 eIF2α 的小鼠在胚胎期即出现胰岛 β 细胞丢失。1 型糖尿病患者炎症反应介导物 NO 引起胰岛 β 细胞凋亡的作用是 CHOP 依赖的，提示内质网应激是胰岛 β 细胞丢失的主要原因。相反，在胰岛素分泌缺乏的糖尿病小鼠，同源缺失 CHOP 基因可显著推迟糖尿病的发生，提示 CHOP 基因与胰岛 β 细胞丢失密切相关。

内质网应激通过影响胰岛 β 细胞功能在 2 型糖尿病中也扮演重要的角色。2 型糖尿病的病因主要是肥胖引起的胰岛素耐受。2 型糖尿病与肥胖、胰岛素耐受一样都处于慢性炎症状态，表现为炎性细胞因子产生增加、急性期反应蛋白升高和炎症信号通路的激活。目前，认为 2 型糖尿病与营养和能量过剩所致的内质网应激密切相关。肥胖小鼠和高脂饮食喂养小鼠的肝脏和脂肪组织中内质网应激活化，如 PERK 或 eIF2α 的磷酸化增加、上调 GRP78 的表达等。内质网应激可以活化 JNK，导致 IRS-1 磷酸化而不再对胰岛素刺激发生反应，参与诱导肝脏和脂肪的胰岛素耐受。JNK 的活化还增加了细胞因子的产生，加剧炎症反应。此外，在 2 型糖尿病中，长期的胰岛素抵抗显著提升对胰岛中胰岛素生成的需求，而由于胰岛素原在内质网中得以加工成熟，使得内质网面临高负荷的压力，激活细胞 UPR 反应。

4. 内质网应激对下丘脑的影响　瘦素是脂肪细胞分泌的一种脂肪因子，作用于下丘脑产生饱腹感，抑制食欲。瘦素信号活化可以减少食物摄入、增加机体能量消耗，从而减轻体重。瘦素通过瘦素受体来激活 JAK-STAT 通路。然而，肥胖患者体内并不缺乏瘦素，反而表现为高瘦素血症，说明其受体对瘦素的敏感性降低，称为瘦素抵抗。肥胖可以在下丘脑引发内质网应激和 UPR 信号活化，抑制瘦素诱导的 STAT3 磷酸化；此外神经元中 XBP1 缺陷加剧瘦素抵抗。诱导非肥胖的小鼠下丘脑的内质网应激可以产生与肥胖小鼠脑中类似的瘦素受体抵抗表型，瘦素诱导的 STAT3 激活被阻断。而增强内质网功能可以明显激活瘦素受体。这些证据都说明，内质网功能与瘦素敏感性直接相关。在饮食诱导肥胖的小鼠下丘脑中，细胞因子信号抑制因子 3（suppressor of cytokine signaling 3，SOCS3）表达增高，并通过负调节 JAK/STAT 以及 mTOR 信号通路促进瘦素抵抗发生。下调下丘脑 SOCS3 表达可以抑制高脂饮食诱导的肥胖，提示 SOCS3 可能是治疗肥胖中瘦素抵抗的关键靶点。

（三）靶向内质网应激在肥胖和血脂异常中的治疗潜力

内质网应激和 UPR 激活参与了多种疾病的发生，如糖尿病、肥胖、癌症、肾和心血管疾病、神经退行性疾病以及脂肪肝等。最近的一项研究显示，有胰岛素抵抗的肥胖患者白色脂肪内内质网应激标志物表达增高。用于帮助肥胖患者减轻体重的胃旁路手术（gastric bypass surgery）能有效降低脂肪和肝脏组织的内质网应激，提高胰岛素敏感性。在 *ob/ob* 小鼠中降低肝脏 GRP78 的表达能降低肝脏中甘油三酯和胆固醇含量，提高胰岛素敏感性。这些数据表明内质网应激和肥胖之间确实有着密切联系，干预内质网应激可以作为治疗肥胖相关疾病的新策略。

化学伴侣已经在多种疾病模型中显示出降低内质网应激和抑制UPR通路激活的潜力。这些类似于分子伴侣的小分子物质能够无选择性地稳定突变的蛋白质，帮助它们折叠和膜转位。大多数化学伴侣为渗透性物质，能帮助平衡细胞渗透压。目前，两种化学伴侣，4-苯基丁酸（4-Phenylbutyric acid，4-PBA）和牛磺酸熊脱氧胆酸（tauroursodeoxycholic acid，TUDCA）已获美国食品和药物管理局（FDA）批准用于人类。4-PBA作为一个氨清除剂，被批准用于儿童尿素循环紊乱；而TUDCA正在测试它在人淤胆型肝病中的保肝效果。4-PBA在多种疾病模型中都证明具有促进蛋白质折叠和转运的能力，最终缓解内质网应激。4-PBA能促进囊性纤维化跨膜电导调节蛋白（cystic fibrosis transmembrane conductance regulator，CFTR）转运和转位到细胞膜，并维持其稳定性。除了伴侣属性，4-PBA也具有组蛋白去乙酰化酶抑制活性，其作为抗癌药物的潜力也正在研究中。TUDCA是另一个具有伴侣属性的小分子物质，它是一种亲水性的内源性胆汁酸。TUDCA通过降低钙外排、阻断内质网应激介导的Caspase-12激活发挥抗凋亡作用。同时，TUDCA还激活PI3K等细胞生存途径，抑制细胞死亡。除了这些信号调节功能，TUDCA可以和盐皮质激素受体相互作用，促进其与胞质中分子伴侣解离，抑制其转位到细胞核发挥转录调节活性。

近年来多项研究已经证明了4-PBA和TUDCA在胰岛素抵抗、肥胖和糖尿病中的有益作用。具有胰岛素抵抗的*ob/ob*肥胖小鼠，口服给予4-PBA和TUDCA可使血糖正常，并恢复肝脏、肌肉、和白色脂肪的胰岛素敏感性，减轻脂肪肝。食源性肥胖小鼠补充4-PBA能抑制体重增加，降低血糖、三酰甘油和瘦素水平。化学伴侣在中枢神经系统也能发挥作用，4-PBA和TUDCA能有效降低下丘脑内质网应激，增加神经细胞对瘦素的敏感性。在动脉粥样硬化中，4-PBA能有效保护巨噬细胞对棕榈酸诱导的内质网应激和细胞凋亡。内质网应激与脂肪肝和肝损伤密切相关。脂质诱导的内质网应激抑制肝细胞分泌apoB100，促进肝脂肪变性的发展。给予肝癌细胞4-PBA处理能抑制脂质诱导的内质网应激，并促进肝细胞分泌apoB100。此外，给予*ob/ob*小鼠TUDCA能降低肝脏脂肪含量，抑制参与脂肪从头合成基因的表达。在肥胖人群给予TUDCA口服，30%受试者显示出肌肉和肝脏的胰岛素敏感性增强，但没有观察到肝脏三酰甘油含量的改变。4-PBA和TUDCA对肥胖相关疾病的治疗效果还需要更多的临床数据支持

第四节　肿瘤中的代谢障碍

肿瘤细胞和正常细胞之间的区别在于前者发生了胚胎期生长特征，包括细胞内在性质改变和与宿主环境相互作用的外在性质改变。肿瘤细胞内在性质特征已经为科学界普遍接受，它们包括：为肿瘤细胞提供本身足够的生长信号、对生长抑制信号不敏感、无限的增殖能力、细胞凋亡耐受、持续的血管新生、侵入基膜和上皮壁的能力增强等六方面，被称为肿瘤细胞六大标志。肿瘤细胞外在性质特征则主要指肿瘤细胞逃逸宿主免疫攻击、维持免疫耐受状态的能力和肿瘤细胞能量代谢改变（代谢重编程，metabolic reprogramming）。持续增加的研究证据正在不断证明，维持肿瘤免疫耐受状态和肿瘤代谢表型在肿瘤发生、发展和转移过程以及在影响抗肿瘤治疗方面的重要性，被认为是肿瘤细胞第七和第八个标志性改变。这些标志性改变之间存在复杂的相互作用。例如，所谓肿瘤代谢重编程是促癌信号活化引起的适应肿瘤快速失控生长的代谢改变。反过来，改变的肿瘤代谢通过不同的机制直接或间接促进肿瘤的发展。同样，肿瘤组织免疫细胞和炎症因子是调节肿瘤代谢的重要因素，许多免疫炎症因子促进肿瘤代谢，而产生并堆积在肿瘤组织的代谢中间产物是诱导肿瘤免疫耐受、逃逸宿主免疫攻击的重要原因。代谢异常或慢性炎症反应常常导致氧自由基产生，后者是引起DNA损伤和基因组不稳定乃至基因突变的重要原因。因此，基因组不稳定及突变和肿瘤炎症反应是促进肿瘤代谢改变和免疫逃逸的基本条件。

最近的临床和基础研究证明，调节代谢的内分泌激素及信号系统异常也参与了肿瘤发生、发展、转移及改变肿瘤对治疗的反应。例如，肥胖和2型糖尿病患者常常合并有胰岛素抵抗，而后者常导致高胰岛素和高胰岛素样生长因子1（IGF-1）血症。胰岛素抵抗和高胰岛素及高IGF-1血症是导致糖尿病发生的主要风险因素。流行病学研究证明，胰岛素抵抗和高胰岛素血症显著增加肿瘤发生的风险，它们参与了乳腺癌、肝癌、胰腺癌、胃和结直肠癌等的发生。回顾性临床研究发现，患前述肿瘤的糖尿病患者比患同样肿瘤的非糖尿病患者预后或对药物治疗的反应更差。同样，糖尿病的重要风险因子肥胖也是肿瘤发生的危险因子。重要的是，治疗糖尿病的不同药物对肿瘤发生和发展的影响完全相反：能够降低高血糖和高胰岛素血症的口服抗糖尿病药物——双胍类（如metformin）也降低肿瘤发生的风险；反之，降低高血糖但引起高胰岛素血症的胰岛素治疗增加恶性肿瘤的发生和发展。尽管以上这些发现令人印象深刻，但是代谢因子通过什么机制调节肿瘤发生发展仍然不清楚。在下文中，我们将主要介绍肿瘤能量代谢改变及其相关调节机制。

一、“Warburg效应”最早描述了肿瘤代谢特征

研究人员很早就知道，肿瘤组织及细胞呈现与正常组织细胞不一样的代谢状态。分化的正常细胞主要通过氧化磷酸化进行产能。而作为快速增殖的肿瘤细胞，其细胞代谢必须满足三个条件：快速ATP产生以满足能量需求增加；增加大分子生物合成以满足细胞快速增殖分裂；维持适当的细胞内氧自由基浓度防止肿瘤细胞死亡。至今，最为人所熟知的肿瘤代谢表型是所谓瓦伯格效应（Warburg Effect）。80年前Warburg就发现，肿瘤细胞即使在正常氧浓度条件下，也主要通过无氧糖酵解途径而非氧化磷酸化通路产生ATP以满足其能量需求。因此，肿瘤细胞需要转化大量葡萄糖成乳酸以提供能量。虽然无氧糖酵解途径产生ATP比氧化磷酸化通路产生ATP快速，但是前者的单位葡萄糖产生ATP效率远远低于后者，肿瘤细胞因此必须具有异常高的摄取葡萄糖的能力。而大量葡萄糖转化为乳酸导致肿瘤细胞内呈还原（酸性）环境，也为肿瘤细胞的生物合成提供了大量中间物质。图16-4-1描述了分化的正常细胞和肿瘤细胞代谢产能的区别。

Warburg认为肿瘤细胞代谢表型主要由肿瘤细胞线粒体功能，特别是氧化磷酸化障碍引起。但是以后的研究发现许多肿瘤细胞的线粒体功能并没有明显的异常，也没有氧化磷酸化和氧消耗的异常。经过长时间的研究，人们发现肿瘤代谢表型主要是由于遗传改变如基因突变等上调促癌基因活性，活化了调节肿瘤细胞增殖的信号传导通路和重要的核转录因子，包括PI3K-AKT，低氧诱导因子（HIF），MYC和AMP活化的蛋白激酶（AMPK）-肝脏激酶B1（LKB1）等。而遗传改变导致肿瘤抑制因子p53和PTEN缺失或功能降低也导致肿瘤细胞代谢表型的发生。调节糖代谢的许多酶基因突变或异常表达也被发现是调节和维持肿瘤代谢表型的关键分子。例如，肿瘤细胞过表达的M2-型丙酮酸激酶2（PKM2）不仅可明显增加Warburg效应，也通过其他机制促进肿瘤生长。PKM2第305位赖氨酸乙酰化可增强PKM2与HSC70的相互作用，促进PKM2通过分子伴侣介导的自噬途径进行降解；高糖刺激可增加PKM2第305位乙酰化，进而促进其降解。总之，无论什么原因、引起何种肿瘤发生，其促肿瘤的所有内在改变必须协同一致适应改变了的肿瘤代谢，以支持肿瘤细胞生长和生存。目前临床应用氟化去氧葡萄糖正电子发射断层扫描（FDG-PET）技术进行肿瘤诊断正是利用了肿瘤细胞代谢重编程所显示出的超强葡萄糖摄取能力。

二、多种机制引起并维持肿瘤能量代谢改变

对于肿瘤细胞能量代谢改变的原因一直存有争议，起初人们认为是由肿瘤细胞线粒体功能障碍引起的，但是进一步研究结果表明绝大多数肿瘤细胞的线粒体功能并没有明显的异常。目前，主流观点认为，肿瘤细胞之所以选择糖酵解方式进行能量代谢主要是由遗传改变所引起并维持的。遗传

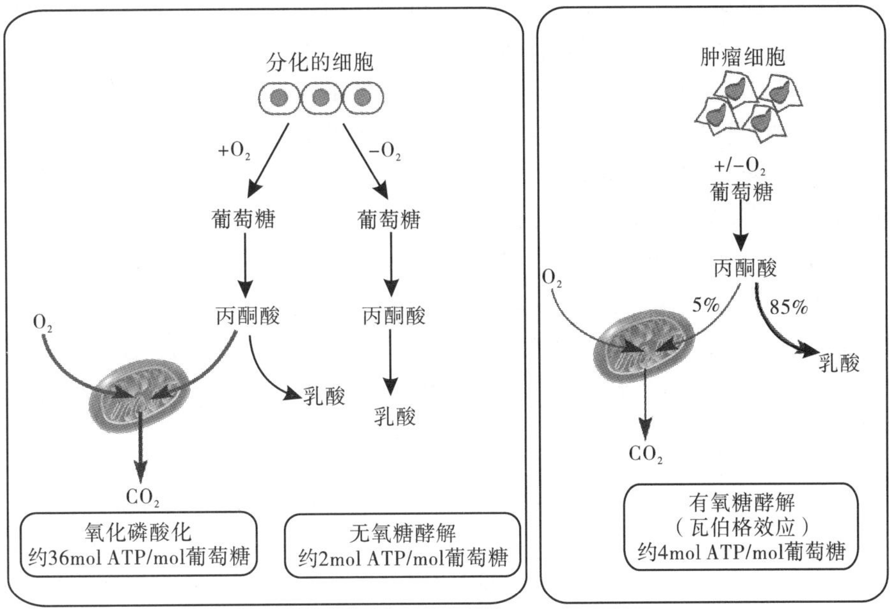

图 16-4-1　氧化磷酸化、无氧糖酵解和有氧糖酵解的区别

注：在氧气供应充足的情况下分化的组织首先通过糖酵解将葡萄糖代谢为丙酮酸，随后大多数丙酮酸进入线粒体经过氧化磷酸化过程完全氧化生成二氧化碳。完全氧化葡萄糖需要氧作为最终的电子受体，因此氧气对这个过程至关重要。氧供不足时，糖酵解生成的丙酮酸被重定向至无氧糖酵解生成乳酸。后一过程产生 ATP 的能力与氧化磷酸化相比大大降低。在肿瘤细胞中，不论氧供是否充足，大多数葡萄糖都转化成乳酸称为有氧糖酵解。有氧糖酵解产生 ATP 的效率也大大低于氧化磷酸化

改变如基因突变等上调促癌基因活性，活化调节肿瘤增殖的信号通路和重要的转录因子，包括 PI3K/AKT、HIF、MYC 等能够促进肿瘤细胞能量代谢的改变；而遗传改变导致肿瘤抑制因子 p53、AMPK 缺失或功能降低也将导致肿瘤细胞能量代谢的改变。

（一）P3K/AKT 信号通路

PI3K/Akt 信号通路的异常活化与乳腺癌、肺癌、黑色素瘤和淋巴瘤等多种人类肿瘤的发生发展密切相关。研究发现，PI3K/AKT 信号通路不仅能够促进肿瘤细胞的生长与存活，还与肿瘤细胞糖酵解进程密切相关，是肿瘤能量代谢改变最核心的机制之一。其中，AKT 因能通过以下多种机制调节糖酵解过程，被称为“瓦伯格激酶”：①AKT 能通过增加葡萄糖转运蛋白（glucose transporters，GLUT）、己糖激酶（hexokinase，HK）和磷酸果糖激酶 2（phosphofructokinase 2，PFK2）等的表达，促进肿瘤糖酵解；②AKT 参与磷酸化 FOXO 转录因子家族并促进其降解，进而调节肿瘤糖酵解；③Akt 能引起外核苷三磷酸双磷酸酶 5（ectonucleoside triphosphate diphosphohydrolase 5，ENTPD5）表达上调，ENTPD5 能促进内质网中蛋白质的糖基化，增加 ATP 消耗，降低 ATP/AMP 比例，解除高 ATP/AMP 比对磷酸果糖激酶（phosphofructokinase，PFK）的变构抑制，从而增加糖酵解；④AKT 可通过激活哺乳动物雷帕霉素靶蛋白（mammalian target of rapamycin，mTOR），增强蛋白质和脂质的合成。在分子层面，mTOR 通过激活低氧诱导因子 1（hypoxia-inducible factor 1，HIF 1）等转录因子，促进肿瘤糖酵解。

（二）HIF-1α

缺氧诱导因子（hypoxia inducible factor-1，HIF-1）是机体在基因水平协调缺氧变化的最主要的

调节因子，广泛表达于肿瘤细胞，在缺氧诱导基因的表达调节中起关键作用。HIF-1 是由氧调节亚单位 HIF-1α 和结构亚单位 HIF-1β 组成的异二聚体，可通过与靶基因缺氧反应元件（hypoxia response elements，HRE）相结合，参与调节靶基因的转录。常氧条件下，希佩尔-林道病肿瘤抑制蛋白（von Hippel-Lindau tumor suppressor protein，VHL）与羟基化的 HIF-1α 结合，诱导 HIF-1α 通过泛素-蛋白酶体途径进行降解。缺氧条件下，HIF-1α 羟基化受抑制导致其不能被 VHL 识别，HIF-1α 蛋白表达增高。除此之外，包括 PI3K 信号通路在内的致癌信号通路活化及包括 VHL，琥珀酸脱氢酶 SDH，富马酶 FH 在内的抑癌基因失活也能激活 HIF-1α。HIF-1α 参与调控上百种下游基因的转录激活，其中与肿瘤代谢密切相关的基因包括葡萄糖转运蛋白（glucose transporters，GLUT）、己糖激酶 2（hexokinase，HK）、丙酮酸激酶 2（pyruvate kinase 2，PKM2）、乳酸脱氢酶 A（lactate dehydrogenase A，LDHA）等。同时，HIF1 能通过激活丙酮酸脱氢酶激酶（pyruvate dehydrogenase kinases，PDKs），抑制线粒体丙酮酸脱氢酶（pyruvate dehydrogenase，PDH），抑制三羧循环，降低氧化磷酸化，从而促进肿瘤糖酵解进程。

（三）MYC

MYC 基因是较早发现的一组癌基因，其编码的转录因子 MYC 不仅参与肿瘤细胞的生长与增殖，而且与肿瘤能量代谢密切相关。在 MYC 与肿瘤代谢相关性研究中，MYC 对 LDHA 的调控是首先被发现的。之后，又陆续发现 MYC 参与 GLUT1、HK2、PFKM、烯醇酶 1（enolase1，ENO1）的调节。与此同时，这些葡萄糖转运蛋白及肿瘤代谢相关酶也受到 HIF-1α 的调控。HIF-1α 主要在缺氧条件下发挥转录激活作用，而 MYC 在常氧条件下也能发挥相应作用。由此提示，MYC 能在常氧条件下促进有氧糖酵解进程。此外，MYC 还能通过与 HIF-1α 协同作用，激活 PDKs，抑制 PDH，从而抑制丙酮酸进入三羧酸循环，促进糖酵解发生。除了糖酵解，转录因子 MYC 还能参与谷氨酰胺代谢的调节。谷氨酰胺代谢是肿瘤细胞能量代谢的重要组成部分，大量被运送到肿瘤细胞的谷氨酰胺能够通过谷氨酰胺酶（glutaminase，GLS）转化为谷氨酸，进入三羧酸循环，促进肿瘤细胞的增殖、生物合成和碳循环。研究发现，MYC 不仅能够直接上调谷氨酸转运蛋白（glutamine transporters）的表达，增强谷氨酸的摄入；还能通过抑制 miR-23a/b 的表达，增强线粒体谷氨酰胺酶的表达，从而促进谷氨酰胺代谢进程。

（四）p53

野生型 p53 基因是一种抑癌基因，其编码的 p53 蛋白好比“基因卫士”，在 G_1 期检查 DNA 损伤，监视基因组的完整性。如有损伤，p53 蛋白阻止 DNA 复制，提供足够的时间修复 DNA 损伤；如果修复失败，p53 蛋白则引发细胞凋亡。近年来的研究表明 p53 对肿瘤的抑制作用还表现在对糖酵解的抑制及对线粒体功能的维持。p53 可通过上调 TP53 诱导的糖酵解和凋亡调控子（TP53-induced glycolysis and apoptosis regulator，TIGAR），降低 2，6-二磷酸果糖水平，抑制糖酵解过程。p53 作为 PTEN 上游蛋白，还可通过抑制 PI3K 途径抑制糖酵解；p53 对线粒体功能的维持表现在 p53 可通过上调细胞色素 c 氧化合酶 2（synthesis of cytochrome c oxidase 2，SCO_2）的表达，维持氧化呼吸链的电子传递。除了作为转录因子参与下游基因的转录激活，p53 还可通过直接与 6-磷酸葡萄糖脱氢酶（glucose-6-phosphate dehydrogenase，G6PDH）结合并抑制其活性来调节葡萄糖代谢。G6PDH 是催化 6-磷酸葡萄糖进入磷酸戊糖途径第一步的关键酶。G6PDH 的失活会导致 R5P、NADPH 合成受阻，从而抑制生物大分子的合成。的确，p53 缺陷的细胞磷酸戊糖途径活跃，NADPH 等的合成也相应增强，从而有利于肿瘤细胞的生长增殖。

（五）AMPK

磷酸腺苷（AMP）激活的蛋白激酶（AMP-activated protein kinase，AMPK）是一种感知细胞能量代谢水平并对其进行调节的蛋白激酶。AMPK 可通过抑制 mTOR 活性将细胞能量代谢水平与生长信号相联系。研究发现，处于能量缺乏阶段的细胞（如肿瘤细胞），细胞内 AMP/ATP 比例增高，可通过激活 AMPK 诱使细胞进入氧化磷酸化途径，抑制细胞增殖。由此，肿瘤细胞的快速增殖通常伴随着 AMPK 的失活。编码肝激酶（liver kinase B1，LKB1）的丝氨酸/苏氨酸蛋白激酶 11（serine/threonine protein kinase 11，STK11）作为 AMPK 的直接上游蛋白，其活性在多种肿瘤中也受到抑制。肿瘤细胞中，AMPK 的缺失可引起 mTOR 及 HIF-1α 的激活，促进有氧糖酵解进程。临床上广泛使用的治疗糖尿病药物二甲双胍（甲福明）和苯乙双胍正是针对 AMPK 靶点的，靶向 AMPK 药物在抗肿瘤方面的应用正处于进一步探索中。

三、肿瘤微环境参与调控肿瘤代谢表型

除遗传改变决定肿瘤代谢表型，异常的肿瘤组织代谢微环境如缺氧、pH 值改变、葡萄糖浓度和组织免疫微环境，如特定类型免疫细胞浸润和局部表达增加的免疫细胞因子也是决定肿瘤细胞代谢表型的重要因素。有证据显示，肿瘤代谢表型可能是肿瘤细胞对组织环境缺氧和酸性细胞环境的适应性改变。另外，由于快速分裂增殖的肿瘤细胞需要大量生物合成的中间物质，通过无氧糖酵解途径降低 ATP 的产生，可以提供这些生物合成必需的物质。值得注意的是，一方面改变了的肿瘤代谢导致大量代谢中间产物在细胞组织内堆积。这些物质不仅直接促进肿瘤生长、进展和转移，它们还通过“再教育”局部的免疫细胞，阻止了攻击肿瘤细胞的免疫反应发生。因此，肿瘤代谢是造成肿瘤免疫逃逸的重要原因。另一方面，浸润到肿瘤组织的免疫细胞产生的大量免疫细胞因子和生长因子也是调节肿瘤代谢表型的重要物质。因此，肿瘤代谢中间产物，免疫细胞因子和其他物质之间存在复杂的相互作用。肿瘤代谢导致的酸性组织微环境是造成抑制性免疫微环境的重要原因，而后者又能够进一步维持肿瘤细胞代谢状态，提示肿瘤代谢表型和肿瘤免疫逃逸-两个肿瘤标志性的改变，是紧密相连的过程。

四、肿瘤代谢表型促进肿瘤细胞增殖、转移以及凋亡抵抗

肿瘤细胞与正常细胞呈现不同的代谢状态，作为快速增殖的肿瘤细胞，其细胞代谢必须满足三个条件：快速的 ATP 产生，以满足能量需求增加；增加大分子生物合成，以满足细胞快速增殖分裂；维持适当的细胞内氧自由基浓度防止肿瘤细胞死亡。这就需要肿瘤细胞对其能量代谢方式做出改变，的确肿瘤细胞特有的能量代谢改变能够促进肿瘤细胞增殖、转移和抵抗凋亡，是肿瘤恶性转化所必需的。

（一）肿瘤代谢表型促进肿瘤细胞增殖

肿瘤细胞通过糖酵解方式进行产能，能使大量的中间产物（6-磷酸葡萄糖、丙酮酸等）进入合成代谢，产生核苷酸、脂肪酸、蛋白质等生物大分子，满足肿瘤细胞快速增殖的物质需求。丙酮酸激酶是糖酵解过程中关键的限速酶之一，能催化烯醇式丙酮酸（PEP）转变为丙酮酸。肿瘤细胞中的丙酮酸激酶通常为 M_2 型丙酮酸激酶（PKM_2），并主要以低活性的二聚体形式存在。二聚体 PKM_2 与 PEP 的亲和力相对较低，使得 1，6-二磷酸果糖降解为丙酮酸明显减少，从而导致大量位于丙酮酸上游的磷酸代谢物积聚，有利于生物大分子的合成。其中，6-磷酸葡萄糖进入磷酸戊糖途径（pentose phosphate pathway，PPP），生成 5-磷酸核糖，用于合成核苷酸；三磷酸甘油酸进入丝氨酸合成途径（serine biosynthesis pathway），用于合成非必需氨基酸；大量葡萄糖进入磷酸戊糖途径进行代谢，形成的 NADPH 既能维持细胞氧化还原稳态，又能参与脂类的合成，这对快速分裂的肿瘤细胞膜形成至关重要。由此，肿瘤能量代谢改变满足了肿瘤快速增殖的物质需求。

（二）肿瘤代谢表型促进肿瘤转移

肿瘤细胞通过糖酵解会产生大量乳酸，形成酸性微环境。体内和体外实验均发现酸性环境能够促进肿瘤转移。肿瘤细胞在侵袭转移过程中，需要突破一系列组织屏障，即基底膜和细胞外基质（extracellular matrix，ECM）。合成和分泌大量基质降解酶，降解 ECM，对肿瘤侵袭转移至关重要。肿瘤细胞外酸性微环境可通过激活尿激酶型胞质素原活化体（uPA）系统，激活纤溶酶原转化为纤溶酶，进而激活 MMPs，破坏细胞外基质，促进肿瘤细胞向周围组织侵袭。除此之外，酸性微环境还可激活溶酶体蛋白酶和透明质酸酶，促进细胞外基质和基底膜降解。糖酵解生成的乳酸还可促进透明质酸及其跨膜受体 CD44 的表达，降低细胞间的黏附作用，从而促进肿瘤转移能力。

（三）肿瘤代谢表型抑制细胞凋亡

肿瘤能量代谢改变能够抑制肿瘤细胞凋亡。有研究结果显示，Akt 通过上调己糖激酶 HK1 及葡萄糖转运蛋白 1 的表达，改变肿瘤能量代谢表型，足以抵抗 IL-3 信号途径失活所导致的凋亡。在正常葡萄糖浓度下，IL-3 信号失活能够促进 GSK-3 表达，磷酸化抗凋亡蛋白 MCL-1。磷酸化的 MCL-1 被泛素化并迅速降解，从而促进细胞凋亡。而特定的肿瘤微环境（如高糖）能稳定 MCL-1，抑制凋亡。除此之外，抑制糖酵解途径，AMPK 能通过 mTOR 抑制 MCL-1 的翻译，增强细胞对凋亡的敏感性。BH3-only 蛋白（Bcl-2 homology domain only proteins）是 BCL-2 家族中一类仅含有 BH3 同源结构域的促凋亡分子，能够抑制 BCL-2 抗凋亡成员的活性或激活 Bax/Bak 样促凋亡成员的活性来调节细胞凋亡。近年来研究证据表明，肿瘤糖酵解代谢能够抑制一系列 BH3-only 蛋白的表达，从而抑制肿瘤细胞发生凋亡。HK1/GLUT1 过表达就能抑制 Bim 及 Puma 等 BH3-only 蛋白的表达。此外，在白血病细胞中，代谢刺激如高糖能够促进 CDK5 介导的 Noxa 磷酸化及失活，抑制凋亡。除此之外，肿瘤糖酵解途径产生大量的磷酸甘油醛脱氢酶 NADPH 对肿瘤细胞逃逸凋亡至关重要。NADPH 一方面能够通过降低细胞内活性氧自由基（reactive oxygen species，ROS），维持肿瘤细胞氧化还原稳态；另一方面还能进一步增强糖酵解，促进自噬，从而抑制凋亡发生。

五、与肿瘤密切相关的代谢酶

肿瘤细胞即使在正常氧浓度下也优先选择糖酵解途径而非氧化磷酸化途径进行降解。这就伴随着糖酵解相关酶的高表达和活性增强，线粒体有氧呼吸代谢酶表达下降；下文将分别介绍目前颇受关注的糖酵解相关酶和有氧呼吸代谢酶。

（一）糖酵解相关酶

丙酮酸激酶（pyruvate kinase，PK）是糖酵解关键酶之一，它能不可逆地催化烯醇式丙酮酸转变为丙酮酸，并生成 ATP。丙酮酸激酶共有四种同工酶，即 L、R、M_1 和 M_2 型。其中 L 型和 R 型由基因 L 编码，L 型主要在肝脏和肾脏中表达，R 型主要在红细胞中表达。M_1 型和 M_2 型是由基因 M 编码，在转录过程中由前体 mRNA 选择性剪切的产物。PKM_1 保留外显子 9，在需要大量产能的组织（如肌肉组织和脑组织）中表达；PKM_2 保留外显子 10，在一些高度分化的组织（如肺组织和脂肪组织）或需要大量核苷酸的细胞（如胚胎细胞和肿瘤细胞）中表达。PKM_2 是肿瘤组织中特异性表达的丙酮酸激酶，目前已发现在肝癌、肺癌、乳腺癌等多种肿瘤细胞中呈高表达，与肿瘤能量代谢改变密切相关。研究发现，将肿瘤细胞中 M_2 型 PK 用 M_1 型取代，能够显著降低葡萄糖摄入、乳酸生成和氧气消耗，由此，PKM_2 的表达能够促进瓦伯格效应，直接关系到肿瘤能量代谢表型。研究发现，PKM_2 主要以两种形式存在，即低活性的二聚体形式和高活性的四聚体形式。当肿瘤细胞表达低活性的二聚体 PKM_2，因其与 PEP 的亲和力相对较低，使得 1，6-二磷酸果糖降解为丙酮酸明显减少，从而导致大量位于丙酮酸上游的磷酸代谢物积聚，有利于生物大分子的合成，促进肿瘤生长增殖。在氧化应激方面，最近有文章报道 PKM_2 参与维持肿瘤细胞氧化还原稳态，发挥促肿瘤作用。在多数肿瘤细胞中伴随着细胞内活性氧（reactive oxygen species，ROS）增高，引起 DNA 损伤，促进肿瘤细胞生长增殖，从而促进肿瘤发生和发展。但是细胞内 ROS 异常增高，超过信号转导需要，反而会对肿瘤细胞造成损害，所以维持肿瘤细胞氧化还原稳态对肿瘤发生发展至关重要。Anastasiou 等人揭示细胞内增高的 ROS 能引起 PKM_2 第 358 位半胱氨酸残基被特异性氧化，导致 PKM_2 催化活性降低，促进大量 6-磷酸葡萄糖进入磷酸戊糖途径，产生还原型 NADPH，从而增强了细胞对氧化还原反应的缓冲能力。此外，PKM_2 还直接参与调控细胞生长相关基因的转录。研究人员发现 EGFR 信号活化能够诱导 PKM_2 异位入核，在细胞核中 PKM_2 的 K433 与 β-catenin 被 c-Src 磷酸化的 Tyr333 位点结合，招募下游基因周期蛋白 D_1 启动子区域，调控 cyclin D_1 表达，从而促进肿瘤生长增殖。定位在核中的 PKM_2 还能与 HIF-1、Myc 相互作用，促进相关靶基因的表达，促进肿瘤发生发展。

除丙酮酸外，还有多种酶在肿瘤糖酵解过程中发挥关键调节作用。己糖激酶 HK 是糖酵解过程的第一个限速酶。哺乳动物中主要存在 4 种亚型。其中 HK-2 在正常情况下，仅在脂肪、肌肉和心肌组织微量表达，而在恶性肿瘤中呈高表达。Wolf 等发现抑制多形性胶质母细胞瘤中 HK-2 的活性能够降低乳酸形成和葡萄糖消耗，抑制糖酵解。此外，HK-2 还可拮抗线粒体途径的细胞凋亡。磷酸果糖激酶 PFK-2 是一个双功能糖酵解酶，具有两个分开的催化中心，分别催化 6-磷酸果糖 2 位磷酸化和 2，6-二磷酸果糖 2 位去磷酸化。快速增殖的肿瘤细胞能够上调 PFK-2 的表达，影响 2，6-二磷酸果糖水平，促进 PFK-1 的表达，从而对糖酵解途径进行调节。肿瘤细胞特异性表达乳酸脱氢酶 LDH-A。LDH-A 是首个被发现受 myc 调节的代谢酶，抑制 LDH-A 的表达能够显著降低 myc 的促肿瘤作用。丙酮酸转为乳酸或进入三羧酸循环是受乳酸脱氢酶和丙酮酸脱氢酶调控的，所以高表达 LDH-A 对肿瘤细胞维持糖酵解途径至关重要。另外，LDH 催化丙酮酸向乳酸转化，伴随着 NADPH 向 $NADP^+$ 转化。$NADP^+$ 是 GAPDH 催化糖酵解过程所必需的，由此通过 LDH 催化反应再生 $NADP^+$ 对糖酵解过程的持续维持是至关重要的。

（二）氧化磷酸化代谢酶

氧化磷酸化是细胞呼吸的最终代谢途径，这个过程是产生 ATP 的主要步骤。在肿瘤中，参与氧化磷酸化的多种代谢酶表达也发生改变。异柠檬酸脱氢酶（isocitrate dehydrogenase，IDH）是三羧酸循环的限速酶，能催化异柠檬酸氧化脱羧产生 α-酮戊二酸（α-ketoglutarate，α-KG），伴随着氧化型 NAD/NADP 转化成还原型 NADH/NADPH。IDH 有 IDH_1 和 IDH_2 两个亚型，分别形成同源二聚体发挥作用。IDH_1 主要位于细胞质，IDH_2 主要位于线粒体。自 2006 年首次发现在结肠癌中存在 IDH 突变，以后又陆续发现在乳腺癌、胶质瘤、急性髓样白血病等肿瘤中发现 IDH 存在突变。突变的 IDH 可使 α-KG 进一步转变为 2-羟戊二酸（2-hydroxyglutarate，2-HG）。临床研究发现，IDH 突变的胶质瘤和急性髓样白血病患者，2HG 能升高 100 倍，这就提示 2-HG 可成为重要的生物指标。一项关于胶质瘤全基因组 DNA 甲基化分析发现，不同的甲基化方式与基因表达亚型有关，且几乎所有的 IDH_1 或 IDH_2 突变都与高特异的 DNA 甲基化-胶质瘤 CpG 岛甲基化表型（glioma CpG island methykator phenotype，G-CIMP）有关，符合胶质瘤的少突胶质细胞样表达亚型。虽然有关 $IDH_{1/2}$ 突变和 G-CIMP 的内在联系并未揭晓，但这种关联在急性髓系白血病中得到了证实，$IDH_{1/2}$ 突变致瘤是通过抑制甲基胞嘧啶加双氧酶 TET2 实现的。另有文章报道 IDH_1 精氨酸 132 位突变通过增加 2-HG 产生，上调 HIF-1α 表达，促进肿瘤发生发展。但是最近的研究结果显示 2-HG 上调 HIF-1α 表达并不是 IDH 突变致瘤的主要机制。有关于 IDH_1 突变的致瘤机制还有待于进一步研究。

琥珀酸脱氢酶（succinatedehydrogenase，SDH）主要负责催化琥珀酸盐转变为延胡索酸盐；延胡索酸水合酶（fumarate hydratase，FH）主要负责催化延胡索酸盐转变为苹果酸盐，它们都是调节三羧酸循环的关键酶。SDH 和 FH 的突变与肿瘤发生密切相关，SDH 突变会导致副神经节瘤，而 FH 突变会导致平滑肌瘤和肾癌。SDH 和 FH 突变会导致大量琥珀酸盐和延胡索酸盐堆积，堆积的琥珀酸盐和延胡索酸盐通过与 α-酮戊二酸竞争性结合脯氨酰羟化酶 PHD 的催化中心，抑制 PHD 活性，稳定 HIF-1α 表达。高表达的 HIF-1α 则会通过促进血管生成等途径促进肿瘤发生发展。

六、靶向代谢重编程，治疗肿瘤

大多数癌症都具有高代谢需求（即葡萄糖/谷氨酰胺）的特点，以满足其增殖和生存的需要。多种癌症相关信号（癌基因和抑癌基因）对代谢途径有深远影响；同时，许多肿瘤依赖特定的代谢过程，这使得靶向肿瘤代谢成为药物研发领域的热点话题。

靶向代谢可以靶向某一特定代谢途径，例如核苷酸合成或某些氨基酸合成。叶酸在体内参与单个碳原子转移反应，对于核苷酸产生至关重要。抗叶酸类药物通过抑制核苷酸合成，具有抗肿瘤效应，在此基础上发展了一系列核苷类似物抗肿瘤药，包括氟尿嘧啶，吉西他滨，氟达拉滨，羟基脲以及新型抗叶酸药物——培美曲塞等，它们都被广泛用于多种肿瘤的治疗。靶向某一独立代谢途径治疗肿瘤的另一个例子是左旋天冬酰胺酶治疗急性淋巴细胞白血病。左旋天冬酰胺酶催化天冬酰胺脱氨基转化为天门冬氨酸，使得可提供给肿瘤细胞的天冬酰胺受到限制。谷氨酰胺是血清中含量最为丰富的氨基酸，也是哺乳动物细胞培养基中的关键组分。很多肿瘤的生长依赖于谷氨酰胺的存在，因此特异性降低谷氨酰胺水平也是治疗肿瘤的有效策略之一。某些类型的肿瘤细胞表达精胺琥珀酸合成酶，用于合成内源性精氨酸。早期的研究表明肿瘤细胞对精氨酸酶较为敏感。目前，与 PEG 接合的精氨酸脱亚氨酶被用于降低细胞外精氨酸水平，针对多种实体瘤的临床实验目前正在开展中。Ⅰ期和Ⅱ期的临床研究显示，它对肝癌和黑色素瘤具有较好应答。

越来越多的研究证据表明，某些代谢酶也可作为肿瘤治疗的潜在靶点。许多肿瘤在增强糖酵解的同时三羧酸循环会降低。因此，通过抑制氧化磷酸化的负调控因子——丙酮酸脱氢酶（pyruvate dehydrogenase，PDK），在肿瘤细胞中重新激活三羧酸循环也是治疗策略之一。小分子化合物二氯醋酸（dichloroethanoicacid，DCA）能促进丙酮酸进入线粒体三羧酸循环，减少乳酸生成，从而引起肿瘤细胞凋亡和肿瘤变小。但是 DCA 的确切作用机制还需要深入研究，其抗肿瘤效应也还需要大规模的临床实验进行验证。另一个可能的治疗策略是尽量抑制癌细胞对乳酸的清除，从而酸化细胞内环境杀死肿瘤细胞。有证据显示，同一肿瘤中代谢具有异质性。氧供充足部位的肿瘤细胞可以利用缺氧部位肿瘤细胞分泌的乳酸作为代谢燃料。因此，扰乱乳酸转运可以饿死肿瘤细胞，提高杀死肿瘤的效率。乳酸通常通过单羧基转运蛋白家族成员 MCT1 和 MCT4 在细胞间进行主动运输，这两种蛋白在多种肿瘤中高表达。MCT1 抑制剂能影响肿瘤细胞的生长和入侵侵袭。目前阿斯利康开发的一种 MCT1 抑制剂已经进入Ⅰ期临床试验。

2-脱氧葡萄糖（2-DG）是一种葡萄糖类似物，可经与葡萄糖同样的转运蛋白被细胞摄取，由己糖激酶催化磷酸化，形成不能水解的 2-磷酸脱氧葡萄糖。2-DG 可阻断己糖激酶诱导的葡萄糖磷酸化以及己糖激酶与线粒体的关联。2DG 可以抑制糖酵解和 N-糖基化，以及诱导内质网应激。然而，由于 2DG 抑制己糖激酶的作用是可逆的，当细胞内存在高水平的葡萄糖时其有效性下降。足量的 2DG 可引起肿瘤细胞生长停滞并凋亡。然而，将 2DG 用于胶质瘤患者的临床研究证实，能抑制葡萄糖代谢的 2DG 剂量会产生无法接受的毒性作用，而患者能耐受的低剂量 2DG 治疗效果非常有限。荧光标记的 2DG 目前用于医学成像，以便对肿瘤葡萄糖吸收进行可视化观察并辅助肿瘤鉴别。此外，Ⅰ/Ⅱ期临床试验结果显示，多形性胶质母细胞瘤患者口服 2DG 联合放射治疗对患者生存有中度改善作用并提高生活质量，且口服剂量没有任何急性毒性。

有多种策略可以靶向代谢，用于肿瘤治疗。这些策略包括：①靶向单一的代谢途径，例如抑制核苷酸合成或某些氨基酸合成；②靶向肿瘤葡萄糖代谢；③抑制乳酸产生或转运；④靶向NAD^+代谢；⑤靶向肿瘤中突变的代谢酶等。表 16-4-1 总结了靶向肿瘤代谢的潜在治疗剂及适应证。

表 16-4-1　靶向肿瘤代谢的潜在治疗剂及适应证

靶点	化合物	发展阶段	潜在适应证或临床发现
核苷酸合成			
叶酸代谢	甲氨蝶呤（methotrexate），培美曲塞（pemetrexed）	临床应用	有效治疗多种肿瘤
胸腺嘧啶合成	氟尿嘧啶（5-Fluorouracil）	临床应用	有效治疗多种肿瘤
脱氧核苷酸合成酶	羟基脲（hydroxyurea）	临床应用	有效治疗白血病
核苷酸掺入	吉西他滨（gemcitabine），氟达拉滨（fludarabine）	临床应用	有效治疗多种肿瘤
核糖合成（TKTL1，G_6PD）	临床前的研究数据	临床应用	TKTL1 有助于非氧化的核糖产生，其表达与肿瘤不良预后相关；G_6PD 是氧化核糖生成所必需的蛋白，高表达 G_6PD 见于某些肿瘤
氨基酸代谢/蛋白合成			
天冬酰胺供给	左旋天冬酰胺酶（L-asparaginase）	临床应用	有效治疗白血病
精氨酸供给	与 PEG 接合的精氨酸脱亚氨酶	临床Ⅱ期	肝细胞癌，黑色素瘤，小细胞肺癌以及间皮瘤
脂质合成			
FASN		临床前数据	FASN 是脂质从头合成的关键酶，人肿瘤细胞小鼠异体接种模型中显示靶向 FASN 的工具药能抑制肿瘤生长
ACLY		临床前数据	ACLY 是将柠檬酸盐从线粒体转运到胞质用于脂质从头合成所必需的蛋白，人肿瘤细胞小鼠异体接种模型中显示其对肿瘤增殖和生长十分重要
ACC		临床前数据	脂质从头合成必需的酶，在缺少外源脂质的培养肿瘤细胞中，是肿瘤生长必需的蛋白
糖酵解			
己糖激酶	2DG	临床数据和临床前研究	高剂量毒性作用较大，低剂量的临床实验人在进行。可阻断肿瘤细胞增殖
LDHA		临床前数据	LDHA 参与乳酸生成，工具药显示抑制异体肿瘤生长
乳酸外泌（MCT4）			MCT 的小分子抑制剂能阻断细胞增殖
三羧酸循环/线粒体代谢			

续 表

靶点	化合物	发展阶段	潜在适应证或临床发现
PDK	DCA	Ⅱ期临床	临床用于先天代谢障碍的乳酸血症的治疗。在胶质瘤中调节线粒体代谢，临床有效性在研究中
IDH1，IDH2		临床前数据	突变的酶催化 2-羟戊二酸生成，与肿瘤发生相关。RNAi 方法干扰野生型 IDH 表达可影响肿瘤细胞增殖
线粒体复合物 1	二甲双胍（metformin）	临床用于治疗糖尿病	提高患有肿瘤的糖尿病患者的生成时间；提高乳腺癌患者对治疗的反应
脂肪酸代谢			
MGLL		临床前数据	抑制 MGLL 影响异体移植肿瘤的生长
CPT1C		临床前数据	工具化合物可抑制异体移植肿瘤的生长
NAD 代谢			
NAMPT	多种	Ⅱ期临床	FK866 在Ⅰ期临床治疗血小板减少症具有剂量限制性毒性

事实上，线粒体的氧化磷酸化功能在肿瘤中并非完全失活，因而靶向代谢的肿瘤治疗策略，不能简单地通过抑制糖酵解、提高线粒体有氧代谢的效率而实现，重点在于打破肿瘤细胞能量供应和生物合成之间的平衡，从而抑制细胞增殖。肿瘤组织中高表达酶活性较低的胚胎型丙酮酸激酶 PKM_2，活性较高的成人型 PKM_1 不表达。低活性的 PKM_2 在一定程度上充当了酵解途径的“瓶颈”，使上游的中间代谢产物不易于进入下游分解代谢反应，转而进入合成代谢途径。PKM_2 小分子激动剂可诱导 PKM_2 持续活化，抑制碳源进入丝氨酸合成途径，使得肿瘤细胞成为丝氨酸营养缺陷型（serine auxotrophy）细胞，最终导致其生长受限制。靶向肿瘤代谢面临的主要挑战是代谢网络的复杂性，以及对不同肿瘤如何适应这些过程以满足其代谢需求认识的局限性。深入了解代谢通路间的冗余效应和旁路效应对于有效靶点的寻找至关重要。靶向代谢的药物与现有的治疗方式（如化学治疗、放射治疗）结合可能有助于提高疗效和降低耐药风险。

（花 芳 胡卓伟）

参 考 文 献

1. Xu，H. Obesity and metabolic inflammation. Drug Discovery Today：Disease Mechanisms，2013，10（1-2）：21-25.
2. Andreassi MG. Metabolic syndrome，diabetes and atherosclerosis：influence of gene-environment interaction. Mutat. Res，2009，667（1-2）：35-43.
3. Lumeng CN. & Saltiel AR. Inflammatory links between obesity and metabolic disease. J. Clin. Invest，2011，121（6）：2111-2117.
4. Le Chatelier E，et al. Richness of human gut microbiome correlates with metabolic markers. Nature，2013，500（7464）：541-546.
5. Yoshimoto S，et al. Obesity-induced gut microbial metabolite promotes liver cancer through senescence secretome. Nature，2013，499（7456）：97-101.
6. Tilg H & Kaser A. Gut microbiome，obesity，and metabolic dysfunction. J. Clin. Invest，2011，121（6）：2126-2132.
7. Ashrafian H，Harling L，Darzi A，et al. Neurodegenerative disease and obesity：what is the role of weight loss and

bariatric interventions? Metab. Brain Dis, 2013, 28 (3): 341-353.

8. Harford KA, Reynolds CM, McGillicuddy FC, et al. Fats, inflammation and insulin resistance: insights to the role of macrophage and T-cell accumulation in adipose tissue. Proc. Nutr. Soc, 2011, 70 (4): 408-417.
9. Osborn O & Olefsky JM. The cellular and signaling networks linking the immune system and metabolism in disease. Nat. Med, 2012, 18 (3): 363-374.
10. Ouchi N, Parker JL, Lugus JJ, et al. Adipokines in inflammation and metabolic disease. Nat. Rev. Immunol, 2011, 11 (2): 85-97.
11. Zoncu R, Efeyan A & Sabatini DM. mTOR: from growth signal integration to cancer, diabetes and ageing. Nat Rev Mol. Cell Biol, 2011, 12 (1): 21-35.
12. Dazert E & Hall MN. mTOR signaling in disease. Curr. Opin. Cell Biol, 2011, 23 (6): 744-755.
13. Van de Velde S, Hogan MF & Montminy M. mTOR links incretin signaling to HIF induction in pancreatic beta cells. Proc. Natl. Acad. Sci. U. S. A, 2011, 108 (41): 16876-16882.
14. Lamming DW & Sabatini DM. A Central role for mTOR in lipid homeostasis. Cell Metab, 2013, 18 (4): 465-469.
15. Townsend KL, et al. Bone morphogenetic protein 7 (BMP7) reverses obesity and regulates appetite through a central mTOR pathway. FASEB J, 2012, 26 (5): 2187-2196.
16. Salminen A & Kaarniranta K. AMP-activated protein kinase (AMPK) controls the aging process via an integrated signaling network. Ageing Res. Rev, 2012, 11 (2): 230-241.
17. Shyh-Chang N, et al. Influence of threonine metabolism on S-adenosylmethionine and histone methylation. Science, 2013, 339 (6116): 222-226.
18. Shimazu T, et al. Suppression of oxidative stress by beta-hydroxybutyrate, an endogenous histone deacetylase inhibitor. Science, 2013, 339 (6116): 211-214.
19. Kaelin WG, Jr. & McKnight SL. Influence of metabolism on epigenetics and disease. Cell, 2013, 153 (1): 56-69.
20. Park SW, et al. The regulatory subunits of PI3K, p85alpha and p85beta, interact with XBP-1 and increase its nuclear translocation. Nat. Med, 2010, 16 (4): 429-437.
21. Zhou Y, et al. Regulation of glucose homeostasis through a XBP-1-FoxO1 interaction. Nat. Med, 2011, 17 (3): 356-365.
22. Han J, et al. ER stress signalling through eIF2alpha and CHOP, but not IRE1alpha, attenuates adipogenesis in mice. Diabetologia, 2013, 56 (4): 911-924.
23. Olofsson LE, Unger EK, Cheung CC, et al. Modulation of AgRP-neuronal function by $SOCS_3$ as an initiating event in diet-induced hypothalamic leptin resistance. Proc. Natl. Acad. Sci. U. S. A, 2013, 110 (8): E697-706.
24. Reed AS, et al. Functional role of suppressor of cytokine signaling 3 upregulation in hypothalamic leptin resistance and long-term energy homeostasis. Diabetes, 2010, 59 (4): 894-906.
25. Basseri S & Austin RC. Endoplasmic reticulum stress and lipid metabolism: mechanisms and therapeutic potential. Biochem Res. Int, 2012, 841362.
26. Alexander R, Lodish H & Sun L. MicroRNAs in adipogenesis and as therapeutic targets for obesity. Expert Opin. Ther. Targets, 2011, 15 (5): 623-636.
27. Dumortier O, Hinault C & Van Obberghen E. MicroRNAs and metabolism crosstalk in energy homeostasis. Cell Metab, 2013, 18 (3): 312-324.
28. Munoz-Pinedo C, El Mjiyad N & Ricci JE. Cancer metabolism: current perspectives and future directions. Cell Death Dis, 2012, 3 (1): e248.
29. Koppenol WH, Bounds PL & Dang CV. Otto Warburg's contributions to current concepts of cancer metabolism. Nat. Rev. Cancer, 2011, 11 (5): 325-337.
30. Cairns RA, Harris IS & Mak TW. Regulation of cancer cell metabolism. Nat. Rev. Cancer, 2011, 11 (2): 85-95.
31. Semenza GL. HIF-1: upstream and downstream of cancer metabolism. Curr. Opin. Genet. Dev, 2010, 20 (1): 51-56.
32. Colombo SL, et al. Anaphase-promoting complex/cyclosome-Cdh1 coordinates glycolysis and glutaminolysis with transition

to S phase in human T lymphocytes. Proc. Natl. Acad. Sci. U. S. A, 2010, 107 (44): 18868-18873.

33. Dang CV, Le A & Gao P. MYC-induced cancer cell energy metabolism and therapeutic opportunities. Clin. Cancer Res, 2009, 15 (21): 6479-6483.
34. Luo W & Semenza GL. Emerging roles of PKM_2 in cell metabolism and cancer progression. Trends Endocrinol. Metab, 2012, 23 (11): 560-566.
35. Anastasiou D, et al. Inhibition of pyruvate kinase M_2 by reactive oxygen species contributes to cellular antioxidant responses. Science, 2011, 334: 1278-1283.
36. Hamanaka RB & Chandel NS. Warburg Effect and Redox Balance. Science, 2011, 334 (6060): 1219-1220.
37. Yang W, et al. Nuclear PKM_2 regulates beta-catenin transactivation upon EGFR activation. Nature, 2011, 480 (7375): 118-122.
38. Herling A, Konig M, Bulik S, et al. Enzymatic features of the glucose metabolism in tumor cells. FEBS J, 2011, 278 (14): 2436-2459.
39. Borodovsky A, Seltzer MJ & Riggins GJ. Altered cancer cell metabolism in gliomas with mutant IDH1 or IDH2. Curr. Opin. Oncol, 2012, 24 (1): 83-89.
40. Jones NP & Schulze A. Targeting cancer metabolism-aiming at a tumour's sweet-spot. Drug Discov. Today, 2012, 17 (5-6): 232-241.

第十七章　炎症介质和抗炎药物

炎症是一个重要的病理学现象。很多器官和组织都可以发生炎症，但其病因和发展过程不尽相同。本章所涉及的是非细菌性的炎症，相关药物也限于抗炎药物。

在非细菌性炎症中最典型的疾病是类风湿性关节炎，以持续关节滑膜炎、全身性炎症和免疫异常为特征。可引起关节损伤、致残、心血管病并存症等。目前认为其病因是环境与基因交互作用使机体失去对自身抗原的耐受性，导致T细胞和B细胞产生免疫反应，并通过其他炎症细胞和细胞因子逐步扩大。再如炎症性肠病，包括克罗恩病和溃疡性结肠炎，以腹痛、腹泻和便血等慢性复发性肠炎为特征。其病因尚不清晰，但已经了解可能涉及遗传、环境、微生物和免疫反应之间复杂的相互作用。

除了以往认定的炎症疾病之外，近些年发现很多其他疾病在发生发展过程中也涉及炎症。如阿尔茨海默病，癌症生长、侵袭和转移的微环境，糖尿病并发症中的微血管功能障碍，动脉粥样硬化中斑块的形成。虽然它们不属于炎症疾病，但其发展中炎症细胞和细胞因子都起到很重要的作用。

第一节　概　　述

一、炎症及分类

（一）炎症

现代医学已经将炎症（inflammation）归结成为临床、病理生理、细胞和分子四个层面的问题。

炎症发生的最初动因是宿主的防御。在19世纪末，Elie Metchnikoff首先了解到急性炎症反应是吞噬细胞对抗有害物质形成的，由此建立了炎症的生物学理论基础。在随后的100年内，通过认识白细胞在循环中被激活和募集以及在体内活动的分子机制，了解到生物学、化学、物理学病因引起的急性炎症反应导致的白细胞募集，是损伤部位有效宿主防御的首要步骤。第二步，白细胞利用特异的装置来消除外来的有害物质或损伤的组织细胞。同时，通过牵制机制预防白细胞破坏潜力引起组织损伤的失控。最后，是组织的修复和损伤的痊愈。在整个炎症过程中，有包括内皮细胞、平滑肌细胞、血小板、肥大细胞、中性粒细胞、成纤维细胞、淋巴细胞、巨噬细胞和神经细胞等9种类型细胞参与。在分子水平，有多种炎症介质生成、多种细胞因子、趋化因子、激肽及它们的相关受体、黏附分子、炎症酶如诱导的一氧化氮合酶（iNOS）、诱导的环氧酶（COX-2）的表达，起着促进和调控炎症发展的作用。

（二）炎症的分类

1. 从病程上分类　可分为急性炎症（持续时间短，几天至一个月，以渗出性病变为主）和慢性炎症（持续时间长，可由急性炎症转变而成，也可没有明显的急性症状直接呈现慢性炎症，一般包括变质、渗出和增生病变）。

2. 从病因上分类　可分为物理性因素和化学性因素。物理性因素包括。①高温：烫伤和烧伤；②低温：冻伤；③放射线：放射性同位素或 X 射线；④紫外线：阳光；⑤机械性因素：切割或撞击损伤；⑥化学性因素包括：强酸、强碱、有毒物质；⑦生物性因素包括：细菌，病毒，寄生虫等所致感染；⑧免疫反应因素：过敏反应和自身免疫性反应等。

3. 从病理反应上分类　可分为变质、渗出和增生。变质（Alteration）包括实质细胞和间质细胞的变性和坏死。渗出（Exudation）是液体和细胞向细胞间质、体腔、体表或黏膜表面渗出。增生（proliferation）是在致炎因子和炎性产物的刺激下，炎症局部细胞增殖、细胞数目增多称为炎性增生。

二、炎症介质及分类

（一）炎症介质

炎症的发生发展过程，是一种逐渐扩大的级联反应，需要白细胞在损伤部位募集，涉及细胞自身的变化，细胞之间的相互作用以及细胞的迁移，需要一些不同的化学物质介导或放大这些反应，称为炎症介质（inflammatory mediator）。但并不是所有涉及的化学物质都是炎症介质。

不同类型的炎症有不同的细胞参与，涉及的炎症介质不完全相同，另外炎症发展的不同阶段细胞的功能变化不同，也需要不同的炎症介质发挥不同的作用。因此，炎症介质包括了很多种类。

（二）炎症介质的分类

根据其化学结构和功能特点，主要有以下一些类型。

1. 生物胺　包括组胺、5-羟色胺等。
2. 激肽　包括缓激肽等。
3. 补体系统　包括一系列协助进行抗原抗体免疫反应的血清蛋白。
4. 类脂质介质　包括前列腺素、白三烯、血小板活化因子等。
5. 细胞因子　白介素、肿瘤坏死因子、集落刺激因子等。
6. 趋化因子　包括一系列不同结构的化学吸引肽。

第二节　炎症介质及其作用机制

一、前列腺素的来源、作用及机制

（一）前列腺素

20 世纪 30 年代，Kurzrok 和 Lieb 发现人的新鲜精液可引起子宫肌条收缩和松弛双重反应，表明精液中存在一种活性物质。1935 年 Goldblatt 和 von Euler 各自从人精液和羊精囊的脂类提取物中分离出活性物质，可使平滑肌收缩、血压下降，定名前列腺素（prostaglandin，PG），并且初步认定它是一种不饱和脂肪酸。之后的研究逐渐明确了它的结构，合成及代谢途径，并揭示了其广泛的生物学作用。研究证明，PG 广泛存在于哺乳动物重要器官和组织中，如精液、雄性附性腺、子宫内膜、卵巢、脑、肺、支气管、胸腺、甲状腺、肾上腺、脊髓、迷走神经、交感神经、心肌、脾、胃、肠、肾等。PG 是一类有 20 个碳原子的不饱和脂肪酸，以前列酸分子为基本骨架，包括一个五碳环和两条侧链。根据环上取代基和双键位置不同分为 9 型，根据双键数目分为 3 类，根据 F 型 9 位碳原子上羟基的立体构型，分为 α、β 型。PG 的前体包括：二十碳三烯酸（二高-γ-亚油酸），合成 1 类 PG，二十碳四烯酸（花生四烯酸，AA），合成 2 类 PG，二十碳五烯酸，合成 3 类 PG（图 17-2-1）。

（二）前列腺素的生物合成

PG可由多种细胞产生，是一种自分泌和旁分泌的脂类介质，它们在合成的部位或紧邻合成的部位产生信号。它们不在体内储存，而是当细胞受到机械损伤或特异的细胞因子、生长因子作用或其他刺激时，利用被激活后释放的花生四烯酸（arachidonic acid，AA）进行全合成。很多酶一起精确地调节细胞的AA水平，在磷脂酶 A_2（PLA_2）释放之前使它保持在脂化状态。PG合成需要一系列酶的参与，主要有磷脂酶 A_2，环氧酶（PG内过氧化物合成酶）和有关的合成酶。

1. 磷脂酶 A_2　磷脂酶 A_2 的作用是催化磷脂sn-2位脂肪酰基键水解，释放游离脂肪酸（主要是AA）和溶血磷脂。PLA_2 存在于大多数细胞中，并分为很多类型，与很多的细胞功能相关，包括脂质代谢和膜的体内平衡。它不仅是细胞膜的惰性组成材料，磷脂和它的代谢物还涉及一个重要的细胞控制系统。通过这些系统，PLA_2 的作用广泛地影响人体的功能和疾病，包括哮喘、过敏、分娩的启动和维持、血液凝固、动脉粥样硬化、脓毒血症、炎症性肠病、关节炎和其他炎症疾病。

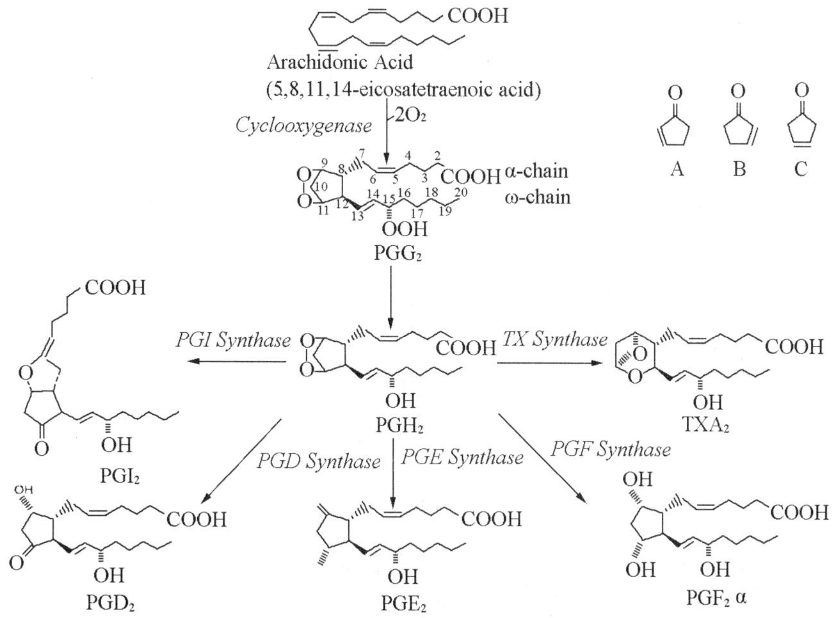

图 17-2-1　各类型前列腺素从花生四烯酸生物合成的途径

2. 前列腺素H合成酶（环氧酶）　在内质网和核膜，$cPLA_2$ 释放的AA经前列腺素H合成酶（PGHS），俗称环氧酶（cyclooxygenase，COX），催化PGs合成的第一步，它将AA转化为 PGH_2，后者是PG合成酶的共同底物。这个酶具有脂肪酸COX活性（催化AA转化为 PGG_2），和PG氢过氧化物酶活性（催化 PGG_2 转化为 PGH_2）。PGHS以两个同工酶的形式存在，分别称为PGHS-1（COX-1）和PGHS-2（COX-2）。一般来说，COX-1在大多数细胞作为看家酶组成性表达，介导生理性反应（如胃的细胞保护作用，血小板聚集）。COX-2由涉及炎症的细胞表达（如巨噬细胞、单核细胞、滑膜细胞），对各种炎症有诱导性的，能够被各种前炎症剂，包括LPS，细胞因子和生长因子上调，基本负责涉及病理过程（如急性和慢性炎症）的PGs的合成。近来的研究发现这个同工酶在有机体也介导了各种生理学反应。

3. 下游的代谢酶　PGH_2 从合成到被下游酶代谢是一个复杂的过程，可以通过不同的代谢酶经由5种途径代谢为不同的产物。例如，由前列环素（prostacyclin，PGI_2）合成酶代谢为PGI_2，再经水解产生6-酮-PGF_α。还原酶代谢产生PGF_α。异构酶代谢产生PGE_2。异构酶代谢产生PGD_2。血栓烷（thromboxane，TX）合成酶代谢为TXA_2，再经水解产生TXB_2。上述代谢途径具有细胞特异性。TX合成酶在血小板和内皮细胞中发现，PGI_2合成酶在内皮细胞中发现，PGF合成酶在子宫中发现，两种类型的PGD合成酶在脑和肥大细胞中发现，微粒体PGE合成酶（mPGES）是合成PGE_2的，属于二十烷酸和谷胱甘肽代谢的膜相关蛋白（membrane-associated proteins in eicosanoid and glutathione metabolism，MAPEG）的家族成员。

4. COX-2表达的调节　COX-1和COX-2的基因分别位于人的9号和1号染色体。COX-1代表一个看家基因，缺少TATA框。即早基因COX-2的启动子含有一个TATA框和若干转录因子的结合位点，包括NF-κB，IL-6表达的核因子和cAMP反应元件结合蛋白。这样，COX-2的表达被广泛的与炎症相关的介质所调节。LPS、前炎症细胞因子（IL-1细、TNF）和生长因子可诱导COX-2，糖皮质激素、IL-4、IL-13和抗炎症细胞因子IL-10抑制这个酶的表达。另外，有证据提示COX-2途径的产物可能细胞依赖的对它的生物合成酶发挥反馈调节作用。用角叉莱胶引起炎症的大鼠模型的研究显示，吲哚美辛可阻断COX-2在发炎足部的表达，暗示在炎症部位产生的PGs可能通过一个正反馈环加强COX-2的表达。与这个发现一致的是，COX-2的主要产物PGE_2通过它在各种细胞，包括人血单核细胞、大鼠小胶质细胞、鼠巨噬细胞和鼠角质细胞升高cAMP的作用上调COX-2的表达。

COX-2还可以在转录后水平被调节。它的一个mRNA3′端不翻译区域显示含有多拷贝的富含腺苷酸和尿苷酸的元件，可通过作为mRNA不稳定决定族或翻译抑制元件调节转录后的表达。通过特异地与COX-2腺苷酸和尿苷酸元件相互作用的蛋白突变，失去COX-2转录后的调节可能导致COX-2过表达，被认为是与结肠癌有关的关键因子。

（三）PG的生物学作用

由于PG在多种组织和细胞的均有分布，它在生物体内的作用也比较广泛，涉及心血管、呼吸系统、胃肠、肾、中枢神经系统、生殖系统等。本节只讲述与炎症有关的内容。自1965年Ambache首次提出PG为一炎症介质以来，大量的实验结果证明了PG在炎症中的作用。

1. 炎症期内源性PG合成增加　实验表明，在未发生炎症的组织内，PG的含量一般是很低的。而急性炎症一旦发生，PG的含量迅速增加。这种现象无论在实验性关节炎模型还是在人的炎症性疾病中均可以观察到。例如：在角叉莱胶致炎的大鼠气囊炎症模型中，气囊内渗出液内可以检测到大量的PG。对于人的接触性皮炎，其皮炎部分皮肤洗出液内的PG含量明显高于正常皮肤的含量。类风湿性关节炎患者关节滑膜液内也可检测到大量的PG。除此以外，炎症反应过程，产生的PG的类型也会随时间有明显的变化。例如，角叉莱胶致胸膜炎模型中，炎症早期阶段PGE_2水平的有增高，晚期阶段则PGD_2水平增高比较明显。

2. 外源性PG引起炎症变化　外源性PG可引起炎症症状。例如，在人的皮内注入PGE，于15~30min内引起红斑和肿胀。这些体征是通过增加血流和血管通透性引起的，并导致水肿。提示PG在炎症过程中涉及血管扩张。研究还证明，PG协同其他介质如组胺和缓激肽引起血管通透性的增加和水肿。

在各种模型中，外源性PG能够诱导痛觉过敏反应或增加对触觉的敏感性。研究显示PGE_2，PGE_1和PGI_2比其他PG发挥更强的作用，表明在诱导炎症疼痛中涉及EP和IP受体。PG作用的主要部位在外周，PG被认为敏化了感觉神经元的游离端。但是研究又证明，PG在脊髓和脑有另外的作用部位，Oka等报道大鼠脑室注射PGE_2也诱导热痛觉过敏。

3. PG在调节免疫和过敏中的作用　除了急性炎症，PG还可能在调节免疫和过敏中起生理作用。TP和IP受体被发现分别在未成熟和成熟的胸腺细胞中高度表达。另外TXA2显示在体外诱导未成熟胸腺细胞的凋亡，提示 TXA2 和 TP 系统可能具有抗原依赖的免疫调节作用。PGE 类显示诱导胸腺细胞的凋亡和抑制某些 T 细胞的功能如 IL-2 的生成。

(四) PGs 作用的机制

PGs 主要通过已知的 PGs 转运蛋白（prostaglandins transport，PGT）和一些未知的转运蛋白从细胞释放。PGT 是有机阴离子转运蛋白多肽家族的成员。由于 TX 和前列环素极易消失，半衰期仅为数秒到数分，这些化合物作用必须靠近它们合成的部位。在小鼠和人至少有 9 个已知的 PG 受体，其中 4 个受体亚型结合 PGE_2（EP1~EP4），两个受体亚型结合 PGD_2（DP1 和 DP2），另 3 个受体亚型分别结合 PGF2α、PGI_2 和 TXA2，每个亚型都是从单一的基因衍生的。这些受体属于 7 次跨膜蛋白 G-蛋白偶联受体（GPCR）超家族不同亚家族中的 3 个群，分类的基础是同源性和信号的分布，而不是配体结合的性质。唯一的例外是 DP2，它是一个趋化物受体亚群的成员。“松弛”受体 IP，DP1，EP2 和 EP4 形成一个群，通过 Gs 介导增加细胞内环磷酸腺苷（cAMP）；“收缩”受体 EP1，FP 和 TP 形成第二个群，通过 Gq 介导增加细胞内钙。EP3 受体称为“抑制”受体，它偶联 Gi 减少 cAMP 生成。尽管大多数 PG 的 GPCRs 存在于质膜，但有些还是存在于核膜内。

二、白三烯的来源、作用及机制

(一) 白三烯的来源

1960 年 Brocklehurst 报告在过敏性休克时机体释放组胺和另外的物质。其后 Samuelsson 等分离和鉴定出这些物质的结构。为 AA 另一类代谢产物，由于在结构中均含有三个共轭双键，且这类代谢物大多是由中性粒细胞、单核/巨噬细胞等白细胞合成和释放，故命名为白三烯（leukotrienes，LTs）。它们分为两类：二羟酸类，如 LTB_4，它是中性粒细胞趋化因子。半胱氨酸结合物类，如 LTC_4，LTD_4 和 LTE_4，它们是强效的平滑肌收缩剂（三者组成慢反应物质，SRS-A），和嗜酸性粒细胞趋化因子。白三烯的分布也是比较广泛的，在中枢神经系统、心血管系统、呼吸系统、免疫系统、生殖系统和消化系统均有存在。可产生 LT 的细胞主要是中性粒细胞、嗜酸性粒细胞及肺肥大细胞、肺泡巨噬细胞、皮肤角质细胞、血管内皮细胞、肺上皮细胞、气管上皮细胞、星形胶质细胞、少突胶质细胞。存在 LT 受体的组织和细胞有豚鼠气管和肺、人和大鼠的中性粒细胞、大鼠的脑干、海马和新皮质等。

(二) LTs 的合成

LTs 主要由炎性细胞，如中性粒细胞、巨噬细胞和肥大细胞产生。细胞被免疫复合物、细菌多肽和其他刺激剂激活后引起一系列反应，涉及 $cPLA_2$ 和 5-脂氧酶（5-lipoxygenase，5-LO）。5-LO 是非血红素铁双加氧酶，是一个关键酶，在某些细胞存在于核内，而在另一些细胞存在于胞质内。从膜分裂出的 AA 与 5-脂氧酶激活蛋白（5-lipoxygenase-activating protein，FLAP）相互作用，帮助 AA 转移到 5-LO。这个酶与底物作用的结果是生成 5-过氧化氢二十碳四烯酸（5-hydroperoxyeicosatetraenoic acid，5-HPETE），它被同样的氧化酶转化成不稳定的中间介质 LTA_4。LTA_4 依赖细胞的具体情况可通过 3 个不同过程进行转化：在中性粒细胞和单核细胞，LTA_4 主要由 LTA_4 水解酶转化为趋化因子 LTB_4。在人的嗜酸性粒细胞、肥大细胞和嗜碱性粒细胞，LTA_4 通过 LTC_4 合成酶与还原型谷胱甘肽结合形成第一个 CysLT，LTC_4。在载体介导外输后，LTC_4 的谷胱甘肽侧链相继分裂产生细胞外的代谢物 LTD_4 和 LTE_4。1974 年发现 12-脂氧酶的代谢产物，1979 年发现 5-脂氧酶的代谢产物，1981 年发现 15-脂氧酶的代谢产物（图 17-2-2）。

(三) 生物学作用

白三烯广泛参与生物体的生理病理过程，如炎症、哮喘、脑缺血再灌损伤、癫痫、脑肿瘤、急

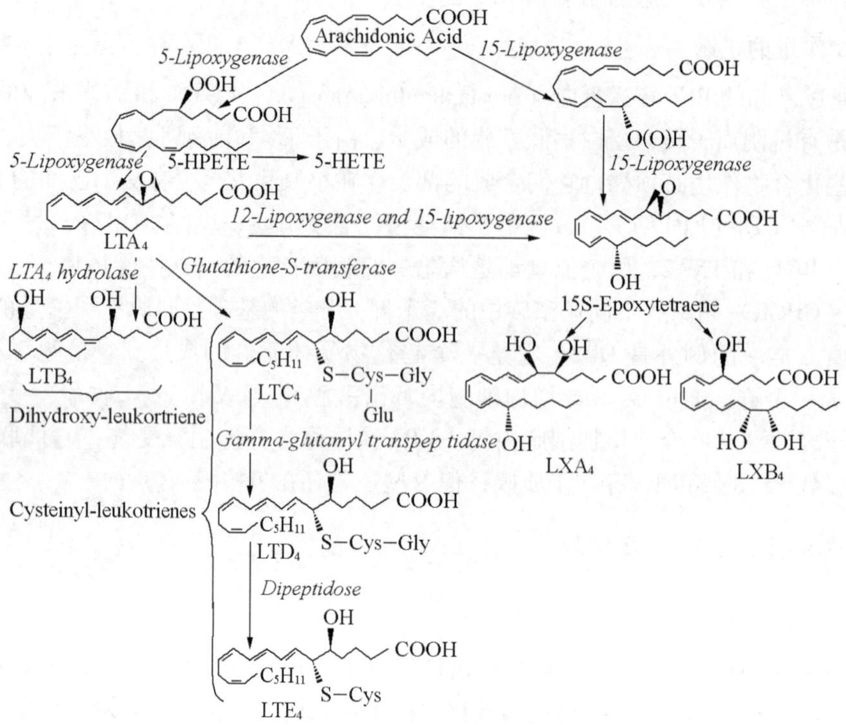

图 17-2-2 白三烯从花生四烯酸的生物合成途径

性肺损伤、胃溃疡、肝损伤、创伤与休克等。本节只介绍与炎症相关的作用。

1. 炎症部位的 LTs 在各种炎症部位有大量的 LTs 存在。例如，动物实验性炎症模型，当用抗原攻击豚鼠和大鼠肺或腹腔的时候，在肺提取液或腹腔洗出液中可检测到大量的 LTs；采用角叉菜胶诱导大鼠胸膜炎时，在胸膜洗出液也含有大量的 LTs；在大鼠皮下植入含刺激物的海绵后，其海绵提取液内的 LTs 含量也大大增加。还有，在人的实验性炎症模型中，当用过敏性物质刺激人的皮肤或眼结膜时，皮肤的洗出液或眼水中含有大量的 LTs。另外，在人的炎症疾病中，如支气管哮喘、急性呼吸窘迫综合征、过敏性鼻炎、风湿性关节炎、痛风、银屑病、麻疹、接触性皮炎，在各种洗出液或渗出液中，均含有大量的 LTs。

2. LTs 与炎症有关的作用

（1）对微血管的作用：LTs 对微血管的作用表现在血管的舒缩和血浆外渗方面。①血管的舒缩：依种属的不同，肽类 LTs 可以使微血管产生舒张或收缩的变化。如在人的皮内注射 LTC_4 和 LTD_4 可造成疹块和发红反应。使用 LTD_4 可促进人的皮肤和鼻黏膜血液循环。这些均表明肽类 LTs 可促进人的血管扩张。相反，在豚鼠皮内注射 LTC_4 和 LTD_4 则可引起血管收缩。同样，肽类 LTs 也可引起仓鼠颊囊末端小动脉收缩。LTB_4 对小动脉作用则不明显。②血浆外渗：在人的皮内注射 LTs 和 LTB_4 可引起血浆外渗。在猪和豚鼠皮内注射 LTC_4、LTD_4 和 LTE_4 会引起血浆外渗。肽 LTs 也可造成仓鼠颊囊血浆外渗。在仓鼠眼结膜局部使用 LTC_4 和 LTD_4 时，也可引起血浆外渗，但 LTE_4 活性较低，LTB_4 则没有活性。

（2）对细胞的作用：LTs 对细胞的作用表现在对细胞的趋化和分泌方面。①趋化作用：LTB_4 能促进动物和人的中性粒细胞、嗜酸性粒细胞、巨噬细胞和淋巴细胞亚型的运动。兔静脉注射 LTB_4 促进中性粒细胞与血管内皮细胞的黏附，引起快速但可逆的白细胞减少症。在仓鼠颊囊局部使用 LTB_4 引起中性粒细胞与内皮细胞黏附增加、细胞向血管外游走。肽 LTs 诱导嗜酸性粒细胞进入气道组织。②分泌功能：LTB_4 可诱导人和兔的中性粒细胞发生脱颗粒。类似的实验也表明，在细胞松弛素存在下，LTB_4 能刺激人和动物白细胞分泌溶酶体酶。LTB_4 可刺激人中性粒细胞超氧阴离子的产生。LTC_4 可诱导豚鼠腹腔巨噬细胞释放超氧阴离子和过氧化氢。LTC_4 和 LTD_4 可刺激巨噬细胞和内皮细胞分泌前列腺素类物质。

（3）LTs 与哮喘有关的作用：①对气道平滑肌的作用：LTs 是目前发现的强效的支气管收缩剂之一，但存在种属差异。大鼠和兔的平滑肌对 LTC_4 和 LTD_4 没有反应，豚鼠、猴和人的平滑肌对它们反应很敏感。在人离体支气管上，LTC_4 和 LTD_4 收缩平滑肌的强度为组胺 1000 倍，LTE_4 的作用低于 LTC_4 和 LTD_4，但作用时间较长，LTB_4 也有作用，但快速脱敏。正常人吸入 LTs 后，LTC_4 和 LTD_4 比组胺强 1000~5000 倍，且作用时间比组胺长，LTE_4 的作用仅为 LTD_4 的 1/10，但维持时间较长，哮喘患者对肽 LTs 反应比正常人更强。此外，LTs 可刺激平滑肌过度生长。②对气道分泌的作用：LTs 也是强效的黏液高分泌的诱导剂。在体外，LTC_4 和 LTD_4 对人气管黏液分泌的作用比甲基胆碱强 10 倍。在体内，LTC_4 和 LTD_4 促进狗气管的黏液分泌，对于猫需较高剂量才引起类似的分泌作用。

（四）LTs 的作用机制

LTs 通过作用于存在于细胞膜上的 LTs 受体发挥它们的生物学作用。已鉴定出 4 种类型 LTs 膜受体。在白细胞上，高亲和力 B-LT_1 受体结合低于 10^{-9}摩尔浓度的 LTB_4，引起百日咳毒素敏感的 Gi 偶联的趋化反应。高浓度的 LTB_4 通过 Gq 偶联，刺激中性粒细胞的分泌。B-LT_2 受体与 LTB_4 结合的亲和力比 B-LT_1 低得多，组织分布很广，但它的功能尚不清楚。半胱氨酸 LTs 受体的两个亚型，$CysLT_1$ 和 $CysLT_2$ 介导 LTC_4 和 LTD_4 的作用。$CysLT_1$ 是在气道、平滑肌细胞和血管内皮细胞中发现的，分别促进支气管收缩和上调细胞黏附分子。$CysLT_1$ 还能充当尿苷二磷酸的受体，其意义尚待确定。$CysLT_2$ 起初在肺静脉样品中发现，并在脾、心脏的浦肯野细胞和肾上腺中检测到。在这些组织中 LTs 的功能还不清楚，BLT 受体和 CysLT1 受体已经被克隆，它们均属于 7 次跨膜的 G 蛋白偶联受体家族。

三、血小板活化因子的来源、作用及机制

（一）血小板活化因子的来源

血小板活化因子（platelet activating-factor，PAF）是迄今最强的磷脂类炎症介质，1972 年首次报道。PAF 可由许多细胞产生，如嗜碱性粒细胞、嗜酸性粒细胞、中性粒细胞、巨噬细胞、肥大细胞、血小板、血管内皮细胞、淋巴细胞等，也可由肾、心脏、脾、肺、肝等器官产生。PAF 是一个 1 位以醚链连接长碳链、2 位连接乙酰基、3 位连接磷酸胆碱的甘油酯，在体内有两条合成途径。其一是膜磷脂经 PLA_2 作用水解掉 2 位的花生四烯酸残基，生成溶血 PAF（lyso-PAF），再经乙酰辅酶 A 依赖的乙酰转移酶作用，将 2 位羟基乙酰化，生成 PAF，故称之为去酰化-再酰化途径，又称为再修饰（remodeling）途径。其二是从烷基甘油磷酸开始，经乙酰转移酶、磷酸胆碱转移酶等作用，最终合成 PAF，故称之完全合成（de novo）途径。前一种途径与炎症密切相关，后一种途径在于维持正常的生理功能（图 17-2-3）。

（二）生物学作用

最初发现 PAF 生物学功能是强效的血小板聚集和释放作用。之后不断发现 PAF 与很多疾病的病理生理过程密切相关，如哮喘，急性呼吸窘迫综合征、关节炎、肾小球肾炎、缺血性肠坏死、胰腺炎、溃疡病，心肌和脑血管缺血，移植排斥、荨麻疹、过敏性休克、中毒性休克、动脉硬化等。本

节重点叙述与炎症相关的内容。

1. 炎症部位的 PAF　多数实验证明 PAF 在炎症部位的含量明显升高，如气管炎患者气道内 PAF 含量高于正常人。花粉症患者鼻腔用抗原刺激后分泌物中 PAF 含量增加。佛波酯诱发大鼠胸膜炎后积液中 PAF 含量增加。抗原致敏的嗜碱性粒细胞可释放 PAF。

2. PAF 与炎症有关的作用

（1）对微血管的作用：PAF 明显增加血管通透性，其强度为组胺的 10^3 ~ 10^4 倍。

（2）对细胞的作用：①趋化作用：PAF 对中性和嗜酸性粒细胞有明显的趋化作用。给兔静脉注射 PAF 可由于细胞聚集引起血小板和中性粒细胞减少症。②分泌功能：PAF 引起中性粒细胞脱颗粒、释放溶酶体酶，产生超氧阴离子。③黏附作用：PAF 可引起中性粒细胞和血管内皮细胞的黏附。

3. PAF 与哮喘有关的作用

（1）对气道平滑肌的作用：给豚鼠静脉注射或吸入天然、半合成或合成 PAF，均能诱导支气管收缩。

（2）对气道分泌的作用：给豚鼠静脉注射 PAF，可导致支气管黏液分泌增加。

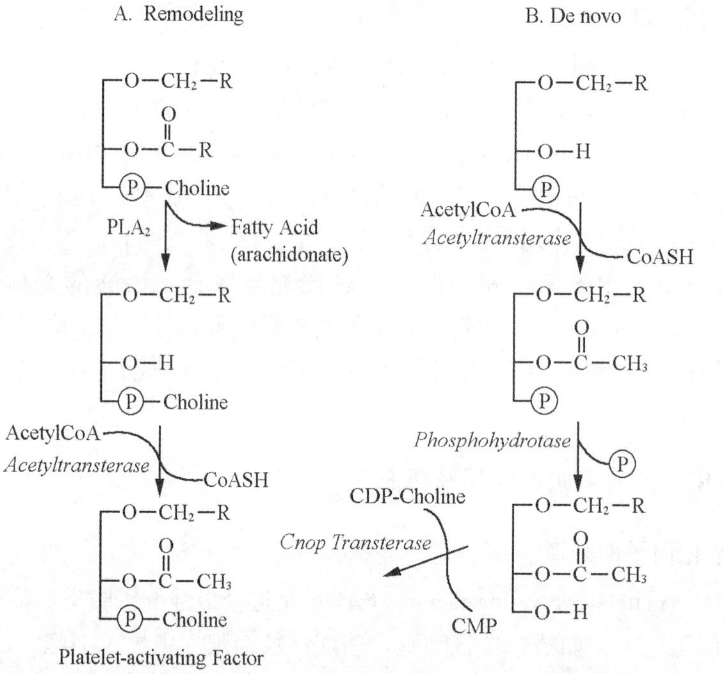

图 17-2-3　PAF 再修饰（remodeling）和完全合成（*de novo*）的生物合成途径

（三）受体和信号传导机制

采用［3H］PAF 进行的放射配基受体结合研究证明了 PAF 受体的特征。PAF 受体显示与具有 7 个跨膜片段的 G 蛋白偶联受体的同源性。若干丝氨酸、苏氨酸和酪氨酸残基存在于细胞质一侧，它们能够作为磷酸化的位点。从豚鼠肺已经克隆了 PAF 受体。

1. PAF 受体信号途径　PAF 与它的受体的相互作用激活若干跨膜信号机制已明确。例如，PAF 通过磷脂酶 C、磷脂酶 A_2 和磷脂酶 D 激活磷脂的转化。此外，它还刺激蛋白激酶，例如蛋白激酶 C（PKC）和酪氨酸激酶。

2. 磷脂酶C介导的转化 PAF在一些细胞刺激多磷酸肌醇（PPI）的转化。在PAF攻击的5～10秒内IP3的水平增加了若干倍，同时有二酰甘油的增加。另外，也观察到IP4和IP5的增加。PAF刺激磷脂酶C介导的PPI的转化是一个受体依赖的过程，一些受体拮抗剂（如CV-6209，BN-52021）显示抑制这个过程。

PAF可能通过一个IP3介导的途径增加细胞内钙。PAF引起的细胞内钙的增加，有约1/4是由于IP3诱导的钙离子动员。这意味着PAF诱导的细胞内钙的增加主要通过钙离子的内流。

3. 磷脂酶A_2介导的转化 在很多细胞和组织内，PAF引起花生四烯酸和它的前列腺素代谢产物的生成。这是通过激活PLA2发生的，它在磷脂的2-位碳上脱脂肪酸酰基。PAF受体拮抗剂抑制这个反应，提示PAF受体和PLA2之间的有密切关系。

4. 磷脂酶D介导的转化 PAF信号还存在对PLD的作用。PLD可能与产生二酰甘油相关。二酰甘油能够激活PKC，或者被代谢为游离脂肪酸（如花生四烯酸）。在通过PAF的产生二酰甘油方面，PLC和PLD的相对贡献尚待确定。

5. G蛋白可能的作用 对克隆PAF受体的研究表明：这个受体与其他G蛋白偶联的受体有同源性。此外，证据还表明：①PAF刺激GTP酶的活性；②GTP引起PAF结合的移动；③在很多系统中，百日咳毒素抑制PAF刺激的反应，如磷脂转化。

6. 酪氨酸激酶和蛋白激酶C 研究表明在PAF应答的细胞有磷酸肌醇转化发生，也有PKC被DG激活。另外，PAF还可通过酪氨酸磷酸化蛋白刺激酪氨酸激酶。在血小板，PAF引起若干蛋白，包括50-kD、60-kD、70-kD、82-kD和300-kD蛋白的酪氨酸磷酸化。这个反应能够被PAF受体拮抗剂阻断。在人的中性粒细胞，PAF刺激若干蛋白（41-kD、54-kD、66-kD、104-kD和116-kD）的酪氨酸磷酸化。其中66-kD、116-kD和104-kD蛋白的磷酸化可被百日咳毒素所抑制，这可能表明毒素敏感的G蛋白在这些蛋白磷酸化中的作用。

7. PAF信号的失敏 在很多的系统中，细胞与PAF接触后有时没引起应有的反应，称为失敏。例如：在血小板中可以观察到PAF的失敏，此时［^{3}H］PAF的结合受到影响，而且相关的反应，如聚集，PLC的激活（PPI转化），蛋白磷酸化和钙离子的动员，也受到影响。在中性粒细胞，失敏表现在颗粒分泌和钙离子动员方面。各种细胞和组织对PAF的失敏好像是一种共同的现象。但发生的机制还有待确定。可能有以下方面原因。通过PAF受体的内化可造成受体的下调。失敏可能与受体磷酸化的某些环节相关。G蛋白、PKC、或酪氨酸激酶也影响PAF受体信号传导的调节。这些途径之间的相互关系还很少了解。另外，PAF已被证明可抑制腺苷酸环化酶的活性。而细胞cAMP升高又抑制PAF信号反应，例如磷脂酰肌醇的转化。

8. PAF受体信号和基因表达 PAF可诱导早期反应基因，如诱导c-fos在人的单核细胞、神经母细胞、A-431细胞、淋巴母细胞的表达。采用PAF受体拮抗剂可阻断其表达。失活的代谢产物lyso-PAF则不诱导表达，表明PAF诱导这些基因的表达是一个受体依赖的现象。PKC的激活剂PMA和PAF在c-fos表达上显示协同作用，提示这个过程涉及PKC。PKC的抑制剂、癌基因活化抑制剂和酪氨酸激酶抑制剂、金雀异黄素（genistein），两者均抑制PAF刺激的c-fos基因的表达。表明PKC和酪氨酸激酶二者在PAF引起基因表达中的作用。这些说明PAF受体偶联的信号转导途径可能为基因表达提供信号。

四、细胞因子的作用及机制

（一）细胞因子的作用

细胞因子（cytokine）是小分子、非结构性蛋白，分子量范围是8～40kD。最初依据细胞来源被称为淋巴因子和单核因子。而后因为几乎所有的有核细胞都能合成这些蛋白，又能对它发生反应，故采用“细胞因子”一词。依据它们的生物学活性，而不是按照氨基酸序列基元或三维结构，将它们分成不同类型。

细胞因子与激素有所不同。首先，激素基本上是由高度特异的组织组成性表达，但细胞因子几乎由所有的细胞合成。其次，激素是某种细胞主要的合成产物（胰岛素，甲状腺素，肾上腺皮质激素），而细胞因子在一种细胞的合成产量中占相当少的数量。另外，激素是应对平衡控制信号反应表达的，很多信号是日周期的组成部分。相反，大多数细胞因子基因在通常情况下是不表达的，受到某些有害刺激才表达。

1979 年第二届淋巴因子国际会议将介导白细胞间相互作用的一些淋巴因子统一命名为白介素（interleukin，ILs），并按发现顺序加上阿拉伯数字。其他细胞因子还保持它们原来的生物学描述，如肿瘤坏死因子（TNF）。另一种鉴别某些细胞因子的方式是依据它们在感染和炎症中的作用。某些细胞因子明显促进炎症，被称为前炎症细胞因子，而另一些细胞因子抑制前炎症细胞因子的活性，被称为抗炎细胞因子。例如，IL-4、IL-10 和 IL-13 是 B 淋巴细胞的激活剂，但同时也是强效的抗炎剂。因为它们有抑制前炎症细胞因子（如 IL-1，TNF 和趋化因子）的基因表达的能力。

干扰素（IFN）-γ 是另一个多效性细胞因子。像 IFN-α 和 IFN-β 一样，IFN-γ 具有抗病毒活性。IFN-γ 也是导致细胞毒 T 细胞途径的激活剂。但同时 IFN-γ 又被认为是一个前炎症细胞因子，因为它增加 TNF 的活性和诱导 NO。

前炎症细胞因子介导的炎症过程涉及一些基因产物的级联反应，其一是在炎症中上调小分子介质编码基因。例如，磷脂酶 A_2（PLA_2），COX-2，和 iNOS 等前炎症基因。这些基因编码的酶，可以增加 PAF，LTs，PGs 和 NO 的合成。另一类是趋化因子的前炎症基因，产物是一类小肽（8kD），其作用是使白细胞易于脱离血循环而进入组织。

抗炎细胞因子阻断这个过程或至少抑制这个级联反应的强度。如 IL-4，IL-10，IL-13 和转化生长因子（TGF）-β 等细胞因子能够抑制 IL-1，TNF，趋化因子和血管黏附分子的生成。

（二）白介素-1

细胞因子的白介素-1（interleukin-1，IL-1）家族由 11 个成员组成，包括 IL-1α，IL-1β，IL-1Ra，IL-18，IL-33，IL-36Ra，IL-36α，IL-37，IL-36β，IL-36γ 和 IL-38，它们主要涉及调节感染的和无菌损害的炎症反应。IL-1 是一类分子量为 15 ~17kD 的细胞因子，包括 IL-1α 和 IL-1β 两种类型，二者有 25%氨基酸序列同源性，结合同一种 IL-1 受体。IL-1α 未加工的前体或加工后的蛋白能够结合到 IL-1R1 受体，均有活性。IL-1β 的前体没有活性，转化后才有。IL-1 可由多种细胞合成和分泌，最主要的是活化的单核/巨噬细胞，其他有树突状细胞、朗格汉斯细胞、内皮细胞、结缔组织细胞、成纤维细胞、神经胶质细胞、活化的 B 细胞等。

已经鉴定了两个 IL-1 结合蛋白（IL-1 受体，IL-1Rs）和一个 IL-1R 辅助蛋白（IL-1R-AcP）。两个 IL-1Rs 和 IL-1R-AcP 的细胞外域均是 Ig 超家族的成员，是由 3 个 IgG 类的域组成的，相互有明显的同源性。人的Ⅰ型和Ⅱ型 IL-1R 是位于染色体 2 的长臂上的。对 IL-1RⅠ和 IL-1R-AcP 的抗体阻断 IL-1 的结合和活性。IL-1R-AcP 对于 IL-1 信号是一个基础；在缺乏 IL-1R-AcP 的细胞，没有 IL-1 诱导的应激激酶激活发生，但是通过转染表达 IL-1R-AcP，这个反应可恢复。IL-1RⅡ含有一个由 29 个氨基酸组成的短的细胞质区域。IL-1RⅡ的作用好像一个假目标分子，特别是对 IL-1β。这个受体与 IL-1β 紧密结合，阻止了 IL-1β 与 IL-1RⅠ结合。IL-1RⅡ缺少信号转导的细胞质区域，使它成为一个功能负向受体。IL-1 结合到细胞后，几分钟之内就可以诱导某些生物化学反应。其详细机制尚不清楚。

一般认为 IL-1 不刺激磷脂酰肌醇的水解，也不引起细胞内钙的增加。早期的受体后结合包括与腺苷酸环化酶无关的鸟苷三磷酸的水解，腺苷酸环化酶的激活，磷脂的水解，神经酰胺的释放，

PLA_2AP 激活后通过细胞质 PLA_2 从磷脂释放 AA。IL-1 信号在不同的细胞有自己的特点。因此，受体后信号机制可能提供细胞的特异性。例如，在一些细胞中，IL-1 的信号产生生长因子的作用。在肾小球膜细胞中，信号与 MAPKp42/44 的丝氨酸/色氨酸磷酸化相关。

IL-1 诱导若干转录因子。IL-1 的大部分生物学作用发生在核因子 NF-κB 和 AP-1 核转位后的细胞，两个 NFs 对于很多 IL-1 诱导的基因是共同的。在 T 淋巴细胞和培养的肝细胞，加入 IL-1 增加 AP-1 的两个成分 c-jun 和 c-fos 的核结合。与 NF-κB 相似，AP-1 的部位存在于很多 IL-1 诱导的基因的启动子区域。IL-1 还通过激活两个新 NFs（jun-1 和 jun-2）增加 c-jun 的转录，它们结合到 c-jun 基因的启动子和刺激 c-jun 转录。

IL-1 可诱导 COX-2 的转录，对 COX-1 的产生没有影响。受 IL-1 刺激的细胞可产生大量 PGE_2，IL-1 的很多生物学活性实际上是由于 PGE_2 生成增加造成的。与对 COX-2 的诱导类似，IL-1 还刺激诱导型 PLA_2 的转录，继而引起 AA 释放。在很多细胞 IL-1 还促进 LTs 的合成。

（三）肿瘤坏死因子

肿瘤坏死因子（tumor necrosis factor，TNF）也是一种细胞因子，早在 19 世纪末就发现了它的这种杀伤肿瘤的作用，1985 年定名。TNF 超家族由 19 个配体组成，这个超家族的成员是 TNF-α、TNFβ、lymphotoxinβ（淋巴毒素 β）、CD40L、FasL、CD30L、4-1BBL、CD27L、OX40L、TRAIL（TNF 相关的凋亡诱导配体，TNF-related apoptosis-inducing ligand）、LIGHT、RANKL（NF-KL 配体的受体激活剂，receptor activator of NFκB ligand）、TWEAK（TNF 相关的凋亡弱诱导剂）、APRIL（增殖诱导的配体，proliferation-inducing ligand），BAFF（B 细胞激活因子，B-cell activating factor）、VEGI（血管内皮细胞生长抑制剂，vascular endothelial cell-growth inhibitor）、EDA-A1（外异蛋白 A）、EDA-A2、和 GITRL。这 19 个成员结合 29 个不同的受体，另外 3 个 TNF 受体（即 TNFRSF22-mDcTRAILR2/TNFRH2，TNFRSF23-mDcTRAILR1/TNFRH1，TNFRSF26-mDcTRAILR3）只在小鼠中鉴别出。人的 TNF-α 是由 3 个 17kD 分子组成的三聚体，人和鼠氨基酸序列有 79%同源性，TNF-β 分子量为 21 ~24kD，人与鼠有 30%同源性，TNF-α 与 TNF-β 结合同一受体。TNF-α 主要由巨噬细胞产生，LPS 是较强的刺激剂，T 细胞和天然杀伤（NK）细胞在某些刺激剂作用下也可分泌 TNF-α；TNF-β 主要由活化 T 细胞产生，刺激剂为抗原和丝裂原。

TNF 信号转导中，有很多途径是与 IL-1 二者分享的。尽管 TNF 和 IL-1 的受体明显不同，但受体后的事件却惊人地相似。这样，发现 TNF 和 IL-1 激活同样的基因是不奇怪的。然而，当采用同样的细胞和激活同样的基因时，IL-1 不导致细胞程序性死亡，而 TNF 却导致细胞程序性死亡。对于成纤维细胞，IL-1 和 TNF 诱导 IL-8，但在放线菌素（actinomycin）或放线菌酮（cycloheximide）存在下，TNF 诱导细胞凋亡，而 IL-1 则不诱导。IL-1 经常与 TNF 协同诱导 NO，在这种条件下，NO 介导细胞死亡。与 IL-1 不同，TNF 受体是同二聚体和三聚体，因此，激酶的募集有些不同。TNFp55 受体的细胞质区域含有“死亡区域”，他可募集启动细胞程序性死亡的细胞内分子。在 IL-1R Ⅰ 和 IL-1R-AcP 细胞质区域没有这种死亡区域。

有两种 TNF 受体，p55 受体和 p75 受体。尽管 TNF 结合和启动两种受体，但这些受体的细胞内区域募集不同的蛋白，进一步转导不同的信号。在某种情况下，p55 受体细胞内区域与细胞死亡途径相联系，而 p75 则不是这样。两种受体都导致 NF-κB 转位到核，而它们结合到不同基因的启动子区域。不同的是 p55TNF 受体（TNFR）能够激活导致程序性死亡的信号。p55TNFR 具有所谓的死亡区域，募集称为 MORT-1 的蛋白。一个称为 TNFR 相关因子的细胞内蛋白家族涉及这个过程。目前发现有 6 个或 8 个 TNFR 相关因子。p55 细胞内区域还募集称为 TNFR 相关死亡区域（TRADDs）的细胞内蛋白。TRADDs 的过渡表达导致细胞死亡。TRADDs 也激活细胞内半胱氨酸蛋白酶 caspase 家族，这个家族也是 TNF 细胞死亡信号途径的一部分。

（四）白介素-6

白介素-6（interleukin-6，IL-6）细胞因子家族成员包括 IL-6、IL-11、IL-27、IL-31、白血病抑制因子（LIF）、抑癌蛋白 B（OSM）、睫状神经营养因子（CNTF），心肌营养素细胞因子（CLC）。

IL-6 是一个分子量为 26kD 的磷酸化的糖蛋白。是由各种类型淋巴和非淋巴细胞包括 T 和 B 淋巴细胞、单核细胞、成纤维细胞、角质细胞、内皮细胞、肾小球系膜细胞和一些肿瘤细胞产生的。它是一个经典的前炎症细胞因子，在正常细胞炎症过程，宿主免疫反应和细胞生长调节中是重要的；但是，它在一些人的自身免疫和慢性炎症疾病中，包括类风湿性关节炎、多硬化症和克罗恩病起到重要的介导作用。另外，IL-6 牵扯到各种人的癌症，从乳腺癌、卵巢癌、黑色素瘤到多发性骨髓瘤。

IL-6 有它独特的受体系统传递信号。它与细胞表面的Ⅰ型受体复合物称为 IL-6Rα 作用，复合物是由与糖蛋白结合的配体和作为信号转导成分的糖蛋白 130（gp130，也称 CD130）组成的。存在两种类型的 IL-6 受体，也就是细胞膜的低亲和力 IL-6 受体（IL-6R），在和 IL-6 结合后与 gp130 形成复合物，开始细胞内信号（经典信号）。可溶性 IL-6 受体（sIL-6R），它与 IL-6 结合，然后与膜受体 β 链-gp130 作用，导致信号转导（跨膜信号）。在正常情况下 gp130 被细胞广泛表达，IL-6R 只在选择的细胞表达，如肝细胞、中性粒细胞、单核细胞、巨噬细胞、T 和 B 淋巴细胞。

IL-6 的信号转导涉及三条途径，第一是激活 JAK 酪氨酸激酶家族成员。这些激酶的激活依次导致酪氨酸磷酸化和信号转导和转录激活因子（STAT3）的激活。第二是激活 Ras 蛋白。Ras 激活导致 MAPK 的超磷酸化和它的丝氨酸/苏氨酸激酶活性增加。然后 MAPK 激活转录因子。第三是磷酸肌醇-3 激酶（PI3K）-蛋白激酶 B（PkB）/Akt 途径，由于 JAK 能够磷酸化 PI3K 酶。这个酶将某些磷脂酰肌醇酯变成 4，5 二磷酸磷脂酰肌醇（PIP2）和 3，4，5 三磷酸磷脂酰肌醇（PIP3）。PIP3 依次磷酸化和激活丝氨酸/苏氨酸激酶 PkB/Akt，它被募集到胞质膜。激活的 Akt 磷酸化一些下游靶点，上调细胞存活信号途径。

（五）白介素-4/白介素-13

白介素-4/白介素-13（interleukin-4/interleukin-13，IL-4/IL-13）是紧密相关的短链 4 螺旋束细胞因子家族成员，它们有共同受体亚单位，但显示在氨基酸水平只有 25%相同，说明影响受体结合的结构不同。

IL-4 是一个 30kD 的蛋白，主要由成熟的 Th2 细胞、肥大细胞、B 细胞和基质细胞产生。在诱导 CD_4^+T 细胞分化为 2 型细胞和抑制 1 型细胞发育中起关键作用。IL-4 能够依赖环境通过不同的信号途径调节细胞存活。IL-4 具有细胞类型特异性，例如，它促进成纤维细胞和内皮细胞的增殖，而对肿瘤细胞如肾、乳腺和结肠癌细胞有抗增殖作用。IL-4 具有双相作用；体内低剂量对新血管生成有弱诱导作用，而高剂量作用于内皮细胞抑制血管生成。低剂量刺激内皮细胞游走，而高剂量抑制游走。

IL-13 是一个 10kD 蛋白，通过 IL-13 受体介导它的作用。受体表达在人 B 细胞、嗜碱性粒细胞、肥大细胞、内皮细胞、成纤维细胞、单核细胞、巨噬细胞、呼吸道上皮细胞、平滑肌细胞。采用重组 IL-13 促进巨噬细胞的发育和功能，依次调节前炎症细胞因子如 IL-6、TNFα、IL-12 和抗炎症细胞因子 IL-10 的生成。这个细胞因子在体外和体内抑制炎症介质如 IL-1、TNFα、IL-6 在小神经胶质细胞生成，调节炎症反应。

IL-4 或 IL-13 信号是通过两个类型异源二聚体跨膜受体复合物开始的。Ⅰ型受体结合 IL-4，由 IL-4R 两和 γc 亚单位组成，Ⅱ型受体结合 IL-4 和 IL-13，由 IL-4R，和 IL-13R 个类亚单位组成。它们的信号强度和动力学不同。信号的不同部分是由于两个细胞因子特异结合方式不同。IL-4 结合Ⅱ型受体复合物的 IL-4Rα 亚单位，而 IL-13 结合同样受体的 IL-13Rα1 亚单位。在生物学作用上的不同是由于 IL-4Rα 亚单位是与 I 型受体复合物的 γc 亚单位二聚化，IL-13 不能与它结合。两个细胞因子激活 JAK/STAT 信号。

（六）白介素-17

白介素-17（interleukin-17，IL-17）是 1995 年克隆和鉴定的细胞因子。IL-17 主要由 CD_4^+T 细胞产生，已经明确表达 IL-17 的 CD_4^+ 细胞为新的辅助 T 细胞 Th17 亚群。IL-17 涉及炎症过程，刺激 IL-6，IL-8，和 PGE_2 生成，通过诱导基质细胞表达 GM-CSF 间接涉及造血细胞生成。已有报道 IL-17 与类风湿性关节炎、多发性硬化症、肺部炎症、哮喘、肾损伤、系统性红斑狼疮相关。

IL-17 是一个 153 个氨基酸的多肽，与 IL-17A 有同义密码子，是 IL-17 家族的成员。IL-17 家族另外的 5 个成员也已被识别，称为 IL-17B-IL-17F。所有 IL-17 家族成员，除了 IL-17B，作为二聚体结合到 IL-17 受体发挥生物学活性。IL-17 受体家族由 5 个成员组成：IL-17RA，IL-17RB，IL-17RC，IL-17RD 和 IL-17RE。广泛表达的 IL-17RA 受体与其他 IL-17 受体亚型形成同源和异源二聚体。这些细胞因子与多聚体受体结合导致 MAPK 激酶和 NF-κB 途径的激活，导致前炎症细胞因子，趋化因子和金属蛋白酶的表达。

（七）白介素-23

白介素-23（interleukin-23，IL-23）是 IL-12 细胞因子家族的成员，是一个异源二聚体细胞因子，由 IL-12p40 亚单位和 p19 亚单位组成。IL-23 主要由在外周组织（如皮肤、肠黏膜和肺）内激活的巨噬细胞和树突细胞分泌。IL-23 涉及一些自身免疫炎症疾病如结肠炎，胃炎，银屑病和关节炎。IL-12 和 IL-23 具有相似的结构，但是 IL-12 和 IL-23 的生成需要 NF-κB 被不同的信号刺激完成。他们在 Th 细胞分化上的作用也是不同的。IL-12 诱导 Th1 细胞分化，它对某些条件下自身免疫反应有保护作用。IL-23 增加和稳定 CD_4^+ 记忆 T 细胞（Th17 细胞），这种细胞产生 IL-17。IL-17 可刺激其他细胞因子如 IL-1、IL-6、TNFα、一氧化氮合酶-2 和炎症趋化因子的生成。

IL-23 亚单位 p19 是被抗原提呈细胞，T 细胞和内皮细胞表达的。p40 是抗原提呈细胞如单核细胞，巨噬细胞和 DCs 表达的。生物活性 IL-23 的形成需要在细胞内合成亚单位 p40 和 p19。IL-12 和 IL-23 通过它们共同的 p40 亚单位结合到 T 细胞和 NK 细胞的 β1 受体。IL-23 结合到 IL-23R 和 IL-12Rβ1，但不与 IL-12Rβ2 结合。IL-23p19 与 IL-23R 结合。IL-12p40 与 IL-12Rβ1 而不是 IL-12Rβ2 结合。IL-23 信号途径由两个受体链和信号蛋白组成：Jak2、Tyk2、STAT3 和 STAT4。IL-23 由 Jak 激酶（Jak2 和 Tyk2）磷酸化和激活 STAT3 和 STAT4。受体复合物的刺激激活 Jak2 和 Tyk2，导致受体复合物的磷酸化和 STATs 锚定部位的形成。STATs 接续磷酸化，二聚化和转位到核，然后激活靶基因。STAT4 的磷酸化是增加 IFNγ 生成和下面 Th1 细胞分化的基础，而 STAT3 磷酸化是 Th17 细胞发育的基础。

五、趋化因子的作用及机制

（一）趋化因子的作用

趋化因子（chemokine）是一类 70~125 个氨基酸的碱性蛋白，分子量范围 6~14kD。大部分是由细胞分泌的，少数是在细胞表面表达的。趋化因子之间序列同一性相当低，但它们的三维结构非常相似。趋化因子像单聚体一样起作用。大多数趋化因子含有至少 4 个半胱氨酸，形成两个二硫键，一个在第一和第三半胱氨酸之间，一个在第二和第四半胱氨酸之间。基于第 1、2 两个半胱氨酸之间氨基酸的数目，趋化因子分为 CC、CXC、或 CX3C 组。每个趋化因子与受体相互作用的两个区域是在第二和第三个半胱氨酸主干上一个暴露的环，被认为是趋化因子和它们的受体间低亲和力结合所需要的，在半胱氨酸之前的氨基端部分是变化的区域。氨基端结合部位与受体结合后的信号相关，氨基端的长度和氨基酸组成决定了一个趋化因子是否与一个受体以高亲和力结合，结合是否具有激动或拮抗作用。系统的趋化因子命名基于它们半胱氨酸亚类来源，接“L”（ligand）和号数，号数与相应的基因命名的号数相同。因为趋化因子受体限定为单一趋化因子亚类，趋化因子受体的命名来源于趋化因子亚类特异性，接“R”（receptor）和号数。根据氨基端区域是否存在三肽基序即谷氨酸-亮氨酸-精氨酸（ELR），CXC 趋化因子进一步分类。ELR^+趋化因子对于髓样的细胞是特异的，而ELR^-趋化因子吸引各种白细胞。

趋化因子是小的化学吸引肽，结构上与它们同源的受体很相似。很多相近的受体结合后激活的信号转导途径也很相似。但是，每一种趋化因子特异的表达、调节和受体结合的类型造成了功能上的多样性，它们使趋化因子在不同的过程中起作用，如器官形成，红细胞生成，神经元与小胶质细胞间的联系和白细胞游走。

（二）趋化因子受体

趋化因子受体是 7 个螺旋 G 蛋白偶联的受体，含有 340～370 氨基酸长度，25%～80%氨基酸相同，共同的特征包括一个酸性的氨基端，在细胞内第二个环上有一个保守的 10 个氨基酸的序列，在 4 个细胞外区域中每个有一个半胱氨酸。

（三）趋化因子的功能

趋化因子与其受体结合在体内和体外受到了广泛的研究。趋化因子与细胞的趋化作用相关，浓度较高时他可诱导细胞表达其受体。趋化因子的受体具有跨膜区域，以类似于黏附分子的方式引起黏附和游走。大多数趋化因子是分泌型的，这些碱性蛋白通过与负电荷的葡糖胺聚糖作用固定在细胞或细胞外基质表面。而且，特异的趋化因子以不同的亲和力结合不同类型的葡糖胺聚糖。葡糖胺聚糖的类型能随着细胞的类型、部位和炎症状态而变化。因此，这种选择性可能是一种调节方式，它决定趋化因子在某些组织或炎症状态下的不同功能。另外，趋化因子与葡糖胺聚糖结合，可能有利于形成浓度梯度。在趋化因子产生部位形成多聚体。因此，在靠近炎症和游走刺激剂部位存在高浓度的趋化因子，吸引白细胞向这个部位移动。

一些趋化因子还有其他特异的作用，包括细胞形态的变化，引起中性粒细胞、嗜碱性粒细胞和嗜酸性粒细胞释放氧自由基、组胺和细胞毒蛋白。某些趋化因子能够启动整合素依赖的、血管壁对滚动白细胞的牢固黏附，这是白细胞游走到炎症部位的一个重要步骤。IL-8 和单核细胞化学吸引蛋白（MCP)-1 在体外能够启动 β 体外整合素介导的单核细胞对表达 ICAM-1 的细胞的牢固黏附。

（四）趋化因子受体结合后的信号转导

趋化因子受体结合后下游的信号转导大部分通过百日咳毒素敏感的 G 蛋白偶联。G 蛋白的下游，受体结合导致激活很多细胞内的途径。除了低亲和力的受体，所有趋化因子受体结合的结果，是磷脂酰肌醇特异的磷脂酶 C 的激活，通过三磷酸肌醇和二酰基甘油酯动员细胞内钙库，导致细胞内游离钙的短暂增加和激活蛋白激酶 C。在中性粒细胞，这两个步骤与脱颗粒和超氧阴离子生成相关，而与游走不相关。小 GTP 酶激活导致形态改变，牢固黏附和趋化反应的细胞骨架变构。CXCR1 激活磷脂酶 D，导致人的中性粒细胞形成超氧阴离子。MAP 激酶，如 ERK2，蛋白激酶 B，和若干转录因子，也被受体结合所上调。磷脂酰肌醇-3-羟基激酶（PI3K）是被 Gβγ 激活的，小 GTP 酶、SRC 相关的酪氨酸激酶和磷酸酪氨酸结合到 PI3K 的 SH2 区域，在趋化因子信号转导上可能有重要作用。

（五）趋化因子和趋化因子受体的特异性

趋化因子和趋化因子受体在特异性上有广泛的变化。某些趋化因子只能结合一种受体，反之亦然。其他的配对形式包括结合两个或三个趋化因子的受体。很多其他受体和趋化因子更为复杂。总之，涉及炎症细胞游走和激活的趋化因子和受体倾向于参与交搭的和多项的配对，涉及自我平衡归巢的趋化因子和受体倾向于排它的相互作用。很多诱导炎症 CC 趋化因子的基因位于人的 17 号染色体，所有 ELR+CXC 趋化因子位于 4 号染色体，ELC 和 SLC 位于 9 号染色体，MDC 和 TARC 位于 16 号染色体。

趋化因子的发展相对较晚，导致种属间趋化因子和受体差异较大。因此要小心解释动物研究中的发现，尽管它经常对理解人的趋化因子和受体作用有益。

（六）趋化因子的表达和诱导

趋化因子是以两种特征性类型之一的方式表达的。涉及自身平衡移动的趋化因子，在组织特异的部位被很多类型细胞组成性表达，为这些区域的自身平衡归巢服务。相反，炎症趋化因子仅仅在特定的条件下被炎症细胞因子特异地诱导表达。一般来讲，LPS，IL-1β 和 TNF-α，广泛诱导各种类型细胞表达炎症趋化因子，而其他炎症介质诱导更特异的反应。Th1 的反应通过巨噬细胞、中性粒细胞、和 Th1 之间相互作用产生特征性的炎症作用，从而产生细胞因子 IFN-γ 和 IL-12。Th2 反应产生过敏作用，涉及嗜酸性粒细胞、肥大细胞、嗜碱性粒细胞和 Th2，从而产生细胞因子 IL-4 和 IL-13。IFN-γ 诱导一系列趋化因子的表达，作用于募集的单核细胞、中性粒细胞和 Th1 淋巴细胞，而 IL-4 和 IL-13 诱导单核细胞趋化蛋白-1（monocyte chemoattractant protein-1，MCP-1），嗜酸性粒细胞活化趋化因子（eotaxin），T 细胞活化蛋白（T-cell-activation protein-3，TCA-3），胸腺及和活化相关的趋化因子（thymus-and activation-related chemokine，TARC）和巨噬细胞衍化的趋化因子（macrophage-derived chemokine，MDC），它们导致 Th2 类型细胞的募集。IL-4 和 IFN-γ 可相互拮抗趋化因子的诱导。只有激活的效应淋巴细胞通常对炎症趋化因子起反应，因为天然的细胞一般不表达对这类趋化因子的受体。

（七）趋化因子受体表达的类型

趋化因子受体有两种表达的类型，一种是在少量白细胞类型表达；另一种是在多种细胞广泛地表达。CXCR4 存在于 T 细胞、B 细胞、单核细胞、中性粒细胞及血中衍生的树突状细胞等，是广泛表达的趋化因子受体。CXCR1 和 CXCR2 在大多数白细胞表达，但好像仅对中性粒细胞、单核细胞、巨噬细胞和肥大细胞有功能上的意义。CXCR3、CXCR5 和 CXCR6 仅在淋巴细胞系列表达。CCR1、CCR2 和 CCR4-CCR10 主要表达在淋巴细胞、单核细胞和单核细胞衍生的树突状细胞。CCR3 表达类型较独特，他被发现在嗜酸性粒细胞、肥大细胞、嗜碱性粒细胞、Th2 淋巴细胞和某些树突状细胞亚型表达。

（八）趋化因子受体表达的调控

趋化因子受体表达还被各种炎症刺激剂所调控。CCR1、CCR2 和 CCR3 在 T 细胞的表达被 IL-2 诱导和维持，但被激活 CD3 复合物所抑制，而 CCR3 表达需要 IL-2 和 IL-4 的协同作用。CCR5 被 Th1 细胞因子上调，但可被 IL-10 抑制，CCR4 可分别被 IL-4 或 IFN-γ 上调或下调。TGF-β 减少 CCR1、CCR2、CCR3 和 CCR5 表达，而上调 CCR7。干扰素 α 诱导 CCR1 的表达，减少 CCR4 的表达，依赖于 T 细胞的极化增加或减少 CCR3 和 CXCR3 的表达。细胞的激活也能够改变趋化因子的表达。对于 T 细胞，通过 T 细胞受体刺激激活后引起 CCR1、CCR2、CCR3、和 CCR5 表达的减少，CCR7、CCR8 和 CXCR5 表达的增加，CXCR3、CCR4 及 CXCR4 水平随实验条件产生特异的变化。在 B 细胞上激活导致 CXCR5 的减少，而成熟单核细胞衍生的树突细胞停止表达炎症趋化因子受体，增加对淋巴结归巢趋化因子的表达。这样趋化因子受体表达是一个调节轴，能够极大地影响白细胞移动的类型。

（九）白介素-8

根据系统命名，白介素-8（interleukin-8，IL-8）现在可称为 CXCL8。IL-8 分子量为 8 ~10kD，重

组 IL-8 由 72 个氨基酸残基组成。可由 T 细胞、单核细胞、巨噬细胞、内皮细胞、成纤维细胞、上皮细胞、血小板、中性粒细胞及瘤细胞株产生。CXCL8 的生成不是组成性，而是被前炎症细胞因子如 IL-1、TNFα 诱导性表达。也能被细菌、细菌产物（如 LPS）、病毒及病毒产物所诱导。环境因素也能诱导某些细胞，如缺氧条件可通过激活 NFκB 和 AP-1 诱导肿瘤细胞产生高水平的 CXCL8。CXCL8 以类似的高亲和力结合两种不同的受体 CXCR1 和 CXCR2。CXCR1 和 CXCR2 分别由 350 和 360 个氨基酸组成。它们是由 7 个跨膜结构域组成的膜结合分子，在羧基端部分与 G 蛋白偶联。

白介素-8 的生物学活性与其他白介素类细胞因子不同之处在于，它仅与免疫细胞的趋化反应及炎症相关，而不涉及细胞的增殖和分化。包括引起中性粒细胞、嗜酸性粒细胞、嗜碱性粒细胞和 T 细胞的趋化反应；IL-8 家族中的某些成员对单核细胞有特异性趋化作用；可引起中性粒细胞脱颗粒作用，超氧阴离子生成。

六、黏附分子的分类及作用机制

（一）黏附分子（adhesion molecules）

白细胞游走到宿主防御部位是白细胞募集的重要步骤。白细胞游走依赖于白细胞和内皮细胞之间复杂的相互作用。包括自由流动的白细胞贴近血管壁被其俘获沿血管壁滚动及激活，被血管壁牢固黏附、伸展、跨膜穿透及趋化游走。这个过程由组织产生的信号激活内皮细胞单层开始，引起内皮细胞黏附分子的表达和启动内皮细胞分泌炎症介质（图 17-2-4）。

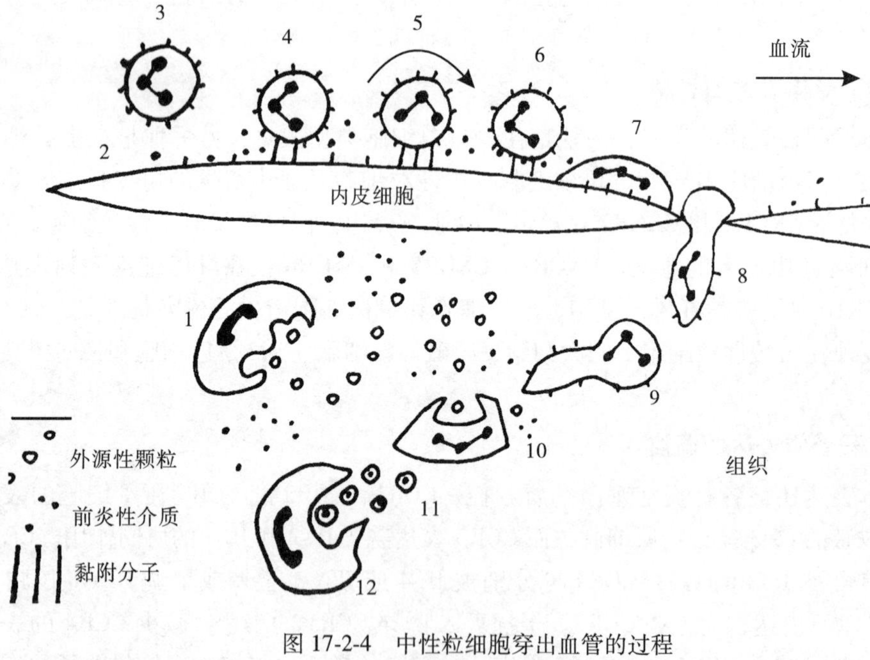

图 17-2-4 中性粒细胞穿出血管的过程

1. 巨噬细胞释放前炎症介质；2. 内皮细胞分泌前炎症介质和表达黏附分子；3. 贴近边缘；4. 俘获；5. 滚动；6. 激活和黏附；7. 伸展；8. 渗出；9. 游走；10. 防御；11. 惰性核白细胞凋亡；12. 吞噬消除多形核白细胞

白细胞募集的分子机制是多样性的，主要与炎症刺激剂、被募集白细胞的亚型、所在组织、被激活的情况，黏附分子和炎症介质的类型有关。在急性炎症期间，细胞（PMN）受到刺激后在数分钟到数小时内发生游走，而单核细胞在大约 1 天的延迟后聚集在损伤部位。PMN 和单核细胞从毛细血管后小静脉游走，淋巴细胞则从次级淋巴器官的小静脉游走。

黏附分子家族分为选择素、整合素、免疫球蛋白和其他分子。表达在细胞表面的黏附分子可识别和结合特异的配基，包括其他的黏附分子或细胞外基质蛋白，因此介导细胞与细胞、细胞与基质的作用。所有黏附分子均显示出特征性的细胞分布。在表达的水平，分子翻译后的修饰，剪切，细胞激活后组成性和（或）诱导性表达等方面也存在差异。

（二）选择素

选择素（selectins）家族由3种不同的分子组成：L-选择素，P-选择素和E-选择素。它们在内皮细胞对白细胞俘获和滚动中起重要的作用。L-选择素在几乎所有的白细胞上组成性表达，只有记忆淋巴细胞的一个亚型上不存在。P-选择素在血小板上组成性表达，在凝血酶或组胺激活的内皮细胞上诱导性表达。E-选择素表达于TNFα或IL-1激活的内皮细胞。所有的选择素均是单聚体的分子，它们跨质膜1次，含有1个短的表皮生长因子样重复，在L-、E-和P-选择素分别有2个、6个、9个补体控制的蛋白样的重复。在选择素氨基端有一个特征性的钙离子依赖的lektin域，它决定了选择素对特异的糖配基的亲和力。

L-选择素可与若干配基结合，包括在内皮细胞较多的静脉上的glycam-1、CD34、MAdCAM-1和两个未鉴定的配基，即一个在毛细血管后静脉内皮细胞上的诱导性配基，一个在中性粒细胞上的组成性配基。所有至今鉴定的L-选择素配基具有同样的特点：唾液酸化、岩藻糖化、硫酸化。选择素的一个重要的功能是通过它们能在毫米距离内结合糖配基，因此俘获血流中自由流动的白细胞，使白细胞滚动速度从2000μm/s明显降低到50μm/s。这种特异的功能需要选择素与配基相互作用快速结合和解离。

P-选择素和E-选择素也对白细胞在内皮细胞表面上滚动发挥作用。P-选择素贮存在内皮细胞的Weibel-Palade小体和血小板的α颗粒内，内皮细胞激活后，P-选择素快速募集到细胞表面。而E-选择素是在一些炎症介质诱导下进行表达。P-选择素和E-选择素均结合到白细胞的糖配基上，介导白细胞在激活的内皮细胞上滚动。P-选择素在白细胞上的主要配基是PSGL-1，它对E-选择素也有某些亲和力。E-选择素主要是识别白细胞上的ESL-1。

（三）整合素

整合素（Integrins）是通过与内皮细胞表达的黏附分子——免疫球蛋白家族成员共同介导白细胞牢固的黏附。整合素是由一个α亚单位和一个非共价键结合的β亚单位组成的异二聚体分子。它们代表了一个由β亚单位分类的大的蛋白质家族。β1-（CD29）、β2-（CD18）、β3-（CD61），β7-整合素参与了白细胞的募集，在选择素介导人多形核白细胞的滚动之后，β2-整合素在介导牢固黏附中起关键性作用。白细胞滚动对于体内β2-整合素介导的牢固黏附是一个先决条件，因为β2-整合素在一般情况下不能结合到他们的配基上，除非选择素造成的白细胞滚动速度慢到一个临界值。

存在4个不同的根据α亚单位确定的β2-整合素（CD11/CD18）：淋巴细胞功能相联系的抗原-1或LFA-1（CD11a/CD18）、Mac-1（CD11b/CD18）、gp150/95（CD11c/CD18）和CD11d/CD18。β2-整合素通过结合到细胞间黏附分子（ICAMs），也是内皮细胞表达的免疫球蛋白超家族成员，介导白细胞对内皮细胞的牢固黏附。其中最重要的β2-整合素是LFA-1，它在所有的白细胞上是组成性表达的。LFA-1通过结合ICAM-1发挥其功能，ICAM-1在炎症的内皮细胞是上调的。Mac-1也对ICAM-1有某些亲和力，但一般认为它在介导黏附中的作用不很重要。LFA-1也与ICAM-2结合，ICAM-2是由内皮细胞组成性表达的。LFA-1识别ICAM-3，它是在白细胞上表达的，介导白细胞与白细胞的相互作用。除了对ICAM-1的亲和力，Mac-1显示对一些配基有亲和力，如纤维蛋白原，因子X，C3bi。gp150/95结合ICAM-1，纤维蛋白原和C3bi。CD11d/CD18是VCAM-1和ICAM-3的受体。β2-整合素和其他整合素物理性地连接到与整合素相关的蛋白（IAP，CD47）上，可以调节整合素功能。

β1-整合素基本上是在淋巴细胞和单核细胞上表达。极迟抗原（very late antigen 4，VLA-4，α4/β1，CD49d/CD29）通过结合诱导的血管黏附分子（VCAM-1，CD106），在介导单核细胞游出上起主要作用。β1-整合素在中性粒细胞游出中起辅助的作用，仅有少量的表达。整合素 αν/β3（CD51/CD61）作为细胞外基质蛋白玻基结合素（vitronectin）的受体，在中性粒细胞的游走中起作用。整合素 α4/β7（CD49d/β7）结合 Mad-CAM-1 和 VCAM-1，介导淋巴细胞归巢到派尔集合淋巴结和固有层。

（四）免疫球蛋白

在白细胞和内皮细胞相互作用期间作为整合素配基的免疫球蛋白超家族（immunoglobulin）最重要的黏附分子是 ICAM-1（CD54），ICAM-2（CD102），ICAM-3（CD50）和 VCAM-1（CD106）。ICAM-1 在内皮细胞被炎症介质如 TNFα 激活后强烈地表达。ICAM-1 与 LFA-1 以强亲和力结合，对 Mac-1 显示某些亲和力，公认与 gp150/95 结合。如上所述，ICAM-1 作为主要的内皮细胞的配基，介导中性粒细胞与内皮细胞的牢固黏附，在炎症部位中性粒细胞的募集中起中心的作用。与 ICAM-1 相反，ICAM-2 在内皮细胞是组成性表达的，它的表达实际上不受炎症介质的影响。以高亲和力与 LFA-1 结合的 ICAM-2 在某些白细胞亚型表达，但在中性粒细胞不存在。ICAM-2 被认为涉及淋巴细胞归巢。ICAM-3（CD50）在白细胞是高度表达的，但在内皮细胞不存在。ICAM-3 以高亲和力与 LFA-1 结合，因此介导白细胞与白细胞的相互作用。VCAM-1（CD106）基本上在内皮细胞表达，在炎症介质特别是细胞因子的刺激下，表达上调。VCAM-1 在介导白细胞和内皮细胞相互作用时通过与整合素 α4/β1 和 α4/β7 以及 β2 整合素 CD11d/CD18 结合起作用。血小板和内皮细胞黏附分子（PECAM-1）（CD31），另一个免疫球蛋白家族成员，在中性粒细胞和单核细胞以及内皮细胞是高度表达的，结合到 αν/β3，发挥同型的相互作用。CD31 被认为介导白细胞与内皮细胞的相互作用以及白细胞穿过内皮细胞的游走（图 17-2-5）。

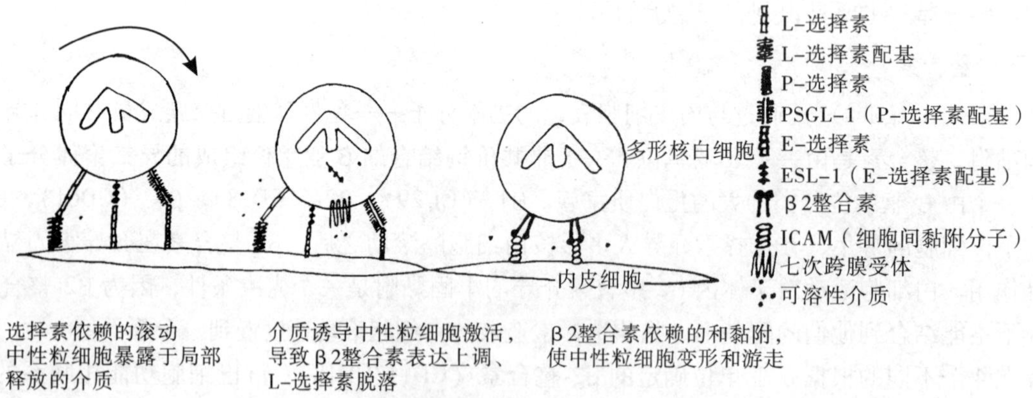

图 17-2-5 黏附分子在多形核白细胞与内皮细胞黏附中的作用

（五）其他的黏附分子

钙黏蛋白（cadherin）代表黏附分子的另一家族，其特征是发挥同型黏附。E-钙黏蛋白在粘连的接点靠近细胞连接处的内皮细胞上表达。在白细胞跨过内皮细胞游走时，认为发生 E-钙黏蛋白相互作用的解离。E-钙黏蛋白也结合 αE/β7，可能对淋巴细胞归巢到肠上皮细胞有作用。除了这些，其他的分子，如 CD44 和血管黏附蛋白（VAP-1），可能涉及白细胞移动，但是其生物学意义尚在研究中。

七、核因子的作用及机制

（一）核因子-κB

1. 核因子-κB　转录因子激活可以引起前炎症基因的表达增加。近年来，它们在开发新的抗炎药中成了有吸引力的靶点。核因子-κB（nuclear factor NFκB）代表了一个结构上相关的转录因子家族，包括禽网状内皮增生病病毒癌基因同系物 A（reticuloendotheliosis viral oncogene homolog A，RelA，也称 p65），RelB，c-Rel，NF-κB1（也称 p50），NF-κB2（也称 p52）。在控制炎症基因表达的转录因子中，NFκB 在协调表达各种可溶性前炎症介质（例如细胞因子和趋化因子）和白细胞黏附分子中起着关键的和进化保守的作用。当细胞未受刺激时，NFκB 通过与抑制蛋白（IκB）形成复合物存在于细胞质中，IκB 掩盖了 NFκB 蛋白序列上核定位信号。这个潜伏的 NF-κB 复合物的激活包括两个主要信号途径：规范的途径和非规范的途径。规范的 NF-κB 途径被前炎症细胞因子如 TNF-α 和 IL-1β 以及从细菌衍生的 LPS 激活，这个途径的中心是 IKK 激酶复合物的激活，IκB 被磷酸化和泛素化及蛋白酶体降解。启动规范的 NF-κB 成员，主要是 p50/RelA 和 p50/c-Rel 二聚体的核转位（图 17-2-6）。NF-κB 激活的非规范途径的中心信号成分是 NIK，启动 NF-κB2 前体蛋白 p100 诱导过程，导致成熟 NF-κB2 蛋白 p52 的产生和 p52/RelB 异二聚体的核转位。这些 NFκB 定位于细胞核后，在那里作为一个核因子发挥作用。激活的 NF-κB 已经显示影响与细胞凋亡、转变、增殖、侵袭、转移、化学耐药、耐放射性和炎症等相关的 200 个以上基因的表达。

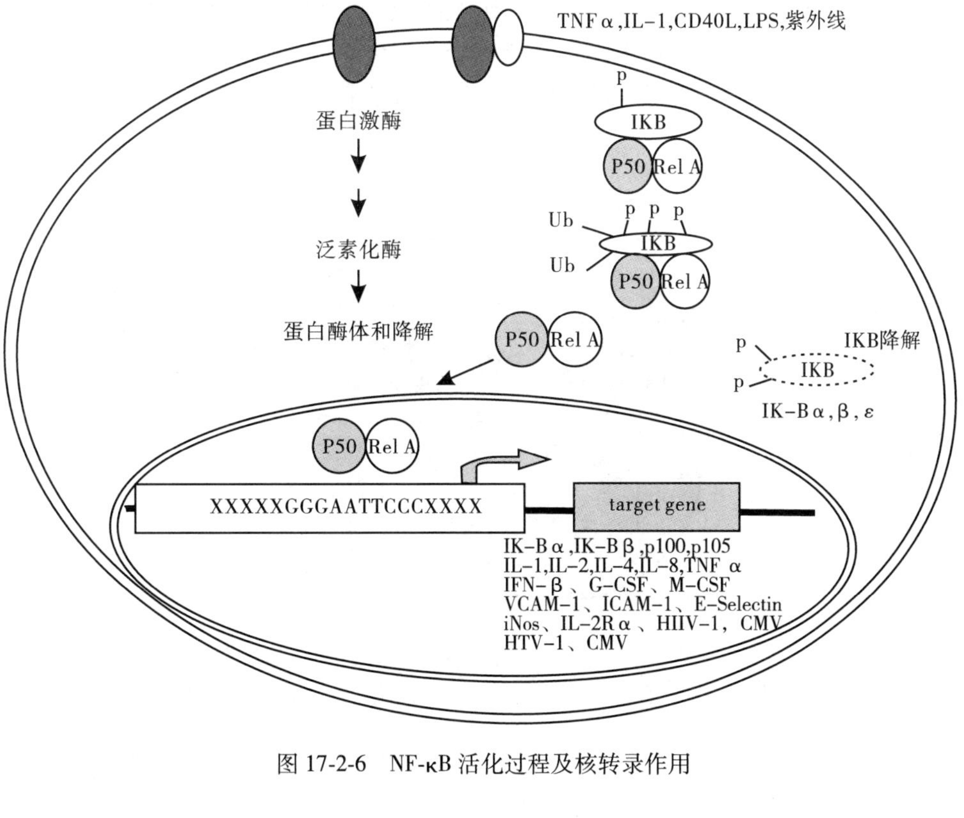

图 17-2-6　NF-κB 活化过程及核转录作用

2. IκB 激酶（IκB kinase，IKK） IKK 复合物，是一个 NFκB 功能的激活剂，成为过去几年研究的焦点。现在知道，这个复合物是由 3 个亚单位组成的，其中两个称为 IKKα 和 IKKβ，含有功能的激酶域，能够在特异的 N 端丝氨酸残基使 IκB 磷酸化，开始它的泛素化。相反，第三个亚单位，称为 NEMO（NFκB essential modulator），已知为 IKKγ 或 IKKAP，是一个非催化的成分，它的功能像一个 IKK 活性的调节剂，NEMO 调节活性的特殊的机制还所知甚少。

IKK 复合物的激活和接续的 IκB 的降解，释放 NFκB 转位到核，结合到反应基因启动子特异的元件，激活它们的转录。很多涉及炎症的基因在它们的启动子中含有功能的 κB 位点，可被 NFκB 诱导。水杨酸和糖皮质激素能抑制 NFκB 的活性，表明针对 NFκB 活性靶点的药物在临床上治疗炎症相关的疾病是有效的。

（二）激活蛋白-1

转录因子激活蛋白 1（activator protein 1，AP-1）是由 Jun 和 Fos 蛋白家族成员构成的二聚体组成，属于碱性亮氨酸拉链（basic leucine zipper，bZIP）转录因子类别。Fos 家族包括 5 个成员（c-Fos、FosB、ΔFosB、Fra-1、Fra-2），Jun 家族包括 3 个成员（c-Jun、JunB、JunD）。Fos 蛋白只能与 Jun 家族成员形成异源二聚体，Jun 家族成员（Jun、JunB、JunD）则能够形成同源二聚体（Jun/Jun）以及与 Fos 成员形成异源二聚体（Jun/Fos）（图 17-2-7）。尽管所有 Fos-Jun 或 Jun-Jun 二聚体结合 DNA 共有序列，检测显示各种启动子结合 AP-1 的能力，结合的稳定性和转录激活上有差别。如，Fos-Jun 异源二聚体结合到 DNA 比结合同源二聚体更稳定。AP-1 复合物与 DNA 结合的稳定性不同依赖存在的特异的蛋白。结合含有 c-Jun 复合物的稳定性高于含有 JunD 或 JunB 的复合物；含有 Fos B 异源复合物结合 DNA 比由 Fra-1 或 c-Fos 构成的异源复合物更稳定。各种 AP-1 成分反式激活能力明显不同，如 c-Fos 和 Fra-2 具有相反的活性。AP-1 复合物结合到 DNA 共有序列 TGAC/GTCA 和调节靶基因的表达。AP-1 可以被局部生理性刺激轻微激活，但可被很多病理生理性刺激引起显著的激活。各种刺激包括：生长因子，B 和 T 淋巴细胞结合的抗原，神经递质，细胞应激，电离，紫外线辐射，细胞骨架重排和各种细胞因子。丝裂原激活的蛋白激酶（MAPK）家族成员，c-Jun N 端激酶

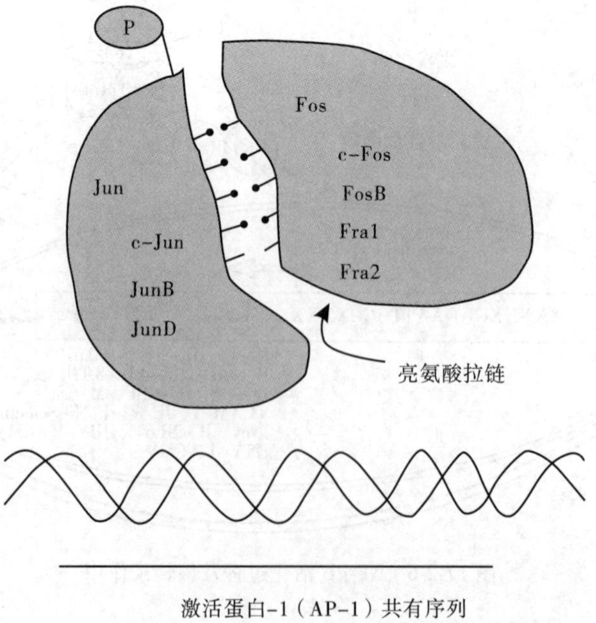

图 17-2-7 AP-1 的 Fos/Jun 蛋白异源二聚体

(JNK) 和 p38MAPK 在调节 AP-1 介导诱导性基因表达中是重要的。AP-1 的激活与某些细胞因子、生长因子、黏附分子、炎症相关酶如 COX-2、iNOS 的表达相关。

已经有大量的试验研究证明了 AP-1 在调控细胞的生长过程包括细胞增殖、凋亡、存活及分化中的作用，在免疫和炎症过程中对免疫和炎症细胞功能以及多种细胞因子表达的调节作用，对肿瘤细胞发育和侵袭的作用。还证明了 AP-1 在一些实验动物模型如软骨发育不全、类风湿性关节炎、银屑病及毒血症中的重要作用。

（三）信号转导和转录激活因子

信号转导和转录激活因子（signal transducer and activator of transcription，STATs）是一种存在于胞质的转录因子，它可以被细胞因子，包括 ILs、IFNs 和 CSFs 激活。STATs 家族是高度保守的，被不同种类的各种发育途径共同选择。STATs 由 STAT1～4、5a、5b、6 七个成员组成，每个 STAT 有自己的细胞因子转导它们的信号。在这个信号途径中，细胞因子与受体结合导致受体寡聚化，启动 JAK 激酶（JAK1、JAK2、JAK3 和 TyK2）的激活。激活的 JAKs 磷酸化受体胞质域，它造成了一个含有 sec-homology-2（SH2）信号蛋白的停靠部位。STATs 蛋白家族的成员是 JAKs 主要的底物。STATs 相继磷酸化、二聚化、核转位并与 DNA 结合，促进靶基因的转录（图 17-2-8）。

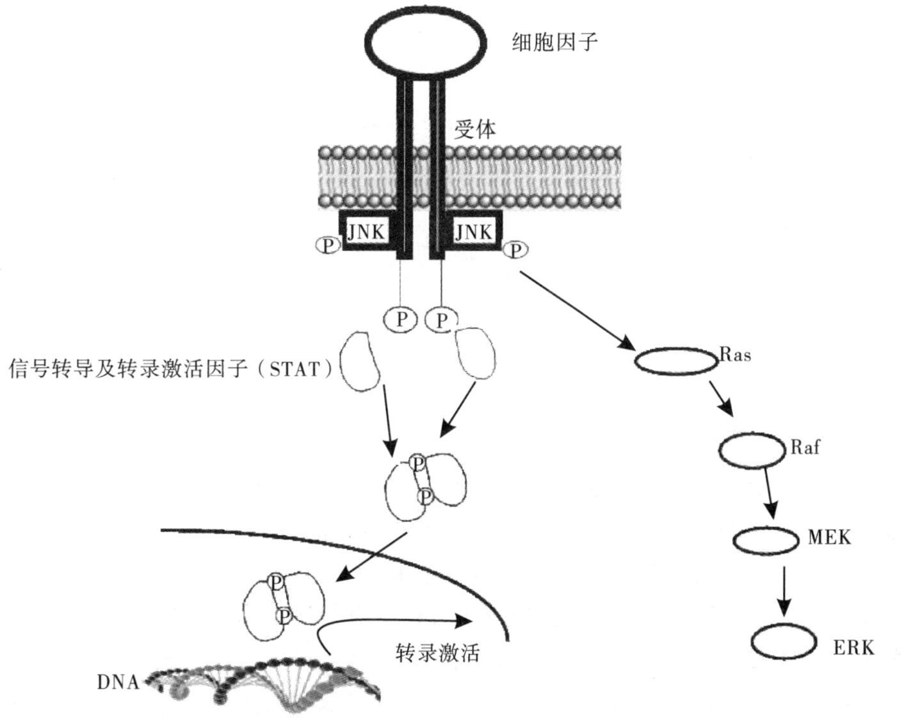

图 17-2-8　STATs 转录因子激活机制

关于 STATs 的生物学作用，虽然进行了多方面的研究，但仍不明确。目前有如下的相关报道。①STAT1 主要被肝内的 IFN-α/β/γ 和 IL-27 激活。其生物学作用主要与肝内抗纤维化有关。②STAT2 只被 IFN-α，IFN-β，IFN-λ 激活。STAT2 通过对 IFN-α/β 的自分泌反应以及诱导下游炎症趋化因子和细胞因子参与炎症过程。另外，病毒性肝炎患者中 STAT2 可能在 IFN-α 抗病毒中起关键作用。③STAT3 可被一系列细胞因子、干扰素、生长因子、致癌剂、放射性、病毒及癌基因激活。仅细胞因子，就涉及 IL-2/γc（IL-2、IL-7、IL-9、IL-15、IL-21），IL-6/gp130（IL-6、IL-11、IL-27、IL-31、睫状神经营养因子、制癌蛋白 M 及白血病抑制因子），IFN（IFN-γ、IFN-α/β）和 IL-10（IL-10、IL-19、IL-20、IL-22、IL-24、IL-26）细胞因子家族，以及 IL-12，IL-23，Flt3 配体，M-CSF，G-CSF，瘦素和生长激素等。STAT3 在病理生理过程中对肝急性相反应、肌细胞凋亡、运动神经元的存活、角质细胞游走和皮肤创伤修复、乳腺退行、体重和体脂肪比率有关键的作用。在癌症中，与细胞转变、存活、增殖、侵袭、血管生成和癌转移有关。对免疫细胞，包括 CD_4^+T 细胞，B 细胞，巨噬细胞，粒细胞和树突细胞的发育和分化中起重要作用。在炎症中，很多炎症相关因子，如细胞因子 IL-6、肿瘤坏死因子，脂多糖和吸烟可激活 STAT3 途径。

STAT4 可被 IL-12 和 IFN-α/β 在一些类型的免疫细胞诱导激活，促进某些疾病发生保护性免疫反应和产生炎症。

STAT5a 是第一个被识别的哺乳动物乳腺因子，被促乳素（PRL）通过 Jak2 激活，调节奶蛋白 β-酪蛋白的表达。其后发现大量其他的细胞因子和生长因子也通过 STAT5a/b 产生信号。包括使用共同的 γ 链（γc，CD132）的细胞因子（IL-2，IL-7，IL-9，IL-15 和 IL-21），共同的 β 链的细胞因子（IL-3，IL-5，GM-CSF），G-CSF，M-CSF，表皮生长因子，血小板衍生的生长因子，PRL，促红细胞生成素（EPO），血小板生成素（TPO），生长激素（GH），IFN-α/β，IFN-γ，IL-22，制癌蛋白 M，FMS-样酪氨酸激酶 3 配体（Flt3l）和胸腺基质淋巴蛋白（TSLP）。STAT5a/b 的激活导致对各种细胞凋亡，存活以及增殖的相关基因进行调节。

STAT6 主要被 Th2 细胞因子激活，包括 IL-4 和 IL-13。STAT-6 激活是幼稚型 T 细胞分化成 Th2 细胞的关键，STAT-6 调节 IL-4 和 IL-13 诱导 Th2 趋化因子的生成，包括由气道上皮细胞，成纤维细胞和平滑肌细胞生成嗜酸性粒细胞趋化因子（eotaxin），IL-4/IL-13/STAT-6 途径在哮喘发病中起关键作用。

第三节　抗炎药物的分类及作用机制

一、糖皮质激素

（一）糖皮质激素的生物学作用

目前用于治疗慢性炎症疾病的抗炎药物中，糖皮质激素（glucocorticoids）是最有效的。人工合成的糖皮质激素如泼尼松龙（prednisolone）或地塞米松（dexamethasone）具有天然糖皮质激素的相似的能力。身体的损害，包括炎症、疼痛、感染或精神的打击导致激活下丘脑－垂体－肾上腺（HPA）轴，可引起下丘脑兴奋，通过释放促皮质素释放激素（也称促皮质释放因子，CRF）作用于垂体前叶诱导促肾上腺皮质激素（ACTH）的合成和释放。然后 ACTH 刺激肾上腺皮质释放糖皮质激素如可的松。在血中，一旦可的松被运输到靶器官，它将启动一系列代谢作用，包括增加血糖水平、刺激肝内的糖原异生、氨基酸和脂肪酸的动员。然而，除了这些代谢作用，糖皮质激素还是强效的内源性免疫抑制剂。糖皮质激素的代谢作用来源于某些基因，如酪氨酸氨基酸转移酶（TAT）和烯醇丙酮酸磷酸羧基激酶（PEPCK）转录增加，而抗炎性质归因于炎症基因表达的负转录作用。

（二）糖皮质激素受体

一般认为，大多数糖皮质激素对细胞的作用是通过糖皮质激素受体（GR）介导的。这个 777 个氨基酸的人源蛋白是在 1985 年克隆的，是配体调节核受体超家族的成员。其主要功能是反式激活作用。

在没有配体时，GR 保持在细胞之内，是一个没有活性的多蛋白复合物。它由两个 hsp90 分子加一些其他的蛋白，包括亲免疫因子（immunophilins）p59 和钙网蛋白（calreticulin）组成。糖皮质激素进入细胞，结合到 GR 的配体结合区域（LBD）导致受体结构的变化。引起多蛋白复合物的解离，凭借 DNA 结合域（DBD）内的核定位序列使 GR 转位。一旦到达核内，GR 结合到糖皮质激素反应元件（GREs）的 DNA 序列上，激活效应基因的转录（称为反式激活作用）。

已知被糖皮质激素上调和起抗炎作用的基因包括脂皮素蛋白（lipocortin Ⅰ）和 p11/依钙蛋白（calpactin）结合蛋白，二者均涉及抑制 AA 释放。另外，β2-肾上腺受体，分泌性白细胞蛋白酶抑制剂（SLPI）。假 IL-1Ⅱ型受体也被糖皮质激素所上调。然而，这些蛋白的诱导动力学较缓慢，一般均超过 24~48 小时，表现为糖皮质激素长时间的抗炎作用。这样，正向 GR 依赖的转录机制不能解释短时的（0~12 小时）对炎症基因的抑制作用。

由于认为糖皮质激素正向调节是通过其受体反应元件（GREs）序列发挥作用的，故假设糖皮质激素的负向调节转录（称为反式阻抑）是通过反向 GRE（nGRE）发生的，nGRE 的存在目前尚有争议。糖皮质激素的一个主要生理功能是通过抑制 CRH 和 ACTH 的表达对 HPA 轴的负反馈抑制。确实存在一个被糖皮质激素抑制的启动子，是 ACTH 的前体基因，称阿黑皮素原（proopiomelanocortin，POMC）。GR 的多聚体显示结合 nGRE，引起转录的抑制。

另一个糖皮质激素可抑制的基因是糖蛋白激素 α 亚单位基因。这个启动子是被 cAMP 反应元件结合蛋白（CREB）正向调节的，含有对 CREB 和 GR 交搭的结合部位。这样，可以认为 GR 结合 DNA 通过直接阻止 CREB 结合而抑制转录的激活。骨钙蛋白（osteocalcin）启动子是通过 GR 和其他转录因子交搭形成抑制的例子。在这个例子中，一个 nGRE 部位与 TATA 框交搭。GR 的结合可能阻止基础转录因子，即 TATA 结合蛋白（TBP）的结合，由于 TBP 在 RNA 聚合酶Ⅱ到 TATA 框的募集中起重要作用，这个作用将导致转录抑制。

（三）没有 DNA 结合的反式阻抑

很多炎症基因被糖皮质激素抑制是通过一些因子如核因子（NF-κB）和 AP-1 的转录调节途径。由于 nGRE 部位不一定可在炎症基因的启动子中找到，故糖皮质激素抑制这些基因的原因可能存在另一种机制。首先是 GR 与 AP-1 蛋白之间直接的作用。起初认为是由于降低了各自 DNA 识别部位的结合。然而，并未发现在糖皮质激素处理的细胞中有 AP-1 与核提取物 DNA 结合的变化，表明 GR 介导的抑制是对转录激活的直接作用。

像 AP-1 一样，糖皮质激素能够通过 GR 与 NF-κB 的直接作用抑制其转录激活。一种机制可能是 GR 阻止 NF-κB 结合到它的相关的识别部位，引起转录的抑制；另一种机制是 NF-κB 抑制剂IκBα 的上调，将 NF-κB 的异二聚体保留在细胞之内，阻止其核转位和与 DNA 结合。由于在大大提高IκBα 水平时也仅能短时间阻止 NF-κB 激活。另外，IκBα 基因本身也被 NF-κB 调节，降低 NF-κB 活性可能会降低IκBα启动子活性。还有，糖皮质激素处理后IκBα 表达未有大量的增加，引起的IκBα 合成增加能够与基因转录的抑制分开。因此IκBα 的上调对于 NF-κB 转录活性的下调可能不是主要影响因素。GR 在抑制 NF-κB 的 DNA 结合和诱导IκBα 上可能存在不同情况，依赖于细胞的类型和激动剂。因此，抑制 NF-κB 依赖的转录，主要发生在 DNA 结合之后或下游，是 GR 干扰转录激活过程本身所致。

（四）多种反式阻抑机制可能的协同作用

竞争结合位点中，除了 GR 直接结合 DNA 和阻止与转录激活所需要的因子的结合以外，还会涉及另外因子的空间阻碍，也会以某种方式形成抑制；另外，GR 结合到一个竞争性 nGRE 时也会通过与周围因子的相互反应被稳定，这些因子本身又与 DNA 接触。因此这种抑制作用会显示出复合类型 nGRE 的特征。

（五）转录抑制的相互关系

GR 介导的对 AP-1 和 NF-κB 依赖的转录抑制的共同特征是这些作用的相互关系。不管是 GR 能够抑制 AP-1 和 NF-κB 依赖的转录，还是 AP-1 和 NF-κB 抑制 GR 依赖的转录。对这种作用的一种解释是 GR 与 AP-1 和 NF-κB 竞争转录装置的成分，对基因的激活起限定的作用。其中，转录共激活剂分子 CREB 结合蛋白（CBP），通过若干转录因子/转录激活剂在激活转录上扮演了重要角色，已经引起注意。这个大蛋白能够与很多激活剂结合和共激活，包括 CREB，AP-1，STATs 和 NF-κB，以及类固醇激素受体如 GR、孕酮受体、甲状腺激素受体和视网膜受体。CBP 和类似蛋白的这种功能目前正在研究之中，被认为在连接转录激活剂和基础转录复合物中起作用。糖皮质激素的反式激活作用和反式阻抑作用模式（图 17-3-1）。

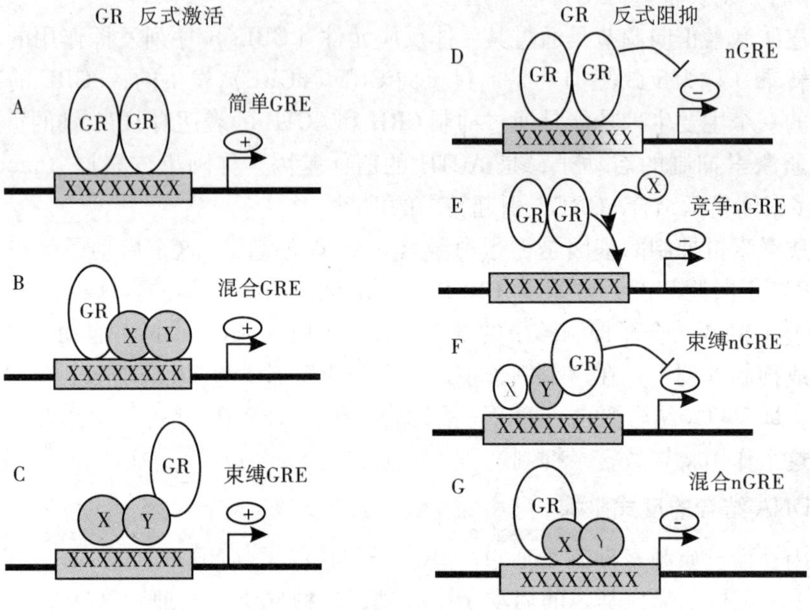

图 17-3-1 糖皮质激素的反式激活作用和反式阻抑作用模式

（六）糖皮质激素在免疫抑制中的正向转录作用

糖皮质激素可以诱导 T 细胞和嗜酸性粒细胞的凋亡。细胞进入细胞程序性死亡途径是一个主动的过程，需要各种新合成的蛋白。地塞米松依赖的蛋白合成涉及到细胞死亡和 DNA 裂解，这些作用在地塞米松诱导的 T 细胞凋亡中先于细胞死亡。由于发现纯合子 $GR^{-/-}$ 和 $GR^{dim/dim}$ 小鼠的胸腺细胞可抵抗地塞米松诱导的凋亡，进一步证实了地塞米松依赖的基因合成作用。

糖皮质激素在 T 细胞和其他细胞上的另一个突出的作用是通过在 G_0/G_1 期阻断细胞周期的进展阻止增殖。糖皮质激素抑制 T 细胞增殖至少部分通过抑制细胞周期基因，如 G_1 进展因子，细胞周期蛋白（cyclin D3）。cyclin D3 的抑制是通过了一个快速的转录后抑制机制，像很多炎症基因一样，需要糖皮质激素诱导的一个或多个蛋白的合成。因此，糖皮质激素独立的免疫抑制作用是通过正向转录机制介导的。

二、环氧酶（COX）抑制剂

（一）影响 PGs 生成和作用的药物

已知非固醇类抗炎药（nonsteroidal anti-inflammatory drugs，NSAIDs），如阿司匹林，吲哚美辛，布洛芬，阻断 PGHS 合成 PG，在人体的止痛和抗炎治疗中占据了重要的地位。尽管 NSAIDs 抑制

COX 的机制很少有争议，然而有证据表明某些 NSAIDs 也影响了转录因子如核因子 κB（NF-κB）和 PPAR 家族成员，但比有效阻断 COX 的活性需要更高的浓度。阿司匹林通过共价乙酰化一个丝氨酸残基对 COX 起作用，阻断了某些适合的底物的进入和在活性部位定位，在这类药中作用机制较独特。昔布类 COX-2 选择性抑制剂，塞来昔布（celecoxib）和罗非昔布（rofecoxib）是新型 COX-2 特异性药物，在过去两年已经用于关节炎和疼痛。

（二）COX-2 酶活性的调节

1. NSAIDs 抑制 COX-2 酶活性　COX 同工酶在氨基酸序列上有 60%的一致性。COX 蛋白的结构由 3 个不同的区域所组成：一个 N 端表皮生长因子区域，一个膜结合的基元，一个含有 COX 和过氧酶活性部位的 C 端催化区域。COX 的活性部位位于疏水通道的一端，通道从酶的膜结合表面到分子的内部。

NSAIDs 以不同方式作用于 COX 活性部位。阿司匹林通过乙酰化一个活性部位的丝氨酸使 COX-1 和 COX-2 不可逆地失活，这个共价修饰干扰 AA 结合到 COX 活性部位。相反，另外两种可逆的竞争性抑制剂（如：甲灭酸 mefenamate，布洛芬 ibuprofen）则与 AA 竞争 COX 的活性部位。第三类的 NSAIDs（如氟比洛芬 flurbiprofen、吲哚美辛 indomethacin）对 COX-1 和 COX-2 引起的缓慢和时间依赖的可逆抑制，是通过在药物的羧基和精氨酸之间形成盐桥继而发生结构改变而造成的。

2. COX-2 特异性的结构基础　COX-1 和 COX-2 三维结构的 X 光晶体图已经提供了 COX-2 特异性结构的证据。在 COX 酶的疏水性通道里，523 位一个氨基酸的差别（在 COX-1 是异亮氨酸，在 COX-2 是缬氨酸）对某些药物的选择性是关键所在。COX-2 较小的缬氨酸分子提供了一个“侧袋”，这个侧袋被认为是 COX-2 选择性物质的结合部位。在 COX-2 中 NSAID 总的结合部位大了约 17%，比 COX-1 更容易结合较大的抑制剂。塞来昔布和罗非昔布是新的 COX-2 特异抑制剂，它们属于二芳基杂环家族，被称为缓慢的时间依赖的不可逆的 COX-2 抑制剂。这些化合物的 4-甲基磺酰苯基和 4-磺酰胺苯基（sulfonamoylphenyl）基团与 COX-2 同工酶侧袋内的特异的残基作用。伍得昔布（valdecoxib），帕来昔布（parecoxib）和二吡啶并化合物依托里昔布（etoricoxib，MK-0663）是最近开发的同一类型的 COX-2 特异抑制剂。除了二芳基杂环化合物外，最近有新型的 COX-2 特异抑制剂的研究报道。阿司匹林类的分子被设计为使 COX-2 乙酰化和不可逆地失活。这些化合物中最有效的是 o-（乙酰氧基苯基）2-庚炔硫化物（o-acetoxyphenyl hept-2-ynyl sulfide，APHS）。另外，COX-1 中等选择性抑制剂，如吲哚美辛和甲氯灭酸（meclofenamic acid），羧化物部分进行衍生，产生了强效的 COX-2 选择性抑制剂。

三、脂氧酶抑制剂（inhibitor of lipoxygenase）和肽白三烯受体拮抗剂（Cys-LTs receptor antagonist）

（一）LTs 修饰剂或抗 LTs 剂

LTs 修饰剂或抗 LTs 剂包括 5-LO 抑制剂齐留通（zileuton）和 $CysLT_1$ 受体拮抗剂扎鲁司特（zafirlukast）和孟鲁司特（montelukast）等，临床上用于长时程控制哮喘。关于 LTs 修饰剂是否是一个重要的哮喘治疗剂在临床上存在很多争论。据记载，它对运动性哮喘和阿司匹林哮喘均有效。临床试验显示其支气管扩张作用高于 β 激动剂，并且可减少痰中嗜酸性粒细胞的数目。但确实也存在没有疗效的患者，可以用非 LTs 依赖哮喘机制或遗传药理因素来解释。事实上，对 5-LO 抑制剂的治疗反应能够随着 5-LO 启动子的多态性而变化，它含有不同数目的可结合 SP1 和 Egr-1 转录因子的 GC 盒。LTs 修饰剂对轻度和中度哮喘提供了类固醇类药物所缺乏的作用，尽管在慢性持续性哮喘中将抗 LTs 剂加入传统的治疗（β 激动剂、皮质激素、茶碱）是否增加优点的问题尚待明确。

（二）LTs 调节药物在哮喘治疗中的作用

LTs 是强效的炎症介质，在哮喘发病中起重要作用。药物可通过调节它们的作用达到抗炎目的。尽管糖皮质激素是最强的抗炎剂，但它们不抑制 LTs 在哮喘者气道的生成和释放。因此 LTs 合成抑制剂或 CysLT1 拮抗剂在哮喘治疗中可能会补充抗炎作用，并且带来另外的临床益处。

5-LO 抑制剂可分为直接抑制 5-LO 和与 5-LO 激活蛋白（FLAP）结合两种类型。Zileuton 是目前唯一的临床应用的 5-LO 抑制剂，montelukast，zafirlukast 和普仑司特（pranlukast）是 3 个 CysLT1 拮抗剂。Zileuton 抑制大约 70%~90%LTs 的合成。

（三）LTs 调节药物对过敏引起的气道高反应性的作用

对组胺的高反应性是支气管哮喘的关键特征。已经证明 CysLTs 在体外人的外周血单核细胞和脐静脉平滑肌细胞中通过募集组胺 1 受体启动组胺的反应。单剂量 5-LO 抑制剂 Zileuton 或 CysLT1 受体拮抗剂 zafirlukast 可降低倍氯米松治疗的哮喘患者支气管对组胺和蒸馏水的高反应性。用 1.6~2.4g/d Zileuton 治疗 7 天，可减少气道对冷和干燥空气的反应性。对轻微哮喘患者，zafirlukast 和 montelukast 可降低吸入过敏源的早期和晚期反应，减少淋巴细胞和嗜碱性粒细胞在气道的募集，降低支气管对伴随抗原吸入的组胺的高反应性。最近，pranlukast 显示可抑制支气管哮喘患者外周血单核细胞在特异抗原刺激下 IL-4（一个影响 IgE 抗体生成的细胞因子）、IL-5 和 GM-CSF（影响嗜酸性粒细胞激活的细胞因子）的生成。

（四）CysLT 调节药物的抗嗜酸性粒细胞作用

嗜酸性粒细胞募集被认为是哮喘发病的最具特征性的过程之一。激活后，嗜酸性粒细胞释放广泛的介质，包括 LTs，碱性蛋白质（嗜酸性粒细胞阳离子蛋白），它们可引起上皮细胞的损伤。研究证明 CysLTs 可诱导嗜酸性粒细胞的激活以及向气道募集。5-LO 抑制剂 Zileuton 可抑制嗜酸性粒细胞向豚鼠气管游走，降低血中嗜酸性粒细胞的数量。LTs 合成抑制剂 MK886 和 CysLT 受体抑制剂 pranlukast 明显减少嗜酸性粒细胞在过敏源攻击的大鼠和小鼠气道的募集。吸入 LTE_4 可增加嗜酸性粒细胞在支气管中的数量，这个作用可被 zafirlukast 明显减轻。对哮喘患者进行的研究证明，zafirlukast 和 montelukast 明显减少痰和外周血嗜酸性粒细胞的数量。另外，pranlukast 明显抑制支气管组织中嗜酸性粒细胞的激活。

（五）LTs 调节药物的临床益处

已经证明 Zafirlukast 可明显减少 β-激动剂的使用和夜间醒来，改善轻度到中度哮喘患者白天的症状和肺功能。采用 Montelukast 和 pranlukast 得到类似的结果。高剂量的 zafirlukast 对于吸入皮质激素治疗仍有症状的哮喘患者，可明显改善哮喘症状，减少哮喘的恶化，减少口服皮质激素和 β-激动剂的需要。

给慢性持续性哮喘患者口服 CysLT1 受体拮抗剂或 5-LO 抑制剂，可改善气道功能，降低对 β 肾上腺能激动剂的需要，缓解哮喘的症状，降低需要口服皮质激素治疗的哮喘恶化的频率，降低控制哮喘时吸入糖皮质激素的剂量。

四、血小板活化因子受体拮抗剂

血小板活化因子受体拮抗剂（PAF receptor antagonist，PAFRA）能够有效抑制 PAF 引起的各种生物效应，对哮喘、内毒素休克、植皮排异反应、急性休克及急性胰腺炎等疾病有显著疗效。根据其化学结构，有 PAF 结构类似物和非类似物两种类型。

（一）PAF 结构类似物

1. CV-3088 及其类似物 文献中报道的第一个合成的 PAF 受体拮抗剂是 CV-3988。这个分子是 PAF 的结构类似物，在碳 3 的第四部分被噻唑啉所取代，碳 1 连接的醚被十八烷基氨甲酸酯取代，碳 2 的乙酰氧基被甲醚基代替。他显示为一个 PAF 诱导的血小板聚集的抑制剂，在人的血小板上通过抑制 PAF 的结合和活性成为一个竞争性受体拮抗剂。在体内，CV-3988 抑制 PAF 诱导的豚鼠的支气管收缩，大鼠和豚鼠与血液浓缩有关的血管渗透性变化，但不抑制其他血管活性剂如组胺、缓激肽、5-羟色胺或白三烯 C_4、D_4 引起的血管渗透性变化。已研究了其强效抑制 PAF 诱导的低血压、离体结肠的收缩、心血管变化、急性胰腺炎、负性肌力作用和致死性。这些研究提示在非血小板部位存在 PAF 受体和与血小板受体的相似性。

临床的相关研究显示 CV-3988 能够阻止或反转全身给予内毒素的作用，如休克低血压、肺血小板募集、肺渗透性增加、弥散性血管内凝血及胃肠道损伤。由于已知内毒素诱导 PAF 内源性释放，这些研究强烈提示内毒素的病理作用涉及内源性 PAF，另外 CV-3988 显示阻止体内胶原诱导的血小板减少症，在被动 Athus 反应中皮肤的外渗和应激引起的大鼠胃出血性损伤。在过敏小鼠可阻止致死性过敏性休克，CV-3988 不抑制过敏豚鼠急性过敏引起的支气管痉挛。CV-3988 无例外地用于非肠道途径，因为他口服的活性很低，他的半衰期相对比较短，而在比较高的剂量下，它的作用像一个激动剂。在人的研究中显示 CV-3988 非肠道给药抑制体外的血小板对 PAF 的反应，但引起溶血，可能是因为这个分子有清洁剂样的作用。

2. SDZ 63-072 及其类似物 与 CV-3988 开发的同时，另一个 PAF 结构类似物 SDZ 63-072 被报道。在碳 3 位是噻唑啉，在碳 2 位是四氢呋喃。这个化合物拮抗 PAF 诱导的血小板聚集以及 PAF 诱导的培养肾小球系膜细胞 PGE2 的合成。d-对映体和 l-对映体显示对 PAF 诱导的人血小板聚集和受体结合有相似的抑制作用。

在体内，SDZ 63-072 显示有效地抑制 PAF、内毒素和免疫复合物诱导的低血压，PAF 诱导的豚鼠、犬和灵长类动物的血液浓缩，支气管收缩、免疫复合物或 PAF 诱导的皮肤的渗出。临床相关的研究显示 SDZ 63-072 阻止心脏的排斥反应，单侧的肾小球肾炎，内毒素、PAF 或肿瘤坏死因子介导的缺血性肠坏死。在豚鼠，SDZ 63-072 的 d-和 l-对映体是 PAF 诱导的血液浓缩和支气管收缩的等效的抑制剂，表明缺少对映体的选择性。

（二）PAF 结构非类似物

1. WEB2086 及其类似物 在观察到某些三唑苯二氮䓬在体外具有 PAF 受体拮抗剂的活性之后，又发现这个类型的其他药物，如依替唑仑（etizolam）、溴替唑仑（brotizolam）、阿普唑仑（alprazolam）、三唑仑（triazolam）等在体外也有 PAF 拮抗剂活性，抑制 PAF 诱导的对大鼠和豚鼠的反应。在这个发现之后，PAF 受体的活性能够从中枢神经系统（CNS）的活性中分离出来。噻嗯并三唑二氮䓬化合物 WEB-2086 是该系列的化合物，在体外有强效的 PAF 受体拮抗作用，比 BN52021 强 50 倍。他有效地抑制 PAF 诱导的对豚鼠的反应，如低血压，支气管收缩和致死性。抑制 PAF 大鼠的作用如低血压及皮肤、支气管血管的渗透性。在 PAF 诱导的微血管通透性的豚鼠模型上，WEB-2086 比 BN52021 强 500 倍。WEB-2086 口服、非肠道和气道吸入给药均具有活性。

2. Israpafant 日本 Welfide 公司的新药 Israpafant 是一种有效的血小板活化因子拮抗剂，也是由 WEB2086 衍生得到的。其商品名为 Pafnol，曾用名 Y-24180。Israpafant 能有效抑制 PAF 引起的人血小板聚集。动物实验表明：在 0.1～1.0mg/kg 间具有剂量依赖性，药效比较持久，家兔灌胃 1.0mg/kg，72 小时后还具有很强的抑制作用。Israpafant 能有效抑制 PAF 所致的豚鼠肺泡巨噬细胞超氧化物的生成，也可显著抑制肺部嗜酸性粒细胞增多，可以剂量依赖地抑制 PAF 引起的大鼠足肿胀，口服

3～10mg/kg 能治疗某些免疫性炎症疾病，包括大鼠佐剂性关节炎和小鼠胶原性关节炎。Israpafant 能有效地抑制中性粒细胞与人脐静脉内皮细胞的黏附，可抑制 LTB_4 激活的人中性粒细胞表达黏附分子 CD18。动物实验表明，静脉注射 Israpafant 0.1mg/kg，可大大降低内毒素引起的动物死亡率。致敏豚鼠灌胃 Israpafant 0.1mg/kg 可显著抑制过敏性支气管收缩。

3. 来昔帕泛（lexipafant） 来昔帕泛是英国生物技术公司（简称 BB 公司）应用合理药物设计与计算机分子模型技术开发的化学合成药物，是特异性的 PAF 受体拮抗剂。临床前研究结果表明来昔帕泛可抑制胰腺炎动物模型中胰腺及肺的炎症反应。临床研究表明可改善胰腺炎患者的全身和胰腺症状，可降低血内 IL-6、IL-8 和 E-selectin 的水平，降低器官衰竭的情况和死亡率。

4. 海风藤酮 海风藤酮是中国植物海风藤的提取物，两个对映体在体外的活性有 20∶1 的差别。作为一个竞争性受体拮抗剂，海风藤酮显示中等的口服活性（20～50mg/kg），抑制 PAF 诱导大鼠和豚鼠渗透性的作用。非肠道给药有效抑制内毒素诱导的大鼠的低血压，PAF 诱导仓鼠颊囊微血管的渗漏，促进多病灶脑缺血的恢复。

5. 银杏内酯 银杏内酯是由裸子类植物银杏提取的化合物成分，属于二萜类内酯，是一类天然的 PAF 受体拮抗剂。依据化学结构中侧链取代基不同可分为银杏内酯 A、B、C、J、M。采用 PAF 受体的竞争性结合实验进行比较，显示银杏内酯 B 作用最强。可阻止 PAF 诱导的兔血小板聚集。临床研究表明，银杏内酯对烧伤、顺铂的肾毒性、多发性硬化症及关节炎有治疗作用，对败血性休克效果很好。

五、细胞因子抑制剂

（一）细胞因子的特异抗体

中和细胞因子的一个主要方法是采用针对细胞因子或他的相应受体的特异抗体。抗体应当具有某些主要的特征，包括很好的溶解性，精细的特异性和在血清中较长的半衰期。这些特征对于干扰细胞因子的作用是很重要的。

杂交瘤细胞株可以产生特异的单克隆抗体。杂交瘤是由鼠骨髓瘤细胞和脾细胞融合而成的，可以成为永久的细胞株，每一个细胞株都产生特异的单克隆抗体。鼠抗 IL-6 单克隆抗体 BE-8，被用来治疗 B 淋巴细胞增殖病和多发性骨髓瘤，由于患者对鼠蛋白会产生对抗性的免疫反应，临床限定采用单克隆抗体的治疗方案不能超过两周。这种治疗限制有可能被重组 DNA 的技术所减轻。这方面的主要进展是人-鼠嵌合抗体的产生，其中抗体的恒定区域是人源的，嵌合体抗原结合功能是鼠源的。REMICADE 是临床应用嵌合抗体的一个例子，凭借鼠变化的序列，它得到抗原结合的性质，但同时含有人衍生的恒定的区域，所以，当人应用时，嵌合分子的免疫原性比鼠相应抗体明显减轻。

为了临床应用，抗体生成可通过相应的人的序列替换鼠的可变区域进一步精炼。这样互补决定的区域（CDRs）是唯一对抗体分子作出贡献的鼠的序列。尽管替换鼠可变成分可降低免疫原性，但人化的抗体比类似的鼠抗体对抗原的亲和性要低。这样，为了优化对抗原的亲和力，有时需要在 CDRs 特异的位点突变。采用人化的抗体如 daclizmab 的临床研究显示，像一个嵌和抗体，在免疫原性和血清半衰期方面比鼠抗体有明显的改善。

（二）抗体技术的改进

1. 转基因小鼠 该技术分离了指向任何抗原的完全的人抗体。采用转基因小鼠。由 Abgenix 建立的异物小鼠（XenoMouse）技术和 Medarex 提供的人单抗小鼠（HuMAb-Mouse）技术，将人的免疫球蛋白基因序列导入小鼠，是对鼠抗体生成的一种妥协。这样的小鼠能够对抗原进行免疫，其免疫系统通过产生完全的人抗体发生反应。可以从小鼠脾细胞产生杂交瘤细胞株，并进而筛选出可产生具有理想特征的人抗体的细胞株。

2. 噬菌体技术　采用噬菌体的技术是将感兴趣的实验基因与编码外壳蛋白的噬菌体基因融合。当这样的基因结构放入细菌噬菌体基因组中时，产生显示在噬菌体颗粒表面的融合蛋白。在 20 世纪 90 年代早期，Griffiths 和同事显示人 B 细胞衍化的单克隆基因表达的人抗体变化区域（重链和轻链）会被噬菌体显示所接纳。这样每个噬菌体显示从融合一个可变重链和一个可变轻链序列后出现的不同的，单一多肽的可变区域。一个广泛的噬菌体库能够被用于抗原结合的筛选，并接种到细菌中复制。

噬菌体显示的巨大进展是他取消了免疫动物的需求，但是被噬菌体显示接纳的抗原结合蛋白组受到原可变基因构建中序列数目所限制。为了避开这个限制，一个完全合成的免疫球蛋白噬菌体库的版本已经建立，目的是扩大可用的可变基因联合的多样性。

3. 免疫黏合素　免疫黏合素是一种人工设计的融合蛋白，他将一个抗体分子的恒定区域和细胞因子受体的配体识别区域联合起来，这样的融合蛋白或免疫黏合素，能够被哺乳动物细胞表达和分泌。免疫黏合素作为一个 2 价蛋白，与免疫球蛋白相似，由二硫键连接的两个多肽链组成。这个方法的优点是不仅消除了免疫动物的需求，而且避开了对细胞因子特异抗体的筛选："抗原识别"是由细胞因子受体提供的，它被设计进入免疫黏合素。免疫黏合素在血清中的半衰期要长于所有观察到的抗体，因为它们是从人的蛋白衍生的，在临床上倾向于没有抗原性。

目前已经有一些抗 TNF 的单抗用于临床，如阿达木单抗（adalimumab），英夫利昔单抗（inflix-imab），用于治疗类风湿性关节炎、强直性脊椎炎、银屑病关节炎、溃疡性结肠炎等。

（三）天然的细胞因子拮抗剂

在炎症反应期间，细胞因子的表达在转录和翻译水平被严密地控制，他们好像只在局部起作用，一旦扩散到血管中就被快速地清除。生物机制已经能快速地中和炎症部位过剩的细胞因子，如在组织和血液中发现了可溶性细胞因子结合蛋白的表达。其他调节细胞因子诱导途径的机制包括天然的拮抗剂。对于 IL-1，一个 IL-1 可溶性的形式能够以高亲和力与细胞表面受体结合而不激活信号。这个蛋白称为 IL-1 受体拮抗剂，作为一个生物重组体上市，称为阿那白滞素（anakinra），与 IL-1 竞争结合受体。

六、以 NF-kB 为靶点的新药开发前景

（一）非类固醇抗炎药

在 1971 年 John Vane 证明乙酰水杨酸（ASA）作为一个抗炎剂是通过抑制环氧酶（COX），也即抑制 PGs 的生成的而发挥作用，但是治疗慢性疾病所需的剂量远高于抑制 PG 合成所需的剂量。研究陆续证明 ASA 和水杨酸钠通过结合和阻断 IKKβ 的 ATP 结合位点抑制 NFκB 活性。而且，COX-2 编码基因的表达也是由 NFκB 调节转录的。

在发现水杨酸能抑制 NFκB 活化以后，一些实验室对其他 NSAIDs 也进行了研究。不同的药物呈现出不同的结果。布洛芬抑制 T 细胞的 NFκB 活化，也抑制鼠巨噬细胞 COX-2 的表达和 PGE2 的生成。尽管 flurbiprofen 的 R 立体异构体不抑制 COX，曾被认为是无活性的，然而它在体内外能抑制 NFκB 活化。醋氨酚在 LPS 和 IFNγ 处理的巨噬细胞中，可抑制 NFκB 与 DNA 的结合，抑制了 iNOS 的表达。舒林酸（sulindac）通过降低 IKKβ 的活性，抑制了 NFκB 的活化。tepoxalin 抑制 COX 和 5-LO，阻断 jurkat T 细胞和 Hella 细胞 NFκB 的活化。与这些作用不同，COX 抑制剂萘普生和 5-LO 抑制剂 zileuton，均不影响 NFκB 的活性。

（二）糖皮质激素

糖皮质激素（GCs）和其他的皮质激素是最广泛应用的抗炎免疫药物。GCs 下调基因表达的功能与炎症相关。在 1995 年，有两个小组分别证明 GCs 增加一种 IκB 分子（称为 IκBα）的表达，将 NFκB 保留在细胞质，使它不能转位到细胞核内发挥作用。与这个发现一致，在蛋白合成抑制剂放线菌酮存在下，GCs 不能抑制 NFκB 结合到 DNA。

除了 GCs 上述的作用，还证明 NFκB 与核内 GC 占据的受体之间直接的物理作用；p65 与相关的蛋白激酶 A 催化亚单位（PKAc）的分离；RNA 聚合酶磷酸化的抑制；通过募集组蛋白脱乙酰基酶 2 抑制 NFκB 相关的组蛋白乙酰转移酶活性。这些机制可能不是阻断 NFκB 的核转位，而是抑制它反式激活前炎症基因表达的能力。

（三）抗氧化剂

引起氧化应激的各种物质能够活化 NFκB，某些激活 NFκB 刺激剂，包括细胞因子、佛波脂、LPS，可增加细胞内 ROS 的水平。然而，ROS 的产生具有细胞和刺激剂的特异性。前炎症细胞因子 IL-1 和 TNFα 的刺激可导致淋巴细胞和单核细胞株产生大量 ROS，而在卵巢、结肠、乳腺或子宫颈的上皮细胞株中未观察到这样的现象。另一方面，已有研究证明各种抗氧化剂分子，如 N-乙酰半胱氨酸，二硫代氨基甲酸盐，维生素 E 衍生物，谷胱甘肽过氧化物酶，能够抑制炎症刺激所致的 NFκB 活化。

抗氧化剂作为 NFκB 抑制剂的治疗价值已经在一些炎症动物模型上得到证明。二硫代氨基甲酸盐不仅缓和 IL-1 和 LPS 介导的低血压，而且减少心脏、肺、肝和主动脉 NFκB 的活化。在 LPS 介导的大鼠肺部炎症中，N-乙酰半胱氨酸可抑制中性粒细胞 NFκB 的活化。抑制 NFκB 活化在治疗毒血症诱导的多器官损伤中可能发挥重要的作用。二硫代氨基甲酸吡咯烷明显地抑制脊髓的 NFκB 活化，减轻试验性大鼠过敏性脑脊髓炎的临床症状。

（四）蛋白酶体抑制剂

NFκB 活化的一个关键步骤是 IκBα 通过蛋白酶体依赖途径发生降解，这个过程是在 IKK 复合物作用下丝氨酸残基 Ser32 和 Ser36 的磷酸化开始的。一些蛋白酶体的抑制剂，包括 lactacystin，肽醛 PS1 和 MG132，N-甲苯磺酰-赖氨酸氯甲基酮，N-甲苯磺酰-苯丙氨酸氯甲基酮，都是 NFκB 的抑制剂和强效的抗炎药物。在炎症模型中，特异的蛋白酶抑制剂可阻断 LPS 诱导的 NFκB 活化，趋化因子基因表达，中性粒细胞性肺泡炎和 TNFα 和 IL-6 的生成。

两个抑制蛋白酶体的二肽硼酸盐类似物进入了临床评价阶段：其中 PS519 用于治疗脑缺血和心肌梗死后再灌注损伤。PS341 可抑制 IκBα 降解和 NFκB 依赖的基因表达，在大鼠多发性关节炎和肝炎症模型上具有抗炎作用。PS-519 和 PS-341 的治疗结果可以得到肯定，但因其作用涉及广泛的蛋白酶体活性，是否对炎症治疗具有特异性尚待观察。

（五）反义寡聚脱氧核苷酸

对于某些疾病，反义寡聚脱氧核苷酸组成了一个治疗药物的重要家族。在体内外各种实验系统中，已经对反义技术抑制 NFκB 蛋白表达进行了评价。NFκBp50 亚单位的反义靶点能降低 B 细胞 IgM 和 IgG 的合成，能明显降低 CD25/IL-2R T 细胞的成熟和增殖。减少 p65 亚单位表达的反义技术在体外可抑制内皮细胞和平滑肌细胞黏附分子的表达。在体内，反义抑制 p65 可阻断裸鼠肿瘤的生长，延长同种和异种移植物的存活，减轻 LPS 处置动物的毒血症休克。总之，根据 NFκB 的反义分子治疗作用取得的结果，值得进行更深入的研究。

（六）寡聚脱氧核苷酸作为一个治疗的诱物

在缺少周围基因组 DNA 的情况下，转录因子也具有特异识别短核苷酸序列的能力。据此，可以设计特异的寡聚脱氧核苷酸，作为工具在活细胞中影响基因表达。这个策略包括在细胞内输送被称为“转录因子诱物”的同源寡聚脱氧核苷酸，与转录因子结合，预先阻断启动因子的激活。在炎症实验模型中，针对 NFκB 的特异的寡聚脱氧核苷酸均可减少 IL-1α、IL-1β、IL-6、ICAM-1、VCAM-1 在转录和翻译水平上的表达。在类风湿性关节炎大鼠模型的后踝关节，注射 NFκB 特异的寡聚脱氧核苷酸可缓解足肿胀和关节破坏的严重程度，并可检测到对滑膜 IL-1 和 TNF-α 聚生成的抑制。在缺血再灌注大鼠模型，寡聚脱氧核苷酸诱物抑制了 NFκB，从而阻断中性粒细胞黏附以及组织中 IL-8 的生成。用诱物寡聚脱氧核苷酸抑制 NFκB，在阻断细胞因子和黏附分子表达上有效，对 TNFα 诱导的小鼠肾炎模型的炎症反应也有效。局部给予 NFκB 寡聚脱氧核苷酸诱物可抑制大鼠急性和免疫炎症的水肿，细胞游走，以及 COX-2 和 iNOS 的诱导表达。

（七）天然化合物

若干世纪以来，食物和药品的植物化学物质已经被用来作为抗炎药物，最近注意力集中在鉴定传统制剂中的活性化合物。一些化合物已经纯化，一些已经显示以可与经典抗炎药物相当的浓度抑制 NFκB。绿茶多酚和芪三酚，一个存在于红酒中的多酚，在体外通过阻断 IKK 的活性抑制 NFκB 的活化。绿茶多酚也抑制 LPS 诱导的 NFκB 活化和小鼠的毒血症休克；饮红酒以后，饭后脂血症期间外周血单核细胞 NFκB 的活性被降低。从各种经典医用植物衍生的抗炎倍半萜内酯也通过抑制 IκB 磷酸化，阻断从 T 细胞、巨噬细胞、到纤维肉瘤和上皮细胞的 NFκB 的活化。姜黄素和辣椒辣素在若干类型细胞是很强的 IKK 的抑制剂。在小鼠背部皮肤使用姜黄明显缓解佛波酯诱导的 NFκB 活化。

（八）透过细胞的肽分子

一个新的开发选择性和安全抗炎药物的研究是针对中心的炎症介质或信号传导途径采用重组蛋白或肽的远景进行的。

一个早期开发细胞透过肽分子阻断 NFκB 活性的尝试是用一个由 NFκB 的核定位的序列（p50）与 Kaposis 成纤维细胞生长因子融合组成的 41 个残基的肽。这个肽称为 SN50，在一些不同的细胞株有效地抑制 LPS 和 TNFα 诱导的 NFκB 的核转位，也缓和体内的炎症反应。但是，后续的分析证明 SN50 对 p50 和 NFκB 均不是特异的。SN50 在原代 T 细胞通过涉及核进入的蛋白竞争也阻断转录因子 STAT、AP-1 和 NFAT。

在另一个针对 NFκB 核转位的尝试中，一个肽抑制剂被开发，它是由位于成纤维细胞生长因子转位肽两端的两个核定位序列组成的，这个肽抑制剂合成是用 D-氨基酸减少对蛋白酶的敏感性的。像 SN50 一样，这个肽对于抑制 NFκB 依赖的体外基因表达是有效的，在小鼠毒血症休克模型和炎症性肠疾病中可缓解反应。

（王文杰）

参考文献

1. Narumiya S, Sugimoko Y, Ushikubi F. Prostanoid Receptors: Structures, Properties, and Functions , Physiological Reviews, 1999, 79 (4): 1193.
2. Funk CD. Prostaglandins and Leukotrienes: Advances in Eicosanoid Bioligy. Science, 2001, 249: 1871.
3. Samuelsson B. The Discovery of the Leukotrienes . Am J Respir Crit Care Med, 2000, 161, 52.
4. holgate ST, Sampson AP. Antileukotriene Therapy . Am J Respir Crit Care Med, 2000, 161, S147.
5. Hinz B, Brune K. Cyclooxygenase-2-10 Years Later . J Pharmacol Exp Ther, 2002, 300 (2) 367.

6. Salvi SS, Krishna MT, Sampson AP, et al. The Anti-inflammatory Effects of Leukotriene-Modifying Drugs and Their Use in Asthma . CHEST, 2001, 119 : 1533.
7. Dennis EA. Phospholipase A_2 in Eicosanoid Generation . Am J Respir Crit Care Med, 2000, 161, S32.
8. Hancley DA. Preclinical Clinical Pharmacology of Platelet-Activating Factor Receptor Antagonists . Medical Research Reviews, 1990, 10 (3) : 351.
9. Shukla SD. Platelet-activating factor receptor and signal transduction mechanisms . FASEB J, 1992, 6 : 2296.
10. Dinarello CA. Proinflammatory Cytokines. CHEST, 2000, 118 : 503.
11. Song XR, Torphy TJ, Griswold DE, et al. Coming of Age: Anti-Cytokine Therapies. Molecular Intervention, 2002, 2 (1) : 36.
12. Ashley Mansell, Brendan J. Jenkins. Dangerous liaisons between interleukin-6 cytokine and toll-like receptor families: A potent combination in inflammation and cancer. Cytokine & Growth Factor Review, 2013, 24, 249-256.
13. Parvin Ataie-Kachoie, Mohammad H. Pourgholami, David L. Morris. Inhibition of the IL-6 signaling pathway: A strategy to combat chronic inflammatory diseases and cancer. Cytokine & Growth Factor Reviews, 2013, 24, 163-173.
14. Steven J, Van Dyken, Richard M. Locksley. Interleukin-4-and interleukin-13 mediated alternatively activated macrophages: roles in homeostasis and diseases. Annu Rev Immunol, 2013 , 31 : 317-343.
15. Pia M. Vidal, Evi Lemmens, Dearbhaile Dooley, Sven Hendrix. The role of "anti-inflamatory" cytokines in axon regeneration. Cytokine & Growth Factor Reviews, 2013, 24, 1-12.
16. CK Oh, GP Geba, N Molfino. Investigational therapeutics targeting the IL-4/IL-13/STAT-6 pathway for the treatment of asthma. Eur Respir Rev, 2010, 19 : 115, 46-54.
17. Anna Strzepa, Marian Szczepanik. IL-17-expressing cells as a potential therapeutic target for treatment of immunological disorders. Pharmacological Reports, 2011, 63 : 30-44.
18. Chunlei Tang, Shu Chen, Hai Qian, et al. Interleukin-23: as a drug target for autoimmune inflammatory diseases. Immunology, 2011, 135, 112~124. doi: 10. 1111/j. 1365-2567.
19. Naofumi Mukaida. Pathophysiological roles of interleukin-8/CXCL8 in pulmonary diseases. Am J Physiol Lung Cell Mol Physiol, 2003, 284: L566-L577.
20. Olson TS, Ley K. Chemokines and chemokine receptors in leukocyte trafficking . Am J Physiol Regulatory Integrative Comp Physiol, 2002 : 283: R7.
21. Walzog B, Gaehtgens P. Adhesion molecules: the path to a new understanding of acute inflammation. News in Physiological Scienes, 2000, 15 : 107.
22. Fulvio D'Acquisto, May MJ, and Ghosh S. Inhibition of Nuclear Factor Kappa B (NFκB): A Emerging Theme in Anti-Inflammatory Therapies . Molecular Intervention, 2002, 2 (1) : 22.
23. Shao-Cong Sun, Jae-Hoon Chang, Jin Jin. Regulation of nuclear factor κBin auto immunity. Trends in Immunology, 2013, 34 (6) : 282-289.
24. Bozena Kaminska, Beata Pyrzynska, Iwona Ciechomska, et al. Modulation of the composition of AP-1 complex and its impact on transcriptional activity. Acta Neurobiol. Exp, 2000, 60 : 395-402.
25. Rainer Zenz, Robert Eferl, Clemens Scheinecker, et al. Activator protein 1 (Fos/Jun) functions in inflammatory bone and skin disease. Arthritis Research & Therapy, 2008, 10 : 201. doi: 10. 1186/ar2338.
26. Fatema Z, Chowdhury, J. David Farrar. STAT2: A shape-shifting anti-viral super STAT. JAK-STAT 2 : 1, e23633; January/Fevruary/March, 2013, Landes Bioscience.
27. Stuart G. Tangye, Matthew C. Cook, David A. Fulcher. Insights into the role of STAT3 in human lymphocyte differentiation as revealed by the hyper-IgE syndrome. J Immunol, 2009, 182 : 21-28.
28. Bharat B. Aggarwal, Ajaikumar B. Kunnumakkara, Kuzhuvelil B. Harikumar, et al. Signal transducer and activator of transcription-3, inflammation, and cancer: how intimate is the relationship. Ann N Y Acad Sci, 2009, 1171 : 59-76.
29. Lai Wei, Arian Laurence, John J, et al. New insights into the roles of Stat5a/b and Stat3 in T cell development and differentiation. Semin Cell Dev Biol, 2008, 19 (4) : 394-400. doi: 10. 1016/j. semcdb, 2008. 07. 011.

30. Steven J. Van Dyken, Richard M Locksley. Interleukin-4-and ingerleukin-13-mediated alternatively activated macrophages：roles in homestasis and diseases. Annu Rev Immunol, 2013, 31：317-343.

31. Xiaoni Kong, Norio Horiguchi, Masatomo Mori, et al. Cytokines and STATs in liver fibrosis. Frontiers in Physiology. Doi：10. 3389/fphys, 2012. 00069.

32. Newton R. Molecular mechanisms of glucocorticoid action：what is important? Thorax, 2000, 55：603.

第十八章　组织纤维化的分子免疫机制

组织纤维化是一种慢性炎性病理改变，累及人体几乎所有器官和系统。组织纤维化可以由急性炎症，如器官细菌或病毒感染、创伤、中毒后损伤局部组织修复障碍所致，也可通过如寄生虫感染、吸烟以及非感染性炎症引起的慢性炎症发展而来。在我国，组织纤维化是导致死亡的重要原因之一。正是由于各种组织器官纤维增生性疾病的病因众多、发病机制复杂、病程迁延数年至几十年不等，因此以纤维增生为基础病理改变的各种慢性病一直没有合适的防治策略，是其久治不愈的重要原因。理解组织纤维化的发病机制及影响其疾病进展的因素，是帮助进行抗纤维化药物开发的重要手段，也可为临床纤维增生性疾病的治疗提供理论依据。

第一节　概　　述

组织纤维化（tissue fibrosis）是多种非感染性慢性疾病的基本病理改变，累及人体几乎所有器官和系统，是许多慢性疾病致残、致死的主要原因，其致死率甚至超过许多肿瘤。据美国有关统计资料证明，该国因各种疾病而致死的患者中，接近45%可以归于组织纤维增生疾病。在我国，慢性疾病也已成为城乡居民死亡的主要病因，其病死率占总死亡率的82.5%。的确，组织纤维化在人体各主要器官疾病的发生和发展过程中起着重要作用。例如各种原因引起的慢性呼吸系统疾病主要以慢性炎症和组织纤维化为基本病理特征；心血管组织纤维化在高血压和心力衰竭引起心血管组织重构中发挥了重要作用，同时也是动脉粥样硬化的主要原因；肝纤维化是多种肝脏疾病，如病毒性肝炎、血吸虫肝病、慢性酒精性肝病和非酒精性脂肪肝等进一步恶化甚至致死的主要原因；许多急慢性肾脏疾病都与组织纤维化发生发展密切相关，特别是糖尿病肾病和高血压引起的肾纤维化改变；多种免疫、自身免疫和自身炎症疾病，例如关节炎、全身硬化症和系统性红斑狼疮也有显著的组织纤维化改变。由于引起上述各种组织器官纤维增生性疾病的病因众多、发病机制复杂、病程迁延数年至几十年不等，因此以纤维增生为基础病理改变的各种慢性病一直没有合适的防治策略，是其久治不愈的重要原因。

一、慢性炎症促进纤维化发生和发展

炎症反应是组织应对各种病原微生物感染、组织损伤和多种应激伤害的保护性反应。炎症反应的时程和强度通常受到组织和机体相对精确的调控。因此，一旦感染受到控制及感染原被清除、受损组织得到修复及应激状态逐渐平复，炎症反应就会快速消失，组织、器官和机体功能得到恢复。如前所述，通常情况下，参与炎症反应的各种生物活性组分在清除感染微生物或其他炎症诱导物；抑制感染扩散并促进组织修复或重构；组织各项生理指标回归动态平衡后，将被上述转归机制清除。但是仅有20%~25%的急性炎症能够做到正确转归，如果调节炎症转归的机制发生障碍，急性炎症将转变为慢性炎症反应，即所谓未转归的炎症反应。大量的证据显示，未转归的或慢性炎症反应虽然不是各种慢性疾病，如肿瘤、高血压、动脉粥样硬化、神经退行性疾病、肺纤维化、慢性阻塞性肺

病、哮喘、糖尿病、肥胖及代谢综合征等非感染性炎性疾病的原发原因，但慢性炎症反应的确参与并决定了这些疾病的发生发展和预后（图 18-1-1）。需要指出的是，某些疾病，例如乙型或丙型肝炎和肺结核，由感染引起的急性炎症转为慢性炎症可能与其伴随的疾病一道迁延很长时间，并一直作为促进疾病发展驱动力。而某些疾病如动脉粥样硬化、肥胖症和肿瘤，伴随发病进程的未转归炎症反应从一开始就是缓慢发生的慢性炎症而非从急性炎症转变而来。

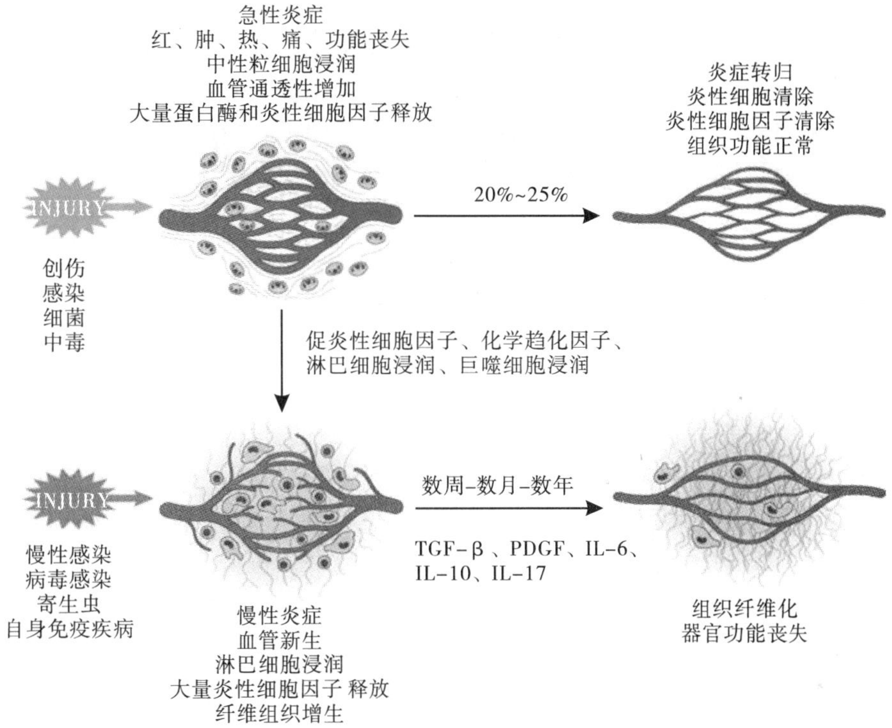

图 18-1-1　急性炎症、慢性炎症与纤维化、创伤、感染等因素会造成机体出现急性炎症

注：正常的炎症转归会使得炎性细胞清除，炎性细胞因子清除，组织功能恢复正常。但绝大多数情况下急性炎症可以向慢性炎症转化。慢性感染、病毒感染等也可不通过急性炎症直接造成机体出现慢性炎症。经过长时期慢性炎症的损伤，机体出现组织纤维化

二、慢性纤维增生是慢性病的组织结构基础

许多慢性肺疾病，包括哮喘、支气管扩张、慢性阻塞性肺疾病、肺结核、肺癌和间质性肺病等，都伴有纤维化病理改变。肺纤维化可引起肺泡持续性损伤、细胞外基质反复破坏、修复、重建并过度沉积，导致正常肺组织结构改变、功能丧失。对于特发性肺纤维化、呼吸窘迫综合征、嗜酸性肉芽肿等多种肺疾病而言，肺组织纤维增生和纤维化程度决定了这些疾病的临床后果。这些疾病发展到晚期，严重妨碍患者正常工作和生活质量，甚至导致患者因呼吸衰竭或心力衰竭而死亡。以特发性肺纤维化为例，近年来特发性肺纤维化发病率和致死率呈不断上升趋势。特发性肺纤维化临床诊断明确后的 3 年生存率不足 50%，5 年死亡率达 65%。但是，肺纤维化的发病机制尚未完全阐明，更重要的是，至今也没有公认的、真正能够逆转肺纤维化的药物。虽然吡非尼酮在日本和欧洲已获准用于治疗间质性肺纤维化，但其疗效仍然没有获得国际公认，目前它也并未被美国 FDA 批准。因此，深入研究组织纤维化的发生机制，并在此基础上发现新药靶点、开发防治组织纤维化药物迫在眉睫。

三、组织纤维化是许多慢性病久治不愈的主要原因

长期以来，临床医学和基础研究人员对于组织纤维化疾病是否可以治疗，组织纤维化改变是否可以被药物或其他治疗学干预所逆转一直持非常悲观的观点。例如，由于观察到炎症反应在各种组织纤维增生性疾病的发生和发展过程发挥了重要的作用，因此认为消除炎症有可能是对抗组织纤维化的一种有效手段。令人遗憾的是，几十年的临床实践证明，各种抗炎药物都不能阻止组织纤维化的发展，更不能降低组织纤维化疾病如特发性肺纤维化的病死率。最近发现，糖皮质激素治疗肺纤维化不仅副作用大，治疗效果不确切，而且长期使用可能加重肺纤维化的发展。随后的研究发现并确认了大量促炎性细胞因子、生长因子、趋化因子和各种细胞外基质成分等参与了组织纤维化的发生与发展。因此，人们希望针对这些不同的细胞因子、生长因子、趋化因子和各种细胞外基质成分等开发的特异性拮抗剂和各种治疗性单克隆抗体，肯定会对组织纤维化和组织纤维增生疾病的治疗带来新的希望。但经过十几年的研究，大规模的临床研究还没有证明这些所谓靶向药物能降低组织纤维增生疾病的病死率。

四、纤维化病变是可逆的

经过对组织纤维化分子细胞生物学发病基础的不断研究，特别是在发现组织纤维化发生、发展是组织损伤后修复过度的结果后，人们逐渐认识到组织纤维化进程是可以被改变的，组织纤维增生疾病是可以治疗的疾病。大量基础研究结果表明，改变组织微环境的平衡可以改变组织纤维化程度。尽管仍然有不同意见，但药物治疗改变组织纤维化的效果可分别定义为可逆转（reversal）、消退（regression）和停滞（stasis）。令人振奋的是，曾经被认为是“不可逆”的纤维化病变在多个脏器如肝纤维化、肾纤维化和肺纤维化都已经在临床大规模实验过程被发现是可逆的。这些研究结果为大量复杂性、难治性疾病患者打开了康复的大门。

随着基因组学和蛋白质组学研究不断进展使我们了解到，肺纤维增生性疾病病因众多，发病机制复杂，属于典型的多基因、多表型疾病。只有能够干预多通道、多靶点的药物才会获得满意的治疗效果，这也是目前临床使用的各种抗纤维化药物效果不佳的主要原因。近年来，正是因为认识到使用针对单纯药物靶点的单分子药物治疗复杂疾病很难获得最佳疗效，新药研发者开始转向复方药的开发。中国人具有几千年来开发复方药的经验，以及系统的中医药哲学、科学和文化思想是开发复方药的巨大资源。中医“重在治本或者标本兼治，作用于多靶点，通过多靶向调节达到调整机体平衡的目的”以及“异病同治，同病异治”的哲学思想是开发多靶点、多通道治疗复杂疾病复方药的重要治疗学理论基础。现代医学和生命科学的最新发展再一次证明我国古代医药学的科学性和先进性，具有强大的生命力，值得我们后人肃然起敬并应该努力挖掘，使之发扬光大，为人类造福。

五、调节慢性炎症反应是防治纤维化的重要途径

慢性炎性疾病是目前导致人类死亡的主要原因，据统计，在全球所有的死亡事件中，急性死亡事件（包括创伤性死亡和感染性死亡）仅占28%左右，而慢性疾病导致的死亡则占近72%之多。在这些慢性病中，绝大部分属于慢性炎性疾病，特别是心脑血管炎性疾病导致的慢性心力衰竭和脑卒中是威胁人类生命安全的最主要原因之一。然而，不为人知的是，这些心脑血管疾病以及大多数呼吸系统疾病和糖尿病都存在着组织纤维化的病理改变。组织纤维化对机体最直接的影响即器官功能丧失，随着纤维组织的增生最终导致器官衰竭，引起患者死亡。在目前，基础医学研究不断进步，很多种慢性炎性疾病都不再是人们之前认为的绝症。比如某些恶性肿瘤，早期诊断、早期治疗已经可以大大降低其死亡率。同样糖尿病作为一种慢性炎性疾病，已经能够通过药物得到良好的控制。

然而在这些疾病转归的过程中，组织纤维化的清除往往是最难完成的一关。药物研发学科走到今天，抗生素、心血管药物、抗炎药物都得到了长足的进步，这些药物的存在极大的改善了患者的生存质量。然而组织纤维化到目前为止仍然没有安全有效的药物能够逆转或控制病情的发展。可以说，抗组织纤维化药物的研发要远远落后于其他领域。

慢性炎症虽然不一定是组织纤维化的起始因素，但已经证明是其发生和发展的决定性因素。调节慢性炎症或是调节机体局部免疫平衡是促使纤维化转归的重要途径。组织免疫平衡如同中医理论的“阴阳学说”，任何一个方向的过度活化均可打破机体的平衡，最终影响疾病的转归或是引起疾病的加剧。而调节慢性炎症恰恰是让我们的机体处于一种平衡状态。抑制过度的炎症反应，保留适当的组织修复能力是纤维化转归的必要过程。因此如何调节组织损伤局部的炎症反应；如何干预慢性炎症反应；如何寻找调节机体免疫平衡的靶点成为了抗纤维化药物研发领域的重点。在本章内容中，我们将详细探讨组织纤维化产生的分子机制以及参与组织纤维化发生发展的重要分子、信号通路、效应细胞，并从中寻找治疗组织纤维化的新途径、新方法以及新靶点。

第二节 机体免疫与组织纤维化

一、先天免疫与组织纤维化

（一）先天性免疫反应与纤维化

先天免疫系统又称为固有免疫，包括一系列的细胞及相关机制，是以非特异性的方式抵御外来感染的过程。先天免疫细胞会非特异地识别并作用于病原体进行杀伤和清除。炎症反应是免疫系统对感染或刺激的第一个回应，它在由受损细胞所释放的化学因子的刺激下产生，并形成一种防止感染扩散的物理屏障。此外，在清除病原后，炎症反应还可以促进损伤组织的愈合。然而失调的先天免疫反应很有可能是组织纤维化发生的起始因素。

在急性炎症反应中免疫细胞会释放多种生物活性物质，包括组胺、血小板活化因子（PAF）、前列腺素、5-羟色胺、白细胞三烯（leukotriene）和缓激肽（bradykinin）等。这些化学因子可以引发血管舒张、召集巨噬细胞和中性粒细胞到达组织损伤局部。随后，中性粒细胞则通过释放细胞因子（cytokine）来募集更多的白细胞和淋巴细胞从而造成炎症级联放大的效果。

急性炎症反应表现为红、肿、发热、疼痛以及相关组织器官的功能失常。绝大多数的组织损伤，如创伤、感染、急性中毒及组织上皮的急性损伤都可以触发机体的先天性免疫反应。此时大量的中性粒细胞以及巨噬细胞到达损伤组织局部并释放多种炎性介质，如组胺、PAF、弹性蛋白酶、IL-1、TNF-α 及 IL-8 等炎性细胞因子。白细胞的浸润可以清除损伤组织局部的病原微生物，同时在抗原提呈细胞（APC）的参与下活化机体的获得性免疫反应，最终损伤局部组织得到修复，组织炎症反应消退。但是随着炎性介质的释放以及大量炎性细胞的浸润，损伤组织可能向不同的方向发展，若急性炎症转变为慢性炎症则极有可能导致组织纤维化。先天免疫反应中的多种效应细胞均能分泌促纤维化细胞因子，包括肥大细胞、巨噬细胞分泌的多种过敏介质和蛋白酶均是促纤维化因素。而先天免疫细胞上模式识别受体的活化更是参与纤维化发生的重要因素。

由此可见，先天性免疫反应参与组织纤维化的进程不仅仅体现在急性炎症期后的过度修复，更为重要的是先天性免疫细胞所分泌的促纤维化因子及其表面模式识别受体的活化。干预这些因素将调节病理状态下相对不平衡的机体免疫，为纤维化的转归提供有利的条件。

（二）先天性免疫反应中的细胞与纤维化（图 18-2-1）

参与组织纤维增生性疾病的先天免疫反应细胞包括：中性粒细胞、肥大细胞和巨噬细胞。这些免疫细胞除调节急性炎症反应外，在组织纤维化的进程中也扮演着关键的角色。

1. 中性粒细胞促进炎性细胞浸润　中性粒细胞在组织损伤后会聚集到损伤局部进行病原微生物清除，这一过程大约维持2~5天的时间，如发生再次感染则时间延长。中性粒细胞最主要的免疫作用为吞噬功能，除此之外还可以释放大量蛋白酶用于杀灭病因微生物。更为重要的是，中性粒细胞能募集大量的炎性细胞到达组织局部，为进一步清除病原微生物和促进损伤组织修复提供有利的条件。

中性粒细胞可以分泌TNF-α、IL-1β和IL-6等细胞因子，这些炎症介质参与介导了纤维化发生起始阶段的炎症期，并能促进其他细胞分泌VEGF、IL-8等活性物质。目前已经证明中性粒细胞可以改变巨噬细胞及其他炎性细胞分泌细胞因子的类型，并调节组织修复时纤维化的产生。更为重要的是中性粒细胞能够分泌弹性蛋白酶促进纤维化发生和发展。弹性蛋白酶同组胺一样可以增加血管通透性。肺部血管通透性的增加往往会导致肺水肿或肺泡充血，加剧肺纤维化症状。而通过血管浸润到组织间质的免疫细胞更是纤维化病变的关键因素。因此中性粒细胞弹性蛋白酶在更多情况下是为组织纤维化的发生创造有利条件。

2. 肥大细胞参与过敏反应及纤维化发生　肥大细胞广泛分布于皮肤及内脏黏膜下的微血管周围。它可以通过分泌多种细胞因子，参与免疫调节。肥大细胞表面表达MHC分子，具有抗原提呈功能。同时膜表面表达大量的IgE Fc受体，活化此受体能够释放过敏介质。肥大细胞内具有大量颗粒，其中含有肝素、组胺及5-羟色胺等，由细胞崩解释放出颗粒以及颗粒中的物质可在组织内引起速发型过敏反应。肥大细胞在过敏性疾病中起主导性作用，临床大多抗过敏药物均为抑制组胺受体或是能抑制肥大细胞脱颗粒。

肥大细胞在多种纤维增生性疾病的病变组织中数量增加，并参与了纤维化的发生和发展。间质性肺纤维化患者肺泡灌洗液（BALF）中肥大细胞数量和百分比均高于正常人，同时BALF中的肥大细胞出现明显的脱颗粒现象。而在输尿管结扎引起的肾纤维化模型中肥大细胞也有着重要的作用。肥大细胞在对抗组织损伤中起到了关键的作用，其可以释放多种炎症介质如组胺、PAF及蛋白酶，这些物质不仅仅可以舒张血管、杀灭病原微生物，还可以调节免疫平衡，特别像组胺、PAF均已证明参与肺纤维化的发病。大量的证据显示，肥大细胞大多聚集在肺、皮肤、胃、小肠和肾脏的结缔组织中，这些部位肥大细胞的异常活化能够为组织纤维化提供有利环境。机体过敏反应与纤维化均是Th2型免疫反应所介导的慢性炎性疾病，而这两种疾病之间也存在着密切的联系。例如，长期呼吸道过敏往往会造成支气管纤维化。

在支气管哮喘及呼吸道过敏疾病中气道重构是典型的临床特征，而气道重构的本质其实就是组织纤维化。肥大细胞参与组织重构或组织纤维化的机制目前并不明确，但肥大细胞的确参与了组织重构的发生，特别是在呼吸系统。肥大细胞分泌的蛋白酶如类胰蛋白酶、类糜蛋白酶和生长因子可以引起气道平滑肌分泌增加和肥大。同时肥大细胞脱颗粒还可以引起肺上皮细胞的损伤，引起基底膜的增厚。将肥大细胞与成纤维细胞共培养，肥大细胞可以通过缝隙连接引起成纤维细胞的增殖、分化并刺激其分泌胶原。这些都可能是肥大细胞参与组织纤维化的分子机制。使用肥大细胞稳定剂或是敲除肥大细胞均被证明可以抑制组织纤维化的发生。

3. 巨噬细胞能双向调控组织纤维化发展　巨噬细胞源自单核细胞，而单核细胞又来源于骨髓中的前体细胞。巨噬细胞和单核细胞均属于吞噬细胞，在人体内参与非特异性防卫（先天性免疫）和特异性防卫（细胞免疫）。它们的主要功能是以固定细胞或游离细胞的形式对细胞残片及病原体进行吞噬及消化，并激活淋巴细胞或其他免疫细胞，令其对病原体做出反应。

巨噬细胞在经过体循环到达外周组织时，可以向不同方向分化。当单核巨噬细胞受到IFN-γ、TNF-α或LPS刺激时，会向M_1方向进行分化。M_1型巨噬细胞通过产生ROS及NO合酶（iNOS）参与细胞内病原微生物的清除。与此同时 M_1 型巨噬细胞能够参与放大 Th1 型免疫反应，其可以分泌大量 IL-12、IL-1β 和 TNF-α 等细胞因子，促进机体炎症并维持 Th1 细胞活化。在纤维化初始阶段，M_1 型巨噬细胞的浸润会造成损伤组织局部炎症反应水平较高。而在纤维化后期炎症转归起始，M_1 细胞参与大量细胞外基质的降解和清除。M_1 细胞所分泌的 MMP-7 和 MMP-9 等基质金属蛋白酶（MMPs）能够降解细胞外基质，而 M_1 细胞还可以通过内吞作用将降解的细胞外基质吞噬到细胞内进行清除从而促进纤维化转归。

与 M_1 型巨噬细胞不同，单核巨噬细胞在 IL-4/IL-13 的刺激下可以向 M_2 型方向分化。M_2 型巨噬细胞主要参与预防寄生虫感染以及瘢痕形成和组织重构。其高表达甘露糖受体、arginase-1、chitinase-3-like protein-3 及谷氨酰胺转移酶 2。与健康人群相比，在 IPF 患者 BALF 内 M_2 型巨噬细胞数量明显增加。而 M_2 细胞所分泌的炎症介质，如 galectin-3、chitinase-like protein YKL-40 等在组织纤维化形成时表达量也同时增加。与此同时，在 IPF 患者肺组织中 M_2 型巨噬细胞表面标志物 arginase-1 表达升高。在肺纤维化发病晚期清除体内巨噬细胞能够减少细胞外基质的堆积。清除体内巨噬细胞后 arginase-1 水平显著下降，但 M_1 型巨噬细胞标志物 iNOS 并没有显著降低，这些结果显示在纤维化晚期 M_2 型巨噬细胞起到了关键作用。M_2 细胞可以通过分泌 IGF-I 和 PDGF 促进成纤维细胞增殖和分化，促进细胞外基质分泌参与纤维化发病。此外还有一种巨噬细胞被称为 M_2 型巨噬细胞，它是在 TGF-β、IL-10、PGF2 的刺激下形成的，并通过自身活化释放大量 TGF-β、IL-10。M_2 型细胞能够通过产生 IL-10 产生强烈的抑炎效果促进纤维化发展，且几乎在所有纤维增生性疾病中 IL-10 的表达水平均有所增加，在小鼠肺部过表达 IL-10 能够加重肺纤维化的程度。而 M_2 型细胞分泌的 TGF-β 同样是强烈的免疫抑制型细胞因子，并且是公认的促纤维化因素。

总而言之，目前的研究结果均表明巨噬细胞参与调节多种纤维增生性疾病的发生和发展。巨噬细胞参与了纤维化起始阶段的炎症反应期并调节纤维化转归。

巨噬细胞分泌的多种炎症介质加剧纤维化病理改变，特别是巨噬细胞更是纤维化发病的关键细胞。因此在纤维增生性疾病中正确区别不同分型的巨噬细胞，并明确它们之间的联系有助于我们理解纤维化的发病机制（图 18-2-1）。

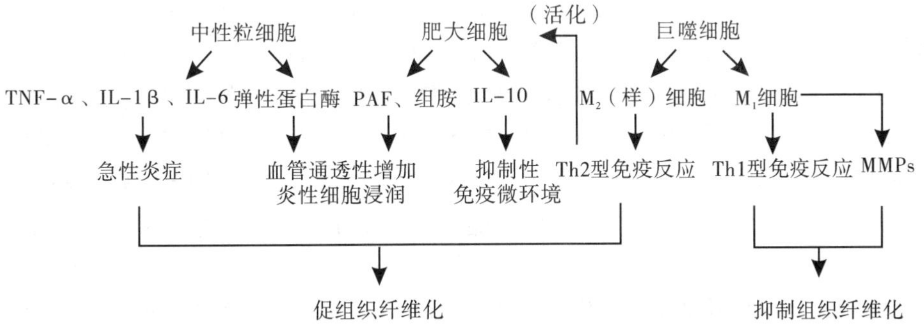

图 18-2-1 先天性免疫细胞与组织纤维化

注：中性粒细胞往往是造成机体急性炎症的主要免疫细胞。急性炎症在修复过程中由于肥大细胞、巨噬细胞的异常活化会造成组织纤维化产生。肥大细胞和中性粒细胞能够通过分泌蛋白酶和组胺等介质增加血管通透性，造成炎性细胞渗出。而肥大细胞和 M_2（样）巨噬细胞能够调节机体产生免疫抑制，促进纤维化发展。反之 M_1 型巨噬细胞能够促进损伤组织正确修复，抑制组织纤维化发展

（三）TLR 受体与纤维化

多种类型的细菌、病毒、真菌以及多细胞寄生虫都可造成慢性炎症，引发多种器官的纤维增生

性疾病。这些外源性病原微生物引发的持续性感染，改变了肌成纤维细胞及 M_2 型巨噬细胞的特性，而后者是引发组织纤维化疾病的重要细胞类型。外源性病原微生物通过其所含的所谓病原相关分子模式（PAMP），包括脂多糖、细菌 DNA、dsRNA 等活化机体免疫细胞上的模式识别受体（PRRs）。PRRs 是表达在免疫系统细胞表面的，能够识别病原微生物或细胞应激相关蛋白的一类受体。可以被模式识别受体识别的微生物特定分子即为病原相关分子模式。PRRs 是连接先天性免疫反应和获得性免疫反应的重要桥梁，抗原提呈细胞通过 PRRs 识别病原微生物后将抗原信息传递给获得性免疫细胞如 T 细胞和 B 细胞从而诱发机体的获得免疫。根据其功能，PRRs 可分为细胞内吞噬受体或信号受体。信号受体包括细胞膜连的 Toll 样受体及胞质内 NOD 样受体。内吞噬受体促进吞噬细胞对微生物的附着，吞噬和破坏，而不传导细胞信号。

PAMP 与 PRRs 的相互作用是宿主对抗外源性病原微生物的第一道防线，持续激活 PRRs 能够活化获得性免疫反应，诱导淋巴细胞产生大量的促炎性细胞因子和化学趋化因子。TLRs 和非 TLR 如 C 型凝集素受体（DC-sign）、葡聚糖受体（dectin-1）及 NOD1/2 受体是重要的模式识别受体，是先天免疫系统沟通获得免疫系统的重要桥梁。TLRs 普遍存在于巨噬细胞、NK 细胞、DC 及成纤维细胞表面，是识别各种致病微生物启动宿主防卫反应的主要受体。目前发现人细胞表达 10 种 TLR（TLR1-TLR10）亚型，鼠类表达 13 种 TLR 亚型。TLR 及其信号传导通道已经基本阐明，这 10 种受体亚型分别或共同利用 4 个转换器、两种蛋白激酶和其他几个蛋白辅因子分别激活核转录因子 NF-κB 和 STAT1。不同的 TLR 亚型识别不同致病原分子，例如 TLR2 是结核杆菌和幽门螺旋杆菌成分的受体；TLR3 是双链 RNA（dsRNA）的受体；而 TLR9 是细菌 DNA（CpG 序列）的受体；TLR4 是革兰阴性杆菌细胞壁脂多糖（LPS）的受体。TLR4 也是内源性透明质酸和硫酸肝素（来自被破坏的细胞膜）以及热休克蛋白的受体。随着 TLRs 的分子结构、识别方式、信号传导途径及基因缺陷型动物模型等研究的深入，TLRs 及其信号传导通道在许多疾病中的重要作用已经受到广泛的关注。例如，革兰阴性杆菌正是通过 LPS 激活 TLR4，引起死亡率极高的脓毒血症和败血性休克。

TLR 与纤维增生性疾病发生、发展有着直接的联系。临床证据显示，肺纤维化患者肺泡灌洗液内炎症细胞中多种 TLR 的 mRNA 水平增加，此外最近的多项研究表明 TLRs 与多种纤维化疾病的发生有密切的联系。例如，$TLR2^{-/-}$ 降低冠脉结扎引起心室重构；$TLR4^{-/-}$ 小鼠降低四氯化碳所致肝纤维化、降低腹主动脉狭窄引起的心肌重构；成纤维细胞通过增加 TLR9 的表达，促进具有促纤维化活性的 Th2 型细胞因子及化学趋化因子 CCL2 产生。先天免疫系统通过激活 TLRs 及其信号传导通道促使抗原呈递细胞成熟，对于决定获得免疫系统 T 淋巴细胞分泌的 Th1、Th2 和 Treg 细胞因子极化方向具有重要意义。研究表明，获得免疫反应的 Th1 或 Th2 和 Treg 细胞因子极化方向是纤维增生性疾病的关键因素。各种原因引起的组织损伤可以激活 TLR2 或 TLR4 从而激活获得性免疫反应。如果持续的激活 TLR4 使获得性免疫反应朝 Th1 方向发展可能导致炎症消退、组织修复和器官功能恢复。反之，如果激活 TLR2 介导的先天免疫反应或通过其他我们目前还不了解的机制使 Th 细胞朝向 Th2 和 Treg 方向发展，则可能促进组织纤维化的发生。使用抗 TLR2 抗体能够显著降低博来霉素所致肺纤维化，而抗 TLR4 抗体则显著加重博来霉素引起的肺纤维化。这种完全相反的生物学现象有可能是由于不同 TLRs 下游的信号通路相同所造成（图 18-2-2）。

TLRs 存在两种不同的信号通路，其中一条为 MyD88 依赖性信号通路，另一条为 MyD88 非依赖型信号通路。激活 TLR2 和 TLR4 均可以活化 MyD88 通路，通过 p38 MAPK/TRAF6 信号最终活化 NF-κB 核因子。通过此信号通路，TLR2 和 TLR4 可以活化 Th1 型免疫反应，并参与纤维化起始阶段急性炎症的形成。TLR2 和 TLR4 还可通过这条信号通路活化细胞自噬反应，介导细胞外基质的清除。TLR2 和 TLR4 介导的 MyD88 非依赖通路截然不同。TLR2 能够活化 PI3K/Akt/mTOR 信号通路抑制自噬反应，还可以通过活化 MAPK/ERK1/2 通路活化 Th2 型免疫反应。在随后的章节中我们将讨论自噬促进纤维化转归和Th2型免疫反应促进纤维化发展的作用。抑制TLR2能够活化自噬，降低Th2型免疫反应促进纤维化转归。但TLR4则可以抑制PI3K/Akt/mTOR信号通路和MAPK/ERK1/2通路。抑制TLR4后机体自噬活性下降，Th2型免疫反应增强，从而导致纤维化加剧。这不仅提示TLRs在纤维增生性疾病发病过程中发挥重要作用，同时也进一步证实Th1/Th2免疫极化方向的改变和机体自噬活性对于组织损伤后转归或纤维化的形成具有决定意义。

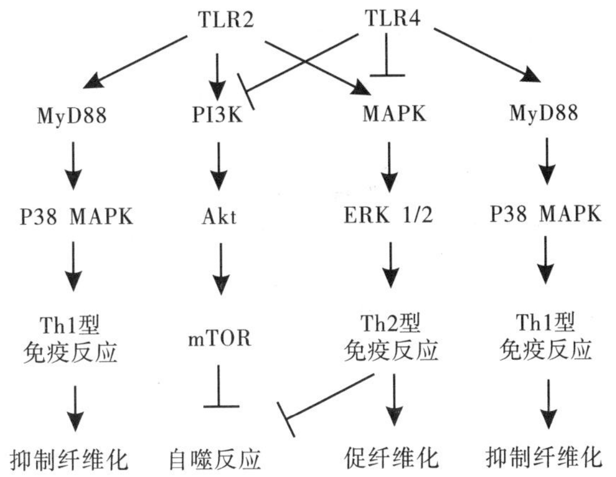

图 18-2-2　TLR2、TLR4与纤维化。TLR2和TLR4共用MyD88依赖型信号通路，介导Th1型免疫反应

注：TLR2可以活化PI3K及MAPK两条通路，最终导致自噬抑制和Th2型免疫反应，促进纤维化发生和发展。反之TLR4能够抑制上述两条MyD88非依赖型信号通路，反向调节纤维化发展

二、获得性免疫与组织纤维化

（一）T细胞通过分泌不同类型细胞因子参与纤维化病理改变

细胞因子作为重要的炎症介质在维持内环境稳定及调节纤维增生性疾病发病过程发挥重要作用。参与纤维增生性疾病发生、发展过程的有多种炎症介质及Th1型、Th2型、Th17型和Treg型细胞因子。Th2型免疫反应通常被认为是Th1型免疫反应的反向调节效应。目前认为Th1型和Th2型细胞因子分别介导细胞免疫和体液免疫反应。Th1型免疫反应主要介导促炎反应，而Th2型免疫反应和Treg介导的免疫反应主要产生抗炎效应。需要强调的是，Th2型和Treg介导的免疫反应对组织重构和细胞外基质沉积具有重要调节作用，即活化Th2及Treg细胞引起组织纤维化；Th1型免疫反应能够通过刺激组织正确修复，从而抑制病变组织胶原沉积。Th17型免疫反应是近期才发现的一种促纤维化型免疫反应，Th17细胞分泌的IL-17A是强烈的促纤维化因子（图18-2-3）。因此，调节获得性免疫反应中Th1/Th2/Treg级Th17型免疫极化方向是组织损伤后修复的关键，增强Th1的免疫极化方向是目前治疗组织纤维化最有效的手段之一。

组织损伤后，机体为对抗各种内外源性致病原主要产生Th1型免疫反应。如果病原很快被清除或被控制，则Th1型免疫反应强度降低，仅形成轻微组织损伤。然而，如果病原持续存在，那么机体势必产生抑制性免疫反应对抗过度急性炎症，防止对机体组织产生过度损害。Treg细胞及Th2型细胞因子不仅具有抑制Th1型免疫反应的作用，更为重要的是它们还同时强烈促进组织愈合反应。如果形成持续的慢性炎症反应，对于宿主而言最主要的目的是保留及修复受损组织。尽管过度修复

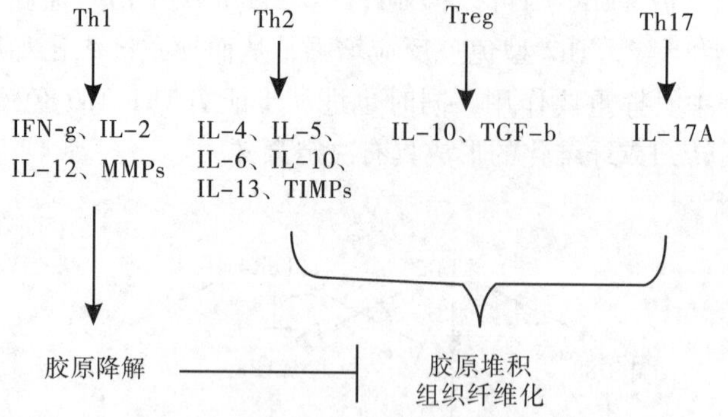

图 18-2-3 T 细胞调节组织纤维化疾病

注：Th1 型免疫反应可通过分泌促炎性细胞因子促进胶原降解，抑制纤维化形成。Th2、Treg、Th17 细胞所介导的免疫反应均能够导致大量免疫抑制性细胞因子、促纤维化因子的释放从而促进胶原产生和堆积，造成组织纤维化

的结果往往是纤维组织重构甚至形成纤维增生性疾病，但在大多数情况下这是宿主为维持组织功能唯一可供选择的途径。基于以上观点，Th2 型及 Treg 介导的免疫反应是一种自适应性组织修复机制，而不仅仅只是产生对抗 Th1 型免疫反应的作用。抑制性免疫反应具有双重作用，不仅促进组织愈合反应，同时促进纤维组织重构。因此，抑制甚至逆转过度的 Th2 型及 Treg 介导的免疫反应，从而逆转组织纤维化是目前研究热点之一。

1. Th1 型免疫反应促进纤维化转归　Th1 细胞分泌的细胞因子主要包括 IFN-γ、IL-12、IL-18 等，在纤维增生性疾病发生、发展过程中这些细胞因子的表达相对降低。T 细胞、NK 细胞以及Ⅱ型肺泡上皮细胞是 IFN-γ 的主要来源。研究表明，Th1 型细胞因子 IFN-γ 可以通过阻断 TGF-β1 信号传导通路抑制肌成纤维细胞的活化，也可通过调节化学趋化因子 ITAC/CXCL11、ENA78、IP-10/CXCL10 及 MIG/CXCL9 活性而产生抗纤维化的作用。博来霉素在 $IFN\text{-}\gamma^{+}$小鼠肺部引起的炎症反应降低，但随后动物体重下降、死亡率增高并且肺纤维化程度增加；而 $IFN\text{-}\gamma^{TG}$的动物出现类似 COPD 的症状，潮气量增加，进行性形成肺气肿，并有大量巨噬细胞和中性粒细胞浸润，这表明 IFN-γ 所介导的免疫反应为免疫增强性质。IFN-γ 能够抑制多器官纤维组织增生性疾病，包括博来霉素或二氧化硅所致肺纤维化、血吸虫所致肝纤维化以及肾大部切除所致肾纤维化等。IFN-1β 治疗 IPF 的临床实验正在进行，虽然目前还不能肯定其疗效，而且还需要更大规模和更为严格的临床实验证明 IFN-1β 能否用于治疗 IPF，但这不妨碍 IFN-γ1 成为目前最有前景治疗纤维化的新药之一。

IL-12、IL-18 促进未分化 Th 细胞向 Th1 方向发育，IL-12 也是维持 Th1 细胞生长所必需的细胞因子。IL-12、IL-18 通过 p38 MAPK 信号传导通路增加 IFN-γ 的表达。IL-12 诱导 Th1 细胞 IL-18 受体上调，IL-18 可诱导产生 TNF-α、FAS 配基、黏附分子以及 PGE2，且 IL-12、IL-18 能够协同增强 MT-1-MMP 和 MMP-2 的产生。IL-12 参与肺纤维化转归的作用机制复杂，博来霉素所诱导肺纤维化动物模型研究表明注射 IL-12 可以通过促进 IFN-γ 降低肺纤维化，然而中和性抗 IL-12 抗体也能降低肺纤维化。ELISA 结果表明博来霉素可引起肺组织 IL-12p40 的大量增多，但 IL-12p70 并不增多，过多的 IL-12p40 会产生一个倾向 Th2 的免疫反应，抗 IL-12 抗体有可能通过干预这条通路抑制肺纤维化。在 $IL\text{-}12p40^{-/-}$小鼠上博来霉素引起肺炎症反应降低，但纤维化程度增高，这说明 IL-12 在肺纤维化模型早期参与炎症反应，而在纤维化晚期则起到抑制作用。

2. Th2型免疫反应促进纤维化发展　Th2细胞分泌的细胞因子主要包括IL-4、IL-5、IL-9及IL-13等，这些细胞因子在纤维增生性疾病发生过程中表达相对增强。Th2细胞分泌的多种细胞因子在调节组织重构和纤维化的发生过程中都具有各自独特的作用。淋巴细胞、单核细胞、成纤维细胞是IL-4的主要来源。IL-4促进幼稚T细胞向Th2方向发育，并诱导B细胞表面MHC Ⅱ表达上调，同时产生IgE和IgG1抗体促进B细胞大量增殖。多种人源及鼠源的成纤维细胞均高表达IL-4受体，研究表明IL-4能够促进成纤维细胞合成多种细胞外基质，其中包括Ⅰ和Ⅲ型胶原以及纤维结合素。此外，IL-4还通过增加成纤维细胞黏附和分化能力、促进释放Th2型细胞因子、促进化学趋化活性，最终引起细胞外基质的大量积聚。IPF患者和肺纤维化动物肺组织IL-4表达增强，其分布主要是在活跃的巨噬细胞和T淋巴细胞浸润区域以及纤维化病变区。研究表明，$IL\text{-}4^{-/-}$的肺纤维化小鼠肺部组织IFN-γ表达增加、肺纤维化程度降低，但同时死亡率增加。但也有研究表明博来霉素可以在$IL\text{-}4^{-/-}$动物形成明显的纤维化，而$IL\text{-}4^{TG}$小鼠纤维化程度降低。造成这种差异的原因有可能是后者使用的博来霉素剂量过大的缘故，也有可能是与IFN-γ、TNF-α类似的细胞因子特殊的“剂量效应”有关，例如“低剂量”TNF-α促进纤维化，而$TNF\text{-}\alpha^{TG}$产生抑制纤维化的作用。这些研究结果提示，IL-4在早期通过限制T淋巴细胞募集产生抗炎症反应，而在后期阶段促进大量的胶原沉积导致肺纤维化。在促使组织纤维化发生的过程中，IL-4发挥驱使作用，但可能不是最关键的主导作用。

IL-13是与纤维增生性疾病发生关系最为密切的Th2型细胞因子。激活的Th2淋巴细胞、肥大细胞及肺泡巨噬细胞产生IL-13，促进B细胞的增殖以及单核细胞分化。IL-13与IL-4具有多种类似的生物学功能，这与两者共用IL-4Ra/STAT6信号传导通路有关。目前的研究认为，Th2型细胞因子IL-13在纤维增生性疾病发病过程中起着主导作用。应用IL-13转基因动物及IL-13拮抗剂都可以证明IL-13介导宿主机体Th2型免疫反应，而且在多项纤维增生性疾病发病机制研究中已经证实IL-13促进纤维化发展。Wynn研究血吸虫所致肝纤维化时发现，阻断IL-13能够显著降低虫卵引起肝组织胶原沉积，而与此同时IL-4的表达水平并没有降低。在肺纤维化研究中也存在类似现象，$IL\text{-}13^{TG}$可引起明显的肺组织纤维化，IL-13特异性单克隆抗体能够显著降低烟曲菌分生孢子或博来霉素所致肺纤维化。与此对比，IL-4过表达不仅没有发现明显的肺纤维化，而且在肺组织能够形成强烈炎性反应。正常人巨噬细胞的IL-13表达仅停留在转录水平，并不大量翻译成活性蛋白。而肺纤维化患者巨噬细胞内的IL-13mRNA被大量翻译成IL-13蛋白并参与肺部炎症及纤维化过程。IL-13通过STAT-6信号传导通道促进成纤维细胞增殖和分化，并诱导Ⅰ和Ⅱ型前胶原表达增加。IL-13同时抑制MMP-1和MMP-3的产生，增强TIMP1的表达。IL-13可以增强CD40L的表达，经CD40/CD40L信号通路促进肺成纤维细胞的增殖和活化。最近的研究阐明IL-13在巨噬细胞上促进TGF-β的生成。IL-13经STAT6信号传导通路激活IL-13α1受体，与TNF-α激活TNFR1受体后经NF-κB信号传导通道共同激活IL-13α2基因的表达。同时，IL-13可以激活IL-13α2受体，并经AP-1信号传导通路促进TGF-β1基因转录和翻译。阻断IL-13α2有可能抑制TGF-β依赖和非依赖性纤维化的形成。

Th2细胞分泌的IL-5可以调节嗜酸性粒细胞的分化、迁移、激活以及化学趋化作用。$IL\text{-}5^{TG}$或者腺病毒过表达IL-5都可以加重博来霉素所致肺损伤和肺纤维化，并且出现嗜酸性粒细胞增多的现象。抗IL-5抗体可以降低肺纤维化动物纤维化程度。然而，$IL\text{-}5^{-/-}$转基因动物给予博来霉素也能引起形成明显的肺纤维化，此时肺组织浸润的炎症细胞主要是其他T淋巴细胞而不是Treg介导的。嗜酸性粒细胞和T淋巴细胞通过不同通路影响Th1/Th2极化方向，调节组织修复的过程。目前的研究认为，IL-5和嗜酸性粒细胞促进多种促纤维化因子包括IL-13和TGF-β的产生。因此，IL-5和/或嗜酸性粒细胞在纤维增生性疾病发生过程中主要起到放大效应，而不是主导纤维化形成的主要因素。

3. Treg型细胞诱导机体免疫抑制　Treg细胞分泌的细胞因子主要包括IL-10和TGF-β，纤维增生性疾病发生过程中这些细胞因子表达明显增加。IL-10通过下调促炎症细胞因子的表达，诱导激活中性粒细胞凋亡，抑制炎症反应。腺病毒过度表达 IL-10 的小鼠由二氧化硅所致肺纤维化明显加重，这是由于 IL-10 能够促进 Th2 细胞释放促纤维化因子 IL-4、IL-13 以及 IgG2a。在博来霉素所致肺纤维化动物模型上预防性给予 IL-10 能够抑制炎症发生，但并不降低纤维化。IPF 患者肺组织和血清中 IL-10、TGF-β1 表达增高，而继发性肺纤维化患者血清 IL-10 水平并不增高。这说明 IL-10 在不同原因所导致的肺纤维中产生的作用有所不同。

TGF-β 在纤维化的发展过程中具有极其重要作用，其可促使大量炎性细胞募集和活化，并引发上皮细胞间充质转化，促使成纤维细胞活化并分泌细胞外基质。TGF-β 的这种促纤维化作用是通过跨膜丝氨酸/苏氨酸激酶激活 Smad 蛋白后调节靶基因的转录完成的。人体共有 3 种 TGF-β 受体，其中Ⅰ和Ⅱ型受体对 TGF-β1 亲和力超过 TGF-β2。肺组织内 TGF-β 主要来源于淋巴细胞、嗜酸性粒细胞、成纤维细胞、内皮细胞以及上皮细胞。TGF-β 激活单核细胞和巨噬细胞能产生强大的化学趋化作用。与此同时，单核巨噬细胞的激活能够产生 IL-1β、TNF-α、PDGF 和 TGF-β 从而产生炎症级联放大效应。TGF-β 能够诱导并维持成纤维细胞分化为肌成纤维细胞，而后者是肺组织内胶原、TGF-β 和 MCP-1 的主要来源。TGF-β 还可以通过诱导 PDGF 表达促进成纤维细胞增殖，并引发上皮间充质转化。转变为间充质细胞的肺上皮细胞同样能够大量分泌 TGF-β 促进纤维化发病进程。TGF-β 是细胞外基质产生的强大诱导剂，同时它还可以通过抑制血浆酶原激活体、MMPs、弹性蛋白酶表达，增强 TIMPs、PAI-1/2 的表达，从而降低胶原和其他基质蛋白的降解水平。此外 TGF-β 也具有募集巨噬细胞并增强血管新生能力，这说明 TGF-β 促纤维化作用涵盖多个角度和机制。研究表明，IPF 患者纤维化区域尤其是肺泡壁附近 TGF-β 表达明显增多；多种实验性肺纤维化动物模型肺组织 TGF-β 表达增高；TGF-β 的阻断剂和抗体都能降低多种组织纤维化动物模型的纤维化程度；经腺病毒载体在体内过表达 TGF-β1 可以诱导纤维化抵抗的 TNF-$\alpha^{-/-}$动物形成肺纤维化。因此，阻断 TGF-β 信号通路或其活性可能是治疗纤维增生性疾病潜在的途径之一，目前上市的抗纤维化药物吡非尼酮就是通过调节 TGF-β 信号通路产生抗纤维化作用。

4. Th17 细胞参与组织纤维化进程　最近研究表明，IL-17A 在组织纤维化发生发展过程中发挥重要作用。未成熟 T 细胞可以在 IL-23、TGF-β 及 IL-6 的作用下向 Th17 型 T 细胞发育。Th17 型 T 细胞分泌释放特异的 IL-17 细胞因子，其中 IL-17A 与 IL-17F 具有募集中性粒细胞的作用。间接的实验证据表明 Th17 细胞参与到纤维化的形成过程：IL-17A、IL-17F 及 IL-17R 通过调节气管上皮细胞癌基因和 GCSF 参与囊肿性纤维化发生和发展；IL-17 促进血吸虫所致肝纤维化的发展。Wilson 等发现 IL-17A 在肺组织纤维化发生发展过程中发挥关键作用，其作用是依赖 TGF-β1 实现的；同时，Wilson 等研究者发现，IL-17A 可以直接通过气管注射直接诱导肺组织纤维化发生。近期的研究结果表明 IL-17A 诱导肺组织纤维化的原因是调节肺组织局部炎症环境，抑制肺组织局部自噬反应活性，从而诱导胶原沉积和细胞外基质聚集诱导肺组织纤维化的发生。同时，阻断 IL-17A 可以有效改善包括肝组织纤维化、肾组织纤维化、心肌肥厚心肌纤维化等在内的多种组织纤维化。因此，IL-17A 是作为以组织纤维化为核心病理改变的组织重构性疾病发生发展过程中关键的可溶性介质存在的。其核心机制可能就是通过调节自噬这一免疫调节效应器活性，尤其是抑制 GSK-3β 介导的 bcl-2 的降解实现的，而 bcl-2 是自噬活性的负调节子。因此，明确 Th17 细胞及 IL-17、IL-23 及 IL-27 等细胞因子在纤维增生性疾病发生发展过程中的作用机制，可能为抗纤维化治疗提供新的药靶。

（二）B 细胞与纤维化

在获得免疫反应参与纤维增生性疾病发病机制的研究中，T 淋巴细胞一直占据主要地位。但最近的研究表明，B 淋巴细胞在纤维增生性疾病发病过程中绝不是“隔岸观火”，而是参与了多种纤维增生性疾病的发生、发展过程。

成熟 B 细胞主要定居于脾脏红髓及白髓的淋巴小结和淋巴结皮质浅层的淋巴小结内。外周血中的 B 细胞占到淋巴细胞总数的 10%～20%。B 细胞作为体内唯一能产生免疫球蛋白（抗体）的细胞，利用其细胞膜表面免疫球蛋白（mIg），作为特异性抗原受体（BCR），通过识别不同抗原表位而激活 B 细胞形成浆细胞，从而产生特异性抗体发挥体液免疫功能。根据是否表达 CD5，B 细胞可以分为 B1（$CD5^+$）细胞和 B_2（$CD5^-$）细胞两个亚群。B_1 细胞是由胚胎期或出生后早期的前体细胞分化而来，多分布于腹腔、肠腔以及肠壁的固有层。B_1 细胞的发生不依赖骨髓细胞，产生后具有自我更新能力。B_2 细胞是通常参与体液免疫应答的 B 细胞，由骨髓中多能造血干细胞分化而来。B_2 细胞能够产生高亲和力抗体，行使体液免疫功能。

最近的研究表明，B 细胞在四氯化碳所致肝纤维化发生发展过程中，能够通过免疫球蛋白以及 T 细胞非依赖途径发挥作用。四氯化碳引起炎症反应能够诱导 TGF-β 促进 Ⅰ 型胶原产生，而 B 细胞缺失后能够显著降低四氯化碳引起的肝纤维化。该项研究首先发现，肝内浸润的淋巴细胞半数是功能性 B 细胞。且 B 细胞缺失的动物比野生型动物更能有效地清除凋亡细胞，B 细胞缺失后巨噬细胞清除无功能肝脏细胞能力增强。由于四氯化碳在 T 细胞缺失小鼠与野生型小鼠引起肝纤维化程度类似，因此 T 细胞并不是四氯化碳形成肝纤维化所必需的。而 B 细胞缺失的小鼠由四氯化碳引起肝纤维化程度较低。而且 B 细胞调节纤维化的发生可能并不需要 Ig 参与，这提示 B 细胞缺失后降低肝纤维化的发生是一种 T 细胞以及抗体非依赖的机制。目前对 B 细胞参与肝纤维化的机制仍然不明确，推测其可能的机制如下：B 细胞产生促纤维化细胞因子 IL-6，通过诱导肝脏星形细胞成为肌成纤维细胞促进肝脏纤维化的发生；B 细胞缺失小鼠改变 T 细胞功能，如降低 IL-4 表达而增加 IFN-γ 表达；B 细胞缺失后小鼠产生自身抗体的能力下降，影响具有促纤维化活性的细胞因子产生。

B_1 淋巴细胞在二氧化硅所致肺纤维化发生过程中发挥积极作用。研究表明，$IL\text{-}9^{TG}$ 动物能够显著降低二氧化硅所致肺纤维化，这与其促进大量的 B_1 淋巴细胞细胞产生有着密切的关系。这些诱导生成的 B_1 淋巴细胞在胸膜腔、腹膜腔所有 B 淋巴细胞占据多数。B_1 淋巴细胞在先天免疫中发挥重要作用，其产生的天然免疫球蛋白 IgM、IgA 是抵御外援侵害的第一道防线。然而，B1 淋巴细胞在 $IL\text{-}9^{TG}$ 动物不能产生这类抗体，提示 B_1 细胞在组织纤维化中具有不同的生物学功能。结果表明，B 淋巴细胞在 $IL\text{-}9^{TG}$ 动物通过增加巨噬细胞产生 PGE2，显著降低二氧化硅所致肺纤维化。

B 细胞与肾间质损伤以及肾纤维化的发生也有密切的关系。局部组织浸润的 B 细胞在组织纤维化、肾移植过程中发挥重要作用。研究发现，在急慢性间质肾炎、慢性 IgA 肾病引起的肾间质损伤后，间质浸润细胞中有大量 CD_{20}^+B 细胞。这些细胞与 CD_3^+T 细胞一起形成更大的结节样结构。这些 B 细胞中，CD_{10}^+的前 B 细胞非常少见，大部分是成熟 CD_{27}^+B 细胞。这些 B 细胞不仅呈结节状浸润，而且还大量增殖。研究同时表明，化学趋化因子 CXCL13 mRNA 增加水平与肾小管间质 CD_{20} mRNA 相一致，而且 CXCL13 蛋白主要集中在浸润的结节状组织中，同时也与 $CXCR5^+$B 细胞共定位。由此可见，B 细胞在组织纤维化中并非起到主导作用，更多的是辅助 T 细胞及其他免疫细胞的生物学功能，共同促进纤维化发展。

第三节　细胞外基质与组织纤维化

一、细胞外基质的组成与分布

细胞外基质（extracellular matrixc，ECM），是由细胞合成并分泌到胞外、分布在细胞表面或细胞之间的大分子。ECM 主要是一些多糖和蛋白，或蛋白聚糖。这些物质构成复杂的网架结构，支持并连接组织结构、调节组织的发生和细胞的生理活动。细胞外基质是动物组织的一部分，不属于任何细胞。

细胞外基质的组成可分为三大类：①糖胺聚糖、蛋白聚糖，它们能够形胶状物，在这种胶状物中包埋有许多其他的基质成分；②结构蛋白，如胶原和弹性蛋白，它们赋予细胞外基质一定的强度和韧性；③黏着蛋白，如纤粘连蛋白和层粘连蛋白，它们促使细胞同基质结合。其中以胶原和蛋白聚糖为基本骨架在细胞表面形成纤维网状复合物，这种复合物通过纤粘连蛋白或层粘连蛋白以及其他的连接分子直接与细胞表面受体连接或附着到受体上。由于受体多数是膜整合蛋白，并与细胞内的骨架蛋白相连，所以细胞外基质通过膜整合蛋白将细胞外与细胞内连成了一个整体。

上皮组织、肌组织及脑与脊髓中的ECM含量较少，而结缔组织中ECM含量较高。细胞外基质的组分及组装形式由所产生的细胞决定，并与组织的特殊功能需要相适应。例如，角膜的细胞外基质为透明柔软的片层，肌腱的则坚韧如绳索。细胞外基质不仅静态的发挥支持、连接、保水、保护等物理作用，而且动态的对细胞产生全方位影响。ECM决定结缔组织的特性，对于一些组织的细胞具有重要作用，同时ECM的大量堆积也是组织纤维化病理改变的首要原因。

（一）胶原

胶原是动物体内含量最丰富的蛋白质，约占人体蛋白质总量的30%以上，也是参与组织纤维增生性疾病中最主要的细胞外基质。他遍布于体内各种器官和组织，是细胞外基质中的框架结构，可由成纤维细胞、软骨细胞、成骨细胞及某些上皮细胞合成并分泌到细胞外。已发现的胶原至少有19种，由不同的结构基因编码，具有不同的化学结构及免疫学特性。Ⅰ、Ⅱ、Ⅲ、Ⅴ及Ⅺ型胶原为有横纹的纤维形胶原。各型胶原都是由三条相同或不同的肽链形成三股螺旋，含有三种结构：螺旋区，非螺旋区及球形结构域。其中Ⅰ型胶原的结构最为典型。

Ⅰ型胶原的原纤维平行排列成较粗大的束，其抗张强度超过钢筋。其三股螺旋由二条α1链及一条α2链构成。每条α链约含1050个氨基酸残基，由重复的Gly-X-Y序列构成。X常为Pro（脯氨酸），Y常为羟脯氨酸或羟赖氨酸残基。重复的Gly-X-Y序列使α链卷曲为左手螺旋，每圈含3个氨基酸残基。三股这样的螺旋再相互盘绕成右手超螺旋，即原胶原。原胶原共价交联后成为具有抗张强度的不溶性胶原。

在组织纤维化的病理改变中，胶原起到了决定性的作用。肌成纤维细胞的大量活化造成胶原的分泌增加。当产生的胶原的速度远大于胶原降解速度时，组织纤维化形成。如在肺纤维化时肺部Ⅰ型和Ⅲ型胶原含量明显增加，而Ⅰ型胶原则占到所有胶原分子的70%以上。这些胶原大多分布于肺间质内，而正常肺脏组织胶原含量较少，且主要分布在支气管和动脉周围。大量的胶原堆积可以造成纤维瘢痕的形成，最终引起组织功能障碍、器官衰竭。

（二）纤粘连蛋白

纤粘连蛋白（Fibronectin，FN）是一种糖蛋白。FN可将细胞连接到细胞外基质上。每条FN肽链约含2450个氨基酸残基，整个肽链由三种类型（Ⅰ、Ⅱ、Ⅲ）的模块重复排列构成。FN具有5~7个有特定功能的结构域，由对蛋白酶敏感的肽段连接。这些结构域中有些能与其他ECM（如胶原、蛋白聚糖）结合，使细胞外基质形成网络；有些能与细胞表面的受体结合，使细胞附着于ECM上。

细胞表面及细胞外基质中的FN分子间通过二硫键相互交联，组装成纤维。与胶原不同，FN不能自发组装成纤维，而是通过细胞表面受体指导下进行的，这些受体只存在于某些细胞（如成纤维细胞）表面。组织纤维化时，FN的含量也有所增加，FN主要与胶原结合使得两者的复合物具有更高的强度。

（三）层粘连蛋白

层粘连蛋白（laminin，LN）LN也是一种大型的糖蛋白，与Ⅳ型胶原一起构成基膜，是胚胎发育中出现最早的细胞外基质成分。LN分子由一条重链（α）和二条轻链（β、γ）借二硫键交联而成，外形呈十字形。基膜是上皮细胞下方一层柔软的特化的细胞外基质，也存在于肌肉、脂肪和施旺细胞（schwann cell）周围。它不仅仅起保护和过滤作用，还决定着细胞的极性，影响细胞的代谢、存活、迁移、增殖和分化。基膜中除 LN 和Ⅳ型胶原外，还具有 entactin、perlecan 及 decorin 等多种蛋白，其中 LN 与 entactin 形成 1∶1 紧密结合的复合物，通过 entactin 与Ⅳ型胶原结合。

（四）氨基聚糖（glycosaminoglycan，GAG）

GAG 是由重复二糖单位构成的无分枝长链多糖。氨基聚糖按照组成糖基、连接方式、硫酸化程度及位置的不同可分为六种，即：透明质酸、硫酸软骨素、硫酸皮肤素、硫酸乙酰肝素、肝素及硫酸角质素。

透明质酸（hyaluronic acid，HA）是唯一不发生硫酸化的氨基聚糖，其糖链长度较长。氨基聚糖一般由不到 300 个单糖基组成，而 HA 可含 10 万个糖基。在溶液中 HA 分子呈无规则卷曲状态。如果强行伸长，其分子长度可达 20mm。细胞表面的 HA 受体为 CD44 及其同源分子。所有能结合 HA 的分子都具相似的结构域。HA 虽不与蛋白质共价结合，但可与许多种蛋白聚糖的核心蛋白质及连接蛋白质借非共价键结合而参加蛋白聚糖多聚体的构成。除 HA 及肝素外，其他几种氨基聚糖均不游离存在，而与核心蛋白质共价结合构成蛋白聚糖。HA 在组织纤维化，特别是肝纤维化中表达显著增加，血清中的 HA 已经成为肝纤维化诊断的重要标志物。

（五）蛋白聚糖（proteoglycan）

蛋白聚糖是氨基聚糖（除透明质酸外）与核心蛋白质（coreprotein）的共价结合物。核心蛋白质的丝氨酸残基（常有 Ser-Gly-X-Gly 序列）可在高尔基复合体中装配上氨基聚糖（GAG）链。许多蛋白聚糖单体常以非共价键与透明质酸形成多聚体。核心蛋白质的 N 端序列与 CD44 分子结合透明质酸的结构域具有同源性，故亦属 hyaladherin 族。蛋白聚糖多聚体的分子量可达 108kD 以上。其体积可超过细菌。其含量不足或代谢障碍可引起长骨发育不良，四肢短小。与其他 ECM 不同，双糖链蛋白聚糖和核心蛋白聚糖被认为是抗纤维化 ECM，它们的中心蛋白能与 TGF-β 结合使之失活，当 TGF-β 与其分离后重新获得活性，因此核心蛋白聚糖能够拮抗 TGF-β 的致纤维化作用。

（六）弹性蛋白

弹性蛋白纤维网络赋予组织以弹性，弹性纤维的伸展性比同样横截面积的橡胶大 5 倍。弹性蛋白由二种类型短肽段交替排列构成。一种是疏水短肽赋予分子以弹性；另一种短肽为富丙氨酸及赖氨酸残基的 α 螺旋，负责在相邻分子间形成交联。弹性蛋白的氨基酸组成似胶原，也富于甘氨酸及脯氨酸，但很少含羟脯氨酸，不含羟赖氨酸，没有胶原特有的 Gly-X-Y 序列，故不形成规则的三股螺旋结构。弹性蛋白分子间的交联比胶原更复杂。通过赖氨酸残基参与的交联形成富于弹性的网状结构。

在弹性蛋白的外围包绕着一层由微原纤维构成的壳。微原纤维是由一些糖蛋白构成的。其中一种较大的糖蛋白是 fibrillin，为保持弹性纤维的完整性所必需。在发育中的弹性组织内，糖蛋白微原纤维常先于弹性蛋白出现，似乎是弹性蛋白附着的框架，对于弹性蛋白分子组装成弹性纤维具有组织作用。老年组织中弹性蛋白的生成减少，降解增强，以致组织失去弹性。

二、胶原的降解

胶原的合成、沉积及降解贯穿组织纤维化发病和转归。与胶原的合成相比，胶原降解及代谢的研究仍然还有很多不为人知之处。总之，胶原的降解过程十分复杂。胶原纤维的紧密连接及三螺旋结构均给胶原的降解造成障碍，使得胶原酶无法高效率作用于胶原纤维。正常情况下胶原的降解需要组织周边细胞的辅助来进行消化。通常，胶原的降解、再吸收通常发生在组织重构或机体生长时期，特别是胚胎的发育期。再有，孕妇产后对胎盘胶原的降解能力也较强。正常的胶原再吸收发生在各种病理状况下，比如畸形性骨炎、风湿性关节炎以及坏血病。胶原的降解通常是对创伤的一种调节反应，属于诱导型降解。在创伤、组织纤维化、皮肤损伤、烧伤及骨折时，胶原的合成和降解均十分重要，这两部分贯穿了组织修复的全过程，最终影响着组织损伤的结局。

在肺纤维化时，胶原的降解有两条不同的通路，一种是细胞外降解；另一种是细胞内降解。细胞外胶原的降解首先是蛋白水解酶将胶原进行初步分解，在这个过程中基质金属蛋白酶起到了极其重要的作用。而最广为人知的细胞内降解途径包括了胶原与细胞膜的结合；成纤维细胞核巨噬细胞对胶原片段的摄取以及通过溶酶体进行最终降解。这两种胶原降解的途径在组织纤维化的发生和发展中密不可分，任何环节的差错及调控失衡都有可能造成纤维化的产生，最终导致器官功能丧失。

胶原的代谢同样可以看作胞内和胞外的两步。在胞外各种酶类将胶原代谢成为小的胶原片段，随后这些胶原片段再被摄取到细胞内通过溶酶体进行降解。细胞外胶原的降解是通过不同的基质金属蛋白酶识别胶原纤维上特殊的剪切位点实现的。完整的胶原纤维只能被一部分基质金属蛋白酶（MMPs）剪切，其中包括 MMP-1、MMP-8、MMP-13、MMP-14、MMP-16 以及 MMP-18。绝大多数基质金属蛋白酶包含一个催化结构域和一个血液结合素结构域。血液结合素结构域被认为是结合胶原纤维并促使其解聚的关键，从而能够促使催化结构域到达相应的催化位点。随后胶原纤维片段在 37℃下快速变性（失去其三螺旋结构），此时明胶酶（MMP-2、MMP-9）能够进一步对其进行降解。胶原纤维同样可以被组织蛋白酶 K（cathepsin K）降解。组织蛋白酶 K 是一种溶酶体半胱氨酸蛋白酶，其在组织纤维化的转归中同样发挥了极大的作用。

与细胞外胶原的降解相比，人们对细胞内胶原的降解途径知之甚少。研究表明，成纤维细胞可以通过不同方式摄取胶原片段进入细胞内最终通过溶酶体通路进行降解，而降解胶原的酶为溶酶体中的半胱氨酸蛋白酶。胶原在胞内降解的第一个步骤为细胞表面受体对细胞外胶原片段的识别。胶原通过跨膜的甘露糖受体产生的受体介导的内吞作用进入到细胞中。细胞外糖蛋白 MFGE8 同样介导了巨噬细胞对胶原片段的摄取和代谢。此外，人们也发现巨噬细胞也能通过某些方式摄取胶原片段从而参与其降解（图 18-3-1）。炎症反应在组织修复和损伤中起到了决定性的作用，而机体炎症反应往往调节着胶原的降解通路，多种细胞因子已经被证实参与调节细胞内胶原的降解。TGF-β 是典型的抗炎促纤维化细胞因子，其可以增加成纤维细胞对胶原的吞噬但抑制胶原酶的释放。TNF-α 和 IL1-β 是早期促炎性细胞因子，然而他们可以抑制细胞对胶原的吞噬并且抑制 MMPs 的释放和活性。

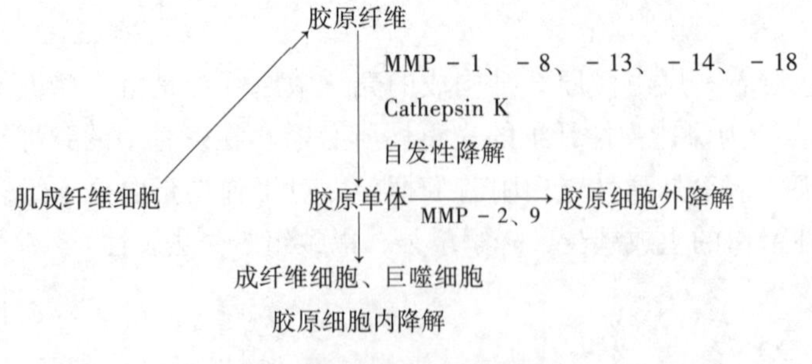

图 18-3-1 胶原的降解

注：胶原降解可分为细胞外降解部分和细胞内降解部分。在细胞外，MMPs 与组织蛋白酶 K 能够将胶原纤维降解成为胶原单体，MMP-2 和 MMP-9 能将胶原单体进一步降解。成纤维细胞和巨噬细胞能够吞噬胶原单体，随后通过细胞内的溶酶体将胶原片段降解

胶原的细胞外降解及细胞内降解的关系十分复杂。理论上的逻辑关系是细胞外胶原纤维的降解发生在前，随后发生细胞对胶原片段的摄取，最终是溶酶体对胶原片段进行降解。但实际情况却是几个步骤交替或同时进行，此外还有许多因素参与了各个步骤。比如，中性粒细胞募集造成的急性炎症可以诱导胶原纤维的剪切，而此时的胶原片段则很有可能被机体识别成为抗原最终导致自身免疫反应。胶原细胞内降解的缺失往往导致胶原在细胞外大量聚集，胞内与胞外通路的失调或不平衡是导致组织纤维化发生的重要机制，胞内通路的障碍可以造成胞外通路的代偿性活化，从而造成其他并发症出现。

三、细胞外基质与炎症

细胞外基质的功能包括影响多种组织细胞迁移、增殖、分化和活化，其在慢性炎症的起始和维持中都有着重要的作用。ECM 与炎症有着密切的联系，并通过一系列机制严谨调控。许多细胞因子在组织纤维化时表达大量增加，进而促进了 ECM 的产生和堆积。这些细胞因子中影响 ECM 的合成最为关键的就是 TGF-β。TGF-β 已经被证实是组织纤维化的主导因素，它可以诱导成纤维细胞表达分泌多种胶原以及其他细胞外基质蛋白。TGF-β 不仅仅可以增加 ECM 蛋白的含量，还可以减少基质金属蛋白酶的表达。同时，TGF-β 还可诱导免疫细胞表面 ECM 受体的表达。其他细胞因子同样也参与调节 ECM 的产生和降解。TNF-α 可以上调骨桥蛋白以及 MMP-9 的表达，而且还可以下调多种 ECM 分子的产生。IFN-γ 同样有着降低 ECM 蛋白分子产生的能力，同时它还能降低 MMP-1、MMP-2、MMP-3、MMP-7、MMP-9 和 MMP10 的表达。

细胞外基质能够影响慢性炎症时多种细胞的生物学功能，包括黏附、迁移、增殖、活化及分化。这些效应是由被调节细胞表面 ECM 特定受体决定的，而大部分 ECM 的炎症调节作用是通过 TLRs 进行的。多项研究表明，ECM 片段能够活化特定的 TLRs，如 TLR2 和 TLR4。因此 ECM 也可以反向调控组织炎症的进程和转归。ECM 的降解产物同样也参与调节多种免疫细胞的功能。透明质酸的降解片段可以增加 MMP-12 及凝血酶原激活物抑制因子（PAI-1）的表达，并刺激多种细胞因子的释放，包括 MCP-1、KC、IL-8 以及 IL12。Ⅰ型胶原的降解产物乙酰化三肽（Pro-Gly-Pro）在肺部炎症时能够模拟 CXCL8 的趋化作用，调节机体的炎症反应。一些纤连蛋白的片段可以增加单核细胞和巨噬细胞分泌蛋白酶类及促炎性细胞因子如 IL-1、IL-6 等，而完整地纤连蛋白则没有此类作用。ECM 分子在炎症反应时表达上调，同时还可以活化免疫细胞。

四、成纤维细胞的活化与肌成纤维细胞是组织纤维化的效应器细胞

最近的研究发现，除驻留于间质组织的原位成纤维细胞外，周细胞、星形细胞及上皮细胞通过上皮间充质转化（epithelial-msenchymal transition，EMT）、骨髓干细胞来源的 Fibrocyte 都是肌成纤维细胞重要来源。例如，肺泡Ⅱ型上皮细胞可以分化成为肌成纤维细胞参与组织纤维化的发生和发展。

成纤维细胞、肌成纤维细胞多来源于间叶细胞组织并位于间质组织的孔隙，是细胞外基质胶原的主要来源。二者可根据形态学、收缩蛋白组分的不同加以区分。肌成纤维细胞表达 α-纤维细和 β-cαtenin，其表型介于成纤维细胞和平滑肌细胞之间。成纤维细胞受多种生长因子和细胞因子调节其迁移、增殖、分化及 ECM 合成和降解过程。成纤维细胞的主要功能是完成组织损伤后的修复，整个修复过程成纤维细胞和肌成纤维细胞数目都会明显增加。成纤维细胞本身可合成释放包括 TGF-β、MCP-1 以及 TNF-α 等多种促纤维化的细胞因子，并且细胞表面表达多种细胞因子、生长因子的受体，因此可以作为潜在的效应器细胞参与炎症反应。无论是正常组织修复还是组织纤维化都会在损伤部位出现大量肌成纤维细胞，而且纤维化过程往往伴随 ECM 大量增加形成广泛的组织重构。在 IPF 患者和博来霉素所致肺纤维化动物模型的肺组织都发现大量的肌成纤维细胞。

肌成纤维细胞具有收缩性强的特性，一方面能够促进伤口愈合过程；但另一方面也造成IPF患者肺组织顺应性下降、机械特性改变。在肺损伤后的炎症阶段，成纤维细胞表达高水平的CD40。T淋巴细胞以及肥大细胞募集到损伤部位后，通过CD40L与成纤维细胞相互作用，促进成纤维细胞增殖分化，进而产生大量细胞因子以及ECM组分，最终导致肺纤维化的发生。研究发现，皮下注射抗CD40L抗体可降低纤维化动物肺组织炎症和肺纤维化程度，提示阻断CD40-CD40L通路是治疗肺纤维化的潜在有效途径。而肺上皮细胞也可在受到损伤或发生上皮间充质转化后，通过释放大量TGF-β维持肌成纤维细胞活化。

多种细胞因子均可调节肌成纤维细胞的增殖活性，这些因子包括增加α-SMA表达的促纤维化细胞因子TCF-β、PDGF、GM-CSF、FGF、TNF-α、IL-4和IL-13，这类因子能够促进肌成纤维细胞增殖；以及降低α-SMA表达的促炎症细胞因子IFN-γ、IL-1β，它们能够抑制肌成纤维细胞增殖。MAPK通路是细胞外刺激传递到细胞内的主要信号通路，而MAPK信号通路在启动分子信号调节成纤维细胞增殖方面是非常关键的。研究表明增加JNK、p38以及ERK/MAPK通路中胞外信号调节激酶的磷酸化水平，具有促进肌成纤维细胞活化的作用，并且这一过程可被特异的激酶抑制剂阻断。研究发现，FR-167653可通过抑制p38-MAPK信号传导通路，显著降低博来霉素所致肺纤维化。

综上所述，成纤维细胞是组织修复以及肺纤维化过程中胶原的主要来源，作为免疫反应的效应器细胞又受到多种因素的调控。生长因子、促纤维化细胞因子、黏附分子等抑制剂及阻断MAPK信号传导通路有可能通过抑制成纤维达细胞增殖及活化达到控制肺纤维发生的目的。

五、MMP、TIMP与纤维化

细胞外基质主要由胶原（Ⅰ和Ⅲ型胶原）、弹性蛋白、蛋白聚糖、粘连蛋白等成分组成。MMP/TIMP失衡引起ECM积聚是纤维增生性疾病发生的重要发病机制之一。25种金属基质蛋白酶（matrix metalloproteinase. MMPs）活性受4种TIMP调节。在炎症早期多种MMPs活性增强与基底膜的破坏有关，胶原酶1（MMP-1）、明胶酶A（MMP-2）、明胶酶B（MMP-9）、基质裂解素（MMP-7）和TIMPs都参与损伤后肺组织的重新上皮化的过程。研究发现，各种肺纤维化动物模型和IPF患者的肺组织中MMPs/TIMPs比例明显降低，同时说明ECM中存在大量非降解胶原。例如IPF患者中肌成纤维细胞TIMP2表达增高；百枯草和高氧诱导的肺纤维化大鼠肺组织mRNA检查发现MMP-8、MMP-13表达降低，TIMP2表达增高。

组织修复过程中MMPs不仅仅局限于调节ECM生成和降解，同时参与调解炎症反应和先天免疫反应。利用底物结合结构域亲和法、蛋白质组学等方法发现大量的非ECM的内源性底物。例如，CCL7、CX-CL12是MMP-2的底物；CCL2/8/13是MMP-1、3、13、14的底物；CXCL11是MMP-1、2、3、9、13、14的底物；无活性的TGF-β1是MMP-3、9的底物。研究证明，MMPs参与先天免疫和组织修复的过程主要与上皮细胞修复以及杀灭外源性细菌有关。MMPs参与炎症发生的整个过程与化学趋化因子密切相关，MMP不仅具有已经认识到的促炎症反应活性，而且还具有抑制炎症反应的活性。MMP-9可降解α1抗蛋白酶，强烈抑制中性粒细胞弹性蛋白酶的活性。MMPs可直接增强或抑制化学趋化因子的作用，如MMP-9可导致CXCL5、CXCL6失活，同时增加IL-8的化学趋化作用。MMPs直接或间接调节多种细胞因子表达，如MMP-3、9、14可提高总TGF-β1的含量；MMP-7、12激活巨噬细胞释放组成性TNF-α等。此外，MMPs可激活具有抗原呈递功能的巨噬细胞，并通过不同的途径影响Th2细胞因子IL-13引起的炎症反应。

第四节　参与组织纤维化调节的分子免疫机制

一、上皮细胞 EMT 反应参与纤维化发病

EMT 即上皮间质转化（epithelial-mesenchymaltransi-tion）是 Greenberg 和 Hay 在 1982 年首次提出的概念，他们在凝胶中培养的晶状体上皮细胞失去了极性，转变成为具有伪足的间质样细胞。目前认为 EMT 在胚胎的形成与发育、肿瘤的侵袭与转移，以及组织愈合和器官纤维化等生理和病理过程中起着重要的作用。EMT 不仅产生细胞表型的改变，还能造成细胞标志的改变，主要表现为失去上皮细胞标志，获得间质细胞标志。其中包括上皮细胞极性消失，E-cardherin、角蛋白、ZO-1 蛋白水平的下调，间质细胞的标志 FSP-1/S100A4、α-SMA、vimentin 表达的上调。此外，发生 EMT 的细胞还可使纤维连接蛋白、Ⅰ/Ⅲ型胶原蛋白、金属基质蛋白酶的表达增加。

多种生长因子、细胞因子、激素都可以诱导或促进 EMT 的发生，比如表皮生长因子（EGF）、转化生长因子（TGF-β）、胰岛素样生长因子（IGF）、成纤维细胞生长因子（FGF）、血管紧张素Ⅱ（Ang Ⅱ）等。TGF-β 是最为重要的 EMT 诱导分子，在 EMT 所参与的胚胎发育、肿瘤转移、器官纤维化中均起着重要的作用。TGF-β 超家族由 TGF-β 亚型（TGF-β1、TGF-β2、TGF-β3）、激活素、骨桥蛋白（BMP）组成，其中最先被发现的 TGF-β1 在哺乳动物中的含量最高，它可以通过 TGF-β/Smad 通路诱导 EMT 的发生。Smad 家族主要包括 3 种类型，第一种为受体调节型（R-Smad），包括 Smad1、2、3、5、8；第二种为共同通道型（Co-Smad），包括 Smad4；第三种为抑制型（I-Smads），包括 Smad6 和 Smad7。其中 R-Smad 和 Co-Smad 具有两段同源序列，它们在 TGF-β/Smad 通路中起转录激活作用。I-Smads 具有抑制 TGF-β/Smαd 通路的作用。

TGF-β1 具有 3 种跨膜的丝氨酸/苏氨酸激酶受体，即 TGF-βR Ⅰ、TGF-βR Ⅱ、TGF-βRⅢ，TGF-β1 首先与位于 TGF-βRⅡ的胞外段相结合，使位于胞内侧的 TGF-βR Ⅰ发生磷酸化而被激活。活化的 TGF-βRI 然后激活下游的 Smad2 和 Smad3，然后再与 Smad4 相结合，形成 Smad 复合体进入细胞核中，与特定的 DNA 序列相结合，从而调控转录。

Wnt/β-连环蛋白是 EMT 发生的另外的一条重要的信号通路。细胞外的 Wnt 与细胞膜上的 Fz 受体结合，将信号传递到细胞内，导致 GSK-3β 表达的抑制，引起细胞内的 β-cαtenin 的集聚，最终进入细胞核中可与转录因子 LEF/TCF 相结合，激活编码纤维连接蛋白、波形蛋白、金属蛋白酶、Snail 家族蛋白等的基因，发生 EMT。此外，IGF-Ⅱ、Ras、ILK 均可以使 β-cαtenin 在细胞质中保持一定的水平，有利于 EMT 的发生。除了以上两条途径，EMT 的发生还有其他的信号通路的参与，例如 Notch、ERK1/2、RhoA 等，各通路之间又有相互的联系，共同构成一个信号网络系统，参与 EMT 的发生。

纤维化是许多疾病的一个共同的病理过程，它的形成可以大概分为三个过程：①受损的上皮细胞释放细胞因子，引起炎症细胞在受损部位的聚集；②聚集的炎症细胞分泌促纤维化细胞因子，引起上皮细胞的损害，成纤维细胞的增生、活化和细胞外基质产生；③炎症减退，受损器官纤维化的形成。随着对纤维化机制研究的深入，近年来发现 EMT 在器官纤维化的形成中起着重要的作用。目前发现肾、肝、肺、眼等器官的纤维化都有 EMT 的发生。

肾间质纤维化是几乎所有的慢性肾脏疾病发展到终末期的共同通路，其主要表现为细胞间质的增多，引起肾小管的损伤。肾间质纤维化的主要特征为细胞间黏附力降低，α-SMA 和 FSP1 的表达增加，肌动蛋白重组，肾小管基底膜的破坏，细胞转移和侵袭力的提高。研究显示 EMT 存在于肾纤维化中，经毒物刺激后肾小管上皮细胞可以表达 FSP1，而 FSP1 只在成纤维细胞上表达，因此认为肾

小管的上皮细胞发生了EMT，转变成了间质细胞。单侧输尿管梗阻（UUO）模型研究发现在肾间质纤维化中，新形成的肌成纤维细胞中约36%来源于EMT，约14%~15%来源于骨髓干细胞，其余来自本身组织中的成纤维细胞和周细胞。TGF-β也可引起细胞凋亡的发生，主要导致足细胞凋亡，可引起肾小球纤维化。

持续的慢性肝损伤会引起大量的细胞外基质（大多为Ⅰ型胶原蛋白）的沉积，发生纤维化。如不及时对纤维化进行干预，最终会导致肝硬化的发生，造成肝脏的不可逆损伤。以往研究认为肝星状细胞（HSC）在肝纤维化过程中起着关键的作用。但许多学者针对引起纤维化的HSC的激活和胶原蛋白沉积的机制进行抗纤维化药物的研究均告失败。近年来，不少学者提出EMT可能是肝纤维化另外一条重要的机制。将小鼠的离体肝细胞进行培养，观察到上皮细胞基因的表达下调，间质细胞基因的表达上调，α-SMA、FSP1、胶原蛋白等间质细胞的标志表达增加，并且它们的转移能力也增强，说明肝细胞可以发生EMT。最近，有研究认为HSC的来源也与EMT有关，并且HSC在一定条件下可以转化为肌成纤维细胞和肝细胞。

在肺纤维化中，EMT已经成为纤维化发生发展以及治疗的研究热点。在特发性肺纤维化患者肺组织中，多种EMT蛋白表达增加，包括α-SMA、β-cαtenin、Snail等。研究表明，多种慢性炎症刺激如吸烟、TGF-β等能够促使肺上皮细胞发生EMT反应，而这一现象在博来霉素所诱导小鼠肺纤维化上也有所体现。肺部特有的组织结构特性和免疫特性使得肺上皮细胞更容易发生EMT，而肺与其他器官相比更容易产生纤维化。然而，抑制EMT作为治疗肺纤维化的一种方法并没有取得突破性的进展，这可能代表着EMT促进了组织纤维化的进程，但并不决定组织纤维化的走向。有证据显示，上皮细胞在发生EMT后并不形成大量肌成纤维细胞，而是形成具有间质表型的细胞后，通过分泌TGF-β维持肌成纤维细胞活化，从而参与纤维化发生和发展（图18-4-1）。

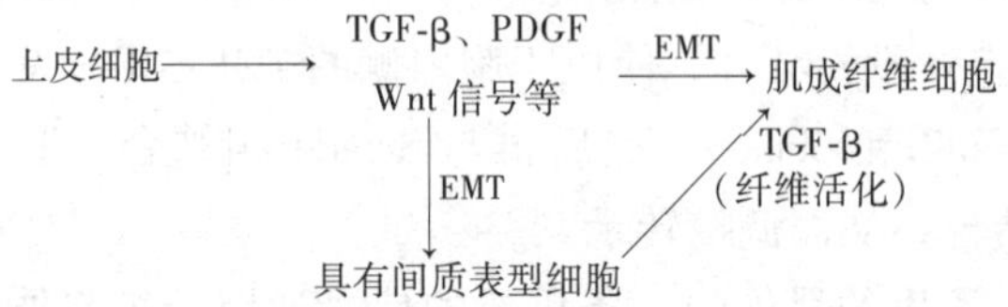

图18-4-1　EMT调节纤维化

注：上皮细胞在受到TGF-β、PDGF、Wnt信号通路等因素刺激后能够发生EMT反应。仅有少数上皮细胞在发生EMT后转变成为肌成纤维细胞，绝大多数上皮细胞在发生EMT后会变为具有间质表型的细胞释放大量TGF-β从而维持已有的肌成纤维细胞活化

二、氧化应激是促进组织纤维化的辅助调节因素

肺纤维化患者肺泡、气道末端存在氧化应激反应失衡。特发性肺纤维化患者肺组织来源的中性粒细胞可持续产生大量的氧自由基，同时上皮细胞内过氧化物酶含量异常增高。有研究表明在肺纤维化早期，由于肺泡巨噬细胞、中性粒细胞在趋化因子的作用下在肺内聚集、活化可释放大量的活性氧族（ROS），从而引起局部的氧化应激反应。ROS可引起肺泡上皮细胞过度凋亡，而肺泡上皮细胞的凋亡过度可引起肺组织重构导致肺纤维化的发生。SOD是体内清除氧自由基的主要酶，具有超强的抗氧化作用。其活力的测定可间接反映机体清除自由基的能力。MDA为脂质过氧化的产物，测定MDA含量可反映机体内组织脂质过氧化程度，间接反映组织细胞氧化损伤的程度。因此SOD和

MDA 通常联合应用评价细胞的氧化应激水平。组织纤维化时，组织中 MDA 的水平明显升高，而 SOD 的水平则显著下降。还原形谷胱甘肽（GSH）可保护肺泡上皮细胞免受氧化应激反应造成损伤，IPF 患者肺组织 GSH 含量显著降低。口服或者鼻腔吸入 GSH 前体 N-乙酰半胱氨酸，可增加肺组织 GSH 的水平，降低肺泡巨噬细胞产生的氧自由基。成纤维细胞在肺损伤和修复过程中产生氧自由基，诱导肺泡上皮细胞凋亡或者产生持续性损伤，从而改变 ECM 微环境。最新研究发现，高剂量口服 N-乙酰半胱氨酸及醋酸泼尼松、硫唑嘌呤合并用药治疗 IPF 的效果。目前还不清楚 N-乙酰半胱氨酸是直接产生抗肺纤维化的作用，还是降低醋酸泼尼松、硫唑嘌呤合用产生的毒副作用而产生作用。然而近期的证据显示，N-乙酰半胱氨酸联合醋酸泼尼松、硫唑嘌呤治疗肺纤维化并不起到治疗作用，甚至增加患者死亡率，这很有可能是由于机体过度的免疫抑制造成的。

三、细胞老化反应与组织纤维化

衰老（senescence）又称老化，通常指生物发育成熟后，在正常情况下随着年龄的增加，机能减退，内环境稳定性下降，结构中心组分退行性变化，趋向死亡的不可逆的现象。衰老和死亡是生命的基本现象，衰老过程发生在生物界的整体水平、种群水平、个体水平、细胞水平以及分子水平等不同的层次。衰老是生物界的普遍规律，细胞作为生物有机体的基本单位，也在不断地新生和衰老死亡。高等动作体细胞都有最大分裂次数，细胞分裂一旦达到这一次数就要死亡。各种动物的细胞最大分裂数各不相同，人细胞为 50~60 次。一般说来，细胞最大分裂数与动物的平均寿命成正比。细胞衰老时会出现水分减少、老年色素——脂褐素累积、酶活性降低、代谢速率变慢等一系列变化。关于细胞衰老，目前已有不少假说，主要包括遗传因素说、细胞损伤学说、生物大分子衰老学说等，但都不能圆满地解决问题。

细胞老化是指细胞出现不可逆的生长停滞，通常认为细胞老化可能是由于端粒的缩短、氧化应激、持续性的 DNA 损伤反应、原癌基因的活化等原因造成的。细胞的老化反应能够加速器官的老化，特别是在肺部能够加快肺脏的病变，如慢性阻塞性肺疾病及肺纤维化。无论是哪种细胞老化反应都可以导致细胞的生长停滞，这是由 p16 和 p21 蛋白表达增加引起的。而这两种细胞周期抑制蛋白也老化反应的标志物，除此之外 β-半乳糖苷酶也是老化反应的重要标志蛋白。肺纤维化患者肺部 β-半乳糖苷酶、p16 及 p21 表达均显著增加。更值得注意的是，这些老化反应相关蛋白主要表达在肺泡损伤部位和纤维灶，更加证实了细胞老化与组织纤维化存在着密不可分的联系。

吸烟等刺激因素引起的基因突变可以影响端粒酶的活性从而造成肺泡间质细胞的老化反应。而其他的基因变异造成的原癌基因表达也可以造成肺实质细胞的老化。多项研究显示，Ⅱ型肺泡上皮细胞是肺纤维化时出现凋亡和老化的主要细胞类型。端粒酶能够维持Ⅱ型肺泡细胞的正常功能，端粒酶的异常也会导致肺实质细胞出现损伤后修复异常。在肺组织损伤后正常的修复是上皮细胞和间质细胞在精确调控下有序的增生或募集，这其中包括成纤维细胞、肌成纤维细胞、内皮细胞和炎性细胞。当组织损伤修复出现异常时则会出现组织纤维化。

老化的细胞能够大量分泌多种生物活性物质，特别是原癌基因诱导的老化反应。这种由老化细胞所分泌的成分称为老化相关分泌表型（SASP）。这些成分包括 TNF-α、IL-6、基质金属蛋白酶家族成员、IL-8、MCP-1 等。这些蛋白很大一部分都已被证明是促纤维化蛋白，而 IL-6 与 IL-8 也被证实可以单独维持细胞老化反应。此外 EMT 中重要参与蛋白 β-catenin 同样可以触发细胞的老化反应，并促进 SASP 的释放。SASP 可以影响组织局部正常细胞出现老化反应，加速组织纤维化的进程。另有证据显示，肺纤维化患者肺部微囊蛋白-1 表达降低。微囊蛋白-1 是调节成纤维细胞凋亡的关键蛋白，并且参与调节肺损伤、肺纤维化和血管新生。细胞老化反应同样需要微囊蛋白-1 的调控，但到目前为止微囊蛋白-1 与纤维化直接的病理联系仍不清楚。

四、内质网应激参与纤维化进程

内质网应激（ERS）是指细胞内质网钙稳态失衡或蛋白质加工运输障碍、生理功能发生紊乱的一种亚细胞器的病理过程。近年来研究发现，内质网应激与机体的多种疾病密切相关，如糖尿病、心血管疾病、神经系统疾病和各种类型的肝损伤等。ERS可促进内质网对蓄积在网腔内的错误折叠或未折叠蛋白质进行处理，从而有利于维持细胞的正常功能并使之存活。但是，当ERS水平超过细胞自身修复能力时，就会激活内质网细胞凋亡途径而导致细胞损伤。ERS时内质网腔内蛋白不能正确折叠而在内质网腔内聚集，导致未折叠蛋白反应。未折叠蛋白反应由3个ERS感受因子介导，分别为PERK/PEK、ATF6和IREl。GRfr78即葡萄糖调节蛋白78。是广泛分布于内质网的分子伴侣。主要作用是协助蛋白质的折叠、装配和运输。在ERS调节下GRP78的合成会显著增加，故GRP78可以作为ERS发生的标志。GRP78可以结合未折叠蛋白质中富含疏水氨基酸的序列，形成天然构象和防止多肽链的不正确折叠和聚集。当内质网未折叠或折叠错误的蛋白质积聚时，GRP78则与PERK、ATF6和IREl等解离，而优先与未折叠或折叠错误蛋白质结合。解离后的PERK、ATF6和IREl发生活化并启动相应的信号传递。组织纤维化时，大量错误折叠的蛋白堆积在细胞内造成ERS水平增加，而RES可以引发上皮细胞EMT效应，从而参与组织纤维化病变。caspases也参与了内质网应激诱导的肝细胞凋亡。小鼠肝细胞procaspase 12定位于内质网膜的细胞质内，被内质网应激特异活化而裂解。caspase7在内质网应激状态下由细胞质转移到内质网膜的胞质面，与procaspase 12结合并裂解procaspase 12使其活化，活化的caspase 12进一步裂解并活化procaspase 9，依次活化下游包括caspase 3在内的caspase级联，导致DNA裂解和大量ROS堆积，最终引起细胞死亡。

五、自噬活性是组织纤维化转归的重要机制

自噬（autophagy）是一种细胞代谢过程，主要是指溶酶体对细胞自身结构（如细胞器、核酸或蛋白质等生物大分子）进行降解，为细胞的重建、再生和修复提供原料，实现细胞的再循环和再利用。自噬的主要作用是清除降解细胞内受损伤的细胞结构、衰老的细胞器以及不再需要的生物大分子等，因此，自噬与细胞的生长发育及细胞稳态平衡的维持密切相关。自噬可以有助于维持细胞产物合成及代谢的平衡，是缺乏营养的细胞获取能量的主要代谢机制。

目前，大量研究表明自噬具有多种形式，其共同特点是细胞内组成部分通过溶酶体进行降解：首先围绕这一组分形成双层膜结构，将这一组分与细胞质分开，随后与溶酶体进行融合，最后降解该组分。根据细胞内底物运送到溶酶体方式的不同，哺乳动物细胞自噬的过程可以分为以下三种：①大自噬：待降解的受损细胞器或不再需要的生物大分子被包裹在一个双层膜的囊泡中，通常这一双层膜结构被称为自噬小体或自噬囊泡。Ⅲ型磷酸肌醇3-激酶（PI3K3C）及自噬相关蛋白Atg6（在哺乳动物中被称为Beclin-1）可以激活自噬小体的形成，此外泛素样蛋白Atg8（在哺乳动物中被称LC3）、Atg4蛋白酶及Atg12-Atg5-Atg16复合物均可以调控此过程。随后，自噬小体的外膜会与溶酶体融合，形成自噬溶酶体（autolysosome），经溶酶体酸性水解酶降解该物质。②小自噬：溶酶体外膜表面通过突出、内陷或分隔隔离细胞器的膜来直接摄取胞质、内含物（如糖原）和细胞器（如核糖体、过氧化物酶体）的过程。③分子伴侣介导的自噬：哺乳动物细胞的降解过程，含特异性五肽模序的底物蛋白可被运送穿越溶酶体膜并在其中发生降解。此过程要求CMA受体-溶酶体相关膜蛋白（LAMP2A）识别该底物蛋白，而错误折叠的蛋白则需要溶酶体HSC73蛋白参与该降解过程。

在以上三种自噬过程中，大自噬能够降解的蛋白最为广泛，在多种由错误折叠蛋白堆积所引起的疾病中，均发现有大量的大自噬存在，比如神经退行性疾病和组织纤维化。而越来越多的研究者也将大自噬作为治疗各类疾病的潜在靶点，给予了更多的关注。在真核细胞中大自噬是高度保守的，

这种自噬反应是通过溶酶体途径降解细胞组分。在正常条件下，蛋白酶体可以降解细胞代谢产物。而在当营养匮乏时，大自噬就被激活。此时，大自噬可以提供细胞的氨基酸和脂肪酸，维持新陈代谢和能量代谢平衡，保证细胞的生存。而在正常情况下，大自噬有助于细胞降解受损的细胞器（例如线粒体）或聚集的毒性蛋白。

自噬是免疫反应的效应器。最近的研究证明，自噬不仅可以作为包括 TLRs 在内的模式识别受体的效应器，也可以作为 Th1、Th2 等免疫因子的效应器，参与 PRRs 激活引起的细胞生物学反应。自噬是生理和免疫调控的细胞内稳态通路，它能隔离和降解胞质内靶标，包括大分子聚合物、细胞器、整个微生物及其产物。以往对自噬和吞噬的研究认为，自噬作用可以促使吞噬体中外源性病原体转移或自噬体包裹病原体与吞噬体融合，以促进吞噬体成熟。

免疫相关细胞因子和配基也可调节自噬。第一，在 NF-κB 被阻断时，TNF-α 可激活自噬。NF-κB 可活化 mTOR，从而解除 TNF-α 诱导的自噬。第二，细胞介导的免疫调节系统也可诱导自噬。CD40L-CD40 刺激与 TNF-α 联合促进下游 CD40-TRAF6 刺激产生。第三，Th1 型细胞因子 IFN-γ 刺激自噬，而 Th2 型细胞因子 IL-4 和 IL-13 抑制自噬作用。不过，IFN-γ 对自噬的诱导取决于细胞对 IFN-γ 的反应性、受体表达状态以及细胞本身基础自噬水平。Th2 型细胞因子可抑制自噬作用，主要是因为 IL-4 和 IL-13 可诱导 Akt-mTOR 级联信号。因此，Th1 型细胞因子诱导自噬并刺激对外源病原的自噬性调控，Th2 型细胞因子抑制自噬并抑制机体对外源病原的自噬性杀灭作用，表明自噬是 Th1/Th2 型细胞因子的效应器。这也解释了为什么 Th1 型细胞因子对控制细胞内病原体感染起保护作用，而 Th2 型细胞因子允许细胞内病原体的存活。

有关自噬参与肺纤维化发病机制的研究还刚刚开始。最近的研究提示，自噬以双重作用的方式参与了肺纤维化和纤维增生性肺病的发病。例如，许多肺纤维化患者的肺组织自噬信号活性增加，提示自噬可能参与肺纤维化发病。有研究发现吸烟可抑制自噬溶酶体降解途径，而由吸烟所导致的慢阻肺患者的肺组织自噬标志性分子表达显著增加，这提示自噬在慢阻肺发生和发展的不同阶段发挥不一样的作用。肺上皮细胞分化是肺动脉高压的重要病理改变，分化后的肺上皮细胞具有抗凋亡的特性。自噬可以调节肺上皮细胞的代谢，有利于细胞适应缺氧。在肺动脉高压患者的肺组织中自噬小体的数量显著增加，而缺氧更容易诱发 LC3B 缺失的小鼠发生肺动脉高压。肺上皮细胞分化、内质网应激及巨噬细胞激活是间质性肺病的典型特征。自噬参与调节肺上皮细胞分化、内质网应激及巨噬细胞激活，提示自噬参与了间质性肺纤维化的发病过程。研究结果表明，阻断 TLR2 抑制而阻断 TLR4 加重博来霉素引起的动物肺纤维化的发生和发展，因为阻断 TLR2 并不抑制自噬而阻断 TLR4 强烈抑制自噬活性，提示自噬对炎症和纤维化的清除具有关键作用。而 IL-17A 促进肺纤维化发生和发展正是因为 IL-17A 信号抑制肺上皮细胞自噬活性，妨碍炎症清除和胶原蛋白降解。

目前对于自噬反应参与纤维化发病的机制仍存在争议。但让人信服的是，基础自噬活性是清除纤维增生性疾病大量细胞外基质及错误折叠蛋白的重要途径。自噬水平的降低及自噬流的阻断都可以加剧纤维化的发生。p62 是选择性自噬的受体，其可以通过携带胶原分子进入自噬溶酶体完成胶原的细胞内清除，这很有可能是自噬直接参与纤维化转归的分子机制。与此同时，在纤维增生性疾病发病过程中有大量促纤维化因子及错误折叠蛋白堆积在受损组织细胞内，这些因子及蛋白的降解也在一定程度上依赖自噬完成。若 p62 的生物学功能受损，细胞自噬将无法选择这些促纤维化蛋白进行降解。然而，大量证据证明在组织纤维化时，损伤组织内自噬活性降低，自噬流阻断。而且更为值得关注的是，这种自噬功能障碍是不依赖于自噬信号通路的。这也正是纤维灶自噬信号活化而大量 ECM 无法清除的原因。恰恰由于自噬能够清除和降解细胞内受损或衰老的细胞器、错误及未折叠蛋白和其他生物大分子等，基础自噬活性是机体对抗代谢-氧化应激-炎症反应和组织纤维化的主要途径之一。

第五节 抑制或逆转组织纤维化的新途径

一、概述

不同性质的免疫-炎症反应通过不同的免疫细胞，炎症细胞因子和模式识别受体参与调节组织纤维化的发生发展和转归。例如，模式识别受体 TLR2 激活可诱导抑制型免疫反应，促进抑制型免疫微环境形成，促进组织纤维化和组织重构；敲除 TLR2 可显著降低抑制性免疫细胞浸润、降低抑制性免疫细胞因子表达、逆转受损肺组织的抑制性免疫微环境，恢复 $CD4^+$T 细胞和 M1 巨噬细胞等活性，显著降低博来霉素引起的小鼠急性肺损伤、炎症、肺纤维化程度，从而显著减少模型动物死亡；使用抗体阻断 TLR2 活性不仅预防博来霉素引起的肺纤维化病变，也能够逆转已经形成的肺纤维化。同时，阻断 TLR2 活性也对实验性矽肺引起的慢性肺纤维化产生预防与治疗作用。

与 TLR2 的作用相反，TLR4 活化可诱导 Th1 型免疫反应，活化自噬反应，抑制博来霉素所致肺脏纤维化；TLR4 激动剂 LPS 和 BCG 均可预防血压过负荷所致抑制性免疫微环境形成，减轻心脏纤维化，改善心脏功能。研究结果不仅证明 TLR2/TLR4 是介导内外致病原改变组织局部免疫微环境、调节组织纤维化的重要介质，也强烈提示 TLR2/TLR4 是开发防治组织纤维化药物的重要靶标。有证据显示阻断 IL-17A 恢复肺组织和肝脏组织局部自噬活性，可显著改善博来霉素诱导的小鼠肺纤维化和胆管阻塞引起的肝纤维化。而直接活化纤维组织细胞内的自噬流同样能促进细胞内胶原的降解。更重要的是，在上述基础研究发现的基础上，人们先后开始研发能够治疗多种器官纤维化病变的中药复方和小分子化学药。针对纤维增生性疾病的生物制剂也在开发中。总之，对于组织纤维化的基础医学研究不仅有助深入了解器官组织纤维化的发病机制，而且也导致发现并鉴定了针对纤维增生性疾病的药物靶点，为成功开发新一代慢性病防治药物提供了理论基础。

二、不同器官组织纤维化具有相似的发病机制

组织纤维化可以出现在机体大多数脏器，最易产生纤维化的器官包括肺脏、肝脏、肾脏、心肌以及胰腺等器官。这些不同组织由于生理、结构不同，在产生纤维化时有着相对独特的发病特征，但是在发病机制上却是大同小异。绝大多数组织纤维化都是由于组织内上皮细胞的损伤作为起始因素，特别是肺泡上皮和肝上皮细胞，而不同组织产生损伤的原因可能不同。在损伤发生后，中性粒细胞大量浸润产生急性炎症期，伴随着炎症的转归疾病有可能向组织纤维化方向发展，这取决于损伤修复的进程和慢性炎症的持续状态。当成纤维细胞浸润进行组织修复时，ECM 会取代原先损伤的部分形成纤维灶，此时会有大量炎性细胞因子以及化学趋化因子释放到损伤组织局部。这些炎性介质能够募集大量淋巴细胞到达损伤部位，而这些淋巴细胞会释放更多的炎性介质从而产生慢性炎症。当细胞外胶原和细胞内胶原降解途径受阻或失调时就会产生组织纤维化，这一病理进程可以发生在任何组织器官内。再有，促纤维化发生的分子机制在不同组织中也有共同之处。就 TGF-β 通路来讲，目前已经证实其几乎参与了所有组织纤维化的产生和发展，而氧化应激、细胞老化、自噬反应这些纤维化生物学机制也贯穿各个脏器之间。因此各种组织纤维化有着密不可分的联系，这就为抗组织纤维化药物提供了有利的证据，使得广谱抗纤维化药物成为可能。

三、抗炎药物防治组织纤维化效果有限

人们认识炎症反应的历史已有数百年。同样，很早就有使用中药或植物提取物治疗炎症反应的记载。150 年前德国化学家 Felix Hoffman 通过乙酰化水杨酸产生了阿司匹林，并用它治疗风湿性关节

炎和其他炎性疾病。实际上，阿司匹林的确能够显著抑制炎症反应，缓解炎性疼痛。后来的研究证明阿司匹林能够抑制催化合成炎症介导物前列腺素和花生四烯酸的环氧化酶 COX-1 和 COX-2。阿司匹林是世界上使用量最多的抗炎药。仅次于阿司匹林的其他非甾体抗炎药（NSAIDS）也是被广泛使用的抗炎药。NSAIDS 主要抑制 COX-2，降低前列腺素，特别是降低 PGE2 的产生。由于这两类药没有明显的免疫调节作用，其副作用相对较少。尤其没有严重的免疫抑制作用，是其最大的优势。因为抑制免疫功能可能显著增加微生物感染和肿瘤发生的机会。但是，抗炎作用相对温和是其缺点。第三类广泛使用的抗炎药是天然可的松的化学合成物糖皮质激素。由于糖皮质激素是核受体的配基，它们显著调节各种免疫和非免疫基因的转录，因此作用靶点众多，产生的生物学作用复杂。尽管糖皮质激素有许多严重的副作用，他们仍然在作为主要抗炎药，用于治疗各种各样的炎性疾病。因此，发现和开发更加有效而副作用少的抗炎药，尤其是开发出能有效抗炎又不干扰人体保护性免疫功能的抗炎药，仍然是药物学家面临的巨大挑战。

随着对炎症的深入研究，人们对引起炎症的原因、过程、调节炎症的信号机制及炎症转归机制有了更多的了解。炎症反应既可以是感染的后果，也可能是许多慢性病的起因，还可能是慢性病的主要功能性病理改变。广义地说，炎症反应涉及从头到脚几乎所有人类疾病的发病过程，因此，在深入了解炎性疾病发病机制基础上，选择炎症反应的重要分子为靶标，为开发治疗慢性炎性疾病的药物提供了巨大的机会和前景，为许多长期折磨患者并困扰临床医生的慢性病提供了治愈的可能。

四、抗氧化应激药物防治组织纤维化

肺纤维化发病时机体氧化-抗氧化的失衡可能造成疾病的加剧，一项研究表明，对 155 名肺纤维化受试者进行双盲随机的安慰剂对照临床试验，来观察给予激素治疗和硫唑嘌呤外，额外服用大剂量（600mg，tid）的抗氧化剂 N-乙酰半胱氨酸（N-acetylcysteine NAC）的治疗效果。治疗时长为一年，结果发现 NAC 可以减缓肺纤维化患者肺功能丧失的速度，在第 12 个月时显著降低了肺活量和 DL_{CO}的恶化程度。但是使用 NAC 并没有改善患者群生存率，此外还发现有较低概率的骨髓毒副作用出现。目前针对 NAC 的临床试验越来越多，研究者也在逐步证实单独使用 NAC 或联合用药的利弊。

五、正确使用免疫抑制剂防治组织纤维化

皮质激素类药物用于治疗肺纤维化已有近 60 年的历史。早期的研究表明皮质激素类药物单独使用或者合并免疫抑制剂治疗的显效率可达到 10%~30%。实际上这是由于早期的临床研究并没有根据组织病理学区分患者类型（例如 UIP、DIP、NSIP 等），因此上述的结果很难类推到 UIP（IPF）患者上。对各项临床研究的结果汇总发现，皮质激素类药物对肺纤维化患者的显效率仅达为 0~16%。皮质激素一方面可以抑制中性粒细胞与淋巴细胞的浸润，降低免疫反应、改变肺泡巨噬细胞的功能，抑制 IL-12 表达，阻断 Th1 细胞因子的极化而产生强大抗炎作用。另一方面，皮质激素显著上调 Th2 细胞因子的表达。这可能是皮质激素作为抗肺纤维增生性疾病主要治疗药物而效果不佳的原因。

临床观察发现，皮质激素类药物仅对炎症非常明显但纤维化程度不严重的肺纤维化患者产生一定治疗效果。除非有明显治疗效果，应用皮质激素类药物治疗一般需要持续 3 个月以上。但是值得注意的是，皮质激素类药物还可能会加重某些重症肺纤维化患者纤维化程度，同时高剂量激素还引起包括降低体重、高血糖、骨质疏松、缺血性坏死等严重的毒副作用。

硫唑嘌呤作为另一种免疫抑制剂用于治疗 IPF 化已有 20 多年的历史，其有效性仍存在争议。在两项评价硫唑嘌呤治疗 IPF 患者的前瞻性临床实验中，硫唑嘌呤均与泼尼松龙合用。在第一项研究中，20 名肺纤维化患者口服泼尼松龙 3 个月后，每天增加使用硫唑嘌呤 3mg/kg。12 名患者的症状得到改善，由于是合并用药因此无法准确评价硫唑嘌呤的抗纤维化作用。另一项前瞻、双盲随机临床

实验中，设立高剂量泼尼松龙、硫唑嘌呤合并高剂量的泼尼松龙实验组。在随后 1 年的观察期内，FVC、DLco 和死亡率两组没有明显的差别。Walter 综合了 IFN-γ 的临床实验结果，发现硫唑嘌呤、泼尼松龙合用组与安慰剂组对肺功能的改善没有明显差异。虽然现有的证据不能确定药物的有效性，但一些研究小组仍然推荐 6 个月口服硫唑嘌呤［2mg/（kg·d）］是一种值得尝试的临床治疗手段。

环磷酰胺属于氮芥类细胞毒性烷化剂。口服吸收后经肝脏代谢生成多种具有细胞毒性的化合物，抑制淋巴细胞的功能，产生免疫抑制的作用。临床上，环磷酰胺通常用于皮质激素类药物无效或者副作用过大无法使用的患者，其用法多为口服，也有每 2~4 周静脉注射在所有关于环磷酰胺治疗特发性肺纤维化疾病的临床实验中，英国学者进行了一项双盲随机安慰剂对照临床试，随机将 43 名患者分为不治疗、口服环磷酰胺［1~2mg/（kg·d）］加低剂量的泼尼松龙（20mg/d，隔日给药）、高剂量的泼尼松龙（60mg/d，逐渐减量）。环磷酰胺、泼尼松龙合用组与单独服用泼尼松龙组患者症状的改善率分别达到 23%（5/21）和 31%（7/22）。3 年随访的结果表明，环磷酰胺、泼尼松龙组的死亡率低于单独使用泼尼松龙组，但死亡率无统计学差异。考虑环磷酰胺临床的低有效性，同时具有包括骨髓抑制、肿瘤发生、不育、口腔炎及肺毒性等强毒副作用，目前临床上已经不推荐使用环磷酰胺治疗 IPF。

总体而言，单纯的免疫抑制是不能够逆转肺纤维化的，最多只能减缓纤维化的进展。最近一项大规模流行病学调查研究结果证明糖皮质激素联合 N-乙酰半胱氨酸和免疫抑制剂治疗肺纤维化不但不能改变临床结局，还可以增加患者死亡率。因此从抗炎角度进行药物研发需异常谨慎。突破现有的制药思路，将单纯的免疫抑制变为免疫调节，促进纤维化转归才是日后抗纤维化药物研发的重点。

六、利用免疫增强剂防治组织纤维化

组织纤维化在本质上属于慢性炎性疾病，而免疫调节是治疗慢性炎症的最佳途径。单纯的抗炎以及免疫抑制已经被证实对组织纤维化的转归并没有显著性的帮助，这是由于一味的抗炎使得损伤组织局部无法完成正常的疾病转归进程，纤维组织无法降解。而保留免疫增强型的炎症是治疗纤维化的关键所在，特别是调节 Th1/Th2 免疫平衡，抑制 Th2 型免疫反应的同时保留 Th1 型免疫反应是极为重要的。IFN-γ 是一种内源性 Th1 型细胞因子，具有多种生物学效应，包括抗纤维增生、抗感染、抗增殖和免疫调节作用。在体外，外源性的 IFN-γ 可以抑制促纤维化细胞因子的表达，增强巨噬细胞活性并有良好的抗菌功能，还能诱导 T 细胞免疫反应，促使机体发起巨噬细胞为主的炎症反应，并上调肺泡巨噬细胞和单核细胞抗菌肽的表。于是专家学者开始猜测是否应用 IFN-γ1β 的抗纤维增生、抗炎、抗感染作用能治疗肺纤维化。IFN-γ 的临床试验于 2004 年完成，330 名对皮质激素不敏感肺纤维化受试者接受双盲随机安慰剂对照试验，皮下注射 IFN-γ1β（200mm，每周三次）。实验结果显示，经过 58 周的治疗，IFN-γ1β 并没有显著提升肺纤维化患者的生存率和肺功能，但是在更长治疗周期的试验中 IFN-γ1β 体现出了增加生存率的趋势。而在 2009 年进行的另一项研究中，约 800 名 40~79 岁重度肺纤维化受试者接受了同样的临床试验。但令人遗憾的是经过 64 周治疗，IFN-γ1β 仍不能减少肺纤维化死亡率，因此目前 IFN-γ1β 的抗纤维化效果仍在进一步确认中。即使如此，我们仍然有理由相信免疫增强剂是治疗组织纤维化的新契机，应当合理调配抗炎药物及免疫增强剂的使用时间和疗程。

七、单克隆抗体治疗纤维化

到目前为止，人类发现获发明的药物多为小分子化合物以及中成药，但随着制药产业的发展，发现或发明新的小分子药物愈来愈难。同时小分子化合物也有着自己的优势和劣势。其优势显而易见，小分子化合物生产成本低，靶点明确，半衰期长。但是小分子化合物的副作用也十分明显，其

靶点明确的特性也限制其成为多靶点、多作用的药物。大分子药物，特别是抗体类药物有着小分子化合物无法比拟的优势。抗体药物特异性往往较强、效价较高、副作用较低，并且易于突破专利壁垒。另外抗体类药物的开发靶向性明确，更易于筛选出安全有效的药物。在治疗组织纤维化的历史中，小分子化合物一直是用药的首选，然而历史的结论告诉我们，往往单一的小分子化合物难以达到预期疗效。随着纤维化发病机制的研究愈发深入，治疗组织纤维化的关键生物学结点也逐渐被人们揭示，而这些结点是研发抗体药物的理想靶点。TGF-β 具有多种生物学活性，可参与细胞生长与分化的调控，可刺激或抑制多种细胞的增殖，促进细胞间质的形成。并对机体免疫系统有着显著影响。实验观察中已证实用 TGF-β 抗体或抗血清可以明显减轻博来霉素诱发的肺纤维化。在仓鼠气管内应用可溶性 TGF-β 受体后，可竞争性的与 TGF-β 结合，从而明显降低羟脯氨酸水平和脯氨酰羟化酶的活性。组织病理检查显示纤维化改变明显减轻。此外，研究证实 TGF-β 还可以抑制上皮细胞的生长，阻止角化细胞增。尽管阻断 TGF-β 的表达对于实验性肺纤维化模型有一定治疗作用，但同时也会阻断 TGF-β 其他的正常生理功能，因此在针对 TGF-β 的治疗过程中，尚需衡量利弊得失。Smad 蛋白为 TGF-β 受体的主要信号转导因子，调控 Smad 蛋白的表达可能为治疗肺纤维化提供一种新的手段。

肿瘤坏死-α（TNF-α）TNF-α 是一种细胞毒性细胞因子。能促进炎症细胞的聚集和浸润，还可以刺激间充质细胞增生，调节凋亡和肺纤维化时的胶原合成，目前人们已经进行了大量的实验和观察，另外，实验表明抗 TNF 还可以刺激间充质细胞增生，调节凋亡和肺纤维化时的胶原合成，目前人们已经进行了大量的实验和观察，另外，实验表明抗 TNF-α 单克隆抗体几乎可以完全阻断肺中羟脯氨酸的增加，同时光镜下亦未见弥漫性肺泡损伤，这种针对某种特定致纤维化因子的单克隆抗体对人体安全可靠，国外 TNF-α 的单克隆抗体已经上市，并已用于临床试验，是一种很有前途的治疗方法。

八、中药复方抗组织纤维化大有可为

中药是我国几千年来医学和文化的结晶，是人类的智慧宝库。随着现代科学的进步，人们逐渐开始研究中药组分的靶点和治疗机制。然而即使到了今天，绝大部分中药成分的有效单体及靶点仍未发现，正因为这样一些欧美国家仍然对中药难以接受，也导致中药无法成为治疗组织纤维化的主流用药。西方主流医学曾经给出“play in dirty”的说法来形容中药复方，但是中药复方有着小分子化合物难以比拟的优势。其复杂的成分往往造就了其多靶点的特性，如同主流的鸡尾酒疗法一样，中药复方迟早会迎来属于它的国际舞台。

组织纤维化与很多其他类型的疾病在发病机制上有很大的差别，因此在进行药物研发时也会遇到更多的挑战。比如抗肿瘤药物绝大多数的靶细胞为癌细胞，因此特征较为明显，而抗菌药的靶点也十分明确。但是组织纤维化的发病有着多种细胞、组织参与，不同的器官纤维化发病机制也有所不同。就肺纤维化来说，参与其发病的包括成纤维细胞、肌成纤维细胞、巨噬细胞、淋巴细胞、中性粒细胞、上皮细胞及内皮细胞等。因此目前医学技术很难通过某一个靶点根治组织纤维化，这时中药复方就起到了至关重要的角色。研究多靶点中药复方之治疗组织纤维化的有效手段，但是我们仍然需要探究中药复方的基本靶点以及治疗机制，以便更多的人能够认识并接受中药复方。

我们知道中医讲究阴阳学说，用西方主流思想解读就是平衡学说。当机体损伤局部各种免疫反应处于平衡状态时机体自然会朝向康复方向发展。调节 Th1 型与 Th2 型免疫反应直接的平衡以及 MMPs 于 TIMPs 直接的平衡是目前人们所接受的抗纤维化治疗靶点。而中药复方在根本上是以调理为主，使体内处于一种免疫平衡状态，这也是中药调节免疫的一大特色。我们可以充分利用中药复方的免疫调节功能发现安全有效的抗组织纤维化药物。

中药包括中药成分的免疫抑制剂及改善炎症和纤维化进展过程的辅助用药，对组织纤维化有效性和安全性的研究尚处在起步阶段，应该制定统一的诊断、分析及疗效评定标准，开展症候规范化和中西药疗效比较研究，对有效方药进行器官、细胞、分子、基因等多层次多靶点研究，阐明机制，进而研制出有效的新药，使中药在组织纤维化治疗上发挥积极的作用。

（吕晓希 胡卓伟）

参考文献

1. Wynn TA. Integrating mechanisms of pulmonary fibrosis. J Exp Med，2011，208（7），1339-1350.
2. King Jr TE，Pardo A，Selman M. Idiopathic pulmonary fibrosis. Lancet，2011，378（9807），1949-1961.
3. du Bois RM. Strategies for treating idiopathic pulmonary fibrosis. Nat Rev Drug Discov，2010，9（2），129-140.
4. Kim KK，et al. Alveolar epithelial cell mesenchymal transition develops in vivo during pulmonary fibrosis and is regulated by the extracellular matrix. Proc Natl Acad Sci USA，2006，103（35），13180-13185.
5. Principe DD，Lista P，Malorni W，Giammarioli AM. Fibroblast autophagy in fibrotic disorders. J Pathol，2013，229（2），208-220.
6. Schett G，Elewaut D，McInnes IB，et al. How Cytokine Networks Fuel Inflammation：Toward a cytokine-based disease taxonomy. Nat Med，2013，19（7），822-824.
7. Cottin V. Interstitial lung disease. Eur Respir Rev，2010，22，26-32.
8. Thannickal VJ，Toews GB，White ES，et al. Mechanisms of Pulmonary Fibrosis. Annu Rev Med，2004，55，395-417.
9. Mi S，et al. Blocking IL-17A Promotes the Resolution of Pulmonary Inflammation and Fibrosis Via TGF-beta 1 dependent and independent Mechanisms. J Immunol，2011，187（6），3003-3014.
10. Wynn TA. Cellular and molecular mechanisms of fibrosis. J Pathol，2008，214（2），199-210.
11. Richeldi L. Assessing the treatment effect from multiple trials in idiopathic pulmonary fibrosis. Eur Respir Rev，2012，21（124），147-151.
12. Atamas SP，Fontenot AP. Regulatory T Cells and Lung Fibrosis：A Good Cell Gone Bad. Am J Respir Crit Care Med，2011，184（11）. 1224-1226.
13. McKleroy W，Lee TH，Atabai K. Always cleave up your mess：targeting collagen degradation to treat tissue fibrosis. Am J Physiol Lung Cell Mol Physiol，2013，304（11），L709-L721.
14. Fields GB. Interstitial Collagen Catabolism. J Biol Chem，2013，288（13），8785-8793.
15. Piccinini AM，Midwood KS. DAMPening Inflammation by Modulating TLR Signalling. Mediators Inflamm，2010，doi：10.1155/2010/672395.
16. Lau MT，So WK，Leung PCK. Fibroblast Growth Factor 2 Induces E-Cadherin Down-Regulation via PI3K/Akt/mTOR and MAPK/ERK Signaling in Ovarian Cancer Cells. PLoS ONE 8（3），e59083.
17. Choi SS，Diehl AM. Epithelial-to-mesenchymal transitions in the liver. Hepatology，2009，50（6），2007-2013.
18. Lotze MT，et al. The grateful dead：damage-associated molecular pattern molecules and reduction/oxidation regulate immunity. Immunol Rev，2007，220，60-81.
19. Yang HZ，et al. Targeting TLR2 Attenuates Pulmonary Inflammation and Fibrosis by Reversion of Suppressive Immune Microenvironment. J Immunol，2009，182（1），692-702.
20. Oliphant CJ，Barlow JL，McKenzie ANJ. Insights into the initiation of type 2 immune responses. Immunology，2011，134（4），378-385.
21. Wynn TA. Fibrotic disease and the TH1/TH2 paradigm. Nat Rev Immunol，2004，4（8），583-594.
22. Warburton D，Shi W，Xu B. TGF-beta-Smad3 signaling in emphysema and pulmonary fibrosis：an epigenetic aberration of normal development? Am J Physiol Lung Cell Mol Physiol，2013，304（2），L83-L85.
23. Margaritopoulos GA，et al. Self-Eating：Friend or Foe? The Emerging Role of Autophagy in Idiopathic Pulmonary Fibrosis.

Biomed Res Int, 2013, 2013, 8.

24. Lv XX, et al. Rupatadine Protects against Pulmonary Fibrosis by Attenuating PAF-Mediated Senescence in Rodents. PLoS ONE, 2013, 8 (7), e68631.
25. Liu H, Mi S, Li Z, et al. Interleukin 17A inhibits autophagy through activation of PIK3CA to interrupt the GSK3B-mediated degradation of BCL2 in lung epithelial cells. Autophagy, 2013, 9 (5), 730-742.
26. Holgate ST. Innate and adaptive immune responses in asthma. Nat Med, 2012, 18 (5), 673-683.
27. Bateman ED, Turner-Warwick M, Adelmann-Grill BC. Immunohistochemical study of collagen types in human foetal lung and fibrotic lung disease. Thorax, 1981, 36 (9), 645-653 .
28. Raghu G, et al. Treatment of Idiopathic Pulmonary Fibrosis with Etanercept. Am J Respir Crit Care Med, 2008, 178 (9), 948-955.

第十九章 抗癌药物的靶点及作用机制

在癌症发生发展的研究中，人们历经了漫长而曲折的历史，提出了许多理论和学说。肿瘤研究经历了20世纪70年代的癌基因时代，80年代的抑癌基因时代，90年代的多基因时代。进入21世纪以来，人们已不再满足于孤立地研究癌基因或抑癌基因的结构变化，而是将其蛋白组的形式、基因家族的形式与细胞的重要生命活动联系在一起，引发了一系列的重大突破。包括肿瘤多步骤理论的提出，DNA修复理论和细胞凋亡理论的形成，细胞周期、细胞中多条信号转导途径的阐明等，最终使科学家们冲出了癌症研究在黑暗中摸索与茫然的处境，看到了曙光。随着理论的更新和技术的进步，20世纪40年代由美国耶鲁大学发现的氮芥能治疗恶性淋巴细胞瘤的研究成果真正标志着抗肿瘤科学研究的开端。从此，全球范围内的新型抗肿瘤药物研究及寻找全面展开。

第一节 概 述

癌症是危害人类健康的重大公共卫生问题。根据世界卫生组织国际癌症研究中心（WHO/IARC）最新估计，全球每年约有1270万例癌症新发病例，756万例癌症死亡患者。在未来20年中，估计每年癌症病例将由2012年的1400万上升到2200万。而且近一半的新增癌症病例出现在亚洲（其中大部分在我国），中国新增癌症病例高居第一位。在肝、食管、胃和肺等4种恶性肿瘤中，中国新增病例和死亡人数均居世界首位。全国肿瘤登记中心发布的2012年数据显示，中国每年新增癌症病例约350万，约有250万人因此死亡。可见，抗肿瘤机制研究及其药物的开发已经是世界范围内极富挑战性且意义重大的领域。

抗肿瘤药物的研发也经历了漫长的过程，并取得了很多成绩。20世纪50年代，美国国立癌症研究所（NCI）和欧洲肿瘤协作组织（EORTC）相继成立了专门的抗肿瘤药物研究中心，找到了数十种具有抗肿瘤活性的物质。主要的成果有尿氟嘧啶、环磷酰胺等。从此，分子肿瘤学开始发展，科学研究者开始从分子角度了解肿瘤发生的原因。1956年，我国制订的12年科学研究远景规划中，抗癌药物研究被正式纳入国家科研规划之中，主要集中在对我国特有的天然药物资源中草药单方、复方的抗癌作用调查。20世纪70~80年代，应用于临床的抗肿瘤药物主要通过干扰细胞有丝分裂而抑制肿瘤的增殖。该类药物多为DNA的类似物，如顺铂、阿霉素等，同时，这类药物在许多恶性肿瘤中取得了有效的治疗效果，令人欣慰在此阶段，我国掀起了六类抗癌药物的研究热潮，如喜树、斑蝥、三尖杉、农吉利、秋水仙及三棱莪术（亦称六匹马），研究发现羟基喜树碱、高三尖杉酯碱、消瘤芥等几种药的抗肿瘤疗效较好。其中三尖杉酯碱及高三尖杉酯碱对急性粒细胞白血病、急性单核细胞白血病、红白血病及慢性粒细胞白血病疗效较好，且与常用的抗白血病药物无交叉耐药性，在中国已广泛应用于临床，是在美国进行临床试用的第一个中国开发的抗癌药物。同时通过合作研究和学术交流，对多种抗癌药进行了仿制药的合成和应用，以满足临床的使用要求。随着生命科学研究的飞速发展，抗肿瘤研究逐渐注重恶性肿瘤细胞内信号转导、细胞周期、细胞凋亡、血管生成及细胞与细胞外基质相互作用等环节。20世纪90年代以后，科学家力求寻找高选择性、高效、低毒的新型细胞毒药物。紫杉醇、喜树碱衍生物及维甲酸类化合物抗肿瘤治疗作用的证实被誉为90年代抗癌药物研究的重大发现。1999年上海生物研究所研究者发现中华灵芝宝（现名：双灵固本散）能抑制拓扑异构酶Ⅰ和拓扑异构酶Ⅱ，造成癌细胞DNA单链或双链断裂，阻断癌细胞的无限繁殖，导致癌细胞凋亡。并于2000年取得国家发明专利保护，成为唯一获专利保护的灵芝制品。进入21世纪，抗肿瘤药物的开发从杀伤型细胞毒药物的筛选转向针对新靶点，提高选择性，克服肿瘤耐药的新型化学结构和新的作用机制的药物研究。如靶向治疗药 glivec（STI571）、iressa、tarceva、herceptin、avastin、sorafenib 及 sutent 等的发现，为肿瘤药物治疗带来了新的曙光，也为抗肿瘤药的寻找和研究开辟了新的途径。目前已有近百种分子靶向药物用于临床和正在进行临床研究，为癌症的治疗尤其实体瘤的治疗起到了积极地推动作用。从近10年获批的抗肿瘤新药来看，基本被靶向药物占据。2012年，全球抗肿瘤药物销售十强中有8个为靶向药物。目前，靶向抗肿瘤药物的研发处于快速成长期。2011年，我国自主研制的小分子靶向抗肿瘤药盐酸埃克替尼已于日前上市，这标志着我国打破了小分子靶向抗肿瘤药完全依赖进口的局面，与进口同类产品的疗效和安全性相当或更优，对我国肺癌患者的治疗带来积极作用，并降低肺癌患者的治疗费用。由于癌症是一种多基因疾病，具有多阶段病理变化并表现为异质性。所以靶向抗肿瘤药物的开发也表现出一些新的趋势。如：从单靶点到多靶点抑制剂、信号通路阻滞剂、血管/淋巴管生成抑制剂、以基因表型为特征的个体化治疗方案、ADCs类、免疫治疗等。随着肿瘤发生发展病程中分子机制地不断揭示，更多新型的有效的抗肿瘤药物将被开发，为肿瘤患者的有效治疗带来更多希望。

第二节　抗癌药物发展策略

近年来抗癌药物发展迅速，经过几十年的研究历程已发展到一个新的阶段，从杀伤型细胞毒药物的发展策略已转向以肿瘤发展机制中的靶点为干预目标的新型抗癌药物的发现。以研发出高选择性、针对实体瘤、克服肿瘤耐药、新型的化学结构和新的作用机制的药物。随着生命科学研究的迅猛发展，分子肿瘤学、分子药理学等学科对癌症本质的不断剖析，研究技术及方法的不断改进，新一代的针对特定肿瘤、特定靶点的高度自动化的高通量筛选方法的建立，为抗癌新型药物的研发及肿瘤的治疗起到了积极的推动作用。

一、针对机制的抗癌药物寻找

抗肿瘤药物筛选（drug screening）是整个抗肿瘤药物研究过程中非常重要的环节。以往应用的筛选系统主要是随机筛选，然而较理想的筛选体系应该是针对机制的筛选系统。建立针对机制的筛选系统，关键是寻找可供治疗干预的特殊分子靶点，找出正常细胞与癌细胞之间的生化与分子差异。随着分子生物学技术的发展，人们对癌基因（oncogene）和抑癌基因的功能有了更明确的认识，这些基因的蛋白产物参与肿瘤细胞中的信号传导（signal transduction）过程。迄今已发现的参与肿瘤发生发展的基因有上百种，其编码的蛋白产物包括生长因子、生长因子受体、蛋白激酶及GTP-结合蛋白等。许多癌蛋白都属于蛋白激酶，而且在肿瘤细胞中具有更高的磷酸化水平。在蛋白激酶的控制下，这些磷酸化的蛋白作为下游效应分子，通过放大信号级联反应，导致某些关键基因的异常转录，引起细胞的异常生长及增殖。因此，蛋白激酶被看作抗癌药物研究中非常重要的靶点。此外，还有一些新型的抗肿瘤靶点，如泛素-蛋白酶体系统（ubiquitin-proteasone system，UPS）、组蛋白去乙酰酶（histone deacetylases，HDAC）、极光激酶（aurora kinase）、PIN-1、己糖激酶-Ⅱ（hexokinase-Ⅱ，HK-Ⅱ）、多聚ADP-核糖聚合酶（poly ADP-ribose polymerase，PARP）、DNA拓扑异构酶及细胞骨架微管蛋白等。药物筛选的靶点不仅仅限于增殖有关的基因和信号传导，也涉及细胞凋亡、分化、转移、血管形成和淋巴管生成。细胞凋亡是目前研究的热点，他有开启细胞死亡通路的可能性，对该过程分子机制的认识可解开多年困惑化疗学家们的一个问题，即在受同样程度细胞毒伤害时，为什么有些细胞死亡，而其他一些细胞并不死亡。目前在肿瘤细胞中已发现一些抗细胞凋亡的基因如 *BCL-2*、*p53*、*Caspase* 等，研究这些基因及相互作用的基因在细胞凋亡中的调节机制，为新型抗肿瘤药物的寻找提供了新方向。

肿瘤侵袭、转移是一个多步骤、复杂的过程。肿瘤细胞从原发部位转移扩散到远处器官和组织，首先要突破细胞外基质构成的基底膜屏障进入周围组织循环，进一步扩散，在“亲和性”器官的毛细血管着床、克隆生长，形成转移病灶。一般来说，转移的最初步骤是肿瘤细胞黏附和降解细胞外基质和基底膜，这一过程依赖于细胞外蛋白水解酶的作用。其中最重要的是基质金属蛋白酶（matrix metalloproteinases，MMPs）。目前已经发现有 4 种以上的 MMPs，如 MMP2、MMP3、MMP7 和 MMP9 等。由于细胞外基质和基底膜由Ⅳ型胶原构成，而只有 MMP-2 和 MMP-9 能降解Ⅳ型胶原。因此，MMP-2（明胶酶 A/72KDa Ⅳ型胶原酶）和 MMP-9（明胶酶 B/92KDa Ⅳ型胶原酶）与肿瘤细胞的侵袭和转移最为密切。临床发现，转移性肿瘤患者血清中这两种酶含量和活性升高，抑制这两种酶的活性能明显抑制肿瘤细胞的侵袭和转移。目前，MMPs 已成为抗肿瘤转移药物筛选的重要靶标。

二、针对肿瘤的整体微环境

肿瘤微环境是一个复杂的综合体系，由肿瘤细胞和其周围成纤维细胞、上皮细胞、固有及特异性免疫细胞、肿瘤血管和淋巴管结构的组成细胞、组织特异性的间叶细胞及它们的表达产物、代谢物质等成分构成，具有低氧、低 pH 值以及高压等特点。肿瘤微环境中存在大量的细胞生长因子、趋化因子和蛋白水解酶，可导致免疫炎性反应和血管生成，为肿瘤的发生、发展、侵袭、转移及耐药等特性提供了必要的物质基础。

许多恶性肿瘤组织往往处于乏氧环境，缺氧诱导因子-1α（HIF-1α）作为一种转录调控因子，可以促进缺氧反应基因的转录，介导细胞对缺氧环境的适应性反应。大量报道显示 HIF-1α 在乳腺癌、卵巢癌、结肠癌、肺癌等肿瘤和癌前病变的组织中高表达，从而刺激下游靶基因的转录，如血管生成相关的因子、葡萄糖转运和糖酵解相关的因子、肿瘤增殖凋亡和侵袭转移相关的因子等，在肿瘤细胞的侵袭、转移、永生化、肿瘤血管生成等方面都扮演重要角色。此外，HIF-1α 可促进多药耐药相关蛋白，如 p-糖蛋白的表达，是肿瘤细胞对某些化疗药物不敏感的原因之一。

诱导和维持细胞外酸性微环境，是肿瘤形成和进展的关键环节。酸性微环境一方面改变肿瘤细胞的生物活性；通过诱导 VEGF 等基因表达，促进肿瘤新生血管生成；引起免疫功能异常，逃避宿主免疫应答及免疫治疗；导致肿瘤细胞对放疗不敏感。另一方面，酸性微环境使癌旁正常组织受到损伤，如引起正常细胞的坏死和凋亡；打破基底膜屏障，使肿瘤组织向正常组织的侵袭增加。减少肿瘤和瘤旁组织的酸中毒，可明显抑制肿瘤的生长和侵袭。ROBEY 等采用磁共振波谱分析发现，给乳腺癌转移模型小鼠口服或腹内注射 $NaHCO_3$，可选择性提高肿瘤细胞外 pH 值，减少淋巴结和肝转移灶的形成。

由于大多数肿瘤细胞存在氧化磷酸化缺陷，即使在供氧充分的条件下，肿瘤细胞仍大部分依赖糖酵解这种低效能的方式产生能量，并导致乳酸产生增多，为肿瘤细胞诱导酸性微环境的产生提供了物质基础。大多数恶性肿瘤细胞糖酵解相关酶表达和活性增加，如己糖激酶（HK-Ⅱ）、磷酸果糖激酶（phosphofructokinase，PFK）、乳酸脱氢酶（LDH）等，抑制上述酶的活性或表达可成为抗肿瘤药物的开发的新方向。碳酸酐酶（CA）家族是诱导酸性微环境的一个重要途径，CA 在人和其他哺乳动物体内均为 a 型，同工酶有 16 种，但组织分布和亚细胞定位存在很大差异。其中 CA-Ⅸ被鉴定为肿瘤相关蛋白，除了胃肠黏膜组织外，在人正常组织中几乎不表达，而在许多肿瘤组织中却高度表达，并参与肿瘤增殖、侵袭和转移。HIF 也可以诱导 CA-Ⅸ的表达，催化 CO_2 的水和反应，导致酸性微环境的产生。可见，在肿瘤细胞生存过程中，缺氧和低 pH 值相互协同，增加了肿瘤细胞对酸性环境的忍耐力。在缺氧状态下阻断 CA-Ⅸ 的表达可导致细胞死亡，同时可通过抑制蛋白酶（cathepsin-B 和 MMP-9）和黏附分子的功能，抑制肿瘤生长侵袭。但目前，碳酸酐酶抑制剂尚缺乏对不同亚型 CA 的选择性，存在较大的副作用。此外，肿瘤细胞质膜的氢离子相关转运蛋白，如钠氢交换蛋白（Na^+/H^+exchanger，NHE）、Na^+/K^+-ATPase、囊泡型 H^+-ATPases（vacuolar-H^+ATPase，V-ATPase）、H^+/Cl^-共输送体和单羧酸转运蛋白（monocarboxylate transporter，MCT）等，也可视为调节肿瘤酸性环境的靶向分子。

肿瘤的免疫微环境是肿瘤微环境的一个有机组成部分，其在肿瘤生长和转移中的作用越来越受到重视。在肿瘤发生发展早期，机体的免疫系统可以通过细胞毒性 T 细胞、自然杀伤细胞和巨噬细胞识别肿瘤抗原，直接杀伤肿瘤细胞；或通过辅助型 T 细胞分泌免疫因子间接杀伤肿瘤细胞。然而，随着研究的深入，越来越多的证据表明，在肿瘤微环境中由于机体免疫反应平衡失调，浸润的免疫细胞不但没有起到抗肿瘤作用，反而会促进肿瘤的生长侵袭。其中肿瘤相关巨噬细胞（tumor-associated macrophages，TAMs）是免疫抑制细胞中的重要的一员。TAMs 可以分泌多种免疫抑制因子和趋化因子，通过减少抗原提呈和阻碍 T 细胞增殖来抑制特异性免疫反应。TAMs 分泌的免疫抑制因子还可以抑制自然杀伤细胞的迁移，降低其杀伤肿瘤细胞的作用。在肿瘤侵袭方面，TAMs 可分泌多种降解基质膜的蛋白水解酶，促进基质膜溶解、间质消化和重塑，为肿瘤侵袭提供条件；TAMs 可分泌促血管生成因子（如 VEGF、TGF-β 和 PDGF）和多种趋化因子，在血管形成过程中发挥重要作用；还可分泌 VEGF-C 和 VEGF-D，参与肿瘤淋巴管的形成。此外，调节性 T 细胞（regulatory T cell，Treg）、髓系来源抑制细胞（myeloid-derived suppressor cell，MDSC）和调节性树突状细胞（regulatory-dendritic cell，Reg DC）等也是肿瘤相关抑制细胞的研究热点。随着肿瘤免疫学的发展，对肿瘤免疫抑制细胞特征和功能的不断了解，设计合理、有效地清除或抑制免疫抑制细胞功能的药物，将开辟有效治疗肿瘤的新途径（图 19-2-1）。

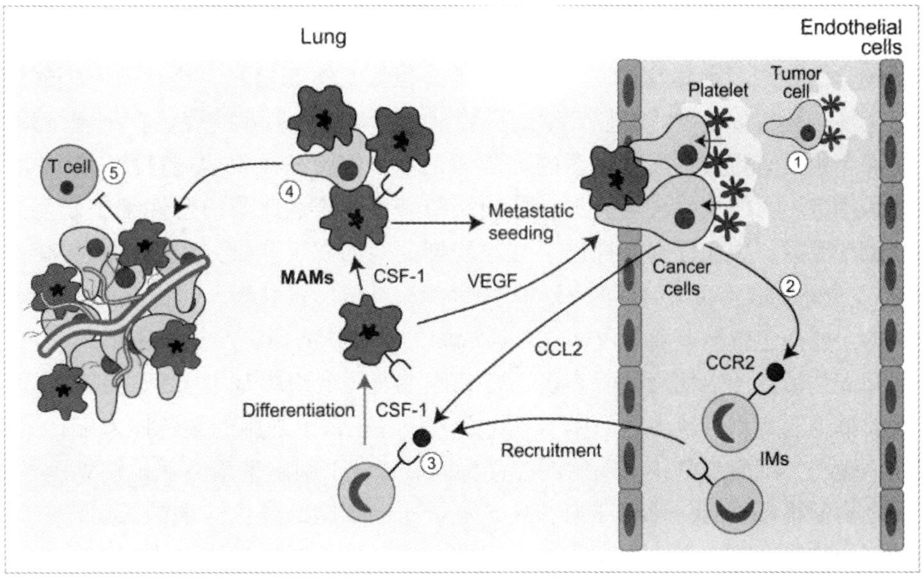

图 19-2-1 巨噬细胞促进肿瘤转移

肿瘤转移相关巨噬细胞

三、抗癌药物筛选的特点及趋势

科学的发展离不开技术的进步。细胞培养及方法的建立使得病毒学研究有了飞跃的发展；纸层析、纸电泳及凝胶电泳的建立使生物化学的分离研究进入新的阶段；放射性同位素示踪方法的出现使医学、生物学发生了革命性的变革；限制性内切酶的发现、DNA、蛋白及序列分析技术的发展使分子生物学成为世人瞩目、令人向往的新领域；动物移植性肿瘤的出现及广泛应用使抗癌药的寻找成为可能。尤其是裸鼠异体移植瘤和原位移植瘤模型的应用，在寻找选择性作用于特定肿瘤，尤其是实体瘤的药物方面起到了积极的推动作用。

近年来分子肿瘤学的研究所取得的进展也为肿瘤治疗提供了许多新的、引人入胜的方向，如癌基因及抑癌基因、生长因子及受体、蛋白激酶（PKC 和 TPK）及信号传导通路 Ras 及法尼基蛋白转移酶、端粒及端粒酶、泛素-蛋白酶体系统、极光激酶、己糖激酶-Ⅱ、DNA 拓扑异构酶和微管蛋白等都是可利用的抗癌药物作用新靶点。随着这些靶点在肿瘤中的作用被进一步阐明，抗癌药物的筛选最终将由针对疾病的筛选转向针对机制的筛选。这种筛选方式具有明确的针对性，因而将有助于寻找到选择性高且副作用低的新型抗癌药物。在分子肿瘤学迅速发展的今天，抗癌药物的研究已远远超出传统的以核酸等成分为靶点的细胞毒药物，癌化学预防药、癌细胞分化诱导剂、细胞凋亡诱导剂、信号传导阻滞剂、血管生成抑制剂、淋巴管生成抑制剂（lymphangiogenesis inhibitor）、肿瘤代谢抑制剂、肿瘤治疗光敏剂以及新型多药耐药调节剂等都是新的研究领域。因此，当今抗癌药物的寻找主要集中在研发新的有特点的高选择性细胞毒药物的同时，重点研发非细胞毒类的靶向抗肿瘤药物及其他类型靶点药物。

四、抗癌药物研究新靶点

近年来，恶性肿瘤的治疗有了明显进步，癌症已不再是不治之症。在一些发达国家，一些癌症的 5 年治愈率已达 50%以上。但对某些难治的癌症，如肺癌、肝癌、胰腺癌等不容乐观。随着分子肿瘤学的进展，利用新的靶点来寻找高效低毒的新型抗癌药物仍是当务之急。

（一）端粒酶

染色体末端是由短的、重复 DNA（5~15K）的多倍复制体（端粒）组成，它们保护染色体末端及染色体的稳定性。端粒酶是维持端粒长度的反转录酶，其活性形式的表达在细胞增殖、细胞衰老、细胞永生化及癌变中具有重要意义。许多癌细胞像正常干细胞一样表达端粒酶，这种酶可促进染色体末端合成，是细胞不死的重要决定因素。抑制端粒酶可使表达此酶的恶性细胞恢复必死性。人的端粒酶基因的成功克隆，很大程度上推进了端粒酶抑制剂的发现和研究。端粒酶与其他酶的结构不同，其含有 RNA 分子和具有 RNA 依赖的 DNA 多聚酶，类似反转录酶，此特点被用来设计靶点药物。此外，端粒酶的全酶还包含调节亚单位，这可能成为开发端粒酶抑制剂的潜在靶点。

许多肿瘤高表达活性的端粒酶，而许多正常细胞或非癌变组织基本不表达或具有低水平的端粒酶，这使得端粒酶抑制剂具有较小的副作用。然而，一些正常干细胞的染色体末端比肿瘤细胞还长，使得抑制剂在缩短恶性细胞染色体末端的同时，可能对正常干细胞带来类似传统细胞毒药物的毒性。由于细胞死亡动力学很难预测，肿瘤细胞和处于危机中的细胞的染色体末端长度没有显著差别，使得端粒酶抑制剂在临床试验中面临很大挑战。因此，端粒酶抑制剂最好作为辅助用药，或在癌前阶段使用。目前，许多端粒酶抑制剂正在临床前研究阶段，尚需进一步临床实验证实。

（二）泛素蛋白酶体

泛素-蛋白酶体系统（ubiquitin-proteasome system，UPS）通过对靶蛋白进行泛素化修饰，诱导靶蛋白被细胞蛋白酶体降解，从而调节多种细胞进程，如基因转录、细胞周期调节、肿瘤生长、炎症反应和免疫反应等。UPS 由泛素、泛素活化酶 E1、泛素结合酶 E2、泛素连接酶 E3、蛋白酶体及其底物（蛋白质）构成。E3 连接酶是 UPS 选择性降解机制的关键因素，识别被降解的蛋白并将泛素连接到底物上。目前研究得比较清楚的与癌症相关的 E3 连接酶是 Hdm2。它是抑癌蛋白 p53 和调控细胞周期的泛素连接酶复合物 SCF 的负调节蛋白。在肿瘤患者体内，如果使 Hdm2 蛋白失活，就能够激活 p53 通路，导致细胞周期停滞，细胞凋亡。SKP2 蛋白是另一个药物靶标，它是 SCF 的底物特异性亚基，SKP2 通过调节 p27 的降解，在 G1-S 期转变中发挥着关键的作用。在 p27 表达较低的肿瘤细胞中灭活 SKP2，会起到一定的抑癌效果。随着对 UPS 研究的深入，Soucy 等发现泛素连接酶 E3 的一个活化蛋白 NEDD8-活化酶（NAE）能作为新的抗肿瘤治疗靶点。Bortezomib 是第一个被美国 FDA 批准的以蛋白酶体为靶点的抗肿瘤药物，主要用于复发性骨髓瘤的治疗，但由于其作用底物的非特异性而具有较大的副作用。Soucy 通过高通量筛选发现了 NAE 的高效选择性抑制剂 MLN4924，它具有广泛的抗癌活性，可抑制多数人肿瘤细胞生长，包括实体瘤（结肠，肺）和恶性血液肿瘤（骨髓瘤，淋巴瘤），并在胰腺癌细胞和移植瘤小鼠模型中表现出明显的辐射增敏作用，令人惊喜的是未观察到明显的副作用。

（三）组蛋白去乙酰酶

染色体的基本单位核小体是由组蛋白（histone）和 DNA 组成，其中组蛋白的转录后修饰包括乙酰化、磷酸化、甲基化、泛素化和生物素化。在这些修饰中，组蛋白乙酰化对真核细胞的转录调控起核心作用。组蛋白乙酰化水平受组蛋白乙酰基转移酶（histone acetyltransferases，HATs）和组蛋白去乙酰酶（HDACs）的动态平衡调节，HAT 可乙酰化组蛋白末端碱性氨基酸的氨基，使核小体舒展，激活基因转录。而 HDAC 与之功能相反，抑制基因转录。乙酰化和去乙酰化的调节异常，可导致白血病、上皮肿瘤以及一些遗传病的发生。

近年来研究发现，HDAC 作为调控基因转录的关键酶，其过度表达或活化异常会抑制某些基因的正常转录，在白血病及实体瘤的发生发展中起重要作用，因此 HDAC 已成为抗肿瘤药物最具潜力的靶点之一。抑制 HDAC 的活性，能够引起细胞内乙酰化组蛋白的堆积，激活包括 *p*21、*p*53 在内的多种抑癌基因的转录，从而达到抑制肿瘤细胞增殖、诱导细胞分化和凋亡的目的。另外，研究发现 HDAC 还能激活主要组织相容性复合物、细胞间黏附分子 ICAM-1、干扰素Ⅰ/Ⅱ等分子的转录，促进免疫细胞的识别和激活。HDAC 能抑制缺氧诱导的 VEGF 表达，抑制新生血管生成。而且，HDAC 也能通过增加糖蛋白 RECK 的表达，下调基质金属蛋白酶，从而抑制肿瘤的侵袭转移。

HDAC 抑制剂按其化学结构可分为三类，即异羟肟酸类、环四肽类和苯酰胺类。目前，以 HDAC 为靶点的抗肿瘤药物研发正在全球范围内充分开展，其中，由默克公司研发的 SAHA（zolinza，vorinostat）是首个经 FDA 批准上市的 HDAC 抑制剂，属于异羟肟酸类，于 2006 年底被批准用于皮肤 T 细胞淋巴瘤（CTCL）的治疗。其在美国的成功上市标志着 HDAC 作为新型抗肿瘤药物靶点的概念验证性阶段的结束，也预示着 HDAC 抑制剂作为新型抗癌药物的广阔前景。由我国深圳微芯生物科技有限责任公司自主开发的苯酰胺类 HDAC 抑制剂西达本胺（爱谱沙，epidaza），目前已在中国多家临床研究基地开展针对 T 细胞淋巴瘤的Ⅱ/Ⅲ期联合临床研究，显示了良好的疗效和安全性，并即将在中国开展针对肺癌、乳腺癌和前列腺癌的临床研究。它是我国首个在美国获准进入临床研究的小分子抗肿瘤创新药物。越来越多的体内、外实验表明，HDAC 抑制剂与其他抗肿瘤药物联用能够克服某些肿瘤的耐药性，疗效显著优于单一治疗，且不良反应有所减轻，可以实现疗效协同但毒副作用不相叠加的更为理想的肿瘤药物治疗方式，目前多项联合用药的临床试验正在进行中。

（四）极光激酶

极光激酶（aurora kinase）是负责调控细胞有丝分裂的一类重要的丝氨酸/苏氨酸激酶。在细胞有丝分裂中，极光激酶参与了中心体成熟分离、染色体固缩、中心体分离、纺锤体组装和维持、染色体分离以及胞质分裂等多个事件，而这些事件正是细胞生长、存活的关键步骤，若它们发生错误，就会导致基因的不稳定，成为肿瘤发生的诱因，因此自 aurora 发现以来就一直受到广泛关注。

目前已经发现一些靶向极光激酶的小分子化合物具有显著的抑制肿瘤生长作用，如勃林格殷格翰（Boehringer Ingelheim Corporate）公司开发的 hesperadin，是极光 B 的小分子抑制剂，对极光 B 的抑制作用 IC_{50}为 250nM，已进入Ⅰ期临床研究。由阿斯利康公司（Astra Zeneca）开发的 ZM447439，为极光 A 和极光 B 的双重抑制剂，对极光 A 和极光 B 的抑制作用 IC_{50}为 100nM，也已进入Ⅰ期临床研究。后来随着 Vertex 公司的 VX-680 的发现，人们找到了具有更好的治疗作用的极光激酶抑制剂，其对极光激酶各家族成员都有抑制作用，IC_{50}在 5nM 水平。VX-680 能特异地与极光激酶的 ATP 位点结合，从而抑制其活性。在体外 VX-680 可有效地阻断多种肿瘤细胞的细胞周期，诱导细胞凋亡。在体内 VX-680 可明显地缩小肿瘤体积，并呈明显的剂量效应关系。VX-680 已进入Ⅱ期临床研究，对白血病、结肠癌和胰腺癌均有一定的治疗作用。

随着对极光激酶的进一步研究，研究者开发了大量针对极光激酶各家族的小分子抑制剂，如 CHR-3520、CTK-110、CYC-116、ENMP-981693、JNJ-7706621、PHA-680632、SNS-314、MP-529、MP-235、PHA-739358、AT-9283、MLN-8054、R-763 和 SU6688 等。随着对极光激酶及其与肿瘤发生发展关系的进一步认识，我们坚信在不远的将来会有高效、低毒的极光激酶抑制剂用于肿瘤的治疗。

（五）肽基脯酰胺顺反异构酶

在细胞增殖和癌变过程中，脯氨酸介导的磷酸化是细胞内调节信号的重要机制，而其磷酸化的识别受到肽基脯酰胺顺反异构酶 Pin-1（prolyl isomerase interacting with NIMA）的影响，它能调节磷酸化蛋白的构象，从而影响蛋白的功能及稳定性。Pin-1 在多种肿瘤中呈过表达状态，通过 RNA 干扰方法沉默 Pin-1 可抑制肝癌细胞的生长，这为 Pin-1 抑制剂的开发带来了曙光。

Pin-1 抑制剂可分为小分子抑制剂和拟肽类抑制剂。胡桃醌（juglone）来源于胡桃属植物中，是发现的第一个 Pin-1 小分子抑制剂。其能与 Pin-1 催化域可逆结合，从而抑制 Pin-1 的活性。但由于其的非特异抑制作用，具有较大的毒性，只能作为工具药研究。之后，科学家 Uchida 等发现的稠环类化合物 PiB 和 PiJ、Pintex 公司开发的噻唑二酮类化合物以及 Jerini 公司开发的硫代脲类化合物都对 Pin-1 具有较强的抑制作用，在一定程度上抑制肿瘤细胞增殖。基于底物的药物设计策略发现了另一类拟肽类 Pin-1 抑制剂。三肽片段 D-Tyr-L-Tyr-Nal/N-Me（Phe）是诱导活性的关键结构，这类拟肽类抑制剂更易于穿过细胞膜，是 Pin 抑制剂的新型先导化合物。

（六）多聚 ADP-核糖聚合酶

当细胞 DNA 损伤后，一方面可以使 DNA 发生交联、断裂引起细胞死亡；另一方面也能够通过各种 DNA 修复机制恢复正常基因序列结构，而对于严重损伤无法修复者可以诱导凋亡，从而维持遗传信息的相对稳定。很多传统的抗肿瘤药物，包括烷化剂、DNA 嵌入剂、拓扑异构酶抑制剂、抗代谢物等都是通过直接或间接造成不同形式的 DNA 损伤来实现其抗肿瘤作用。但是，肿瘤细胞往往会出现 DNA 损伤修复系统功能的异常增强，从而导致肿瘤细胞 DNA 免于化疗药物的损伤，并产生耐药性。因此，特异靶向 DNA 损伤修复通路中的一些关键分子成为抗肿瘤药物研发的一个重要方向。

在外界损伤的刺激下，细胞能启动 6 条修复通路来分别应对不同类型的损伤，即直接修复（direct repair，DR）、碱基切除修复（base excision repair，BER）、核苷酸切除修复（nucleotide excision repair，NER）、碱基错配修复（mismatch repair，MMR）、同源重组修复（homologous repair，HR）以及非同源的末端连接（non-homologous end-joining，NHEJ）。其中，后两条通路专门修复 DNA 双链断裂（DNA double strand breaks，DSBs）。

目前，针对上述多条通路中一些关键分子的抑制剂研究都有不同程度的进展。如 O^6-甲基鸟嘌呤（O^6-benzylguanine，O6-BG）及其衍生物 Lomeguatrib 能特异性地抑制 DR 通路中的关键酶—O^6-甲基鸟嘌呤-DNA 甲基转移酶（O^6-methylguanine-DNA methyltransferase，MGMT），目前正在作为耐药逆转剂与甲基化剂合用进行Ⅱ期临床试验。另外，靶向 BER 通路中多聚 ADP-核糖聚合酶（poly ADP-ribose polymerase，PARP）的小分子抑制剂 AZD-2281、AG014699、BSI-201、ABT888 和 INO-1001 也分别处于Ⅰ~Ⅲ期临床试验阶段。这些抑制剂与烷化剂、拓扑异构酶Ⅰ抑制剂、顺铂等传统抗癌药物联合，可以提高后者引起的 DNA 损伤、细胞生长抑制以及荷瘤小鼠的存活时间。单药应用，也可以对 *BRCA1/2* 缺陷的乳腺癌及卵巢癌起到较好的治疗作用。

由于在所有 DNA 损伤中，DNA 双链断裂（DBSs）是最严重的 DNA 损伤，因此针对修复 DSBs 的 HR 和 NHEJ 通路也越来越受到人们的重视。在这两条通路中分别扮演关键角色的 ATM 和 DNA-PK 都是 PI3K 激酶家族成员，前文已提到的 PI3K 家族广谱抑制剂都能通过抑制这两条修复通路的活性起到放化疗增敏作用。ATM 的特异性抑制剂 KU-55933，能增强 ATM 高表达细胞株对离子辐射和 VP16、阿霉素、喜树碱等造成 DSBs 药物的敏感性，且作用效果明显强于对 PI3K 家族其他成员的抑制效果。DNA-PK 的选择性抑制剂 IC87361、Nu7026、Vanillin 和 SU117582 也有相似的作用。

（七）表皮生长因子受体

虽然表皮生长因子受体（EGFR）及其抑制剂的研究已经经历了很长的过程，但在 2009 年 11 月举行的 AACR-NCI-EORTC Molecular Targets and Cancer Therapeutics conference 会议依然指出 EGFR 应受到高度重视，其可作为肿瘤发生发展可预测的生物标志物（predictive biomarkers）。

以 EGFR 为靶点的药物主要是酪氨酸激酶抑制剂（TKI）和中和性单克隆抗体。EGFR TKI 通过竞争性结合于 EGFR 胞内的酪氨酸激酶催化区域 Mg-ATP 结合位点，通过抑制下游蛋白的磷酸化来阻断信号转导。主要代表药物为吉非替尼（gefitinib）和埃罗替尼（erlotinib）。吉非替尼由英国 AstraZeneca 公司开发，是一种合成的苯胺喹唑啉化合物，具有很强的激酶抑制活性，已在日本、美国、韩国、澳大利亚及中国等国批准上市。研究显示吉非替尼对 NSCLC、乳腺癌、SCCHN 等有效，但目前主要用于 NSCLC 的治疗。抗 EGFR 抗体是通过封闭肿瘤细胞表面的 EGFR，以阻断 EGFR 介导的细胞内信号转导通路，从而阻断配体与 EGFR 结合，抑制肿瘤细胞生长。主要代表药物为西妥昔单抗（cetuxmiab），由德国 Merck 公司研发，是第一个批准上市的靶向 EGFR 的人鼠嵌合性 IgG1McAb，与 EGFR 有高度的亲和力，半衰期较长。无论单药治疗还是联合放、化疗药物，在 EGFR 阳性的恶性肿瘤中均能发挥出色的抗肿瘤活性，显著增强放、化疗的疗效。2012 年发表在《cell》的文章提出了一个新的调节机制，即 EGFR 突变（特别是 L834R 突变）可导致分子内部结构的不稳定，从而加速了 EGFR 二聚体形成的过程，而不是通过提高受体的活性来促进 EGFR 的激活，最终促进细胞过度生长。这一理论的提出为开发新型的 EGFR 抑制剂提供理论依据，而且对 EGFR 抑制剂产生耐药的肿瘤患者带来福音。

（八）肿瘤相关转录因子

转录因子因其存在的广泛性和调控靶基因的多样性，在肿瘤细胞的生长、增殖、凋亡、浸润转移及血管生成等过程中起着重要作用，正受到越来越多的关注，有望成为新型抗肿瘤药物的作用靶点。

2009 年 11 月的《Nature》杂志中，Gregory L 博士在报道了通过阻断 Notch 信号转导通路而达到杀伤肿瘤细胞的新发现。Notch1 作为一种转录因子，介导了肿瘤细胞的增殖和存活，并且其在肿瘤的发生发展过程中出现了突变。通常认为，转录因子由于其结构的原因而不能作为抗肿瘤药物的靶点。哈佛大学的研究小组设计的药物 SAHM1 通过干扰蛋白质-蛋白质之间的相互作用而阻断 Notch

信号转导通路的信号传递，从而抑制肿瘤细胞的增殖。SAHM1 在体外和体内都能够显示出对急性 T 细胞型淋巴母细胞白血病细胞（T-ALL）具有较强的抑制作用，而正是在这种类型的细胞中，Notch 出现突变并表现出过度的活化。

信号转导和转录激活因子（signal transducer and activator of transcription，STAT）是一类由细胞因子、生长因子等多肽类配体激活的转录因子，在细胞的分化、增殖和凋亡中起重要的调节作用。在人体中已发现 7 个亚型，其中存在于 STAT3 在大部分肿瘤细胞中表达，而在正常细胞中不表达，使得以 STAT3 为靶点的抑制剂研发成为国际生物公司开发治疗癌症的热点。许多特异性 STAT3 小分子抑制剂被发现并应用于肿瘤治疗研究中。葫芦素 E 是甜瓜蒂中的主要有效成分，研究发现它可快速而有效抑制 STAT3，阻断 STAT3 信号通路，可有效抑制前列腺癌移植瘤动物模型的血管的形成和肿瘤生长。S3I-201. 1066 对肿瘤细胞有很强的选择性，通过抑制 STAT3 二聚体的形成，在乳腺癌移植瘤动物模型中显示出较好的抗肿瘤作用。随后，该研究组又筛选出一种口服生物利用度好的新型 STAT3 抑制剂 BP-1-102，通过抑制 c-Myc、Cyclin D1、Bcl-xL、Survivin、VEGF 等的表达和细胞外基质介导的信号通路，在乳腺癌及非小细胞肺癌植瘤动物模型中可达到较好的治疗效果。

缺氧诱导因子-1（hypoxia-inducible factor 1，HIF-1）是肿瘤组织内缺氧区最为重要的核转录调控因子之一，在许多肿瘤组织中高表达。缺氧是实体肿瘤内部的常见现象，缺氧可诱导胞质内 HIF-1a 大量聚积并转位至核内与 HIF-1β 结合形成有转录活性的 HIF-1 异源二聚体，HIF-1 通过识别并结合下游靶基因上的缺氧反应元件，并在 CBP/p300 等转录共激活因子的帮助下，启动一系列下游靶基因的转录，从而参与肿瘤能量与物质代谢、细胞永生化、细胞凋亡、侵袭转移和耐受等调节。目前报道的小分子 HIF-1 抑制剂大多通过作用于其他信号通路的级联反应从而间接影响 HIF-1 信号通路，表现为下调 HIF-1 表达，降低其稳定性加快降解等。此类药物有细胞微管骨架抑制剂，热休克蛋白 90 抑制剂。PI3K-Akt-mTOR 信号通路抑制剂等。HIF-1 小分子抑制剂的研究大多还处于初期研究阶段，还没有此类抑制剂上市，仅少数几个 HIF-1 抑制剂进入临床研究，其中拓扑替康、PX-478 已完成Ⅰ期临床研究，BAY87-2243 正在进行Ⅰ期临床研究，至今还没有此类抑制剂上市。

目前，虽然已有多个针对转录因子及其信号转导通路的抗肿瘤先导化合物，但迄今成功应用于临床治疗的实例极为少见，且尚没有上市的此类抑制剂用于肿瘤的治疗。这需要我们更加深入地研究转录因子在肿瘤中的作用机制，为获得安全、有效的治疗药物奠定坚实的基础，并将在肿瘤治疗领域开辟一条新的途径。

五、新型抗癌药物

随着分子肿瘤学和分子药理学的发展，肿瘤的发病机制逐步阐明，大规模高通量筛选、组合化学、基因工程等先进技术的发明和应用加速了药物开发进程；抗肿瘤药物的研发已进入一个崭新的时代。当今新型抗肿瘤药物的发展战略主要有以下几点。

（一）新型细胞毒性药物

紫杉醇（Taxol），来源于紫杉的树皮，促进微管蛋白聚合，抑制其解聚，影响纺锤体功能，抑制有丝分裂，于 1992 年被 FDA 批准上市，其半合成衍生物多西紫杉醇（docetaxel，泰索帝）来源较易，水溶性较高，不良反应相对较少，于 1995 年被 FDA 批准上市，用于治疗卵巢癌、乳腺癌、非小细胞肺癌、头颈部恶性肿瘤等。拓扑异构酶抑制剂拓扑特肯（topotecan）和依立替康（irinotecan，CPT-11）分别于 1994～1996 年上市，临床上主要对卵巢癌、小细胞和非小细胞肺癌、宫颈癌、结肠癌及前列腺癌等疗效较好。卡培他滨是口服的选择性肿瘤细胞内活化的氟嘧啶氨甲酸酯，经三酶活化为 5-FU，用于治疗紫杉醇和蒽环类抗生素治疗方案无效的晚期原发性或转移性乳腺癌的进一步治疗；结肠癌的治疗。吉西他滨（双氟去氧胞苷，健择）是 DNA 聚合酶抑制剂，1995 年上市，对多种实体瘤有良好治疗作用。希罗达（capecitabine，Xeloda）是靶向酶-前药治疗系统药物，1998 年首先在美国获准上市，是一种对肿瘤细胞有选择性活性的口服细胞毒类药物，于 2001 年在我国获准上市，主要用于晚期原发性或转移性乳腺癌，结、直肠癌和胃癌的治疗。

（二）靶向抗肿瘤药

1. 单靶点抗肿瘤小分子药物　甲磺酸伊马替尼（STl571，商品名 lmatinib mesylate，格列卫）是第一个特异的小分子靶向酪氨酸激酶 BCR-ABL 的抗癌药物，2001 年 FDA 批准用于治疗慢性粒细胞白血病。随后发现本品还还能抑制干细胞生长因子（SCF）受体 c-Kit 和血小板衍生生长因子受体酪氨酸激酶活性，2002 年 FDA 批准用于治疗转移或不可切除的 GIST 的成人患者。

吉非替尼（gefitinib，商品名 lressa，易瑞沙）是一种口服的 EGFR 酪氨酸激酶抑制剂。2003 年 FDA 批准用于含铂化疗后进展的非小细胞肺癌（NscLC）二、三线治疗，还可用于治疗其他肿瘤如结直肠癌、头颈部癌、前列腺癌等。

厄洛替尼（erlotinib，商品名 tarceva，特罗凯）是一种新型的喹唑啉类的小分子化合物，属 EGFR 酪氨酸激酶抑制剂，其作用机制与吉非替尼基本相同。厄洛替尼能显著延长患者生存期，是第一个也是惟一一个能延长晚期非小细胞肺癌患者生存的 EGFR 靶向药物。

2. 多靶点抗肿瘤小分子药物　索拉非尼（sorafenib，商品名 nexavar）是一种新型小分子口服多激酶抑制剂，最早发现它是 c-RAF 激酶抑制剂，随后又发现它还能抑制 VEGFR-2、VEGFR-3、PDGFR、FLT3 和 KIT 受体酪氨酸激酶活性。于 2005 年被 FDA 快速批准用于治疗晚期肾细胞癌，2006 年在中国上市。

舒尼替尼（sunitinib，Sutent）靶向 VEGFR-2、c-Kit、PDGFR-β 及 FLT3，于 2006 年 FDA 批准作为肾细胞癌及伊马替尼耐药的进展期胃肠间质瘤的治疗药物。

范得他尼（vandetanib，zactima）是一类合成的苯胺喹唑啉化合物，为口服的小分子多靶点酪氨酸激酶抑制剂（TKI），同时作用于 EGFR、VEGFR 和 RET 酪氨酸激酶，还可选择性抑制其他的酪氨酸激酶及丝氨酸/苏氨酸激酶。2006 年 FDA 批准范得他尼为治疗甲状腺癌的快速通道药物，目前正在我国招募甲状腺髓样癌志愿者，免费进行Ⅱ、Ⅲ期临床试验。

拉帕替尼（lapatinib，商品名 tykerb）是一种新型的靶向 ErbB1 和 ErbB2 双重酪氨酸激酶的小分子抑制剂，于 2007 年被 FDA 批准上市，用于与卡培他滨联用，治疗晚期 HER2 阳性的乳癌患者。

阿西替尼（axitinib，商品名 inlyta），是口服的多靶点酪氨酸激酶抑制剂，可以抑制 VEGFR1，VEGFR2，VEGFR3，PDGFR 和 c-KIT。于 2012 年 FDA 批准上市，用于其他系统治疗无效的晚期肾癌（renal cell carcinoma，RCC）。

3. 作用于信号通路的药物　PI3K-AKT-mTOR 信号通路是一个很有希望的抗肿瘤治疗靶点。许多小分子抑制剂，如靶向 PI3K 催化亚基 p110 的 wortmannin（沃曼青霉素）、LY294002、IC484068 和天然来源的 PI3K 抑制剂鱼藤素（deguelin）；抑制 Akt 激活所必需的丝/苏氨酸激酶 PDK 的 straurosporine、UCN-01 和 Akt 的抑制剂 perifosine；以及特异靶向 mTOR 的抑制剂雷帕霉素及其类似物等已经分别进入了各期临床研究。迄今为止，FDA 已批准上市了两个 mTOR 抑制剂。替西罗莫司（temsirolimus、Torisel）是 2007 年 5 月由 FDA 批准的第一个特异性 mTOR 抑制剂，由辉瑞公司研发，用于肾癌治疗。依维莫司（everolimus、afinitor）是由诺华公司研制的于 2009 年 3 月 FDA 批准上市的 mTOR 抑制剂，用于采用其他抗癌药物治疗之后病情仍持续恶化的晚期肾癌。FDA 相关部门表示，afinitor 为那些采用 sunitinib 或 sorafenib 治疗后失败的患者提供了一种全新的治疗选择，像 afinitor 这样具有靶向作用的药物也可以让患者在病情无恶化的情况下延长存活时间。

4. 作用于蛋白修饰的药物　靶向蛋白磷酸化、泛素化、乙酰化、构象的变化的抗肿瘤药物研发正在全球范围内充分开展。Bortezomib 先后于 2003 年 5 月和 2004 年 4 月被美国 FDA 和欧盟药品审评管理局（european agency for the evaluation of medicinal Products，EMEA）批准用于复发性和难治性多发性骨髓瘤的治疗。由默克公司研发的SAHA（商品名zolinza，vorinostat）是2006年FDA首个批准上市的HDAC抑制剂，属于异羟肟酸类，用于皮肤T细胞淋巴瘤（CTCL）的治疗。此外，还有肽基脯酰胺顺反异构酶抑制剂胡桃醌和热休克蛋白90抑制剂17-AAG等在一定程度上都能抑制肿瘤细胞增殖。

（三）免疫治疗药

1. 抗体类抗肿瘤药物　根据其结构，抗肿瘤抗体类药物可以分为：①抗肿瘤单克隆抗体药物，这类药物能结合到肿瘤细胞，通过直接的抗原——抗体反应导致细胞死亡，如rituximab、trastuzumab、alemtuzumab、cetuximab、bevacizumab、panitumumab。②抗肿瘤单克隆抗体偶联药物，又称免疫偶联物（immunoconjugate），由单抗与“弹头”药物两部分构成，用作弹头的物质主要有化学药物、毒素、放射性核素、生物因子、基因、分化诱导剂、光敏剂、酶等，与单抗连接分别构成化学免疫偶联、免疫毒素、放射免疫偶联物、酶结合单抗偶联物、光敏剂结合单抗偶联物等，如gemtuzumab、lbritumomab、tositumomab。③双特异性抗体，含有2种特异性抗原结合位点的人工抗体，如blinatumomab、MT111、MEHD7945A。

2. 疫苗类抗肿瘤药物　随着肿瘤免疫学和分子生物学的快速发展和相互渗透，肿瘤抗原的鉴定、载体和佐剂的开发、免疫技术的进步、基因疫苗、细胞疫苗、核酸疫苗、多肽疫苗等各种形式的肿瘤疫苗被开发并进入临床试验。目前，已被美国食品与药物管理局（FDA）、欧洲医药管理局（EMEA）批准上市的有M-Vax、Gardasil、Cervarix和Sipuleucel-T；处于Ⅰ/Ⅱ期临床研究的肿瘤疫苗已近140个，其中以黑色素瘤、肺癌、乳腺癌、前列腺癌疫苗最多；全球已有20多个肿瘤疫苗正在进行Ⅲ期临床研究。肿瘤疫苗为肿瘤治疗提供了一个新的平台，已成为肿瘤治疗的重要综合措施之一。

3. 免疫调节剂　卡介苗（BCG）是结核卡介菌的菌苗，皮内注射使T细胞分化增殖，引起机体免疫反应，临床用于治疗恶性黑色素瘤或作为肺癌、急性白血病、恶性淋巴瘤根治性手术或化疗后的辅助治疗药物；短小棒状杆菌苗（MDP）作用于巨噬细胞，激活其分化增殖释放IL-1，有抑制恶性肿瘤转移的作用。干扰素（interferon）可用于治疗血液和造血系统的肿瘤，比如毛细血管白血病（HCL），慢性骨髓细胞白血病（CML），有效率在80%以上，而对于一些实体瘤如kaposi肉瘤，黑色素瘤，神经胶质瘤，腺癌，结直肠癌等也有一定的效果。白介素2（IL-2）可刺激NK细胞、肿瘤浸润淋巴细胞细胞（TIL）和淋巴杀伤细胞（LAK）的增殖和活性。单独静脉滴注IL-2，或者收集患者淋巴细胞体外IL-2处理再回输后发现可有效减小黑色素瘤和肾癌患者的肿瘤大小。还有一些多糖类（polysaccharides）的中药，如香菇多糖、猪苓多糖和红参酸性多糖等可通过非特异性的免疫调节，发挥一定的抑瘤作用。

（四）基因治疗

导入野生型抑癌基因（p53）、自杀基因（单纯疱疹病毒的胸腺核苷激酶HSV/tk）、抗耐药基因、EGR-1-5-Fu重组基因、反义寡核苷酸等是肿瘤基因治疗的一个方向。如：rexing、米伐木肽注射剂、G3139、OGX-011。OL-91反义核苷酸已获得FDA许可进行急性粒细胞白血病的体外骨髓冲洗、骨髓移植、大剂量化疗加全身放疗的综合治疗应用；美国潘西瓦尼亚大学使用C-myb硫代反义核酸进行骨髓冲洗，用于慢性粒细胞白血病的治疗获得初步较为满意结果。

第三节　抗癌药物发展的新方向

肿瘤发生发展分子机制的相关研究表明，肿瘤细胞内各种基本生理进程是失衡的。包括：细胞周期调控、细胞凋亡、端粒酶稳定性、血管生成及信号转导通路等。为了研制特异的抗癌药物，研究者将注意力转向肿瘤病因学与病理学中起重要作用的特异分子及生物靶点，如细胞凋亡诱导剂、信号转导阻滞剂、血管生成抑制剂、淋巴管生成抑制剂、抗代谢肿瘤抑制剂及肿瘤治疗光敏剂等。这些新靶点的提出与该类药物的研发，提高了肿瘤的早期诊断与治疗率。

一、细胞凋亡诱导剂

细胞凋亡（apoptosis）是在基因调控下发生的细胞自杀行为。细胞在各种因素如 DNA 损伤药物、生长因子撤出等作用下，细胞凋亡调控基因 *bcl*-2、*p*53、*c-Myc*、*p*21 等表达发生改变，同时引起一系列生化改变，如胞内 Ca^{2+} 水平升高，pH 值下降，一些蛋白酶活性增高，最终诱导细胞凋亡。越来越多的证据表明细胞凋亡与肿瘤的发生、发展、治疗及预后密切相关。许多抗肿瘤药物主要通过诱导细胞凋亡而发挥抗肿瘤作用，其效能与诱导细胞凋亡的能力呈正相关。根据细胞凋亡的分子调控机制，并运用基因治疗技术，在选择性诱导肿瘤细胞凋亡，克服耐药等方面已取得了不少进展。此外，以细胞凋亡调控因子为新的治疗靶点的抗肿瘤研究也取得了许多有意义的结果。

Bcl-2 和 p53 是研究较多的细胞凋亡调控因子。Bcl-2 的过量表达会使肿瘤细胞对一系列细胞毒类化疗药物耐受性增加，而 p53 缺失的小鼠也对 DNA 损伤性药物表现出高度抗性。据此，我们可以制定一种联合化疗策略，应用一种药物抑制细胞凋亡抑制蛋白（Bcl-2，BCR-ABL），降低 BCR-ABL 的表达，使 Bcl-2 失活，干扰其与 Bax 的结合，恢复 p53 功能；同时联合另一种细胞毒类药物，以远低于通常所用的剂量直接杀伤肿瘤细胞。

TRAIL（TNF-related apoptosis-inducing ligand，也称 APO_2L）属于肿瘤坏死因子家族成员，可激活肿瘤细胞即刻程序性细胞死亡（图 19-3-1）。他可以与死亡受体 4（death receptor 4，DR4）以及另一个胞质死亡结构域的死亡受体 5（death receptor 5，DR5）结合，迅速诱导细胞凋亡。此过程与 p53 突变无关。此外，TRAIL 还可活化假性受体 1（decoy receptor，DcR1），抑制 TRAIL 的信号。DcR1 具有糖磷脂锚着蛋白的性质，它含有细胞外 TRAIL 结合区和一个跨膜区，无胞内信号区。DR5、DR4 和 DcR1 的序列相似性表明，它们可与一个共同的配体相互作用，而 DR5、DcR1 与 TRAIL 的结合是特异的。Caspase 抑制剂 CrmA/DEVD-fmk、Z-VAD-tmk 均可阻断 DR5 活化的凋亡途径。相关死亡结构域蛋白（fas-aasociated death domain，FADD）的显性负突变实验表明，它可阻断 Fas、TNFR-1 等诱导的凋亡，但不能阻断 TRAIL 诱导的凋亡。由此可见，TRAIL 诱导的凋亡是不依赖 FADD 的特殊途径。

最新研究表明，肿瘤细胞对自杀信号 TRAIL 蛋白的敏感性比正常细胞高很多。可能是因为肿瘤细胞具有特殊的自杀信号转导途径，而正常细胞没有这种转导途径；或者是正常细胞存在 TRAIL 的假受体，对 TRAIL 诱导的凋亡表现出抗性，所以对细胞凋亡信号不敏感。因此我们认为，TRAIL 只杀伤肿瘤细胞，对正常细胞无影响。尽管 TRAIL 选择性杀伤肿瘤细胞的具体机制尚不清楚，但有关 TRAIL 用于肿瘤治疗的研究却很多。研究者试图开发出 TRAIL 类似的药物以提高肿瘤治疗的选择性和安全性。目前，许多研究已证明 TRAIL 无论在体内外均具有选择性的抗肿瘤作用。Thomas 等研究表明，黑色素瘤细胞对 TNF 家族成员如 FasL（CD95）、TNF-a 以及 CD40L 诱导的凋亡有抵抗作用，而 TRAIL 可诱导多种黑色素瘤细胞系发生凋亡，并参与接到 $CD4^+$T 细胞的细胞毒作用。Gazitt 的研究表明，TRAIL 可有效地诱导骨髓瘤细胞凋亡，对造血干细胞无毒性作用。TRAIL 对 Jurkat（白血病）、MCF-7（乳腺癌）、COLO205（结肠癌）、H2126（肺癌）等多种肿瘤细胞系均有诱导凋亡的作用。Walczak 等研究表明，TRAIL 可明显增加荷瘤小鼠的存活率并有效地抑制肿瘤生长，甚至使某些肿瘤完全消退，其中也包括对 TRAIL 敏感的一些腺癌。最近有研究表明，全反式维甲酸（ATRA）治疗急性早幼粒性白血病（APL）与 TRAIL 有关，即 ATRA 可通过 TRAIL 诱导 APL 细胞凋亡。因此，如果 TRAIL 与 ATRA 合用将有可能增加对 APL 的疗效，同时减低 ATRA 的副作用。最近报道，虽然 TRAIL 在正常大鼠、小鼠和猴的肝细胞无毒性作用，但对正常人肝细胞有诱导凋亡的作用，以至美国 Genentech 和 Immunex 公司推迟了 TRAIL 临床试验的进程。

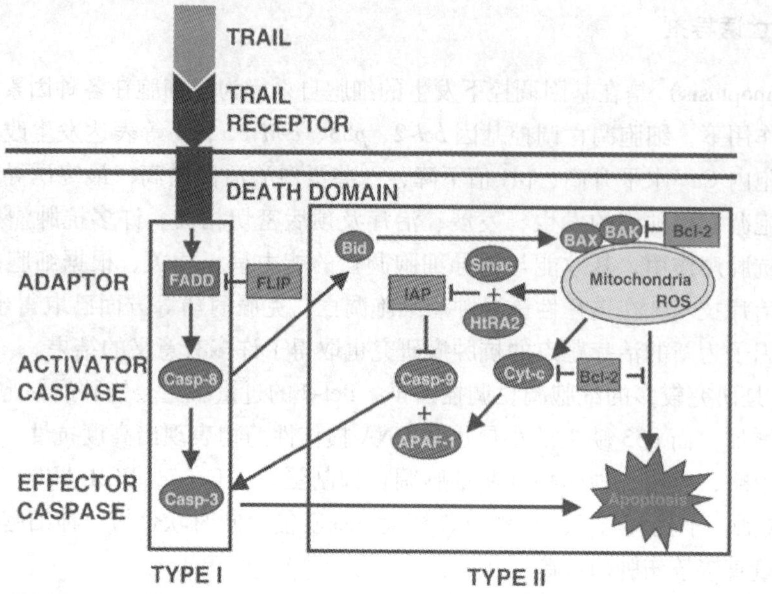

图 19-3-1　诱导细胞凋亡的信号传导途径

细胞内 Ca^{2+} 升高在多种药物诱导的细胞凋亡中有重要作用。因此，调节细胞内 Ca^{2+} 浓度，提高肿瘤细胞对凋亡诱导剂的敏感性，也是肿瘤治疗的一种有效方法。Thapsigarin 是一个植物来源的倍半萜烯 γ-内酯，能持续升高细胞内 Ca^{2+} 水平，诱导细胞凋亡。以 thapsigarin 为前药，将 thapsigarin 与肽连接，其连接部位只能特异地被前列腺特异抗原（一种蛋白酶）切割，从而释放出游离的药物分子，发挥其升高细胞内 Ca^{2+} 作用，以诱导前列腺癌细胞凋亡，这一疗法为治疗非雄激素依赖的前列腺癌展示了美好前景。

二、信号转导阻滞剂

目前，研究肿瘤细胞信号传导机制，选择性阻断肿瘤细胞自分泌或旁分泌的信号传导通路，破坏其自控性生长调节机制，成为极具吸引力的研究热点。一方面可以通过阻断生长促进因子或增强生长抑制因子的作用，使肿瘤细胞的生长减慢或停止；另一方面也可以通过促进肿瘤细胞的分化，恢复其正常的生长调节机制（如细胞自杀机制—细胞凋亡），从而改变细胞恶性表型。这两方面的作用均可通过选择性地调控肿瘤细胞信号传导系统的不同组分而实现。这与经典的细胞毒性类抗肿瘤药相比，具有选择性强、毒副作用小等优点，尤其对晚期肿瘤或转移癌可能具有独特的疗效，已成为新一代抗癌药物。因此，研究肿瘤细胞信号传导机制具有重要的应用价值和意义。细胞信号传导药物的作用方式可根据不同情况选择。

1. 多数情况下，正常的细胞信号传导机制在肿瘤细胞中过度活跃，或正常信号分子过度表达（如在癌基因转化的细胞中可见到磷酸肌醇和 DG 等第二信使分子的数量明显增加）。此时可通过部分阻断过度激活的细胞信号传导途径，或抑制过度表达的信号分子，抑制肿瘤细胞生长。

2. 在某些情况下，肿瘤细胞中的信号分子选择性激活，使得细胞信号传导发生异常。许多肿瘤中存在不同的酪氨酸激酶受体过度表达或过度激活，如上皮细胞肿瘤中常见 EGFR 家族受体的过度表达，血液细胞肿瘤中常见 IGFR 家族受体的过度表达，胶质瘤中常见 PDGFR 家族受体的过度表达等。这些受体的过度表达或生长因子的过度表达导致受体的过度激活，从而导致其下游信号途径的激活，最终导致细胞的转化、增殖和抵抗细胞凋亡的能力增强，使细胞获得不死性，促进了肿瘤的发生、发展。因此，阻断酪氨酸激酶受体信号转导可以抑制肿瘤的生长。蛋白激酶 C（protein kinase C，PKC）是钙激活的磷脂依赖性丝氨酸/苏氨酸蛋白激酶，在肿瘤的发生、发展和转移中均发挥着重要作用。PKC 有多种异构体，并特异性分布于各种组织细胞。利用该特点，我们可针对肿瘤细胞的特异 PKC 亚型，开发具有选择性针对肿瘤细胞的 PKC 抑制剂。

3. 应用反义寡聚核苷酸技术可以高度选择性地抑制突变基因的产物生成，修正由于基因改变造成的细胞信号传导的异常。

4. 应用同源重组或基因敲除（gene knockout）技术可以选择性地修复或去除致病基因。

以上这些抗肿瘤战略的实施均建立在深入研究肿瘤细胞信号转导机制的基础上。实际上，信号转导抑制剂与基因治疗几乎同步进入肿瘤治疗的临床实验，而且两者可能作用于同一底物。近 10 年来，针对新的分子靶点开发的信号转导阻滞剂确实解决了一些化疗药物解决不了的问题，使一些肿瘤患者的生存期得以延长。肿瘤细胞信号转导阻滞剂已经成为抗癌药物研究的一个重要方向。

三、新生血管生成抑制剂

20 世纪 70 年代，Folkman 提出肿瘤生长依赖于血管新生的假说。他认为肿瘤初期生长没有新血管的生成，该期成为无血管期（avascular phase）；当肿瘤生长到 1～2mm 后，就需要血管的生成来提供足够的营养素，以维持肿瘤的进一步生长。Folkman 认为，肿瘤从无血管期向血管新生的转换是肿瘤发展、转移的关键步骤。目前已有的证据显示，肿瘤的这种依赖于血管新生的生长不仅见于实体瘤，而且在许多血液系统的恶性病变也同样需要血管生成。因此，阻断肿瘤生长所依赖的血管生成是抑制肿瘤生长的重要策略之一。

目前已经发现许多分子作为活化因子或抑制因子参与血管生成过程，如 VEGF、bFGF、EGF、PDGF、MMPs、PIGF、Ang-1 及 Ang-2 等均为促血管生成因子，其中 VEGF 是最重要的血管活化因子（图 19-3-2）。VEGF 通过与其受体结合启动血管生成的过程被认为是血管生成过程中关键的分子机制。VEGF 的单独作用在体内、外均可以启动血管内皮细胞的血管生成信号级联反应，从而促进细胞的增殖、迁移和存活。绝大多数的肿瘤细胞都可以分泌 VEGF，促进血管的生成，为肿瘤细胞的生长提供充足的氧、营养素并带走代谢产物。目前认为肿瘤细胞诱导的血管生成通过以下三种机制来实现：一是在多种促血管生成因子的作用下，通过血管出芽的方式从已经存在的血管壁形成新的血管；二是以肿瘤内皮化模型的方式，即在促血管生成因子的作用下，通过肿瘤细胞与内皮细胞之间的共同选择，使肿瘤细胞在已经存在的血管周围定位，并生长成为血管丰富的瘤块；三是外周循环中的内皮祖细胞向肿瘤组织富集，在多种血管刺激因子的作用下促进血管生成。

随着抗肿瘤血管生成研究的迅猛发展，目前多个针对 VEGF 及其受体的抑制剂（bevacizumab、sorafenib、sunitinib 等）被批准用于癌症的治疗。此外，针对 VEGF 通路其他因子的抑制剂也已处在临床研发的后期阶段，并显示出良好的应用前景。贝伐单抗（bevacizumab）是重组人源化 IgG1 型抗 VEGF 单克隆抗体。Bevacizumab 与 VEGF-A 结合，抑制 VEGF-A 与其受体的结合而发挥作用，但其不结合 PIGF、VEGF-B、VEGF-C、VEGF-D。2004 年 2 月美国 FDA 批准了 bevacizumab 和标准化疗方案联合应用作为进展型结直肠癌的一线治疗方案，而其在转移性乳腺癌、肾癌、非小细胞肺癌等肿瘤的临床试验中也显示了较好的治疗效果。还有一些 VEGF 的单克隆抗体，如 3E7、GV39M、2C3 等都是抑制肿瘤血管生成的候选药物。此外，以 VEGFR 为靶点的特异性抗体也是抑制肿瘤生长和转移

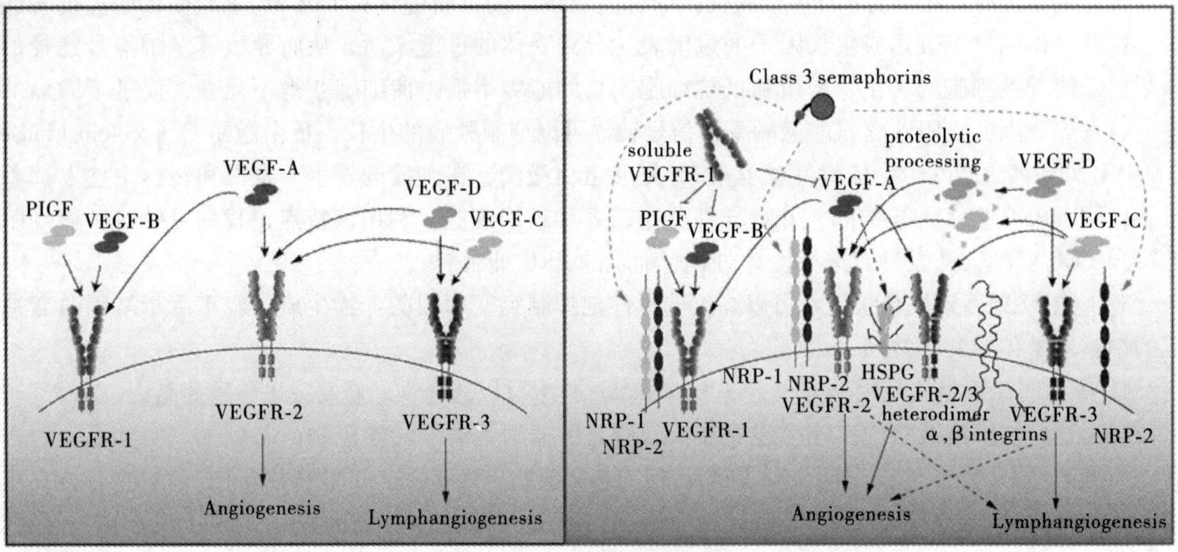

图 19-3-2 VEGR2/3 signaling promotes angiogenesis and lymphangiogenesis

的方法。如鼠抗 VEGFR2 单克隆抗体（DC101）、人鼠嵌合型抗 VEGFR2 的单克隆抗体（IMC1C11）和鼠源抗 VEGFR3 的单克隆抗体 mF431C1 等在一些肿瘤模型中均表现出显著的抗血管生成作用。还有一类可溶性的 VEGFR，可竞争性结合 VEGF，达到阻断 VEGF 生物活性的作用。

阻断 VEGF 受体酪氨酸激酶活性及其介导的信号通路也是血管生成抑制剂研发的一个方面。如索拉非尼（sorafenib，nexavar）于 2005 年 12 月美国 FDA 批准作为晚期肾细胞癌的治疗药物，另一方面广谱的酪氨酸激酶抑制剂 sunitinib（sutent，SU11248）于 2006 年 1 月被美国 FDA 批准用于治疗胃肠基质瘤（GIST）和晚期肾癌。

血管内皮抑素（endostatin，ES）最初是从鼠的成血管细胞瘤株培养液中分离提纯得到的一种内源性糖蛋白，它与细胞外基质胶原ⅩⅧ的羧基末端具有同源性，具有抗血管生成作用。近来的研究表明，endostatin 通过特异性地作用新生血管的内皮细胞迁移，同时诱导其凋亡，从而发挥抗血管生成作用；另外，还通过调节肿瘤细胞表面 VEGF 的表达及蛋白水解酶的活性，多靶点发挥抗血管生成作用，间接导致肿瘤休眠或退缩。自 1999 年底美国 FDA 批准了毕赤酵母表达的重组人内皮抑素作为肿瘤治疗药物，ES 药物开始了Ⅰ期临床试验，国内采用大肠杆菌作为蛋白表达体系生产出了人重组血管内皮抑素（rh endostatinYH16），于 2001 年 7 月进入临床试验并率先完成了Ⅲ期临床试验，于 2006 年初，新药恩度（endostar）上市，成为治疗肿瘤的生物制剂新药。

VEGF 与肿瘤的血管、淋巴管生成有密切的关系，近年来越来越受到重视，VEGF 靶向抗肿瘤治疗在临床应用中也颇受关注。目前已有几种药物用于临床，大量的候选药物进入临床研究并显示出较好的应用前景，但仍存在一些问题有待解决。首先 VEGF 的作用机制尚不十分明确；其次，长期使用是否会产生不良反应，还有待进一步研究；此外，血管的形成过程十分复杂，对单一生长因子的阻断不足以抑制整个血管生成过程，多靶点抑制剂、多靶点联合阻断信号传导可能会产生更令人满意的效果。多靶点抑制与其他治疗手段联合使用将成为今后临床抗肿瘤治疗的重要途径。

四、淋巴管生成抑制剂

恶性肿瘤和周围组织中存在新生的淋巴管，肿瘤淋巴管的形成能够促进肿瘤的扩散，是恶性肿瘤发生转移重要途径，与肿瘤局部复发和预后都密切相关。长期以来，大量的研究集中在肿瘤的血管形成和血行转移方面，一些抗新生血管生成药物已应用于临床，但是对肿瘤淋巴管生成的研究进展较缓慢，其根本原因在于缺乏特异性标记物。近年来随着一些特异性淋巴管内皮细胞标志物的发现，淋巴管生成的研究已成为研究的热点和治疗肿瘤淋巴道转移的新靶点。

VEGF-C 和 VEGF-D 是目前公认的主要淋巴管生成因子，其介导的信号转导通路是参与肿瘤淋巴管生成的重要环节。Yonemura 等将表达 VEGF-C 和 VEGF-D 的基因载体稳定转染到不表达 VEGF-C 和 VEGF-D 的胃癌细胞系 KKLS，然后接种到裸鼠胃的浆膜下层及皮下组织，发现在肿瘤中心和肿瘤的外周均可以检测到新生的淋巴管。一些肿瘤患者临床病理学研究显示 VEGF-C 的表达和淋巴侵犯、转移及患者生存率之间密切相关。VEGFR-3 是从人淋巴瘤细胞系及胎盘中克隆的一类受体酪氨酸激酶，它可与 VEGF-C、VEGF-D 结合。VEGFR-3 在整个胚胎发育过程中均有表达，参与微血管的形成。但是在出生以后的发育及成长过程中，它仅仅在淋巴管内皮细胞表面表达。某些类型的肿瘤细胞，如乳腺癌、黑色素瘤，VEGFR-3 异常活化，其配体 VEGF-C、VEGF-D 表达增加。在人乳腺癌裸鼠移植瘤及遗传性胰岛细胞癌模型中，VEGF-C 表达增加、VEGFR-3 过度活化，导致肿瘤相关的淋巴管生成增加及局部淋巴结转移增加，可溶性 VEGFR-3 可以阻断上述效应。此外，研究显示一些致炎症细胞因子如白细胞介素 1a（IL-1a）和肿瘤坏死因子（TNF）能通过调节是肿瘤中 VEGF-C 的表达，从而调节肿瘤淋巴管的生成。

Podoplanin 是另一个较理想的淋巴管标志物，之前认为它只表达于小淋巴管内皮，目前研究显示皮肤某些血管内皮细胞也可表达，但其他器官和组织的血管内皮未发现其表达。podoplanin 作为淋巴管标志物对人乳腺癌样本染色显示淋巴管生成与淋巴结转移呈正相关。对人结直肠癌样本进行 podoplanin 和 Ki67 双标染色显示癌组织淋巴管密度增高，并与局部淋巴结转移显著相关，同时观察到癌组织内淋巴管存在较多 Ki67 阳性的内皮细胞，而在正常黏膜组织中非常少见，提示癌组织内可能存在新生淋巴管。淋巴管内皮透明质酸受体（LYVE-1）、框架转录因子（Prox-1）和 β 趋化因子受体 D6 等在一定程度上也可视为淋巴管内皮标志物。此外，还有一些与淋巴管发育密切相关的因子，如整合素 a9β1、Prox-1、NRP2 和血管促血细胞生成素（ang2）等在淋巴管的发育中起重要的调节作用。

目前，靶向肿瘤淋巴管生成的策略包括以下几个方面：①阻断 VEGF C/D-VEGFR-3 信号通路，包括中和性抗 VEGF-C、VEGF-D、VEGFR-3 和 VEGFR-2 抗体通过腺病毒或相关病毒表达的可溶性 VEGFR-3 片段，或借助 siRNA 介导的基因沉默技术靶向 VEGF-C、VEGF-D、VEGFR-3。②靶向其他信号通路，如靶向 PDGF-BB、FGF、IGF 等生长因子信号通路。③开发抑制 VEGFR-3 和 VEGFR-2 激酶活性的小分子抑制剂，如 BAY439006、CEP7055 和 PTK787 等，目前这些小分子抑制剂正处于临床试验阶段。④靶向促炎细胞因子调节 VEGF-C 生成的信号通路。

直接抑制 VEGF C/D-VEGFR-3 信号通路是当今研发肿瘤淋巴管生成抑制剂的主要方向。VEGFR-2 和 VEGFR-3 均具有酪氨酸激酶活性，通过小分子抑制剂进入细胞内阻断其酪氨酸激酶活性是可有效抑制肿瘤淋巴管生成。Wood 等研究表明，酪氨酸激酶抑制剂 PTK787/ZK222584 可抑制 VEGFR-2 和 VEGFR-3 两种受体，从而抑制肿瘤的血管和淋巴管生成。已证实酪氨酸激酶抑制剂 SU5416 具有抑制肿瘤血管生成的作用，在离体实验中，SU5416 对 VEGFR-3 的抑制作用约为对 VEGFR-2 抑制作用的 5 倍，现已进入Ⅲ期临床试验，用于治疗肺癌、肾细胞癌和胃肠道肿瘤。其他靶向 VEGFR-2 和 VEGFR-3 通路的抑制剂也将于近期进入临床研究阶段，包括 CEP-7055、BAY43-9006 等。siRNA 干扰技术是近年来发展起来的新技术，可作为一种新的工具用于肿瘤的治疗研究。Chen 等通过 VEGF-C 靶向 siRNA 干扰技术抑制小鼠乳腺癌中 VEGF-C 的表达，与对照组相比，淋巴管生成和自发性淋巴结转移与肺转移明显减少，生存期延长，并通过抑制 VEGF-C 调节肿瘤内 DC 细胞和 T 细胞的浸润，提高抗肿瘤的能力。可溶性 VEGFR-3 是 VEGFR-3 胞外的配体结合部分，Karpanen 等也采用 AdR-3 Ig

静脉注射治疗转染 VEGF-C 的乳腺癌细胞原位移植到小鼠，在肿瘤内未发现增生的淋巴管，提示静脉注射 AdR-3 Ig 可抑制肿瘤淋巴管生成及淋巴结转移的发生。

此外，Folkman 等指出 Cox-2 抑制剂塞来昔布（celecoxib）和罗非考昔（rofecoxib）具有较强的抑制淋巴管生成的作用，可能是因为阻断淋巴管生成的共同通路 VEGF-C、D/VEGFR-3 信号途径。PDGFR 抑制剂伊马替尼（imatinib）也可通过干预一些生长因子和细胞因子，表现出一定的抑制淋巴管生成作用。

五、肿瘤代谢抑制剂

抗肿瘤代谢药物是指通过抑制 DNA 合成中所需的叶酸、嘌呤、嘧啶及嘧啶核苷途径，从而抑制肿瘤细胞生存和复制所必需的代谢途径，导致肿瘤细胞死亡。抗代谢物的结构常与代谢物很相似，大多数抗代谢物是将代谢物的结构作细微的改变而得，抗肿瘤代谢药物分为以下类型。

1. 嘧啶拮抗剂　氟尿嘧啶（5-FU）是嘧啶拮抗剂的代表药物之一，由于其具有快速、高效和低毒副作用的特征，已成为临床治疗恶性肿瘤如胃肠道癌、肝癌、乳腺癌等首选的化疗药物。5-Fu 在胞内可转化成活性代谢产物氟尿嘧啶脱氧核苷一磷酸（FDUMP）、氟尿嘧啶脱氧核苷酸（FDUTP）和氟尿嘧啶核苷酸（FUTP），抑制了脱氧胸苷酸形成过程，进而阻断了胸苷酸的合成。卡培他滨（capecitabine）是一种可在体内转变成 5-FU 的抗代谢氟嘧啶脱氧核苷氨基甲酸酯类药物，主要用于晚期原发性或转移性乳腺癌，直肠癌、结肠癌和胃癌的治疗。吉西他滨作为嘧啶核苷类似物，已在 90 多个国家获得批准使用，成为治疗非小细胞肺癌的一线药物和治疗胰腺癌的“金标准”。阿糖胞苷是胞嘧啶与阿拉伯糖形成的糖苷化合物，是 DNA 聚合酶的竞争性抑制剂，抑制体内 DNA 的生物合成，临床上用于白血病的治疗。

2. 嘌呤拮抗剂　腺嘌呤和鸟嘌呤是 DNA 和 RNA 的重要组分，次黄嘌呤是腺嘌呤和鸟嘌呤生物合成的重要中间体，嘌呤类抗代谢物主要是次黄嘌呤和鸟嘌呤的衍生物。巯嘌呤结构与黄嘌呤相似，在体内经酶促转变为有活性的 6-硫代次黄嘌呤核苷酸，抑制腺酰琥珀酸合成酶，阻止次黄嘌呤核苷酸（肌苷酸）转变为腺苷酸，还可抑制肌苷酸脱氢酶，阻止肌苷酸氧化为黄嘌呤核苷酸，从而抑制 DNA 和 RNA 的合成。

3. 叶酸拮抗剂　叶酸在细胞内生物合成中起着关键作用，细胞内叶酸代谢成为抗癌药物研究的重要靶点，作用于叶酸途径的各种酶尤其是二氢叶酸还原酶和胸苷合成酶成为抗肿瘤药物研发的重要对象。叶酸拮抗剂与二氢叶酸还原酶的亲和力比二氢叶酸强 1000 倍，与二氢叶酸还原酶不可逆地结合，使二氢叶酸不能转化为四氢叶酸，干扰胸腺嘧啶脱氧核苷酸和嘌呤核苷酸的合成，因而对 DNA 和 RNA 的合成均起到抑制作用，从而阻碍肿瘤细胞的生长。甲氨蝶呤是最初使用的叶酸拮抗剂，作用于二氢叶酸还原酶，抑制四氢叶酸酯的合成；培美曲塞是新一代叶酸拮抗剂，是一种多靶点药物，在 2004 年被批准用于晚期非小细胞肺癌治疗的二线药物。

六、肿瘤治疗光敏剂

继手术、放疗和化疗治疗肿瘤之后，光动力学疗法（photodynamic therapy，PDT）已成为 20 世纪 70 年代发展起来的一种崭新的抗肿瘤新疗法，是肿瘤防治科学中最活跃的研究领域之一。目前已在美、英、法、德、日等二十几个国家获得政府药监部门的正式批准。光敏剂和与之相匹配的特定波长光是构成光动力效应的两个关键因素。当光敏剂（photosensitizer）进入机体后，在一个时间窗里会在肿瘤组织中形成相对高浓度的积聚，此时用特定波长激光照射肿瘤组织，将激活其中的光敏剂分子，在肿瘤组织内引发一系列光化学反应，生成活性很强的单态氧，进而和生物大分子发生氧化反应，产生细胞毒直接杀死肿瘤细胞；同时，光敏剂还广泛破坏肿瘤组织内的微血管，进一步导致病变组织的缺血性坏死；此外，光敏剂可使DNA结构损伤，染色体呈卷曲凝集状态，显著抑制酶的活性，使损伤的DNA难以接近修复酶，导致不可逆的损伤。

PDT对靶组织具有一定的选择性，同时具有较好的杀伤可控性，因此可在确保肿瘤灭活目标的情况下尽可能减少正常组织的损伤，是一种微侵袭性、低毒性、非产热性的局部治疗手段。作为一种微创疗法，PDT主要用于治疗头颈部、消化道、呼吸道和泌尿道的癌前病变、早期癌或已失去手术机会的晚期癌。对于浅表性早期癌和癌前病变，PDT具有根治价值，且可最大限度地减少对靶器官正常组织的损伤和功能破坏；对于进展期癌，PDT具有姑息治疗价值，可有效地缓解病情，提高生活质量，延长生存期；对于膀胱癌和脑胶质瘤，PDT可望成为减少术后复发的重要措施之一。近年来，PDT在肝癌和胰腺癌微创介入治疗上获得的成功，更加展现出这项新技术的广阔应用前景。

光敏药物一直是PDT研究的核心问题。目前已有三种光敏药物获得美国FDA批准，即porfimer sodium（商品名photofrin）、verteporfin（商品名visudyne）和5-aminolaevulinic acid（即ALA）。后二个主要用于非肿瘤性疾病（老年性眼底黄斑病变、非恶性疾病光化学性角质病）的治疗。photofrin是迄今为止获美国FDA批准可应用于多种实体恶性肿瘤治疗的唯一的光敏药物，在1993年首次被加拿大政府批准治疗膀胱癌和晚期食管癌，并于1996~1997年先后被美国FDA批准治疗食管癌和支气管肺癌，现在该药已相继被日本、法国、荷兰、德国、韩国等批准治疗肺癌、食管癌、宫颈癌、膀胱癌、胃癌等实体肿瘤。俄罗斯生产的血卟啉衍生物photogem也被该国药物委员会批准用于皮肤、乳腺、口腔、咽喉、肺和消化道肿瘤的治疗。与photofrin不同，肿瘤治疗的光敏pheophorbides和pyropheophorbides不会引起长时间的皮肤光毒性反应，且对荷瘤小鼠均有效。随着国际上对光敏剂研究的不断推进，在卟啉类及其衍生物、叶绿素降解产物衍生物和酞菁类等第二代光敏剂的基础上，偶联具有靶向性的特殊化学物质（多聚体、脂质体、肿瘤组织表达的抗原或受体的相应抗体和配体）是新型光敏剂的发展方向，可达到提高光敏剂对肿瘤组织的识别和靶向功能。

七、新型多药耐药调节剂

随着大量的新的化疗药物的出现以及广泛应用，多药耐药（MDR）成为肿瘤临床治疗的重要症结。因此研究肿瘤的多药耐药机制，开发针对机制的多药耐药逆转剂是目前肿瘤研究领域的一大热点。但是由于肿瘤多药耐药作用机制复杂且多样，克服肿瘤多药耐药已经成为目前肿瘤化学治疗的一个难点，极富挑战性。多药耐药的产生主要与药泵蛋白的药物外排作用相关，已有大量的药泵蛋白抑制剂被发现，由于其广泛的副作用，目前尚未有任何药物获得批准进入临床使用。随着研究的深入，从直接抑制（inhibit）到限制（circumvent）MDR，发现非药泵蛋白底物的化合物成为新型多药耐药调节剂的设计思路。

研究发现，葡萄糖苷（脂）酰鞘氨醇合酶（glucosylceramide synthase，GCS）在肿瘤细胞MDR耐药的形成中具有重要作用。GCS在耐药肿瘤细胞中存在过表达，过量神经酰胺的合成从而增强耐药肿瘤细胞对凋亡途径的抵抗，以降低对抗肿瘤药物的敏感性。因此GCS可能成为针对多药耐药的抗肿瘤治疗药物的新靶点。此外，目前的研究表明肿瘤中的MAPK信号通路和氧化应激过程也与MDR相关，因此干预MAPK信号通路和氧化应激反应也可能成为未来MDR调节剂发展的新方向。通过改变生物膜脂质组成提高肿瘤化疗敏感性。Callaghan等发现在培养介质中加入使膜流动性降低的饱和脂肪酸，可增加MDR细胞中长春花碱和罗丹明123的蓄积，增加细胞毒作用。再者，肿瘤微环境的改变也参与了肿瘤MDR的发生和发展。Nelson等发现一类正常的非癌变细胞（成纤维细胞）位于肿瘤微环境中，当接触到化疗药物时，这类细胞遭受DNA损伤而促进一系列生长因子和免疫抑制因子的产生，从而引起药物耐受。这一发现提示我们改善肿瘤微环境可能会改善肿瘤MDR。

（薛妮娜　金　晶　陈晓光）

参 考 文 献

1. Sikic BI. Anticancer drug discovery. J Natl Cancer Inst, 1991, 83 : 738.

2. Kerkviliet GJ. Drug discovery screen adapts to change. J Natl Cancer Inst, 1990, 82 : 1087.

3. Cantley LC. Oncogenes and signal transduction. Cell, 1991, 64 : 281.

4. Powis G. Signalling targets for anticancer drug development. Trends Pharm Sci, 1991, 12 : 188.

5. Chang CJ. Protein tyrosine kinase inhibition: Mechanism-based discovery of anticancer agents. J Natural Prod, 1992, 55 : 1529.

6. Allen M. Jekyll and Hyde: the role of the microenvironmented discovery of anticancer ag. J Pathol, 2011, 223 : 162.

7. Payne SJ. Influence of the tumor microenvironment on angiogenesis. Future Oncol, 2011, 7 : 395.

8. FAVARO E. Hypoxia inducible factor-l alpha inactivation unveils a link between tumor cell metabolism and hypoxia-induced cell death. Am J Pathol, 2008, 173 : 1186.

9. Swietach P. New insights into the physiological role of carbonic anhydrase IX in tumour pH regulation. Oncogene, 2010, 29 : 6509.

10. Chiche J. Tumour hypoxia induces a metabolic shift causing acidosis: a common feature in cancer. J Cell Mol Med, 2010, 14 : 771.

11. Schreiber RD. Cancer immunoediting: integrating immunityg roles in cancer suppression and promotion. Science, 2011, 331 : 1565.

12. Laoui D. Tumor-associated macrophages in breast cancer: distinct subsets, distinct functions. Int J Dev Biol, 2011, 55 : 861.

13. Kerkar SP. Cellular constituents of immune escape with in the tumor microenvironment. Cancer Res, 2012, 72 : 3125.

14. Gu Trisha. How TRAIL kills cancer cells, but not normal cells. Science, 1997, 277 : 768.

15. Thomas WD. TNF-related apoptosis-inducing ligand (TRAIL) induces apoptosis in Fas ligand-resistant melanoma cells and mediates CD4 T cell killing of target cells. J Immunol, 1998, 161 : 2195.

16. Jo M. Apoptosis induced in normal human hepatocytes by tumor necrosis factor-related apoptosis-inducing ligand. Nature Medicine, 2000, 6 : 564.

17. Jones CL. Oncogenic signaling. Curr Opin Oncol, 1996, 8 : 54.

18. Folkman J. Switch to the angiogenic phenotype during tumorigenesis. Princess Takamatsu Symp, 1991, 22 : 339.

19. Ferrara N. VEGF and the quest for tumor angiogenesis factors. Nat Rev Cancer, 2002, 2 : 795.

20. Gerber HP. Vascular endothelial growth factor regulates endothelial cell survival through the phosphatidylinositol 3′-kinase/Akt signal transduction pathway. Requirement for Flk-1/KDR activation. J Biol Chem, 1998, 273 : 30336.

21. Gerber HP. Vascular endothelial growth factor induces expression of the antiapoptotic proteins Bcl-2 and A1 in vascular endothelial cells. J Biol Chem, 1998, 273 : 13313.

22. Kerbel RS. Tumor angiogenesis: past, present and the near future. Carcinogenesis, 2000, 21 : 505.

23. Ruegg C. Antiangiogenic peptides and proteins: from experimental tools to clinical drugs. Biochim Biophys Acta, 2006, 1765 : 155.

24. Pytowski B. Complete and specific inhibition of adult lymphatic regeneration by a novel VEGFR-3 neutralizing antibody. J Natl Cancer Inst, 2005, 97 : 14.

25. Wilhelm SM. BAY 43-9006 exhibits broad spectrum oral antitumor activity and targets the RAF/MEK/ERK pathway and receptor tyrosine kinases involved in tumor progression and angiogenesis. Cancer Res, 2004, 64 : 7099.

26. Folkman J. Role of angiogenesis in tumor growth and metastasis. Semin Oncol, 2002, 29 : 15.

27. Huang X. Soluble recombinant endostatinpurified from Escherichia coli: antiangiogenic activity and antitumor effect. Cancer Res, 2001, 61 : 5956.

28. Li B. Acid induced unfolding mechanism of recombinant human endostain. Biochemistry, 2004, 43 : 2550.

29. Padera TP. Lymphatic Metastasis in the Absence of Functional Intratumor Lymphatics. Science, 2002, 296 : 1883.

30. Koukourakis MI. LYVE-1 immunohistochemical assessment of lymphangiogenesis in endometrial and lung cancer. J Clin Pathol, 2005, 58 : 202.

31. Achen MG. Monoclonal antibodies to vascular endothelial growth factor-D block its interactions with both VEGF receptor-2 and VEGF receptor-3. Eur J Biochem, 2000, 267 : 2505.

32. Pepper MS. Lymphangiogenesis and tumor metastasis. Cell Tissue Res, 2003, 314 : 167.

33. Roberts N. Inhibition of VEGFR-3 activation with the antagonistic antibody more potently suppresses lymph node and distant metastases than inactivation of VEGFR-2. Cancer Res, 2006, 66 : 2650.

34. Lin J. Inhibition of lymphogenous metastasis using adeno-associated virus mediated gene transfer of asoluble VEGFR-3 decoy receptor. Cancer Res, 2005, 65 : 6901.

35. Chen Z. Down regulation of vascular endothelial cell growth factor C expression using small interfering RNA vectors in mammary tumors inhibits tumor lymphangiogensis and spontaneous metastasis and enhances survival. Cancer Rea, 2005, 65 : 9004.

36. Shin JW. Prox-1 promotes line age specific expression of fibroblast growth factor (FGF) receptor 3 in lymphatic endothelium: A role for FGF signaling in lymphangiogensis. Mol Bio Cell, 2006, 17 : 576.

37. Taniguchi K. Lmpact of lymph node micrometastasis in hilar bile duct carcinoma patients. World J Gastroenterol, 2006, 12 : 2549.

38. Kitadai Y. Quantitative analysis of lymphangiogensis markers for predicting metastasis of human gastric carcinoma to lymph nodes. Int J Cancer, 2005, 115 : 388.

39. Shimizu K. Suppression of VEGF-3 signialing ijhibits lymph node metastasus in gastric cancer. Cancer Sci, 2004, 95 : 328.

40. Karpanen T. Vascular endothelial growth factor C promotes tumor lymphangiogenesis and intralymphatic tumor growth. Cancer Res, 2001, 61 : 1786.

第二十章　抗菌药物的分子药理学

抗生素是临床最常用、最重要的抗菌药物，在临床上抗生素和抗菌药物的概念常常彼此混用。抗生素药理研究与通常药物不同，通常的药物如抗高血压药、降血糖药直接作用于机体，而抗生素不直接作用机体，而是作用于机体内的细菌，机体、细菌、抗生素三者之间相互作用、相互制约（图 20-1-1）。

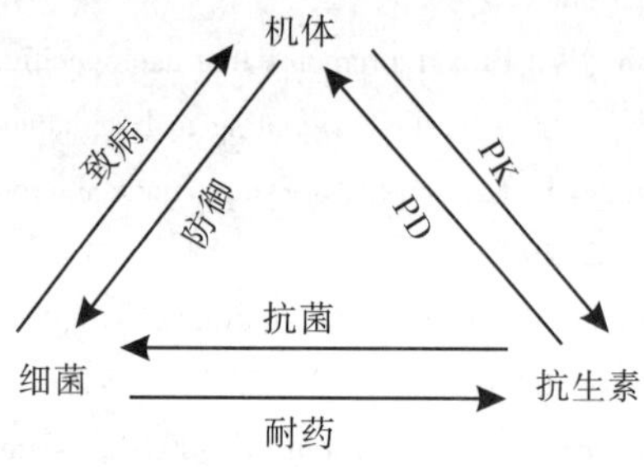

图 20-1-1　抗生素药理研究特点

抗生素按细菌的作用范围不同分为广谱抗生素、窄谱抗生素。不同抗生素对细菌的作用方式不同，有些表现为抑菌作用（bacteriostatic effect），有些表现为杀菌作用（bactericidal effect），不同抗生素杀菌作用特点不同，部分抗生素呈现浓度依赖性（concentration-dependent）特点，部分抗生素呈现时间依赖性（time-dependent）特点，部分抗生素还有明显的抗生素后效应（post-antibiotic effect，PAE）。细菌在抗生素生存压力下，通过改变代谢途径或靶位结构、产生灭活酶、外排泵、生物被膜等，对抗生素产生耐药。因此，抗生素药理研究有其独特之处，本章重点讲述抗生素的分子作用机制及细菌耐药分子机制。

第一节　概　　述

一、抗菌药物与抗生素

抗菌药物（antibacterial drugs）是指对病原微生物具有抑制或杀灭作用，主要用于防治细菌、真菌、结核分枝杆菌、支原体、衣原体及螺旋体等病原微生物所致感染性疾病的一类药物，不包括抗病毒药物、抗寄生虫药物。

抗生素（antibiotics）是指在低浓度下，能选择性地抑制或杀灭他种微生物（细菌、真菌、结核分枝杆菌、病毒等）或肿瘤细胞的微生物次级代谢产物和采用化学或生物学等方法制得的衍生物与结构修饰物。

抗菌药物和抗生素虽然在含义上有一定区别，但在临床上常常混用，通常指具有抗菌作用（不包括抗病毒、抗肿瘤）、来源于微生物次级代谢产物或半合成、全合成的抗生素。

二、抗菌药物的历史与发展

古人很早就知道用霉菌产生物医治疾病，我们的祖先曾用豆腐霉治疗疮痈。偶然的发现开创了抗生素历史。1929 年英国弗莱明（Alexander Fleming）发现青霉菌有拮抗和溶解球菌菌落的现象，并将其中的有效物质命名为青霉素（penicillin）。1940 年弗洛里（Florey）、钱恩（Chain）等发明可供人体注射用的青霉素，1943年青霉素应用于临床，标志抗生素时代开始，弗莱明、弗洛里、钱恩三人获得1945年诺贝尔医学奖。随后，世界各地研究者在土壤中进行了大量新抗生素筛选工作。1944年Waksman自灰链霉菌培养中分离出可拮抗结核杆菌的链霉素。此后，氯霉素（1947年）、多黏菌素B（1947年）、金霉素（1948年）、新霉素（1949年）、土霉素（1950年）、红霉素（1952年）、四环素（1953年）、新生霉素（1955年）、两性霉素B（1955年）、万古霉素（1956年）、卡那霉素（1957年）、灰黄霉素（1958年）、巴龙霉素（1959年）、林可霉素（1962年）、庆大霉素（1963年）、妥布霉素（1968年）、磷霉素（1969年）、西索米星（1970年）、硫霉素（1978年）等相继被发现或报道。

随着化学合成技术的发展，人们开始生产半合成抗生素。1959年Batchelor等分离出青霉素母核6-氨基青霉烷酸（6-APA），1961年Abraham等分离出头孢菌素母核7-氨基头孢烷酸，这为半合成β内酰胺类抗生素提供了必要基础，并在新品种开发方面取得了辉煌成果，其中尤以半合成头孢菌素类品种为最多，临床疗效也最为突出。此外，对四环素类、氨基糖苷类、利福霉素类、大环内酯类进行了结构改造，制成了一些具有较强抗菌活性和较好药理性能的半合成品种，如青霉素类的氨苄西林、阿莫西林、氯唑西林、哌拉西林、替莫西林等；头孢菌素类的头孢唑林、头孢拉定、头孢克洛、头孢呋辛、头孢他啶、头孢噻肟、头孢克肟、头孢匹罗等；氨基糖苷类的阿米卡星、奈替米星等；利福霉素类的利福平；四环素类的多西环素、米诺环素；其他还有亚胺培南、克林霉素、罗红霉素等。

全合成抗生素除了氯霉素、磷霉素外，尚有环丝氨酸、甲砜霉素、氨曲南等。β内酰胺酶抑制剂于1969年开始研制，已获得多种酶抑制剂，常用的有克拉维酸、舒巴坦、他唑巴坦等。

除抗生素外，人们早已利用其他来源的天然化合物与人工合成化合物治疗各种微生物感染。磺胺药为最早发现的抗菌活性强而毒性低的化学药物。1932年德国科学家Domagk从几千种候选偶氮染料中发现了磺胺类药物百浪多息（prontosil），并成功用于临床，由此开始了现代抗微生物药物治疗时代，Domagk也因此获得了1939年诺贝尔医学奖。随后，法国科学家发现百浪多息在体内代谢成对氨基苯磺酰胺而发挥抗菌作用，继而开发出一系列具有不同性能的磺胺类抗菌药。此后，合成抗菌药有了重大发展。

1. 磺胺类抗菌药　继百浪多息后，高效而副作用较小的品种磺胺嘧啶（SD）、磺胺异噁唑（SIZ）、磺胺甲噁唑（SMZ）等陆续出现，更重要的是1968年后将甲氧苄氨嘧啶（TMP）与磺胺药，特别是与SMZ或SD合用，抗菌谱有效扩大、抗菌活性显著增强。

2. 抗麻风药　1939年发现抗麻风药氨苯砜。

3. 硝基呋喃类抗菌药　1944年发现5-硝基呋喃衍生物具有抗菌活性，随后有呋喃西林（1947年）、呋喃妥因（1952年）、呋喃唑酮（1953年）等相继上市。

4. 抗结核药　1946年发现氨硫脲（TB1）与对氨基水杨酸（PAS），继而出现异烟肼（1952年）、乙硫异烟胺（1956年）、吡嗪酰胺（1959年）、乙胺丁醇（1961年）等抗结核药。

5. 硝基咪唑类抗菌药　1959年确认了甲硝唑的疗效，随后开发出奥硝唑（1964年）、替硝唑（1982年）等抗厌氧性细菌的药物。

6. 喹诺酮类抗菌药　1962年发现萘啶酸，1973年出现吡哌酸等二代喹诺酮，1977年开发出第三代喹诺酮诺氟沙星，继而出现培氟沙星（1979年）、依诺沙星（1979年）、氧氟沙星（1981年）、环丙沙星（1982年）、洛美沙星（1990年）、托氟沙星（1991年）、芦氟沙星（1992年）、氟罗沙星（1992年）、左氧氟沙星（1994年）、莫西沙星（1999年）、加替沙星（1999年）、吉米沙星（2003年）、西他沙星（2008年）、非那沙星（2014年）等一系列具有良好疗效的喹诺酮类抗菌药。喹诺酮类至今已迅速发展到第四代（如加替沙星、莫西沙星等）新品种，并显示出半衰期长、组织通透性好、抗菌活性高等特点。

7. 唑类抗真菌药　1967 年发现克霉唑，继而出现咪康唑（1969 年）和酮康唑（1976 年）等 15 种咪唑类抗真菌药，1988 年三唑类抗真菌药氟康唑与伊曲康唑上市，明显改进了对真菌感染的疗效，伏立康唑 2002 年进入临床。

8. 烯丙胺类抗真菌药　1981 年发现奈替芬具有抗真菌作用，随后特比奈芬（1991 年）与布特奈芬（1992 年）等抗真菌药上市。

9. 其他合成抗真菌药　先后发现氟胞嘧啶（1957 年）、托萘酯（1962 年）、环吡酮胺（1981 年）与阿莫罗芬（1991 年）等抗真菌药。

10. 噁唑烷酮类抗菌药　2000 年利奈唑胺（linezolid）上市，用于治疗 G^+耐药菌感染。2014 年第 2 代噁唑烷酮类泰地唑胺（tedizolid）上市，用于治疗急性细菌性皮肤和皮肤结核感染。

从磺胺药的问世到青霉素等 β 内酰胺类抗菌药物的不断发展，以及其他抗菌药物陆续投入临床使用，抗菌药物在人类与感染性疾病的斗争中发挥了举足轻重的作用。20 世纪 40~60 年代，世界抗菌药物产业进入全盛时期。70 年代后，新型抗菌药物的上市速度明显放慢，经美国 FDA 批准上市的新抗菌药物数量逐年减少，且上市的新抗菌药物中 75% 为 β 内酰胺类或氟喹诺酮类药物，鲜有其他突破性的新抗菌药物上市，表明新型抗菌药物开发已进入相对“沉寂期”。近 50 年，全球上市的新结构类型的抗菌药物仅仅只有抗 G^+菌的噁唑烷酮类（利奈唑胺）、脂肽类（达托霉素）、截短侧耳素类（瑞他帕林），以及抗多药耐药结核的二芳基喹啉类（贝达喹啉）四种类型，而对于 G^-菌更是无新结构类型的药物上市。

三、细菌耐药威胁迫在眉睫

20 世纪 40~70 年代抗生素的巨大成功使人们降低了对抗菌药物研发的重视和投入，近 50 年来全球抗菌药物研发缓慢，新型抗菌药物的开发速度远远跟不上细菌耐药发生的步伐，耐药菌产生周期平均仅为 2 年。1940 年青霉素刚应用临床时，所有金黄色葡萄球菌（金葡菌）均对其敏感，1942 年 Ramel-kamp 和 Maxon 报道出现对青霉素耐药的金葡菌。1944 年，Kirby 从 7 株耐青霉素金葡菌中提取出青霉素酶。为解决这一问题，1959 年 Rolinson 博士发酵生产 6-APA 成功，于是开始研发耐青霉素酶和对耐药菌有效的半合成青霉素。1961 年甲氧西林问世并投入临床使用后不久，英国 Jevons 首次报告出现耐甲氧西林金葡菌（methicillin resistant staphylococcus aureus，MRSA）。MRSA 对后来研发的万古霉素一直相当敏感，但 1997 年又有对万古霉素敏感性降低金葡菌（vancomycin intermediate staphylococcus aureus，VISA）的报告，2002 年美国报告出现耐万古霉素金葡菌（vancomycin resistant staphylococcus aureus，VRSA）。

临床耐药菌主要包括耐甲氧西林金黄色葡萄球菌（MRSA）、耐甲氧西林表皮葡萄球菌（MRSE）、耐青霉素肺炎链球菌（PRSP）、耐万古霉素肠球菌（VRE）、产超广谱 β-内酰胺酶（ESBLs）肠杆菌科菌（大肠埃希菌、肺炎克雷伯杆菌等）、铜绿假单胞菌、鲍曼不动杆菌等。近十年来，G^-杆菌耐药问题日益严重，突出表现在耐碳青霉烯类抗生素的肠杆菌科细菌（carbapenem-Resistant Enterobacteriaceae，CRE，包括大肠埃希菌、肺炎克雷伯杆菌、阴沟肠杆菌、产气肠杆菌等）、非发酵糖细菌（鲍曼不动杆菌、铜绿假单胞菌等），其中肺炎克雷伯杆菌、鲍曼不动杆菌、铜绿假单胞菌耐药最为严重，临床治疗困难。

第二节　抗菌药物的分子作用机制

原核生物和真核生物细胞无论是结构还是功能上均存在巨大差异。抗菌药物的候选靶标一般应具备以下特征：微生物特有而宿主细胞没有，或与宿主细胞内的类似靶分子结构有足够大的差异，或在宿主细胞内因药动学差异不能有效到达，从而对宿主类似靶分子不产生作用。抗菌药物的分子作用机制主要包括作用于细胞壁、蛋白质合成、染色体、代谢过程等。

一、作用于细菌细胞壁

（一）β-内酰胺类抗生素

目前，临床使用的β-内酰胺类抗生素包括青霉素类、头孢菌素类、头霉素类、碳青霉烯类、单酰胺环类等。这些抗生素的作用机制类似，都是阻断肽聚糖合成的最后阶段，干扰细胞壁的形成。但不同β-内酰胺类抑制肽聚糖合成相关酶有所差别，有的抑制转肽酶，有的抑制D-羧肽酶，有的则同时抑制多种肽聚糖合成酶。最终影响细菌胞壁的形成，导致细菌不能分裂、增殖，菌体膨胀死亡。此外，这类药物由于抑制肽聚糖的交联，导致肽聚糖前体物质在细胞内的堆积，后者可触发细菌体内自溶素（autolysin）活性，加速细菌的裂解而死亡。由于β-内酰胺类抗生素的作用靶标是细胞壁合成的关键环节，人体不存在类似生物过程，因此也被认为是临床应用中安全性较高的一类抗菌药物。

不同β-内酰胺类抗生素和肽聚糖合成相关酶的相互作用方式大致相仿，一般都可以用青霉素G与转肽酶相互作用的例子来说明其分子作用机制。在细胞壁合成中，转肽酶分两阶段起作用，先通过催化4-位Ala的羧基与酶分子的一个Ser残基形成酯键，使五肽末端的D-Ala残基水解掉，其次通过催化Ala羧基与邻近五肽上的间-DAP形成肽键，使新形成的酯键又被断开。由于青霉素G与D-Ala-D-Ala二肽在结构上相似，被转肽酶识别为第一阶段反应的底物，使β内酰胺环打开而暴露出羧基，该羧基与酶上的Ser羟基形成酯键。β-内酰胺与转肽酶以这种方式形成的复合物相当稳定，半衰期可达10分钟。此期间，酶不能催化其真正的底物参与新一轮肽聚糖的合成，肽聚糖链的关键交联步骤被阻断，而细胞壁其他方面的生长仍继续，最终导致细菌膨胀变大，细胞壁变形，同时积累的肽聚糖前体物质诱发自溶素的活化，导致细菌自溶破裂。

因β-内酰胺环为所有β-内酰胺类抗生素共有的母核，所以其他种类的β-内酰胺类抗生素也都是作为细菌转肽酶等的一个替代性底物，模拟D-Ala-D-Ala二肽，与转肽酶等共价结合，从而抑制酶的正常功能。但不同的药物，主要作用的靶酶即通常所指的青霉素结合蛋白（penicillin binding proteins，PBPs）也是不同的。青霉素G、氨苄西林、头孢噻唑主要作用于PBP1A和1B，美西林和亚胺培南与PBP2亲和力高，而头孢氨苄、头孢噻肟、头孢他啶则与PBP3更易结合。大肠埃希菌中PBP与部分β-内酰胺类抗生素的结合情况见下表20-2-1。

表20-2-1 大肠埃希菌中PBPs与β-内酰胺类抗生素结合

PBP	功能	具有高亲和力的抗生素
1A和1B	转肽酶和转糖基酶，在细菌延伸时延伸肽聚糖链	青霉素G和各种头孢菌素
2	转肽酶和转糖基酶，启动新生肽聚糖插入延伸位点	美西林和亚胺培南
3	转肽酶和转糖基酶，特异作用于横隔形成	头孢氨苄、头孢噻肟、头孢他啶
4	D-羧肽酶和内肽酶，为新生链准备攻击位点	不明
5和6	D-羧肽酶，决定交联程度	头孢西丁
7	不明	亚胺培南

（二）β-内酰胺酶抑制剂（β-lactamase inhibitors）

包括克拉维酸、舒巴坦、他唑巴坦等，化学结构与β-内酰胺类抗生素相仿，均具有一个β-内酰胺环。严格意义上说，这类药物并不直接作用于细菌细胞壁合成的任何环节。它们的主要作用是抑制细菌分泌的水解β-内酰胺类抗生素的多种β-内酰胺酶。

早在青霉素进入临床之前，人们就发现了产青霉素酶（β-内酰胺酶）的耐药菌。产生β-内酰胺酶是细菌对β-内酰胺类抗生素产生耐药的最重要机制。多数β-内酰胺酶的活性位点都有一个Ser残基，结构和机制与羧肽酶相似，也有人认为β-内酰胺酶是由细菌的羧肽酶进化而来。与转肽酶和羧肽酶等PBP不同，β-内酰胺酶能非常有效地水解β-内酰胺类抗生素，并迅速释放抗生素碎片，而非与开环状态的抗生素长时间结合。

β-内酰胺酶抑制剂也具有β-内酰胺环，且与β-内酰胺酶结合后并不能迅速释放，而是保持与其长时间结合。因此，对β-内酰胺酶不稳定的β-内酰胺类抗生素如阿莫西林、氨苄西林、哌拉西林等，与克拉维酸、舒巴坦、他唑巴坦联合用药，可保护他们不被水解失活。

目前已应用于临床的β-内酰胺酶抑制剂尚不能有效抑制一些G-耐药菌（尤其肠杆菌科耐药菌）所产的NDM-1等金属β-内酰胺酶。这类耐药菌目前对临床感染的威胁甚大，针对这类β-内酰胺酶的抑制剂目前仍在实验室研究中。

目前应用于临床的三种β-内酰胺酶抑制剂中，比较特殊的是舒巴坦，除具有β-内酰胺酶抑制作用，其自身对鲍曼不动杆菌和淋球菌还具有很强的抑菌活性，且具有临床实用价值。而克拉维酸和他唑巴坦钠的抑菌作用很弱，单用没有临床意义。舒巴坦是单独使用或联合其他抗生素治疗临床鲍曼不动杆菌感染的一个有效选择。舒巴坦特异性抗鲍曼不动杆菌的活性可能与其能特异性作用于鲍曼不动杆菌的PBPs有关，有研究显示，舒巴坦对鲍曼不动杆菌的PBP2和PBP1有很高的亲和力，尤以对前者的亲和力强。

（三）糖肽类抗生素（glycopeptide antibiotics）

糖肽类抗生素（二丙庚肽类抗生素）为线性七肽，至少有5个氨基酸残基与苯环相邻形成一个三苯醚和一个二苯结构。芳香环上带有各种取代基，如羟基和甲基，氯原子和糖类。这类抗生素包括万古霉素、替考拉宁，以及我国自主开发的去甲万古霉素，还有长效类糖肽抗生素telavacin和norvancin。

糖肽类抗生素也是一种细胞壁合成抑制剂，抗菌谱窄，杀菌主要针对G^+菌。其作用机制颇有特点。这类药物一般通过与一个或多个肽聚糖合成的中间产物的D-Ala-D-Ala氨基酸末端形成复合物，从而阻止细胞壁的合成。因这种七肽与D-Ala-D-Ala结合，因此二丙庚肽这一名称也反映了其化学结构和作用方式。这类抗生素主要是杀菌作用。并且已证明它们对无细胞壁的L-型细菌没有作用。

（四）雷莫拉宁（ramoplanin）

雷莫拉宁是一类新结构抗生素，属糖脂（或脂糖）缩酚酸肽类（glycolipodepsipeptide或lipoglycodepsipeptide）抗生素，也有人称为糖肽类抗生素，但其分子结构和作用机制均与糖肽类有明显差别，因此本文分开论述。最早从游动放线菌（actinoplanes spp.）的发酵产物中分离获得，含3个天然组分（A_1、A_2和A_3），A_2为主要成分，约占总量80%。雷莫拉宁具有抗G^+菌活性，对临床常见的葡萄球菌、肠球菌、链球菌、梭状芽胞杆菌等多个菌属均有良好抗菌活性，对某些耐药病原菌如MRSA、VRE、PRSP等亦有很好的抗菌效果，提示与这些抗生素无交叉耐药，应是一种全新的抗菌作用机制。因雷莫拉宁分子量较大（>2500Da），口服吸收差，因此适合作为消化道感染用药。目前，雷莫拉宁的临床应用也主要集中在口服治疗消化道黏膜感染性疾病，如伪膜性肠炎、难辨梭状芽胞杆菌性腹泻等。

目前研究认为，雷莫拉宁主要通过与 Lipid Ⅱ结合阻断肽聚糖糖基转移步骤，从而抑制细胞壁合成以发挥抗菌效应。雷莫拉宁可能以二聚体形式与一个分子的 lipid Ⅱ结合。基于 NMR 的结构研究和氨基酸残基置换研究显示雷莫拉宁分子中的 Orn-10、Hpg-3、Hpg-7、Orn-4 等氨基酸残基对抗菌活性及对 lipid Ⅱ的识别起关键作用，另外雷莫拉宁的脂肪酰链则有助于药物插入磷脂双分子层，从而与锚定于细胞膜的 Lipid Ⅱ相互作用。对于雷莫拉宁与 lipid Ⅱ相互作用的详细方式，有研究者预测为：肽聚糖合成步骤中，当 lipid Ⅱ含多异戊二烯的疏水端进入细胞膜内时，GlcNAc-MurNAc 及五肽极性端则应伸向膜外的亲水区域，桥连这两部分基团的磷酸基团则在膜表面。雷莫拉宁的 Orn-10 残基可在膜表面与 lipid Ⅱ的磷酸基团先形成盐桥，再由药物二聚体的亲水面与 lipid Ⅱ的 GlcNAc-MurNAc 及五肽极性端发生结合，最终阻止 Lipid Ⅱ进入转糖基酶催化的肽聚糖新链延伸。

（五）脂肽类抗生素（lipopeptide antibiotics）——达托霉素（daptomycin）

达托霉素是一种脂肽类抗生素，也是近 50 年来上市的仅有的 4 种真正意义上的全新结构新抗菌药之一，最早由 Eli Lilly 公司的研究者从一株来自土耳其土壤的玫瑰孢链霉菌（streptomyces roseosporus）发酵产物中获得的脂肽类化合物衍生得到，主要对 G^+菌感染有效，用于治疗由一些革兰阳性敏感菌株引起的并发性皮肤及皮肤结构感染，如脓肿、手术切口感染和皮肤溃疡，以及由金黄色葡萄球菌引起的右侧感染性心膜炎、菌血症等。

目前知道，达托霉素发挥抗菌作用需有 Ca^{2+}存在，如用其他二价阳离子替换 Ca^{2+}则活性丧失。达托霉素作用机制目前认为可能至少通过两种方式。首先，Canepari 和 Boaretti 等在海氏肠球菌（Enterococcus hirae）中观察到，达托霉素抑制膜磷壁酸（lipoteichoic acid，LTA）的生物合成，抑制作用与给药量呈正相关，且对 LTA 合成的抑制要先于对其他细胞壁组分合成抑制，有动力学特异性。不过，达托霉素抑制 LTA 合成这种剂量相关性和动力学特征在金葡菌不显著，推测与不同细菌 LTA 结构差异有关。同时也提示达托霉素应该还通过其他作用方式抑制细菌。随后，Laganas 和 Silverman 等在金葡菌和粪肠球菌中研究发现，达托霉素可通过亲脂性尾部插入细菌细胞膜的脂质双分子层，并且该过程先于 Ca^{2+}相互作用，再与细胞膜的磷脂酰甘油酯相互作用，通过破坏细菌细胞膜，使其内容物外泄达到杀菌的目的。期间，达托霉素可借助 Ca^{2+}寡聚化，在细胞膜磷脂双分子层形成一个小孔样结构，使胞质中 K^+外泄、膜去极化、最终导致细菌死亡。不过至目前，达托霉素抗菌作用机制尚未全部阐明。

（六）多黏菌素类抗生素（polymyxin antibiotics）

多黏菌素类抗生素是从多黏杆菌培养液中获得的一种环状阳离子多肽（环状脂癸肽），含 A、B、C、D、E 等组分。目前用于临床的有多黏菌素 B 和 E（polymyxin B & E），后者又称黏菌素（colistin）。两药仅 6-位一个氨基酸的差别，均属于快速杀菌类药物，两药的杀菌活性相近，对多数 G^-杆菌有效。

多黏菌素类杀菌的详细作用机制尚不清楚，较被广泛认可的作用理论是通过两种方式杀菌。一是通过抗生素本身的强阳离子特性与含阴离子的 LPS 结合，从而影响 G^-菌外膜层的完整性和屏障功能。由于多黏菌素的非多肽部分没有抗菌活性，因此认为其与细菌外膜的相互作用依赖于药物的完整三维构象；二是直接破坏细胞膜导致细菌死亡。这类药物由于肾毒性较强，自 20 世纪 60 年代后很少应用于临床。然而，随着近年来多药耐药 G^-菌尤其是耐碳青霉烯类的鲍曼不动杆菌、肺炎克雷伯杆菌、大肠埃希菌等在临床的日益传播，这两个药再次受到临床重视，甚至被人们认为是抗这类耐药菌感染的最后防线。

（七）磷霉素（fosfomycin）

磷霉素最初从灰色链霉菌（streptomyces griseus）中分离获得，现通过化学合成生产，抗菌谱广，具有杀菌作用，但较易诱导耐药菌株产生。磷霉素抗菌作用机制是抑制N-乙酰胞壁酸（N-NAM）合成的第一步反应，即在丙酮酰转移酶催化UDP-N-乙酰葡萄糖胺与磷酸烯醇式丙酮酸缩合形成烯醇式丙酮酰-N-乙酰葡萄糖胺的反应中，磷霉素能作为磷酸烯醇式丙酮酸的类似物，竞争性地与丙酮酰转移酶共价结合，导致反应受阻，从而抑制细胞壁的合成。另外，体外研究中发现，磷霉素进入细菌内需借助α酰甘油磷酸和葡萄糖-6-磷酸的主动转运机制，因此，对于存在此种主动转运机制的细菌（如大肠埃希菌），加入葡萄糖-6-磷酸盐可增强磷霉素的抗菌效果。

（八）异烟肼（isoniazid）

异烟肼是化学合成的抗菌药，目前作为抗结核分枝杆菌感染的一线治疗用药。其主要作用机制是通过抑制烯酰还原酶（inhA）而干扰分枝菌酸的合成。烯酰还原酶是分枝杆菌脂肪酸合成酶的一员。细菌的脂肪酸合成路径中，7或11个丙二酰辅酶A加到乙酰辅酶A上合成短链（16个碳）和长链（24个碳）的脂肪酸，分枝菌酸在此基础上再通过分枝作用产生。当脂肪酸链延伸到24个碳时，烯酰还原酶在此插入一个双键，长链脂肪酸进一步延伸，最终缩合形成含60~90个碳的β碳羟基分枝菌酸，后者是结核分枝杆菌细胞壁的主要组成成分。在分枝杆菌内异烟肼被过氧化物酶（KatG）催化，转变为自由基形式，活性自由基攻击烯酰还原酶，通过与其活性位点的共价结合而抑制其活性。

（九）D-环丝氨酸（D-Cycloserine）

D-环丝氨酸是一种由淡紫灰链霉菌（streptomyces lavendulae）和兰花链霉菌（sorchidaceus）产生或由化学合成的肽类广谱抗生素。环丝氨酸为抑菌药，抗菌谱广，对大多数G^+与G^-菌、结核分枝杆菌、立克次体、支原体以及某些原虫都有抑制作用。目前主要作为二线抗结核药与其他抗结核药联合使用。单用可产生耐药性，但耐药性比其他抗结核药发生缓慢。D-环丝氨酸与异烟肼联用对结核杆菌H37RV有一定协同作用。

D-环丝氨酸的抗菌作用机制是抑制细胞壁肽聚糖的生物合成，因其是D-丙氨酸（D-Ala）结构类似物，可与D-丙氨酸竞争性地抑制肽聚糖合成过程中的两个重要酶——丙氨酸消旋酶和D-丙氨酰-D-丙氨酸合成酶。其抗结核分枝杆菌的能力弱，仅为链霉素的1/10~1/20。优点为与其他抗结核药物无交叉耐药，且不易产生耐药性。本品可与其他抗结核药合用以治疗由耐药性结核分枝杆菌所引起的结核病。

（十）杆菌肽（bacitracin）

杆菌肽是枯草芽胞杆菌（bacillus subtilis）所产生的多肽类抗生素。对葡萄球菌、化脓链球菌等G^+菌和脑膜炎球菌有较强杀菌作用。它能特异性地抑制细胞壁合成的脱磷酸化过程，影响磷脂载体的转运及向细胞壁支架输送黏肽。此外，杆菌肽还能与敏感菌的细胞膜结合，损伤细胞膜，导致离子外漏。细菌对本品耐药性产生较慢，与其他抗生素间无交叉耐药性。本品口服不吸收，肾毒性较大，仅用于治疗G^+引起的皮肤感染及口腔、眼科等浅表感染。

二、作用于细菌蛋白质合成的抗菌药物

细菌的核糖体比哺乳动物的要小，前者为70S核糖体，后者为80S核糖体。细菌的70S核糖体由一个30S小亚基和一个50S大亚基构成。30S亚基包括一个16S rRNA和与之结合的20多种不同蛋白质；50S亚基由两个单链rRNA（23S和5S）和30多种不同蛋白质组成。

很多抗菌药物能选择性作用于细菌蛋白质合成相关靶标（如核糖体），而不作用于哺乳动物的靶标。例如，大环内酯类、氮杂内酯、氯霉素作用于细菌的50S亚基，但不作用于哺乳动物的60S亚基。与之不同，四环素类抗生素能选择性作用于细菌，则是因为其易被细菌摄入，而不易被哺乳动

物摄入，四环素类与 30S 亚基和 40S 亚基都能结合，并产生同等的抑制作用，不过进入哺乳动物的药量不足以阻止蛋白质的合成。作用于细菌核糖体蛋白质合成环节的抗生素包括氨基糖苷类、大环内酯类、四环素类、氯霉素和噁唑烷酮类。

（一）氨基糖苷类抗生素（aminoglycoside antibiotics）

氨基糖苷类抗生素是从链霉菌属、小单胞菌属和芽胞杆菌属某些菌株的发酵产物中分离获得的一大类含有氨基环醇母核的抗生素（氨基环醇类），母核上的一个或多个羟基基团被糖基取代。这类抗生素一般通过天然发酵获得，部分品种是以某些天然产物结构为基础半合成获得的衍生物。链霉素是人类首个获得的氨基糖苷类抗生素，1943 年由美国瓦克斯曼（Selman Waksman）和萨兹（Albert Schatz）从链霉菌中分离得到，也是继青霉素后第二个生产并应用于临床的抗生素。链霉素的出现使结核病治疗有了特效药，开创了结核病治疗的新纪元。根据氨基环醇母核结构的差异，氨基糖苷类可分为三类，见下表 20-2-2。

表 20-2-2　氨基糖苷类抗生素母核结构及分类

氨基环醇母核		代表性抗生素
类别	结构	
链霉胍	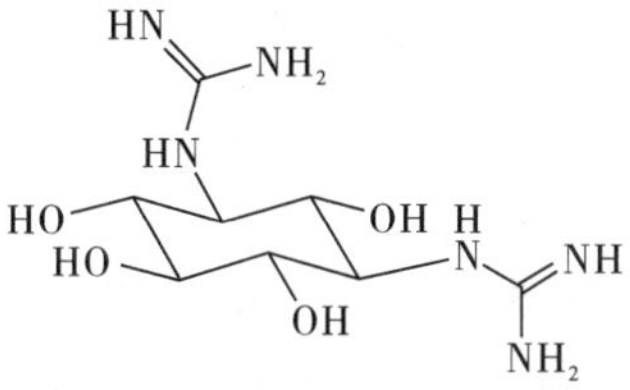	链霉素
2-脱氧链霉胺	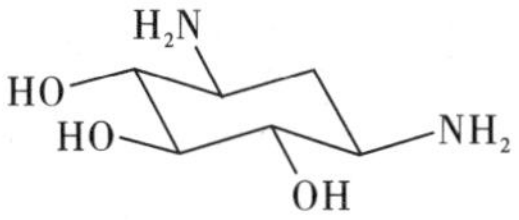	新霉素、巴龙霉素、核糖霉素、卡那霉素、妥布霉素、庆大霉素、西索米星、丁胺卡那霉素（阿米卡星）、地贝卡星、奈替米星
放线菌胺	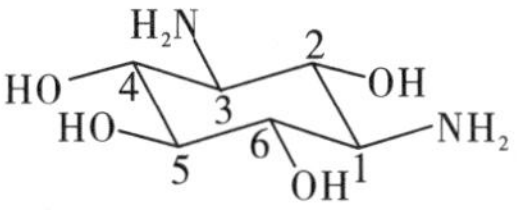	大观霉素

目前临床使用的氨基糖苷类抗生素，绝大多数为 2-脱氧链霉胺母核结构。2-脱氧链霉胺本身无抗菌活性，且 6 位碳上被氨基糖基取代产生的化合物亦无生物活性。只有 4 位和 5 位，或 4 位和 6 位同时被取代，才有良好抗菌活性。上表中，有 4 位和 5 位取代的代表性抗生素有新霉素、巴龙霉素和核糖霉素，有 4 位和 6 位取代的代表性抗生素有卡那霉素、妥布霉素、庆大霉素和西索米星，以及半合成抗生素丁胺卡那霉素（阿米卡星）、地贝卡星、依替米星和奈替米星。

氨基糖苷类抗菌谱较广，对敏感菌呈浓度依赖性杀菌活性，且作用迅速，对需氧（兼性厌氧）G^-菌的杀菌效应尤为突出。不过，大观霉素则主要表现为抑菌作用，临床上主要用于治疗淋病。链霉素则主要用于治疗结核病。临床上，氨基糖苷类常与繁殖期杀菌药 β-内酰胺类联用。氨基糖苷类分子呈碱性，易溶于水，口服难吸收，一些肠道手术前口服氨基糖苷类以减少术后机会菌感染正是利用此特性。氨基糖苷类抗生素主要通过主动转运机制进入细菌内发挥抗菌作用，由于转运入细菌是一个能量依赖摄入过程，厌氧菌中缺乏此摄入过程，因此厌氧菌一般对氨基糖苷类抗生素不敏感。

氨基糖苷类能选择性结合于细菌的 30S 小亚基，结合位点在 16SrRNA 的高度保守区域。因氨基糖苷类带正电荷，而核糖体 RNA 双螺旋结构中的磷酸基团带负电荷，因此它们的结合最初可能通过静电效应相吸引。不同的氨基糖苷类与核糖体 RNA 的结合位点稍有差别，如卡那霉素、妥布霉素、庆大霉素、西索米星和阿米卡星等2-脱氧链霉胺类可通过静电效应或氢键作用与RNA双螺旋大沟中靠近A位点的位置（h44螺旋区）结合，将其中一些关键的核苷酸碱基（如A1493、A1493）推向小沟，从而影响相应位置RNA的正常构象，导致A位点构象变形，在肽链延伸过程中阻碍了氨酰-tRNA的正确定位，抑制转位和导致密码子错配。对链霉素的研究还发现，其可与30S亚基上的IF-3受体结合，后者是核糖体30S与50S两个亚基结合的三个关键蛋白起始因子之一，从而翻译抑制起始复合物形成。最新的研究则显示，新霉素还可与50S大亚基中23SrRNA的H69螺旋区相关位点结合，而H69与小亚基16SrRNA中h44的相互作用是大小亚基结合的主要结合位点。因此新霉素可通过此位点的结合，抑制转位和核糖体的再利用，对照的庆大霉素和卡那霉素没有此作用位点。

（二）大环内酯类抗生素（macrolide antibiotics）

红霉素是首个发现的大环内酯类抗生素，为14元环大环内酯类，1949年由Eli Lilly公司研发人员从红霉素链霉菌（streptomyces erythreus，现分类为红霉素拟无枝菌酸菌saccharopolyspora erythreus）的发酵产物中分离获得。随后陆续从链霉菌属的一些菌株的发酵产物中分离到多个大环内酯类抗生素，包括螺旋霉素、吉他霉素（柱晶白霉素）、麦迪霉素等，均为16元环大环内酯类。红霉素衍生物克拉霉素、罗红霉素等也在临床中得到广泛应用。阿奇霉素为15元氮杂内酯环，结构上至少有两个糖分子。

大环内酯类主要对G^+菌和支原体抗菌作用强，适用于青霉素过敏体质患者，与青霉素类不同的是，红霉素类以抑菌为主。16元环大环内酯类抗生素的抗菌活力较14元环抗生素弱些，但组织分布良好，且不易诱导细菌耐药性，因此，仍有临床应用价值。

大环内酯类抗生素通过与50S亚基结合选择性抑制细菌蛋白质合成，其结合位点在23SrRNA靠近肽酰基转移酶活性中心的新生多肽链释放通道内侧。这一位置与氯霉素作用位点相近，23SrRNA同一区域的不同碱基甲基化可以分别对氯霉素和红霉素产生抗性。因此，虽然这两种抗生素的结合位点不完全一样，但一个抗生素结合后会抑制另一个抗生素的结合。与氯霉素不同，红霉素抑制易位过程。在肽酰基转移酶将肽链与A位点上的肽酰基-tRNA连接起来后，通过易位过程，核糖体沿着mRNA前进一个密码子的位置，肽酰基-tRNA被移至P位点，空出A位点接受下一个氨酰基-tRNA。相关的蛋白延长因子，EF-G水解GTP提供能量。红霉素通过阻止易位过程，使未合成完的多肽链从核糖体上释放。氮杂内酯类抗生素，如阿奇霉素，可能与红霉素具有相似作用机制，但穿透细胞能力更强，并可抵抗代谢转化作用。

（三）四环素类抗生素（tetracycline antibiotics）

这类抗生素均具有氢化骈四苯母核，包括一系列从链霉菌属中发酵分离的天然四环素类和半合成四环素类。金霉素是首个应用于临床的天然四环素类抗生素，由Benjamin M. Duggar于1943年从金色链霉菌（streptomyces aureofaciens）发酵产物中分离获得，并在1948年进入临床。其后，又相继从龟裂链霉菌（streptomyces rimosus）和金色链霉菌发酵产物中分离获得土霉素、四环素和去甲金霉素（地美环素或去甲基氯四环素），应用于临床。人们在对天然四环素类进行化学修饰并进行生物活性比较中发现，改变四环母核5、6、7位上的基团可修饰空间较大，不会直接改变抗生素与生物受体之间的成键反应。因此，早期主要针对这些位点进行合理改造，获得了去甲环素、美他环素、多西环素、米诺环素等半合成四环素。2005年经FDA批准在美上市的替加环素则是在米诺环素结构基础上再进一步改造获得的新一代四环素，母核D环第9位碳取代为叔丁基甘氨酰氨基，又称为甘氨酰四环素。

四环素类抗生素抗菌谱很广，对G^+菌、G^-菌、支原体、衣原体和立克次体均有抗菌活性，并对部分原虫感染有效（如恙虫病）。但对变形杆菌和假单胞菌抗菌活性很弱。四环素类以抑菌作用为主，口服易吸收，生物利用度高。药物吸收后组织分布广泛，易渗入胸腔、腹腔及乳汁中，易在发育阶段的骨骼和牙齿中沉积。天然产生的四环素只能口服，半合成四环素有部分注射剂型，但仅用于口服不能耐受患者。替加环素仅能用于注射给药。

四环素类抗生素通过与核糖体 30S 亚基结合，抑制氨酰基-tRNA（aa-tRNA）和 A 位点的正常结合，导致合成中的肽链延伸中止，阻断细菌蛋白质的合成。四环素类还可在蛋白合成终止阶段，阻止释放因子与 A 位点的结合。四环素类可与 30S 亚基上多个位点结合，其中最主要的结合位点靠近 16S rRNA 的 A 位点。以四环素为例，借助 Mg^{2+}，其可与 16S rRNA 小沟 H34 和 H31 糖-磷酸骨架产生相互作用，这种非选择性地结合于细菌核糖体 rRNA 糖-磷酸骨架而非某些特异性碱基的特性恰能合理解释其广谱的抑菌活性。替加环素的作用机制与四环素类似，亦借助 Mg^{2+} 作用于核糖体 rRNA H34 和 H31 的糖-磷酸骨架，不过其结合能力是四环素的 5 倍，亦明显高于其他一代（天然四环素类）、二代四环素（半合成四环素类）。这种亲和能力的增强应与其 D 环 9 位碳的叔丁基甘氨酰胺侧链与 16S rRNA 有更多的氢键作用力，产生的碱基堆积力有关，也可能与该侧链增强了药物和 A 位点更高的空间吻合程度有关。

（四）噁唑烷酮类（oxazolidinones）——利奈唑胺（linizolide）

噁唑烷酮类抗生素是具有噁唑烷酮母核的一类新型全合成抗生素。最早在 20 世纪 80 年代由美国杜邦公司发现噁唑烷酮母核先导物（DuP-105 和 DuP-721）具有良好的抗 G^+ 菌尤其耐药菌的活性，但两个重点开发的候选物因毒性过大而放弃进一步研究。随后普强公司（Upjohn Company，现被辉瑞公司合并）参与到这类品种的开发竞争中来，规避杜邦专利合成了自己的系列化合物，其中两个候选物（依哌唑胺和利奈唑胺）进入临床评价阶段，而利奈唑胺 2000 年最终被美国 FDA 批准上市。目前还有一些其他公司的品种在临床前和临床开发阶段。

利奈唑胺分子兼具良好亲脂性与水溶性，生物利用度高，适合开发成口服或静脉给药剂型。利奈唑胺抗菌谱较窄，主要作用于 G^+ 菌，以抑菌作用为主，但临床上对多数链球菌呈杀菌活性。有研究认为可能与其能有效减少细菌毒力蛋白的释放，从而增加细菌对吞噬细胞的敏感性所致。

利奈唑胺作用于细菌核糖体 50S 亚基，并与氯霉素、克林霉素和林可霉素竞争此靶位，但与后三种抗生素的作用机制不同，利奈唑胺并不通过抑制肽酰转移酶或抑制翻译终止反应来抑制蛋白质的合成，而是通过与靠近 30S 亚基界面的 50S 亚基结合，阻止 70S 起始复合物的形成。且利奈唑胺与 G^+ 菌的 50S 亚基的亲和力是 G^- 菌的两倍，因此其主要用于 G^+ 菌引起的感染。X-晶体衍射显示利奈唑胺结合于 23S rRNA 的 A 位点，既阻碍了氨基酰-tRNA 进入 A 位点，也会对起始 tRNA 进入 P 位点产生干扰作用，因此也影响肽键的形成。利奈唑胺的作用部位和方式独特，因此在细菌耐药发生过程中，不易与其他抑制蛋白合成的抗生素产生交叉耐药。

（五）链阳菌素（streptogramins）

链阳菌素是 20 世纪 50 年代起从禾生链霉菌（streptomyces graminofaciens）、始旋链霉菌（streptomyces pristinaespiralis）等微生物发酵产物中分离获得的两类结构差别较大的抗生素的统称，包括普拉霉素（pristinamycin）IA 和ⅡA，前者为多不饱和环内酯，后者为环六缩肽内酯。普拉霉素 IA 和ⅡA 的半合成衍生物奎奴普丁（quinupristin）和达福普汀（dalfopristin）的复方（7∶3）于 1998～1999 年间先后在英、美两国上市，商品名 Synercid，用于治疗 G^+ 菌（葡萄球菌、化脓链球菌和屎肠球菌）引起的严重感染及复杂皮肤和软组织感染。

奎奴普丁和达福普汀都是细菌蛋白合成抑制剂，能不可逆性结合于细菌 50S 亚基，且两者结合位点均在肽酰基转移酶中心（PTC）。两个抗生素作用于不同环节，达福普汀通过与核糖体结合在蛋白质合成早期抑制肽链延长，而奎奴普丁通过干扰肽键形成、抑制肽链的延长及肽的转移，并使不完整肽链释放，抑制蛋白质合成的后期步骤。达福普汀与23S rRNA结合后可改变亚基形状，使其更易与奎奴普丁结合，发挥协同效应。synercid总的作用是抑制肽链延长。

（六）氯霉素（chloramphenicol）

氯霉素最早在1947年从委内瑞拉链霉菌（streptomyces venezuelae）发酵产物中分离提取，现已通过化学合成获得，抗菌谱广，对G^-菌、部分G^+菌、多种厌氧菌及立克次体等微生物有效，是人类发现四环素前首个用于治疗斑疹伤寒（立克次体感染）的抗生素。氯霉素结构相对简单，但分子中存在两个手性碳（C_1和C_2），因此有四种可能的旋光异构体，其中仅R，R-非对映异构体具有抗菌活性。早期合成的未经拆分的消旋体称为合霉素（syntomycin），活性仅为氯霉素50%，现已不用。氯霉素难溶于水，其琥珀酸钠盐则水溶性好，一般供肌注、静注或静滴使用；其棕榈酸酯不溶于水，多制成悬液剂型供口服使用。

氯霉素作用于细菌50S亚基，抑制肽酰转移过程。主要通过结合于23S rRNA的A位点区域，影响氨基酰-tRNA与A位点的正常结合，使肽酰基转移酶不能在P位点上为延长中的肽链提供新的氨基酸残基。由于氯霉素的结构与氨基酰-tRNA类似，因此有利于其在A位点区域结合。氯霉素分子结构中的氮氧基团、C_1、C_3位羟基、羰基等均有利于其与RNA相应核苷位点形成氢键。而细菌对氯霉素耐药往往由于产酶使后者的羟基被酰化有关。

（七）林可酰胺类（lincosamides）——林可霉素和氯林可霉素

林可霉素（洁霉素）最早于1962年从林可链霉菌（streptomyces lincolnensis）的培养物中分离得到，属于林可酰胺类抗生素，化学上可看作是一种脯氨酸衍生物酰化的氨基糖。其抗菌谱与大环内酯类相似，表现为抑菌作用，对除肠球菌以外的G^+菌和厌氧菌具有较好活性，G^-菌对其不敏感。尽管林可霉素平面结构与红霉素不同，但两者的三维构型有相似之处。研究认为，红霉素的乙基、α对碳原子、红霉支糖5位等位置的甲基和内酯环12位碳上的羟基与林可霉素5位碳、8位碳和丙基等位置的甲基和2位碳所连的羟基作用相当。氯林可霉素（克林霉素、氯洁霉素）是林可霉素与氯化亚砜反应后获得的7-氯-7-脱氧衍生物，其对G^+菌和厌氧菌具有较林可霉素更强的抗菌活性，可能与其对细菌有更好的穿透能力有关。

两种林可酰胺类作用机制与大环内酯类相似，主要作用于核糖体50S亚基，与23S rRNA的PTC区结合，阻止氨基酰-tRNA在A位点的定位，从而抑制易位和新肽键形成，中止肽链的延长。由于这类抗生素与大环内酯类、链阳菌素类的作用位点存在一些重叠，因此会产生一定程度的交叉耐药。当然，也有耐大环内酯类的细菌对林可酰胺类比较敏感。

（八）假单胞菌酸类——莫匹罗星（mupirocin）

莫匹罗星（假单胞菌酸A）属假单胞菌酸类抗生素，最早于20世纪60年代后期由Fuller等人从荧光假单胞菌（pseudomonas fluorescens）菌株NCIMB 10586的发酵产物中分离获得，由葛兰素史克公司开发，主要产品为2%的外用钙霜剂和软膏剂，1987年经美国FDA批准上市，英文商品名为bactroban（百多邦），1993年在我国批准上市。其结构中含有一个假单胞酸（Monic acid）和一个短链脂肪酸侧链（壬酸），两者通过一个酯键相连。

莫匹罗星抗菌谱窄，主要对包括MRSA在内的G^+菌有效，低浓度抑菌，高浓度杀菌。外用治疗G^+菌引起的各种原发和继发性皮肤组织感染，包括脓胞病、疖、毛囊炎和皮肤湿疹、溃疡、外伤继发的感染。亦常用于清除鼻腔的MRSA定植，作为预防治疗降低外科手术患者和腹膜透析患者继发MRSA感染的风险。

莫匹罗星是一种异亮氨酸tRNA合成酶抑制剂，其侧链立体结构与异亮氨酸（Ile）相似，可竞争性结合于细菌内异亮氨酸tRNA合成酶（IleRS）上的Ile结合位点，形成可逆复合物，阻碍蛋白质合成中 Ile 的掺入，同时消耗胞内的 tRNA，导致细菌蛋白质合成终止，细菌死亡。X 射线晶体衍射研究显示，IleRS 中第 588 位缬氨酸（Val588）对于莫匹罗星的稳定结合颇为重要，Val588 的酰胺基与后者的壬酸侧链可形成稳定的氢键，从而阻止 Ile 和 ATP 在该位点的结合。

（九）截短侧耳素类（pleuromutilins）——瑞他莫林（retapamulin，瑞他帕林）

截短侧耳素类最早为兽用抗生素，是从担子菌纲侧耳属的高等真菌 pleurotus passeckeranius 和 pleurotus mutilis 的发酵产物中分离提取的双萜烯类化合物，结构中具有一个关键的三环刚性结构。瑞他莫林（SB-275833）是截短侧耳素类抗生素的半合成衍生物，由葛兰素史克公司开发。目前应用于临床的瑞他莫林为局部使用的 1%软膏剂，2007 年经美国 FDA 和欧洲药物管理局（EMA）批准在美欧上市，商品名为 Altabax，主要用于短期治疗 G^+菌引起的脓疱病和继发性皮肤组织感染，是近 30 年来首个新结构局部使用抗生素。

瑞他莫林抗菌谱窄，为抑菌药，仅对 G^+菌有效，对金黄色葡萄球菌、凝固酶阴性葡萄球菌和酿脓链球菌的抑菌活性较强，通过选择性结合并抑制核糖体的蛋白质合成过程达到抗菌作用，其方式不同于其他抑制蛋白质合成的抗生素。通过其三环结构定位于 50S 核糖体大亚基（L3 蛋白）的肽转移酶中心，三环核心突出部分覆盖核糖体 P 位点区域，C14 侧链深入酶的内部空腔。该类化合物通过与 50S 大亚基的 23S rRNA 结合，抑制肽转移，同时阻止 P 位点的相互作用，还可以抑制 50S 大亚基的正常形成，从而导致细菌蛋白质不能正常合成，细菌生长受抑，最终死亡。由于与细菌核糖体结合方式不同，瑞他莫林和其他种类抑制蛋白质合成的抗生素没有交叉耐药性。

三、作用于细菌染色体复制和功能的抗菌药

（一）喹诺酮类抗菌药（quinolones）

喹诺酮类药物是人工全合成的抗菌药，首个应用于临床的品种是萘啶酸（nalidixic acid），由美国 Sterling-Winthrop 研究所的 George Lesher 等人于 1962 年从合成的抗疟药氯喹的杂质中发现。其后，喹诺酮类药的开发价值日益受到各国制药公司和研发机构的重视，不断开发出新型喹诺酮类药物，尤其近二十年来，对喹诺酮化学结构的改造推陈出新，新开发成功的药物具有抗菌谱广、组织渗透力强、安全性高等诸多优点。

早期应用于临床的喹诺酮类药物（一代）抗菌谱窄，作用仅限于大多数 G^-肠杆菌科菌，对铜绿假单胞菌和 G^+菌无效。口服吸收差，迅速从尿排出，主要用于治疗大肠埃希菌和变形杆菌引起的尿路感染。代表品种有萘啶酸、吡咯酸（pyrrole acid）和奥啉酸（oxolinic acid），因疗效不佳现已少用。其后应用于临床的喹诺酮类药物（二代）对 G^-菌活性更强，对铜绿假单胞菌有效，但对 G^+菌仍无效。吡哌酸（pipemidic acid）是这类药的代表，口服吸收良好，主以原形药经尿排出，用于治疗 G^-菌尿路感染。另有新恶酸（cinoxacin，西诺沙星）、甲氧恶喹酸（miloxacin，米诺沙星）、罗索沙星（rosoxacin）等品种。继而开发的喹诺酮类药物（三代）开始具有广谱杀菌活性，对 G^-菌活性进一步增强，对葡萄球菌等 G^+菌有抗菌作用，同时对部分支原体、衣原体、军团菌及分枝杆菌等也有良好作用。组织渗透力强，可用于呼吸系统、泌尿系统及消化道感染。因这类药物分子中 C-6 位均连有氟原子，故而开始有氟喹诺酮类药物的称谓，此外，C-7 位往往有哌嗪基取代。代表药为左氧氟沙星（levofloxacin）、环丙沙星（ciprofloxacin）、诺氟沙星（norfloxacin）和氧氟沙星（ofloxacin），还有培氟沙星（perfloxacin）、依诺沙星（enoxacin）、帕珠沙星（pazufloxacin）等。而 20 世纪 90 年代后期开始研制的新一代喹诺酮类（四代）较之前的药物具有更丰富的变构或结构修饰，例如 C-6 位去氟，可使人体遗传毒性降低；C-7 位取代氮双氧环结构，可增强抗 G^+活性；母核 8 位引入甲氧基，抗厌氧菌活性增强、不良反应降低等等。总之，相较前一代氟喹诺酮类药物，后研制成功的这些喹

诺酮类的抗菌谱和杀菌活性有了进一步提高，包括对 G^+ 菌和厌氧菌的作用明显增强，药动学性质和安全性得到改善。陆续应用于临床的代表药包括莫西沙星（moxifloxacin）、西他沙星（sitafloxacin）、加雷沙星（garenoxacin）、曲伐沙星（trovafloxacin）、吉米沙星（gemifloxacin）、贝西沙星（besifloxacin）、普卢利沙星（prulifloxacin）、非那沙星（finafloxacin）等。

喹诺酮类抗菌药作用机制是通过抑制细菌的 DNA 促旋酶和拓扑异构酶Ⅳ影响 DNA 的复制和转录过程，从而产生抗菌。DNA 促旋酶和拓扑异构酶Ⅳ均属于Ⅱ型拓扑异构酶，哺乳动物细胞中不存在这两个酶，因此喹诺酮类抗菌药选择性作用于细菌。这两个酶都以四聚体形式存在，包括两个 A 亚基和两个 B 亚基，在细菌的复制和转录过程中催化 DNA 拓扑结构产生变化。DNA 促旋酶主要与松弛态环状 DNA 结合，有 ATP 存在时，通过扭曲 DNA、打断双链、连接断点等系列步骤催化 DNA 链从正超螺旋转变成负超螺旋。DNA 负超螺旋的引入使断开碱基对所需的能量降低，有利于将 DNA 双链分开，从而保证诸如染色体复制中复制叉的前进。而无 ATP 存在时，该酶则催化负超螺旋松弛。拓扑异构酶Ⅳ主要与交联态的 DNA 结合，催化细菌分裂时复制获得的子代染色体分离。一般认为，抑菌浓度的喹诺酮类药物可与结合于 DNA 的 DNA 促旋酶或拓扑异构酶Ⅳ形成三联复合物，通过诱导酶的构象发生改变，阻止打断的双链再连接。其中，形成的喹诺酮-DNA 促旋酶-DNA 复合物可迅速抑制 DNA 的复制，而形成的喹诺酮-拓扑异构酶Ⅳ-DNA 复合物对 DNA 复制的抑制作用发生较慢。杀菌浓度的喹诺酮类药物则不仅形成三联复合物，还使复合物形成中产生的 DNA 游离端释放。G^- 菌中，DNA 促旋酶可能是喹诺酮类药物的主要靶标，而 G^+ 菌中，拓扑异构酶Ⅳ则可能是喹诺酮类药物更重要的靶标。

几十年喹诺酮类的结构改造产生了不下一万个衍生物，这为人们在作用机制基础上深入理解这类药物的构效关系奠定了基础。目前较公认的母核原子及取代基团的基本构效规律包括：①母核 C-3、C-4 位的羧基和羰基均为活性必须基团，决定细菌内药物转运及与 DNA 促旋酶的结合，不能被其他基团替代；②N-1 位接疏水基团会增加活性，环丙基、2，4-二氟苯基取代具有代表性，控制喹诺酮与细菌 DNA 大沟结合，形成药-靶酶-DNA 作用复合物，影响喹诺酮总体活性及药动学性质；③C-2 位以 H 或含 S 小杂环取代较好，因靠近靶酶结合位点，大取代基团可能会阻碍药-靶结合；④C-5 位宜由氨基、羟基、甲基等亲核基团取代，可提高抗 G^+ 菌的体外活性；⑤C-6 位当有 F 等卤族元素取代时，可明显增强抗菌活性，但刺激哺乳动物细胞微核形成能力相应提高；⑥C-7 位侧链修饰空间大，被认为是与细菌 DNA 促旋酶、拓扑异构酶 VI 直接作用的位点，亦决定对靶酶的选择，与喹诺酮抗菌谱、生物利用度和不良反应等均密切相关。C-7 位侧链的合理改造，可使 C-6 位卤代对活性的贡献显著降低，是某些 6-去氟喹诺酮类药设计的基础；⑦母核骨架 8 位是 N 还是 C，会对抗厌氧菌活性和药动学性质产生影响。8 位取代修饰对细菌靶酶的选择、口服药动学性质、抗菌谱和耐药突变选择性方面均产生影响。C-8 位被认为不宜引入卤代，否则光毒性显著增强。

（二）安莎霉素类抗生素（ansamycin antibiotics）

安莎霉素类的特征是由一个芳香族部分和一个脂肪链构成的环状结构，因两端连接芳香基团的脂肪链部分似篮子的提手而得名（拉丁语“ansa”即提手）。根据芳香族部分，安莎霉素类可分为苯安莎霉素和萘安莎霉素，前者因细胞毒性显著而作为抗癌药应用，后者则主要作为抗生素使用。

利福霉素是萘安莎霉素家族最重要的成员之一，最早于 1958 年从法国圣拉斐尔（St Raphael）分离的一株地中海诺卡菌（nocardia mediterranea）的发酵产物中发现，起初得到的是五种活性物的混合物，后优化培养条件获得单一组分利福霉素 B，不过其抗菌活性不高。通过对其进行自发成环、水解、还原等步骤转化成有高抗菌活性的利福霉素 SV，并成为第一个应用于临床的安莎霉素类抗生素。利福霉素 SV 的成功为半合成利福霉素研究指明了方向，并在 20 世纪 60 年代后相继获得利福平、利福布丁、利福喷丁和利福昔明等半合成抗生素。相比利福霉素 SV 不能口服、抗 G^- 菌活性弱、药代特性差等缺点，半合成利福霉素具有抗菌谱广、口服吸收（除利福昔明）等优点，且体内分布良好，可进入细胞内抑菌，因此对细胞内感染的结核病和麻风病具有显著疗效。其中，利福平作为一线抗结核药在临床得到广泛应用。利福布丁和利福喷丁除治疗结核分枝杆菌感染，还对非典型分枝杆菌感染有效，两药口服的生物利用度不及利福平，但抗菌活性更高，对部分利福平耐药菌株具有活性，且副作用较低，临床上作为二线抗结核药物使用。利福昔明因不能口服吸收，适用于 G^+ 菌及 G^- 菌，需氧及厌氧细菌所致急慢性肠道感染、腹泻综合征等，是一种高效低毒的肠道抗生素。

天然和半合成利福霉素类主要作用机制是抑制 DNA 依赖的 RNA 聚合酶（DNA-dependent RNA polymerase，RNAP）活性。转录起始过程中，RNAP 全酶识别并结合于转录起始位置双链 DNA 形成起始复合物，经系列构象转变使局部 DNA 解旋并暴露转录起始位点，随后 RNAP 起始转录，引导 RNA 的合成。RNAP 全酶由不同功能的五个亚基（α 酶由不同功）组成，X 射线蛋白晶体衍射显示利福平能与 RNAP 的 β 亚基结合，形成不可逆性复合物，从而在空间上阻断 RNA 链的延伸，导致无功能的短链 RNA 产生。不过利福霉素类抑制细菌转录可能还存在其他作用机制待阐明。利福霉素类选择性作用于细菌而非哺乳动物细胞的转录环节，主要与两者间 RNAP 亚基的一、二级结构差异较大，后者的 RNAP 不存在高效结合位点有关，也与哺乳动物细胞存在核膜，药物不能有效穿透有关。

（三）硝基咪唑类（nitroimidazoles）

硝基咪唑类最早于 20 世纪 50 年代从肠系膜诺卡菌（nocardia mesenterica）和肉桂链霉菌（streptomyces eurocidicus）发酵产物中提取获得。最初发现的抗菌活性成分为 2-硝基咪唑（氮霉素），为细菌的一种精氨酸代谢物。后法国罗纳普朗克（Rhone-Poulenc）公司研究人员，在全合成 5-硝基咪唑（2-硝基咪唑同分异构体）衍生物的过程中，发现了抗原虫活性更强的甲硝唑，进一步评价显示具有很强的抗专性厌氧菌活性，最终开发成药并得到广泛应用。20 世纪 60 年代，美国辉瑞（Pfizer）公司进一步研制出硝基咪唑衍生物替硝唑，其药理作用与甲硝唑类似，但疗效更高，给药间隔延长，疗程缩短、副作用更小。

甲硝唑和替硝唑为杀菌药，抗菌谱窄，对专性厌氧菌和各类原虫有很强活性。临床主用于厌氧菌感染、非特异性阴道炎、泌尿生殖道毛滴虫、贾第虫、阿米巴病等疾病的预防和治疗。两药的口服生物利用度可达 100%，吸收迅速，组织穿透力强，分布广，可透过血脑屏障进入中枢神经系统。

硝基咪唑类抗菌活性与其结构中的硝基有关，药物本身相当于前药，当穿透细菌或原虫的细胞膜进入细胞后，其分子上的硝基被细胞内的低氧化还原电位转化成亚硝酸阴离子自由基，活化的硝基咪唑分子可与 DNA 或蛋白质直接反应，导致 DNA 链断裂或蛋白不可逆性损伤。活化分子作为中间体还可在细胞内进一步发生其他转化（如二聚化、质子化），从而增强细胞毒性。硝基咪唑类的杀菌活性与细胞内铁氧还蛋白相关的电子传递系统存在关联，这些系统可能参与了硝基咪唑类分子上硝基的还原与自由基形成中所需的电子传递。当细胞内有氧存在时（如需氧菌内环境），活化的硝基咪唑阴离子自由基将迅速失活，可解释这类药物何以仅对专性厌氧菌有效。此外，由于活化这类药物的转化酶和电子传递系统仅特异存在于细菌或原虫中，哺乳动物细胞缺乏相应的系统，因而选择性作用于前者。

四、作用于细菌代谢过程的抗菌药

细菌和哺乳动物细胞的很多代谢过程存在明显差异，一个显著的例子就是叶酸的合成与利用。哺乳动物不需自行合成叶酸，而是从食物中获取。但细菌不能摄入外源性叶酸，须自行合成。合成叶酸的系列反应中，首先以氨基苯甲酸（PABA）为底物合成二氢蝶酸，加上谷氨酸后形成二氢叶酸（DHF），DHF 再被二氢叶酸还原酶（DHFR）还原成四氢叶酸（THF）。

（一）磺胺类药物（sulfonamides）

磺胺类药物是人类在青霉素之前发现并用于全身性细菌感染防治的第一类化疗药物。最早应用于临床的磺胺类药物是1932年发现的百浪多息（最初作为一种红色染料使用），德国病理学与细菌学家格哈德·杜马克（Gerhard Domagk）因发现和验证了百浪多息的体内抗菌疗效获得1939年诺贝尔医学奖。1935年，法国巴斯德研究所的埃内斯特·富尔诺（Ernest Fourneau）等在研究中发现，百浪多息只是一种前药，体外并无活性，需在体内转化为磺胺后才发挥抗菌活性，从而开启了磺胺类药物新的研究时代，第一个现代医学意义的磺胺药（磺胺吡啶）也很快于1937年在法国上市。其后，磺胺噻唑、磺胺嘧啶、磺胺甲噁唑等数十种磺胺类进入临床使用。尽管现在磺胺类药物在临床应用已大部分被各类抗生素所取代，但其中最具代表性的磺胺甲噁唑（新诺明）和磺胺嘧啶仍在临床使用，前者与甲氧苄胺嘧啶联合使用（5∶1）。

磺胺类药物为广谱抑菌药，对多种 G^+菌、G^+菌，部分真菌、衣原体和原虫有抑制作用，但对立克次体、支原体、螺旋体无效。根据口服吸收难易分为全身用药和肠道用药，还有局部外用药。用于全身感染的磺胺药，口服吸收迅速且完全，组织分布广，可透过血脑屏障和胎盘屏障。用于肠道感染的磺胺药，口服不易吸收，在肠道维持高浓度，曾广泛用于手术前肠道菌的清除，不过现临床已多采用氨基糖苷类抗生素。

磺胺类抗菌作用靶标为二氢蝶酸合成酶。细菌一般利用氨苯甲酸（PABA）合成叶酸。由于磺胺药与PABA分子大小和电荷分布相似，在细菌内与PABA竞争二氢蝶酸合成酶的反应位点，抑制叶酸的合成，进而抑制细菌的生长繁殖。而过量PABA也可竞争性地抑制磺胺药的抗菌效应。药物作用后细菌生长受抑，进而通过人体免疫系统将细菌杀死清除。

（二）甲氧苄胺嘧啶（trimethoprim，TMP）

甲氧苄胺嘧啶在20世纪60年代由GlaxoSmithKline公司开发并推向临床。广谱抗菌，对多种 G^+菌和 G^-菌有抑菌活性，但对肠球菌、肺炎链球菌、铜绿假单胞菌、不动杆菌及厌氧菌活性不佳。口服吸收迅速完全，现临床主要以1∶5的比例与磺胺甲噁唑联合使用（复方新诺明，SMZ），这种组合主要考虑了体内相似药动学过程及产生协同效应所需的药物水平。其单用可治疗多种 G^-菌和部分 G^+菌引起的尿路感染，还可防治HIV患者或白血病患者并发的肺孢子菌肺炎，但较易产生耐药菌，因此单用并不多见。

甲氧苄胺嘧啶是辅酶四氢叶酸的结构类似物，可竞争性抑制细菌二氢叶酸还原酶，使二氢叶酸不能还原成四氢叶酸，而四氢叶酸是胸腺嘧啶合成必需的前体物，其合成受阻可进而影响到细菌DNA的合成，最终抑制细菌的生长、繁殖。甲氧苄胺嘧啶对细菌二氢叶酸还原酶的亲和力远高于（>1000倍）与人类细胞二氢叶酸还原酶的亲和力，因此可选择性作用于细菌。其与磺胺药联用，可使细菌的叶酸代谢遭到双重抑制，从而使磺胺的抗菌作用增强数倍至数十倍，甚至导致杀菌作用。同时可降低两药的用药剂量，减少耐药菌的发生频率。本品还可增强多种其他类抗生素如四环素、庆大霉素、卡那霉素等的抗菌作用。

五、抑制细菌ATP合成的抗菌药——贝达喹啉

贝达喹啉（bedaquiline，TMC207，R207910）是美国强生制药公司推出的一种新型全合成类抗TB药物，2012年12月通过美国FDA快速审批程序批准上市，属二芳基喹啉类（diarylquinolones），主要用于与其他药物联合治疗成年人多药耐药结核分枝杆菌（MDR-TB）感染引起的肺结核，是近50年来首个获批上市的全新化学结构抗TB药物，也是首个获批用于MDR-TB治疗的新药。广义上看，二芳基喹啉类化合物属于喹诺酮类衍生物，但这类化合物对分枝杆菌DNA促旋酶或拓扑异构酶

Ⅳ无抑制活性，因此与喹诺酮类抗菌药无交叉耐药性。

贝达喹啉主要作用靶标是细菌胞壁中的 ATP 合成酶。Dhillon J 等报道贝达喹啉通过抑制分枝杆菌 ATP 合成酶的质子传递链，导致菌体内 ATP 耗竭和 pH 值失调而发挥杀菌作用。治疗初期，结核分枝杆菌的 ATP 浓度尚维持在正常水平，通常治疗开始后几天 ATP 浓度才逐渐下降，故该药以时间依赖性杀菌方式发挥作用。对于持留于细胞内的结核分枝杆菌，因菌体内 ATP 浓度较普通结核分枝杆菌低，贝达喹啉能更快发挥作用。此外，贝达喹啉其他潜在抗菌机制尚在研究中。总之，该药作用机制不同于现有其他类别抗 TB 药物，体内外抗 MDR-TB 活性较强，临床可用于 MDR-TB 治疗。这一药物的成功开发提示人们，在今后的抗结核新药靶标寻找与利用中，可加大对 ATP 合成相关靶标的关注。Anna 等研究显示，贝达喹啉对结核分枝杆菌的 ATP 合成酶显示出高选择性，对人类细胞的 ATP 合成酶作用很弱。

第三节　细菌耐药分子机制

细菌耐药（bacterial resistance）是指细菌可以逃避一种或多种抗生素抗菌作用的状况。细菌对三类或三类以上抗菌药物耐药称为多药耐药（multi-drug resistance，MDR）；细菌只对一类或两类抗菌药物敏感，而对其他类抗菌药物均不敏感称为泛耐药（extensively drug resistance，XDR）；细菌对所有类型抗菌药物均不敏感称为全耐药（pan-drug resistance，PDR）。

细菌耐药的常见机制：①细菌产生灭活酶或钝化酶，对药物进行修饰或灭活；②通过外排系统，将细菌体内的药物泵至体外，降低胞内的药物浓度；③改变药物作用靶点，使之与药物的结合能力降低；④降低膜的通透性，减少药物的摄入；⑤形成生物被膜，阻止外来物质的进入；⑥改变代谢途径。这些耐药机制并不是完全独立存在的，在同一耐药菌中往往有多种耐药机制共同发挥作用，而不同菌株对于同一抗菌药物也可能通过不同的机制来产生耐药性（表 20-3-1）。

表 20-3-1　细菌对常见抗菌药物的主要耐药机制

抗菌药物	耐药机制
β-内酰胺类	产生 β-内酰胺酶；作用靶位改变，产生与药物亲和力低的青霉素结合蛋白（PBPs）；外膜孔蛋白改变导致对药物的通透性降低
喹诺酮类	作用靶位 DNA 促旋酶、DNA 拓扑异构酶Ⅳ发生改变；主动外排机制；qnr 基因编码蛋白对 DNA 促旋酶的保护作用
氨基糖苷类	产生氨基糖苷类修饰酶；作用靶位 16SrRNA 和 S16 核蛋白改变（如产生 16S rRNA 甲基化修饰酶等）；摄入减少
大环内酯类	核糖体 50S 亚基改变；钝化酶修饰作用；细菌产生的药物主动外排机制
四环素类	外排机制；核糖体 30S 亚基改变；产生钝化酶

一、细菌产生灭活酶或钝化酶

灭活酶或钝化酶（modifying enzymes）是耐药菌株产生的、具有破坏或灭活抗菌药物活性的酶类，主要通过水解或修饰作用破坏抗生素的结构使其失去活性。细菌产生灭活酶或钝化酶是引起细菌耐药的一个重要机制，钝化酶可由质粒或染色体介导表达。常见的钝化酶包括 β-内酰胺酶（β-lactamases），氨基糖苷类修饰酶（aminoglycoside modifying enzymes），氯霉素乙酰基转移酶（chloramphenicol acetyltransferases），大环内酯类灭活酶（macrolide inactivating enzymes）等，其中 β-内酰胺酶和氨基糖苷类修饰酶是种类多、临床重要性高的两类灭活酶。

（一）β-内酰胺酶

β-内酰胺酶是某些细菌产生的可导致对β-内酰胺类抗生素如青霉素类、头孢菌素类和碳青霉烯类等产生耐药的灭活酶，通过水解作用打开β-内酰胺环而使抗生素失活。

第一个β内酰胺酶是1940年Abraham和Chain首次从耐药大肠埃希菌中发现的青霉素酶（penicillinase），此后β-内酰胺酶的种类和数量迅速增长，现已达数百种之多。细菌可同时产生多种β-内酰胺酶。β-内酰胺酶能否引起耐药取决于其存在位置、动力学特性、产生量和理化性质等。G^+菌中β-内酰胺酶通常为胞外表达，但当生长条件改变时，一些酶也可结合于细胞质膜上。G^-菌中β-内酰胺酶通常存在于细胞周质中，但也可有部分泄漏而分泌至胞外。

1983年德国Knothe等首次从肺炎克雷伯杆菌中发现第一个超广谱β-内酰胺酶（extended spectrum β-lactamases，ESBLs）SHV-2，2001年美国Yigit等首次在肺炎克雷伯杆菌中发现肺炎克雷伯碳青霉烯酶（*Klebsiella pneumoniae* carbapenemase，KPC酶）KPC-1。尽管ESBLs和KPC目前在临床广泛流行，但没有引起全球恐慌，因为ESBLs酶能被临床应用的β-内酰胺酶抑制剂克拉维酸、舒巴坦和他唑巴坦抑制，并且碳青霉烯类抗生素对ESBLs稳定，而KPC酶尽管能灭活碳青霉烯类抗生素，但能被β-内酰胺酶抑制剂克拉维酸、舒巴坦和他唑巴坦抑制。2009年英国Timothy Walsh等新发现的NDM-1（金属β-内酰胺酶）不仅对包括碳青霉烯类抗生素在内绝大多数抗生素耐药，而且不被β-内酰胺酶抑制剂克拉维酸、舒巴坦和他唑巴坦抑制，因此引起全球高度重视。

β-内酰胺酶分类方法主要有：Bush-M-J分类法和Ambler分类法。

Bush-M-J分类法根据β-内酰胺酶的功能相似性（底物谱和抑制剂谱）将其分为1~4组：第1组头孢菌素酶，不易被克拉维酸抑制；第2组β-内酰胺酶包括青霉素酶、头孢菌素酶和广谱β-内酰胺酶，通常可被活性位点靶向的β-内酰胺酶抑制剂所抑制，该组对应于分子结构分类法中的A或D类。该组依据其底物和抑制剂谱又分为很多亚组；第3组金属β-内酰胺酶可水解青霉素类、头孢菌素类和碳青霉烯类抗生素，很难被常规的β-内酰胺酶抑制剂所抑制，但可被EDTA和对氯汞苯甲酸（pCMB）所抑制；第4组青霉素酶，不被克拉维酸抑制。

Ambler分类法根据蛋白质氨基酸序列相似性和催化机制将β-内酰胺酶分为A、B、C、D类，A、C、D类的活性位点处均有丝氨酸，又称为活性位点丝氨酸酶，而B类金属β-内酰胺酶的活性位点处有二价金属离子Zn^{2+}。Ambler分类法最初由Ambler于1980年提出，当时只有A类丝氨酸酶和B类金属β-内酰胺酶，1981年Jaurin和Grundstrom增加了C类头孢菌素酶，1980年代末D类苯唑西林水解酶又从其他丝氨酸β-内酰胺酶中分离了出来。A类酶主要由质粒介导，在活性位点处有丝氨酸，优先水解青霉素类，主要包括TEM、SHV、PSE、KPC、GES、SME、IMI、SFC家族等；B类金属酶主要由染色体编码，活性位点处有锌离子，水解碳青霉烯类、青霉素类及头孢菌素类，包括IMP，VIM，SPM，GIM，SIM，KHM，NDM等家族；C类酶主要由染色体编码，包括AmpC头孢菌素酶，主要水解头孢菌素类；D类酶主要由质粒介导，由苯唑西林水解酶OXA家族构成。

（二）氨基糖苷类修饰酶

氨基糖苷类修饰酶（aminoglycoside modifying enzymes，AMEs）是细菌对氨基糖苷类抗生素耐药的一种重要机制。与β-内酰胺酶通过水解作用打开四元环而使抗生素失活不同，氨基糖苷类修饰酶通过对抗菌药物分子中的某些保持活性所必需的基团进行修饰，使其与核糖体的亲和力大大降低而产生耐药。

氨基糖苷类抗生素是具有多氨基和多羟基的多价阳离子化合物，氨基在体内生理条件下生成阳离子能与多聚阴离子的RNA发生静电结合，羟基与RNA能以氢键结合发挥作用，这种结合作用是氨基糖苷类抗生素发挥抗菌作用的基础，同时也是修饰酶对氨基糖苷类抗生素进行结构修饰的基础，已证实乙酰化和/或磷酸化后可显著降低氨基糖苷类抗生素与16sRNA的亲和力。修饰酶基因经过进化及演变，其酶底物谱不断拓宽，对底物的代谢也越来越强，并且修饰酶基因经常位于整合子、基因盒、转座子或者接合转移元件上，在菌株之间广泛传播，使得上述酶几乎在所有种类的菌株中广泛分布。

氨基糖苷类修饰酶包括三大类（图20-3-1）：氨基糖苷类乙酰基转移酶（aminoglycoside acetyltransferases，AACs）、氨基糖苷类磷酸转移酶（aminoglycoside phosphotransferases，APHs）和氨基糖苷类腺苷转移酶（aminoglycoside adenylytransferases，AADs）或氨基糖苷类核苷转移酶（aminoglycoside nucleotidetransferases，ANTs）。

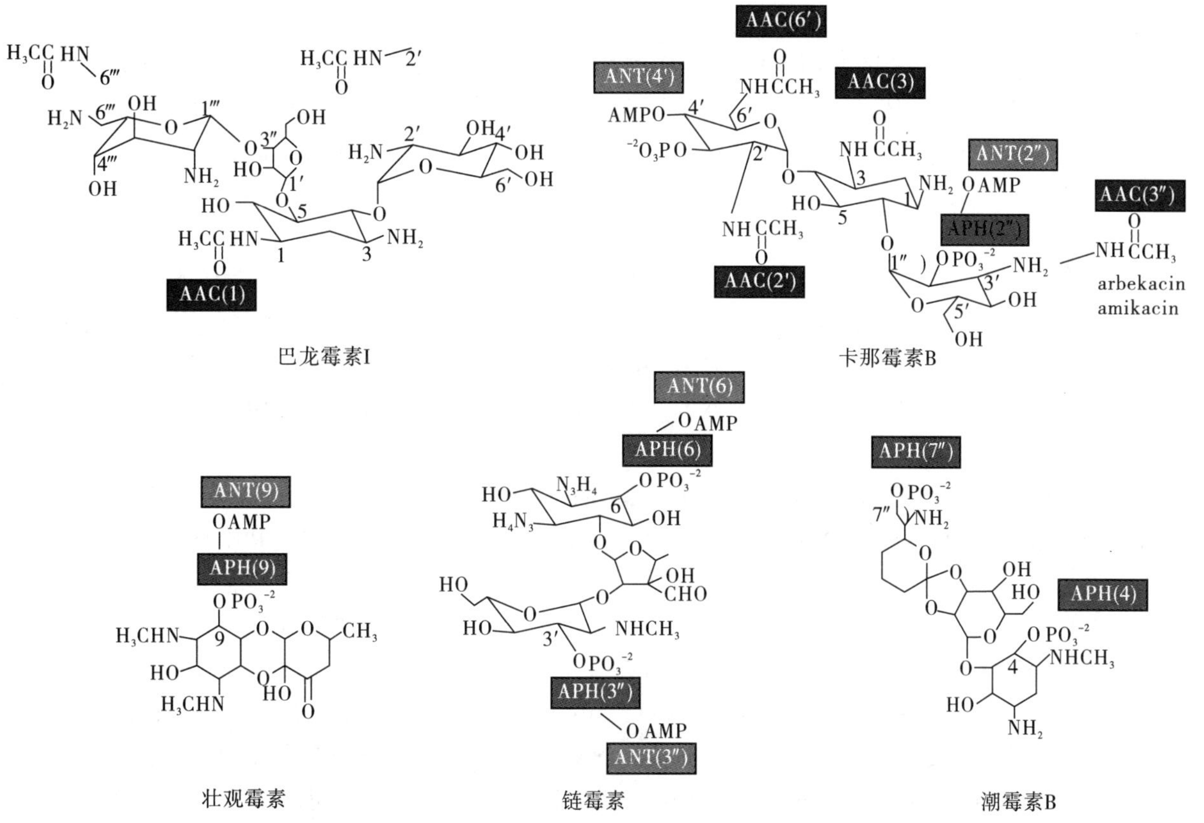

图20-3-1　氨基糖苷类修饰酶家族成员示意

氨基糖苷类乙酰基转移酶（AACs）属于GCN5-相关的N-乙酰化酶（GNAT）蛋白超家族，该类酶以乙酰辅酶A作为供体，将受体分子中的-NH_2基团乙酰化，包括AAC（1）家族、AAC（3）家族、AAC（2′）家族、AAC（6′）家族等，其中AAC（6′）酶家族是钝化酶中最大的酶家族，广泛分布于革兰阴性菌和阳性菌。AAC（6′）酶家族又分为AAC（6′）-Ⅰ和AAC（6′）-Ⅱ两个亚家族，两个亚家族对阿米卡星和庆大霉素C1的活性有区别，AAC（6′）-Ⅰ对阿米卡星和庆大霉素C1a和C2的活性很高，但对庆大霉素C1的活性很低；AAC（6′）-Ⅱ酶能催化庆大霉素C1、C1a和C2三个组分，但不能修饰阿米卡星。AAC（6′）-Ⅰb是与临床关系最为密切的乙酰化酶，介导对阿米卡星和其他氨基糖苷类的耐药，在多种革兰阴性菌中均有检出，如不动杆菌属，肠球菌属、铜绿假单胞菌属和气单胞菌属。临床分离的产AAC（6′）-Ⅰ革兰阴性菌中70%以上是这个基因型。AAC（6′）-Ⅰb-cr

是 AAC（6′）-Ⅰb 家族的新成员，与 AAC（6′）-Ⅰb 相比，仅有 Trp102Arg 和 Asp179Tyr 2 个氨基酸残基的改变，但其底物谱从单纯的氨基糖苷类扩展到能修饰氟喹诺酮类抗生素（诺氟沙星和环丙沙星）。AAC（6′）家族成员可与 APH、ANT 或者不同的 AAC 相融合，形成双功能酶，如 AAC（6′）-Ⅰe 与 APH（2″）-Ⅰa 融合形成 AAC（6′）-Ⅰe-APH（2″）-Ⅰa，常见于粪肠球菌和金黄色葡萄球菌中；AAC（6′）-Ⅱd 与 ANT（3″）-Ⅰa 融合形成双功能酶 ANT（3″）-Ⅰa-AAC（6′）-Ⅱd；AAC（6′）-Ⅰb′与 AAC（3）-Ⅰb 融合形成 AAC（3）-Ⅰb-AAC（6′）-Ⅰb′，定位于铜绿假单胞菌的整合子。

氨基糖苷类磷酸转移酶（APHs）催化 ATP 中的磷酸基团转移至氨基糖苷类抗生素分子的羟基上，包括 APH（4）家族、APH（6）家族、APH（9）家族、APH（3′）家族、APH（2″）家族、APH（3″）家族和 APH（7″）家族等。其中 APH（2″）对于介导 G^+ 菌对庆大霉素的耐药意义重大，APH（2″）-Ⅰa 是常见于 G^+ 菌肠球菌和金黄色葡萄球菌中的双功能酶 AAC（6′）-Ⅰe-APH（2″）-Ⅰa 的组成部分。

氨基糖苷类腺苷转移酶（ANTs）以 ATP 或 NTP 作为供体，将 AMP 转移至氨基糖苷类抗生素的羟基上，主要分为 5 大类：ANT（6）家族、ANT（9）家族、ANT（4′）家族、ANT（2″）家族和 ANT（3″）家族，其中 ANT（4′）家族包括 ANT（4′）-I 和 ANT（4′）-Ⅱ两个亚家族。

二、药物作用靶位改变

抗菌药物作用靶位改变是细菌对抗生素耐药的另一种主要作用机制。β-内酰胺类抗生素的作用靶位是青霉素结合蛋白（penicillin binding proteins，PBPs），氨基糖苷类和四环素类抗生素的作用靶位是 50S 核糖体，大环内酯类的作用靶位是 30S 核糖体，喹诺酮类的作用靶位是 DNA 促旋酶和拓扑异构酶Ⅳ，万古霉素的作用靶位是细胞壁五肽末端 D-丙氨酰-D-丙氨酸。这些作用靶位的细微变化都有可能产生很高的耐药性。

耐甲氧西林金葡菌（methicillin resistant staphylococcus aureus，MRSA）具有多重耐药性，其机制为菌株除了正常的 PBPs 外，产生了一种新的由 mecA 基因编码的 PBP2′（或 PBP2a）蛋白，该酶蛋白与抗生素亲和力大大低于 PBPs，这样在其他 PBPs 与抗生素结合而被抑制不能发挥正常功能的情况下，PBP2a 仍可由于其与抗生素的低亲和力而发挥生物学活性，使细菌免于抗生素的杀灭活性而产生耐药。MRSA 最初发现于 1961 年，主要由医院分离，至 1990 年在全球医院环境中广泛流行，称为医院相关性 MRSA（hospital-associated MRSA，HA-MRSA）；随后 MRSA 又扩展至社区，即社区相关性 MRSA（community-associated MRSA，CA-MRSA）；而近年来从动物及食品中分离出 MRSA，即牲畜相关性 MRSA（livestock-associated MRSA，LA-MRSA）。肺炎链球菌也可由 PBPs 改变而导致对β-内酰胺类耐药，称为耐青霉素肺炎链球菌（penicillin resistant streptococcus pneumoniae，PRSP）。而 PBPs 表达减少与鲍曼不动杆菌耐碳青霉烯类有关。

细菌 DNA 促旋酶和拓扑异构酶Ⅳ系喹诺酮类药物作用的靶位，其编码基因 gyrA，gyrB，parC，parE 常可于喹诺酮耐药决定区域（quinolone resistance determining region，QRDR）发生突变，导致 DNA 促旋酶或拓扑异构酶改变，与药物亲和力下降而耐药。此外，质粒携带的 qnr 基因编码五肽重复家族的蛋白，能保护 DNA 促旋酶免于喹诺酮类药物的作用，是导致菌株对喹诺酮类药物耐药的另一重要机制，并且可与靶位改变和药物外排泵机制协同发挥作用，广泛见于多种多重耐药肠道细菌。目前 Qnr 蛋白已发现 6 类，即 QnrA（QnrA1～7）、QnrB（QnrB1～73）、QnrC、QnrD（QnrD1～2）、QnrS（QnrS1 ～9）和 QnrVC（QnrVC1 ～6）。

细菌对氨基糖苷类抗生素耐药除前述的产生氨基糖苷类修饰酶外，另一个主要机制是 16S rRNA 甲基化酶（16S rRNA methyltransferases，16S RMTasts）甲基化修饰核糖体小亚基 16S rRNA，使氨基糖苷类作用靶位核糖体 30S 亚单位的 16S rRNA 氨基酰-tRNA-结合位点（A-位点）不被氨基糖苷类药物抑制，从而形成氨基糖苷类药物耐药性。这种耐药机制已见于多种 G^-菌如铜绿假单胞菌、鲍曼不动杆菌和肺炎克雷伯菌等。甲基化酶介导细菌对几乎所有氨基糖苷类抗菌药物的高水平耐药，其基因大多定位在可接合转移质粒的转座子上，在菌株之间水平传播，这也可能是其在世界范围内广泛分布的原因。其中有些菌株还同时携带超广谱 β-内酰胺酶或金属 β-内酰胺酶基因，导致菌株多药耐药。16S rRNA 甲基化酶可能源于产生氨基糖苷类抗生素的放线菌，如链霉菌属和小单孢菌。这些菌对它们产生的氨基糖苷类抗生素天然耐药，很多都是通过甲基化 16S rRNA 的特定位点而保护核糖体，免于氨基糖苷类抗生素与 30S 核糖体亚基结合，从而发挥自我保护作用。

G^-菌 16S rRNA 甲基化酶分为两类，第一类为作用于 16S rRNA G1405 位的 N7 甲基转移酶，介导对 4，6-位取代 2-脱氧链霉胺氨基糖苷类（庆大霉素、妥布霉素、阿米卡星等）和福提霉素（fortimicin）的高水平耐药，但不介导对 4，5-位取代脱氧链霉胺氨基糖苷类（如新霉素），或 4-位单取代脱氧链霉胺氨基糖苷类（如巴龙霉素），或不含脱氧链霉胺环氨基糖苷类（如链霉素）的耐药。目前已发现 11 个编码该类酶的基因，分别为 armA（aminoglycoside resistance methyltransferase A）、rmtA（rRNA methyltransferase A）、rmtB1、rmtB2、rmtC、rmtD1、rmtD2、rmtE、rmtF、rmtG 和 rmtH。第二类为作用于 16S rRNAA1408 位的 N-1 甲基转移酶，目前仅发现一种 NpmA。该酶于 2007 年首次分离于氨基糖苷类耐药大肠埃希菌 ARS3 中。与其他 16SrRNA 甲基化酶不同，携带含 npmA 重组质粒的大肠埃希菌不仅表现对 4，6-位取代 2-脱氧链霉胺氨基糖苷类（如阿米卡星和庆大霉素）的高水平耐药，还表现对 4，5-位取代 2-脱氧链霉胺氨基糖苷类（如新霉素和核糖霉素）的耐药，但对链霉素和大观霉素不表现耐药性。

其他靶位突变引起细菌耐药还包括 23S rRNA 甲基化酶使核糖体大亚基 23S rRNA 发生甲基化作用或其他原因引起的 23S rRNA 或核糖体 L3/L4 蛋白发生突变导致金黄色葡萄球菌（包括 MRSA）或肠球菌对利奈唑胺耐药；万古霉素作用靶位细胞壁五肽末端的 D-丙氨酰-D-丙氨酸突变为 D-丙氨酰-D-乳酸或 D-丙氨酰-D-丝氨酸使肠球菌对万古霉素产生耐药；链霉素的作用靶位 16S 核糖体的某些碱基发生突变（编码基因 rrs）或与核糖体结合的起稳定核糖体三维结构作用的核蛋白 S16（编码基因 rpsL）发生突变而导致的结核分枝杆菌对链霉素耐药；质粒介导的甲基化酶使 23S rRNA 上的关键性腺嘌呤残基甲基化而使红霉素不能与之结合，从而产生红霉素耐药肺炎链球菌等。

三、细菌细胞壁改变或细胞膜通透性改变

细菌细胞膜是一种具有高度选择性的渗透性屏障，G^+菌细胞膜被一层厚厚的肽聚糖细胞壁包裹，但该细胞壁内部结构简单，几乎不影响抗菌药物小分子扩散至胞内，通常不构成抗生素的通透屏障，但分枝杆菌如结核分枝杆菌的外膜结构与铜绿假单胞菌相似，是一道渗透性很低的有效屏障。G^-菌在肽聚糖细胞壁外还有一层细胞外膜，主要成分有蛋白（包括膜孔蛋白）、脂多糖（LPS）及磷脂等，构成抗菌药物的外膜通透屏障，并且此通透屏障还常与药物主动外排泵协同发挥作用，减低到达药物作用靶位的药物量，介导了细菌的天然耐药性。这些机制的进一步改变可介导获得性耐药性，细菌可通过降低外膜的渗透性而发展为耐药菌，如大肠埃希菌 OmpF 膜孔蛋白与低水平多重耐药性相关，铜绿假单胞菌的外膜亚胺培南特异性通道蛋白 OprD 和鲍曼不动杆菌外膜蛋白 CarO 缺失与细菌的碳青霉烯类耐药性有关。

LPS 系外膜的独特结构，含有许多阴离子位点，与二价阳离子如 Mg^{2+}与 Ca^{2+}等结合确定了外膜屏障的完整性。多黏菌素作为阳离子脂肽类抗生素，与脂多糖脂质 A 阴离子位点作用，破坏外膜通透屏障，而脂多糖脂质 A 的特异修饰可以导致多黏菌素耐药性或与其他阳离子抗菌多肽的耐药性有关。

四、细菌外排泵系统

细菌药物外排泵系统（efflux pump system）是较晚为人们所认识的重要耐药机制，普遍存在于各类细菌，依据氨基酸序列相似性归为五个超家族：主要易化子超家族（major facilitator superfamily，MFS）、耐药-结节-分化家族（resistance-nodulation-division，RND）、小多重耐药蛋白家族（small multidrug resistant protein，SMR）［属于代谢物转运体（drug/metabolite transportors，DMT）家族］、多药及毒物外排家族（multidrug and toxic compound extrusion，MATE）和 ATP 偶联盒家族（ATP-binding cassette，ABC）。ABC 家族以 ATP 供应能量，为最大的超家族，包含七个亚家族，依据序列和结构同源性命名为 A-G 亚家族。RND 家族是最普遍的一类外排泵蛋白，在 G^- 菌介导的多重耐药中具有重要临床意义。

（一）G^+菌外排泵系统

G^+菌外排泵系统主要是染色体编码的 MFS Nor-家族（NorA、NorB 或 NorC）、MdeA MATE mepRAB（多药外排蛋白）和 SMR SepA。还有质粒编码的 QacA、QacB 和 Tet（K）等外排泵系统。粪肠球菌还有 NorA 的同源体 EmeA。这些外排泵系统有广泛和交叉重叠的底物谱，包括喹诺酮类、四环素类、单价和二价抗菌阳离子化合物及植物来源的次级代谢产物。

（二）G^-菌外排泵系统

外排泵系统是临床 G^-菌耐药的重要原因之一。RND 型外排泵系统临床常见于铜绿假单胞菌、大肠埃希菌、淋病奈瑟菌等，还见于空肠弯曲菌和鲍曼不动杆菌，不仅能引起细菌对许多结构不相关的药物的排出，而且能外排洗涤剂、染料等，一般由三个部分组成：①内膜转运蛋白，负责与底物结合并决定底物特异性；②膜融合蛋白（membrane fusion protein，MFP），与内膜相连接，延伸至周质，一般起着连接内外膜蛋白的作用；③外膜通道蛋白（out membrane factor，OMF），负责将从内膜转运蛋白接受的底物从细胞周围细胞质进一步转运到细胞外。最常见、研究最多的是大肠埃希菌的 AcrAB-TolC 系统和铜绿假单胞菌的 MexAB-OprM 系统，二者具有一定的同源性。

AcrAB-TolC 系统由内膜转运蛋白 AcrB，膜融合蛋白 AcrA 和外膜通道蛋白 TolC 组成。AcrAB-TolC 为染色体编码，在大肠埃希菌中组成性表达，有利于对肠道的胆盐、脂肪酸等物质的排出。当其调节基因发生突变时，AcrAB-TolC 泵过量表达，介导对多种广泛应用的抗生素、染料和洗涤剂的外排。

MexAB-OprM 系统为铜绿假单胞菌 RND 型外排系统最主要的一种，可介导组成性多药耐药，在 nalB、nalC 和 nalD 突变株中由于其高表达而介导获得性多药耐药。MexAB-OprM 系统同样由三个组分组成：内膜泵蛋白 MexB，膜融合蛋白 MexA 和外膜蛋白 OprM。MexAB-OprM 系统的组成和结构都与 AcrAB-TolC 系统相似，MexA 与 AcrA 有 71%的相似性，MexB 与 AcrB 有 89%的相似性，OprM 与 TolC 虽然在氨基酸顺序上只有 35%的相似性，但其四级结构却高度相似。

MexAB-OprM 系统的编码基因位于 mexAB-oprM 操纵子内，mexAB-oprM 操纵子的主要负调控因子是 MexR 蛋白，属于 MarR 家族。四个 MexR 二聚体形成一个有多个构象的不对称结构，而 ArmR 蛋白通过蛋白-多肽异构作用阻止 MexR 与 mexAB-oprM 的操纵基因相结合。ArmR 的 C 端 25 个氨基酸残基片段为其与 MexR 结合区，ArmR 的这一 C 端片段形成一个扭转的 α 螺旋，结合于 MexR 二聚体中央一个大的疏水性结合腔内，稳定了 MexR 的一个显著的构象改变，从而使 MexR 不能再与 DNA 结合。MexR 通过氧化还原机制结合或者脱离 DNA，MexR 内有两个半胱氨酸残基具有氧化还原活性，当二者形成单体间的二硫键时，MexR 被氧化，导致其从 DNA 上解离下来，从而不能抑制外排泵的表达。

G^-菌 ABC 外排泵系统包括黏质沙雷菌中的 SmdAB、大肠埃希菌和奈瑟球菌中的大环内酯类转运体 MacAB 等。此外，G^-菌同样存在一些具有外排特性的 MFS 家族，包括鼠伤寒沙门菌 SmvA（与金葡菌 QacA 相似）、大肠埃希菌 EmrAB-TolC、介导大肠埃希菌和克雷伯菌属对喹诺酮耐药的 QepA 和 OqxAB 质粒等。鲍曼不动杆菌 CraA 与大肠埃希菌 MdfA（只外排氯霉素）和获得性窄谱外排系统 TetA、TetB、CmlA、FloR 同源。AmvA 介导鲍曼不动杆菌对抗生素和消毒剂的耐药性。某些 G^-菌检测到 SMR 和 MATE 家族。鲍曼不动杆菌检测到 AbeM 和 AbeS，在其他不动杆菌属中检测到 AdeXYZ、AdeDE 和 QacE。SugE 介导阴沟肠杆菌对抗生素的耐药性。

五、细菌生物被膜

细菌生物被膜（bacterial biofilm，BBF）是细菌为适应恶劣生长环境，在生长过程中附着于固体表面或破损组织表面而形成的特殊存在形式，是细菌分泌的胞外多糖复合物（glycocalyx）将自身克隆聚集包裹于其中而形成的一层膜样多细胞群体结构物。

细菌生物被膜的形成过程包括：①浮游细菌接受环境中的营养信号，识别并紧密黏附在固体表面。②细菌附着后，开始进行生长和分裂，同时不断有新的浮游细菌附着于其上，最终导致该附着点的细菌过度拥挤，许多细菌不能获得营养而毒性产物则不断积累。③为了给拥挤成簇的细菌创造生存空间，细菌一边在表面轻轻移动，一边分泌胞外多聚物，从而形成由水通路贯穿的亚单位结构，多个亚单位就形成了成熟的细菌生物被膜。④从被膜中脱离出来的浮游菌继续黏附、生长、分裂、形成生物被膜，如此往复形成一个由浮游菌到生物被膜的循环。

细菌通过复杂的细胞内外信号网络来调节小分子，如第二信使，信号分子和小 RNAs（sRNAs），这些小分子再反过来影响细菌基因表达和生理状态。由第二信使、环二鸟苷酸（c-di-GMP）介导的细胞内信号传导是生物被膜起始和形成的通用机制。c-di-GMP 升高通常有助于生物被膜形成，而其降低伴随着生物被膜的解离。此外，多种次级代谢产物也可激发生物被膜形成，如亚抑菌浓度的亚胺培南或妥布霉素。形成生物被膜的细菌表现出被称为群体感应的群体行为。群体感应是依赖于细胞外信号分子的浓度而调节细菌群体中的基因转录的一个过程。G^-菌群体感应主要由酰基高丝氨酸内酯衍生物（acyl-homoserine lactones，AHLs）介导，G^+菌中由小分子肽介导。生物被膜和群体感应不存在相关性，但生物被膜是群体感应发挥作用的良好场所。

自然界中可形成生物被膜的菌种很多，只要条件允许大多数细菌都可形成生物被膜，其中铜绿假单胞菌、大肠埃希菌和葡萄球菌较易形成生物被膜，其导致的感染是医疗器械感染中的主要问题。金黄色葡萄球菌一旦在医疗器械或破损组织中形成生物被膜将很难被破坏，被生物被膜感染的植入物通常要被移除或替代。

形成生物被膜的菌株对抗生素的渗透性降低，并且细菌代谢减缓，呈“亚冬眠状态”，从而对抗生素耐药。有研究表明形成生物被膜的细菌对药物的敏感性比游离状态的细菌低 1000 倍以上。生物被膜中的细菌由于被膜的屏障保护作用，不仅能抵御外来攻击，还能逃避机体的免疫攻击，不易被机体内的抗体溶解和巨噬细胞吞噬，是造成持续感染的主要原因。生物被膜内生长的细菌对抗生素耐药的具体机制尚不十分清楚，也是一直以来的研究热点。在已形成的生物被膜内细菌对抗生素耐药取决于各种因素，包括生物被膜的深层结构及生物被膜内细菌与浮游细菌相比所独有的基因特性。细菌生物被膜的耐药机制完全不同于浮游菌，研究表明不携带耐药基因的敏感菌一旦形成生物被膜，对抗菌药物的敏感性就会大幅度下降，但当细菌从被膜上脱落下来成为浮游菌后，很快又恢复对抗菌药物的敏感性，说明被膜内细菌的耐药机制与单个细菌不同，是建立在生物被膜多细胞积聚结构基础上的，一旦被膜结构被破坏这种耐药性就随之消失。

六、改变代谢途径

细菌可通过改变代谢途径逃避抗菌药物作用。细菌不能利用环境中的叶酸，需要靠自身合成，而磺胺能与对氨基苯甲酸（PABA）竞争二氢蝶酸合成酶，从而妨碍叶酸合成。抗菌增效剂甲氧苄胺嘧啶（trimethoprim，TMP）能抑制二氢叶酸还原酶，使二氢叶酸无法还原成四氢叶酸，也阻碍叶酸的代谢和利用。然而随着其应用，人们发现其只对少数几种疾病有较好效果，且许多患者还会产生严重副作用，同时磺胺类药物的细菌耐药性也迅速扩散蔓延，耐药程度也呈上升趋势。抗磺胺类细菌能利用已合成的叶酸，不需要外来的对氨基苯甲酸（PABA）制造叶酸，使磺胺失效而产生耐药性。

第四节　新型抗菌药物研发

抗菌新药研发周期长达10~12年，费用超过10亿美元，而耐药菌产生周期仅为2年，因利润低、风险大，国际大型制药企业逐渐减少对抗菌药物研发的投入，科学家对抗菌药物发现的基础研究重视不够，导致新型抗生素后续产品枯竭。近50年来，全球上市的新结构类型的抗菌药物仅有抗G^+耐药菌的linezolid（噁唑烷酮类）、daptomycin（脂肽类）、retapamulin（截短侧耳素类）以及抗多药耐药结核的bedaquiline（二芳基喹啉类）。WHO号召加强抗耐药菌药物研究，并把2011年世界卫生日的主题定位“抵御抗生素耐药性，今天不采取行动，明天就无药可用”。

现阶段新型抗菌药物研发主要在三个方面进行：①通过结构修饰，继续对已有抗菌药物进行深入开发，获得新产品；②利用基础科学研究成果，寻找新的抗菌靶位，设计新结构骨架的先导化合物，研究全新抗菌药物；③研究抗感染治疗的全新方法，如抗菌肽、噬菌体等。这些有望为耐药菌感染控制提供有效方法。

一、新靶标、新机制、新结构骨架化合物的发现

（一）脂肪酸合成酶

近年来，脂肪酸合成酶抑制剂的研究取得了一定进展，一些抑制剂表现出较强的抗菌作用，代表化合物为平板霉素（platensimycin）。平板霉素是由在南非收集的土壤样本中分离出的一株平板链霉菌（streptomyces platensis）属真菌所产生的一种抗微生物化合物，能够作用于脂肪酸生物合成的FabF/B缩合酶，从而阻碍细菌构建细胞膜而实现抗菌作用。

（二）肽脱甲酰基酶

肽脱甲酰基酶（peptide deformylase，PDF）是细菌生长过程中蛋白质合成所必需的一种关键酶，普遍存在于大多数病原菌中，由def基因编码，在细菌蛋白质生物合成中催化N-甲酰甲硫氨酸的去甲酰化。尽管有报道称PDF抑制剂对相应的人类线粒体同系物也具有抑制作用，但哺乳动物细胞中并不存在功能性同系物，说明这类抑制剂对细菌具有高度的选择性，故PDF是一种潜在的抗菌作用靶点。此类化合物的代表有BB-3497、GSK1322322等。

（三）细菌摄取营养通道

铁元素是大多数细菌生长及存活所必需的营养成分，但是游离态的铁在生理状态下溶解度极低，不能被细菌所利用，只有结合状态的铁才能被细菌利用。在哺乳动物中，大部分的铁是与血红素结合在一起的。因此，血红素中的铁是在感染初期的优先铁质来源，如果没办法获得血红素，细菌就

无法在宿主体内生存。细菌中有一些与血红素摄取和传递相关的基因群所编码的蛋白质，他们会参与血红素的摄取与传递，从而将细菌所需要的血红素-铁运送到细菌内，供细菌生长所用。如果阻断这个传递途径，细菌就较难存活，也就不能继续传染蔓延。虽然不同细菌参与血红素摄取、传递的蛋白质不同，但他们均有相似的传递方式，即由一种位于细菌细胞表面的血红素摄取蛋白（porin），从宿主血红蛋白中摄取血红素，再传递给其他血红素摄取蛋白，最后通过特异的血红素转运体将血红素传递至细菌细胞内，释放出游离铁供细菌利用，维持细菌的生长。作为预防和治疗细菌感染的一个可能的靶点，血红素摄取系统无疑是未来一个非常值得研究和探求的领域。以此系统为靶点的代表性化合物为铁载体单酰胺类的 BAL-30072（Ⅰ期临床）。

（四）脂多糖

外膜作为 G^-菌特有结构，是细胞通透性的屏障。脂多糖（lipopolysaccharide，LPS）是外膜的组分之一，包括类脂 A、核心多糖和 O-多糖侧链组成。其中类脂 A 负责 LPS 在膜上的疏水锚定，在 G^-菌生长中起重要作用。目前大肠杆菌中所有类脂 A 合成过程中的酶及编码它们的基因均已被鉴别，单拷贝基因编码的类脂 A 合成酶及它的同源体在几乎所有已测序的 G^-菌中都有发现，为寻找新的抗菌药物提供了靶点。针对类脂 A 合成过程中的关键酶 LpxC 的代表化合物有 CHIR-090、L-573、655、LNTI-229、ACHN-975（Ⅰ期临床）等。

（五）细菌外排泵

细菌外排作用是细菌产生耐药性的重要途径，目前已发现了 ATP 偶联盒家族等多种外排泵类型。G^-菌表达的 Tet 外排泵对四环素类抗生素有特异性外排作用；而铜绿假单胞菌的 Mex、OprM 等外排泵以及金葡菌的 NorA 外排泵则为多重耐药外排泵。目前已有一些外排泵抑制剂的筛选研究，发现了一些具有外排泵抑制活性的化合物，如干扰外排泵组装的抑制剂（globomycin）、阻断外排泵能量来源的抑制剂（羟基氰间氯苯腙，CCCP）、阻碍底物通过外排泵通道的抑制剂（二胺类化合物等）、植物天然产物（5′-甲氧基大风子素，methoxyhydncarpin D）。

（六）群体感应系统

细菌合成并释放一种被称为自诱导物质（autoinducer，AI）的信号分子，胞外的 AI 浓度增加至临界浓度时，AI 能启动菌体中相关基因的表达，调控细菌的生物行为，以适应环境的变化，这一现象称为群体感应（quorum sensing，QS）。

细菌使用群体感应系统（quorum-sensing systems）来感受群体的密度，做出基因介导的信号响应，如产生毒素、形成生物膜、产生抗生素及生成孢子等。根据细菌合成的信号分子和感应机制不同，QS 系统基本分为三个代表性类型：G^-菌一般利用酰基高丝氨酸内酯（AHL）类分子作为 AI，G^+菌一般利用寡肽类分子（AI P）作为信号因子，许多 G^-和 G^+菌都可以产生一种 AI-2 的信号因子，一般认为 AI-2 是种间细胞交流的通用信号分子。

QS 体系依赖于 AI 信号分子及其受体蛋白的共同作用，能够影响 AI 与其受体蛋白的积累或识别的过程都会破坏 QS 系统：①降解信号分子，使其不能与受体蛋白结合，从而破坏细菌的 QS 体系。如，在一些细菌中发现内酯酶（AHL-1actonase）和酰基转移酶（AHL-acylase），内酯酶可以水解 AHL 的内酯键，生成的酰基高丝氨酸的生物活性大大降低，枯草芽胞杆菌所产生的 AiiA 酶就属其中的一种。酰基转移酶则作用于连在酰基高丝氨酸内酯上的氨基，生成脂肪酸和无生物活性的高丝氨酸内酯。②抑制 AI 的生成。如，三氯生（triclosan）是一种有效的烯酰基 ACP 还原酶（enoyl-ACP reductase）抑制剂，烯酰基 ACP 还原酶参与酰基 ACP（acyl-ACP）的生成，而后者是生成 AHL 的重要物质之一，三氯生的加入导致 AHL 的产量减少。③合成 AI 的结构类似物，与相应的受体蛋白竞争性结合。海洋红藻（delisea pulchra）能够产生一种和 AHL 结构类似的卤化呋喃酮（halogenated furanones），其与费氏弧菌一起培养可促进 LuxR 的降解，并因此破坏其 QS 行为。

（七）细菌分泌系统

分子微生物学已经揭示了 G^-菌分泌生物学活性蛋白的多种不同机制，目前备受关注 7 个分泌系统即Ⅰ、Ⅱ、Ⅲ、Ⅳ、Ⅴ、Ⅵ及Ⅶ型分泌系统。所有的分泌系统均持有特殊的成分来介导效应蛋白穿过细菌不同的膜结构（即 IM、细胞周质和 OM）。这些分泌途径可以分为两个主要组群：Sec 依赖性和非 Sec 依赖性，其中Ⅱ型分泌系统（T2SS）和Ⅴ型分泌系统（T5SS）用 Sec 转移酶和氨基端信号肽运输其效应蛋白，Ⅰ型（T1SS）、Ⅲ型（T3SS）、Ⅳ型（T4SS）和Ⅵ型（T6SS）则采用的不依赖 Sec 转移酶的机制，Ⅶ（T7SS）型分泌系统是最近被发现的分泌系统。

（八）细菌 mRNA 降解途径

细菌中 mRNA 的降解具有重要的意义，他不仅可以再循环利用核苷酸，而且还可以根据生长条件的变化调控基因表达。另外，mRNA 降解过程中的很多核酸酶还可以控制细菌毒力因子的表达与分泌、细菌的运动与浸染及诱导宿主细胞凋亡等，进而来调控细菌的致病性。与真核生物 mRNA 的降解过程及核酸酶相比细菌 mRNA 的降解途径及核酸酶差异很大，这使得细菌 mRNA 降解途径很有潜力成为抗菌药物研发的新靶点，或通过降低毒性来制备无毒疫苗的新平台。

（九）核糖开关（riboswitch）

核糖开关是 mRNA 上能够与自由代谢产物或其他小分子配体结合，或由于环境条件变化而引起构象变化，从而调控基因表达的 RNA 结构元件核糖开关，广泛存在于 G^+及 G^-细菌的代谢相关基因中，在真菌、植物中也有发现。核糖开关调节基因表达不需要任何蛋白因子作为中介，在进化上可能是 RNA 世界遗留的分子化石。核糖开关控制生物体内许多重要基因的表达，调节体内基础代谢，信号传递以及氨基酸、核苷酸、辅酶、金属离子的摄取。核糖开关在生物代谢调控、信号传导中的重要作用使其成为一类新型的药物作用靶点，为新型抗菌药物研发开辟了新的领域。

（十）双组分信号转导系统

双组分系统（two component system，TCS）广泛存在于原核生物细胞中，由组氨酸激酶（histidine kinase，HK）和响应调控蛋白（response regulator，RR）组成，通过双组分蛋白的磷酸化和去磷酸化调节细胞信号传导途径。细菌使用双组分信号转导系统感受体外瞬时化学变化，其中两个蛋白分别作为感受器和响应控制器。感受器是一种典型的跨膜组氨酸激酶，响应控制器是一种 DNA 转录激活子（activator）。感受器的细胞周质环型蛋白和跨膜蛋白感受到配体后，引起感受器胞质组氨酸激酶结构域中组氨酸活性位点的自磷酸化，磷酸官能团从 P-His 转移到响应控制器氨基酸亚基上的一段保守的 Asp-应控羧基上。响应控制器 P-Asp 的形成会引发 DNA 作用域的变构效应，激活子调节目标基因的转录并启动响应程序。细菌含有多套双组分系统，包括感应 pH 值、养分、氧化还原状态、渗透压和抗生素的双组分系统等，一些双组分系统也能控制对细胞生长、毒力、生物膜和群体感应等有重要作用的基因簇。此外，由于双组分系统在结构和作用机制上与人类细胞的信号转导系统有本质的不同，因此，开发双组分系统的抑制剂，通过特异性抑制细菌双组分系统的信号转导耳控制病原性细菌的致病性，在抗微生物感染方面有着诱人的应用前景。

（十一）异柠檬酸裂解酶

乙醛酸支路是除脊椎动物外，在原核生物、低等真核生物和植物中广泛存在的代谢支路，由异柠檬酸裂解酶（isocitrate lyase，ICL）和苹果酸合成酶（malate synthase，MAS）介导。已有研究表明异柠檬酸裂解酶对于持留结核杆菌的存活起关键作用，决定了结核杆菌的持留性，最终导致结核病疗程过长。敲除异柠檬酸裂解酶编码基因 icl 的突变体 Δicl 在感染小鼠 0~2 周期间的平均倍增时间与野生株相当。但敲除株的持留性和毒力降低，2 周后小鼠的肺和肺外组织中 Δicl 突变体被活化的巨噬细胞完全清除，而野生株菌负荷指数在整个实验期间保持不变，显示出持留现象。由于人等高等动物中不存在乙醛酸代谢途径，因此异柠檬酸裂解酶是理想的靶向持留结核杆菌的新型抗结核药物作用靶点。

二、抗菌药物治疗与研发新思路

近年来，人们不断尝试寻找抗菌的新疗法与新思路，非抗生素疗法如噬菌体、反义 RNA 和疫苗等途径及抗菌药物联用等手段的研究又重新受到人们关注。

（一）噬菌体

1921 年 Bruynoghe 和 Maisin 率先用噬菌体制剂治疗皮肤葡萄球菌感染，1934 年美国科学家报道了噬菌体疗法抗肠球菌感染的成功率可达 80%。20 世纪 40 年代，美、法两国曾有公司对噬菌体进行商业性生产，主要用于治疗葡萄球菌、链球菌、大肠埃希氏菌和奈瑟菌等致病菌感染，包括皮肤和黏膜的化脓性感染、上呼吸道感染、阴道炎及耳乳突感染等。20 世纪 40 年代，随着抗生素的出现，作为抗菌用的噬菌体从人们心中逐渐淡出。

近几十年来，大量耐药菌的出现使噬菌体治疗又重新受到人们的重视。近期各国研究者进行的临床前试验及临床应用结果表明，噬菌体治疗的效果是值得肯定的，并且其效果受使用剂量和用药时间的限制较小。噬菌体用于细菌感染性疾病的治疗本身具有抗生素无法比拟的优势：①噬菌体可依赖体内的宿主进行复制，因此仅需很小的剂量即可达到治疗目的；②噬菌体比抗生素专一性强，对机体本身正常的微生物群落影响小得多，副作用较小；③噬菌体不受细菌多重耐药的影响；④噬菌体可用于对抗生素过敏的患者；⑤噬菌体可单独使用也可结合抗生素使用以减少抗性菌的出现；⑥虽然致病菌为了逃避噬菌体的识别也会发展抗性，但优于抗生素的是，噬菌体也会随致病菌的变异而发生变异，并产生能裂解突变细菌的新噬菌体。目前国外已经有噬菌体类杀菌剂获得生产上市的许可，更多的类似产品正处在临床研究阶段。

（二）反义 RNA

通过反义 RNA 控制 mRNA 的翻译是原核生物基因表达调控的一种方式，最早发现于大肠杆菌中，许多实验证明在真核生物中也存在反义 RNA。原核生物中反义 RNA 具有多种功能，如调控质粒的复制及其接合转移，抑制某些转位因子的转位，对某些噬菌体溶菌-溶源状态的控制等。虽然反义核酸技术原理简单、前景诱人，但在实际使用中存在一些不容忽视的问题：①很多寡聚核苷酸缺乏特异性。某些小分子物质、蛋白质能与 ASONs 发生序列特异性和非特异性结合；某些 ASONs 能在动物体内引起非互补部位的断裂；有些研究提示富含 G 的序列尤其 G 四联体极易发生非特异性作用，原因未明。②免疫刺激性和激活补体的能力。有人在给猴一次性注射大剂量 ASONs 时发现能通过激活补体引起致死性炎性反应。③在利用逆转录病毒、腺病毒等作载体时，潜在的危险更值得担忧，因为病毒基因的整合是随机的，有可能破坏细胞本身的正常基因包括一些抑癌基因，甚至有可能激活原癌基因，导致肿瘤发生。另一方面，逆病毒载体很有可能在体内发生重组，产生有活力的逆病毒，使宿主感染病毒。另外，如何建立灵敏的检测手段以监测机体引入外源核酸后的生理变化，如何适应大规模生产，如何降低成本等一系列问题都有待解决。

（三）疫苗

控制传染性疾病最主要的手段就是预防，而接种疫苗被认为是最有效的措施。疫苗根据技术特点分为传统疫苗和新型疫苗。传统疫苗主要包括减毒活疫苗和灭活疫苗，新型疫苗则以基因疫苗为主。细菌疫苗主要有炭疽疫苗、百日咳白喉破伤风三联疫苗、流感嗜血杆菌疫苗、结核疫苗、脑膜炎疫苗、伤寒疫苗、肺炎球菌结合疫苗及霍乱疫苗等。

（四）联合用药

抗生素是临床应用最广、品种最多的一类药物，临床上常常联合用药治疗耐药菌感染。合理的联合用药能发挥抗菌药物的协同作用能增强疗效、扩大可选药物范围、延缓或减少耐药性的产生或降低副作用。研发全新抗生素是控制耐药菌感染的根本途径，但寻找和发现抗生素增敏剂也是对付控制耐药菌感染的一种新策略和有效手段。

（杨信怡　李聪然　游雪甫）

参 考 文 献

1. Gerald L，Mandell，John E. Bennett and Raphael Dplin. Mandell，Douglas and Bennett's Principles and Practice of Infectious Diseases. Fifth Edition. Harcourt Asia Churchill Livingstone，2001.
2. Rosaleen J. Anderson，Paul W. Groundwater，Adam Todd and Alan J. Worsley. Antibacterial Agents：Chemistry，Mode of Action，Mechanisms of Resistance and Clinical Applications. John Wiley & Sons Ltd，2012.
3. Giancarlo Lancini，Francesco Parenti，Gian Gualberto Gallo 主编. 王以光主译. 抗生素：多学科入门. 北京：人民卫生出版社，1998 年.
4. SP 德尔尼，NA 霍奇，SP 戈尔曼主编，司书毅，洪斌，余利岩主译. 药物微生物学. 第 7 版，北京：化学工业出版社，2007 年.
5. 沈萍，陈向东. 微生物学. 北京：高等教育出版社，2008.
6. 陈代杰. 抗菌药物与细菌耐药性. 北京：华东理工大学出版社，2001.
7. Hamburger JB，Hoertz AJ，Lee A，et al. A crystal structure of a dimer of the antibiotic ramoplanin illustrates membrane positioning and a potential Lipid Ⅱ docking interface. Proc Natl Acad Sci U S A，2009 18；106（33）：13759-13764.
8. Bergen PJ，Landersdorfer CB，Zhang J，et al. Pharmacokinetics and pharmacodynamics of ‘old’ polymyxins：what is new? Diagn Microbiol Infect Dis，2012，74（3）：213-223.
9. Hershberger E，Donabedian S，Konstantinou K，et al. Quinupristin-dalfopristin resistance in gram-positive bacteria：mechanism of resistance and epidemiology. Clin Infect Dis，2004，38（1）：92-98.
10. Wilson DN. Ribosome-targeting antibiotics and mechanisms of bacterial resistance. Nat Rev Microbiol，2014，12（1）：35-48.
11. Poehlsgaard J，Douthwaite S. The bacterial ribosome as a target for antibiotics. Nat Rev Microbiol，2005，3（11）：870-881.
12. Ball P. Quinolone generations：natural history or natural selection? J Antimicrob Chemother，2000，46 Suppl T1：17-24.
13. Hooper DC. Mechanisms of action of antimicrobials：focus on fluoroquinolones. Clin Infect Dis，2001，32 Suppl 1：S9-S15.
14. Bush K，Jacoby GA，Medeiros AA. A Functional Classification Scheme for focus on fluoroquinolonestimicrob Chemotherance and epid. Antimicrob Agents Chemother，1995，39（6）：1211-1233.
15. Ramirez MS，Tolmasky ME. Aminoglycoside Modifying Enzymes. Drug Resist Updat，2010，13（6）：151-171.
16. Livermore DM. βivermore DMUpdatdifying Enzymesme for focus on f. Clin Microbiol Rev，1995，8（4）：557-584.
17. Bjarnsholt T，Ciofu1 O，Molin S，et al. Applying insights from biofilm biology to drug development-can a new approach be developed? Nat Rev Drug Discov，2013，12（10）：791-808.

18. Kourtesi C, Ball AR, Huang YY, et al. Microbial Efflux Systems and Inhibitors: Approaches to Drug Discovery and the Challenge of Clinical Implementation. Open Microbiol J, 2013, 7 (Suppl 1-M3) : 34–52.
19. O34-52iJA, McGann P, Snesrud EC, et al. Novel 16S rRNA Methyltransferase RmtH Produced by Klebsiella pneumoniae Associated with War-Related Trauma. Antimicrob Agents Chemother, 2013, 57 (5) : 2413–2416.
20. Wachino J, Shibayama K, Kurokawa H, et al. Novel Plasmid-Mediated 16S rRNA m1A1408 Methyltransferase, NpmA, Found in a Clinically Isolated Escherichia coli Strain Resistant to Structurally Diverse Aminoglycosides. Antimicrob Agents Chemother, 2007, 51 (12) : 4401–4409.

第二十一章　抗病毒药物

病毒性传染病因其传染性强，传播快且后果严重（如死亡、肿瘤、致畸等），社会危害大已跃居传染病之首，受到越来越多的关注。抗病毒药物在治疗病毒性疾病中发挥了重要的作用，自从第一个抗病毒药物碘苷批准问世，在过去的50年中有50多种抗病毒药物批准上市，其中艾滋病的出现促进了抗病毒药物的研发，因此近25年来抗病毒药物发展突飞猛进，抗艾滋病病毒药物有三十余种。随着对病毒生物学认识的不断深入，分子生物学、细胞生物学、免疫学、结构生物学和药物化学技术的发展，大大加快了抗病毒药物的研究步伐。由于抗病毒药物耐药性的发生以及新病毒的不断出现，至今仍然有多种病毒性疾病没有特异性的抗病毒药物治疗或疗效不佳，抗病毒新药的研发仍然任重道远。

第一节　概　　述

一、病毒简介

从原虫、细菌到高等动植物都可发生病毒感染，已报道的病毒种类有5000种以上，从最初的“可滤过性病原”到“有感染性的活的流质”，随着科学的发展以及对病毒本质认识的不断深入，病毒（virus）概念也有所发展，有人提出这样的概念：病毒是一类具有生命特征的遗传单位，或称为具有细胞感染性的亚显微粒子。病毒个体微小，结构简单，只含单一核酸（DNA或RNA），经过基因复制与表达产生子代病毒核酸和蛋白，然后再进行装配形成完整的病毒颗粒。但类病毒（viroid）和拟病毒（virusoid）只含有小分子量RNA而不含蛋白，而朊病毒（prion）只含有蛋白无核酸。病毒的特征可归纳如下：形体微小，具有比较原始的生命形态和生命特征，缺乏细胞结构；只含一种核酸，DNA或RNA；依靠自身的核酸进行复制，DNA或RNA含有复制、装配子代病毒所必需的遗传信息；缺乏完整的酶和能量系统；严格的细胞内寄生，任何病毒都不能离开宿主主细胞独立复制和增殖。

二、病毒性疾病

说起病毒，马上就能想到艾滋病（acquired immunodeficiency syndrome，AIDS），疯牛病（bovine spongiform encephalopathy，BSE），严重急性呼吸综合征（severe acute respiratory syndrome，SARS），禽流感（avian influenza，AI）等病毒性疾病。其实病毒无处不在，种类和数量非常多，但绝大部分病毒对人类的健康几乎没有任何影响，致病性病毒所占的比例很小。而在这些致病性病毒中，绝大多数的病毒对人类都是温和的，许多病毒的复制并不会对受感染的器官产生明显的伤害，他们感染人体后很快就会被免疫系统清除，不会对人体造成伤害。也有一些病毒，可以与人体长时间共存，并且依然能保持感染性而不受到宿主免疫系统的影响，即“病毒持续感染（viral persistence）”，在某些条件下病毒被激活复制，感染急性发作而出现临床症状。还有一些病毒可以引发严重的烈性传染病致畸或者引起恶性肿瘤。

由病毒引起的人类疾病种类繁多。流感（influenza virus）是人类历史上最为致命的瘟疫之一。在过去400年里，有记载的世界性“流感大流行”至少爆发过31次。尤其是1918年的H1N1“流感大流行”，波及全球200多个国家，罹难人数接近1亿，超过了历史上任何一次战争造成的伤亡。自2003年底以来，H5N1高致病性禽流感病毒，不但引起世界范围内禽类高致病禽流感的暴发流行，也不断引起人类感染和死亡。2013年H7N9高致病性禽流感病毒再次引起广泛关注。另一个重要的病毒病是艾滋病，自30多年前报道首例艾滋病以来，人类免疫缺陷病毒（human immunodeficiency virus）已经蔓延到世界各地，目前全球约有7000万人感染过人类免疫缺陷病毒，约有3500万人死于艾滋病，这使得艾滋病成为有史以来最具毁灭性的瘟疫之一。乙型肝炎（hepatitisB，HBV）是我国最为重要的病毒，其感染呈世界性流行，据WHO报道，全球约20亿人曾感染过HBV，其中3.5亿人为慢性HBV感染者，每年约有100万人死于HBV感染所致肝病（肝衰竭、肝硬化和肝癌等）。而西方国家主要为丙型肝炎，全球约有1.7亿丙型肝炎（hepatitisC，HCV）感染者，20%慢性感染者可导致肝脏慢性炎症坏死和纤维化，部分患者可发展为肝硬化甚至肝细胞癌。病毒是导致癌症发生的重要原因之一。已知的与人类癌症相关的主要病毒有人类乳头瘤病毒（human papillomavirus，HPV）、乙肝病毒、丙肝病毒、艾伯斯坦-巴尔病毒（Epstein-Barr virus，EBV）和人类嗜T淋巴细胞病毒（human T-cell lymphotropic virus）。在2002年冬到2003年春暴发的严重急性呼吸综合征由SARS冠状病毒引起，高传染性、高致病性、高死亡率，引起了严重的社会恐慌，成为新出现的病原的重要例子。

三、病毒性疾病的防治

疫苗（vaccine）在病毒性疾病防治中发挥了重要的作用，病毒疫苗比细菌疫苗出现早，其免疫原性和免疫效果均优于细菌制品。早在16世纪的明代，我国率先发明人痘接种法，预防天花，并随后漂洋过海传播到日本和欧洲各国。1796年，英国乡村医生爱德华·詹纳（Edward Jenner，1749～1823年）接种牛痘预防天花试验成功，从而大大提高了疫苗接种预防天花的安全性。狂犬病是最早有记载的家畜中的病毒病。巴斯德（Pasteur）作为微生物发展史上的里程碑式的人物，因在1884年发明了狂犬疫苗，对病毒感染性疾病的防治做出了巨大贡献。随着疫苗接种的普及，病毒感染相关的一些疾病（如小儿麻痹、麻疹、腮腺炎和风疹）的发病率和死亡率都大幅度下降，而曾经是致命疾病的天花已经绝迹。但艾滋病和丙型肝炎病毒由于易发生突变，尽管投入了大量人力、物力研发疫苗，目前尚未成功。

除疫苗外，含特异性抗体的血清、特异性免疫球蛋白和特异性单克隆抗体等抗病毒抗体也被用于急性预防和治疗病毒性疾病，主要有用于呼吸道合胞病毒预防的帕利珠单抗，巨细胞病毒免疫球蛋白，乙型肝炎免疫球蛋白及狂犬病毒免疫球蛋白等。

抗病毒药物的研发始于20世纪60年代，较抗菌药物晚30～40年，由于病毒专性细胞寄生的特点，研究难度大因此进展较慢。自第一个抗病毒药物问世以来，抗病毒药物历经50多年，到目前为止美国FDA批准了50多种抗病毒药物，在病毒病的防治中发挥了重要作用。在抗病毒药物研究过程中一些里程碑式的事件是值得记住的，碘苷（idoxuridine，IDU）是第一个抗病毒药物，局部给药治疗眼睛的单纯疱疹病毒感染。金刚烷胺（amantadine）是第一个口服用于防治流感病毒的药物，1966年由美国FDA批准。利巴韦林（ribavirin，RBV）是第一个广谱抗病毒药物，1982年美国FDA批准生产其气雾剂，喷雾吸入治疗流感和呼吸道合胞病毒感染，其后注射剂用于治疗拉萨热和出血热，1999年发现口服利巴韦林与注射干扰素联合治疗丙型肝炎有效，目前已成为治疗HCV的常规治疗药物。阿昔洛韦是第1个病毒特异性的抗疱疹病毒药物。1985年美国FDA批准了第一个基因工程生物药物：α-干扰素，随后结构稍有不同的α-干扰素-2a 和 2b 也被批准生产上市，至今已发展了多种 PEG 化的长效干扰素，成为治疗乙型和丙型肝炎的有效药物。齐多夫定（zedovudine，ZDV，AZT）是第一个特异性抗艾滋病病毒药物，1981 年发现了人类艾滋病，1983 年确定其病原为人类免疫缺陷病毒（艾滋病病毒 1 和 2 型，HIV-1 和 HIV-2），1987 年经美国 FDA 提前批准生产齐多夫定口服片剂供临床艾滋病治疗使用。

第二节　临床上应用的抗病毒药物及其作用机制

一、病毒的复制周期和抗病毒药物

提到抗病毒药物和抗病毒药物的靶点就不能不提及病毒的复制周期。由于病毒是非细胞生物，无法通过细胞分裂的方式来完成数量增长，它们是利用宿主细胞内的代谢工具来合成自身的拷贝，并完成病毒组装。不同的病毒之间生命周期的差异很大，但大致可以分为六个阶段。

（一）吸附

病毒要成功感染细胞，首先必须通过特定的受体吸附（absorption）于宿主细胞膜上。最初是病毒和细胞偶然碰撞或静电作用，这个过程是完全随机的，是可逆的，不表示感染。随后是特异性吸附，是指病毒表面的蛋白和细胞表面受体相结合，这是特异性结合，是细胞感染的第一步骤。病毒受体（virus receptor）是指能特异性地与病毒结合、介导病毒侵入并促进病毒感染的宿主细胞膜组分，其化学本质是糖蛋白、蛋白聚糖、脂类或糖脂，大多数属于蛋白质。细胞表面是否具有病毒受体决定了该细胞是否对病毒易感，决定了病毒的宿主谱，组织细胞的嗜亲性，并影响病毒的致病性。总而言之，病毒是通过其表面抗原和宿主细胞表面受体相结合而吸附于细胞表面。在病毒受体的介导下，通过细胞的内吞等过程使病毒颗粒进入细胞内进行繁殖。一些病毒还需细胞膜表面的其他蛋白协助受体才能最终进入细胞，这些蛋白称之为辅助受体（coreceptor）。

（二）穿入

穿入（viral penetration）是病毒感染的第二阶段，在病毒附着到宿主细胞表面之后，病毒通过以下不同的方式进入宿主细胞：注射式侵入、细胞内吞、膜融合以及其他特殊的侵入方式。许多病毒并非仅有一种侵入方式，而是几种可能的侵入方式并存。

（三）脱衣壳

所谓脱衣壳（uncoating）是指病毒感染性核酸从衣壳内释放出来的过程。有包膜病毒脱壳包括脱包膜和脱衣壳两个步骤，无包膜病毒只需脱衣壳，方式随不同病毒而异。注射式侵入的噬菌体和某些直接侵入的病毒可以直接在细胞膜或细胞壁表面同步完成侵入和脱壳。病毒粒子以内吞方式或直接进入细胞后，经蛋白酶的降解，先后脱去包膜和衣壳。以膜融合方式侵入的病毒，其包膜在与细胞膜融合时即已脱掉，核衣壳被移至脱壳部位并在酶的作用下进一步脱壳，病毒核酸游离并进至细胞的一定部位进行生物合成。病毒脱壳必须有酶的参与，有的酶来自宿主细胞，有的为病毒基因编码。

（四）生物合成

生物合成（bio-synthesis）就是在病毒进入宿主细胞后，病毒借助宿主细胞提供的原料、能量和场所完成病毒核酸以及病毒蛋白质合成。

（五）病毒组装

病毒组装（assembly）就是病毒的结构成分核酸与蛋白质分别合成后，在细胞核内或细胞质内组装成核衣壳。绝大多数 DNA 病毒在细胞核内组装，RNA 病毒与痘病毒类则在细胞质内组装。无包膜病毒组装成核衣壳即为成熟的病毒体，有膜病毒的外膜是在病毒核衣壳和宿主细胞膜结合时获得。

（六）病毒释放

病毒释放（viral release）就是绝大多数无膜病毒释放时通常造成细胞死亡裂解，病毒颗粒释放到细胞外，宿主细胞膜破坏，细胞迅即死亡。绝大多数有膜病毒通过细胞内的内质网、空泡，或包上细胞核膜或细胞膜出芽或胞吐释放而成为成熟病毒，不必有细胞裂解发生。病毒包膜由细胞获得，如疱疹病毒在核膜上获得囊膜，流感病毒在细胞膜上获得包膜。有膜病毒也可通过细胞桥或细胞融合进入邻近的细胞。敏感细胞在感染病毒 6~8 小时后，一个细胞可产生多达上万的病毒颗粒。

理论上讲，病毒复制的各个阶段都有可能成为抗病毒药物的靶点。但在实际工作中，很多因素制约药物的发展。理想的抗病毒药物应选择性地作用于病毒，而对宿主细胞及其功能影响不大。

二、抗 HIV 药物

艾滋病最早的病例于 1980 年底和 1981 年初在美国发现，1983 年，法国巴斯德研究所的蒙泰格尼尔和美国国立肿瘤研究所的盖洛先后从艾滋病患者组织中分离出一种人类逆转录病毒，后经世界各国医学生物学家实验确证，这种病毒就是艾滋病的病因，并将此病毒命名为“人获得性免疫缺陷综合征病毒 1 型”（human immunodeficiency virus type Ⅰ，HIV-1）。1985 年，又从非洲妓女中分离出 2 型艾滋病毒（HIV-2），他与同年发现的猴艾滋病毒（simian immunodeficiency virus，SIV）更为相似。人类免疫缺陷病毒属于人类逆转录病毒（retroviruses）的慢病毒属（lentiviruses），病毒颗粒直径约 120 纳米，呈二十面体。病毒基因组是两条相同的正股 RNA，每条 RNA 长约 9.2~9.8kb。它含有 3 个结构基因，即 gag、pol 和 env，分别编码病毒核心蛋白、酶及外膜糖蛋白；此外，它还有 6 个调节基因，即 tat、rev、nef、vpr、vif 及 vpu（HIV-2 为 vpx），分别编码不同分子量的蛋白，从正反两个方向影响病毒复制。1987 年齐多夫定（zidovudine，AZT）批准临床用于治疗 HIV 感染。到目前为止美国 FDA 批准了 35 种抗 HIV 药物（包括 8 种固定剂量药物组合的复方制剂）。

（一）HIV 入胞抑制剂

HIV 进入细胞需要 3 个步骤，第一步是病毒 gp120 的细胞外区与细胞 CD4 的 D1 区特异结合，造成 HIV gp120/gp41 糖蛋白构象的改变，暴露出与第二受体的结合点（gp120 V3 区是第二受体特异性的主要决定簇），使 gp120 与第二受体的亲和力增加 100 ~ 1000 倍。gp120 与 CCR5 或 CXCR4 任一个第二受体结合进一步触发 HIV 外膜糖蛋白构象的改变，使 gp41 的 7 个氨基酸反复片段形成卷圈结构，强迫融合多肽进入靶细胞膜。显然，能阻止病毒与受体结合或阻止 gp41 进入细胞膜的药物可能会阻碍 HIV 进入细胞内复制。目前，已有 2 个病毒进入抑制剂被批准临床使用。

1. 恩夫韦地（Enfuvirtide，T-20）　恩福韦地是一个有 36 个氨基酸的多肽（图 21-2-1），他阻止病毒膜和细胞膜的融合。T-20 于 2003 年由美国 FDA 批准，用于治疗抗逆转录病毒治疗失败的 HIV 感染者，由于药物耐药性、副作用、药物相互作用或其他医疗问题导致患者的最初治疗方案中可选择的药物受限，因此需要不同作用机制的药物用于联合治疗用药方案。T-20 体外可以抑制多种 HIV-1 临床分离株，包括多药耐药性病毒株，与目前使用的抗 HIV-1 药物间无交叉耐药反应，而且与几个逆转录酶抑制剂及蛋白酶抑制剂间有协同抗 HIV 活性。T-20 口服生物利用度很低，一般皮下给药，90 mg，1 天 2 次。全身毒性不常见，但局部注射疼痛反应会影响患者用药。

2. 马拉维若（maraviroc，selzentry）　马拉维若是首个 CCR5 受体阻断剂（图 21-2-2），CCR5 是 HIV 早期侵染所必需的主要辅助受体之一，马拉维若阻断 HIV-1 gp120 与 CCR5 受体结合，阻止病毒膜与细胞膜融合，致使病毒进入失败。马拉维若于 2007 由美国 FDA 批准，口服治疗 HIV-1 感染的患

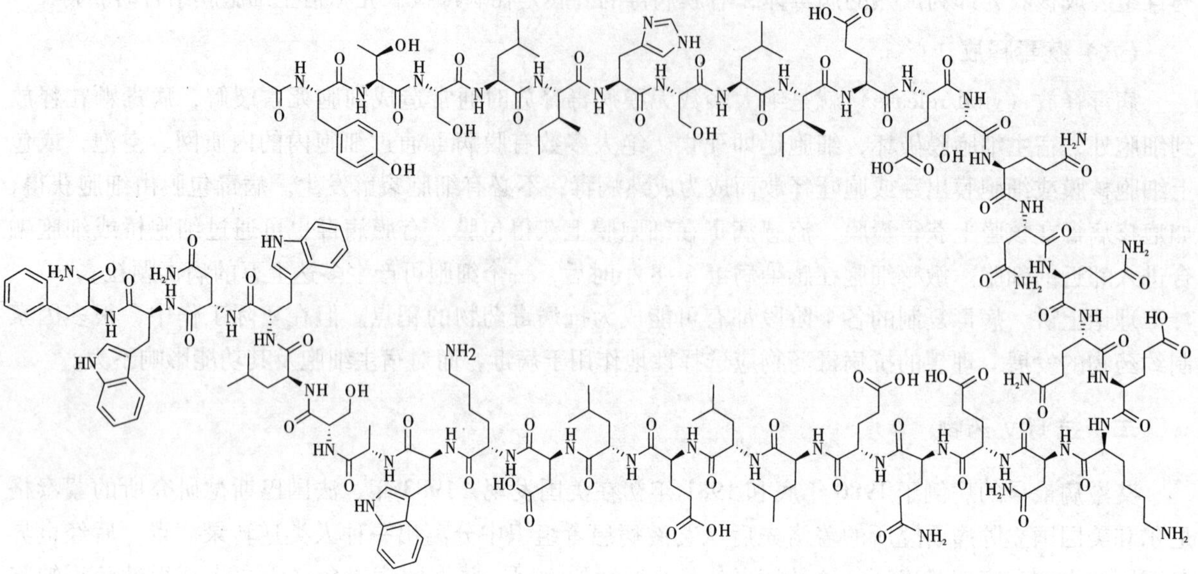

图 21-2-1 恩夫韦地（Enfuvirtide，T-20）的结构式

者，规格有马拉维若 150mg/片和 300mg/片。马拉维若作为抗 HIV-1 联合化疗选择的药物之一，他适用于那些对其他抗 HIV-1 药物耐受，而且是 CCR5 亲和的病毒株。分子式为 $C_{29}H_{41}F_2N_5O$，分子量 513.67。常见的副作用包括咳嗽，发热，上呼吸道感染、皮疹、肌肉与骨骼症状，腹痛和头晕。

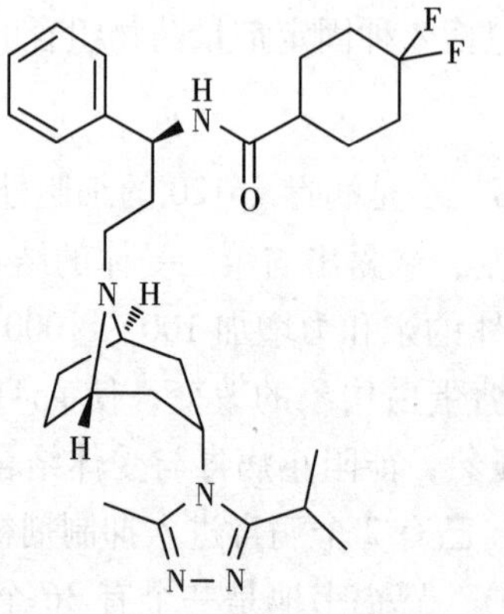

图 21-2-2 马拉维若（Maraviroc）结构式

（二）HIV 逆转录酶抑制剂

作为 HIV 复制的 3 个关键酶之一的 HIV 逆转录酶是 HIV pol 基因产物，他是一个异二聚体，包含具有催化活性的 66kD 和无活性的 51kD 两个亚单位。p66/p51 是依赖 RNA 的 DNA 聚合酶，催化 HIV 从 mRNA 逆转录成 DNA 的过程，已经成为抗艾滋病药物设计的重要靶点之一。

1. 核苷和核苷酸类逆转录酶抑制剂　核苷和核苷酸类逆转录酶抑制剂（nucleoside and nucleotide reverse transcriptase inhibitors，NRTIs）是一组核苷类化合物，是合成 HIV 的 DNA 逆转录酶底物脱氧核苷酸的类似物，在体内转化成活性的三磷酸核苷衍生物，与天然的三磷酸脱氧核苷竞争性与 HIV 逆转录酶（RT）结合，抑制 RT 的作用，阻碍前病毒的合成。核苷类逆转录酶抑制剂是最先问世、开发品种较多的一类药物，临床证实对 HIV 复制具有很强的抑制作用，目前被批准临床使用的核苷和核苷酸类逆转录酶抑制剂有 8 种（图 21-2-3），分别是齐多夫定（zidovudine，AZT）、地丹诺辛（didanosine，ddI）、扎西他宾（zalcitabine，ddC）、司他夫定（stavudine，d4T）、拉米夫定（lamivudine，3TC）、阿巴卡韦（abacavir，ABC）、恩曲他滨［emtricitabine，(-)FTC］、替诺福韦（tenofovir disoproxil fumarate，TFV DF）。但扎西他宾（zalcitabine，ddC）因毒性问题目前已经退市。

齐多夫定（3′-叠氮-3′-脱氧胸苷、叠氮胸苷）是第一个批准治疗 HIV 感染的药物，他是胸苷类似物，进入细胞后先后被细胞内的胸苷激酶、胸苷酸激酶和胸苷二磷酸激酶磷酸化成其相应的三磷酸（AZT-TP）活化形式，作为底物竞争性地抑制 HIV 逆转录酶对体内正常核苷类底物的利用，干扰病毒 RNA 逆转录为 DNA，由于 AZT 分子中脱氧核糖部分 3′羟基（OH）被叠氮（N3）基取代而不能进行 5′-3′磷酸二酯键的结合，导致病毒 DNA 链不能延长，从而抑制病毒 DNA 复制，因此这种类型的药物又称为 DNA 链终止剂。齐多夫定最早是作为抗肿瘤药研发的，在 1983 年确定人类免疫缺陷病毒 HIV 为艾滋病的病原后，发现齐多夫定具有很强的抗 HIV 活性，1987 年批准治疗 HIV，由于齐

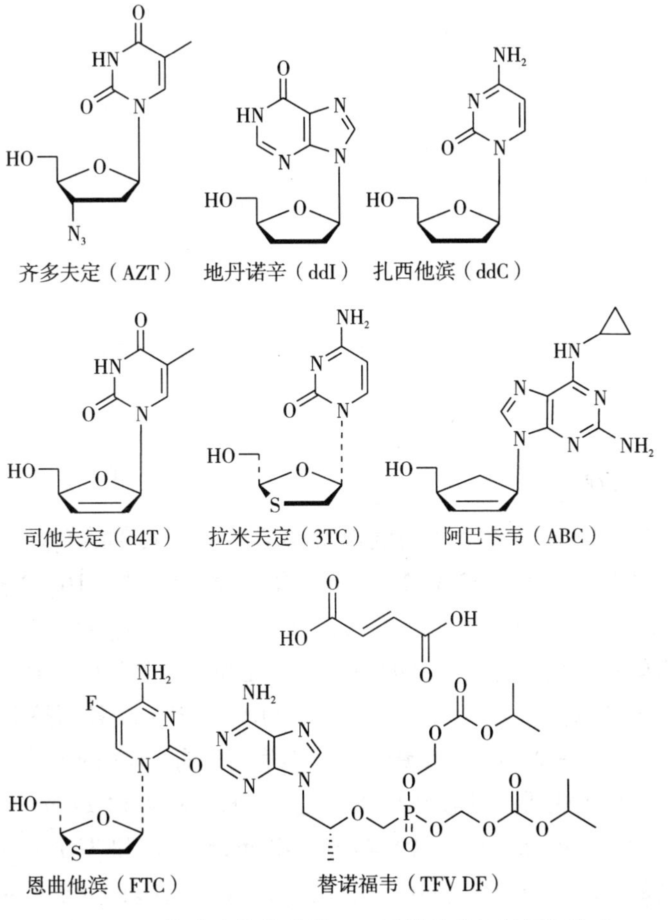

图 21-2-3　核苷和核苷酸类 HIV 逆转录酶抑制剂结构式

多夫定疗效确切至今仍为抗 HIV 一线药物。齐多夫定的主要毒副作用为骨髓抑制、可逆性肌病、乳酸中毒、头痛、恶心等。

2. 非核苷类 HIV 逆转录酶抑制剂　非核苷类 HIV 逆转录酶抑制剂（non-nucleoside reverse-transcriptase inhibitors，NNRTIs）直接与 HIV 逆转录酶的 p66 疏水区结合，使酶蛋白构象改变，抑制酶活性，与核苷类逆转录酶抑制剂不同，不直接掺入 DNA 链，并不需磷酸化，因此在静止和活化的细胞中均能发挥作用。抗 HIV-1 活性强，对 HIV-2 和猴免疫缺陷病毒无效。易产生耐药。目前批准临床使用的非核苷类逆转录酶抑制剂有 5 个（图 21-2-4），奈韦拉平（Nevirapine，NVP），地拉韦定（Delavirdine，DLV），依非韦伦（Efavirenz，EFV），依曲韦林（Etravirine，TMC-125）和利匹韦林（Rilpivirine，RPV）。

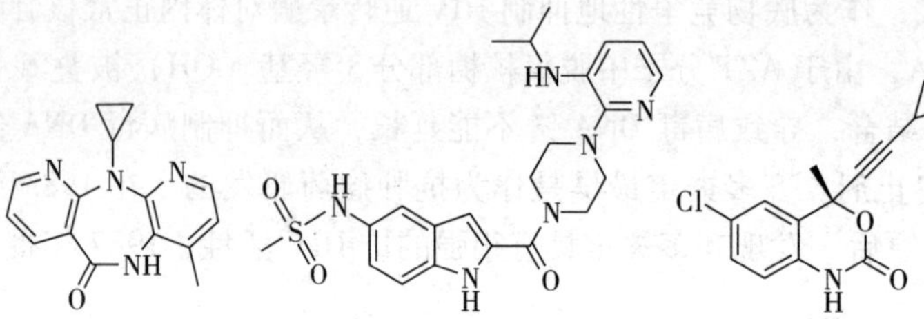

奈韦拉平（NVP）　地拉韦定（DLV）　依非韦伦（EFV）

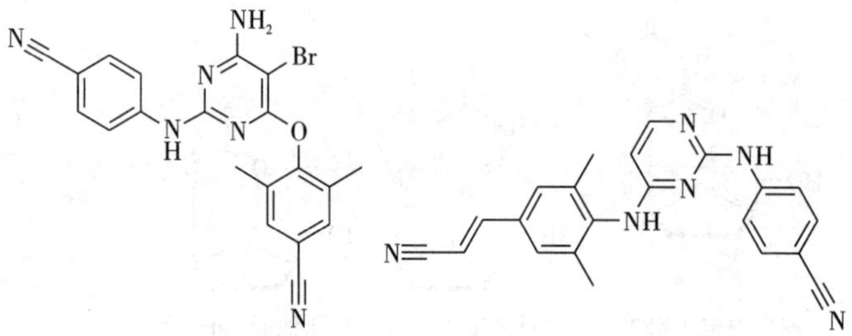

依曲韦林（Etravirine）　利匹韦林（RPV）

图 21-2-4　非核苷类 HIV 逆转录酶抑制剂结构式

（三）HIV 整合酶抑制剂

HIV 病毒 RNA 在 HIV 逆转录酶催化下将病毒 RNA 转变为病毒单链 DNA 及病毒双链 DNA，之后在病毒整合酶催化下病毒遗传信息的 DNA 整合到宿主染色体 DNA 上。HIV-1 整合酶是由病毒的 3′端 pol 基因编码的，共含 288 个氨基酸残基的蛋白质，分子量为 32000，可以分为核心区域、N 端结构域和 C 端结构域。整合酶在体内具有 3′切割的内切酶活性和链转移活性。在 HIV 复制过程中，整合酶先特异性在病毒的长末端重复（long terminal repeat，LTR）3′末端各切掉 2 个核苷酸，暴露出 3′-CA 末端，再随机切割宿主 DNA 产生 1 个交错切口，然后将病毒 DNA 的 3′端与宿主 DNA 的 5′端连接起来，完成整合的过程。目前批准临床使用的 HIV 整合酶抑制剂（HIV integrase inhibitors）有 3 个（图 21-2-5），即雷特格韦（Raltegravir）、埃替格韦（Elvitegravir）和 Tivicay（dolutegravir）。雷特格韦是第一个整合酶抑制剂，2007 年批准使用，分子式 $C_{20}H_{20}FN_6O_5$，分子量 444.42。雷特格韦作用在整合酶的链转移阶段。雷特格韦具有极高的抗 HIV-1 活性，与各类抗 HIV-1 药物都有相加或协同作用。该药的耐药病毒株也已出现，但未发现对现有抗 HIV 药物的交叉耐药现象。埃替格韦（elvitegravir）没有被 FDA 批准单独使用，他是 2012 年 FDA 批准的新组合 HIV 药 Stribild（有 4 种药物，见联合用药部分）中的一种，但 2013 年欧盟委员会（EC）批准整合酶抑制剂 Vitekta（elvitegravir，85mg 和 100mg），用于无任何已知 elvitegravir 抗性相关突变的 HIV-1 成人感染者的治疗。Vitekta 旨在用作 HIV 治疗方案的一部分，该方案还包含蛋白酶抑制剂。dolutegravir 是继雷特格韦（raltegravir）、埃替格韦（elvitegravir）之后，FDA 批准的第三个 HIV 整合酶抑制剂。该药可用于 12 岁以上的青少年患者，也可用于雷特格韦及埃替格韦耐药型患者。

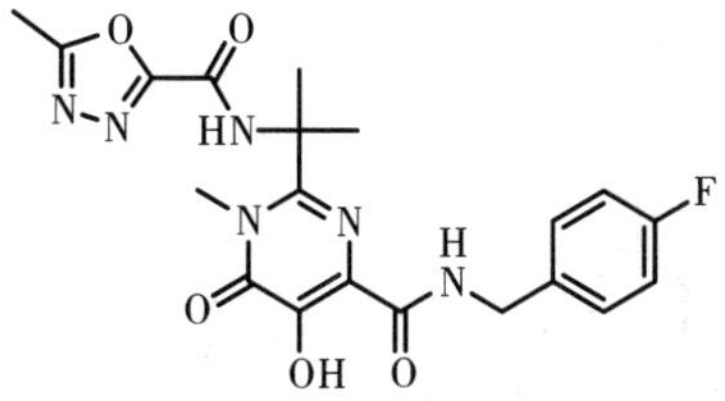

雷特格韦（raltegravir）

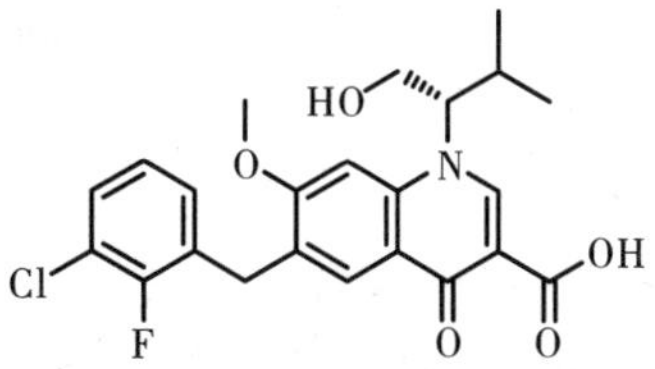

埃替格韦（elvitegravir）

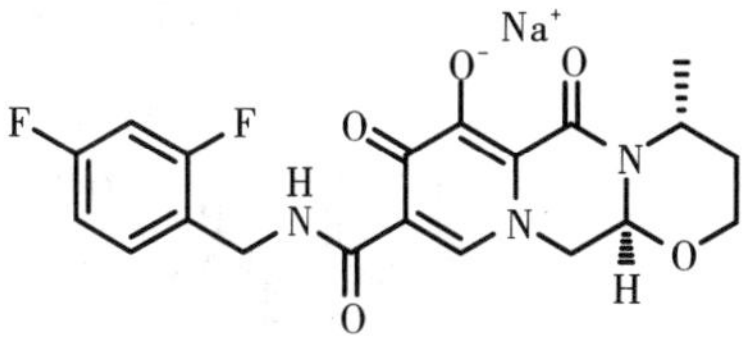

dolutegravir

图 21-2-5　HIV 整合酶抑制剂结构式

（四）HIV 蛋白酶抑制剂

HIV 蛋白酶由 HIV pol 基因 5′端编码，是由两条肽链组成的匀二聚体，具有 C_2 对称轴，每条肽链由 99 个氨基酸残基构成，蛋白酶的活性中心位于两条肽链之间，由两个起催化作用的天冬氨酸残基组成。HIV 蛋白酶在病毒复制过程中主要是将 Gag 和 Gag-Pol 基因产物切割成病毒的结构蛋白和功能蛋白，促成子代病毒的成熟。蛋白酶活性被抑制后，子代病毒不能成熟，从而抑制病毒复制。目前批准临床使用的 HIV 蛋白酶抑制剂（HIV protease inhibitors）有 10 个（图 21-2-6），分别是沙奎那韦（saquinavir，SQV）、利托那韦（ritonavir，RTV）、茚地那韦（indinavir，IDV）、奈非那韦（nevirapine，NFV）、安普那韦（amprenavir，APV）、洛匹那韦（lopinavir，LPV）、安扎那韦（atazanavir，ATV）、福司安普那韦（fosamprenavir，FMP），替派那韦（tipranavir，Aptivus，TIV）和达如那韦（darunavir，DRV）。这些肽类化合物或作为底物类似物竞争性地抑制蛋白酶活性，或以其对称的结构抑制蛋白酶活性点，或是基于 HIV 蛋白酶的结构而设计成的特异抑制剂。蛋白酶抑制剂容易发生耐药，毒副作用也较大。

目前批准的抗 HIV 药物非常完美地诠释了抗病毒药物靶点的理论，即病毒复制周期中的所有步骤都能成为抗病毒药物的靶点，从病毒入胞、转录、整合、蛋白质翻译与加工均有药物研发成功，HIV 病毒自从 30 年前发现至今，已有 30 余种药物上市，占 FDA 批准抗病毒药物的半数以上，源于对 HIV 复制过程细节的了解和大量研究经费的投入。

三、抗 HBV 药物

HBV 属嗜肝 DNA 病毒科（hepadnaviridae），完整的 HBV 颗粒亦称 Dane 颗粒，直径为 42nm，具有双层核壳结构，HBV 的基因组为长约 3.2kb 的部分双链环状 DNA，基因组位于核心颗粒的中间部位，DNA 多聚酶与其结合。HBV 虽为 DNA 病毒，但其复制过程中有类似逆转录病毒的 RNA 的逆转录过程，因此也称为副逆转录病毒。HBV 复制过程中病毒 DNA 进入宿主细胞核后在 DNA 聚合酶的作用下，以负链为模版，延长修补正链成完整状态并形成共价闭合环状 DNA（covalently closed circular DNA，cccDNA），cccDNA 是 HBV 复制中重要的库，具有高度的稳定性，可长期存在于肝细胞内，在细胞 RNA 聚合酶的催化下，以 cccDNA 为模板转录成 3.5kb、2.4 kb、2.1 kb 和 0.7 kb 的 4

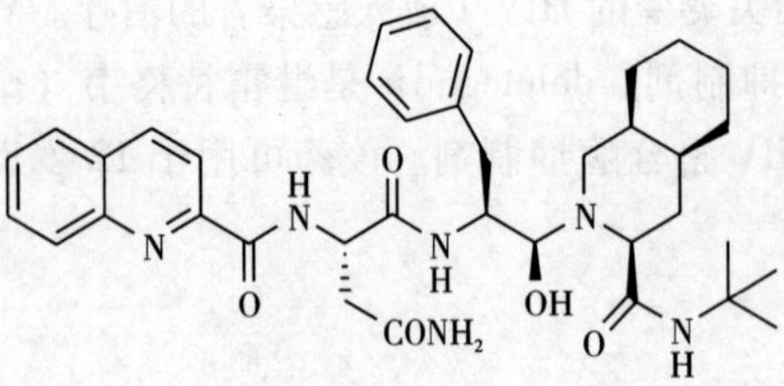
沙奎那韦（SQV）

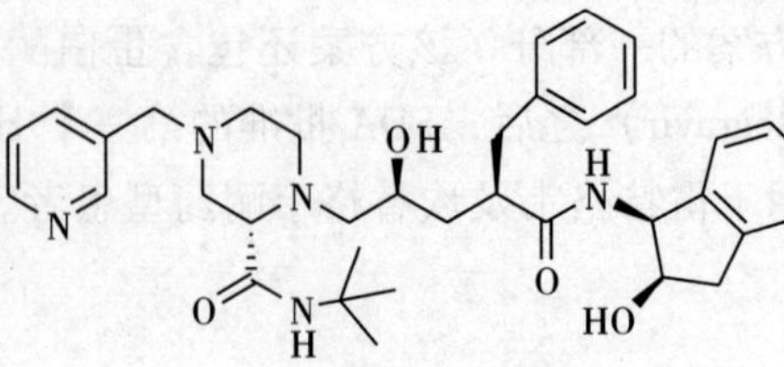
茚地那韦（IDV）

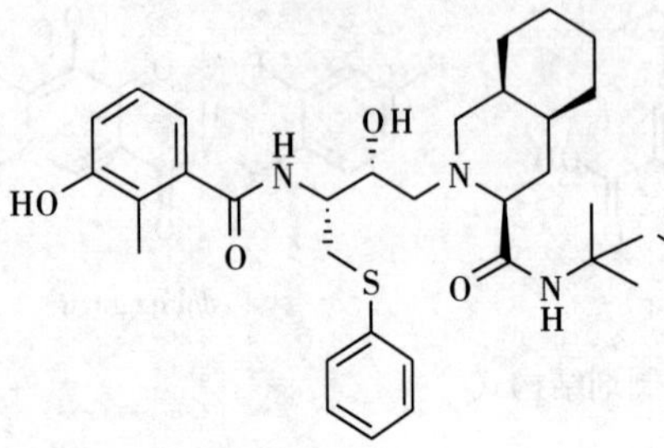
奈菲那韦（NFV）

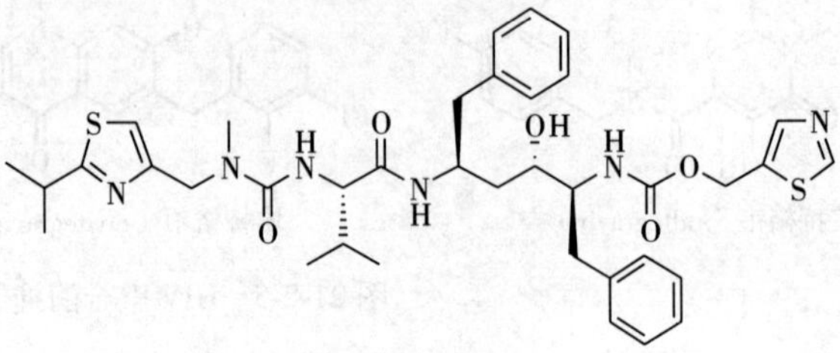
利托那韦（RTV）

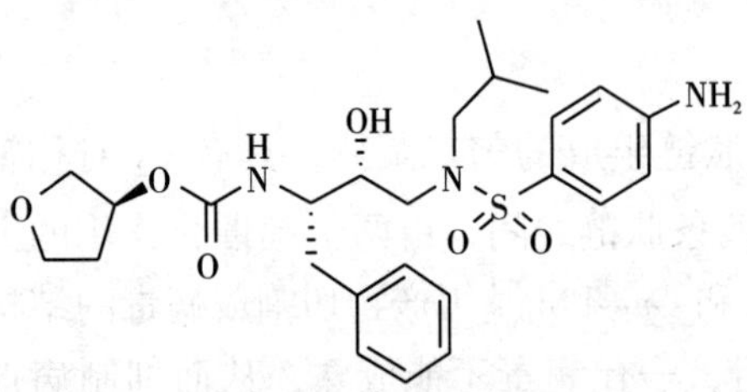
安普那韦（APC）

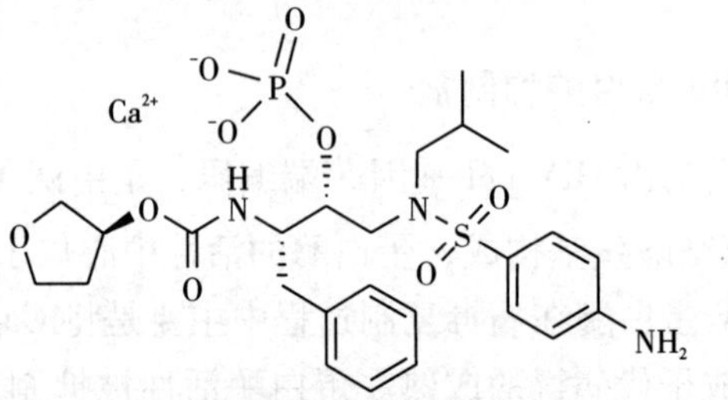
福司安韦（FPV）

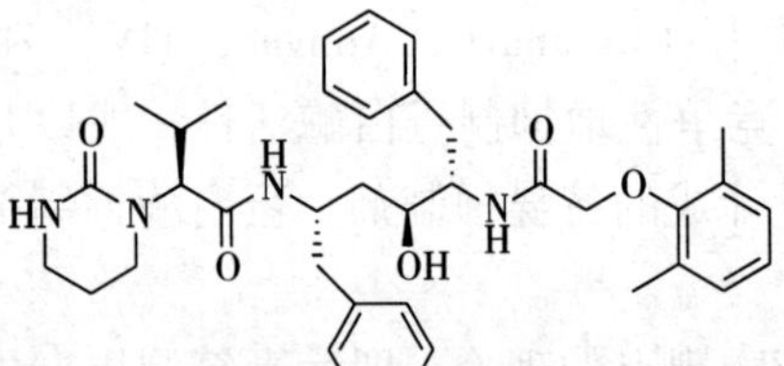
洛匹那韦（Lopinavir）

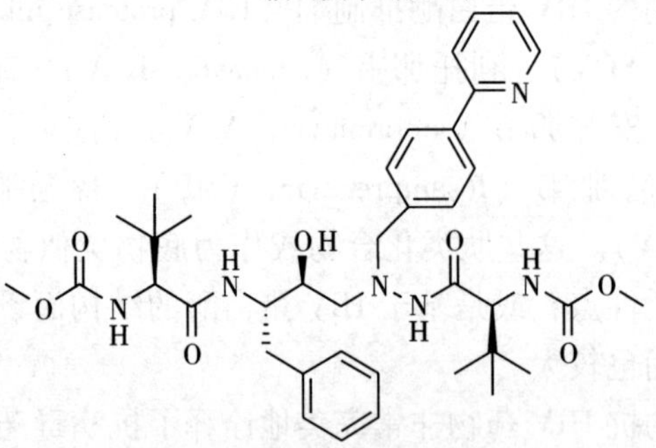
安扎那韦（Atazanavir）

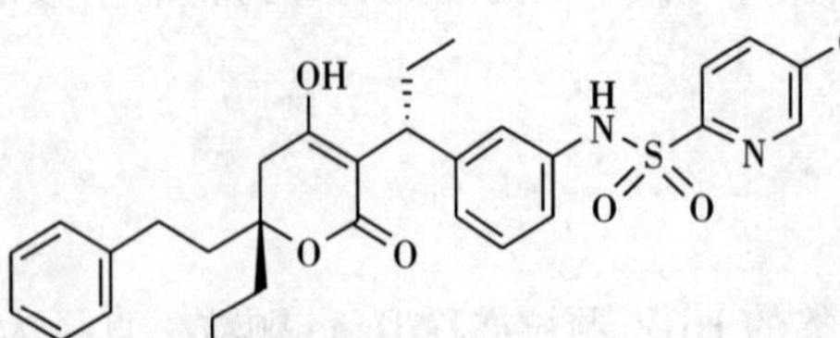
替拉那韦（Tipranavir）

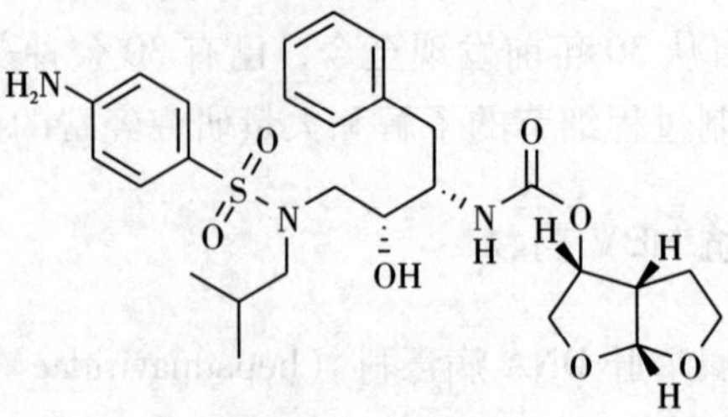
达如那韦（Darunavir）

图 21-2-6 HIV 蛋白酶抑制剂结构式

种病毒 mRNA。cccDNA 是目前乙型肝炎治疗的最大难点，目前治疗慢性乙型肝炎的药物虽能够显著抑制病毒复制，但停药后出现的反弹主要是因为 cccDNA 的存在。HBV 主要经血液传播、性传播和母婴垂直传播。目前批准临床使用的 HBV 药物有 6 个，分别为干扰素（interferon，IFN）和核苷类药物包括拉米夫定（lamivudine，3TC）、阿德福韦酯（adefovir dipivoxil，ADV）、恩替卡韦（entecavir，ETV）、替比夫定（telbivudine）和替诺福韦酯（tenofovir disoproxil fumarate，TFV DF）（图 21-2-7）。

干扰素属于糖蛋白，1986 年 FDA 批准基因工程 IFN α-2b 用于治疗慢性乙型肝炎。2005 年美国 FDA 批准聚乙二醇干扰素 α-2a（长效干扰素）用于乙肝治疗。干扰素治疗慢性乙型肝炎的疗效并不理想，且副作用较大，但年轻患者特别是没有生育的女性患者或有肝癌家族史的患者如对干扰素反应好就建议用干扰素治疗。核苷类抗乙肝药物作用于 HBV DNA 聚合酶，降低病毒载量较快，疗效好，缺点是易产生耐药，需要长期用药。每个患者的情况不同，要求不同，如何用药不能一概而论，要根据个人情况应进行规范的抗病毒治疗。

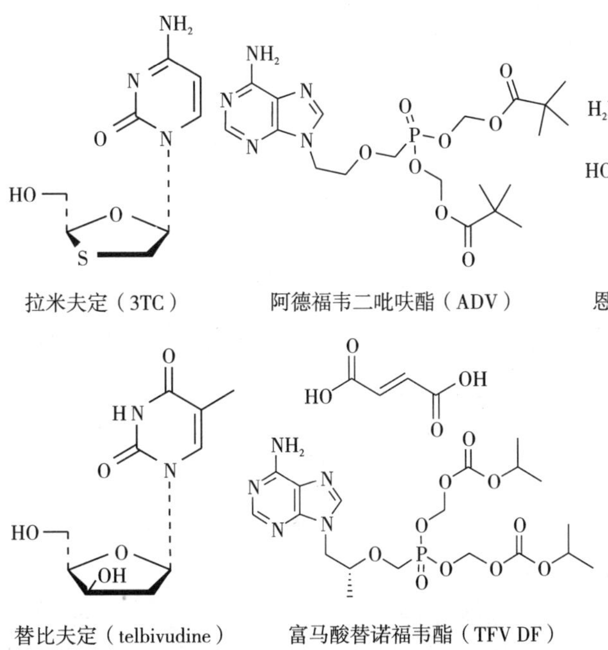

图 21-2-7　核苷/核苷酸类抗 HBV 药物结构式

四、抗 HCV 药物

HCV 是有包膜的单股正链 RNA 病毒，属黄病毒科（flaviviridae），嗜肝病毒属（hepacivirus），HCV 有 6 个基因型，80 多个亚型。基因组全长约为 9.6kb，在高度保守的 5′和 3′非编码区之间为一长的开放读码框架，核糖体通过进入 HCV 5′-UTR 端的内部核糖体进入位点（internal ribosome entry site，IRES）将 HCV 基因组翻译成 1 个多蛋白前体。多蛋白前体被宿主和病毒的蛋白酶共同切割成为若干个具有独立功能的 HCV 蛋白，根据功能的不同分别命名为 C、E1、E2、p7（NS1）、NS2、NS3、NS4A、NS4B、NS5A 和 NS5B，它们在 HCV 的复制过程中发挥着重要的作用。HCV 主要经血液传播。目前批准临床使用的 HCV 药物有 6 个，分别为干扰素、利巴韦林（图 21-2-8）和包括替拉瑞韦（telaprevir）、博普瑞韦（boceprevir）、simeprevir（TMC435）、sofosbuvir（GS-7977）（图 21-2-9）在内的直接抗病毒药物。

在直接抗病毒药物（direct-acting antiviral，DAA）批准之前，丙型肝炎病毒患者（所有的 6 种基因型）的标准治疗方案是干扰素或聚乙二醇干扰素（Peg-干扰素）联合利巴韦林，但不同 HCV 基因型的患者对治疗的反应不同。最近随着 HCV 蛋白酶抑制剂的陆续上市，特别是堪称 FDA 批准的 2013 年最为重磅的药物 sofosbuvir 的上市，目前已经可以将根除 HCV 感染作为抗 HCV 治疗的现实目标，不管完全根除 HCV 能否实现，大幅提升 HCV 治疗效果已经可以实现。

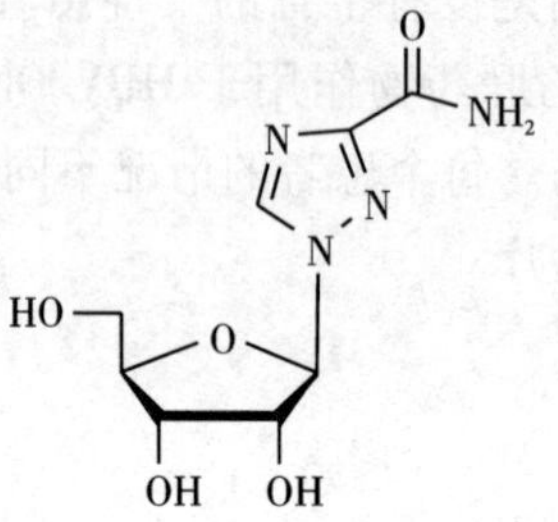

图 21-2-8　利巴韦林（RBV）结构式

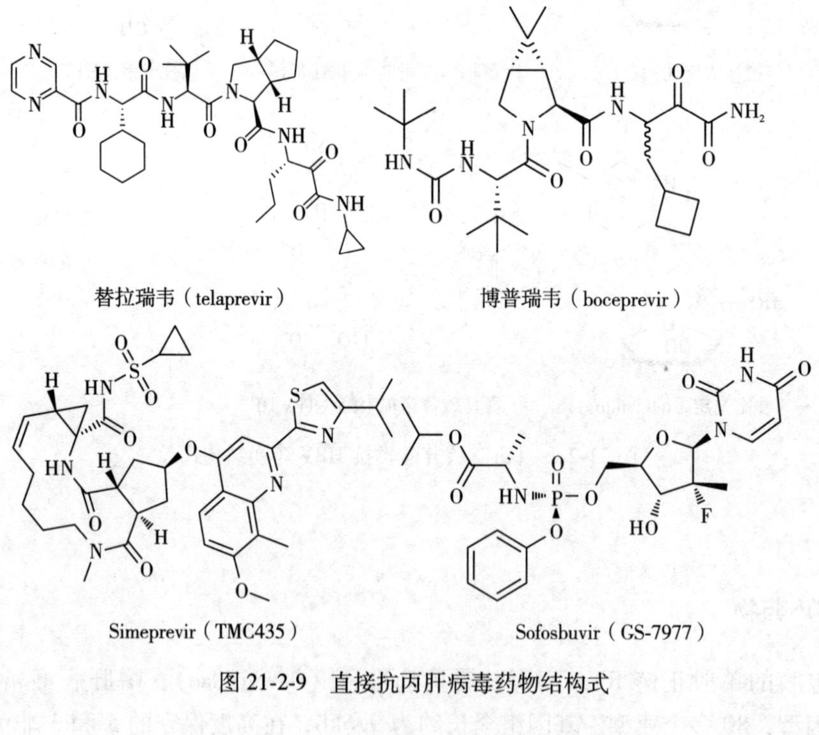

图 21-2-9　直接抗丙肝病毒药物结构式

五、抗流感病毒药物

流感病毒（influenza virus）属正黏病毒科（oxthomyxoviridate），是有包膜，含单股负链（-）RNA 病毒。根据病毒毒粒核壳蛋白（NP）及基质蛋白（M）抗原性差别分甲、乙、丙三个血清型；

根据病毒表面糖蛋白血凝素（HA）及神经氨酸酶（NA）抗原性差异，又将甲型流感病毒分成不同亚型。流感病毒基因组由分子量大小不同的 8 个片段（ssRNA）组成（丙型流感病毒只有 7 个节段，无编码 NA 的基因），分别编码 HA、NA、M1、M2、PA、PB1、PB2、NP、NS1、NS2、PB1-F2 等 11 个已知的病毒蛋白质（一个基因组片段通过不同阅读框编码 1 到 2 个蛋白质）。流感呈周期性暴发，因此流感是第一个实行全球性监测的传染病。目前 FDA 批准临床使用的抗流感病毒药物有 5 个，分别是金刚烷胺，金刚乙胺（rimantadine），扎那米韦（zanamivir），奥司他韦（osltamivir）（图 21-2-10）和利巴韦林。

金刚烷胺及金刚乙胺作用于流感的 M_2 离子通道，仅对 A 型（甲型）流感病毒有效，易发生耐药。扎那米韦（乐感清）和奥司米韦（达菲）作用与流感病毒的神经氨酸酶，对 A 型（甲型）和 B 型（乙型）流感病毒均有效，对 C 型（丙型）流感病毒无效，在感染早期用药疗效好，易发生耐药。利巴韦林为广谱抗病毒药物，目前没有其耐药的相关报道。

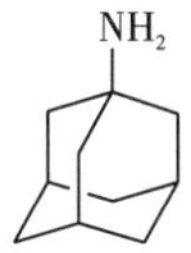

金刚烷胺（amantadine）

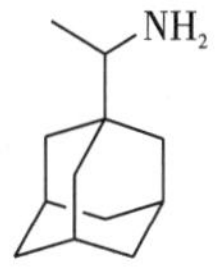

金刚乙胺（rimantadine）

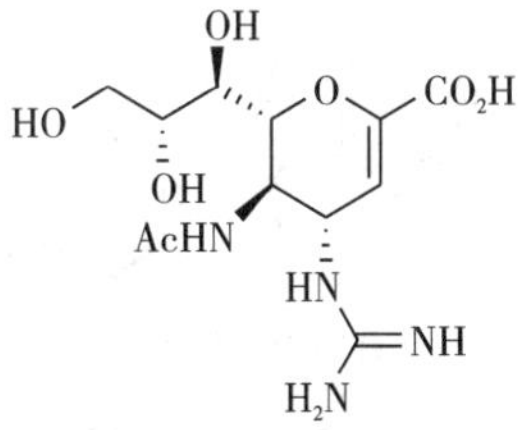

扎那米韦（zanamivir）

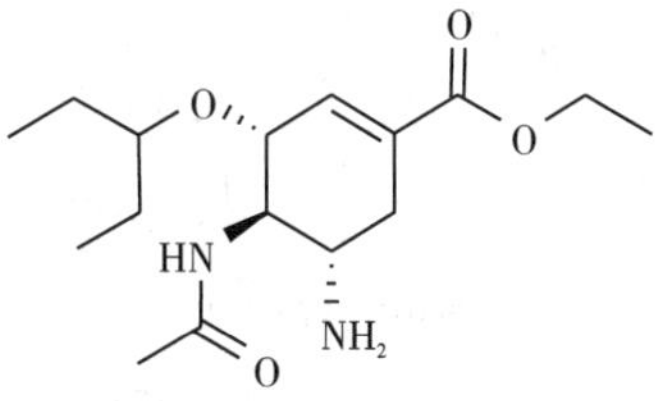

奥司他韦（osltamivir）

图 21-2-10　抗流感病毒药物结构式

六、抗疱疹病毒药物

疱疹病毒（herpes viruses）属 DNA 病毒，为有膜病毒，包括多种人类和动物疱疹病毒，目前已发现的人类疱疹病毒有 8 种，分为 α、β 和 γ 三亚科。α 亚科包括人单纯疱疹病毒 1 型（herpes simpex virus 1，HSV-1）和人单纯疱疹病毒 2 型（herpes simpex virus 2，HSV-2）和人疱疹病毒 3 型（human herpes virus 3，HHV-3）即水痘-带状疱疹病毒（varicella-zoster virus，VZV），α 亚科疱疹病毒在细胞培养中复制很快，容易破坏感染细胞，常潜伏于神经节中。β 亚科疱疹病毒包括人疱疹病毒 5 型（human herpes virus 5，HHV-5），即人巨细胞病毒（human cytomegalovirus，HCMV），人疱疹病毒 6 型（human herpes virus type 6，HHV-6）和人疱疹病毒 7 型（human herpes virus 7，HHV-7），β 亚科疱疹病毒在细胞培养中复制缓慢，形成巨细胞，常潜伏于分泌腺、淋巴细胞和肾脏组织。γ 亚科疱疹病毒包括人疱疹病毒 4 型（human herpes virus 4，HHV-4），即 EB 病毒（ epstein-barr virus，EBV）和人疱疹病毒 8 型（ human herpes virus 8，HHV-8），即卡波西肉瘤相关病毒（Kaposi's sarcoma-associated virus ），γ 亚科疱疹病毒能在类淋巴母细胞中复制，可溶解上皮样细胞和成纤维细胞，常潜伏于淋巴细胞。疱疹病毒颗粒比较大，其核心含有线状双链 DNA，分子量为 85～150KD，大约由 120～230kb 组成。疱疹病毒感染的一大特征是形成潜伏感染。目前 FDA 批准临床使用的抗

HSV 和 VZV 药物有 6 个，分别为碘苷（idoxuridine，IDU）、三氟胸苷（trifluridine，TFU）、阿昔洛韦（acyclovir，ACV）、伐昔洛韦（valaciclovir，VCV）、喷昔洛韦（penciclovir，PCV）、泛昔洛韦（famciclovir，FCV）。此外正二十二醇（n-docosanol）为 FDA 批准的非处方药；溴乙烯脱氧尿苷（bromovinyldeoxyuridine，BVDU）批准在欧洲国家奥地利，比利时，德国，希腊，意大利，卢森堡，葡萄牙和西班牙治疗带状疱疹病毒；酞丁胺（ftiloxazone）是中国批准的抗单纯疱疹病毒和带状疱疹病毒的外用药物。目前 FDA 批准临床使用的抗 HCMV 药物有 5 个，分别为更昔洛韦（gancyclovir，GCV），缬更昔洛韦（valgancyclovir，VGCV），膦甲酸钠（foscarnet，PFA），西多福韦（cidofovir，CDV），福米韦生（fomivirsen）。

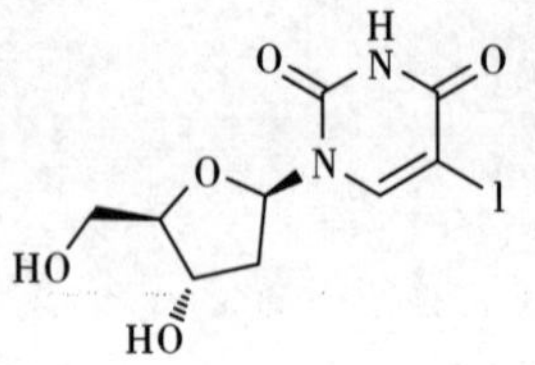
碘苷（IDU）

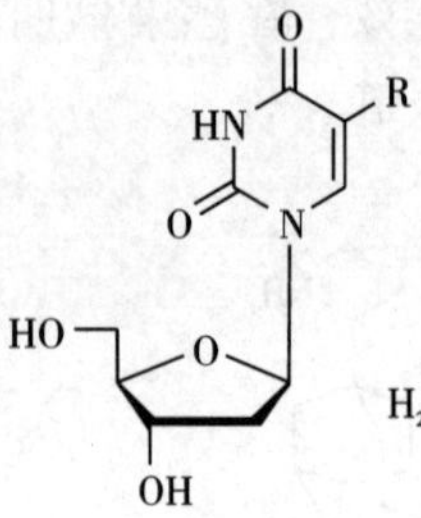
三氟胸苷（TFU）

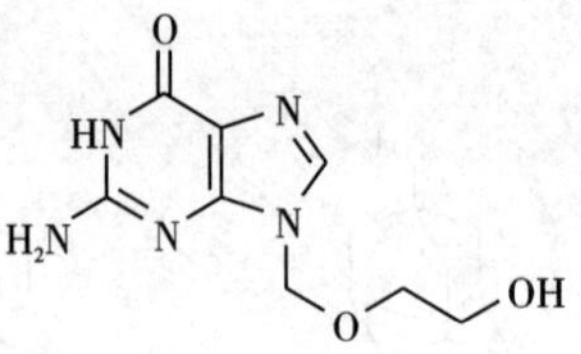
阿昔洛韦（ACV）

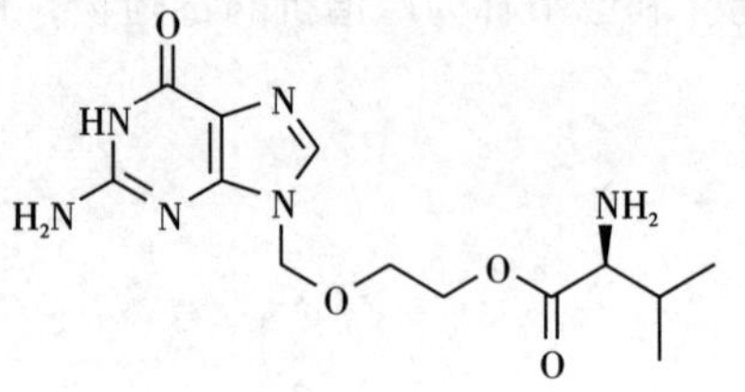
缬更昔洛韦（VACV）

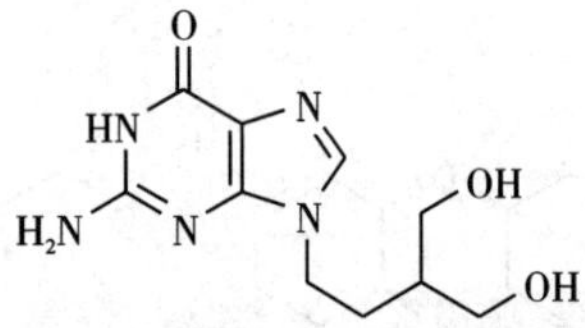
喷昔洛韦（PCV）

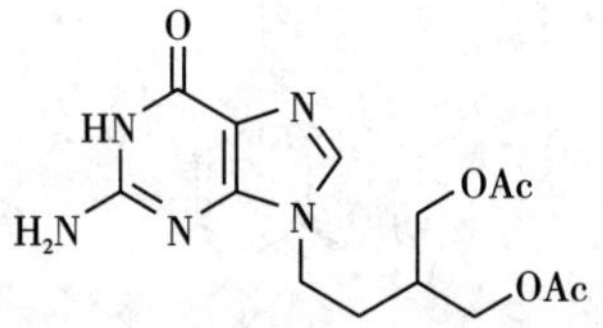
泛昔洛韦（FCV）

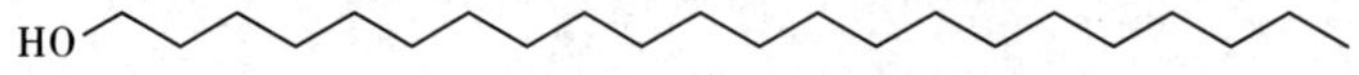
正二十二碳醇（n-docosanol）

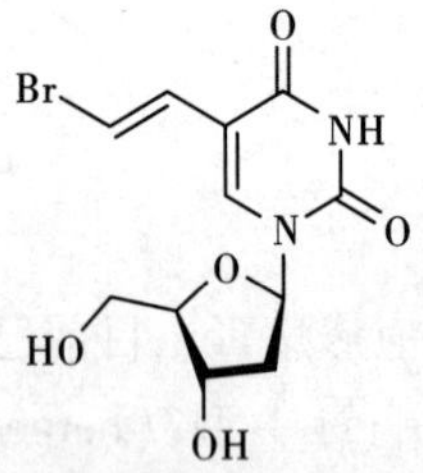
溴乙烯去氧尿苷（BVDU）

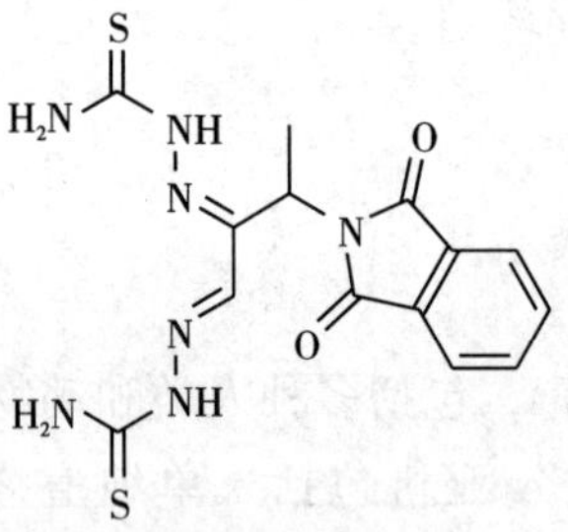
酞丁胺（TDA）

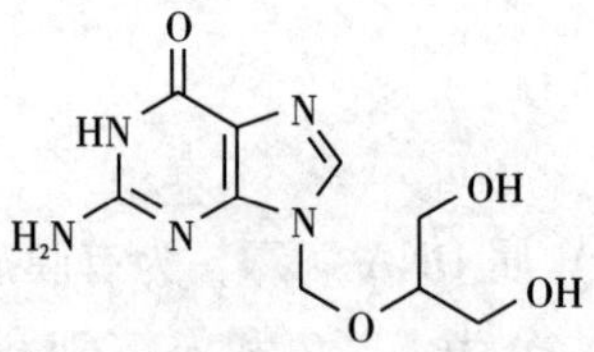
更昔洛韦（GCV）

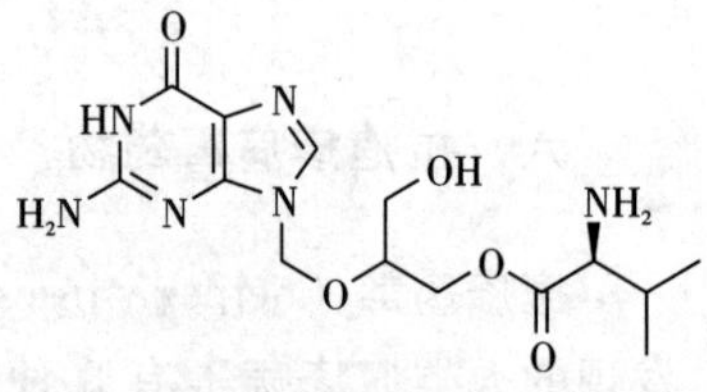
缬更昔洛韦（VGCV）

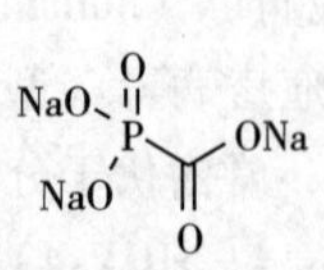
膦甲酸钠（PFA）

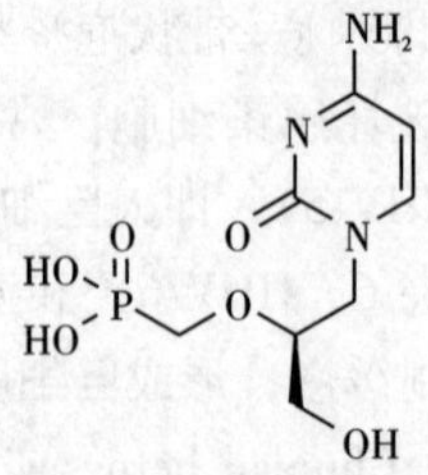
西多福韦（HPMPC）

图 21-2-11 抗疱疹病毒药物结构式

福米韦生（fomivirsen，ISIS2922）是FDA批准上的第1个反义寡核苷酸药物，由21个硫代脱氧核苷酸组成，核苷酸序列为5′-GCGTTTGCTCTTCTTCTTGCG-3′，主要用于治疗艾滋病（AIDS）患者并发的巨细胞病毒（CMV）性视网膜炎。

七、广谱抗病毒药物

（一）干扰素

干扰素是1957年英国科学家Isaacs和Lindenmann在研究病毒干扰现象时发现的。干扰素（interferon，IFN）是动物细胞在受到某些病毒感染后分泌的具有抗病毒功能的宿主特异性糖蛋白。干扰素分为Ⅰ、Ⅱ、Ⅲ型，IFN-α，IFN-β和IFN-ω属于Ⅰ型干扰素，IFN-γ属于Ⅱ型干扰素，IFN-λ1，IFN-λ2和IFN-λ3属于Ⅲ型干扰素。

干扰素不能直接灭活病毒，而是通过诱导细胞合成抗病毒蛋白（AVP）发挥效应。干扰素首先作用于细胞表面的干扰素受体，激活干扰素信号通路表达多种抗病毒蛋白。抗病毒蛋白主要包括2′-5′寡腺苷酸合成酶（OAS），蛋白激酶（PKR），核糖核酸酶L和Mx蛋白等。干扰素的作用特点。①间接性：通过诱导细胞产生抗病毒蛋白抑制病毒。②广谱性：作用无特异性，对多数病毒均有一定抑制作用。③种属特异性：一般在同种属细胞中活性高，对异种属细胞无活性或活性不强。④发挥作用迅速：干扰素既能中断受染细胞的病毒感染又能限制病毒扩散。在感染的起始阶段，体液免疫和细胞免疫发生作用之前，干扰素发挥重要作用。

对不同种属的病毒，干扰素作用机制亦不一样，抗病毒作用可发生在病毒繁殖周期的一个或多个步骤，包括病毒穿入、脱衣、转录、翻译、基因组复制、装配和释放，主要取决于病毒的性质和感染细胞的类型。研究比较清楚的两个例子是干扰素诱导的基因产物抑制黏病毒科和小RNA病毒科的病毒复制：干扰素诱导的Mx蛋白家族抑制流感病毒复制，而2′-5′寡聚腺苷酸合成酶/RNaseL途径抑制小RNA病毒复制。干扰素多采用皮下注射，局部给药也较多。干扰素的不良反应包括感冒样症状、骨髓抑制等。

（二）利巴韦林

利巴韦林（ribavirin），又名病毒唑、三氮唑核苷，是一个广谱抗病毒药物，对DNA和RNA病毒均有显著抑制作用。1985年被美国FDA批准，用以喷雾吸入治疗流感病毒和呼吸道合胞病毒感染。2001年被FDA批准治疗HCV，其与干扰素α合用，可明显增加干扰素α治疗丙型肝炎疗效。

利巴韦林具有广谱抗病毒作用，其作用机制尚未完全确定，并且对不同的病毒作用机制可能也有所不同。利巴韦林为次黄嘌呤核苷酸脱氢酶（inosine 5′-monophosphate dehydrogenase，IMPDH）的强抑制剂，抑制IMPDH活性，药物进入被病毒感染的细胞后迅速磷酸化，其产物作为病毒合成酶的竞争性抑制剂，抑制次黄嘌呤核苷酸脱氢酶活性，引起细胞内GTP和ATP的减少，导致病毒RNA受到抑制，从而影响病毒的复制。利巴韦林-5′-单磷酸酯在某些病毒，也抑制病毒特异性信息RNA的加帽（capping）过程，影响mRNA的正常翻译。此外利巴韦林还具有间接抗病毒作用，具有免疫调节作用，诱导Ⅰ型细胞因子（IFN-γ、TNF-α及IL-2）表达，同时抑制Ⅱ型细胞因子（IL-4及IL-10）表达。利巴韦林常用剂型有注射剂、片剂、口服液及气雾剂等。利巴韦林最主要的毒性是溶血性贫血，治疗前后及治疗中应注意监测血红蛋白。

第三节 抗病毒药物的发展策略

一、前药策略

核苷类药物在抗病毒治疗中发挥了重要作用，目前 FDA 批准的抗病毒药物中有近半数为核苷类药物，然而许多核苷类药物的口服生物利用度不好主要是因为其高极性和低肠道通透性，核苷类前药是近年核苷类药物结构修饰的一个重要方向，用以改善核苷类药物口服生物利用度及药代动力学，延长作用时间，降低毒副作用，提高抗病毒效果。缬阿昔洛韦（VACV）和缬更昔洛韦（VGCV）是由肽转运载体 1（PepT1）转运的两个成功缬氨酸酯前体药物。阿昔洛韦抗单纯疱疹病毒（HSV）的效果很好，但对水痘-带状疱疹病毒（VZV）的抗病毒作用则要差一些，且口服吸收差。缬阿昔洛韦是阿昔洛韦的 L-缬氨酸酯，口服后能快速地代谢为母体阿昔洛韦，生物利用度增加 3~5 倍，减少了服用的剂量。由于这种产生高浓度阿昔洛韦的能力，它能用于治疗敏感性差的病毒如 VZV，这特别适合于肾功能不好的患者。但存在的问题是在高浓度下，它可以在肾中结晶。另外，更昔洛韦的 L-缬氨酰酯前药 Valganci-clovir 的生物利用度提高近 10 倍。

抗 HBV 药物替诺福韦（tenofovir，PMPA）和阿德福韦（adefovir，PMEA）具有较强的抗 HBV 活性，但它们分子结构中的磷酸基部分的负电荷明显地削弱了其细胞摄入率和口服生物利用度，通过结构改造将其磷酸基团酯化，口服生物利用度显著提高，化学稳定性和对酶的稳定性亦得到改善，FDA 最终批准了阿德福韦二吡呋酯（ADV）和富马酸替诺福韦酯（TFV DF）。

二、联合用药

目前临床上抗病毒药物应用过程中存在的一个最大问题就是耐药性问题。病毒对所有的靶点清晰的特异性化疗药物都毫无例外地产生耐药，导致这些药物抑制病毒复制的能力达下降，主要原因是由于这些药物的靶点特异性所致。为了获得理想的治疗效果，必须提高药物剂量，最终导致药物毒性增大，治疗费用升高，甚至药物失效，感染扩散。病毒特别是 RNA 病毒复制过程中基因变异频繁发生，这是进化的方式以更好地保护自己，逃逸机体免疫功能的监视和抗病毒药物的杀伤。每一种病毒都有一个基线突变率，如小核糖核酸病毒（picornavirus）为 10^5，HIV 为 10^5~10^8。特异性化疗药物的选择性压力增加了病毒原有的突变能力，而且复制越快的病毒突变频率越高，这样的突变最终导致病毒耐药性的产生。

拉米夫定是 1998 年第一个批准临床使用的抗 HBV 药物，然而由于高频率的耐药出现加上新的 HBV 药物的补充，拉米夫定逐渐淡出一线药物的选择。亚洲研究报道，用药 1 年、2 年、3 年、4 年及 5 年，其耐药发生率分别为 15%、38%、55%、67%及 69%。对 HBeAg 阴性患者，耐药发生率更高。耐药突变常发生在 HBV DNA 聚合酶 C 基序高度保守 YMDD 区（酪氨酸-蛋氨酸-天冬氨酸-天冬氨酸）内，蛋氨酸被异亮氨酸（YIDD）或缬氨酸（YVDD）取代。

抗流感病毒药 M2 离子通道阻断药金刚烷胺和金刚乙胺的耐药特别严重，所有新 H1N1 甲型流感病毒对这类药物均耐药，奥司米韦耐药通常发生在 NA 的 274 位。

尽管 HIV 在体内半衰期很短，但每个患者每天产生的病毒高达 10^{10}~10^{12}，大量的病毒一边被清除一边又产生，而且新病毒在复制过程中会产生很多可以逃避药物治疗的变异株，因此 HIV 的耐药性尤其严重。“高效抗逆转录病毒治疗”（highly active antiretroviral therapy，HAART）又称鸡尾酒疗法，由美籍华裔科学家何大一于 1996 年提出，是通过三种或三种以上的抗病毒药物联合使用来治疗艾滋病。该疗法的应用可以减少单一用药产生的抗药性，最大限度地抑制病毒的复制，使被破坏的机体免疫功能部分甚至全部恢复，从而延缓病程进展，延长患者生命，提高生活质量。目前的抗 HIV 药物涵盖了逆转录酶，蛋白酶，整合酶，辅助受体和膜融合蛋白抑制剂，在进行高效抗逆转录病毒治疗中可有多种选择，并且已经有 8 种复方制剂批准上市，分别为 combivir（lamivudine+zidovudine），trizivir（abacavir+zidovudine+lamivudine），epzicom（abacavir+lamivudine），kaletra（ritonavir+lopinavir），truvada（emtricitabine+tenofovir disoproxil fumarate），atripla（tenofovir disoproxil fumarate+Emtricitabine+efavirenz），complera（emtricitabine+rilpivirine+Tenofovir disoproxil fumarate），stribild（elvitegravir+cobicistat+emtricitabine+tenofovirdisoproxil）。

联合用药治疗 HIV，大大降低了 HIV 感染者的病毒载量和耐药的发生，提高了患者的依从性，为其他病毒性疾病的治疗提供了方向。HCV 的治疗也采用联合用药，从最早的干扰素与利巴韦林到目前 HCV 蛋白酶抑制剂与利巴韦林的联合用药，使 HCV 的治疗效果得到大力的提升。

三、新的抗病毒靶点

我们在前面提到过从理论上讲病毒复制的各个阶段都有可能成为抗病毒药物的靶点，到目前为止从病毒入胞到病毒释放，各个阶段都有抗病毒的药物研发成功，作为严格的细胞内寄生的病毒，无法离开宿主细胞独立复制和增殖，因此在病毒在复制过程中，会与多种宿主细胞蛋白发生相互作用，一方面，病毒利用特定的宿主细胞蛋白，以促进其复制；另一方面，人体的固有免疫机制通过部分特定功能蛋白在病毒生活周期的不同阶段以多种有效机制抑制病毒复制（这种蛋白称之为细胞限制因子）。因此，寻找抗病毒药物的靶点不仅仅局限于病毒本身，病毒复制所必需而宿主细胞生存非必需的蛋白以及宿主细胞限制因子都有可能成为抗病毒药物的新靶点。

干扰素就是作用于宿主靶点的广谱抗病毒药物，广谱抗病毒药物利巴韦林的抗病毒作用与其抑制次黄嘌呤核苷酸脱氢酶（inosine 5′-monophosphate dehydrogenase，IMPDH）的活性密切有关。宿主细胞的分子伴侣热应激蛋白 heat stress cognate70（Hsc70，HspA8）广泛参与多种 RNA 和 DNA 病毒的复制，有文献报道 HBV 和 HCV 的复制需要 Hsc70 的参与，过表达 Hsc70 可以提高 HBV 和 HCV 的复制，而抑制 Hsc70 的表达可以降低 HBV 和 HCV 的复制。因此 Hsc70 可能成为新的抗病毒药物靶点。宿主细胞的分子伴侣热应激 Heat shock protein 90（Hsp90）广泛参与多种 RNA 和 DNA 病毒的复制，Hsp90 的抑制剂格尔德霉素具有广谱的抗病毒作用，Hsp90 最早作为抗肿瘤的药物靶点，能否成为抗病毒的药物靶点还需要研究。此外 APOBEC3G（A3G）、TRIM22、BST-2 等都是目前的研究热点，这些靶点能否成为抗病毒药物的靶点还需要进一步验证。

以宿主细胞蛋白为靶点的抗病毒药物具有以下优点，一是能够降低耐药、减少停药后反弹，也可能对临床耐药病毒株有效；二是这种药物应具有广谱抗病毒活性，特别适合于混合感染（HBV 和 HCV 混合感染、HCV 和 HIV 混合感染）的患者治疗；三是可以与其他现有靶点药物联合用药，可以达到增强抗病毒作用的效果。但以宿主细胞蛋白为靶点的药物可能毒副作用较大，单独使用时注意毒副反应监测，或者通过联合用药降低剂量减少毒副反应发生。

四、中药抗病毒

我国中医和民间采用中草药治疗疾病有数千年历史，积累大量经验。中药药理作用广泛，可一药多用，从古至今，中药对我国人民病毒性疾病治疗做出了巨大贡献。中药复方和单方以及民间验方不下数百种在临床上用于治疗病毒性疾病。中药为多靶点药物，通过多种作用机制发挥抗病毒作用，有的直接作用于病毒的关键酶、蛋白，更多的是通过病毒复制过程中宿主细胞的靶点，特别是通过免疫调节发挥其抗病毒作用。随着我国中药现代化的推进，越来越多的中药单体被分离纯化出来并发现其具有抗病毒活性，有些中药单体可以进行结构改造提高其成药性，也有些中药单体可以实现全合成。对中药临床前抗病毒药效的确证是将其推向临床的关键步骤，现有的大多数抗病毒药物筛选和评价模型不太适合于评价中药的抗病毒作用，这方面还需要引起重视，研究开发适合评价中药的抗病毒作用的药效模型。对中药作用机制的研究也是限制中药走向世界的主要原因之一，需要综合的科学技术实力来完成。

苦参素20世纪90年代就在我国批准治疗乙型肝炎，但直到最近才阐明其抗乙型肝炎（HBV）的作用机制，苦参素（oxymatrine，OMTR）通过作用在宿主细胞 Hsc70 mRNA 3′UTR 的反应元件上降低 Hsc70 mRNA 的稳定性，从而能特异性下调肝细胞 Hsc70 的表达，而宿主 Hsc70 是 HBV 复制的辅助因子，因此苦参素能够抑制 HBV 的复制。慢性乙型肝炎患者（CHB）的临床研究表明，OMTR 0.4g 每天2次口服给药治疗12个月后能使17例对3TC耐药的 CHB 患者血清 HBV DNA 水平下降了96%，HBeAg 水平下降了70%。另外，OMTR 还使耐药患者肝功能指标改善，使 ALT、AST、γ-GT 等指标明显下降（p 值均<0.001），恢复正常范围；其抗病毒疗效与非耐药 CHB 患者一样。在进一步的研究中，发现对于 CHB 患者，采用 OMTR 与 3TC 联合治疗12个月后发生耐药的概率远远低于单独使用拉米夫定治疗的 CHB 患者。

尖锐湿疣是包括我国在内的世界各国最常见的性传播皮肤疾病之一，90%以上由人乳头状瘤病毒（HPV）感染引起。2006年美国食品药物管理局（FDA）批准儿茶素（商品名 VEREGEN）作为治疗尖锐湿疣的新处方药上市，它是从绿茶中提取的儿茶素类和其他绿茶组分的混合物。这是50年来批准的第一个可在美国上市销售的复合成分植物药。2009年起 VEREGEN 先后在多个欧洲国家陆续获准上市，正在向更多国家和地区推广使用。美国 FDA 对待植物药的药学技术要求是不同于化学药的，对单一植物的单一部分所组成的植物药的技术要求相对宽松，可不按化学药复方制剂对待，但要求单一植物的单一部分的化学成分应是基本明确的，且起到临床疗效的化学成分约占到药物含量的90%左右。VEREGEN 的上市对推动中药现代化、国际化具有示范作用。

（李玉环　蒋建东）

参考文献

1. 陈鸿珊. 抗病毒药物及其研究方法. 第2版. 北京：化学工业出版社，2013.
2. Erik De Clercq. Antiviral Drug Strategies. Weinheim：Wiley-VCH，2011.
3. 谢正德. 抗病毒抗体药物的临床应用//邵荣光，甄永书. 抗体药物研究与应用. 北京：人民卫生出版社，2013，713-734.
4. Li F，Maag H，Alfredson T. Prodrugs of nucleoside analogues for improved oral absorption and tissue targeting. J Pharm Sci. Pha，2008，97（3）：1109-1134.
5. De Clercq E. A Cutting-Edge View on the Current State of Antiviral Drug Development，2013 Mar 11.
6. De Clercq E. Antivirals：past，present and future. Biochem Pharmacol，2013，15；85（6）：727-744.
7. Hurwitz SJ，Schinazi RF. Prodrug strategies for improved efficacy of nucleoside antiviral inhibitors. Curr Opin HIV AIDS. urr Opin，2013，8（6）：556-564.
8. Peng ZG，Zhao ZY，Li YP，et al. Host apolipoprotein B messenger RNA-editing enzyme catalytic polypeptide-like 3G is an innate defensive factor and drug target against hepatitis C virus. Hepatology，2011，53（4）：1080-1089.
9. Wang YP，Zhao W，Xue R，et al. Oxymatrine inhibits hepatitis B infection with an advantage of overcoming drug-resistance. Antiviral Res，2011，89（3）：227-231.

10. Peng ZG, Fan B, Du NN, et al. Small molecular compounds that inhibit hepatitis C virus replication through destabilizing heat shock cognate 70 messenger RNA. Hepatology, 2010, 52 (3): 845-853.

11. Cen S, Peng ZG, Li XY, et al. Small molecular compounds inhibit HIV-1 replication through specifically stabilizing APOBEC3G. J Biol Chem. 2010 28; 285 (22): 16546-16552. doi: 10.1074/jbc. M109.085308 .

12. Wang YP, Liu F, He HW, et al. Heat stress cognate 70 host protein as a potential drug target against drug resistance in hepatitis B virus. Antimicrob Agents Chemother, 2010, 54 (5): 2070-2077.

13. Mangeat B, Turelli P, Caron G, et al. Broad antiretroviral defence by human APOBEC3G through lethal editing of nascent reverse transcripts. Nature, 2003, Jul 3; 424 (6944): 99-103.

14. Turelli P, Mangeat B, Jost S, et al. Inhibition of hepatitis B virus replication by APOBEC3G. Science, 2004, 19; 303 (5665): 1829.

15. Rösler C, Köck J, Kann M, et al. APOBEC-mediated interference with hepadnavirus production. Hepatology, 2005 Aug; 42 (2): 301-309.

16. Nisole S, Stoye JP, Saïb A. TRIM family proteins: retroviral restriction and antiviral defence. Nat Rev Microbiol, 2005, 3 (10): 799-808.

17. Tokarev A, Skasko M, Fitzpatrick K, et al. Antiviral activity of the interferon-induced cellular protein BST-2/tetherin. AIDS Res Hum Retroviruses, 2009, 25 (12): 1197-1210.

18. Nair V, Ma X, Shu Q, et al. IMPDH as a biological probe for RNA antiviral drug discovery: synthesis, enzymology, molecular docking, andantiviral activity of new ribonucleosides with surrogate bases. Nucleosides Nucleotides Nucleic Acids, 2007, 26 (6-7): 651-654.

19. Smith K. Sofosbuvir: a new milestone in HCV treatment? Nat Rev Gastroenterol Hepatol, 2013, 10 (5): 258.

20. Li YH, Tao PZ, Liu YZ, et al. Geldanamycin, a ligand of heat shock protein 90, inhibits the replication of herpes simplex virus type 1 in vitro. Antimicrob Agents Chemother, 2004, 48 (3): 867-872.

21. Richman DD. Antiviral drug resistance. Antiviral Res, 2006, 71 (2-3): 117-121. Geller R, Andino R, Frydman J. Hsp90 inhibitors exhibit resistance-free antiviral activity against respiratory syncytial virus. PLoS One, 2013; 8 (2): e56762

22. Geller R, Taguwa S, Frydman J. Broad action of Hsp90 as a host chaperone required for viral replication. Biochim Biophys Acta, 2012, Mar; 1823 (3): 698-706.

23. Connor JH, McKenzie MO, Parks GD, et al. Antiviral activity and RNA polymerase degradation following Hsp90 inhibition in a range of negative strand viruses. Virology, 2007, May 25; 362 (1): 109-119.

24. Tyring SK. Effect of "http://www.ncbi.nlm.nih.gov/pubmed/22468171" \ o "Virology." bition in J Clin Aesthet Dermatol, 2012, 5 (2): 34-41.

25. Griffiths PD. A perspective on antiviral resistance。 J Clin Virol, 2009, 46-1: 3-8.

第二十二章 生物技术药物

生物技术药物（biotechdrugs）或称生物药物（biopharmaceutics）是指采用DNA重组技术或其他生物工程、组织培养技术生产的治疗药物，如：重组蛋白、疫苗、单抗、细胞治疗技术及生物给药系统等。生物技术药物药理学是研究药物与机体相互作用及其规律和作用机制，经过10多年的临床使用，使我们对蛋白质分布和药理作用的复杂性和机制有了较丰富的理解。本章将着重于介绍生物技术药物未来的发展方向，新的生物技术药物不再局限于蛋白质与多肽，其涉及更广泛的领域，如新的药物递送系统，细胞及基因治疗等。生物技术药物已经广泛应用于防治肿瘤、心血管疾病、自身免疫性疾病等疑难病症，是生物经济的重要载体，为现代制药工业带来了革命性的变化。

第一节 概 述

一、生物技术药物的现状

与传统的小分子化学药物不同，生物技术药物多不采用化学合成的方式制造，而是以活细胞诱导出复杂的大分子结构物质，它们的体积远大于小分子药物，可以直接参与人体的代谢过程，调节、补充、恢复和维持人体的正常生理功能。生物技术药物一般是针对疾病的发病机制设计的，起到了传统化学药物难以达到的作用，其具有如下特点：①药效性显著：人类天然存在的蛋白或多肽，量微而活性强，特异性显著，疗效可靠；②安全性高：多源于人体自身，毒副作用较低；③多效性：在人体内易形成网络效应，发挥多种药理作用。目前全球医药市场正逐步从小分子化学药物转向大分子生物药物，已有200多种生物技术药物上市，有上千个品种完成临床研究准备投放市场，生物技术药物销售收入已连续多年保持15%以上增速，预计2020年生物技术药品将占全部药品销售收入的1/3。

在生物技术药物中抗体药物的研发规模和销售规模是最大的一类，2012年抗体药物已拥有约540亿美元的市场销售总额和超过20%的年增长率。随着生命科学技术的迅速发展，有预测显示，抗体药物的研发将是未来10年国际医药的热点领域。截至2012年已有33种单抗药物被FDA批准用于包括癌症、自身免疫和炎症、器官移植、心血管疾病、传染病和眼科疾病等的治疗。治疗性抗体药物的发展趋势与研究重点将主要集中于以下几个方面：①开发针对新的治疗靶点的治疗性抗体，寻找已有抗体新的适应证；②抗体人源化及全人化，以降低抗体的免疫原性；③对抗体的效应功能进行改造；④抗体药物偶联物-生物导弹；⑤多样化抗体药物分子结构；⑥抗体药物高效表达系统；⑦抗体药物制备及高通量筛选。随着对免疫系统的认识和技术的发展，未来抗体可以在抗体传送、改变抗体在人体内分布等方面有更长足的发展。

重组蛋白激素的合成开辟了治疗和利用激素家族的新领域。由于人体激素蛋白与其他动物激素序列存在差异，天然的人激素蛋白来源有限，限制了它的应用。一些肽类激素如生长激素抑制素可以化学合成，但大分子的合成常常产量低，并且会被其他相似结构的肽污染。利用基因重组技术重新设计合成蛋白类激素，在临床应用中已取得巨大成功。最典型的例子就是新型重组胰岛素，其在胰岛素序列中引入突变，一方面缩短了胰岛素从注射后到起作用的时间，可以在膳食同时注射胰岛素，另一方面实现了胰岛素水平如同分泌生理性胰岛素一样几乎保持恒定水平。

作为有效作用于肿瘤治疗的第一个重组 DNA 产品，干扰素（IFN）开创了肿瘤、多发性硬化症和感染疾病生物治疗的先河。表 22-1-1 汇总了 2012 年全美在售的九类生物技术药物，从这些代表药的适应证及药理作用可见，生物技术药物在罕见病，慢性病及肿瘤治疗中发挥着小分子药物不可替代的作用。

表 22-1-1 2012 年全美在售生物技术药物

类别	2012（$ 亿元）	代表药	适应证	临床药理
单克隆抗体	24.6	Humira	用于缓解抗风湿性药物（DMARD）治疗无效的结构性损伤的中至重度类风湿性关节炎（RA）成年患者的体征与症状。本品可单独使用，也可与甲氨蝶呤或其他 DMARD 合用	特异性地与 TNF 结合并阻断其与 p55 和 p75 细胞表面 TNF 受体的相互作用。在体外有补体存在的情况下，可溶解表面 TNF 表达细胞
		Remicade	类风湿关节炎，强直性脊柱炎，银屑病关节炎，溃疡性结肠炎	特异性与 TNFα 结合，阻断其与受体相互作用
		Rituxan	低度恶性 B 细胞淋巴瘤，类风湿关节炎	抗 CD20 单抗。90% 的非霍奇金氏淋巴瘤、B 淋巴细胞上会有 CD20 表面抗原，CD20 的单抗与 CD20 结合，引起补体依赖的细胞毒作用（CDCC）及抗体依赖细胞作用（ADCC）等免疫反应，达到消灭瘤细胞的目的
重组激素	16.1	Lantus	糖尿病	长效胰岛素
		Novolog	糖尿病	长短效胰岛素混合剂
		Humalog	糖尿病	超短效人胰岛素类似物
生长因子	8.1	Neulasta	非髓性恶性肿瘤患者在接受会发生有临床意义发热性中性粒细胞减少的抑制骨髓的抗肿瘤药治疗时，使用本品可降低发热性中性粒细胞减少引起的感染发生率	聚乙二醇化重组人粒细胞刺激因子。粒细胞刺激因子与造血细胞的表面受体结合从而刺激增生和阻止功能活化细胞增生
		Epogen	贫血症	促红细胞生成素，对红细胞的生成有增强作用的体液性因子
		Neupogen	预防化疗后免疫力下降患者的恶性感染	粒细胞集落刺激因子
融合蛋白	5.8	Enbrel	治疗类风湿关节炎和强直性脊柱炎	TNF 受体与 Fc 融合片段。是细胞表面 TNF 受体的竞争性抑制剂，可抑制 TNF 的生物活性，阻断 TNF 介导的细胞炎症反应
		Orencia	缓解中重度类风湿性关节炎（RA）患者的症状和体征	细胞毒性 T 淋巴细胞相关抗原-4 融合蛋白。通过与抗原递呈细胞上的 CD80 和 CD86 结合抑制 T 细胞激活

续 表

类别	2012（$ 亿元）	代表药	适应证	临床药理
		Eyleas	治疗有新生血管（湿）年龄相关黄斑变性（AMD）患者	血管内皮生长因子（VEGF）激活受体导致新生血管形成和血管通透性
细胞因子	4.9	Avonex	多发性硬化症	干扰素药-1a 机制未完全明确，①下调抗原递呈细胞表达 MHC-Ⅱ；②减少 T 细胞释放细胞因子；③降低血管上皮表达黏附因子；④在 CNS 内，较少炎性分子表达
		Rebif	多发性硬化症的复发缓解型和继发进展型的缓解期	干扰素药-1a。同上
		Betaseron	多发性硬化症	干扰素药-1b。同上
治疗性酶类	1.4	Cerezyme	戈谢病	葡萄糖脑苷脂酶。补充葡萄糖脑苷脂酶缺乏导致的代谢性疾病
		Pulmozyme	肺囊性纤维化	脱氧核糖核酸酶。天然人脱氧核糖核酸酶重组形成，含有 260 个氨基酸，其序列与天然人的 DNA 酶完全一样，选择性切开细胞外的脱氧核糖核酸，使分泌物黏性降低易于咳出
		Fabrazyme	法布里病	重组半乳糖苷酶。代替了患者体内缺乏脂肪代谢酶
血液因子	1.2	Novoseven	获得性血友病	重组活化人凝血因子Ⅶ
		Benefix	获得性血友病	重组人凝血因子Ⅸ
		拜科奇	获得性血友病	重组人凝血因子Ⅷ
重组疫苗	1.1	Gardasil	防止人类乳突病毒感染	重组人类乳突病毒四价疫苗
		Pediarix	防止白喉、破伤风、百日咳、乙型肝炎和脊髓灰质炎感染	白喉、破伤风、百日咳、乙型肝炎和脊髓灰质炎五合一疫苗
		Recombivax HB	防止乙型肝炎感染	基因工程乙型肝炎疫苗
抗栓剂	0.4	Xigris	严重败血症	重组人活化蛋白 C 抗凝，抑制血小板聚集和纤溶促进作用
		desmoteplase	抗血栓	重组纤溶酶原激活物类似物。从吸血蝙蝠唾液中提取的纤溶酶原激活物的重组类似物，与组织纤溶酶原激活物（t-PA）相比，前者对纤维蛋白的特异性更高，出血并发症更少

二、生物技术药物临床药理

目前，FDA 根据危险和益处评估批准药物：该机构认为任何一种处方药都具有潜在的危险，而具有处方权的卫生保健专业人员是这些危险的管理者。因此，卫生保健专业人员必须对生物药物的药理学和毒理学内容有清楚的了解。关于蛋白质、多肽及聚合物治疗产品的一个特别问题是，尽管这些产品经过了纯化，但仍可能含有少量细胞成分，而这些成分多半是异源的。弄清在多肽骨架和碳水化合物上改变的变异体的药理学作用是十分重要。一方面，蛋白质药物多肽骨架上氨基酸位点的变化可以改变药物的药理作用；另一方面很多蛋白质药物需要经过糖基化修饰，糖基化的细微改变会影响蛋白质的清除速率及免疫原性。因此，一个相同的分子，如由两个不同厂商生产的干扰素，即使用了相同的宿主，糖基化也可能不尽相同，药效也不尽相同。

以抗体药物为例，利用基因工程手段修饰抗体的 Fc 段可改变抗体的效应功能（例如抗体依赖的细胞介导的细胞毒性作用（ADCC）、补体依赖细胞毒性作用（CDC）、抗体依赖细胞吞噬作用（ADCP）。如对于某些抗体疗法，结合抗原就实现足够可能的疗效，效应功能可能是不必的也是患者不良反应的潜在来源。如通过降低 Fc 与 FcγR 的相互作用从而克服有丝分裂活性和产生流感样综合征。当前有很多用于治疗性抗体药物的效应功能被设计最小化，以尽可能减少 Fc 与 FcγR 的相互结合：①直接将抗体的 Fc 段删除，如 certolizumab pegol 是一种人源化的 TNF 特异性 Fab 片段，其通过聚乙二醇化使其药代动力学半衰期在患者体内延长约 14 天。②突变 IgG1 中 Fc 段个别氨基酸位点，减少抗体与 FcγR 的相互结合，如 Fc 段三个点突变 lys234Phe：lys235Glu：Pro331Ser（“FES”）可以使抗体对 FcγRs 和补体成分 C1q 的结合能力大幅下降。③选择生物学效应低的 IgG4 亚型。④制备缺乏效应功能的杂合同种型 IgG 分子。例如，将 IgG2 和 IgG4 的恒定区杂合，将人 IgG2 的 CH1 区和铰链区融合到人 IgG4 的 CH_2 和 CH_3 区。增强抗体效应功能的优点是可以增强疗效，降低剂量和降低药品成本，达到最佳的临床活性。潜在的风险是由于增加了效益功能，患者可能出现更频繁或严重的不良反应。设计 ADCC 增强的 Fc 蛋白在几种治疗性抗体中得到广泛应用，如曲妥单抗（trastuzumab，Herceptin；基因泰克/罗氏）、西妥昔单抗（cetuximab，ImClone System）及利妥昔单抗（rituximab）等。目前已发现抗体 Fc 段结合不同 FcγRs（FcγRI，FcγRA，FcγRB 和 FcγRA）和 FcRn 的具体氨基酸残基，且非糖基化的 IgG 分子与 FcγRs 结合很差而不能引发 ADCC。为增强抗体效应，通常采用的策略是突变 Fc 蛋白序列或改变 Fc 糖基化可以加强抗体与 FcγRs，尤其是与 FcγRⅢA 相结合从而提高 ADCC 活性。对 Fc 段的突变研究发现：①双突变 Glu382Val：Met428Ile，即赋予非糖基化 IgG1 与 FcγRI 高亲和力（纳摩尔级）的结合能力和引发 ADCC，且抗体显著地选择性与 FcγRI 结合而不与其他 FcγRs 结合；②已经确定了几个对 FcγRA 结合能力提高约 100 倍的突变体，如 Ser239Asp：Glu330leu：Ile332Glu 可将 ADCC 的效力提高约 100 倍，在一些案例中达到最大靶细胞杀伤目的。

对于糖基化修饰的抗体可以改变抗体 Fc 段糖基化方式增强 ADCC 效应：①使用中国仓鼠卵巢细胞系（CHO）常用于表达生产治疗性抗体，该细胞系过表达 N-乙酰葡糖氨基转移酶，致使平分型 N-乙酰葡萄糖胺修饰抗体；②减少 Fc 区域碳水化合物岩藻糖的含量。大多数获得 FDA 批准许可的治疗性抗体被岩藻糖化，他们的体外 ADCC 活性在血清中被降低。生产无岩藻糖的抗体是很容易做到的，即使用不表达岩藻糖转移酶 8 的 CHO 细胞或毕赤酵母工程菌。

（一）生物药物的吸收和生物利用度

因为在体液中大多蛋白质易受蛋白水解酶和变性的影响，所以大多数生物药物必须通过静脉注射、肌内注射、皮下注射给药。在胃肠道、鼻腔黏膜、支气管、肺泡中存在高浓度的蛋白水解酶，这严重限制了生物药物通过口服、鼻腔给药和吸入给药的生物利用度，此外，扩散屏障的存在，阻碍了蛋白质药物通过皮肤和黏膜。目前正在研究能防止蛋白质药物被蛋白水解酶分解和提高膜扩散作用的方法。

一种药物到达血液循环后，会迅速分散到毛细血管床并进入易灌注组织，但难以进入屏障保护的组织如大脑，因此在这些组织分布很慢或没有分布。表观分布容积（apparent volume of distribution，Vd）是指当药物在体内达动态平衡后，体内药量与血药浓度之比值称为表观分布容积，Vd 可用L/kg 体重表示。对于小分子药物，分布容积少意味着大量的药物与血浆脂蛋白结合，以至于限制了其在毛细血管床外周的分布；而分布容积大，经常超过体液的总体积，通常意味着药物大量与组织结合。

如表 22-1-2，对于大于 1.5kDa 的大分子，如蛋白质和多肽，仅限于在血液容积中分布（约 5L）。较小的生物药物可以扩散到外周血管的体液中，分布容积达到 20~30L。由于与血浆蛋白和组织结合影响在组织间隙中药量，药物的分布容积可以呈剂量依赖性（非线性），同时药物在血液中的转运也会受到容积限制。剂量依赖性容积变化的实例表明，由于容积限制了血管外转运过程，重组人肿瘤坏死因子（TNFα）的剂量提高 4 倍时，其分布容积显著降低；治疗囊性纤维化的药物重组人 DNA 酶由于与血浆中肌动蛋白结合，由于容积的限制，其分布容积随剂量的增加而提高。

表 22-1-2　蛋白质药物的分布容积

蛋白质药物	分子质量/kD	分布容积/L
促红细胞生成素	30.4	2.8~3.5
人单克隆抗体	150	5.6
超氧化物歧化酶	约 32	7

蛋白质在组织中的分布受控于血管系统的渗透性，因此受蛋白质分子大小的影响，大于 150kDa（约 50nm）的蛋白质有特别限制的分布区，限制分布在血液中。偶尔情况下，大分子蛋白质有氨基酸识别序列，这一序列能让大分子蛋白质通过细胞转运作用穿过血管内的上皮细胞，这是一种能让蛋白质主动转运进出细胞的过程。

对于抗体药物而言，能影响非特异性组织分布的因素是 IgG 分子的糖链部分，其多糖末端唾液酸残基缺失，暴露出半乳糖并启动受体介导的 IgG 分子与肝细胞的结合，这常常会导致较多地非特异性分布于肝脏。其他的糖蛋白可存在类似的非特异的分布机制。唾液酸残基的缺失也可以暴露出末端甘露糖残基，对于吞噬细胞这是有吸引力的目标。具有甘露糖受体的吞噬细胞在进一步清除部分降解的 IgG 时是非常有效的。虽然甘露糖残基的暴露会加速吞噬细胞的清除过程而降低治疗效果，但吞噬作用能制约药物作用持续时间而减少药物的毒性。例如设计作用在血栓部位的溶栓药物会由于广泛地非特异性分布而引起出血，而血液和肝脏中的吞噬细胞，如巨噬细胞和 Kupffer 细胞将会限制这些药物的非特异性分布。

在理想条件下，生物技术药物仅仅分布在靶组织的高亲和性结合位点上。然而，任何一种蛋白质分子，甚至是单克隆抗体，也会分布到非靶组织部位，而且这可能占剂量的大部分，非特异性分布可能提高毒性和降低药效。药物的分布是药物研发人员必须考察的对象。

（二）消除和代谢

小分子从体内的消除大部分是借助肝脏或组织中的药物代谢酶或借助尿液排泄，大分子是通过肾脏或肝脏的代谢。分子小于 40~50 kD 的蛋白通过肾过滤而清除，极少或没有肾小管重吸收。大蛋白极少被过滤，但可受到肝细胞和肝脏中 Kupffer 细胞吞噬作用影响。蛋白质生物转化作用、变性、蛋白酶降解和氧化代谢也很重要。

药物从体内消除可用药物半衰期和清除率来定量。作为初步估计，药物完全吸收后血浆中浓度的降低通常被称为一级过程。因此，与时间相对应的药物浓度对数曲线通常呈线性。这条直线的斜率被称为消除速率常数，以时间的倒数为单位。消除速率常数的倒数为半衰期，即消除体内一半药物所需的时间。半衰期短的药物通常很快被人体消除，而半衰期长的药物则在体内存在时间长。绝大多数蛋白质药物的半衰期很短（以分钟计），清除率很高。因为它们分子质量小于 30 kD，极易被肾小球滤过而清除。蛋白药物清除一般受以下因素影响：

1. 分子质量　蛋白质分子大小是决定消除速率和作用时间的关键因素。小分子蛋白质能在肾脏中滤过，直接排泄进尿液而不被重吸收。蛋白质分子越大，肾脏清除率越低。肾小球滤过作用的界线是在 50~70kD 之间。多肽和蛋白质分子量之间的差距巨大，生物药物部分通过肾脏排泄消除。肾脏排泄在蛋白质消除中特别是肾脏功能的改变（例如病变）时可以影响蛋白质药物的治疗效果。当蛋白质药物的分子质量超过 200kD 时，或者当部分小蛋白质聚集在一起而表现出非常大的蛋白质的特性时，吞噬作用的消除显得越来越重要。

2. 蛋白质的物理化学降解　蛋白质和多肽的一级结构是通过共价的肽键将 L 型的氨基酸连接在一起。侧链基团的极性和电荷是决定二、三级结构和稳定性的关键。二级结构由肽链自身的疏水键、离子键和范德华力维系，这些力可以使一级结构的氨基酸链折叠。折叠的天然蛋白质以局部能量最小的构象存在，典型情况下仅需 5~15kcal/mol 的能量就能迅速地（毫秒内）将一种折叠的蛋白质转变为非折叠的构象。一般而言，多肽和蛋白质的折叠方式为：在生理内环境下，使分子的疏水区最小限度地暴露于水或水相环境中。分子取向的惟一结构取决于周围环境（缓冲液、生物膜、血液、血浆等）和氨基酸的排列顺序。然而，所有蛋白和多肽都呈现化学和物理的不稳定性，这些不稳定性影响它们在体内的分布、清除和递送到作用部位的方式。物理化学不稳定性受到一级结构、二级结构、三级结构和蛋白质糖基化程度的影响。蛋白质和多肽的化学降解包括脱氨、外消旋作用、水解、氧化、β 消除和二硫键交换。蛋白质的物理降解包括变性和凝聚。同时，血液中的蛋白水解酶是加速水解和其他化学降解过程的催化剂。此外，化学降解几乎总会引起物理降解。大多数情况下，局部变性的蛋白质的生物活性大大降低或丧失。某些情况下，局部变性的蛋白质具有免疫原性，可以诱导产生针对天然蛋白质药物的抗体。

3. 糖基化和蛋白质稳定性　许多内源性蛋白质和相关生物技术产品以糖蛋白形式存在——蛋白链与多糖（糖基化基团）连接。分子的多糖部分可以增加蛋白质在血液中的稳定性和残存时间。部分降解的多糖能降低糖蛋白在血中的保留时间。糖蛋白的糖基上含有许多单糖，这些单糖通过糖苷键相互连接形成直链或支链多糖。有三种单糖衍生物在糖蛋白的形成和稳定中起关键作用。它们是连接在苏氨酸或丝氨酸（O-糖基连接）羟基上的 N-乙酰半乳糖胺，连接在天冬酰胺（N 糖基连接）末端氨基上的 N-乙四葡萄糖胺和能形成多糖链末端“帽子”、并能阻止细胞表面受体与其他糖残基结合和通过肝细胞和巨噬细胞摄入完整糖蛋白的 N-乙酰神经氨酸（唾液酸）。例如促红细胞生成素（依泊汀，epoetin）是一种高度糖基化的，由 165 个氨基酸组成的蛋白质（30. 4kD），它能刺激血红细胞的生成。多糖部分占整个分子大小的 40%。多糖部分对分子的生物活性不是必不可少的（事实上会稍微降低其生物活性），但是多糖链大大降低了蛋白质药物的清除率。充分糖基化的依泊汀在血液中的半衰期达 6~12 小时，而去除唾液酸的依泊汀在血液中数分钟即被清除。失去末端唾液酸残基可导致分子被肝脏中肝细胞表面的半乳糖受体迅速摄取。免疫球蛋白 IgG 的糖基部分是其功能和稳定性的一个重要决定因素。它在恒定区内通过 N-连接糖的方式与蛋白质相连。多糖链影响着免疫球蛋白的组织分布（通过表面的识别和结合）和稳定性。充分糖基化的具有唾液酸帽子的免疫球蛋白的半衰期有 21~27 天。多糖链中除去末端唾液酸残基会促进肝脏对免疫球蛋白的快速摄取和破坏。

4. 化学“标记”修饰　化学标记可通过提高代谢来加速蛋白质的消除，该过程涉及以下六种蛋白质修饰中的一种：①碱性氨基酸（谷氨酰胺和天冬酰胺）的脱氨和这些氨基酸末端酰胺的自发酸催化水解有关。这些碱性氨基酸的脱酰胺基作用导致最终形成酸性氨基酸残基。生长激素、IgG 和胰岛素都遵从这种修饰方式。单个碱性氨基酸转变为酸性氨基酸会影响到分子的三级结构（去折叠）以及氨基酸骨架对蛋白水解酶的敏感性。一般来说，富含谷氨酸（丝氨酸，苏氨酸和脯氨酸）的蛋白质在真核细胞中被迅速降解。②蛋氨酸残基的氧化包括过氧化氢（H_2O_2）催化的末端巯基转变为亚砜基。这种标记存在于 α_1 抗胰蛋白酶和甲状旁腺激素中，它能够引入静电荷而影响三级结构和二级结构。③非特异性细胞色素 P450 介导的氧化包括酶催化形成活性氧分子（超氧阴离子和羟基激活剂)，他可以氧化敏感氨基酸如脯氨酸，精氨酸，赖氨酸和组氨酸。④底物专一的细胞色素 P450 介导的羟基化包括 NADPH 依赖的某些环肽（如环孢菌素）的氧化。环孢菌素的羟化产物不具生物活性并且迅速从身体中被清除。⑤二硫键交换是一种发生在中性或碱性条件下的自发反应，包括二硫键的断裂和错配。例如，胰岛素分子内的二硫键可以裂解，而与谷胱甘肽结合。该过程可由转氢酶催化，他裂解链内二硫键再与谷胱甘肽的半胱氨酸残基形成二硫键。二硫键的交换必然改变蛋白质的三级结构。⑥丝氨酸和苏氨酸残基的磷酸化，包括依赖 ATP 的将磷酸基加到伯醇（丝氨酸）和仲醇（苏氨酸）上。磷酸化的蛋白质往往被快速降解。

5. 蛋白酶水解作用　蛋白酶水解作用是裂解构成蛋白质和多肽骨架的肽键。该反应在酸性、中性、碱性条件的水中都能自动进行。该过程能被蛋白（水解）酶加速，这种酶无处不在，他催化肽键水解的速度要比自然水解的速度快得多。人体中，这些酶只能识别 L-型氨基酸形成的序列，而对 D-型氨基酸不起作用。它们存在于屏障组织（鼻黏膜、胃肠道、直肠和呼吸道黏膜和眼上皮组织）、血液、所有实体内脏器官，结缔组织和脂肪中。相同的蛋白酶可以存在于身体的多个部位。几种不同的蛋白酶会根据各自的选择性氨基酸序列同时攻击同一个蛋白质。蛋白酶可分为两类：一类为肽链内切酶，它是一种能切断特殊的非末端氨基酸肽链的酶，每种内切酶都有各自的专一氨基酸作用位点；另一类为肽链外切酶，它能切断 C 端或 N 端末端氨基酸肽键。

6. 消除器官中的蛋白质代谢　胃肠黏膜内的多肽酶是蛋白质和多肽药物口服给药的主要屏障。胃蛋白酶，隶属专一识别天冬氨酸的蛋白酶家族，存在于胃内膜中。肠内膜内含有糜蛋白酶，一种专一识别疏水氨基酸（如苯丙氨酸、亮氨酸、蛋氨酸、色氨酸和酪氨酸）的链内切酶；胰蛋白酶，一种专一识别碱性氨基酸（如精氨酸和赖氨酸）的肽链内切酶；弹蛋白酶，一种专一识别小分子，直链，非芳香族的氨基酸（如甘氨酸、丙氨酸、丝氨酸、蔚氨酸和亮氨酸）的肽链内切酶；羧肽酶 A，一种选择 C 末端带有芳香或庞大官能团的 L 型氨基酸（如酪氨酸）的肽链外切酶。肝脏在口服蛋白质药物第一次通过以及随后随着血流每次通过时消除蛋白质。肝细胞、Kupffer 细胞、脂肪细胞和内皮细胞都存在蛋白酶水解作用。蛋白酶水解作用可发生在蛋白质内吞作用后的溶酶体中以及溶酶体融合中。蛋白质内吞作用可以是特异性的也可以是受体介导的过程。蛋白水解后的产物可以通过肝脏中胆汁排泄清除和在肠道中进一步消化。重吸收尽管对蛋白质不是很普遍，可着近曲小管的腔表面发生。通常蛋白质可通过蛋白质中赖氨酸残基的静电相互作用结合在近曲小管的刷状缘腔表面。结合后内吞作用和溶酶体融合随之发生，并导致蛋白水解酶消化。由此产生的碎片能混悬穿过肾小管侧底部表面而被重吸收入血。肾脏是白介素、干扰素、肿瘤坏死因子和集落刺激因子的主要消除途径。

对于抗体药物或者抗体蛋白融合片段，IgG 的 Fc 区域和之间的相互作用的再循环受体 FcRn 在 IgG 的动态平衡中发挥关键作用，尤其对于那些长半衰期的 IgG（在人类中 IgG1 大约 21 天）。IgG 类似其他循环中的蛋白质被血管内皮细胞吸收，其他细胞通过胞饮进入细胞。随后，IgG 以 pH 值依赖的方式在内含体中（pH6. 0~6. 5）与 FcRn 相结合，而未与 FcRn 结合的抗体与溶酶体融合，并被溶酶体内蛋白酶降解，与 FcRn 结合的抗体则免于被降解，然后在细胞表面（pH7. 0~7. 4）循环和释放。抗体药物的最终半衰期在循环中差别很大（3~27 天）。延长抗体的血清半衰期，增加抗体与靶抗原的接触时间，降低用药次数，降低成本，可以发挥更大的治疗空间。延长 IgG 的半衰期可以突变设计与 FcRn 相互作用的 Fc 区域，IgG 恒定区 250T、252M、254S、256T、259V、308V、384M、428M、434N 对 Fc 与 FcRn 的结合非常重要，通过对其中一个或几个氨基酸进行突变可以有效降低抗体的清除速度，延长抗体半衰期。如 Fc 突变体（Thr250Gln：Met428Leu‘QL’）在 pH 6. 0 而非 pH7. 4 条件下，发现可以增强人 IgG2 结合人 FcRn 的亲和力。在非人灵长目动物中，类似 pH 值依赖的‘QL’突变体增强了 IgG1 结合 FcRn 的能力，在恒河猴体内延长人 IgG1 半衰期。具有三个 Fc 段点突变：Met252Tyr：Ser254Thr：Thr256Glu（‘YTE’）的人源化抗呼吸合胞病毒（RSV）特异性IgG1在食蟹猕猴内半衰期增加了3~4倍。此外，也可以改变抗体分子表明的电荷分布。由于细胞表面带负电荷，通过对抗体分子表面氨基酸残基进行改造，降低其pI，使抗体分子表面所带电荷与细胞表面的电荷相斥，可降低其与细胞的非特异性黏附，从而使抗体分子不易被吞入细胞内，降低其清除概率，延长药物的半衰期。

（三）免疫应答

与小的化学分子（MW<1000 Da）不同，当反复使用外源性的大分子例如蛋白质、核酸时，会在患者体内诱发逐渐增强的机体免疫应。传统的免疫学研究已充分证实：免疫原性较弱的半抗原如二硝基酚衍生物必须和白蛋白或钥孔戚血蓝素（KLH）这样的大蛋白交联才能激发产生相应抗体。半抗原能和抗体结合，但其自身缺少大蛋白载体不能激发生成抗体。

一般来说，含有与人的相应蛋白序列的重组蛋白质的免疫原性要小于鼠源的重组蛋白，但人源性的重组蛋白由于分子较大，当重复给药时，也会激发免疫反应。反复服用大分子药物会激发产生针对药物的抗体，蛋白质结合的程度和相互作用的临床意义差别很大。某些情况下，蛋白质的免疫原性会产生类似于青霉素过敏的超敏性和变态应，这会改变药物的药代动力学和药效学。

重组蛋白的设计、生产方法，服药方法和服药患者的种类都会影响蛋白质的免疫原性。重组蛋白要被纯化和浓缩到宿主细胞中原始浓度的数千倍，像细胞物质和培养基成分这样的杂质也被同时共纯化。这些杂质可能无法测到，它们本身可作为免疫原辅助性激发针对治疗蛋白的免疫反应。当蛋白被蛋白酶水解，凝聚或氧化作用造成部分变性后，也可以导致免疫原表位的暴露而促进抗体的形成。如干扰素的氧化型较其天然型对小鼠的免疫原性更强。免疫反应也可以针对治疗性的单克隆抗体，单克隆抗体的种类以及抗体的氨基酸序列有差异的动物品种都会具有强烈的免疫原性。

患者的免疫状态和生物药物的服用方式等临床因素也会影响免疫原性。移植免疫学研究的结果清楚表明某些个体遗传性具有高度的免疫反应。例如，表现为HLA-B46和HLA-B15型患者注射重组疫苗时，不会产生抗乙型肝炎病毒抗原的抗体。像患有自身免疫性疾病和肾脏、肝脏疾病的患者也会改变对药用蛋白的免疫原性。正在接受化疗或其他免疫抑制剂治疗的患者很少对蛋白药物产生抗体。此外，剂量、给药的频率和途径也会调节患者产生抗体的频率。总体来说，皮下注射要比静脉和肌内注射更易产生抗体。增加剂量和增加给药频率能提高免疫原性。然而，过高的剂量会产生免疫耐受。针对治疗蛋白的免疫反应会导致致敏性或变态性反，尽管罕见但这些反应需要密切的关注，更常见的是轻微注射点的反应。非中和性抗体也能通过形成蛋白抗体复合物使分子变大而降低蛋白质药物的生物活性，这会影响蛋白质药物的组织分布和清除率。尽管两种机制都降低其生物活性，但中和性抗体通常造成更严重的生物活性丧失。表22-1-3总结了蛋白质药物与化学药物的一般药代动力学和药效学特性。

表22-1-3　蛋白质药物与化学药物一般药代动力学和药效学特性

特性	蛋白质药物	化学药物
分子质量（MW）	>1500Da	<1000Da
给药途径	胃肠外给药	所有途径
药物分布容积	主要受限于血液中	受疏水性和血浆和组织蛋白结合控制
血浆蛋白结合	不起重要作用（特别对大于50kD的蛋白质）	重要
细胞外排体液分布	蛋白质分子量和性质很重要	取决于分子量和疏水性

续 表

特性	蛋白质药物	化学药物
细胞表面受体（配体）的相互作用	可能起重要作用	在某些情况下比较重要
吞噬作用	分子量大于300kD的大分子	不起作用
清除作用	蛋白质变性；蛋白酶水解	生物转化疏水性，和蛋白结合
肾脏	滤过（分子量<50kD）；代谢	滤过；转运；代谢；肾小管重吸收
肝脏	吞噬作用；受体内吞作用；生物转化	疏水性和分子量
免疫原性	对反复给药的大分子有显著作用	一般不重要

三、未来方向

（一）疫苗正向新一代抗癌药发展

以往疫苗的研究多针对病毒感染性疾病，新型疫苗除了可提供更有效、更安全的新型抗感染抗病毒免疫制品外，新的研究还显示出它将成为新一代的抗癌药。据美国临床肿瘤学协会（ASCO）认为，癌症的治疗性疫苗在肿瘤免疫治疗中将是最先进的疗法。

肿瘤疫苗来源于自体或异体肿瘤细胞或其粗提取物，带有肿瘤特异性抗原（tumor specific antigen，TSA）或肿瘤相关抗原（tumor associated antigen，TAA）。它可通过激发特异性免疫功能来攻击肿瘤细胞，克服肿瘤产物所引起的免疫抑制状态，增强TAA的免疫原性，提高自身免疫力来消灭肿瘤。根据肿瘤疫苗的具体用途，可分为两种：一种是预防性疫苗，控制肿瘤的发生。另一种是治疗性疫苗，它以肿瘤相关抗原为基础，主要用于化疗后的辅助治疗。根据肿瘤疫苗的来源，又可分为肿瘤细胞疫苗、基因疫苗、多肽疫苗、树突状细胞疫苗、CTL表位肽疫苗等。根据疫苗的来源不同，肿瘤疫苗可分活疫苗、灭活疫苗、修饰或改变的瘤细胞及亚细胞成分疫苗四种。根据疫苗作用的对象不同，又可分为特异性肿瘤疫苗和通用肿瘤疫苗。

随着人类对免疫系统的研究深入，肿瘤疫苗发展趋势与研究重点将主要集中于以下几个方面：①预防性肿瘤疫苗，如美国FDA批准Gardasil ©及Cervarix ©上市，用于预防由于人乳头瘤病毒感染（HPV）造成的宫颈癌；②基因修饰的肿瘤全细胞疫苗及复合型多肽疫苗；③调节T细胞功能的肿瘤疫苗；④DC细胞、干细胞等肿瘤疫苗。肿瘤疫苗作为肿瘤治疗的辅助手段在临床上显示出光明的应用前景。

（二）新型生物技术药物递送载体成为研究热点

开发生物利用度高、毒副作用低的靶向药物递送载体具有良好的前景，是各大医药公司竞争的又一热点领域。近年来，有关药物向中枢神经、肾脏、肿瘤等部位靶向传释的研究取得了一些新的进展，发现了多种新型药物载体和传释材料，如病毒载体、纳米颗粒、修饰化脂质体等，在临床应用中取得成功。另一方面，随着生物技术的发展，越来越多新的药物结构被发现，如siRNA类、多肽类药物需要开发适合该类药物特点的递送载体。本章将以细胞外囊泡及细胞穿膜肽（cell-penetrating peptides，CPPs）为例，简要介绍新型生物技术药物递送载体的研究热点。

细胞外囊泡在多细胞生物中细胞之间发挥信号传递的作用，胞外囊泡及其组件可以作为疾病的治疗靶点，也可以直接作为潜在的治疗剂用于调节免疫应答促进组织再生，更重要的是细胞外囊泡可以运输正常细胞之间的核酸、信号蛋白，可用于药物递送。研究人员已经成功利用细胞外囊泡作为肿瘤治疗的靶向药物/基因递送载体。经肿瘤患者分离获得的细胞外囊泡特异得与肿瘤细胞结合，将囊泡内包含的药物输送到肿瘤组织，释放药物引起细胞凋亡。

因为细胞膜对亲水性生物分子的通透性差，这成为阻碍多种治疗性物质不能发挥治疗效应的一个最重要因素。在过去20年里，研究人员在探索一些具有易位跨膜能力多肽的过程中，一种被称为细胞穿膜肽的肽类家族被鉴定出来，在某些情况下，这类多肽家族也被称为蛋白质转导结构域（protein transduction domains，PTD）。穿膜肽是一些具有细胞膜穿透能力的小分子多肽，可有效携带比其分子质量大100倍的外源性疏水大分子进入细胞. 并对宿主细胞没有显著毒副作用。在靶向性方面，科研人员找到了大肠癌、乳腺癌、肺癌等10种癌细胞容易吸收的特定种类的肽。CPPs的发现被视为一种新的跨膜转运方式，尤其对于细胞膜通透性差的生物分子，如多肽，蛋白质和核酸等在细胞内发挥重要作用的物质，可以经CPPs的跨膜转运将其携带进入细胞。此外，许多重要的生物过程调节都通过蛋白-蛋白相互作用来实现的，多肽可以模拟这种相互作用并发挥相应生物学功能。Verdine等发展了一种全碳支架的具有螺旋结构的新型穿膜肽，这种多肽被称作订书肽（stapled peptides），该类肽具有高稳定性高，生物活性且易于穿透细胞膜。细胞外囊泡及穿膜肽发现和应用给药物载体研究带来新的机遇。

（三）基因与干细胞治疗研究倍受重视

大约超过5000种单基因疾病与特定基因座的DNA突变有关。细胞和基因治疗尽管首先被构思为一种纠正单基因紊乱的工具，现在则被认为是在更广泛的范围内，包括传染病、神经系统病和癌症等。当前绝大多数的基因治疗是将核酸导入细胞中改变疾病的状态。这一类核酸可以是基因、寡核苷酸或核糖核酸。理论上，这种策略可以用于修饰所有类型的细胞，包括生殖细胞，但是生殖细胞基因治疗的一个不利因素是基因信息转移对后代存在不确定的潜在影响。因此，目前基因治疗的绝大多数研究和发展集中于体细胞基因治疗领域。

干细胞是当前细胞治疗的热点领域。干细胞大量存在于骨髓中，当有合适的诱导信号时，将按照严格的程序分化长成机体所需的具有特定功能的成熟细胞。近年来，干细胞治疗、再生医学和组织工程、癌症干细胞、干细胞重编程及干细胞相关法规指导、临床应用都是探索交流的热点，并取得了可喜的进展。且前期一系列临床研究的结果也令人兴奋，在抗器官移植后免疫排斥，自身免疫性疾病治疗，糖尿病治疗，肿瘤治疗等研究中都取得令人满意的结果，这无疑给未来的临床应用领域提供巨大想象空间。

第二节 肿瘤疫苗

肿瘤在机体内能引发体液免疫应答和细胞免疫应答。肿瘤抗原在细胞内加工成肽段后与细胞表面的主要组织相容性复合体Ⅰ类分子结合并呈递给$CD8^+$细胞毒性T淋巴细胞，或先从肿瘤细胞上脱落，再由抗原提呈细胞摄取、加工成肽段后与表面主要组织相容性复合体Ⅱ类分子结合并呈递给$CD4^+$辅助性T淋巴细胞，进而诱发机体的抗肿瘤细胞免疫应答。然而肿瘤的发生和转移与肿瘤细胞所处的内外环境有着密切关系。免疫和炎症构成肿瘤微环境的两大核心，肿瘤微环境中存在众多免疫细胞，如T细胞、髓源抑制性细胞（myeloid derived suppressor cell，MDSC）、巨噬细胞、肥大细胞、粒细胞及B细胞等，都被趋化至此，构成肿瘤微环境主要基质细胞。一些非免疫细胞，如成纤维细胞在微环境中亦发挥重要作用。除细胞因素外，也存在大量如胶原蛋白、金属基质蛋白酶、细胞因子及趋化因子等介质。肿瘤微环境中的细胞和分子处于一种动态变化过程，其最终结果是大量免疫抑制细胞如MDSC、调节性T细胞（regulatory T cell，Treg）、肿瘤相关巨噬细胞（tumor associated macrophage，TAM），以及大量炎性相关因子如IL-6、IL-10、TGF-β、MMP等在肿瘤微环境中大量聚集，共同促进肿瘤免疫逃逸，肿瘤的生长和转移。开发肿瘤疫苗是人为的体外分离或制备肿瘤细胞、肿瘤细胞裂解物或肿瘤标志蛋白作为抗原，这些抗原可以激活机体被抑制的免疫系统产生特异性抗肿瘤细胞免疫效应，从而增强机体的抗癌能力，阻止肿瘤的生长、扩散和复发，以达到清除或控制肿瘤的目的。

一、以 DC 为基础的肿瘤疫苗

2011 年诺贝尔生理学以医学奖授予加拿大沃尔夫斯坦曼教授，旨在表彰他在树突状细胞（dentritic cell，DC）研究方面做出的杰出贡献。2010 年美国 FDA 批准了首个肿瘤 DC 疫苗，用于内分泌治疗无效的晚期前列腺癌。经过 20 年的努力，以 DC 疫苗为代表的肿瘤主动免疫治疗取得了显著的进展，显示出光明临床应用前景，成为肿瘤免疫治疗的新方向。

DC 是体内功能最强大的专职性抗原提呈细胞，主要功能是向 T 细胞和 B 细胞递呈抗原，参与细胞免疫和 T 细胞依赖的体液免疫，通过抑制 T 细胞增殖诱导免疫耐受，在抗肿瘤、移植免疫、自身免疫性疾病等免疫应答中发挥重要的作用。DC 因能刺激并致敏初始 T 淋巴细胞和启动早期免疫反应而在肿瘤免疫治疗中发挥重要的作用，是目前发现的唯一能激活静息 T 细胞的抗原递呈细胞。DC 主要通过溶酶体途径将抗原表位递呈给 MHC-Ⅱ类分子结合后形成 MHC-抗原肽复合物，并表达于 DC 表面，参与 $CD4^+T$ 细胞和 $CD8^+CTL$ 的活化，从而启动抗肿瘤免疫应答。在稳态条件下，体内大多数 DC 处于未成熟状态，高表达与吞噬有关的受体，有效摄取抗原，具有强大的加工处理抗原的能力，但提呈抗原并刺激初始 T 细胞活化的能力很弱，体外激发混合淋巴细胞反应（MLR）的能力很弱，可参与诱导免疫耐受。未成熟的 DC 一旦接触并摄取抗原或受炎症因子等影响，即开始从组织局部向外周淋巴器官迁移。迁移过程中，未成熟的 DC 逐渐成熟，其抗原摄取能力逐渐下降，而提呈抗原并刺激初始 T 细胞活化的能力逐渐增强。未成熟 DC 通过模式识别受体（pattern-recognition receptors，PRR）识别抗原。抗原肽被认为是以肽结合热休克蛋白（heat shock proteins，HSPs）形式存在，HSPs 包括 gp96、HSP90、HSP70、钙网织蛋白等。这些肽复合物结合吞噬细胞的 PRR 通过 MHC-Ⅰ类途径处理和递呈肿瘤相关抗原（TAA）。有益的 PRR（iPRR）通过给 DC 提供 Toll 样受体（TLR）信号调节 DC 能力诱导 T 细胞应答，激活 TLR 增强抗原提呈、产生炎性细胞因子、上调共刺激分子和激活适应性免疫应答。

DC 疫苗的抗肿瘤作用是 DC 通过递呈负载的肿瘤抗原持续刺激 CD4+T 细胞和 $CD8^+T$ 细胞诱导产生抗原特异性细胞毒性 T 淋巴细胞来实现的。研究表明，肿瘤微环境中含有某些细胞因子如 VEGF、IL-6、GM-CSF、IL-10 和 TGF-β 等可抑制 DC 的成熟和功能，尽管含有大量的 DC，但这些 DC 失去了抗原递呈的作用和激活 T 细胞的功能，而且易于凋亡，甚至有些肿瘤可通过与 DC 的直接接触诱导 DC 程序性死亡，或将 DC 转化为分泌 TGF-β 的致耐受性细胞，进而诱导调节性 T 细胞生成，阻断 T 细胞特异性抗肿瘤免疫反应的发生。同时在肿瘤微环境中，调节性 T 细胞的存在也可抑制 DC 的功能。因此，应用足够数量和功能正常的 DC 细胞进行细胞免疫疗法，制备 DC 抗肿瘤疫苗，抑制调节性 T 细胞的生成。

（一）肿瘤抗原刺激的 DC 疫苗

以肿瘤特异性抗原刺激 DC 的目的在于将肿瘤细胞的抗原转移至 DC，从而使 DC 既具有肿瘤特异性，又能提供激活 T 细胞所必需的共刺激信号，从而大大增强其肿瘤免疫原性。由于目前肿瘤特异性抗原或相关抗原得到明确鉴定的很少，因而予以肿瘤细胞全部抗原信息（如肿瘤细胞裂解物、肿瘤细胞提取物、肿瘤抗原多肽、肿瘤细胞的总 RNA 或经过灭活的完整肿瘤细胞等）修饰 DC 成为最直接的一种方法。在临床上，由于细胞性肿瘤抗原易于获取和制备，常应用全细胞性肿瘤抗原冲击致敏 DC 的方法来制备 DC 疫苗。由于该方法简便而实用，目前常用于肾癌、恶性黑色素瘤、前列腺癌和恶性脑胶质瘤等肿瘤的治疗和研究。经过Ⅰ期/Ⅱ期临床研究已证实，用此种 DC 疫苗免疫的患者，体内可检测到 Th1 型细胞因子明显升高，并出现 T 细胞介导的抗肿瘤效应。其不足之处主要在于：①非相关抗原量大且种类多，易诱发自身免疫性疾病；②所用抗原多肽不一定能诱导最佳的抗肿瘤免疫反应；③刺激剂量难以确定等。由于以上原因，目前临床上已较少应用。

（二）肿瘤细胞/DC 融合疫苗

肿瘤细胞与 DC 相融合所形成的肿瘤细胞/DC 疫苗能够表达源于这两种细胞的特征性抗原，从而有效地增强肿瘤抗原呈递给宿主 T 细胞识别的能力，打破免疫耐受，诱导机体产生特异性抗肿瘤免疫反应。肿瘤细胞/DC 融合疫苗的免疫功能，在体外可产生明显刺激 T 细胞增殖和 CTL 对亲本肿瘤的特异性杀伤作用。在动物模型上，给荷瘤动物使用肿瘤细胞/DC 融合疫苗，可观察到已有肿瘤的消退、动物生存期的延长，预防性使用肿瘤细胞/DC 融合疫苗还能阻滞或延迟自发肿瘤或移植肿瘤的发生发展。肿瘤细胞/DC 融合疫苗的应用范围包括各种恶性肿瘤。目前肿瘤细胞/DC 融合疫苗在乳腺癌、恶性胶质瘤、肾癌等的治疗上取得了较好的疗效和安全性。

（三）转基因修饰的 DC 疫苗

转基因修饰的 DC 疫苗包括转染有肿瘤抗原 RNA 的 DC 疫苗、转染有肿瘤抗原 DNA 的 DC 疫苗以及转染有细胞因子基因的 DC 疫苗等。以此种方法制成的 DC 疫苗可以使抗原分子或细胞因子在 DC 内长期稳定表达，因而具有更好的刺激效果。虽然这种方法不很成熟，制备的 DC 疫苗进入临床研究的也不多，但它仍是目前 DC 疫苗的研究热点。许多研究将 IL-1、IL-2、IL-4、IL-6、IL-7、IL-13、TNF-α、INF-γ、G-CSF，GM-CSF 等细胞因子基因转入不同的肿瘤细胞，并以此免疫动物，可诱发机体产生明显的抗肿瘤免疫反应。

二、肿瘤抗原疫苗

肿瘤抗原疫苗包括肿瘤特异性抗原疫苗、蛋白/肽疫苗、抗独特型疫苗等，是目前研究较多的肿瘤疫苗之一。

（一）肿瘤特异性抗原疫苗

肿瘤特异性抗原疫苗是以肿瘤抗原（包括 TAA、TSA 等）作为疫苗刺激机体，产生针对肿瘤细胞的免疫反应。与肿瘤细胞疫苗相比，肿瘤抗原疫苗也含有多个表位，包括 Th 表位、细胞毒性 T 淋巴细胞（CTL）表位和 B 细胞表位等，因而免疫原性也较强，仅次于肿瘤细胞疫苗，可诱导特异性 CTL 的产生和抗体的产生，从而杀伤靶细胞，抑制肿瘤的生长，使部分患者的肿瘤有所消退，其特异性要高于肿瘤细胞疫苗。近 10 年来，已有多种肿瘤抗原疫苗被用于临床研究，其中研究较多的是 CEA（癌胚抗原）。此种疫苗多以牛痘病毒或复制缺陷的鸟病毒为载体，将编码完整的抗原基因导入，免疫患者可诱导特异性 CTL 的产生，溶解自体和异体同源的肿瘤细胞。

（二）蛋白/肽疫苗

蛋白/肽疫苗是使用天然蛋白质、重组蛋白质或多肽作为疫苗，可以联合应用佐剂或细胞因子。蛋白质作为一种大分子物质，其表面存在大量的抗原表位，经抗原递呈细胞加工提呈后诱导机体产生特异性细胞及体液免疫应答。蛋白疫苗主要包括癌基因、抑癌基因突变肽疫苗和病毒相关疫苗。目前临床常见的有 WT1、MACE-A3、TGF、MUC Ⅰ、p21 突变肽、ECF 突变肽等疫苗，均有一定疗效。

热休克蛋白（HSPs）是目前另一类研究较多的蛋白质疫苗。HSPs 是一类在生物进化中高度保守、广泛存在于各种细胞内的蛋白质家族，同一种个体之间还未见有多态性差异，在机体应激、发热等情况下表达增多。HSPs 本身无免疫原性，而其所结合的多肽则具有免疫原性，从瘤细胞提取的 HSPs-多肽复合物可以诱导机体产生特异的 CTL 细胞，从而杀伤肿瘤细胞。该类疫苗的特点是：含有多种多肽，可活化多个 CTL 克隆，从而杀伤肿瘤内所有肿瘤细胞。另外，多肽复合物还可激发记忆性细胞反应。由于 HSPs 不具有遗传多态性，可载所有外源肽分子，并由 HSPs 递呈给自己的 MHC Ⅰ类分子，激发 CTL 反应，因此，HSPs 介导的免疫保护作用可以适应不同的肿瘤类型和不同的肿瘤患者，在同种间不受 MHC 限制。目前，以 HSPs 作为肿瘤疫苗，已被用于多发性骨髓瘤、肾癌、淋巴瘤、胰腺癌及胃癌等多种肿瘤的治疗，有的研究已进入了Ⅲ期临床试验。

三、核酸疫苗

核酸疫苗也称为基因疫苗或 DNA 疫苗，是将编码某种抗原的基因片段克隆到真核表达质粒，再用该质粒 DNA 通过基因枪注射、肌内注射、脂质体包裹等手段注射到生物体内，使外源基因在活体内表达，诱导宿主产生对该抗原蛋白的免疫应答以达到预防和治疗疾病的目的。核酸疫苗的本质是含有病原体抗原基因的真核表达载体，目前认为它要经过三步才能起作用：①基因疫苗进入机体细胞；②在受体细胞内表达抗原基因；③呈递抗原，激活机体免疫系统。核酸疫苗经 MHC 途径呈递，一方面 MHC Ⅰ类分子激活 $CD8^+T$ 细胞，增殖产生特异的 CTL 效应细胞。另一方面 MHC Ⅱ类分子激活 $CD4^+T$ 细胞（Th 细胞），引起 Th 细胞活化增殖，分泌大量的可溶性细胞因子，调节其他免疫细胞的效应，如刺激 B 细胞的增殖和分泌抗体等，从而诱发体液和细胞免疫应答，产生免疫记忆，实现免疫保护功能。常用于制备核酸疫苗的抗原包括 p53、CEA、PSA、IL-2、INF 等。如用携带编码癌胚抗原（CEA）基因的沙门氏菌感染小鼠，联合抗体-IL-2 融合蛋白，观察到 MHC-I 的表达，大量 $CD8^+T$ 细胞被激活，100% 的小鼠皮下肿瘤完全消除，75% 的小鼠肺转移得到抑制。CD2、CD25、CD28 以及 CD48，CD80 水平的明显上调表明 CTL 和负责抗原提呈的 DCs 在接受 DNA 疫苗的免疫刺激后得到了有效地激活。

四、基因修饰的全细胞疫苗

通过基因重组技术，用逆转录病毒、腺病毒等载体将外源性目的基因导入受体细胞而制成的疫苗，称为基因修饰的细胞疫苗。用于转染的基因有很多种，目前研究较多的有细胞因子基因、MHC 基因、共刺激分子基因等。基因工程疫苗主要通过以下几方面的机制来增强其抗肿瘤效应。①增强肿瘤的免疫原性。肿瘤细胞可通过多种机制来逃避免疫系统的监视，其中包括 MHC-1 类基因不表达或表达降低、肿瘤相关抗原（TAA）的下调等。根据此原理，将编码相关分子的基因（如 MHC 等）转导入肿瘤细胞，使得肿瘤细胞的相应分子产生高表达，使免疫细胞能够识别肿瘤细胞，提高疫苗的疗效。实验证明，通过转染 MHC 分子可以增加 MHC 限制性肿瘤特异性抗原的表达，从而增强了肿瘤的免疫原性；②提高 T 细胞对肿瘤抗原的反应性。目前研究最多的是细胞因子修饰的肿瘤细胞疫苗，其中白细胞介素（IL）-2、4、6、12、15、18、GM-CSF（粒细胞巨噬细胞集落刺激因子）、EGF（表皮生长因子）等基因已转入到多种组织类型和具有不同免疫原性的肿瘤细胞中。此外，T 细胞的激活不但需要 T 胞抗原受体和抗原/MHC 复合物的参与，还需要共刺激信号。细胞表面分子如 B7、CD40L、VCAM-1 等共刺激信号，将此类分子的基因转染到肿瘤细胞内，可以提供 T 细胞活化的第二信号，从而提高载细胞对肿瘤抗原的反应性；③某些基因的产物可以直接杀伤肿瘤细胞。如 IFN 基因导入肿瘤细胞可使局部持续分泌 TNF（肿瘤坏死因子），从而直接杀伤肿瘤细胞。

五、干细胞肿瘤疫苗

干细胞是一类具有自我复制和多向分化能力的细胞，他们可以不断地自我更新，并在特定条件下转变成为一种或多种构成人体组织或器官的细胞。胚胎干细胞（embryonic stem cell，ESCs，简称 ES 或 EK 细胞。）胚胎干细胞是早期胚胎（原肠胚期之前）或原始性腺中分离出来的一类细胞，他具有体外培养无限增殖、自我更新和多向分化的特性。无论在体外还是体内环境，ES 细胞都能被诱导分化为机体几乎所有的细胞类型。理论上，将胚胎干细胞作为一种肿瘤疫苗免疫接种后能够产生抗肿瘤应答。癌细胞和干细胞拥有许多同样的分子和生物学特征。通过用干细胞为宿主接种，免疫系统识别干细胞进行免疫应答，启动抗癌免疫程序。但这种理论仍停留在动物研究，Liu 等研究组用人类胚胎干细胞（hES）为实验小鼠进行免疫接种，并发现了针对结肠癌的持续的免疫应答。该研究组见到了接受免疫的小鼠的肿瘤生长显著减少。

间充质干细胞（mesenchymal stem cells，MSC）最初在骨髓中发现，因其具有多向分化潜能、造血支持和促进干细胞植入、免疫调控和自我复制等特点。如间充质干细胞在体内或体外特定的诱导条件下，可分化为脂肪、骨、软骨、肌肉、肌腱、韧带、神经、肝、心肌、内皮等多种组织细胞，连续传代培养和冷冻保存后仍具有多向分化潜能，可作为理想的种子细胞用于衰老和病变引起的组织器官损伤修复。研究表明，MSC 具有趋向肿瘤微环境，进入肿瘤组织的能力，如可以通过 IFNγ 的表达来促进肿瘤细胞凋亡。近年来，MSC 被开发为一种新型疫苗，有效预防和抑制肿瘤的发生和转移。如同转基因修饰的 DC 疫苗，Wei 等报道将人乳头瘤病毒（HPV）E6/E7 蛋白基因转入 MSC，用基因修饰的 MSC 治疗成纤维细胞瘤荷瘤小鼠，研究发现接受单独接受 MSC 或单独蛋白疫苗治疗不能抑制肿瘤的生长，基因修饰的 MSC 能够有效刺激免疫反应，抑制肿瘤生长于转移，延长动物的生存率。

肿瘤干细胞（cancer stem cell，CSC）肿瘤中具有自我更新能力并能产生异质性肿瘤细胞的细胞。研究发现，肿瘤干细胞较非干细胞具有更强的免疫原性，具有更强的免疫效果。其潜在的作用机制是，CSC 进行免疫后产生的抗体及杀伤性 T 淋巴细胞能够靶向 CSC，从而有效抑制肿瘤的生长、转移及耐药等能力。

综上所述，肿瘤疫苗利用肿瘤抗原物质，肿瘤细胞或其他细胞及组分诱导机体的特异性细胞免疫和体液免疫反应，增强机体的抗癌能力，阻止肿瘤的生长、扩散和复发，以达到清除或控制肿瘤的目的。随着对肿瘤发生发展分子机制的深入研究和生物技术的发展，以肿瘤疫苗为代表的生物治疗作为手术、化疗和放疗三大常规治疗模式的有益补充，已成为肿瘤综合治疗中的第四种模式。

第三节　细胞外囊泡

在多细胞生物中，细胞之间的信号传递至关重要。这种信号可以是通过可溶性因子的分泌，或通过细胞之间直接接触，相互交流信息。此外，大多数真核细胞可以通过释放膜衍生的囊泡，对相邻或更远的细胞产生影响。20 世纪 80 年代，科学家首次发现网织红细胞能够将多种泡体释放到细胞外空间。从那时起，在几乎所有的哺乳动物细胞，包括干细胞，免疫系统和神经系统的原代细胞，以及众多的肿瘤细胞株纯化到了细胞外囊泡。重要的是，这些细胞外囊泡的分泌并不仅限于哺乳动物细胞，在低等真核生物甚至原核生物中普遍存在。为此，2013 年诺贝尔生理学或医学奖授予三位因在细胞囊泡运输方面做出开创性成果的科学家，来自耶鲁大学的 James E. Rothman，加州大学伯克利分校的 Randy W. Schekman 以及斯坦福大学的 Thomans C. Sudhof。他们的研究揭示了细胞内运输机制，并帮助解释了神经细胞如何传递信息、胰岛细胞如何分泌胰岛素以及胚胎如何释放促器官生长发育的化学物质。

除生理功能外，细胞外囊泡与肿瘤发生、病原体传播（HIV-1）、β 淀粉样蛋白衍生肽及 α-突触核蛋白（阿尔茨海默病和帕金森病）的形成，以及在异常致病细胞表面的朊蛋白（PrP^{c}）的扩散等紧密联系。因此，胞外囊泡及其组件可以作为一类新的治疗靶点。最近的研究表明，细胞外囊泡也可以直接作为潜在的治疗剂用于调节免疫应答，组织再生等。例如从间充质干细胞（MSCs）中分离细胞外囊泡用于心肌梗死后组织修复，从肿瘤抗原刺激的树突状细胞（DC）中分离细胞外囊用于癌症的免疫治疗，均取得一定临床效果。更重要的是细胞外囊泡不仅可以运输正常细胞之间的核酸、信号蛋白，其也可用于药物递送。此方面的研究在临床应用中取得巨大成功，利用细胞外囊泡递送药物成为药物传递研究的新方向。

一、细胞外囊泡的种类

细胞外囊泡可以分为外排体（exosomes），微泡（microvesicles）和凋亡小体（apoptotic bodies）三大类（图 22-3-1）。本节将重点介绍前两类外囊泡。他们的共同点是，他们是由脂质双层全封闭囊泡，直径从 30~2000 nm，具体大小取决于他们的起源。微泡是由从质膜出芽生成，而外排体源自于溶酶体途径。因此囊泡富含大量磷脂，但是微泡膜上的组分更能反映亲本细胞的特点。这两种细胞外囊泡都含有胞质物质，如某些脂筏相互作用蛋白及 RNA。囊泡的形成受细胞高度调控，如在不同条件下，通常容纳不同的组分（表 22-3-1）。

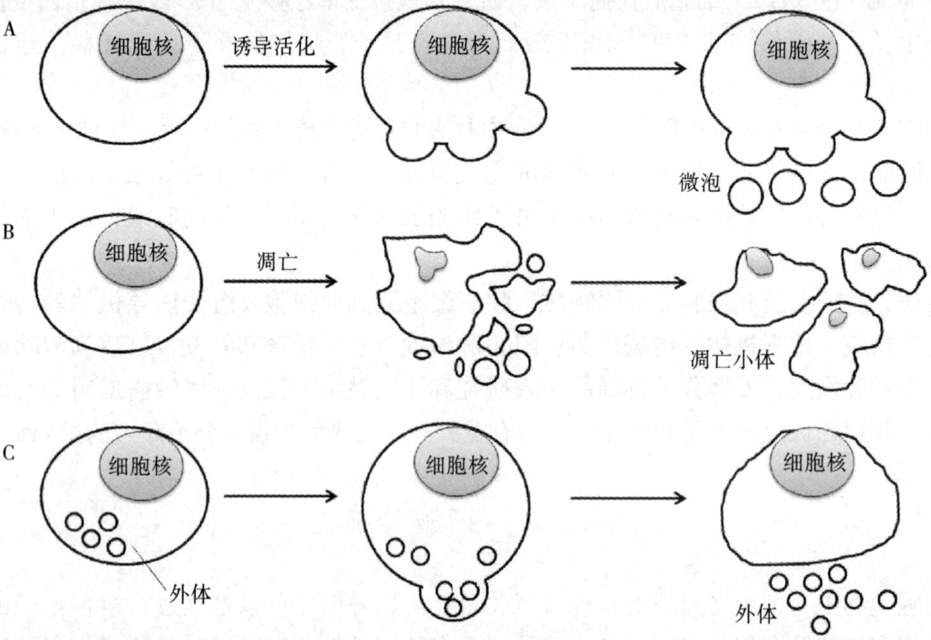

图 22-3-1 细胞外囊泡的形成

注：A. 细胞经过活化诱导，细胞膜向外出芽产生微泡；B. 细胞凋亡时，细胞膜内陷将细胞自行分割成多个外有膜包裹、内容物不外泄的小体；C. 外排体是细胞通过溶酶体途径形成囊泡，其与细胞膜融合，出芽释放到细胞外，整个过程受细胞信号精确调控

表 22-3-1 细胞外囊泡的种类

囊泡类型	特征			
	来源	大小（nm）	标志物	组分
外排体	内溶酶体途径；管腔内多泡体出芽；多泡体与细胞膜融合	40~120	四跨膜蛋白超家族：TSPAN29，TSPAN30；内吞体分选转运复合体组分；细胞程序性死亡 6 相互作用蛋白；肿瘤易感基因 101 蛋白；脂阀结构蛋白；人乳脂肪球 EGF 因子蛋白等	mRNA，microRNA 及其他非编码 RNA，胞质及膜蛋白如受体及主要组织相容性复合体

续　表

囊泡类型	特征			
	来源	大小（nm）	标志物	组分
微泡	细胞表面；细胞膜向外出芽	50~1000	整合素类、选择素类，CD40 配体等	mRNA，microRNA 及其他非编码 RNA，胞质蛋白，膜蛋白包括受体
凋亡小体	细胞表面；凋亡细胞膜向外出芽	500~2000	大量的磷脂酰丝氨酸	核酸片段及细胞器

二、外排体（Exosome）

外排体是1983年在培养网织红细胞时初次发现的，由多种类型的细胞释放到胞外的直径为40~120nm 的膜状囊泡结构。外排体是由活细胞的多泡体（multivesicular bodies，MVBs）形成并与细胞膜融合以胞吐的方式，向细胞外分泌的一种的类圆碟形小囊泡，具有脂质双分子层，密度在1. 13~1. 19 g/ml。很多细胞释放外排体，如抗原提呈细胞、单核细胞、网织红细胞、T 细胞、肥大细胞、肿瘤细胞和血小板等。外排体可以通过超速离心的方法提取或者采用蔗糖梯度离心筛选。

外排体的形成过程主要包括 MVBs 的形成、内翻出芽和胞外分泌。细胞通过内吞作用形成内吞小泡，称为早期内体，后者的蛋白逐渐增加，并经细胞内的酸化作用形成晚期内涵体。晚期内涵体的膜向内出芽，出现一个膜包被的结构，基底部逐渐与晚期内涵体分离，脱落在晚期内涵体内形成小囊泡，晚期内涵体的胞质面即形成小囊泡的内面，小囊泡的包裹的主要是细胞质。随着晚期内涵体内的小囊泡不断增多，晚期内涵体便逐渐形成 MVBs。MVBs 一方面可以与溶酶体相融合，清除细胞内的某些蛋白、受体和膜蛋白等；另一方面，MVBs 与细胞膜融合，将小囊泡释放到细胞外即形成外排体。研究发现 MVBs 与细胞膜融合的过程与 Ca^{2+} 离子密切相关，外排体的释放对 Ca^{2+} 的活化有依赖性。此外，研究发现野生型 p53 基因可以上调一种多途径跨膜蛋白 TSAP6，使外排体分泌过程中的转译蛋白 TCTP 增多，TSAP6 同时可以选择性将蛋白转运给外排体，增加外排体的分泌 f141 在电镜下外排体呈现出经典的“托盘结构”，与胞内体不同的是外排体可以在囊泡表面展示其所表达蛋白的胞外结构区域。如今，外排体已经作为肿瘤抗原的一部分参与肿瘤疫苗的研制，目前研究已进入三期临床试验，应用前景不可限量。

（一）基本特点

外排体可以通过超离的方法从各种细胞中提取出来，特别是很多已经建立好的各种起源的细胞株中（肠内皮细胞 IEC），施旺细胞，少突胶质细胞，各种肿瘤细胞株，免疫细胞（抗原提呈细胞、肥大细胞、血小板、T 淋巴细胞和 B 淋巴细胞），神经系统细胞（小胶质细胞、神经元、星状细胞）以及成纤维细胞、角蛋白细胞，上皮细胞，内皮细胞，间充质干细胞等。此外，外排体可以从各种体液中提取获得。

通过分子标志检测发现，外排体中包含了大量与细胞来源密切相关的蛋白，广泛存在的蛋白主要包括。①抗原结合和递呈相关蛋白：MHC-Ⅰ、MHC-Ⅱ和热休克蛋白（HSPs）等；②细胞溶质蛋白：微管蛋白、肌动蛋白、肌动蛋白结合蛋白（actin binding protein，ABP）、膜联蛋白等；③参与细胞内信号传导的蛋白：如蛋白激酶、异源三聚体 G 蛋白等；④热休克蛋白 HSPs：HSP70、HSP84 和 HSPS0；⑤四跨膜蛋白（tetraspanins）：CD9、CD63、CD81 和 CD82 等；⑥各种代谢酶：过氧化物酶、丙酮酸激酶和 a-烯醇化酶等。另外，研究发现外排体中还含有少量 RNA 和 DNA 片段，他们在细胞内和细胞间起到融合、传递信息、免疫刺激、粘连吸附以及蛋白质分选等作用。

（二）外排体的提取办法

由于外排体是释放到胞外环境中的囊泡结构，它们可以相对简单地从细胞培养基上清或是体液中提取，而不需要传统的酶解细胞。最早的外排体的提取方法建立于1980年，该技术引用了超速离心的方法：细胞培养液上清部分采用逐步离心的方法去除细胞碎片和一些聚集物，之后采用110 000g超高速离心获得外排体。为增加外排体的纯度，可进一步选择蔗糖密度梯度离心的方法，此方法为提纯外排体的经典方法。另外一种方法是根据外排体高表达的表面分子，如树突状细胞起源的外排体高表达MHC-Ⅱ类分子，肿瘤细胞株高表达EpCAM，或者是外排体作为多囊小体特有的表达分子CD63作为提取外排体的抗原成分，采用这些标志分子的抗体包被磁珠吸附特异外排体。第二种方法适用于后续对外排体的蛋白成分的进一步研究，但是不适合对外排体的功能学研究。此外，还有一种适合于大规模临床研究的提纯方法，利用透析过滤的方法结合30%蔗糖/氧化氘密度垫的方式提纯外排体。

（三）各种细胞分泌外排体及其相关的功能

1. 网织红细胞来源的外排体　网织红细胞是人们最早发现外排体小体的来源细胞，是未成熟的红细胞。他是网织细胞在向成熟红细胞的分化过程中，细胞器消失，网织红细胞的大小减小、特定质膜脱落形成的。与其他细胞不同的是网织红细胞内吞的运铁蛋白受体不是经过循环返回细胞膜，而是进入多囊小体（MVB）中，进而随外排体体排到胞外。网织红细胞膜上的CD59、CD55、整合素蛋白等也是通过这一途径被清除的。因此外排体在网织红细胞中主要起清除老化蛋白的作用。

2. 脂肪组织来源的外排体　脂肪组织释放的外排体可以在脂肪组织和巨噬细胞之间起到某种形式的交际作用，把脂肪组织提取的外排体静脉注射给肥胖模型的大鼠，ob-Exosomes被外周血单核细胞摄取，而后分化成为激活的巨噬细胞，诱导肿瘤坏死因子TNF和白介素-6（IL-6）的生成增多，把这种ob-Exosomes注射给野生型大鼠即可产生胰岛素抵抗。此实验证实肥胖可以使脂肪组织分泌的外排体可以通过上调炎性介质的方式进而导致糖尿病的发生。

3. 抗原提呈细胞来源的外排体　树突状细胞（DC）是体内最强的抗原提呈细胞，一直以来，DC来源的外排体因其具有可以激活免疫反应的一系列分子结构，例如MHCⅠ、MHCⅡ、CD54、CD80及CD86等而获得广泛关注，因此从理论上推测他可以作为一种理想的免疫激活剂在抗原呈递、淋巴细胞的激活以及细胞的黏附和迁移中发挥重要作用，可以应用于肿瘤免疫、移植排斥反应、抗感染的疫苗治疗、诊断疾病的生物标记等很多方面。源于DC的外排体制成的肿瘤疫苗应用于黑色素瘤、非小细胞肺癌、结肠直肠癌等肿瘤疫苗已处于临床试验之中。基于抗原负载的DC具有放大DC功能和刺激T细胞的功能，通过天然卵白蛋白（OVA）和OVA-EXO肽段直接和间接负载于外排体之上，实验发现两种方式负载的外排体都可以在体外促进转基因T细胞增殖，相比之下负载肽段的外排体作用更强更有效一些。值得一提的是OVA-EXO不仅能引起特定的T细胞反应还能同时诱导TH1介导的抗体反应。在研究肠移植的免疫耐受实验中发现与成熟DC分泌的外排体相比，未成熟DC分泌的外排体表面中度表达MHC-Ⅱ类分子、低表达CD80、CD86、CD40共刺激分子，刺激IL-12p70分泌能力较低，刺激T淋巴细胞增殖的能力也较弱。未成熟DC来源的外排体在诱导和维持外周免疫耐受扮演重要角色，这为同种异体的器官或骨髓移植耐受以及治疗自身免疫性疾病带来新的希望。

4. T细胞来源的外排体　T细胞本身也是可以分泌外排体的，这些外排体可以下调T细胞特有分子CD3的表达。还有研究证实T细胞来源的外排体可以表达FasL。外排体表达的FasL可以保持其活性并且触发Fas途径的凋亡反应，由此说明外排体可以使失活细胞保持静止状态。T细胞来源的外排体不表达CD45和CD28分子而表达胞内体的标记蛋白CD63，还表达一些信号分子，如Src相关的酪胺酸激酶 Fyn、Lck 等，这些信号分子可能与外排体的生物学发生及一些蛋白分子的内吞有关。

5. 上皮细胞来源的外排体　通过研究小鼠小肠上皮细胞来源的外排体发现其蛋白组成为：MHC Ⅰ、MHC Ⅱ、A33 抗原（小肠上皮细胞特征性抗原）、整合素前体、细胞骨架蛋白、Ras 相关蛋白、MFG-E8、热休克蛋白、四跨膜蛋白以及一些非特异性摄入外排体内的胞质蛋白。在上皮细胞源性外排体内并未发现共刺激分子。上皮细胞来源的外排体可能与专职 APC 相互作用后，在 APC 表达的共刺激分子的协助下，诱导 T 细胞分化、增殖。

6. 肥大细胞来源外排体　肥大细胞源性外排体内蛋白成分为：MHC Ⅱ、CD86、CD40、Cd40L、LFA-1 及 ICAM-1 分子。均提示这与抗原提呈功能或转移这些蛋白到其他抗原提呈细胞的功能有关。其还含有 CD13、核糖体蛋白 S6 激酶、膜联蛋白Ⅵ（脂皮质素Ⅵ）、CDC25、γ-肌动蛋白相似蛋白、γ-肌动蛋白以及细胞膜 γ-肌动蛋白。其中 CDC25 基因编码 Thr/Tyr 磷酸酶，他可激活细胞周期蛋白依赖性的激酶，而后者与细胞有丝分裂有关。研究证实肥大细胞来源的外排体可以通过上调 MHC-Ⅱ、CD80、CD86、CD40 诱导未成熟的 DC 提呈抗原给 T 细胞。

（四）肿瘤方面已经证实的应用

应用于抗肿瘤方面的相关外排体研究主要包括：腹水细胞来源外排体（AEX），肿瘤本身细胞来源外排体（TEX）以及树突状细胞来源外排体（DEX）等。外排体作为一种天然的纳米级微囊泡，非细胞型结构、稳定、副作用小等优点决定了它在肿瘤治疗方面有很大的应用前景。①腹水来源的外排体（AEX）可以导致细胞裂解，通过树突状细胞提呈抗原给初始 T 淋巴细胞，与其表面的 MHC-I 类分子接触进而产生免疫反应杀伤肿瘤细胞，同时其体外实验显示此过程还能触发外周血淋巴细胞释放 IFN-γ；②TEX 是肿瘤细胞提取的外排体，他富含肿瘤抗原，可以刺激免疫细胞减少肿瘤生长。还有实验指出，TEX 作为肿瘤和 RNA 的转运蛋白可以作为生物标记而起到诊断肿瘤的作用，且表达 HSP70 的 TEX 可以诱导 TH1 介导的肿瘤免疫反应；③DEX 通过上调特定的抗体释放和细胞因子产生而产生强烈的免疫反应，有实验证实 DEX 依靠 $CD8^+$T 淋巴细胞和 $CD4^+$T 淋巴细胞产生的免疫效应抑制肿瘤细胞生成和铲除已有肿瘤细胞。目前，树突状细胞来源的外排体在肿瘤治疗方面具有潜力。2010 年 4 月，ProvengeR 作为最新的抗前列腺疫苗而问世，他是第一个应用来源于 DC 外排体的免疫治疗方法。树突状细胞（dendtritic cells，DCs）细胞来源的外排体含有丰富的 MHC Ⅰ、MHC Ⅱ、CD86 等重要的免疫分子，他所含蛋白表达了高水平的功能性 MHC-肽复合物，使其成为 T 细胞分化和激发 T 细胞免疫应答的新型优质载体，在肿瘤免疫中发挥着重要作用。树突状细胞来源的外排体能够以 MHC 限制方式直接活化 $CD4^+$和 $CD8^+$，并且能够刺激 T 淋巴细胞增殖。体外实验观察到外排体对 T 细胞有直接激活作用，但这种作用的效率相对较低，当有树突细胞存在的情况下，外排体经过树突状细胞的递呈作用后，对 T 细胞的激活作用大大增强。目前树突状细胞来源的外排体已经进入Ⅱ期临床试验，负载肿瘤抗原的树突状细胞来源的外排体应用于晚期非小细胞肺癌患者，能有效地稳定患者的病情，证实了其安全性和有效性。DCs 分泌的外排体能转移抗原到 APCs，从而启动和扩大免疫反应，其可能的机制为，外排体上存在和 APCs 细胞靶向性相关（CD9）的蛋白，CD9 可能介导了外排体与 DCs 细胞的膜相融合，启动两者间的相互作用，转移外排体中的免疫相关蛋白及 MHC-肽复合物给免疫杀伤细胞，有效的启动 CTL 的抗肿瘤效应。

三、细胞外囊泡与药物递送

在过去的 20 年里，伴随着纳米技术的迅速发展，科学家一直致力于开发能够显著提高药物生物利用度的新型药物纳米载体或药物转运系统。这些药物纳米载体或药物转运系统需具备“智能性”，即不仅需要构筑规整有序的结构骨架实现高效地负载治疗药物，而且可以在人体内病理部位的特定环境刺激下能够靶向性地释放负载的药物，用于特定的治疗，从而有效地减轻药物对正常组织或细胞的伤害。自从20世纪囊泡被发现以来，由于其独特的空腔能够包封药物，因此，囊泡已经被广泛地应用于纳米载体或药物转运系统的研究中。在囊泡的构建方面，超分子两亲体具有较好的“智能性”，可以实现人体内特定药物释放的功能，所以在发展刺激响应的纳米载体或药物转运系统中，具有刺激响应性质的超分子两亲体构建模块具有更好的应用前景。

细胞外囊泡最有趣的特点是其具有在细胞之间传输各种RNA的能力。早期研究中发现源于胚胎干细胞和癌细胞的胞外囊泡mRNA，可以转入造血祖细胞和单核细胞，分别诱导的其表型变化。源于内皮祖细胞的细胞外囊泡通过传送磷酸肌醇3-激酶（PI3K）-AKT信号通路相关mRNA激活血管新生通路。更重要的是，已证明胞囊泡内含有几种蛋白和核糖核蛋白类参与RNA运输和RNA加工，如包括双链RNA结合蛋白STAU1，STAU2，Argonaute 2（AGO2）和其相互作用伴侣三核苷酸基因6A蛋白（TNRC6A），表明在细胞外囊泡内RNA被区域化动态化调节。胞外囊泡是由大多数细胞分泌，含丰富的RNA且有能力将这些RNA转移到受体细胞，表明他们可能高度适合用于候选药物递送，特别是治疗性核酸递送。

开发非病毒递送载体可以有效改善用于干扰基因表达的核酸药物的生物利用度。然而，由于其外源属性和毒性，这些载体通常具有诱导免疫激活风险。迄今为止，这些载体仅被用于肝或肿瘤靶向治疗。相比之下，外囊泡介导的递送具有以下几个优点：这些囊泡具有生物相容性，免疫惰性，细胞来源（例如干细胞或未成熟DC）广泛，可以是患者自身的，并具有穿透生物屏障（包括血脑屏障）的能力。利用细胞外囊泡介导核酸转移的第一份报告发表于2010年，富有miR-150的细胞外分泌囊泡传递给THP-1单核细胞。其他研究也证实了这样的核酸转移模式。

细胞外囊泡不仅可以传递信使分子及酶等蛋白质，化疗药物也可以在细胞间传递。由于药物的副作用限制了化疗药物的应用。细胞外囊泡作为一种新型药物递送系统具有独特的优势：①囊泡是由细胞膜形成，自身安全性好；②囊泡包装药物简单易控制；③囊泡包装用药物是一种通用的过程，不受药物的理化性质限制。研究数据显示囊泡另一个重要特点是囊泡降低了化疗药物的毒性。这种优势的原因很多，例如，生理性毛细血管差距约5~8nm，囊泡的直径远大于这个范围，从而避免了对正常组织的损伤。此外，囊泡是非常稳定的，脂筏可能是囊泡膜的主要成分。我国科学家黄波等利用肿瘤细胞凋亡过程中产生的不含有生命活性且与肿瘤细胞同源的囊泡作为载体包裹化疗药物，再将化疗药物输送到肿瘤组织，从而克服化疗药物对正常组织损伤所造成的毒副作用。临床前动物体内研究也证实了该项技术在降低药物服用量、大幅延长耐药性产生周期、提高化疗药物治疗效率、降低药物副作用等方面的具有突破作用。

综上所述，细胞外囊泡具有：①非细胞结构，未经基因修饰和外源基因导入，潜在免疫原性低对机体潜在危害作用小。②制备简单、可冷冻储藏、稳定性高、体积小易清除，无繁殖能力等优点。细胞外囊泡有可能成为优质的肿瘤疫苗与药物传递系统。通过进一步运用生物技术研究其在体内外的靶向性、生物学功能和作用机制，在肿瘤的预防和治疗中具有很高的研究价值。

第四节　细胞穿膜肽与订书肽

人体内天然存在多种多肽，参与调控人体内各种生理和病理过程。现代药物研发中，多肽不仅可以作为药物用于治疗如癌症、代谢紊乱（metabolic disorders）、心血管等重大疾病，多肽还可以用作药物载体增强药物靶向性，对治疗癌症等靶向性疾病具有针对性。目前，全球药物市场上有大约60~70种多肽药物，有200~300种多肽药物在临床试验中，有500~600种正在临床前试验中，更多的多肽药物在实验室研究阶段。表22-4-1总结了近10年批准上市的多肽药物。

表 22-4-1　近 10 年批准上市的多肽药物

批准年份	中文名	通用名	疾病治疗功能	医药公司
2012	替度鲁肽	teduglutide	成人短肠综合征	NPS
	卡非佐米	carfilzomib	复发性多发性骨髓瘤	Onyx
	利那洛肽	linaclotide	慢性便秘、肠易激综合征	Ironwood
	西那普肽	sinapultide	早产儿呼吸窘迫综合征	Affymax
	帕瑞肽	pasireotide	Cushing 氏病	Novartis
2010	替莫瑞林	tesamorelin	艾滋病毒、相关脂肪代谢障碍	Theratechnologies
2009	利拉鲁肽	liraglutide	2 型糖尿病	Novo Nordisk
2008	艾替班特	icatibant	遗传性血管水肿	Jerini
	地加瑞克	degarelix	前列腺癌	Ferring
2007	兰瑞肽	lanreotide	肢端肥大症	Ipsen
2005	普兰林肽	pramlintide	1，2 型糖尿病	Amylin
	艾塞那肽	exenatide	2 型糖尿病	Amylin
2004	齐考诺肽	ziconotide	慢性疼痛	Elan
2003	恩夫韦肽	enfuvirtide	HIV	Roche
	阿巴瑞克	abarelix	前列腺癌	Praecis

与小分子化合物类相比，多肽为大分子，而与大分子蛋白或抗体相比，多肽仍是小分子。多肽易于合成改造和优化组合，能很快确定其药用价值。由于本身的特性，多肽从临床试验到 FDA 批准所需时间也比小分子药物时间短很多（大约平均为 10 年）。而多肽通过临床试验的概率比小分子化合物要高两倍。多肽的特定优点使其在药物开发中表现出特定的优势和临床应用价值。

多肽半衰期一般很短，不稳定，在体内容易被快速降解，多肽制剂需要低温保存，但通过改造修饰或者与其他材料组成稳定的复合物，可提高稳定性。相对大分子蛋白或抗体类，多肽在常温下却更稳定，用量更少，单位活性也更高。与大分子蛋白相比，多肽化学合成技术成熟，多肽容易与杂质或副产品分离，纯度高。而重组蛋白的质量、纯度和产量都难以保证。重组蛋白也不能引入非天然氨基酸，不能在末端酰胺化，同时生产周期长，成本高。多肽一般比蛋白抗体类药物成本低，但比很多小分子药物的合成成本高。长链多肽的合成成本会更高，一个分子量为5000D的多肽比一个分子量为 500D 的小分子化合物的合成成本要高 10 倍。但是随着科技进步，设备更新和工艺改善，小分子多肽的合成成本和商业成本已经大幅度下降，更加适合于临床应用和市场开拓。有些仅含有几个氨基酸的小肽比有些复杂小分子的合成成本低。在新一代受体靶向药物研究中，多肽不断提高自身的稳定性，更被作为一种有效的药物载体，将药物传递到特定细胞，同时减少副作用。

一、细胞穿膜肽

由于多肽的分子大小、极性、亲水性和带电性等问题使之缺乏细胞膜渗透力，影响细胞吸收，因而一般难以如小分子那样穿越细胞膜，通过生理屏障，也不能穿过血脑屏障。但是有一类细胞渗透肽（CPP）却具有很强的细胞膜穿透力，因而被用作药物载体来辅助其他药物穿过细胞膜。从第一条发现来自 HIV-1 病毒反转录激活因子（trans-activator transcription，Tat）蛋白的 TAT 肽以来，目前已经报道的 CPPs 超过 100 条，不同 CPPs 氨基酸序列差异很大，但是多数 CPPs 富含带正电的碱性氨基酸（赖氨酸和精氨酸）。某些 CPPs 还具有两亲性 α-螺旋结构，可以分为阳离子肽、两亲性肽及疏水肽。这些 CPPs 能够成功地将外源物质包括纳米颗粒、全长蛋白质、多肽、脂质体和核酸等传递到细胞内，在体外和体内发挥运输传递的功能。一些CPPs已经进入临床试验，例如进入临床Ⅱ期的AZX100（capstone therapeutics）用于治疗瘢痕疙瘩，RT001（ReVance therapeutics）用于皱纹治疗，KAI-9803（KAI Pharmaceuticals）用于治疗心肌梗死。

CPPs的主要功能是作为载体传递外源性物质进入细胞，但是对细胞摄取CPPs或者CPPs携带外源物质入胞的潜在机制仍然知之甚少，并且存在较大的争议。相比其他类型的多肽（如病毒来源的多肽和抗菌肽），其透膜入胞过程会对细胞造成损伤。CPPs进入细胞的过程是高效且对细胞无害，避免细胞膜产生不稳定性和损伤细胞的完整性。然而，目前在CPPs这个家族中存在高度的不均一性，早期研究观察CPPs在细胞中定位时使用多聚甲醛细胞固定的方法，此方法对CPPs跨膜转运存在干扰，也阻碍了CPPs其跨膜转运机制的分类。在本节主要讨论CPPs的不同来源，CPPs跨膜转运的机制及其应用。

（一）细胞穿膜肽的来源

细胞穿膜肽有许多不同的来源（表22-4-2）。蛋白来源的CPPs一般源自细胞表面重要受体的天然配体、细胞内蛋白的信号肽或病毒或微生物蛋白等。例如转铁蛋白（铁结合的多肽）与其同源受体具有较高的亲和力，通过受体介导的内吞作用将铁离子带入细胞内。目前，转铁蛋白已经被用来运载各种纳米粒子和高分子载体，有效地促进体外和体内细胞的吸收。此外，转铁蛋白的表达水平被认为在快速增长的肿瘤细胞中比在正常细胞中高，早期它在肿瘤的靶向定位方面应用比较广泛。然而，大多数正常细胞也表达转铁蛋白受体，因此转铁蛋白的应用也受到一定的限制。此外EGFR（内皮生长因子受体）的肽配体也被用来作为细胞穿膜肽，由于天然来源配基分子量较大，在某些情况下更短的肽段或肽模拟物作为生长因子受体的配体已被用于作为跨膜转运载体。

表22-4-2 部分CPPs的来源与序列

肽	来源	序列
蛋白来源		
Penetratin	Antennapedia（43~58）	RQIKIWFQNRRMKWKK
Tat peptide	Tat（48~60）	GRKKRRQRRRPPQ
pVEC	Cadherin（615~632）	LLⅡLRRRIRKQAHAHSK
嵌合		
Transportan	Galanine/Mastoparan	GWTLNSAGYLLGKINLKALAALAKKIL
MPG	HIV-gp41/SV40 T-antigen	GALFLGFLGAAGSTMGAWSQPKKKRKV
Pep-1	HIV-reverse transcriptase/SV40 T-antigen	KETWWETWWTEWSQPKKKRKV
人工合成		
Polyarginines	Based on Tat peptide	(R) n; 6 < n < 12
MAP	de novo	KLALKLALKALKAALKLA
R6W3	Based on penetratin	RRWWRRWRR

最常用获得CPPs的方法是使用组合肽库，如噬菌体展示，RNA展示，细菌或酵母展示等。特定的靶点蛋白（例如细胞表面受体）以一种非常简单的方式被表达和纯化出来，作为筛选大容量肽库的目标配体，通常经过多轮筛选后得到与配体高度特异性的肽段。通过噬菌体展示或其他组合库的方法筛选出的大部分CPPs分子量相对较小，含6~12氨基酸序列。不同来源的CPPs分子量、稳定性、亲和力和特异性都各不相同，在实际应用中要根据不同的情况选择相应的CPPs。

（二）细胞穿膜肽的摄取机制

不同的细胞穿膜肽虽然存在一些共性，例如多数具有阳离子的性质，但是其跨膜转运机制各不相同。此外，大多数的细胞穿膜肽在不同实验条件下利用两个或更多个转运机制。本综述主要介绍以下两种主要的细胞摄取机制。

1. 不依赖于能量的独立途径　细胞穿膜肽通过不依赖于能量可以直接渗透进入细胞包括不同的机制，例如倒胶束的形成，孔隙的形成，地毯模型和膜变薄模型。在这些机制中，第一步是带正电的 CPPs 与带负电荷的细胞膜成分如硫酸乙酰肝素（HS），以及磷脂双分子层形成相互作用的。在这个过程中大多数细胞膜是稳定的，少数细胞膜与 CPPs 结合时瞬时不稳定。CPPs 后续的内化机制高度依赖于每个模型所使用 CPPs 的浓度，序列以及细胞膜脂质的组分。一般而言，聚阳离子穿膜肽或者细胞穿膜肽在高浓度的情况下会选择直接穿膜的方式进入细胞，例如 transportan 类似物和 MPG。

2. 内吞作用　内吞作用由以下几个途径组成，包括摄取大颗粒的吞噬作用和吸收溶质的胞饮作用。胞饮作用被归类为巨胞饮，包括依赖外壳网格蛋白和（或）小窝蛋白的内吞作用，或不依赖网格蛋白和（或）小窝蛋白的内吞作用。巨胞饮是质膜外表面内陷导致形成的巨胞饮小体囊泡。巨胞饮小体的包被膜类似于细胞膜，动力蛋白参与到这一过程。

在受体介导的内吞作用中，网格蛋白或小窝蛋白都参与到该过程。网格蛋白和小窝蛋白覆盖于细胞膜内膜的部分。他们是膜内陷所需的成分，有助于胞外分子与膜受体结合后形成囊泡。网格蛋白包被的囊泡直径约几百纳米，小窝蛋白包被的囊泡直径约 50~80 纳米。

先前研究表明，对于大部分穿膜肽而言，直接透膜是其主要的吸收机制。这个结论是基于实验观察到穿膜肽进入细胞这一现象得出的。这一过程甚至在 4℃ 条件下也能进行，因此得出 CPPs 透膜过程可能与能量消耗无关。后来的研究表明，当时的实验条件可能导致了这一结论的产生。因为当时观测 CPPs 在细胞内的定位时，多数实验使用甲醇或甲醛固定细胞，利用共聚焦显微镜观察穿膜肽在胞内的定位，这一方法可能会导致这一结论。如今，利用胰蛋白酶除去外部相关肽，使用活细胞共聚焦显微镜观察 CPPs 的定位，可以避免这个问题。但对于大多数的穿膜肽而言，易位机制参与的内吞作用是其细胞穿膜的主要机制。然而最有可能的是，CPPs 在不同实验条件下采用不同的机制。

（三）细胞穿膜肽的应用进展

1. 传递蛋白或者多肽　蛋白质作为治疗因子是一种非常有前景的治疗方法。然而，这些蛋白质分子如何传递到细胞仍然是一个挑战。一部分是由于蛋白质的三维结构、空间构象和亲水性/疏水性与蛋白质二、三和四级结构密切相关，蛋白质的稳定性和生物活性依赖于以上非共价键的相互作用，因此在传递过程中要保留其原有的构象非常困难。另一部分是由于蛋白质在体内半衰期和生物利用度较差，需要高效运输方式使其成功进入细胞内，避免快速被细胞外蛋白酶降解。

迄今为止，已经有许多不同类型的载体被用于传递蛋白质，包括脂质体、微颗粒和纳米粒子，但是大部分载体传递效率相对较低或者细胞毒性较大，使其止步于临床试验。近几年 CPPs 已被证明可以将蛋白质传递到细胞内，如半乳糖苷酶、GF、bcl-xl、人过氧化氢酶、人谷氨酸脱氢酶、超氧化物歧化酶、NF-κB 抑制剂 srIκB 和 HSP70 等。除了 pep-1 穿膜肽是通过与蛋白质形成非共价复合物之外，大多 CPPs 通过共价键偶联或融合载体的方式将蛋白质运输到细胞内。研究证据表明 CPPs 能够作为载体将蛋白质传递到各种不同来源的细胞，无论是在体外还是体内。最重要的是，这些研究证明 CPPs 可以作为一个强大的工具用来促进蛋白质疗法在疾病中的应用，如癌症、炎症、氧化应激相关疾病，糖尿病和脑损伤等，具体应用见表 22-4-3。

表 22-4-3 肽-蛋白聚合物

CPP	融合载体	药物	治疗目的
RGD	聚乙二醇-白蛋白	P38 MAPK 抑制剂	抗血管新生
RGD	聚乙二醇-白蛋白	抗肿瘤药物	抗肿瘤
富精氨酸环肽	—	胰岛素	糖尿病

2. 作为纳米传递系统 纳米载体传递系统用于疾病治疗和显像剂的发展通常需要高选择性地针对特定细胞或组织的纳米载体。在多种情况下所使用的纳米载体还需要进入细胞内部。因此，近期的研究一直致力于设计促进细胞选择性吸收的纳米载体。CPPs 跨膜转运和运输的功能为纳米载体传递系统提供了新的策略，因此不同来源具有特定细胞表面受体高亲和力和选择性的细胞穿膜肽可以作为纳米传递系统载体，提高细胞膜通透性差的药物分子或纳米颗粒的细胞摄取。

血液来源的蛋白质如白蛋白一直被用作药物载体。最近这种方法得到改进，具体为配合使用 CPPs 或细胞转导肽来增强靶细胞对目标药物的吸收。其中成功的例子包括使用 RGD 的聚合物使白蛋白-药物偶联物靶向作用于脉管系统，抑制血管生成。

近期研究表明被 CPPs 修饰的纳米颗粒，例如其表面被 RGD 或 TAT 衍生物修饰含有增强剂铁的纳米颗粒已经被用于 MRI 成像。聚合物作为药物载体也是纳米靶向治疗研究的热点，近期许多研究使用 CPPs 偶联到聚合物系统来促进靶向吸收。例如转铁蛋白已经被用于聚合物纳米颗粒携带传统抗癌药物或 siRNAs，靶向治疗体内肿瘤获得了巨大成功。此外，已经有许多研究证明通过 RGD 肽将装载药物、DNA 或成像剂的聚合物靶向整合素；使用 TAT 肽增强细胞或组织吸收偶联 DNA、小干扰 RNA 或抗癌药物阿霉素的聚合物等。

脂质体作为最古老传递药物和成像物质的纳米技术，如何在维持细胞膜的完整性的前提下进一步将目标物质偶联到脂质体表面，已经被许多研究所报道。脂质体外膜 PEG 化赋予其立体稳定性，通过阻碍血浆蛋白的结合和肝脏、脾脏吞噬细胞的吸收，可以延长循环系统中存在纳米颗粒的寿命。大量研究表明，采用穿膜肽 RGD 偶联脂质体和抗增殖药物靶向肿瘤和血管生成。此外，靶向生长因子受体定位或转铁蛋白受体多肽也被用于靶向脂质体传输。

目前 CPPs 直接偶联各种治疗剂和成像物质已经用于临床检测。这种方法的优势在于是产生的偶联物明显小于许多纳米载体，缺点是体积小导致其快速通过肾小球滤过排泄。一直以来，研究人员很大的兴趣除了在于使用高亲和力配体靶向肿瘤之外，各种成像物质偶联 CPPs 包括放射追踪剂用于 PET 成像，MRI 增强剂钆螯合物和近红外线染料用于临床显像也吸引了研究人员的注意力。

3. 将核酸类药物运输到细胞 核酸类药物包括质粒，siRNA 片段，反义寡居核苷酸等，主要用于将外源基因导入靶细胞，以纠正或补偿因基因缺陷和异常引起的疾病达到治疗目的。目前基因疗法最大的挑战是寻找安全有效的基因运输载体和能否维持长时间的基因表达，以上困难极大限制了基因疗法在临床上的应用。

以病毒为载体传递基因具有一定的优势，包括感染效率高以及在某些情况下外源 DNA 可以稳定整合到宿主基因组，达到靶基因的持续抑制或表达。然而病毒载体也存在以下几个问题，如毒性、免疫原性、很难大规模生产、外源 DNA 大小限制、诱导致癌基因突变或生成具有活性的病毒颗粒。这些都限制病毒载体在临床的使用，进而促使研究开发新的非病毒基因载体。

除病毒载体之外，最常用的非病毒基因传递载体为聚阳离子脂质体、纳米颗粒、阳离子型聚合物和带正电的 CPPs。CPPs 作为载体传递基因的过程比较有趣，由于基因片段带负电，CPPs 可以通过静电相互作用有效地“浓缩”DNA，进一步连接到脂质体或聚合物，能够靶向特异性组织和细胞，提高细胞内化和促进内含体逃逸，保证基因片段有足够的浓度进入细胞核发挥作用。1999 年 Morris 等发现 MPG 可以作为一个强大的载体工具传递核酸，并且 MPG 本身无细胞毒性，具有血清稳定性以及能够有效地通过非共价键结合将质粒 DNA 传递到几种不同细胞系的优点。进一步研究表明，MPG/DNA 颗粒进入细胞是不依赖于内含体通路，是通过 MPG 的核定位序列（NLS）与 DNA 产生静电相互作用靶向细胞核。因此 MPG 作为非共价键结合的基因运输载体具有很好的应用前景。

综上所述，研究证实 CPPs 作为药物传输系统可以有效促进治疗性物质的细胞内化，尽管这些治疗性物质在分子量大小，电荷以及结构上存在差异，但是 CPPs 作为药物传输系统只要做适量调整即能将这些生物分子运输到胞内（图 22-4-1）。由于药物传输系统的目的在于发挥临床治疗效果，因此在开发新型 CPPs 传输载体时需注意以下问题：①体内和体外都应当有传输功能；②生物安全性；③生物利用度；④生产的难易程度及产业化；⑤质控与分析的特性。一旦以上问题得到解决，新一代 CPPs 传输载体在临床治疗上一定会发挥重要作用。

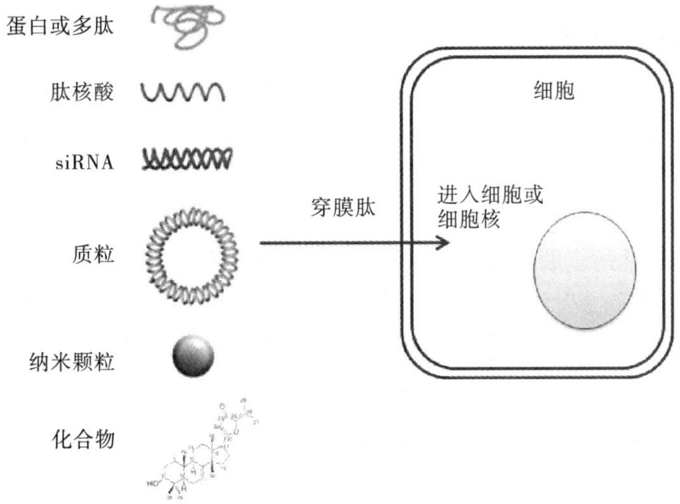

图 22-4-1　细胞穿膜肽作为药物递送载体可以有效出促进治疗/检测物质的细胞内化

二、订书肽

蛋白-蛋白相互作用（PPI）在许多生物过程中扮演着重要的角色，例如病毒的自组装，细胞的增殖、生长、分化及程序性死亡。人类疾病中许多潜在的治疗靶标主要是蛋白-蛋白相互作用。由于大部分 PPI 面比较大而且是不连续的平面，小分子试剂很难与其特异性紧密结合。目前，大约有 10% 的胞外疾病可以利用蛋白类药物来治疗。蛋白药物最大的缺点是不能透过细胞膜，因而无法靶向于胞内靶标。基于小分子和蛋白类药物的局限，发展能穿过细胞膜的多肽、蛋白质和核酸逐渐成为药物研究的前沿问题。最近研究表明，具有螺旋结构和富含正电荷的多肽可以穿过细胞膜。因此，越来越多的研究开始关注含有螺旋结构的多肽的合成与应用。然而，多肽一旦从母体上分离就不能保持原有的二级结构，由于构象的不稳定，多肽与作用蛋白的结合能力非常弱，而普通的线性多肽不能透过细胞膜，且易被蛋白酶水解。基于此，人们不断尝试发展稳定螺旋结构的方法，例如，利用二硫键或分子内酰胺键作为支架。然而，这些支架在生理环境下均不能稳定存在。2000 年，Verdine 等发展了一种用碳碳键作为支架来稳定多肽螺旋结构的方法。由该方法得到的多肽称为订书肽（stapled peptides），其在特定位点引入化学交联的一种全烃化装订，将迷你蛋白锁定在他们的生物活性的螺旋构象中。订书肽有着更高的螺旋程度，与靶标的结合能力增加5~5000倍。此外，订书肽能透过细胞膜，难被蛋白酶水解，在生物体内的半衰期较长。

（一）订书肽的结构

订书肽是在固相合成多肽链过程中引入两个甲基、烯基非天然氨基酸，然后通过烯烃复分解反应（RCM）环化，得到订书肽（图22-4-2）。为了使订书肽与靶点蛋白质的相互作用不受外加非天然结构的影响，选择非天然氨基酸的插入位点至关重要。通过对蛋白质的核磁或晶体数据的分析，可以选择与靶向蛋白相互用的螺旋多肽片段为研究对象，同时选择不参与靶向蛋白作用的氨基酸残基作为非天然氨基酸插入的潜在位点。如果缺乏上述数据，也可以首先合成一系列锁定多肽，然后通过活性筛选的方法选出最优结构的订书肽。一般而言，选择合成的构象锁定螺旋多肽的长度不超过20个氨基酸。在设计多肽过程中，电荷也是影响订书肽功能的重要因素，正电荷有利于多肽跨膜，而负电荷不利于跨膜。研究发现，将正负电荷分别放在肽链的碳末端和氮末端可以产生额外的氢键结合，该结构能中和订书肽产生的大的偶极作用。

（二）订书肽的功能与应用

到目前为止，国际上有许多课题组都在从事与订书肽相关的研究，并取得了一定的成果。订书肽在治疗癌症、抑制艾滋病和丙型肝炎以及调节信号通路等方面的应用均有报道。

1. 订书肽在癌症防治中的应用　hDM4/hDMx可以抑制p53的活性。治疗癌症的一个有效的方法是寻找一种可以抑制hDM4/hDMx与p53结合的活性分子。基于p53序列而设计的多肽类抑制剂可以高效地结合hDM2，但线性的多肽不能进入细胞膜，且酶稳定性差。基于此，Bernal等利用碳碳支架设计合成构象锁定肽，明显提高了多肽的入膜性和酶解稳定性。含有15个氨基酸的构象锁定可以抑制p53蛋白与hDM2蛋白之间的相互作用。订书肽的α螺旋结构会插入到hDM2表面的疏水凹槽中从而抑制p53与之结合。

凋亡相关蛋白中的Bcl-2家族是细胞凋亡的灌浆调节分子，有抗凋亡（Bcl-2、Bcl-XL、Bcl-1、Mcl-1等）和促凋亡（Bax、Bcl-Xs、Bak、Bid等）成员组成，这些成员之间通过相互协同作用调节了线粒体结构与功能的稳定性，从而在线粒体水平发挥着细胞凋亡的“开关”作用。抗凋亡成员大都分布于线粒体的外膜，与促凋亡成员的BH3结构域相互作用对细胞凋亡发挥抵抗作用。2004年，Walensky等用碳碳支架来稳定的短肽的构象。通过模拟Bid的BH3区域，设计了一组具有稳定α螺旋结构的订书肽SAHBs，细胞入膜实验证明SAHBs可以进入细胞膜，进一步证实了SAHBs能够激活细胞凋亡信号通路。

Notch信号通路是由局部细胞间相互作用而产生的，并与肿瘤形成和某些神经系统疾病有着密切的关系，具有复杂多样的功能，如参与造血、T细胞发育和血管生成等生理过程。Moellering等根据人类Notch1四聚体复合物的结构设计了一系列构象锁定的螺旋的多肽。通过分析Notch1信号靶向基因的水平和订书肽诱导的全表达谱，他们证实了这些订书肽可以特异性抑制人体与小鼠的Notch信号通路，从而阻碍急性T淋巴细胞白血病细胞的生成。

Wnt信号通路在癌症发生发展中发挥重要作用，其中Wnts，APC，axin，β-cαtenin与TCFs等蛋白的表达水平均与癌症密切相关。2012年Grossmann等利用噬菌体筛选技术获得一段与β-catenin相互作用的多肽片段fAxWT，其可以有效阻止β-catenin与TCF的相互作用，进而阻断β-cαtenin的信号通路。但是该多肽结构不稳定、穿膜能力差且亲和力低，作者设计了一系列构想锁定的α螺旋的多肽，这些多肽穿膜能力不同程度提高，且不丧失生物活性，最后获得的fStAx-3与野生型比较亲和力提高了近80倍（图22-4-2）。

2. 订书肽在艾滋病治疗中的应用　人类免疫缺陷病毒（HIV）属于反转录病毒的一种。HIV通

A

B

肽	氨基酸序列	K_d
fAxWT	βAla E N P E S I L D E H V Q R V M-NH_2	~5 μM
fStAx-1	βAla E N P E R_5 I L D E H V S_5 R V M-NH_2	~3 μM
fStAx-2	βAla E N P E S I L D S_5 H V Q S_5 V M-NH_2	~4 μM
fStAx-3	βAla E N P E S_5 I L D S_5 H V Q R V M-NH_2	60±2 nM

图 22-4-2　订书肽的来源

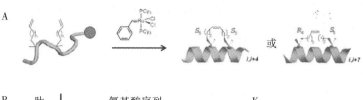

注：A. 两个用于构象锁定的氨基酸均为 α-甲基，α-烯基非天然氨基酸。这两个非天然氨基酸间隔一般为两个、三个或者六个氨基酸，其中 i，i+3 位和 i，i+4 位稳定一个 α-螺旋，i，i+7 位稳定两个 α-螺旋，然后通过烯烃复分解反应（RCM）环化，得到订书肽。B. 阻断 β-cαtenin 的多肽及订书肽

过破坏人体的免疫能力，导致免疫系统对抗原失去抵抗力，从而引发各种疾病。研究者曾报道一个含 12 个氨基酸的带有 α 螺旋结构的多肽（CAI）可以在体外 HIV-1 靶向衣壳的碳端区域（CCA）阻断病毒衣壳的组装。但是，该多肽因不能进入细胞膜而在生物体内不能发生作用，不适合作为抗病毒的药物。Zhang 等通过结构优化将 CAI 转变成可以进入细胞膜的订书肽，通过体外细胞实验，他们证实了该订书肽可以穿过细胞膜并且抑制病毒的组装。

3. 在肝炎治疗中的应用　丙型肝炎是一种全球流行性传染病，其主要病原体丙肝病毒（HCV）属于黄病毒家族，是具有荚膜单股正链的 RNA 病毒。CD81 是 HCV 进入宿主细胞的重要受体，因此如何阻断丙肝病毒与 CD81 的相互作用成为研发丙肝病毒入膜抑制的重要靶标。Cui 等将构象锁定策略用于设计 HCV 入膜抑制，他们合成了一系列可以模拟 CD81 的 LEL-helix D 区的多肽。通过测试这些订书肽抗 HCV 感染活性，他们发现肽对 HCV 感染有较高的抑制活性。同时测试订书肽的抗蛋白酶解能力，发现订书肽抗的蛋白酶解能力明显高于线性的未修饰多肽。该工作是首次将构象锁定策略应用到 HCV 入膜抑制剂领域，且成功找到高活性的订书肽为 HCV 的治疗提供了新的分子工具。

综上所述，细胞穿膜肽能够作为载体将药物传递到各种不同来源的细胞，无论是在体外还是体内。CPP 是带有正电荷的长短不等的多肽片段，其中富含精氨酸、赖氨酸等碱性氨基酸残基，有的二级结构具有螺旋的空间构象。订书肽可以认为是一类本身具备生物活性功能的穿膜肽。其具有螺旋构象，结构更加稳定且获得细胞穿膜能力，比小分子有更多的选择性，合成价格又远低于抗体等生物制剂。我们有理由相信在未来几年肽类药物以及小蛋白药物会不断地投入到临床，并获得长足的发展。

第五节　基因及细胞治疗

早期的基因和细胞治疗包括骨髓组织和器官移植，器官和组织在移植过程中将所包含的供体基因信息传递给受体。随着相关研究的发展，目前基因治疗还包括胚胎克隆，通过转入工程细胞核实现动物或人的克隆。1996 年，Ian Wilmut 报告利用绵羊乳腺细胞核成功克隆一头绵羊，随后该技术

用于克隆老鼠、猪、山羊和牛。外源的细胞核可以被修改并忠实地表达相应的基因产物，且获得的组织或器官不被免疫系统所排斥。因此基因和细胞治疗可将 DNA 和 RNA 以及衍生物整合到亚细胞、细胞、组织或其他载体形式用于防治疾病。

一、基因治疗的一般策略

当前绝大多数的基因治疗是将核酸导入细胞中改变疾病的状态。这一类核酸可以是基因、寡核苷酸和核糖核酸。在理论上，这种策略可以用于修饰所有类型的细胞。基因治疗的目的取决于治疗的疾病，在治疗某些遗传病如Ⅷ因子或Ⅸ因子缺乏时，要求能长期表达基因产物；而设计能诱导免疫反应清除癌细胞的疫苗时，则要求基因产物瞬时表达。某些基因治疗只要求产物的短期表达如：①在癌症患者经历大剂量化疗时在正常细胞中表达的化学保护基因；②癌抗原诱导针对癌细胞的免疫反应；③改善或预防冠状动脉硬化因子；④终止病毒和细菌复制的反义 DNA 序列；⑤核酶-RNA 酶-识别病毒和细菌靶 RNA 序列以终止其生命周期；⑥针对病毒和其他病原体的抗原疫苗。

有效的基因治疗必须使治疗基因导入目的细胞中，导入后基因必须按照预期效果以合适的水平表达，并且应持续一段时间以达到治疗效果。另外治疗基因的导入和表达必须是无害的，所有的这些目的在基因治疗中都必须明确。过去基因治疗的临床经验表明在肝或肺中直接导入外源基因可能带来严重的副反应。将治疗基因导入人体有两种方式：一些病例中将目的细胞移出体外进行修饰后重新导入患者体内，这称为体外（*ex vivo*）方式；相应的体内（*in vivo*）即指在体内直接将治疗基因转入患者的相关靶细胞。*ex vivo* 方式的优点在于可以在充分控制的条件下导入基因使转运效率得以最优化。这种方法同样可以使细胞在重新导入人体前进行标记。除了这些优点，这种方法对设备的要求极其严格，目前只对极少的组织可行，且对不同的细胞操作方法不同，昂贵的费用和高选择性使绝大多数患者望而却步。体内方式克服了体外方式多的缺陷，相同的药物可以在相当范围的患者身上适用。然而体内转运和体外相比必须考虑更多影响因素，也更为复杂，如体内导入必须克服宿主的屏障，如体液，网状内皮组织和免疫因子等。

早期的基因治疗方案基本都是体外方式，并且采用病毒作为载体。病毒具有一些独特的性质如多数病毒可感染特异的细胞，在细胞内不易降解，RNA 病毒能整合到染色体以及基因水平较高等。因此病毒载体是良好的基因转运载体，现在约 85%基因治疗临床项目采用病毒载体。目前基于病毒的载体系统有多种，主要是逆转录病毒（RV，包括慢病毒载体）、腺病毒（AD）、腺相关病毒（AAV）、单纯疱疹病毒（HSV）及痘病毒（VV）。有研究者对它们的作用与致病性进行了研究，获得了令人鼓舞的结果，为治疗遗传性和获得性疾病的临床实践奠定了良好的实验基础。

逆转录病毒属于正链 RNA 病毒，可高效地感染许多类型的宿主细胞，他虽是 RNA 病毒，但有逆转录酶，可使 RNA 转录为 DNA，再整合到宿主细胞基因组中。并稳定地整合到宿主细胞基因组中。逆转录病毒载体属第一代基因治疗病毒转运系统。逆转录病毒是一个大的被膜 RNA 病毒家族，存在于所有的脊椎动物，又被分为致癌性逆转录病毒，慢病毒和泡沫病毒。逆转录病毒是最先被改造且应用最为广泛（>50%）的基因治疗载体，它具有以下优点：①逆转录病毒表面的糖蛋白能被很多哺乳动物细胞膜上的特异性受体所识别，因而可以高效率地将基因转移到被感染的细胞内，可使近 100%的受体细胞被感染，转化细胞效率高；②它能感染广谱动物物种和细胞类型而无严格的组织特异性；③被转移的外来基因能整合进被感染细胞的基因组中而不丢失，有利于被转移基因的永久保存，一般无害于细胞。2001 年，法国 Cavazzana-Calvo 等曾成功地采用逆转录载体在两个患有-染色体关联的严重联合免疫缺陷症的婴儿身上实施了基因治疗。

然而逆转录病毒载体存在仅感染分裂期细胞、重组病毒滴度较低、整合可能致癌、包装外源 DNA 小（<8 kb）等缺陷。目前在基础与 I 临床研究中多适用于间接体内（ex vivo）基因治疗，特别

是肿瘤的基因治疗。为了解决围绕逆转录病毒的一系列相关问题，一种载体系统得到开发，他同时包括病毒和非病毒两种途径，其目的是在注射后基因可在体内转运，另一种成功的可应用于基因的载体系统必须具备两点：①允许目前经 *ex vivo* 不能修饰的基因能靶向细胞或组织；②它不像 *ex vivo* 那样需要特殊的三级护理的装备，能在普通环境中实施。

非转录病毒的病毒载体，如建立在重组腺病毒和细小病毒基础上的腺相关病毒（AAV）是目前最常用的基因治疗病毒载体。腺病毒直接将外源基因运送人体内的各种组织体系，包括肺、肝、静脉，但是炎症反应问题备受关注。体内给药后数周，基因表达有一个缓慢的上升，然后达到一个平台期。基因表达延迟的确切原因尚不明确。AAV 转导可独立于细胞周期，不过，细胞增殖 S 期载体转导效率明显提高。不同 AAV 进入细胞的方式不同，造成宿主范围也不同。与其受体结合后，病毒通过受体介导的胞饮作用进入细胞，之后转运到胞核。在胞核脱壳的病毒释放单链基因组，用于转变成双链 DNA 形式使能进行基因表达。实际的问题是他携带 DNA 能力的有限性（<4.7kb），缺少高效的包装细胞，制备过程复杂，制备滴度低（$<10^4$ VP/ml）等缺陷，但 AAV 载体不含有任何病毒编码区，实验证明其可以有效地转导脑、骨骼肌、肝脏等许多类型的细胞，抗原性及毒性很小，不致病，可感染非分裂细胞等优点，而被许多科学家所采用。不过，单次注射 AAV 载体可引发较强的体液免疫反应，从而影响此种载体的再次给药。一项临床研究采用可表达人类因子Ⅸ的 AAV 载体通过肌内注射对 B 型血友病患者进行治疗：尽管在患者血浆中仅能检测到非常低水平的Ⅸ因子，但患者已表现出较好的治疗效果。此外，未观察到与载体有关的毒性。

迄今已完成的基因治疗临床研究结果都不尽如人意，其最大困难在于开发无毒、高效的基因治疗载体。虽然多数研究仍采用转染效率较高的病毒载体，但其非靶向性、有限携带能力、生产和包装以及安全性的困扰等问题，使得非病毒基因治疗载体倍受关注。非病毒载体以其安全性、低毒性、低免疫反应、靶向性及易于组装等优点被寄予厚望，在表达质粒、反义寡核苷酸或反义表达质粒真核细胞的靶向转移中，有着病毒载体不可替代的作用，人们对非病毒载体投入了很大的精力，以期在基因治疗方面有所突破。如通过脂质体包被进行基因转运克服用病毒带来的在安全性方面存在的潜在风险，DNA 脂质体复合物已被用于肺病和肺的肿瘤的人体临床治疗。其他方式如阳离子多聚物载体、多肽导向载体系统、纳米载体及嵌合载体等。尽管非病毒载体具有相当的优势，但其缺点也不容忽视（表 22-5-1）。

表 22-5-1　非病毒载体优缺点

优　点	缺　点
1. 不需包装细胞，制备容易、省时、滴度也不受限制，并且可对质粒或其他形式核酸进行快速分析	1. 转移效率较病毒低
2. 对基因大小或核酸类型不限	2. 基因表达持续时间短
3. 免疫原件低，急性毒性小，对受试者比较安全	3. 许多问题仍需求助病毒或病毒成分解决
4. 可具有特异靶向性，并能转移至非分裂期细胞并有效表达	
5. 制备方便且重复性好，具有完全人和合成和大规模生产可行性。因此较简单和廉价	

二、基因治疗的案例

（一）血友病基因治疗

血友病是一种 X 染色体相关疾病，发生率为 1/5000，表现为缺失与血液凝集相关的关键酶，两种最关键的酶一种是Ⅷ因子，其缺失产生A型血友病，另外一种是Ⅸ因子缺失导致B型血友病，后一种较为少见。最严重的患者凝血因子浓度只有正常水平的1%，无法控制自身流血而导致衰弱、关节损伤，病患必须每周三次注射重组血液因子，每年费用大约10万美元。药物帮助伤口处的血液凝集和伤口愈合，但同样会带来丙型肝炎感染的风险。而酶浓度达到正常水平1%~5%的患者情况则较好，其需要注射的次数明显减少。因此治疗的目标群体是有效酶浓度低于正常1%的病患。许多人认为控制血友病的有效方法是导入治疗基因来补偿失活的部分，首先需要解决的是必须找到和鉴别表达Ⅷ因子和Ⅸ因子的基因，这已经在20世纪80年代中期完成。在90年代早期，研究者发现载体逆转录酶病毒并不能携带足够数量的基因，而另一种被广泛使用的载体即腺病毒则容易被机体免疫系统识别，腺病毒及其携带的校正基因转化宿主细胞后很快被从体内清除，研究者开始关注一种免疫原性较低的病毒载体—腺相关病毒（AAV）。和腺病毒不同，AAV不会导致人体和其他哺乳动物的疾病，研究者希望其可以避开宿主免疫体系的识别和清除。AAV进入细胞并整合在19号染色体上，这里有一个病毒DNA插入位点，使外源DNA与宿主染色体发生整合并保持遗传稳定，而且AAV甚至可以和非再生型细胞整合，但是AAV培养困难并且不适合于大片段基因如Ⅷ因子，而且一旦AAV携带了外源基因，病毒载体就不再定向地整合在19号染色体上而是在基因组中任意插入。解决的办法是，研究者已经通过在不改变蛋白功能的基础上缩短凝血因子基因片段使其可以被AAV携带并在人体细胞内表达蛋白。2011年，英国伦敦大学等机构的研究人员在《新英格兰医学杂志》发表报告，通过使用腺相关病毒作为载体，将正确的凝血相关基因运载进入人体细胞内，细胞在获得正确的基因后就可以合成Ⅸ因子。有6患者参与了本次试验，结果显示，他们接受一次注射后，体内Ⅸ因子的含量从以前不足正常含量的1%上升到2%~11%之间。这样的浓度已经可以显著改善病情，缓解受伤时血流不止的情况。对这些患者的跟踪显示，由于是在基因层面上进行治疗，他们体内Ⅸ因子的含量可以长期稳定达16个月，不需要再反复注射。此外也没有发现这种基因疗法有明显的副作用。

（二）肿瘤基因治疗

恶性肿瘤是严重危害人类健康和生命的疾病之一，人们对肿瘤免疫、肿瘤病因及分子机制等的研究不断深入，肿瘤的发生、发展的机制已经在很大程度上得到了阐明，在肿瘤的治疗方面取得了巨大的成就，理论和临床治疗方法日渐成熟，特别是世界首个基因治疗药物—重组人p53腺病毒注射液在我国正式上市以来，肿瘤基因治疗引起全世界高度瞩目。肿瘤基因治疗的策略大致可以分为以下七个方面。

1. 免疫基因治疗　肿瘤免疫基因治疗是将细胞因子导入体细胞，提供一个合适的微环境，提供机体免疫系统的抗肿瘤免疫应答。肿瘤基因疫苗的发展经历了DNA疫苗、重组蛋白疫苗和基因疫苗三个阶段，其中DNA疫苗是目前研究的热点，主要包括与肿瘤相关抗原（TAAS）有关的全长、表位、独特型（Id）和融合型DNA疫苗，能够自主复制的RNA疫苗已树突细胞（DCS）相关的肿瘤疫苗等。此部分内容在第二节详细阐述。

2. 自杀基因治疗　自杀基因（suicide gene）疗法又称病毒导向的酶解药物前体疗法（VDEPT）。该基因编码特殊的酶将低毒或无毒的药物前体转化为细胞毒物，杀伤瘤细胞。自杀基因疗法在肝癌、乳腺癌、卵巢癌、骨肉瘤、大细胞肺癌及胰腺癌等方面取得了突破性进展，但大多处于动物实验阶段。目前已发展了多种自杀基因/前药系统，常用自杀基因有单纯疱疹病毒-胸苷激酶/戊环鸟苷系统（HSV-TK）基因、大肠埃希菌胞嘧啶酶（EC-CD）基因，水痘带状疱疹病毒-胸苷激酶基因（VZV-TK）和5-氟胞嘧啶（CD-5-FU）系统。动物实验表明，自杀基因系统能有效抑制乳腺癌裸鼠移植瘤的生长，双自杀基因系统比单基因更为有效，自杀基因疗法与其他基因疗法联合应用是目前研究的发展方向。

3. 抑癌基因活化　研究表明，肿瘤的发生时由于原癌基因的异常活化所导致。采用抑制原癌基因的异常活化，抑制原癌基因的转录、翻译及干扰其转运等方法以达到治疗肿瘤的目的。在转录方面，人工合成的双链或单链 DNA 寡核苷酸特异性结合于原癌基因的转录起始区，形成三螺旋 DNA 抑制转录。如 Kim 等用此方法抑制 C-myc，cyclinD1 的表达，利用合成的双链 DNA 靶向封闭转录因子 KB，抑制肝转移。在翻译方面，利用质粒载体或病毒载体转化或转染肿瘤，在细胞内转录除能与目的基因 RNA 互补的反义 RNA，从而阻断目的基因蛋白质的表达；还可以利用人工合成反义寡核苷酸或利用核酶特异地封闭和切割癌基因的 RNA，达到治疗肿瘤的目的。

4. 抑癌基因修复　p53，P16，INK，IL-24，PTEN，TSLC1，WWOX 和 miRNA 等抑癌基因编码各种蛋白质，调节细胞周期，介导 DNA 损伤修复，当这些基因功能受到抑制，DNA 有异常癌细胞扩增，并逃避凋亡。在机体缺失某种抑癌基因的细胞内补偿正常的抑癌基因，可能会逆转肿瘤细胞的表型、抑制细胞的增殖、诱导细胞的凋亡，以达到治疗的目的。用腺病毒载体介导的 p53 基因治疗鼠卵巢癌取得了显著的效果，并发现该治疗方案在产生旁观者效应的同时，还可诱导包括 NK 细胞在内的免疫机制参与对癌细胞的杀伤作用。在瘤体内直接注射携带野生型 p53 基因的重组腺病毒可以治疗头颈部鳞状细胞癌和非小细胞肺癌，而且绝大多数肿瘤可表达 p53 基因，在用 p53 基因治疗喉癌、胶质瘤及卵巢癌的临床研究中治疗组肿瘤体积缩小，瘤体坏死和凋亡，也取得了良好的效果。

5. 抗肿瘤血管生成　现已知不同的血管生成抑制因子以中和抑制血管生成因子、抑制血管内皮细胞增殖和迁移因子、抑制内皮细胞基地膜和外基质降解因子等途径来达到共同的抑制血管内皮细胞增殖的作用，阻断血管生成的过程可达到有效地治疗肿瘤的目的。抑制血管生成的主要因子有内皮素和血管抑素，在治疗肿瘤患者时把血管抑素 EL-4 导入淋巴瘤中，抑制血管的生成和瘤的生长；同样，把内皮抑素基因导入腺癌、恶性黑色素瘤及大肠癌也取得了相似的效果。缺氧诱导因子（HIF）可激活 VEGF 等基因的转录及通过糖酵解使组织对缺氧耐受，在人脑肿瘤、乳腺癌、宫颈癌中 HIF 的过表达与治疗失效及死亡发生有关，HIF 反义核苷酸的基因治疗下调 VEGF 的表达，降低肿瘤血管密度。此外还可通过抑制细胞外基质和基膜降解以及抑制内皮细胞特异性黏附分子的作用而抑制内皮细胞的迁移。如腺相关病毒载体介导的 TIMP-1 基因转染肿瘤细胞，瘤细胞产生的 TIMP-1 抑制了 MMP2，MMP9 的活性，使内皮细胞的迁移收到抑制。

6. 肿瘤多药耐药基因治疗　多药耐药（multidrug resistance，MDR）是肿瘤化疗失败的主要原因之一，肿瘤细胞可通过不同的途径导致 MDR 的产生。目前肿瘤耐药基因治疗的方案是转入 MDR1，DHFR 及 MGMT 等基因，或者联合使用两种或多种耐药基因转入人造血干细胞，使造血干细胞获得光谱抗药性，或使用耐用基因的突变体，以获得比野生型更有效地骨髓保护作用；也有将 GM-CSF 基因等转入骨髓细胞，以提高机体对大剂量化疗的耐受力。另一方面，也可用反义 RNA 技术，抑制肿瘤细胞中异常活化的 MDR 基因，从而提供药物的疗效。新近研究显示，纳米释控系统作为新型药物与基因的载体，具有缓释、靶向、提高生物利用度，在肿瘤靶向治疗方向具有光明的前景。

7. 诱导凋亡基因治疗　细胞凋亡不仅在维持细胞群体数量的稳定、胚胎发育和免疫系统的克隆方面，而且在肿瘤发生、发展、抗肿瘤药物的治疗等方面起着十分重要的作用，近年来已成为研究的热点。如 Bcl-2，Survivin 等是重要的凋亡抑制基因，这些基因在多种肿瘤中参与了先天性和获得性耐药的发生发展。Reed 等首次报道应用反义 Bcl-1 基因治疗抑制白血病瘤细胞生长。Survivin 存在于人类 100 多种恶性肿瘤中，他与天然的反义 Survivin-EPR-1 和 Bcl-2 的特殊关系使其成为目前肿瘤诊断和治疗的靶点。基因治疗方案包括 Survivin 反义链、核酶、小干扰性 RNA 和接种疫苗，这些方法均能够增强多种肿瘤细胞对放射线的敏感性。Survivin 反义链能从翻译、转录和核酸复制水平高度特异地抑制靶基因的翻译和表达、选择性地关闭特定的靶基因。第一个 Survivin 反义链 LY2181308 已进入一期临床试验，大部分基因治疗的研究处于实验室阶段。

三、细胞治疗

干细胞是当前细胞治疗的热点领域。干细胞作为一类未分化的细胞或原始细胞，是具有自我复制能力、能够分化成为至少一种功能细胞的早期未分化细胞。在一定条件下，干细胞可以定向分化成机体内的功能细胞，形成任何类型的组织和器官。干细胞分三大类：全能干细胞、多能干细胞和专能干细胞。全能干细胞是指具有无限分化潜能，能分化成所有组织和器官的干细胞。换句话说，也就是具有形成完整个体分化潜能，胚胎干细胞就属于这一种。多能干细胞具有分化出多种细胞组织的潜能，但失去了发育成完整个体的能力，发育潜能受到一定的限制。骨髓多能造血干细胞是典型的例子，他可分化出至少12种血细胞，但不能分化出造血系统以外的其他细胞。多能干细胞进一步分化成专能干细胞，专能干细胞只能分化成某一类型的细胞。比如神经干细胞，可以分化成各类神经细胞；造血干细胞，可以分化成红细胞、白细胞等各类血细胞。

干细胞现在在临床上使用主要是用于治疗神经系统疾病、血液系统疾病、循环系统（血管）疾病、免疫系统疾病、心血管疾病还有糖尿病，不过对于大多数的病例，尚不能完全治愈，目前可以很好的改善这类疾病所带来的威胁和影响，在一定程度上给患者以及他们家人带来了不少的惊喜。以下简要介绍干细胞主要应用领域。

1. 神经系统疾病　理论上讲，任何一种中枢神经系统疾病都可归结为神经干细胞功能的紊乱。脑和脊髓由于血脑屏障的存在，使之在干细胞移植到中枢神经系统后不会产生免疫排斥反应，尽管在体外可以分离和培养神经干细胞，但目前对神经干细胞的生物学特性知之甚少。神经干细胞在神经发育和修复受损神经组织中发挥重要作用，神经干细胞移植是修复和代替受损脑组织的有效方法，能重建部分环路和功能。此外，神经干细胞可作为基因载体，用于颅内肿瘤和其他神经疾病的基因治疗，利用神经干细胞作为基因治疗载体，弥补了病毒载体的一些不足。

2. 血液系统疾病　目前，血液系统疾病如恶性血液病、再生障碍性贫血通过干细胞移植治疗目前已比较成熟。最典型的就是通过骨髓移植治疗白血病，其他的病例如四川大学华西医院血液科采用脐血干细胞进行移植，治愈了一名患有重度地中海贫血的5岁儿童，挽救了小孩的生命。

3. 免疫系统疾病　系统性自身免疫病可引起相当高的致死率和致残率，传统的治疗方案使疾病获得完全缓解者十分罕见。近年来开展的造血干细胞移植治疗危重自身免疫病，使大部分患者得到较长时期的缓解，甚至有治愈的可能，使长期陷于尴尬境地的自身免疫病治疗看到了一线曙光。动物实验已证实，干细胞可从根本上治愈自身免疫性疾病。而对于类风湿关节炎（RA），目前应用干细胞治疗也取得了良好的效果。

4. 心血管疾病　干细胞移植的治疗机制主要是形成新的功能正常的血管，从而改善心肌缺血，增加梗死区有功能的心肌细胞数量，促进宿主本身血管系统的增殖。移植细胞与宿主细胞之间建立了电-机械偶联，直接参与了宿主心肌的收缩。此外，干细胞能够移植心肌重构，抑制心肌细胞凋亡和心肌纤维化，改善心肌灌注，分泌促血管生成因子，表达特异的心房钠尿肽等血管活性物质。干细胞移植为未来心血管疾病的治疗和研究提供了令人兴奋的可能性。初步研究显示，干细胞移植能产生巨大的生物学效应，使心脏生成新生血管或者心肌细胞，改善心肌血液供应，增加心脏功能或者代谢功能。日本京都府立医科大学医院的医生利用急性心肌梗死患者的末梢血干细胞，对其实施了心血管再生手术，并取得良好效果，这是世界第一例用干细胞再生心血管的成功手术。目前，对心肌缺血区的干细胞移植是慢性缺血性冠心病生物治疗研究领域新的热点，该方法可以有效改善心肌缺血区供血，而且移植细胞可发育为成熟心肌细胞，阻止心脏扩大，提高心脏功能。有研究结果表明，心肌缺血区干细胞移植不仅能从早期减轻瘢痕组织的形成，甚至对于已形成的心肌瘢痕也具有良好的修复作用，因此对远期心力衰竭等不良后遗症将起到积极的预防和治疗作用。

5. 循环系统（血管）疾病　中国医学科学院血液病医院院长韩忠朝教授领导的研究小组，在国际上首次采用动员后的外周血干细胞移植，成功地治疗了一例严重的动脉硬化下肢闭塞性脉管炎患者，开辟了外周血干细胞移植临床治疗脉管炎的先河。

6. 糖尿病　研究者利用小鼠胚胎干细胞诱导生成一种产生胰岛素细胞，这一突破将会给众多1型糖尿病患者带来福音，临床研究表明给1型糖尿病患者移植他人的胰腺细胞可以使患者在相当长时间内停止使用胰岛素。但是对胰腺细胞的需求远远高于可能的供给，需要寻找其他可以在人体内生产胰岛素的细胞来源。2004年，协和医院宣布他们在全球首次找到造血干细胞分化为胰岛细胞的方法。目前，卫生部细胞移植重点实验室正在致力于人胚胰腺干细胞培养移植研究，现已进入动物及临床实验阶段。人胚胰腺干细胞移植主要是针对胰岛依赖型糖尿病，把从人工培育或人工流产的胚胎里提取的细胞通过体外培养、诱导、分化成胰腺干细胞，然后移植到患者体内“传宗接代”，源源不断地分泌胰岛素，从而达到控制血糖、彻底治愈糖尿病的目的。我国已建成了世界上首例人类胎儿胰腺干细胞系，为临床治疗糖尿病提供了“标靶”细胞，目前该“种子细胞”已经培育到第50代。

干细胞虽说可以治疗或者治愈不少的疾病，但在易用性的同时也伴随着一定的风险，而且易癌变。最主要的原因就是干细胞增殖速度快，而且在体外培养10~50代时癌变率会大大增加。胚胎干细胞作为“万能细胞”，虽然有潜力发育为任何组织器官，但如何诱导它们往正确的方向分化，问题尚未解决。例如，要修补受损的心脏，就要诱导干细胞使其向心肌细胞的方向分化。但目前，除了神经细胞，其他组织细胞的诱导分化效率还比较低，也就是说，能获得的目标细胞的比例还不高。此外，研究人员还必须解决如何排除那些未分化细胞的问题，必须找到植入体内的最佳时机。种种问题归根结底，就是要弄清干细胞诱导分化的最终机制和理论。如果不解决，临床治疗不但很难见效，而且，植入体内的干细胞发育很可能失控，从而生长成为肿瘤。目前，干细胞治疗的动物实验中，致瘤比例接近1/4。

综上所述，随着基因和细胞治疗的研究不断深入，基因和细胞治疗可以应用于许多疾病的治疗，并取得可喜的临床成果，给患者带来新的希望。然而建立在分子和细胞学基础上的治疗技术仍处于起步阶段，许多技术、伦理及法律法规方面的问题还有待进一步解决，其有效性和安全性在其变为主流治疗手段前需进行长期科学论证及临床详尽考察。

（孙　巍　胡卓伟）

参 考 文 献

1. Aggarwal RS. What's fueling the biotech engine-2012 to 2013. Nat Biotechnol, 2014, 32 (1): 32-39.
2. Rodney J. Y. Ho. Clinical pharmacology, toxicology, and therapeutic dosage and response/Rodney J. Y. Ho, Milo Gibaldi. Biotechnonlogy and biopharmaceuticals: transforming proteins and genes into drugs. John Wiley & Sons, 2003, 79-101.
3. 孙巍，林珩，花芳，等. 治疗性抗体：炎性免疫性疾病治疗的新选择. 药物学报，2012，47（10）：1306-1316.
4. A. L. Nelson, J. M. Reichert. Development trends for therapeutic antibody fragments. Nat Biotechnol, 2009, 27 (4): 331-337.
5. E. D. Lobo, R. J. Hansen, J. P. Balthasar. Antibody pharmacokinetics and pharmacodynamics. J Pharm Sci, 2004, 93 (11): 2645-2668.
6. S. Mi, Z. Li, H. Z. Yang, et al. Blocking IL-17A promotes the resolution of pulmonary inflammation and fibrosis via TGF-beta1-dependent and-independent mechanisms. J Immunol, 2011, 187 (6): 3003-3014.
7. Apostolopoulos V. Cancer vaccines: looking to the future. Expert Rev Vaccines. 2013, 12 (10): 1125-1126.

8. Schlom J. Recombinant cancer vaccines and new vaccine targets. Expert Rev Vaccines. 2013, 12 (10): 1121-1124.
9. Turriziani M, Fantini M, Benvenuto M, et al. Carcinoembryonic antigen (CEA)-based cancer vaccines: recent patents and antitumor effects from experimental models to clinical trials. Recent Pat Anticancer Drug Discov. 2012, 7 (3): 265-296.
10. Ciocca DR, Cayado-Gutierrez N, Maccioni M, et al. Heat shock proteins (HSPs) based anti-cancer vaccines. Curr Mol Med. 2012, 12 (9): 1183-1197.
11. Senovilla L, Vacchelli E, Garcia P, et al. Trial watch: DNA vaccines for cancer therapy. Oncoimmunology. 2013, 2 (4): e23803.
12. Chorobik P, Marcinkiewicz J. Therapeutic vaccines based on genetically modified Salmonella: a novel strategy in cancer immunotherapy. Pol Arch Med Wewn. 2011, 121 (12): 461-466.
13. Kaufman HL, Kim DW, DeRaffele G, et al. Local and distant immunity induced by intralesional vaccination with an oncolytic herpes virus encoding GM-CSF in patients with stage Ⅲc and Ⅳ melanoma. Ann Surg Oncol, 2010, 17 (3): 718-730
14. Lee Y, El Andaloussi S, Wood MJ. Exosomes and microvesicles: extracellular vesicles for genetic information transfer and gene therapy. Hum Mol Genet. 2012, 21 (R1): R125-134.
15. Nazarenko I, Rupp AK, Altevogt P. Exosomes as a potential tool for a specific delivery of functional molecules. Methods Mol Biol, 2013, 1049: 495-511.
16. Record M, Subra C, Silvente-Poirot S, et al. Exosomes as intercellular signalosomes and pharmacological effectors. Biochem Pharmacol. 2011, 81 (10): 1171-1182.
17. Deng ZB, Poliakov A, Hardy RW, et al. Adipose tissue exosome-like vesicles mediate activation of macrophage-induced insulin resistance. Diabetes. 2009, Nov; 58 (11): 2498-2505.
18. Qazi KR, Gehrmann U, Domange Jordö E, et al. Antigen-loaded exosomes alone induce Th1-type memory through a B-cell-dependent mechanism. Blood, 2009, Mar 19; 113 (12): 2673-2683.
19. Skokos D, Botros HG, Demeure C, et al. Mast cell-derived exosomes induce phenotypic and functional maturation of dendritic cells and elicit specific immune responses in vivo. J Immunol, 2003, Mar 15; 170 (6): 3037-3045.
20. Tan A, De La Peña H, Seifalian AM. The application of exosomes as a nanoscale cancer vaccine. Int J Nanomedicine, 2010, 5 (10): 889-900.
21. Wolfers J, Lozier A, Raposo G, et al. Tumor-derived exosomes are a source of shared tumor rejection antigens for CTL cross-priming. Nat Med, 2001, 7 (3): 297-303.
22. van Dommelen SM, Vader P, Lakhal S, et al. Microvesicles and exosomes: opportunities for cell-derived membrane vesicles in drug delivery. J Control Release, 2012, Jul 20; 161 (2): 635-644.
23. Tang K, Zhang Y, Zhang H, et al. Delivery of chemotherapeutic drugs in tumour cell-derived microparticles. Nat Commun, 2012, 3: 1282.
24. Zhang Y, Liu D, Chen X, et al. Secreted monocytic miR-150 enhances targeted endothelial cell migration. Mol Cell, 2010, 39 (1): 133-144.
25. Bechara C, Sagan S. Cell-penetrating peptides: 20 years later, where do we stand? FEBS Lett, 2013, 587 (12): 1693-1702.
26. Meade BR, Dowdy SF. Exogenous siRNA delivery using peptide transduction domains/cell penetrating peptides. Advan Drug Deliv Rev, 2007, 59 (2-3): 134-140.
27. Heitz F, Morris MC, Divita G. Twenty years of cell-penetrating peptides: from molecular mechanisms to therapeutics. Br J Pharmacol, 2009, 157 (2): 195-206.
28. Li K, Lv XX, Hua F, et al. Targeting acute myeloid leukemia with a proapoptotic peptide conjugated to a Toll-like receptor 2-mediated cell-penetrating peptide. Int J Cancer, 2013, 134 (3): 692-702.
29. Li Z-b, Cai W, Cao Q, et al. 64Cu-Labeled Tetrameric and Octameric RGD Peptides for Small-Animal PET of Tumor αvβ3 Integrin Expression. J Nucl Med, 2007, 48 (7): 1162-1171.

30. Shin MC, Zhang J, Min KA, et al. Cell-penetrating peptides: Achievements and challenges in application for cancer treatment. J Biomed Mater Res A, 2014, 102 (2): 575-587.

31. 高帅，郭叶，李海燕，等. 订书肽的合成与应用. 化学研究进展，2014，26（1）：100-109.

32. Grossmann TN, Yeh JT, Bowman BR, et al. Inhibition of oncogenic Wnt signaling through direct targeting of β-catenin. Proc Natl Acad Sci U S A, 2012, 109 (44): 17942-17947.

33. Prockop DJ, Gregory CA, Spees JL. One strategy for cell and gene therapy: harnessing the power of adult stem cells to repair tissues. Proc Natl Acad Sci U S A, 2003, 100 Suppl 1: 11917-11923.

34. Cihova M1, Altanerova V, Altaner C. Stem cell based cancer gene therapy. Mol Pharm, 2011, 8 (5): 1480-1487.

第二十三章　抗体药物与作用机制

抗体药物是发展最迅速的生物药物。但抗体药物的研究经历了曲折的过程，直到抗体工程技术有了重大突破，再度成为生物药物研究领域的热点，并取得了突破性进展，全世界已超过39个抗体药物被批准。这些抗体药物主要用于治疗恶性肿瘤、免疫性疾病、感染性疾病、心血管疾病和炎症等。其中抗肿瘤抗体药物占主要部分，利妥昔单抗是第一个批准上市的抗肿瘤抗体药物，用于治疗CD20阳性的淋巴瘤，曲妥珠单抗1998年获批准，用于治疗HER-2阳性的乳腺癌，吉妥珠单抗是第一个抗体药物偶联物，用于治疗老年复发、急性髓细胞白血病。新抗体药物以每年近40%的增速进入临床研究，2013年统计有350个抗体药物处在临床研究，有30多个在临床Ⅲ期，主要针对癌症、免疫相关疾病、高胆固醇、骨质疏松症、阿尔茨海默病和传染病等。处在临床研究的抗肿瘤抗体药物有51%为全（裸）抗体、15%为抗体药物偶联物、6%为双特异性抗体、10%为工程抗体和10%为抗体片段。

第一节　概　　述

一、抗体药物研究历程

抗体治疗兴起于100多年前，医学家们首次提出了基于抗体的疾病治疗，即血清治疗。他们发现用毒素（白喉毒素或病毒等）免疫的动物血清是一种有效的治疗剂，可以用于治疗毒素导致的人类疾病。1901年，德国医学家冯·贝林教授由于发现和发展了白喉的血清治疗而获得诺贝尔生理学和医学奖。随后，含有抗体的动物血清被广泛用于细菌和病毒性疾病的预防和治疗。这些来源于动物的多价抗体血清虽然具有一定的疗效，但异源性抗体蛋白能引起较强的人体免疫反应，其副作用限制了该类药物的临床应用。

直到20世纪70年代，人们所期待的特异性抗体还不能被大量生产。治疗性抗体的实质性变化始于1975年，塞萨尔·米尔斯坦和乔治·科勒教授通过B淋巴细胞杂交瘤技术制备出只针对一种抗原决定簇的单克隆抗体（monoclonal antibody，MAb）。由于发现单克隆抗体（单抗）生产技术和相关理论，1984年米尔斯坦和科勒获得了诺贝尔生理学和医学奖。单抗作为医学和生物学各个领域中强有力的研究工具，主要用于医学诊断和生物免疫检测等，但杂交瘤技术的主要限制是不能产生全人源的单抗。

1986年，美国食品药品管理局（food and drug administration，FDA）批准了第一个抗体莫罗单抗进入市场，用于器官移植时的抗排斥反应，此时抗体药物的研究和应用达到了高峰。随着使用单抗治疗的病例数的增加，鼠源性单抗对人体的毒副作用也越来越明显，同时一些抗肿瘤单抗都没有获得显著的效果，使得人们对抗体药物的热情下降，单抗治疗研究和应用进入低谷。

为克服鼠源性单抗的异源性反应，在20世纪80年代中期研究者探索以基因工程方法改造鼠源性单抗，制备人源化抗体（humanized antibody），如将鼠源Ig的可变区与人Ig的恒定区拼接而成的人-鼠嵌合抗体（chimeric antibody），或将鼠源单抗可变区的 CDR 区置换人 IgG 的 CDR 区所构成改形抗体（reshaped antibody），还有用人源抗体为参照改造替换鼠源单抗的表面氨基酸残基，得到镶面抗体（resurfacing antibody）。

20 世纪 90 年代后期治疗性抗体研究开始获得成功，1994 年建立了产生全人源抗体的转基因小鼠，以及第一个嵌合抗体阿昔单抗被批准上市。2002 年噬菌体展示技术产生的全人源抗体阿达木单抗被批准上市，随后的抗体药物研究取得了快速的发展。这些主要依赖于抗体工程技术的发展，为嵌合抗体、人源化抗体和全人源抗体研发提供了技术平台。

二、抗体药物研究进展

随着生物工程技术的发展，已有许多抗体药物被研发出来。抗体药物的种类繁多，主要包括：鼠源性抗体、人鼠嵌合抗体、人源化抗体、全人源抗体，鼠源性成分从 100%，下降为 33%～0%（图 23-1-1）。此外，还有免疫偶联物、融合蛋白、免疫细胞因子和胞内抗体等类型。最近发展起来的人源化单抗和全人源单抗极少含有甚至不含有鼠源性成分，这种抗体不仅避免了人抗鼠抗体反应，而且特异性、亲和力不受影响，在疾病的治疗中将发挥巨大作用，具有广阔的应用前景。

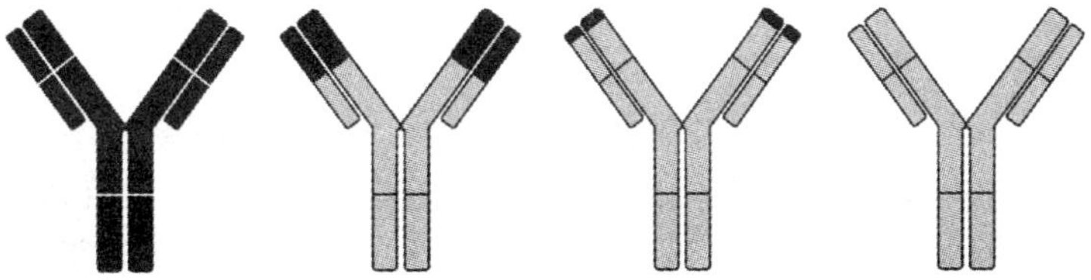

图 23-1-1 不同类型的单克隆抗体

（一）鼠源性抗体药物

早期的抗体药物大多数是通过 B 淋巴细胞杂交瘤技术制备的只针对一种抗原决定簇的鼠源性抗体。由于人鼠之间遗传背景的差异，人体在使用小鼠单抗时会因为有鼠源性蛋白抗原而引起人抗鼠抗体反应（human anti-mouse antibody，HAMA），并激活人体的效应功能，极大地限制了抗体药物在疾病治疗中的应用。相对而言，研发鼠源性单抗治疗剂获得成功的概率较小，鼠源性单抗一般用于短期治疗，或用于放射性免疫物。

鼠源性单抗用于人体，由于其抗体分子半衰期较短，需要重复给药，而反复大量应用后又会产生 HAMA 应答，导致鼠源性抗体被中和，在人体内清除而药效降低。这些问题在很大程度上已经被 DNA 重组技术的利用所克服，以避免人体免疫反应，同时保留抗体的特异性。因此，开发人源化和全人源抗体用于疾病治疗自然成为抗体药物研究的主要方向。

（二）基因工程抗体药物

为克服鼠源性抗的异源性反应，自 20 世纪 80 年代研究者采用基因工程方法改造鼠源性单抗，包括：①人-鼠嵌合抗体，将鼠源 Ig 的可变区与人 Ig 的恒定区拼接而成；②人源化抗体，将鼠源单抗可变区的互补决定区（complement determing region，CDR）置换成人 Ig 的 CDR 区；③全人源抗体（fully human antibody），用噬菌体展示抗体库或转基因小鼠产生全人源抗体；④抗体融合蛋白（fusion protein），将抗体与细胞因子（包括受体、配体和蛋白激酶等）融合。美国 FDA 已经批准的抗体药物，大部分为基因工程单抗。

利用 DNA 重组技术，对鼠源性单抗进行改造，以消除抗体的毒副反应或增强生物学功能，也可用新技术制备各种形式的重组抗体。比较鼠源性单抗，基因工程抗体具有如下优点：①改造后的抗体鼠源性下降，可以降低甚至消除人体对抗体的排斥反应；②可以根据治疗的需要，设计制备各种新型抗体；③基因工程抗体片段的分子量较小，可以显著降低抗体的鼠源性；④小分子抗体片段容易穿透血管壁，进入病灶的核心部位；⑤抗体片段能够在原核细胞中大量表达，降低生产成本。

1. 嵌合抗体药物　1984 年，国外首次报道了嵌合抗体技术，该技术旨在解决临床治疗中鼠源性单抗产生的 HAMA 反应。嵌合抗体是利用重组 DNA 技术将鼠源性抗体可变区与人抗体恒定区的融合，以降低鼠源性抗体的免疫原性，因为抗体恒定区是最强的免疫原区域。由于抗体的抗原结合位点在抗体可变区，因此人抗体恒定区取代小鼠抗体恒定区既保留了抗体的抗原结合能力，又在很大程度上消弱了 HAMA 反应。

人抗体恒定区的存在也使得抗体药物在抗体依赖细胞介导的细胞毒性（antibody-dependent cell-mediated cytotoxicity，ADCC）和补体依赖的细胞毒性（complement dependent cytotoxicity，CDC）中的作用更有效。抗体药物美罗华和爱必妥是利用这种技术开发出来的。嵌合抗体既具有鼠源性抗体的抗原结合能力，又具有人抗体的免疫系统性能。但是嵌合抗体有大约 30% 的鼠源性蛋白和 70% 的人源性蛋白序列，鼠源性部分还能够引起 HAMA 应答。为解决潜在的人抗嵌合抗体应答，科学家寻求研发比嵌合抗体更人源化的抗体。

2. 人源化抗体药物　1986 年，剑桥大学 Winter 等研发了人源化抗体。利用重组 DNA 技术，将直接与靶抗原结合的鼠抗体部分移植到人抗体中。人源化抗体不仅含有鼠抗体特异性结合抗原所需的最少的氨基酸数量，还具有人免疫系统的应答能力。已有超过 100 多种鼠源性单抗通过 CDR 移植得到了人源化抗体药物，其中超过 60 余种已进入临床试验。研究证明，已经上市的和在临床试验的人源化抗体药物是安全有效的。

针对小鼠 T 辅助细胞表位的脱免疫技术（de-immunization technology）是另一种降低鼠源性单抗免疫原性的途径。辅助性 T 细胞表位含有抗体的序列，他与主要组织相容性（major histocompatibility，MHC）Ⅱ类分子结合，可以被辅助性 T 细胞识别，启动 T 细胞激活和分化，从而诱导人抗鼠免疫反应。脱免疫程序包括确定并消除来自于抗体的小鼠 T 辅助细胞结合表位，用计算机辅助预测序列和突变。

3. 全人源抗体药物　尽管人源化抗体的小鼠成分含量明显减少，但人源化抗体的免疫原性并不能达到完全满意的结果，其免疫原性还不能够被忽略，有的甚至达到无法忍受的程度。因此，全人源抗体研究必将是未来的发展趋势。全人源抗体可以通过人杂交瘤细胞、转基因动物，以及噬菌体抗体库等途径得以实现。目前，噬菌体抗体展示技术（antibody phage display technology）、转基因动物和其他分子生物学技术的利用使得全人源抗体药物的研究获得迅速发展。

抗肿瘤坏死因子的重组 IgG1 抗体 adalimumab 是第一个被 FDA 批准的用噬菌体展示技术制备的人单克隆抗体。1994 年 Lonberg 等建立了表达人 Ig 的转基因小鼠，使得由动物制备全人源抗体成为可能。将转基因小鼠 B 细胞和人骨髓瘤细胞融合，可获得能够分泌全人源抗体的人杂交瘤细胞，进一步克隆和生产全人源抗体。这是基因组工程、转基因动物和杂交瘤技术的有机结合体，为全人源化单克隆抗体及基因工程抗体的制备开辟了一条新的途径。

（三）小分子抗体药物

由于完整抗体分子量较大（约 150 kD），其血管壁扩散和血流清除比较慢。特别是完整抗体用于肿瘤治疗时，其大分子难以穿透细胞外间隙进入肿瘤深部。采用化学的方法或基因工程方法可以使抗体分子小型化，小型化抗体包括：（Fab）2 片段，Fab 片段，单链抗体（single chain antibody, scFv），双链抗体（diabody），三链抗体（triabody），微型抗体（minibody），轻链可变区（variable region of light chain，VL）和重链可变区（variable region of heavy chain，VH）等（图 23-1-2）。近年来，由于快速重组 DNA 技术领域的发展，使得诊断和治疗性抗体或抗体片段的改造得以实现。

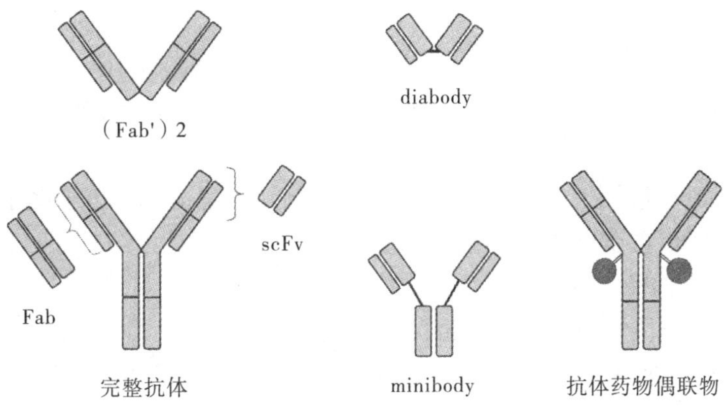

图 23-1-2　小分子抗体和抗体药物偶联物

抗体药物需要有 Fc 段的存在才能发挥 ADCC 和 CDC 作用。但是 Fc 段的保留对于细胞因子失活、受体阻断或病毒中和是非必需的，并且可能由于 Fc 段的存在导致不良后果。因此，当制备细胞因子失活、受体阻断或病毒中和性抗体时，抗体中的 Fc 段通常被去除。不含 Fc 的 Fab 片段，以及更小的抗体片段，常用蛋白降解或重组工程技术来生产。抗体结合抗原的最小功能片段是 scFv 片段（包括 VH 和 VL），采用重组技术可将 VH 和 VL 通过柔性肽连接形成 scFv。抗体片段 scFv 进一步通过降低连接链的长度可以产生 diabody、triabody 和 tetrabody。scFv 也可以融合到恒定区如 CH3 区，制成 minibody。

近年来，重组抗体片段的研究取得了显著进展，有许多抗体片段进入临床研究阶段。例如，TRU-015 是抗 CD20 单链抗体，能介导 ADCC 作用，用于治疗风湿性关节炎。Ⅱ期临床试验表明，风湿性关节炎患者对 TRU-015 有很好的耐受性，效果与其他已批准治疗风湿性关节炎的生物药物相似。TRU-015 能否作为新的风湿性关节炎治疗药物，其有效性、安全性和优势有待进行Ⅲ期临床评价。此外，TRU-015 也可以用于 B 细胞瘤和自身免疫性疾病的治疗。

（四）双特异性抗体药物

双特异性抗体（bispecific antibody）作为肿瘤治疗药物使用是在 20 世纪 80 年代中期提出的。双特异性抗体是一类具有双功能的抗体分子，两价抗体中的 Fab 片段具有不同特异性，能与不同的抗原结合。例如，抗 CDl6 和抗 CD30 的双特异性抗体不仅具有激活 NK 细胞或 T 细胞作用，而且能够特异性结合 CD30 阳性的肿瘤细胞发挥作用，提高 NK 细胞或 T 细胞局部浓度，增强效应分子对肿瘤的杀伤能力。

双特异性抗体有多种类型，包括两个抗体或片段的异种化学偶联物、四源杂交瘤（quadroma）抗体、（Fab）2. diabody，串联双链抗体（tandem diabody）和 scFv 等。Quadroma 抗体是一种单价的双特异分子，这种分子有两条不同的重链和两条不同的轻链，从而使其两条臂可以分别针对不同的抗原分子。通过融合两种不同 scFv 的双特异性抗体已经成为可能，并可能提供强大的和更特异的抗体药物。

（五）抗体免疫偶联物

抗体免疫偶联物（immunoconjugate）也称作抗体“生物导弹”。由于效应分子或“弹头”（药物、放射性核素和毒素）的不同，该类抗体药物分为 3 种，化学免疫偶联物（chemoimmunoconjugate）（又称抗体药物偶联物）（图 23-1-2），还有放射免疫偶联物（radioimmunoconjugate）和免疫毒素（immunotoxin）。

1. 抗体药物偶联物　抗体药物偶联物（antibody-drug conjugate，ADC）包含抗体、药物和连接子（臂）三部分。制备 ADC 可选择的抗体多种多样，既可选择目前临床上已经应用的抗体，也可选择新的抗体。相对而言可选择的药物并不多，需要高效的“弹头”药物。已经批准上市的“弹头”药物有抗肿瘤抗生素加里奇霉素、美登素衍生物和海洋药物 Auristatin 等。偶联抗体和药物的连接剂也非常重要，决定了 ADC 在血流中的稳定性和在细胞内的定位释放。ADC 可以使抗体的用量降低 20 余倍，提高了疗效，降低了免疫原性。

Mylotarg 为抗 CD33 抗体与加里奇霉素偶联物，是第一个批准上市的 ADC，用于治疗 60 岁及以上伴有复发性、难治性急性髓系白血病，但有明显的骨髓毒性和肝毒性，已于 2010 年撤回。2011 年 FDA 批准 SGN-35 单抗上市，为抗 CD30 抗体与 Auristatin 偶联物，用于治疗霍奇金淋巴瘤和系统型间变性大细胞淋巴瘤。2013 年批准 T-DM1 抗体批准上市，为抗 HER-2 抗体与美登素衍生物 DM1 偶联物，用于治疗 HER-2 阳性乳腺癌。目前已经有 20 多种抗体药物偶联物在临床研究阶段。

2. 放射免疫偶联物　单克隆抗体可以标记上同位素形成放射免疫偶联物，用于放射免疫治疗和免疫显像。用于治疗的同位素标记抗体必须具有高比活度和完整的生物活性。只有生物活性保持完好的抗体，其药代动力学特性和生物靶向性才够理想。同位素标记抗体的放射性化学纯度要尽量高，否则未结合靶点的放射活性将对患者造成不必要的照射，同时降低显像质量。放射免疫偶联物对一些抗体耐药的肿瘤有效。

有两个放射免疫偶联物获得 FDA 批准用于临床肿瘤治疗。2002 年批准了依贝莫单抗，为 ^{90}Y 标记的抗 CD20 抗体，用于治疗难治的 B 细胞非霍奇金淋巴瘤；2003 年批准了托西莫单抗，为 ^{131}I 标记的抗 CD20 抗体，用于治疗 B 细胞淋巴瘤。此外，FDA 还批准了 4 种肿瘤诊断用抗体，其中有 1 种尚在临床上使用，即 ProstaScint 抗体。目前有 20 种以上放射免疫偶联物在临床研究阶段。

3. 免疫毒素　免疫毒素可由抗体和毒素以化学方法偶联或以基因工程技术融合构建。免疫毒素的抗体部分结合靶细胞表面受体并被内化进入细胞，然后通过毒素杀死靶细胞。毒素部分主要来源于细菌和植物，有白喉毒素和绿脓杆菌外毒素，蓖麻毒素、gelonin、肥皂草素和商陆抗病毒蛋白等，对细胞有很强的杀伤作用。通过基因工程方法可以制备免疫毒素，免疫毒素是由抗体片段（如 scFv）与具有生物活性的“弹头”毒素片段融合而成。利用 DNA 重组技术制备免疫毒素是抗体药物的研究趋向之一。

免疫毒素在血液肿瘤治疗中已取得初步成功，有 20 多个免疫毒素在临床研究阶段，用于血液恶性肿瘤和实体肿瘤的治疗，包括霍奇金病、非霍奇金淋巴瘤、慢性淋巴细胞系白血病、急性髓性白血病和小细胞肺癌等。免疫毒素除了用于治疗肿瘤外，还用于治疗病毒感染以及免疫排斥反应性疾病。但免疫毒素的临床治疗效果并不理想，如蓖麻毒素与抗体偶联物对多种肿瘤治疗效果不明显，主要是毒副反应的限制。因此，降低免疫毒素的免疫原性，以及毒副作用是将来的主要研究方向。

（六）抗体融合蛋白

采用基因工程技术，将抗体分子片段与其他蛋白（如细胞因子、酶蛋白、受体和配体分子等）融合，可得到生物功能多样性的抗体融合蛋白。抗体融合蛋白兼顾了抗体的靶向作用与蛋白的效应功能。依那西普（etanercept，Enbrel）是一种人免疫球蛋白 Fc 片段与可溶性 TNFR2 细胞外区域的融合蛋白，能够特异性地与 TNF-α 结合，竞争性地阻断 TNF-α 与肿瘤坏死因子受体的结合，进一步阻断 TNF-α 的信号传导，抑制由 TNF 受体介导的异常免疫反应及炎症过程，但不溶解产生 TNF-α 的细胞。依那西普可用于治疗类风湿关节炎、斑块状银屑病、活动的成人银屑病关节炎、活动的强直性脊柱炎等关节炎。

有些抗体融合蛋白已进入临床阶段。禽流感病毒红细胞凝集素抗原（HA）是一种在感染细胞表面富集的免疫原，可以作为抗体特异性作用靶分子，以清除病毒感染。鱼精蛋白已经被证明是传送 DNA 进入细胞的有效载体。Suzuki 等构建表达了重组融合抗体 scFV-tP，他含有抗 H_5N_1 禽流感病毒 HA 的特异性单链抗体，以及含有 22 个氨基酸的人剪切鱼精蛋白（tP）。生物学活性显示，scFv-tP 能够识别 HA，结合并传送质粒和寡核苷酸 DNA 进入鸟流感病毒感染的狗肾传代 MDCK 细胞，能够显著抑制感染性 MDCK 细胞鸟流感病毒的复制。

（七）胞内抗体药物

胞内抗体（intracellular antibody）是一种在细胞体内表达的抗体，具有抗原特异性和高度亲和力。胞内抗体通过与胞内转运/定位肽融合能够定向不同细胞器内的特异性靶抗原，包括细胞质、细胞核、内质网、线粒体、过氧物酶体、胞质膜和转运高尔基体网络。尽管胞内抗体能够以不同的形式表达，但最常见的是单链抗体形式，抗体重链和轻链可变区之间的连接通常是 15 个（GGGS）氨基酸链。胞内抗体已被用于肿瘤、艾滋病、免疫性疾病、神经退行性疾病和器官移植治疗研究。

由于抗体可变区与抗原专一性结合，人们可以创造这些片段区以识别和消除特定蛋白质在细胞内的功能，细胞内抗体片段的使用已成为生物科学的重要工具。多元化抗体片段库加上体内筛选可用于分离单链可变区 scFv 或其片段 VH 和 VL。其中一些干扰抗体片段与蛋白质起相互竞争的作用，为药物相互作用提供了先导分子。本质上而言，作为一种重大的治疗药物在靶细胞内传送和表达抗体片段是可能的。展望未来，细胞内抗体片段可作为治疗药物以及前体药物来治疗肿瘤等疾病。

三、抗体药物的应用

自 1986 年美国 FDA 批准第一个抗体莫罗单抗以来，抗体药物研究取得了飞速发展。随着抗体基因工程技术的发展，抗体的人源化程度不断提高，抗体药物的疗效显著增强，毒副作用明显减少，使得抗体药物在疾病治疗中发挥越来越重要的作用。目前抗体药物主要用来治疗恶性肿瘤、自身免疫性疾病和感染性疾病等。特别是在癌症治疗中的突出疗效，推动了科学家对抗体药物研究开发的兴趣和积极性，尤其是巨大的市场使得许多大制药公司纷纷介入该领域，品种数量不断地增加。从 1986~2008 年，FDA 已经批准上市了 22 个抗体药物。2009~2014 上半年又陆续批准了 17 个，共有 39 个抗体药物批准上市（表 23-1-1）。

表 23-1-1 美国 FDA 批准上市的抗体药物

年份	学名/商品名	特点	靶分子	用途
1986	Muromomab/Orthoclone	鼠源抗体	CD3	抗移植排斥反应
1994	Abciximab/ReoPro	嵌合抗体	GP Ⅱb/Ⅲa	经皮穿刺冠状动脉成形术，心绞痛
1997	Rituximab/Rituxan	嵌合抗体	DC20	B 细胞非霍奇金淋巴瘤，慢性淋巴细胞白血病（2010）
1997	Daclizumab/Zenapax	人源化抗体	CD25	移植排斥
1998	Basiliximab/Simulect	嵌合抗体	CD25	移植排斥

续 表

年份	学名/商品名	特点	靶分子	用途
1998	Palivizuma/Synagis	人源化抗体	RSV	婴幼儿呼吸道合胞病毒
1998	Infliximab/Remicade	嵌合抗体	TNF-α	溃疡性结肠炎，类风湿性关节炎
1998	Trastuzumab/Herceptin	人源化抗体	HER2	乳腺癌，$HER2^+$胃癌（2010）
2000	Gemtuzumab/Mylotarg	人源化抗体	CD33	急性复发性髓性白血病（2010年撤回）
2001	Alemtuzumab/Campath	人源化抗体	CD52	难治性慢性淋巴细胞白血病
2002	Ibritomomab/Zevalin	鼠源抗体	CD20	难治性B细胞非霍奇金淋巴瘤
2002	Adalimumab/Humira	全人源抗体	TNF-α	银屑病和银屑病关节炎
2003	Omalizumab/Xolair	人源化抗体	IgE	重症哮喘
2003	Tositumomab/Bexxar	鼠源抗体	CD20	B细胞淋巴瘤
2003	Efalizumab/Raptiva	人源化抗体	CD11a	银屑病（牛皮癣）
2004	Cetuximab/Erbitux	嵌合抗体	EGFR	结肠直肠癌
2004	Bevacizumab/Avastin	人源化抗体	VEGF	结肠癌，肺癌（2006），脑癌和肾细胞癌（2009）
2004	Natalizumab/Tysabri	人源化抗体	整合素-α4	多发性硬化病
2006	Ranibizumab/Lucentis	人源化抗体	VEGF-A	湿性老年性黄斑病
2006	Panitumumab/Vectibix	全人源抗体	EGFR	结肠直肠癌
2007	Eculizumab/Soliris	人源化抗体	C5蛋白	阵发性夜间血红蛋白尿
2008	Certolizumab/Cimzia	人源化抗体	TNF-α	风湿性关节炎
2009	Golimumab/Simponi	全人源抗体	TNF-α	类风湿和银屑病关节炎
2009	Canakinumab/Ilaris	全人源抗体	IL-1β	冷吡啉相关周期性综合征
2009	Ustekinumab/Stelara	全人源抗体	IL-12，IL23	成人中重度银屑病
2009	Ofatumumab/Arzerra	全人源抗体	CD20	难治性慢性淋巴细胞白血病
2010	Tocilizumab/Actemra	人源化抗体	IL-6受体	治疗无效的中重度类风湿性关节炎
2010	Denosumab/Prolia	全人源抗体	RANKL	预防绝经期后妇女骨折
2010	Denosumab/Xgeva	全人源抗体	RANKL	预防实体瘤骨转移
2011	Ipilimumab/Yervoy	全人源抗体	CTLA-4	晚期或转移性黑色素瘤
2011	Brentuximab vedotin/Adcetris	嵌合抗体	CD30	霍奇金淋巴瘤，系统性间变性大细胞淋巴瘤
2011	Belimumab/Benlysta	全人源抗体	BLyS受体	系统性红斑狼疮
2012	Pertuzumab/Perjeta	人源化抗体	HER-2	HER2-阳性的晚期转移性乳腺癌
2012	Raxibacumab/Abthrax	全人源抗体	炭疽杆菌毒素	治疗吸入性炭疽病
2013	Trastuzumab emtansine/Kadcyla	全人源抗体	HER-2	抗药性晚期或转移性乳腺癌
2013	Obinutuzumab/Gazyva	人源化抗体	CD20	慢性淋巴细胞白血病
2014	Ramucirumab/Cyramza	全人源抗体	VEGFR2	晚期胃癌，胃食管连接部腺癌
2014	Siltuximab/Sylvant	嵌合抗体	IL-6	多中心型巨大淋巴结增生症（MCD）
2014	Vedolizumab/Entyvio	人源化抗体	整合素α合素抗体	中度至严重溃疡性结肠炎，中度至严重克罗恩病

已经上市和正在进行研发的抗体药物主要有以下几种疾病：①恶性白血病和实体肿瘤；②免疫系统相关疾病，包括：器官移植排斥反应、类风湿性关节炎、哮喘、银屑病（牛皮癣）、红斑狼疮、多发性硬化症及其他自身免疫性疾病；③病毒和细菌感染性疾病；④心血管疾病等。

（一）治疗恶性肿瘤的抗体药物

利妥昔单抗是靶向 CD20 的嵌合抗体，最初用于非霍奇金淋巴瘤，现在探索用于治疗抗体病相关淋巴瘤和中枢神经系统淋巴瘤。在 FDA 已经批准上市的 30 余种抗体类药物中有 15 种抗体药物用于肿瘤治疗，获得了良好的治疗效果。其中利妥昔单抗和曲妥珠单抗已成为临床首选的一线辅助治疗抗体药物，特别是与化疗药物联合时将获得更好的疗效。

贝伐单抗是抗血管内皮生长因子（vascular endothelial growth factor，VEGF）的人源化抗体药物，美国 FDA 认为他几乎对所有的晚期结肠癌患者都有帮助，因此被批准为治疗晚期结肠癌的一线用抗体药物。后来逐步扩大适应证，用于肺癌，脑癌和肾细胞癌等治疗。抗肿瘤抗体药物的详细内容将在下一节中介绍。

（二）治疗免疫系统相关疾病的抗体药物

免疫系统相关疾病的治疗性抗体主要有 3 种类型。

1. 抗移植排斥反应类抗体药物　莫罗单抗（muromonab-CD3，Orthoclone OKT3），是一种抗 CD3 特异性小鼠抗体，也是第一个被美国 FDA 批准用于急性肾移植同种移植物排斥反应的治疗性抗体。莫罗单抗有一个值得注意的毒性限制，约近 50%的患者用药后出现中和抗体，降低其治疗效果。还有，巴利昔单抗（basiliximab，Simulect）是一种抗 IL-2 受体（CD25）的嵌合型抗体，用于预防首次肾移植术后早期急性器官排斥反应。在应用巴利昔单抗的患者中，罕见 HAMA 反应。

达克珠单抗（daclizumab，Zenapax），是一种抗 IL-2 受体的人源化抗体，用于预防肾移植急性排斥。这种基因工程人源化 IgG_1 抗体与 IL-2 受体的 Tac 亚型有高度亲和力，可阻止 IL-2 与其受体结合，抑制 IL-2 介导的淋巴细胞活化。因 IL-2 介导的淋巴细胞活化是同种异基因移植物发生细胞免疫反应的关键途径，故本品可抑制细胞免疫、预防器官移植后急性排斥反应。据报道，达克珠单抗还可改善对中、重度顽固性哮喘的控制。

2. 抗自身免疫病类抗体药物　英夫利昔单抗（infliximab，Remicade），是一种抗 TNF-α 的人鼠嵌合抗体药物，为第二个获得 FDA 批准的抗人肿瘤坏死因子生物药物，用于治疗类风湿关节炎。它通过结合具有生物学活性的可溶性和膜结合型 TNF-α，抑制 TNF-α 与受体的结合。英夫利昔单抗与甲氨蝶呤合用治疗活动性和早期 RA 类风湿关节炎，在延缓关节破坏和减轻临床症状体征方面优于甲氨蝶呤的单独治疗，有效性可持续达 2 年之久。英夫利昔单抗的其他适应证包括强直性脊柱炎、伴发肠瘘引流的中到重度活动性克罗恩病和难治性溃疡性结肠炎。

阿达木单抗（adalimumab，Humira），同样也是一种抗 TNF-α 单克隆抗体，但不同的地方是它是一种完全人源化的识别重组 TNF-α IgG1 抗体，比英夫利昔单抗有较低的免疫原性，很少引起自身免疫样综合征。阿达木单抗主要用于治疗对一种或多种抗风湿药物治疗疗效欠佳的中重度活动性类风湿关节炎。阿达木单抗的临床疗效也与英夫利昔单抗相当，它可高亲和力地结合人 TNF-α，破坏细胞因子与受体结合，并可溶解表达 TNF-α 的细胞。它还用于治疗中到重度的类风湿关节炎、银屑病关节炎、中到重度克罗恩病和强直性脊柱炎。

利妥昔单抗最早用于治疗非霍奇金淋巴瘤和一些其他淋巴瘤，后来逐渐发现它对系统性红斑狼疮等自身免疫性疾病也有较好的疗效。很多研究表明，利妥昔单抗治疗类风湿关节炎可取得较好的疗效，并且安全性较高。2005 年美国 FDA 批准利妥昔单抗用于治疗对抗 TNF-α 治疗反应较差的中度至重度类风湿性关节炎患者。其可能的机制包括 CDC、ADCC 和诱导 B 细胞凋亡。临床试验显示，利妥昔单抗和抗 CD52 的人源化阿仑单抗（alemtuzumab，Campath）显示对复发性多发性硬化症有效。

贝利木单抗（belimumab，benlysta），是一种抗 BLyS 的全人源抗体药物，用于治疗活动性、自身抗体阳性并已接受过皮质类固醇激素、免疫抑制剂和非甾体抗炎药等常规治疗手段的系统性红斑狼疮。贝利木单抗通过阻断B细胞生长发育的必需信号，引起部分B细胞清除而降低病理性抗体的产生。临床研究证明，抗体药物将血清中BLyS中和后可改善狼疮疾病的临床症状，靶向BLyS分子的抗体治疗安全有效。一项随机、双盲、安慰剂对照的研究显示，贝利木单抗对系统性红斑狼疮产生显著的生物学效应，使循环B细胞数下降，活化B细胞减少，血清IgG浓度下降，抗ds-DNA抗体减少，使得系统性红斑狼疮活动性持续改善。

托珠单抗（tocilizumab，Actemra），是一种抗白介素-6（IL-6）受体的人源化抗体药物，适用于使用其他治疗药物无效的成年中重度类风湿性关节炎患者；后扩大其适应证，用于治疗2岁及以上儿童的活动期全身型幼年特发性关节炎。托珠单抗通过抑制IL-6受体活性而发挥作用，它能特异性结合至可溶性IL-6受体和膜结合IL-6受体，通过阻断这些受体介导的IL-6信号，抑制T-细胞活化、免疫球蛋白分泌和肝脏急性期蛋白合成等。

3. 抗哮喘类抗体药物　奥马珠单抗（omalizumab，xolair），是一种抗IgE重组人源化抗体，用于治疗哮喘、荨麻疹、湿疹等过敏性疾病，有着良好的安全性和耐受性。主要用于成人及12岁以上青少年，对常年气源性致敏原呈皮肤阳性反应，症状不能被吸入性皮质激素控制的中度至重度持续性哮喘，能减少这些哮喘患者哮喘加重的发生率。奥马珠单抗能选择性与游离IgE结合，降低血浆中游离IgE的水平，阻断IgE与肥大细胞、嗜碱性粒细胞表面的结合，从而减少炎症介质的释放。奥马珠单抗能够显著改善哮喘患者的症状、肺功能和生活质量，减少哮喘恶化的发作次数，减少糖皮质激素的用量。

美泊利单抗（mepolizumab），是一种抗IL-5的人源化抗体，用于经高剂量吸入性或口服皮质类固醇激素和长效β受体激动剂治疗后病情仍无法控制的严重难治性哮喘患者，目前正在进行Ⅲ期临床试验。IL-5是一种细胞因子，能够调节嗜酸性粒细胞（白细胞）的生长、活化、存活，并能够为嗜酸性粒细胞从骨髓迁移至肺部提供重要的信号。美泊利单抗与人IL-5的结合，能够阻断IL-5与嗜酸性粒细胞表面受体的结合。以这种方式抑制IL-5对受体的结合作用，能够降低血液、组织、痰液中的嗜酸性粒细胞水平，反过来又能够降低哮喘急性发作频率。

表23-1-2　自身免疫和炎症治疗性抗体的作用模式

作用机制	抗体类型	作用靶点
1. 阻断细胞因子和生长因子	Infliximab	TNF-α
	Adalimumab	TNF-α
	Certolizumab pegol	TNF-α
	Golimumab	TNF-α
	Canakinumab	IL-1β
	Ustekinumab	IL-12 和 IL-23
2. 阻断受体和调节受体	Tocilizumab	IL-6 受体
	Efalizumab	整合素-合素
	Natalizumab	整合素-合素
	Vedolizumab	整合素-合素
	Omalizumab	IgE
3. 耗竭抗原和阻断信号	Rituximab	CD20
	Alemtuzumab	CD52

续 表

作用机制	抗体类型	作用靶点
	Ocrelizumab	CD20
	Epratuzumab	CD22
	Muromonab	CD3

免疫系统疾病治疗性抗体的作用机制主要有三种模式（表 23-1-2），包括：

（1）阻断细胞因子和生长因子：通过抗体与细胞因子和生长因子的结合，阻断其信号传导而发挥作用，该类抗体有英夫利昔单抗、阿达木单抗、赛妥珠单抗和戈利木单抗与可溶性和膜相关 TNF-α 结合，抑制其生物活性功能。

（2）阻断受体和调节受体：通过抗体与受体的结合，阻断或上调受体的功能，该类抗体有托珠单抗、那他珠单抗和 Vedolizumab 等抗体与细胞受体结合，还有具有下调受体功能的奥马珠单抗和 IgE 结合后，可以防止 IgE 与高亲和力的 Fc 亲和力受体结合，以减少可以启动过敏反应的游离 IgE 量。

（3）耗竭细胞和阻断信号：抗 CD20、CD22 和 CD52 的抗体药物如利妥昔单抗等与相应的抗原结合，能够耗竭抗原产生细胞。莫罗单抗能特异地与人 T 细胞抗原 CD3 结合，而阻断 T 细胞的再生及其功能，引起 T 细胞耗竭，起到免疫抑制作用。还通过诱导细胞凋亡、介导 ADCC 等机制清除 B 淋巴细胞，从而抑制免疫反应。巴利昔单抗则能特异地与激活的 T-淋巴细胞上的 CD25 抗原结合，从而阻断 T-淋巴细胞与 IL-2 结合，亦即阻断了使 T-细胞增殖的信息。

（三）治疗病毒和细菌感染的抗体药物

帕利珠单抗（palivizumab，synagis），是抗呼吸道合胞病毒（RSV）人源化小鼠抗体药物，用于预防严重的 RSV 肺部感染的高风险儿童。帕利珠单抗可有效地降低 RSV 感染高危婴儿的住院率，按照推荐的每月注射时间用药是治疗成功的关键。对于某些高危患儿，为了预防 RSV 感染，一个疗程需要一个季节以上。帕利珠单抗是目前唯一在临床上得到广泛应用的抗 RSV 的基因工程抗体。帕利珠单抗通过识别 RSV 包膜糖蛋白 F 蛋白 A 决定簇中由 24 个残基组成的线性的 F 糖蛋白抗原决定区从而产生中和与融合抑制的抗病毒作用。帕利珠单抗是一种高效中和抗体制剂，具有中和 RSV 临床分离株的效能，且具有抑制 RSV 所致的感染细胞融合作用。

莫维珠单抗（motavizumab，numax），是第二代抗 RSV 抗体，能够显著抵抗 RSV 病毒，显著降低大鼠肺 RSV 滴度，并降低人类上呼吸道 RSV 滴度。莫维珠单抗具有超高亲和力，与帕利珠单抗比较有 70 倍强的 RSVF 蛋白亲和力，以 6 倍速度更快结合和 11 倍慢解离速率，效率的改善主要是由于其结合率的加快。Ⅲ期临床研究表明，莫维珠单抗使由呼吸道合胞病毒导致的住院率降低了 83%，此外还发现需要门诊治疗的 RSV 下呼吸道感染的发病率降低了 71%。目前，莫维珠单抗正在等待美国 FDA 的审批，用于婴幼儿严重呼吸道合胞病毒感染。此外，多数抗病毒抗体药物处在临床研究阶段，包括抗狂犬病抗体，抗西尼罗病毒抗体，以及抗 HCV 和 HIV-1 抗体，后者用于治疗丙型肝炎病毒和 HIV-1 病毒感染等重大传染性疾病。

瑞西巴库单抗（raxibacumab，abthrax），是一种全人源抗体药物，2012 年由美国 FDA 批准上市，主要用于治疗吸入性炭疽病。瑞西巴库单抗还获批在其他药物缺乏或不合适的场合用于预防吸入性炭疽病。瑞西巴库单抗能特异性识别和中和炭疽毒素保护性抗原，有效地防止保护性抗原对细胞表面的结合，阻止炭疽毒素进入并杀死细胞。吸入性炭疽病由吸入炭疽芽胞引起感染，炭疽杆菌产生的毒素会引起大范围不可逆组织损伤和死亡。临床研究显示，该单抗能够为遭炭疽侵袭患者供强力的生存保护，且副作用极小。

（四）治疗心血管疾病的抗体药物

该类抗体药物大致分为三类。

1. 抗血小板类抗体药物　阿昔单抗（abciximab，ReoPro）是一种抗人血小板膜糖蛋白Ⅱb/Ⅲa（GP Ⅱb-Ⅲa）受体的鼠源性嵌合抗体的 Fab 片段，1994 年被美国 FDA 批准上市，被广泛用于多种心血管疾病治疗。阿昔单抗是最成功的抗血小板抗体药物，它与 GP Ⅱb-Ⅲa 受体结合并抑制血小板聚集，还能与血小板、血管壁内皮和平滑肌细胞上的玻连蛋白（vitronectin）受体结合。临床试验显示只要阻断约 80%的 GP Ⅱb-Ⅲa 受体位点，就能完全抑制血小板的聚集反应，能取得显著疗效。

2. 溶栓类抗体药物　该类抗体药物是通过抗人活化血小板单抗的 Fab 片段与人尿激酶型纤溶酶原激活物（urokinase-type plasminogen activator，uPA）的 B 链的化学连接形成免疫偶联物，发挥抗血小板溶栓作用，体外溶栓试验中显示该偶联物的溶栓效率比单用 uPA 提高 3~5 倍；抗纤维蛋白溶栓抗体药物是抗纤维蛋白单抗与溶栓剂的偶联产物，组织纤溶酶原激活物（tissue-type plasminogen activator，t-PA）与抗纤维蛋白单抗偶联物具有更好的溶栓作用，比单独使用 t-PA 溶栓率提高了 3.2 倍。

3. 抗白细胞类抗体药物　利用特异性抗黏附受体的单克隆抗体，能有效降低白细胞、血小板表面黏附受体的功能。研究较多的受体是白细胞表面黏附分子整合素 β_2（CD11b，CD18）、血小板和内皮细胞上的血小板 P 选择素（P-selectin）和血小板纤维蛋白原受体。

第二节　单克隆抗体技术

一、杂交瘤抗体技术

抗体是由 B 淋巴细胞分泌的，一个 B 淋巴细胞只能分泌一种抗体，且不能长期传代培养。骨髓瘤细胞，可以长期传代培养，但不能产生和分泌抗体。把 B 淋巴细胞和骨髓瘤细胞融合，即可形成在体外长期存活并分泌抗体的杂交瘤细胞，如果把单个杂交瘤细胞克隆化，扩增传代，其分泌的抗体即为高度纯一的单克隆抗体。单克隆抗体具有高度专一性，一种单克隆抗体只能结合一种特定的抗原决定簇。利用杂交瘤抗体技术大量生产针对单一抗原决定簇的单克隆抗体，是近代免疫学、细胞生物学和细胞工程学等发展史上的一次重大革命，极大地推动了分子生物学等相关学科的发展。采用杂交瘤抗体技术制备小鼠、大鼠、兔和人等单抗的基本原理、操作流程和鉴定方法等差别不大，这里主要介绍小鼠单抗的制备。杂交瘤技术的建立基于以下三种关键技术。

（一）动物免疫

当受到特定外来抗原的免疫刺激时，动物（小鼠）体内的 B 淋巴细胞可以大量增殖变成浆细胞以分泌针对于该抗原的抗体。脾内不同的 B 淋巴细胞克隆可分泌针对不同抗原的抗体。动物免疫的作用就是用特定外来抗原对动物进行一次或多次免疫，以刺激能分泌针对于该抗原抗体的 B 淋巴细胞大量增殖，从而得到大量产生专一的 B 淋巴细胞。由于不同抗原的免疫原性差别显著，因此须采用不同的免疫方案才能达到产生阳性杂交瘤的高百分率。对不具免疫原性的半抗原，如各种类固醇激素、短肽物质、cAMP 和核酸等物质，尚需与白蛋白或甲状腺球蛋白等结合成人工抗原后再进行免疫。

（二）细胞融合

B 淋巴细胞受外来抗原刺激后可以分泌抗体，但它在体外存活很短时间（最多两周）后即死亡；而骨髓瘤细胞不分泌任何免疫球蛋白，却能在体外长期存活。选用合适的骨髓瘤细胞进行融合，是制备单抗成败的关键之一。在选择用何种瘤细胞株进行融合时，首先应考虑的是动物的种系问题。除非有特殊的理由，否则应选用与免疫动物同一种系的瘤细胞株，以便以后可通过腹腔内接种杂交瘤细胞获得大量单抗。将这两种细胞的特性结合起来，就能得到既能分泌抗体又能在体外长期存活的细胞。动物脾脏是体内B淋巴细胞最集中的器官，取出脾细胞（多为B淋巴细胞）和骨髓瘤细胞融合后，能产生五种细胞类型：①未融合的脾细胞；②未融合的骨髓瘤细胞；③自身融合的脾细胞；④自身融合的骨髓瘤细胞；⑤脾细胞和骨髓瘤细胞融合形成的杂交瘤细胞。其中杂交瘤细胞是我们需要的，因此需要将此杂交瘤细胞从上述五种细胞混合液中挑选出来。

（三）杂交瘤细胞筛选

细胞融合后，一般使用HAT培养基进行筛选，HAT培养基中含有次黄嘌呤（H）、氨基蝶呤（A）和胸腺嘧啶（T）三种成分。细胞的DNA合成有两种方式，一种为内源性主要途径，另一种为外源性旁路途径。内源性途径利用谷氨酰胺或单磷酸尿苷酸在二氢叶酸还原酶的催化下来合成DNA，而外源性途径则是利用次黄嘌呤或胸腺嘧啶在次嘌呤鸟嘌呤磷酸核糖转移酶（HGPRT）或胸腺嘧啶激酶（TK）的催化下补救合成DNA，HAT培养基中的二氢叶酸还原酶抑制剂氨基蝶呤，能阻断内源性DNA合成途径。B淋巴细胞具有HGPRT和TK这两种酶，在内源性途径被阻断后能利用HAT培养基中的次黄嘌呤和胸腺嘧啶来合成DNA，在HAT培养基中虽然能存活，但不能长期传代培养。杂交瘤技术中所使用骨髓瘤细胞为HGPRT-和TK-缺陷型，缺乏HGPRT酶和TK酶，在内源性途径阻断后不能进行外源性DNA合成，故不能在HAT培养基中存活。杂交瘤细胞由于包含B淋巴细胞和骨髓瘤细胞的双重特性，能够合成HGPRT酶和TK酶，故在HAT培养基中能长期存活。因此将融合后的混合细胞在HAT培养基中培养两周后，只有杂交瘤细胞能存活下来，成为筛选单克隆抗体的细胞源。

二、人源化抗体技术

鼠源性抗体的人源化是抗体药物研发的一个重要环节，其主要原因是：①鼠源性抗体与人补体的结合能力低，因此抗体的CDC作用相应较弱，对肿瘤细胞的杀伤能力也减弱；②它与NK等免疫细胞表面Fc受体亲和力弱，其介导的ADCC作用也较弱；③鼠源性抗体在人血循环中的半衰期较短，发挥ADCC与CDC作用的时间也较短；④鼠源性抗体具有较强的免疫原性，宿主易产生抗抗体引起过敏反应。人源化抗体（humanized antibody）技术又称互补决定区移植抗体技术，是用基因重组技术将鼠源性抗体除可变区、VH和VL区之外其他部分由人类抗体基因编码。人源化抗体包括嵌合抗体、改型抗体和表面重塑抗体等。

（一）嵌合抗体

利用DNA重组技术，将鼠源性抗体的轻、重链可变区基因插入含有人源抗体恒定区的表达载体中，转化进入哺乳动物细胞，进而表达出嵌合抗体。主要技术步骤包括鼠源性抗体可变区基因的克隆，表达载体的构建，以及嵌合抗体的表达。嵌合抗体分子中轻、重链的可变区是异源的，而近70%的恒定区是人源的，既最大限度地保持了其亲和性，又降低了免疫原性。但由于人鼠嵌合抗体仍然保留了30%的鼠源性，还可诱发人抗小鼠反应HAMA，可以进一步改造。

（二）改型抗体

也称CDR植入抗体，抗体可变区的CDR是抗体识别和结合抗原的区域，直接决定抗体的特异性。利用基因工程技术，将人抗体可变区中互补性决定区CDR氨基酸序列改换成鼠源性单抗CDR序列，使人源抗体获得鼠源性抗体的抗原结合特异性，同时减少其异源性产生的免疫反应。其过程是克隆鼠可变区基因并测序，设计改形人可变区基因，构建改形人可变区基因，将人改形可变区基因和人恒定区基因连接起来。值得注意，框架区（FR）也经常参与作用，影响 CDR 的空间构型。因此换成人源 FR 区后，鼠源性 CDR 与人源 FR 相嵌可能改变原有 CDR 构型，结合抗原的能力下降。因此，要合理配置人源 FR 区引入鼠源 FR 区的某些关键残基，以保持其亲和力。

（三）表面重塑抗体

指对鼠源性抗体表面氨基酸残基进行人源化改造。其原则是仅替换与人抗体表面氨基酸残基差别明显的区域，在维持抗体活性并兼顾减少异源性基础上，选用与人抗体表面残基相似的氨基酸替换。所替换的片段对侧链大小、电荷、疏水性影响较小，可能形成氢键从而影响抗体互补决定区构象的残基尽量保留。研究发现，暴露于抗体表面的氨基酸残基是鼠源性抗体可变区免疫原性的主要因素。将鼠抗体可变区表面暴露的骨架区氨基酸残基中与人抗体可变区相对应的氨基酸残基改为人源的，使得鼠抗体可变区表面人源化，消除异源性而不影响可变区的整体空间构象，以保持鼠源性抗体的特异性和亲和力。

三、全人源抗体技术

尽管人源化抗体的鼠源性成分含量明显减少，但其免疫原性还不能够被忽略，有的甚至达到无法忍受的程度，于是全人源抗体研究自然成为当前的发展趋势。全人源抗体技术的形成始于 20 世纪 90 年代，目前的全人源抗体技术主要包括：①抗体库筛选技术；②转基因动物技术；③人杂交瘤细胞技术等。目前，噬菌体展示技术、转基因鼠技术和其他分子生物学技术的利用使得全人源抗体的研究得到快速发展。

（一）抗体库筛选技术

主要包括噬菌体抗体展示和核糖体展示技术。

1. 噬菌体抗体展示技术　指利用分子生物学手段将从 B 细胞中分离得到的人抗体基因片段与编码噬菌体衣壳蛋白基因相连，并插入到噬菌体表达载体，使抗体片段与其衣壳蛋白氨基端融合并展示在噬菌体表面，被展示的抗体片段可保持相对独立的空间结构和生物活性，重复性好，生产成本低廉。技术流程是从免疫或未免疫者获取淋巴细胞，提取细胞 mRNA，逆转录成 cDNA，用 PCR 方法扩增抗体全套基因片段（如 VH、VL），将体外扩增的基因片段随机克隆进入相应的载体，形成组合文库；将基因组合文库插入噬菌体编码膜蛋白基因的下游，使外源基因表达的抗体片段以融合蛋白的形式展示在外壳蛋白的 N 端。用固相化抗原法筛选出表达特异性好、亲和力强的抗体噬菌体库。

2. 核糖体展示技术　将正确折叠的蛋白（抗体）及其 mRNA 同时结合在核糖体上，形成 mRNA-核糖体-蛋白（抗体）三聚体，使目的蛋白（抗体）的基因型和表型联系在一起。将编码抗体的 DNA 在体外进行转录与翻译，由于对 DNA 进行了特殊的加工与修饰（去掉 3′末端终止密码子），核糖体翻译到 mRNA 末端时，由于缺乏终止密码子，停留在 mRNA 的 3′末端不脱离，从而形成抗体-核糖体-mRNA 三聚体，将目标抗体特异性的配基固相化（固定在 ELISA 微孔或磁珠表面），含有目标抗体的三聚体就可在 ELISA 板孔中或磁珠上被筛选出来，对筛选分离得到的复合物进行分解，释放出的 mRNA 进行逆转录聚合酶链反应（RT-PCR），PCR 产物进入下一轮循环，经过多次循环后最终可使目标抗体和其编码的基因序列得到富集和分离。技术流程包括基因片段的改造，体外转录和翻译，亲和筛选和体外分子定向进化。

（二）转基因动物技术

随着人和动物免疫球蛋白基因的成功克隆和转基因技术的成熟，现在可以用转基因动物生产人免疫球蛋白，但主要还是用转基因小鼠生产全人源抗体。在一些小鼠品系中，他们的鼠源性疫球蛋白基因位点已被人免疫球蛋白基因取代，这些转基因小鼠能够生产结构和功能正常的人抗体。制备产生全人源抗体的转基因小鼠技术是基因组工程、转基因动物和杂交瘤技术的有机结合。先是用人抗体基因取代小鼠抗体基因，再将含人抗体轻链和重链基因组的小鼠与 SCID 小鼠杂交，从中筛选出双转基因/双缺失的纯合转基因小鼠。该小鼠含有人抗体基因谱，当接受特定抗原的注射后，受到抗原刺激的小鼠体内 B 细胞产生免疫应答反应，分泌针对该抗原的全人源抗体。此外，由转基因小鼠 B 细胞和人骨髓瘤细胞制备的杂交瘤也能够分泌全人源单克隆抗体，可以用杂交瘤技术进行克隆和生产，这种人杂交瘤细胞技术为全人源抗体和基因工程抗体的制备开辟了一条新的途径。目前，已有 30 多个由转基因小鼠制备而来的抗体药物已在临床实验阶段。

第三节　抗肿瘤抗体治疗

一、治疗恶性肿瘤的抗体药物

恶性肿瘤的主要治疗手段有手术治疗、放射治疗和化学药物治疗。近年来一些治疗肿瘤的抗体药物的上市，抗体治疗已成为恶性肿瘤的又一种治疗手段。抗体药物在恶性肿瘤的治疗中获得了良好的效果，一大批抗体药物正在临床试验中，还将有许多抗体上市并用于临床肿瘤治疗，抗体药物将在肿瘤治疗中占有越来越重要的地位。抗体药物具有选择性强、毒副作用小、药理机制明确、药效显著、安全性好等优势。依据抗体作用靶分子和作用机制的不同，抗体药物可以分为多种类型。自美罗华被批准上市以来，抗体药物用于肿瘤治疗取得突破性的进展，美国已有 17 种抗体药物被 FDA 批准用于临床肿瘤治疗（表 23-3-1）。

表 23-3-1　已获美国 FDA 批准可用于肿瘤治疗的抗体药物

序号	商品名	抗体类别	靶分子	用途	年份
1	Rituxan	嵌合抗体	DC20	非霍奇金淋巴瘤，白血病	1997
2	Herceptin	人源化抗体	HER2	乳腺癌，$HER2^+$ 胃癌	1998
3	Mylotarg	人源抗体	CD33	急性复发性髓性白血病	2000
4	Campath	人源化抗体	CD52	难治性慢淋白血病	2001
5	Zevalin	鼠源抗体	CD20	难治的非霍奇金淋巴瘤	2002
6	Bexxar	鼠源抗体	CD20	B 细胞淋巴瘤	2003
7	Avasttin	人源化抗体	VEGFR	结肠癌	2004
8	Erbitux	嵌合抗体	EGFR	结肠直肠癌	2004
9	Vectibix	人源化抗体	EGFR	结肠直肠癌	2006
10	Arzerra	全人抗体	CD20	慢性淋巴细胞白血病	2009
11	Xgeva	全人源抗体	RANKL	预防实体瘤骨转移	2010
12	Yervoy	全人源抗体	CTLA-4	晚期转移性黑色素瘤	2011
13	Adcetris	嵌合抗体	CD30	霍奇金病	2011
14	Perjeta	人源化抗体	HER-2	$HER2^+$ 晚期转移性乳腺癌	2012
15	Kadcyla	全人抗体	HER-2	抗药性晚期或转移性乳腺癌	2013
16	Gazyva	人源化抗体	CD20	慢性淋巴细胞白血病	2013
17	Cyramza	全人源抗体	VEGFR2	晚期胃癌，胃食管连接部腺癌	2014

1. 利妥昔单抗/美罗华（rituximab/rituxan） 是包含人 IgG1 恒定区和小鼠单抗可变区的嵌合抗体。利妥昔单抗的作用靶点是表达于 B 细胞表面的 CD20 抗原。CD20 在 90%以上的 B 细胞非霍奇金淋巴瘤均有表达。利妥昔单抗的适应证为复发难治性滤泡性淋巴瘤以及 B 细胞非霍奇金淋巴瘤。其生物学效应：①ADCC 是利妥昔单抗发挥临床效应的主要作用。②CDC，通过补体依赖的细胞溶解作用和/或补体依赖的细胞毒作用诱导淋巴瘤细胞凋亡。③通过 ERK1/2 及 NF-1/信号通路直接诱导细胞凋亡。④信号传导相关的化疗增敏作用。

2. 曲妥珠单抗/赫赛汀（trastuzumab/herceptin） 人源化抗体药物，其作用靶点是人表皮生长因子受体 HER-2 的胞外域。此受体在人体的多种癌瘤均有表达，其中在 25%～30%的乳腺癌有表达，但 HER-2 在许多肿瘤中均存在相当的表达，例如胃癌、肺癌、食管癌、结直肠癌、胰腺癌、卵巢癌及膀胱癌等。曲妥珠单抗的适应证为转移性乳腺癌。当曲妥珠单抗与癌细胞表面的 HER-2 结合后，其生物学效应：①使癌细胞的 DNA 修复机制下降，增加对化疗药物的敏感。②导致 HER-2 内化，降低了癌细胞表面 HER-2 的密度，从而使促进癌细胞快速生长的生长因子信号变弱，最终导致癌细胞的生长受到抑制。③引起 ADCC 效应，诱导天然杀伤（NK）细胞杀伤癌细胞。

3. 贝伐单抗/阿瓦斯汀（bevacizumab/avastin） 人源化抗体药物，其作用靶点是血管内皮生长因子（VEGF）。该抗体与 VEGF 结合，继而抑制血管内皮生长因子受体（VEGFR）相关的信号转导，导致抑制肿瘤的新血管生成。临床与化疗药物联合用于治疗转移性结肠直肠癌、小细胞肺癌。通过抑制人血管内皮生长因子的生物学活性而起作用，阻断对肿瘤的血液供应，抑制肿瘤在体内扩散，增强化疗效果。在体外血管生成模型上，VEGF 与其相应的受体结合可导致内皮细胞增殖和新生血管形成。在接种了结肠癌的裸鼠模型上，使用阿瓦斯汀可减少微血管生成并抑制转移病灶进展。

4. 西妥昔单抗/爱必妥（cetuximab/erbitux） 包含人 IgG 恒定区和小鼠单抗可变区的嵌合抗体，其靶点是表皮生长因子受体（epidermal growth factor receptor，EGFR）。EGFR 在多种实体肿瘤包括结肠直肠癌、头颈部癌、非小细胞肺癌、胰腺癌以及乳腺癌等恶性肿瘤中均有过度表达。Erbitux 的适应证为 EGFR 表达阳性的结肠直肠癌，或与放射治疗联合用于治疗头颈部癌。西妥昔单抗与 EGFR 特异性结合，抑制表皮生长因子以及其他配基如转化生长因子-α 的结合，阻断其磷酸化和受体相关激酶的激活，导致细胞生长的抑制，诱导凋亡和减低基质金属蛋白酶和血管内皮生长因子生成。

5. Zevalin（ibritumomab tiuxetan） 一种抗 CD20 鼠源性抗体与放射核素 ^{90}Y 偶联物，用于治疗非霍奇金淋巴瘤（NHL），对难治性 B-NHL 有非常显著的疗效，与非核素标记的美罗华比较，zevalin 有更好的疗效。这是美国 FDA 批准的第一个放射免疫偶联药物，zevalin 可以将放射杀伤距离很短的 ^{90}Y 带至 B-NHL 细胞表面，从而选择性地杀伤癌细胞。zevalin 采用鼠单克隆抗体作为其放射核素的载体，而不是用它的嵌合抗体，是因为鼠抗体的体内半寿期比嵌合抗体明显缩短，利于更快地被机体清除，其的目的在于 ^{90}Y 的半寿期极短，因而作为其载体的抗体，在血液循环中的半寿期也应该比较短，以便与核素的半寿期一致。

6. SGN-35 单抗（brentuximab vedotin，adcetris） 一种 ADC 药物，用于治疗霍奇金淋巴瘤（HL）和系统性间变性大细胞淋巴瘤（ALCL）。Adcetris 由三个组分组成：①抗 CD30 的嵌合 IgG1 抗体 cAC10，②微管破坏剂海洋药物 auristain 衍生物 MMAE 和③一个将 MMAE 共价偶联在 cAC10 上的蛋白酶可裂解的连接桥。每个抗体分子上附着约 4 个分子 MMAE。ADCETRIS 的抗癌活性机制是由于 ADC 结合至 CD30-表达细胞，接着 ADC-CD30 复合物内化和通过蛋白水解裂解释放 MMAE。在细胞内 MMAE 结合至微管破坏微管网络，随后引起细胞周期停止和细胞的凋亡。

7. T-DM1 单抗（trastuzumab emtansine，kadcyla） 曲妥珠单抗和美登素衍生物 DM1 偶联物，各自靶向 HER2 抗体和微管蛋白，用于 HER-2 阳性的转移性乳腺癌。适用以下情况：①对转移以前接受治疗，或②完成辅助治疗期间或 6 个月内疾病复发。抗体与 DM1 通过稳定硫醚连接物 MCC 共价连接成复合物，每个抗体约含 3.5 DM1。其作用机制是抗体结合至 HER-2 的结构亚区，偶联物发生受体介导的内化和随后溶酶体降解，导致含 DM1 的细胞内释放。进一步 DM1 与微管蛋白结合，破坏细胞内微管网络，导致细胞周期阻断和凋亡。此外，T-DM1 单抗还能发挥曲妥珠的 ADCC 作用。

二、抗肿瘤抗体药物的作用机制

抗体药物在体内与肿瘤细胞靶分子特异性结合，对肿瘤细胞有选择性杀伤作用、并且对抗药性肿瘤细胞也有杀伤作用。抗体药物对肿瘤细胞的抑制与杀伤具有多种作用机制（表 23-3-2），主要包括：①ADCC 作用；②CDC 作用；③阻断配体结合；④阻断细胞信号传导通路；⑤抑制血管生成；⑥靶向放射作用；⑦抗体介导细胞毒作用。

表 23-3-2 肿瘤治疗性抗体的作用机制

作用机制	产品	作用靶
1. ADCC 作用	Rituximab/Rituxan	CD20
	Trastuzumab/Herceptin	HER-2/neu
	HuMax-CD20	CD20
	HuMax-EGFr	EGFR
2. CDC 作用	Rituximab/Rituxan	CD20
	Alemtuzumab/Campath-1H	CD52
	HuMax-CD20	CD20
3. 阻断配体结合	Cetuximab/Erbitux	EGFR
	HuMax-EGFr	EGFR
4. 阻断细胞信号	Pertuzumab	HER-2/neu
5. 抑制血管生成	Bevacizumab/Avastin	VEGF
6. 靶向放射作用	Ibritomomab/Zevalin	CD20
	Tositumomab/Bexxar	CD20
7. 介导细胞毒作用	Gemtuzumab ozogamicin/Mylotarg	CD33
	GNS-35	CD30
	T-DM1	HER-2/neu

（一）ADCC 作用

在治疗肿瘤的抗体药物中，有些抗体药物依靠其抗体 Fc 片段，特异地与肿瘤细胞结合，并通过 Fc 片段介导一系列效应子免疫杀伤功能诱导肿瘤细胞死亡。ADCC 的作用机制是抗体通过抗原结合部位与肿瘤细胞的表面抗原结合，以及抗体 Fc 部位与免疫效应细胞的表面 Fc 受体结合，免疫效应细胞得到激活，杀死肿瘤靶细胞，天然杀伤 NK 细胞是介导 ADCC 的主要细胞。该类抗体有美罗华和赫赛汀等。

（二）CDC 作用

带有 Fc 片段的抗体分子可以介导 CDC 作用，而不同亚类的抗体具有不同的激发 CDC 能力。IgG 都能有效通过经典途径激活补体。在这个激活级联过程中，抗原-抗体复合物的形成导致 IgG 蛋白 CH_2 结构域上近端的多个 C1q 结合位点暴露。这种蛋白构象的改变使原本低亲和力的 C1q-IgG 亲和力大大提高，从而触发一系列级联放大反应。最终的结果就是在靶细胞膜上形成膜攻击复合物，产生穿孔，导致细胞内容物的外泄。该类抗体有美罗华和阿仑单抗等。

（三）阻断配体结合

阻断配体结合类抗体药物作用机制是抗体与肿瘤细胞的可溶性蛋白、细胞因子、生长因子等配体结合后，封闭这些蛋白因子的功能活性，导致肿瘤细胞生长抑制或发生凋亡等。抗体药物也可以通过结合肿瘤细胞膜受体，阻断不同蛋白因子与受体的结合而发挥同样的作用。如爱必妥与肿瘤膜上高表达的EGFR特异性结合，封闭受体与生长因子的相互作用，阻断受体磷酸化和下游激酶的活性，进一步抑制细胞生长和诱导凋亡。

（四）阻断细胞信号传导通路

阻断细胞信号分子包括蛋白酪氨酸激酶受体，蛋白激酶C、丝裂原活化蛋白激酶和法尼基转移酶等就可以抑制肿瘤增殖和转移。其中蛋白酪氨酸激酶受体是抗体药物的重要靶分子，目前的抗体药物主要靶向该激激酶受体的HER-2家族和VEGFR家族。如帕妥珠单抗与HER-2受体胞外结构域Ⅱ区结合，抑制二聚体的形成，阻断信号转导通路。帕妥珠单抗作为第一线治疗药物与曲妥珠单抗和多西他赛联合，用于HER-2阳性转移性乳腺癌的治疗。

（五）抑制血管生成

抗体药物可以通过阻断促血管生成因子的作用而抑制肿瘤的生长。VEGF是最重要和特异性调控正常血管生长和病理性血管生长的生长因子。VEGF具有很多生物学功能，包括诱导内皮细胞分裂和迁移、诱导蛋白水解酶降解细胞外基质、提高血管渗透性以及维持新生血管的存在。在大多数人类肿瘤中都发现了VEGF的过量表达，并且证实了VEGF的高表达与癌症患者的预后不良具有相关性。阿瓦斯汀可以阻断VEGF的生物活性，有效抑制许多人类肿瘤细胞在体内的生长，尤其是在与化疗药物联合用药的情况下。

（六）靶向放射作用

放射免疫偶联物的作用机制是利用靶向性优良的抗体将放射性核素定点携带到肿瘤部位，在沉积放射性核素的周围形成辐射球形带，从而放大了抗体的细胞毒效应，在放射性核素的局部照射下，引起肿瘤细胞DNA断裂，诱导肿瘤细胞凋亡。Zevalin和Bexxar是已获FDA批准的抗体放射免疫偶联物，为近年来治疗淋巴瘤的重要药物，能极大地提高患者的生存率。放射免疫治疗治疗可以降低抗体的用量，花费也要比裸抗体药物治疗少。

（七）抗体介导细胞毒作用

ADC的作用机制是抗体介导药物进入血液循环，与肿瘤细胞膜抗原结合，ADC被内吞进入肿瘤细胞，在内含体和溶酶体内ADC被酶降解，释放出高效细胞毒性“弹头”药物，药物在足够低的浓度就能引起DNA损伤，导致肿瘤细胞凋亡。免疫毒素的作用机制是抗体介导毒素片段进入肿瘤细胞，以一定的机制（如水解酶作用）释放游离毒素蛋白并移位到相应的靶部位（EF-2或核糖体rRNA），进而抑制细胞蛋白质合成，并进一步导致细胞死亡。

第四节　抗体药物研究发展趋势

抗体药物是增长最快的治疗药物，带来了创新药物市场的巨大成功。同时在未来十年里，科研人员将不得不面临许多挑战，需要研发更高效和廉价的抗体药物推向临床。近年来有许多抗体会议在亚洲、欧洲和北美洲举行，大家都把目光集中于五个主要研究方向上，包括：①新抗体靶分子的发现与确认；②降低抗体免疫原性的新策略；③抗体药物偶联物的研发；④双特异性抗体药物；⑤其他新型抗体药物的研发。

一、发掘新的抗体药物靶分子

目前抗体药物的靶分子主要分为三类：①临床验证的靶分子（例如，CD20，HER2，EGFR，VEGFA，EpCAM 的和 CTLA-4 等）。②实验验证的靶分子（例如，IGF-1R，IGF-1/2，HGF，c-Met 的，HER3，VEGF/VEGF-R，TRAIL-R，IL6/IL6R，IL4/IL13，CD19，CD22，CD30，CD33，CD44，CD80，CXCR4 和 ICAM-1 等）。③新功能的靶分子（例如，RAAG12，CD9，JAM-A，CD151，TSN-1 等）。已经批准上市的抗体药物作用靶分子不多，如肿瘤靶分子只有 8 个，而肿瘤相关的生物标志分子有许多，因此还有许多新的靶分子可以挖掘。即便是同一个靶分子也有不同的表位，相同靶分子可研制针对不同表位的抗体药物，如抗 CD20 不同表位的抗体已有 4 个上市，还有 5 个在临床研究中。

另外，肿瘤细胞跨膜受体和细胞外基质相关基因的差异剪接生成新的靶标，可以作为抗体作用靶分子的基础。差异剪接基因变种产物有：成纤维生长因子受体（FGFR），表皮生长因子受体（EGFR），上皮细胞黏附分子（EpCAM），L1 细胞黏附分子（L1CAM），Claudin18 和 CD44，多功能蛋白聚糖（VN），纤连蛋白（FN），肌腱蛋白（TN），骨桥蛋白（O）纤维连结蛋白（F），生腱蛋白（T）的剪接变异体。近来研究较多的肿瘤相关抗体靶分子有 EpCAM、CEA、gpA33、Mucins、TAG-72、CAIX、PSMA、叶酸结合蛋白、神经节苷脂、Le^{Y}、整合素 αVβ3、α5β1、MET、IGF1R、EPHA3、TRAILR1、TRAILR2、FAP 和韧黏素等。

二、降低抗体药物免疫原性

临床治疗中使用鼠源性抗体药物的主要障碍之一是产生 HAMA 反应。因此，对于疗程较长、需反复多次给药的抗体药物，抗体的人源化是其必然的发展趋向。人源化抗体包括嵌合抗体、改形抗体等，其生物特性是 HAMA 反应降低，在血中半衰期延长。与鼠源性抗体相比，人源化抗体药物的效应功能部分可以选择或者按需要进行改造，抗体的人源化恒定区在治疗中能避免抗同种型抗体的产生。与嵌合抗体相比，改形抗体进一步减少了抗体中鼠源部分的比例，降低了 HAMA 反应。此外，研制全人源抗体也非常受重视，利用抗体库筛选技术和转基因动物技术可获得全人源抗体，产生的抗肿瘤抗体药物对癌症生长具有明显的抑制作用。

抗体药物的免疫原是其主要的毒副作用之一，但对免疫原性发生的频率和时间，以及抗体的聚集等问题还没有可靠的预测方法，如若解决这些问题需要发展新的检测技术。据报道，比较全人源抗体、人源化抗体和鼠源性抗体在人体中的免疫原性，实验结果表明：①大于 20%的小鼠源性抗体，诱导产生的免疫原性是可以容忍的或可忽略不计的，这些小鼠抗体不需要人源化。②人源化抗体可以降低免疫原性，但他们的临床效果也下降。③需逐项（Case-by-Case）评估全人抗体和人源化抗体的效用，需要考虑成本效益的合理方法，同时考虑生化特性和有针对性的治疗适应证。

三、抗体药物偶联物

ADC 药物 SGN-35 和 T-DM1 在临床获得了显著的成功，但技术的进步可以获得额外的成就，通过对抗体、药物和连接剂的优化，可以获得更理想的 ADC 药物。对抗体的要求：①靶向抗原选择性，选择肿瘤特异性相关抗原，限制在正常组织中表达。②具有较好的结构均一性，以便抗原抗体结合有高度的亲和力。③ADC 与抗原结合后能够被内化进入细胞。④具有合适的连接位点，连接药物后不影响 ADC 的稳定性、结合力、内化和药效。⑤具有较低免疫原性。

对药物的要求：①药物容易被化学修饰，有较好的连接基团。②具有较好的稳定性，在血循环中不被代谢，进入肿瘤细胞后能够被激活。③具有高效性，如加里奇霉素、力达霉素、Duocarmycin、美登素衍生物、auristatin 衍生物等，在低浓度（nM 水平）条件下就能杀灭细胞。④药物作用机制明确，为临床应用提供理论基础。⑤无局部旁观者效应，能降低其副作用。

此外，对连接剂也有较高的要求：①连接键在血循环中稳定，不受血流中各种因素的影响。②选择性在细胞内裂解，释放生物活性药物，如腙（连接）键在肿瘤细胞溶酶体酸性环境中分解，双硫（连接）键在肿瘤细胞内被还原，肽（连接）键被溶酶体中的蛋白酶分解。③连接剂对抗体的连接位点要有选择性，对连接药物的数量有一定的限制，以达到 ADC 药物的均一性。④有基于赖氨酸的偶联，链间的二硫键偶联，工程半胱氨酸的点特异性偶联，以及非天然氨基酸的点特异性偶联。T-DM1 可以用第二代硫醚键连接剂进行制备，结果显示用硫醚键制备的 ADC（ThiomAbs）同样具有很好的抗肿瘤效果。游离药物的释放是由抗体经细胞内吞后被溶酶体降解引起的，被释放的带有赖氨酸残基的美登素衍生物其细胞毒活性并不降低。以硫醚键连接的 ADC 在体内半衰期延长，且耐受性好，治疗窗得到明显改善。用非裂解的硫醚键代替可裂解的二肽键研发的 ADC 在体内试验同样可以获得相似的治疗活性。

四、双特异性抗体药物

大部分上市的抗体药物是单特异性的，只能够干扰作用于单一靶分子。然而，复杂疾病在本质上往往是多因素的，涉及疾病介质的过度表达或相互协同作用，或不同受体的上调，包括其信号网络的串扰。因此，阻断可能导致多种不同的病理因子和信号途径，可以提高治疗性抗体的疗效。通过使用双靶向策略可以实现这样的治疗效果，双特异性抗体治疗已成为组合治疗的选项之一。双特异性抗体 catumaxomab（Removab）于 2009 年获得了欧洲药品局批准，用于恶性肿瘤腹腔积液的治疗。它同时针对 EpCAM 和 CD3 肿瘤生物分子，通过 Fc 段介导活化巨噬细胞，自然杀伤（NK）细胞和共刺激的 T 细胞应答，杀伤肿瘤细胞。

制药公司制备的双特异性抗体形式多样，如三功能抗体（TRION），双可变域抗体（Abbott）中，二合一抗体（genentech），双亲和性重靶向抗体（macroGenics），κ-λ 体抗体（novImmune），双特异性 T 细胞接合子抗体（MICROMET）和化学生成抗体（CovX/Pffizer）等。其作用模式：①同时抑制两种表面受体；②同时阻断两种配体；③抑制不同受体和配体；④二种受体交联；⑤招募 T 细胞接近肿瘤等。由于他们独特的结构和作用模式，双特异性抗体可能会更有效，成本更低。进入临床研究的双特异性抗体数量不断增加，2010~2011 年就有 5 个新的双特异性抗体进入临床研究。大多数双特异性单克隆抗体在早期临床研究中，有 10 多个在第Ⅰ期临床，有近 10 个在第Ⅱ期临床。

五、其他新型抗体药物

通过抗体糖基化物理化学和功能分析，以及抗体结构优化，可以研发新一代抗体药物。新一代抗体药物具有不同的氨基酸序列，改良抗体可变区域（更好的亲和力）或改良 Fc 区域（糖基或氨基酸工程化，提高效应功能或半衰期）。目前，抗体仿制药（包括 biosimilar，biobetter 或 biosuperior）的研发越来越受关注。Biosimilar 抗体是已批准上市抗体的复制品，具有相同的氨基酸序列，来源于不同的克隆，生产工艺能够导致糖基化的不同和其他微小变化。Biobetter 抗体具有非常接近的氨基酸序列，但是优化了糖基化（低海藻糖提高 ADCC，减少免疫原性）。也可以工程化 Fc 区域（用二个或三个氨基酸突变）提高血清半衰期。

小分子免疫蛋白（small molecule immune profeins，SMIPs）的也研发的热点方向，如抗体融合蛋白、单链抗体等。这种小分子抗体的优点：①分子量小，免疫原性低，用于人体不易产生抗异种蛋白反应。②容易进入实体瘤周围的微循环甚至实体瘤内部。③血循环和全身廓清较快，半衰期短，肾脏蓄积很少，不容易对全身正常组织产生不利影响。④无 Fc 段，不易与具有 Fc 受体的非靶细胞结合。⑤小分子抗体基因构建比较简单，易于操作和改造。⑥Fab 可与高效“弹头”药物连接成免疫偶联物，单链抗体可与毒素、前体药物转化酶、细胞因子等融合成双功能抗体分子。此外，还可以根据不同疾病治疗的需要，研发多特异性抗体，基因工程新骨架蛋白，多克隆抗体和寡克隆抗体等。

（邵荣光）

参 考 文 献

1. 邵荣光. 抗体药物研究概况与前沿//邵荣光、甄永苏. 抗体药物研究与应用. 北京：人民卫生出版社，2013：3-36.
2. Reichert JM. Which are the antibodies to watch in 2013? mAbs，2013，5（1）：1-4.
3. Ho M，Royston I and Beck A. 2nd PEGS annual symposium on antibodies for cancer therapy. mAbs，2012，4（5）：562-570.
4. 甄永苏. 抗体工程药物：生物技术制药领域的热点//甄永苏、邵荣光主编. 抗体工程药物. 北京：化学工业出版社，2002，1-7.
5. Strohl WR. Therapeutic monoclonal antibodies：past，present and future. An Z（ed），Therapeutic Monoclonal Antibodies：From Bench to Clinic. John Wiley & Sons，New Jersey，2009，3-50.
6. 李亮，甄永苏. 抗体工程药物//甄永苏. 抗癌药物研究与开发. 北京：化学工业出版社，2004，570-587.
7. Boder ET，Jiang W. Engineering antibodies for cancer therapy. Annu Rev Chem Biomol Eng，2011，2：53-75.
8. 邵荣光，甄永苏. 抗体靶向治疗药物//王晓良. 应用分子药理学. 中国协和医科大学出版社，北京，2005，271-295.
9. Zhang ZJ，Albitar M. Monoclonal Antibodies. Molecular Biomethods Handbook，2nd Edition. Edited by：J. M. Walker and R. Rapley. Humana Press，Totowa，NJ. 2006：547-561.
10. Rubbert-Roth A. TRU-015，a fusion protein derived from an anti-CD20 antibody，for the treatment of rheumatoid arthritis. Curr Opin Mol Ther. 2010；12（1）：115-123.
11. Thakur A，Lum LG. Cancer therapy with bispecific antibodies：Clinical experience. Curr Opin Mol Ther. 2010；12（3）：340-349.
12. 邵荣光，李忠东. 抗体免疫偶联物//甄永苏，邵荣光. 抗体工程药物. 北京：化学工业出版社，2002：123-139.
13. 邵荣光. 高效小型化抗肿瘤抗体药物的研究展望. 医学研究杂志，2010，39（7）：3-4.
14. Lo AS，Zhu Q，Marasco WA. Intracellular antibodies（intrabodies）and their therapeutic potential. Handb Exp Pharmacol，2008，（181）：343-373.
15. P1rez-Martínez D，Tanaka T，Rabbitts TH. Intracellular antibodies and cancer：new technologies offer therapeutic opportunities. Bioessays. 2010；32（7）：589-598.
16. 邵荣光. 治疗性单克隆抗体药物//中国生物工程学会. 2009 中国生物产业发展报告. 北京：化学工业出版社，2010，99-120.
17. Boyiadzis M，Foon KA. Approved monoclonal antibodies for cancer therapy. Expert Opin Biol Ther，2008，8（8）：1151-1158.
18. Chan AC，Carter PJ. Therapeutic antibodies for autoimmunity and inflammation. Nat Rev Immunol，2010，10（5）：301-316.
19. Cingoz O. Motavizumab. MAbs，2009，1（5）：439-442.
20. 阮长耿，心血管疾病相关的抗体药物//甄永苏、邵荣光. 抗体工程药物. 北京：化学工业出版社，2002，308-316.

21. 苗庆芳、甄永苏、邵荣光. 抗肿瘤抗体药物//中国医学科学院主编. 2012 中国医学科技发展报告. 北京：协和出版社，2012，176-182.

22. Strome SE，Sausville EA，Mann D. A mechanistic perspective of monoclonal antibodies in cancer therapy beyond target-related effects. Oncologist，2007，12（9）：1084-1095.

23. Lacy SE，Bond CJ，Benjamin D，et al. Americas Antibody Congress. MAbs，2009，1（6）：523-530.

24. Dhimolea1 E，Reichert JM. World Bispecific Antibody Summit. MAbs，2012，4（1）：4-13.

25. Lugovskoy AA，Janice M. Reichert，et al. 7th Annual European Antibody Congress. MAbs，2012，4（2）：134-152.

26. Beck A，Wurch T，Bailly C，et al. Strategies and challenges for the next generation of therapeutic antibodies. Nat Rev Immunol，2010，10：345-352.

27. Kontermann RE. Dual targeting strategies with bispecific antibodies. mAbs，2012，4（2）：182-197.

第二十四章　合理设计改善单克隆抗体的药学和药理学性质

目前，获得治疗性单克隆抗体的最主要方法为杂交瘤和抗体库技术。通过杂交瘤技术获得抗体亲和力较高，稳定性也较好，但是由于其序列的异源性，必须经过人源化方可运用于人体。通过人源抗体库（包括免疫库、天然库和全合成库等）技术，可以获得全人源的抗体分子。但是，由于抗体库自身库容的问题或筛选条件的限制，获得的抗体往往亲和力较低，且稳定性较差，因此需要进行亲和力成熟与稳定性改造。可见，无论由任何途径获得单克隆抗体，在投入临床应用之前都需要对其各方面性质进行严格的检测和优化。传统的单克隆抗体改造主要采用基于分子表面展示（如噬菌体展示和酵母展示）技术的亲和筛选技术，具有耗时长、投入多、工作量巨大等缺点。利用基于结构或知识的理性或半理性设计方法，可大幅缩短研发时间并减少投入。

第一节　概　　述

抗体合理设计，并非一种特定的抗体改造方法，而是综合了生物信息学、结构生物学和分子生物学等学科优势的方法体系，几乎针对抗体开发过程中的每一环节，都可找到与之相对应的合理设计方法。狭义的合理设计方法，主要利用分子模拟技术对抗体或抗原-抗体复合物结构进行严格的分析，并给出相应的预测结果，然后据预测结果进行突变体设计；广义的合理设计方法，除了分子模拟技术以外，还会用到机器学习和基于知识的半经验设计。从应用角度来讲，抗体合理设计又可分为重新设计（redesign）和全新设计（de novo design）两种类型。所谓重新设计，即在亲本抗体的基础上进行序列优化，以达到提高某些方面性质的目的；而抗体全新设计则几乎不依赖于亲本抗体序列，仅需选定某一抗原的某些氨基酸残基作为靶点，然后利用分子模拟技术计算生成多条具有一定亲和力的抗体序列。就目前的技术水平而言，抗体从新设计依然是抗体合理设计的主要形式，而抗体的全新设计依然鲜有报道。

近年来，随着计算机运算速度的大幅提高，蛋白质折叠理论和抗原-抗体识别机制的研究进展，分子模拟正被越来越多地应用于治疗性抗体的研发及改造，为解决抗体改造这一难题提供了新思路。作为抗体合理设计的核心技术，分子模拟主要包括了分子模建、分子对接、分子动力学模拟和能量评价等技术方法。这些方法以计算机为平台，综合了数学、物理、化学、分子生物学等多种学科知识，可从多方面对实验进行合理的预测和分析。按照分子模拟方法的理论基础，可将其大致分为三类，即基于牛顿力学，基于量子力学和基于知识的分子模拟方法。基于牛顿力学的模拟方法理论基础扎实，计算速度较快，且在绝大多数情况下计算结果可靠，因此成为当今分子模拟领域的主流方法。基于量子力学的方法包括各种以量子力学为基础的结构优化与能量计算方法，该类方法与传统分子模拟方法最大的不同在于其理论的准确性。利用这类方法，不仅可以更加准确的获得研究体系的结构、能量等信息，更重要的它可以胜任许多传统方法无法解决的难题，如化学键的生成与断裂、过渡态的寻找。此外，传统方法中的各种力场参数的确定也离不开量子力学方法的贡献。虽然拥有诸多优点，但由于基于量子力学的方法计算量大、耗时长，因此到目前为止还只能应用于较小的体系。与前两类方法不同，基于知识的分子模拟方法不直接依赖于物理模型或力学定律。应用该类方法类似于黑箱操作，使用者只需要提供一定数量数据样本，即可利用该类方法获得一个相对可靠的模型，并可利用该模型对未知数据进行预测。该方法的优点是在数据较充足的情况下预测一般可达较高的准确率，这在一定程度上弥补了基于物理模型和定律的方法对于体系模型要求较高的缺点。

目前，分子模拟技术已经被成功的应用于小分子药物的研发及先导化合物的发现等工作当中。在国内，已经有很多大学及研究机构设立了专门的生物信息学或计算化学、生物学等相关学科。在国际上，分子模拟更是已经成为一个完善、高效的制药企业的必要组成部分之一。相对于国际上的流行趋势，分子模拟在我国的应用程度依然很低，基本上还是处于早期的试探阶段，距离大规模的、企业级的应用依然具有很远的距离。较之国际先进水平，分子模拟在生物药物上的应用在我国几乎还是个空白。到目前为止只有少数几个高校和研究所进行过类似的试探性的研究，但距离应用还有一定距离。分子模拟之所以在生药研发领域的应用度偏低，主要是因为缺乏像化学药物那样的成熟的设计思路，并且缺乏行之有效的设计方法。因此，探索一套高效的计算机辅助蛋白质药物设计的方法，逐步建立计算机辅助设计为基础的抗体结构优化技术平台，具有重要的现实意义及社会价值。鉴于本章的内容，我们将在下面的内容中着重介绍抗体的合理设计方法。

第二节　抗体合理设计方法

一、分子模拟技术

抗体结构模建

基于结构的抗体设计方法对于结构依赖性很强，因此获得高质量的抗体结构模型是进行合理设计的第一步。目前获得蛋白三维结构信息的方法主要分为实验方法和模拟方法两大类。其中，实验方法包括 X-射线晶体衍射（X-ray crystallography）和核磁共振（nuclear magnetic resonance，NMR）等。其中，X-射线晶体衍射法是目前测定生物大分子三维结构的最主要方法，在目前蛋白质数据库（protein data bank，PDB）中所解析出的 70000 余个结构中，绝大部分结构都源自于 X-射线晶体衍射。利用 X-射线晶体衍射法获得结构准确性较高，通常其解析度可高于 2.5Å。运用 X-射线晶体衍射法测定蛋白结构的前提是获得高精度的晶体。就目前技术水平而言，获得蛋白质晶体依然不是一件简单的工作，往往需要耗费大量的人力物力。NMR 方法可用于测定液态环境下的蛋白结构，因此可获得一系列的结构，可以提供蛋白在液相环境下的动力学特征。尽管拥有以上优点，但 NMR 法需要高浓度的蛋白溶液，并且只能测定分子量较小（通常小于 35kD）的蛋白结构。

综上所述，尽管利用实验方法可以准确获得蛋白三维结构信息，但实验方法往往需要较高的实验成本，对实验室的软硬件条件要求较为严格，因此提高了进行准确的蛋白质设计的技术门槛，不利于工作开展。为了解决上述问题，我们可以采用计算机模拟方法，对目标蛋白的结构进行理论预测，从而以较高精度和较快的速度获得蛋白三维结构。目前，蛋白质结构模建主要分为两大类，一类为同源模建方法，另一类为从头预测。同源模建方法是目前蛋白结构预测中应用最为广泛的方法。其核心思想是，认为一级结构相似的蛋白质具有类似的高级结构，这与生物学上获得统计结果一致。一般两个蛋白的氨基酸序列（以下简称序列）一致性（identity）大于 30%时，即可认为两个蛋白具有类似的高级结构，从而可以应用同源模建的方法对目标蛋白的三维结构进行预测。一般来讲，序列同源性越高，预测模型的准确率也越高。随着 PDB 数据库中结构信息的日益丰富，目前大多数热门的功能性蛋白都可以找到与其相似的模板蛋白。然而，在对这些蛋白进行序列比对后发现，起结构支撑作用的部分往往序列同源性较高，而反映其“个性”的功能区，往往同源性较低。显然，这给蛋白质结构模建提出了一个新的挑战，即在无模板或低同源性模板的条件下，如何获得高精度的结构或结构片段的信息。为解决这一问题，计算生物学与生物物理学家们开发了从头预测方法，可对较小的蛋白（一般小于100个氨基酸残基）或蛋白结构域以及loop区进行预测。从头预测的核心思想是利用的蛋白质折叠（folding）理论，指导蛋白质从一条完全伸展的肽链折叠成具有功能的蛋白质，其计算过程实际上是一个庞大的空间采样过程。由于目前蛋白质折叠理论尚不完善，以目前的科技水平，我们依然无法准确地预测蛋白质折叠、甚至去折叠（unfolding）路径，因此也就无法用从头预测的方法准确的预测一个较大蛋白的三维结构。

作为一种重要的功能性蛋白，抗体的结构已被研究的十分透彻。目前，在PDB数据库中，以“antibody”为关键字检索，已经可以搜索到超过2000条抗体或抗体片段的结构信息，占总结构信息量的2.8%。一个完整的人源抗体分子由两条重链（H）和两条轻链（L）组成（图24-2-1）。其中，轻链由VL和CL两个结构域组成；重链由VH、CH1、CH2和CH3四个结构域组成。在构成抗体分子的所有结构域中，二级结构极其均一，几乎全部由β-折叠和loop构成，而α-螺旋极其罕见。VL和VH上分别有三个结构与序列均多变的loop区，被称做互补决定域（complementary determinant region，CDR），是抗体特异性识别抗原的关键。一般将这6个CDR区定义为轻链CDR1-3（亦可简称为L1-3）和重链CDR1-3（H1-3）。大多数情况下，抗原抗体识别过程中，H3和L3对结合其主要作用，其次是H1，L1，H2和L2。VL/VH上除去CDR区以外的部分，被称为框架（framework region，FR）区，在抗原抗体相互识别的过程中起到结构支撑的作用。

VL和VH构成的异源二聚体称为Fv，是抗体发挥其生物学功能的最小单位。由于Fv的稳定性不够理想，因此常常将在重链/轻链的C端和轻链/重链的N端之间连接上一条柔性肽，从而使得轻链和重链被连接成为一个完整的分子，即所谓的单链抗体（single chain Fv，scFv）。也有报道将VL和VH之间用二硫键偶联，从而提高Fv的稳定性。VL、CL、VH及CH1所构成的片段被称为Fab，也具有完整的生物学功能。在Fab末端，即CL和CH1的C端，由三对保守二硫键相连，因此增强了其稳定性。目前，PDB数据库中所解析的抗体结构主要形式均为Fab，这主要是因为全抗体分子的

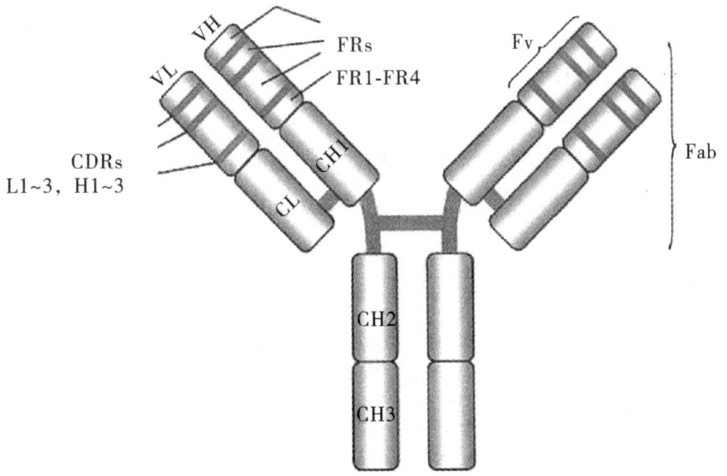

图24-2-1　抗体结构示意

注：一个完整的抗体分子由两条氢链和两条重链组成。其中轻链由VL和CL两个结构域组成；重链由VH和CH1-CH3四个结构域组成

CH2 上有糖基化修饰，因此不容易形成结晶。此外，Fab 可由大肠杆菌表达，较之真核细胞表达可以节约实验成本，故而被广泛应用于晶体学研究中。

与一般蛋白不同，由于抗体结构和序列相对保守，因此模建的难度较低，加之抗体模建流程相对成熟，因此模建准确率较高。一般来讲，任意一条全新的抗体序列，都可以在 PDB 数据库中搜索到与其高度同源（序列一致性大于 70%）的模板抗体，这给高精度抗体模建提供了可能。尽管不同抗体间序列同源性极高，但其 CDR 区序列同源性往往较低，很难在结构数据库中搜索到 CDR 区高度同源的结构。因此，在抗体模建过程中，难点之一在于抗体 CDR 区的模建。通过对 PDB 数据库中抗体结构的分析总结，Lesk 和 Chothia 等早在 20 世纪 80~90 年代就已经发现 CDR 区的结构并非无章可循。他们指出，除了 H3 以外的 5 个 CDR 区实际上主要采取有限数目的结构，并把这些结构成为规范结构（canonical structures）。此外，有研究表明 H3 的结构在很大程度上也可以依据已有的知识进行预测。通过对已知结构的抗体 H3 区进行非分析，发现 94 位和 102 位氨基酸残基的类型与 H3 的整体结构有一定关系。当 94 位为 K 或 R，102 位 D 或 E 时，94 与 102 位氨基酸形成分子内盐桥，H3 往往呈现伸展的（Extended）结构；而当该盐桥不存在时，H3 可能会采取更紧凑的结构。抗体模建中另一个难点在于 VL 和 VH 之间的相互作用。由于抗体的 Fv 本身是一个异源二聚体，因此在模建中不仅要考虑 VL、VH 自身结构模建的准确性，还要考虑 VL 和 VH 之间的相互作用。换句话说，就是要考虑 VL/VH 间界面的准确性。综上所述，想要准确模建出抗体 Fv 的结构，至少需要以下 6 个步骤：①根据模板同源模建 VL，VH 的框架区；②根据规范结构及模板结构来模建除去 H3 以外的 5 个 CDR 区；③根据已知信息，模建部分 H3 的结构；④利用从头预测方法补全 H3 的结构；⑤将模建好的 VL 和 VH 组成 Fv，并优化界面残基；⑥全局优化。

在实际工作中，可采用 MODELER、SwissModel、WAM、I-TASSER 和 Rosetta Antibody 等多种模建软件按照上述策略进行抗体结构模建。

1. 抗原-抗体分子对接　随着 X-射线晶体衍射和 NMR 技术的发展，越来越多的蛋白质的三维结构被测定出来，但是蛋白质与其配体结合的复合物结构并不多。分子对接（docking）是分子模拟的重要方法之一，其目的是根据“几何互补”和“能量匹配”原则研究两个或多个分子间的识别过程。利用分子模拟技术，能够对复合物结构进行较为准确的预测。分子对接是一种研究蛋白质受体与其配体相互作用与识别的重要手段，在药物设计、材料设计等领域有广泛的应用。比如可以用来从小分子数据库中搜寻并筛选出与受体生物大分子有较好亲和力的小分子，进行合成与活性测试，从中发现新的先导化合物；或者利用分子对接确定蛋白-蛋白复合物，从而对目标蛋白的界面进行重新设计，以获得更高亲和力的目的蛋白。

分子对接思想的历史可以追溯到 100 年前 Fisher 提出的“锁钥模型”。根据“锁钥模型”，药物与体内的蛋白质即受体会发生类似钥匙与锁的识别关系，即一把“钥匙”开一把“锁”。这种识别关系主要依赖两者的几何形状匹配（图 24-2-2），该模型又被称为“受体学说”。而随着时间的推移及生物学的发展，人们逐渐认识到配体与受体结合时，受体和配体的构象都会发生一定的变化以适应彼此的形状（图 24-2-2）。1958 年 Koshland 提出的分子识别过程中的“诱导契合”匹配概念，指出受体分子和配体分子在结合过程中，受体（或配体）分子将采取能与配体（或受体）分子最佳结合的构象，互相适应对方，从而达到最佳匹配。

随着人们对受体与配体结合认识的不断深入及计算机和计算科学的迅速发展，利用计算机模拟来研究受体配体相互作用的方法——分子对接方法应运而生。分子对接比“锁和钥匙”模型复杂得多，该方法从已知两个分子的单体结构出发，找他们之间的最佳结合模式。结合较好的受体与配体需要满足以下互补匹配规则：①几何形状互补匹配，即复合物具有较大的接触面积；②静电相互作用互补匹配；③复合物界面包含尽可能多的氢键、盐桥；④疏水相互作用互补匹配。

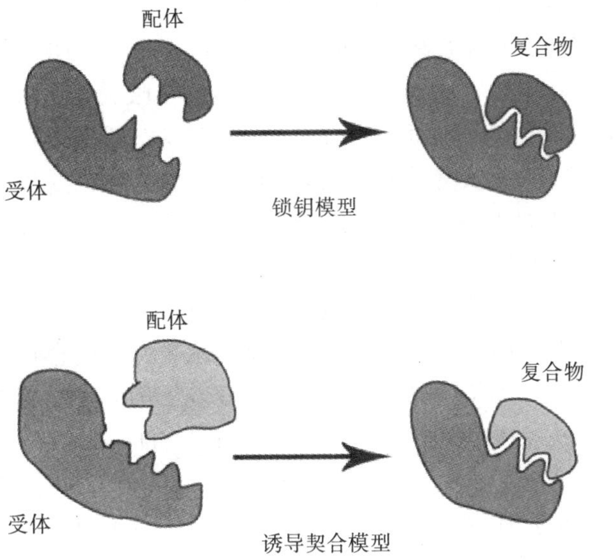

图 24-2-2　“锁-钥”模型与“诱导契合”模型

注：在锁-钥模型中，认为受体与配体在结合过程中构象是固定不变的；在诱导契合模型中，则认为受体和配体会发生一定的构象变化以促进彼此间的结合

分子对接过程从本质上讲是寻找配体结合在受体活性位点处的低能构象的过程。可以想象，通过计算产生的配体与受体的结合模式不计其数，因此，从中寻找低能构象必须借助于优化算法。数学上有多种优化方法来确定势能面上的最小点，比如经典的直接搜索法（direct search）、最陡下降法（steepest descent）、共轭梯度法（conjugate gradient）和拟牛顿法（quasi-Newton）等，但是这些方法一般只能给出一个与当前状态较为接近的能量局部极小。对于求出复杂体系全局的最小，还需要其他的一些方法，比如系统搜索方法、随机搜索方法和快速傅立叶变换（fast Fourier transform，FFT）算法。一个成功的分子对接程序除了需要一个有效的搜索算法来搜索构象空间外，还需要有一个合理的打分函数用于对接结果的打分和排序。目前，对接打分函数主要分为以下三类：基于物理的能量打分函数，基于经验的能量打分函数和基于知识的打分函数等。为了取得较好效果，有时可以联合应用这三种打分函数。

目前，在蛋白-蛋白对接中，受到采样效率及各种理论有待完善等限制，主要采用刚性对接方法，即受体和配体在对接过程中采用全刚性的处理办法，使之主链和侧链的构象均保持不变。刚性蛋白-蛋白对接软件中，目前应用最广泛的是 ZDock。根据我们以往的工作经验，ZDock 搜索效率较高，且在限制性对接中具有合理的准确率。为了更真实的反映蛋白-蛋白相互识别的过程及提高准确率，Baker 小组近年来逐步开发出了适用于蛋白-蛋白对接的柔性对接方法——Rosetta Dock。该程序不仅可以进行传统的刚性对接，而且可以对蛋白侧链进行优化。更重要的是，利用 Rosetta 软件包特有的片段化（fragment）技术，Rosetta Dock 可以直接考虑蛋白主链的柔性，从而更准确的模拟蛋白-蛋白相互识别过程。

抗原-抗体对接属于蛋白-蛋白对接范畴，但又有其特殊性。首先，抗体的 CDR 区柔性较高，因此对于空间采样要求较高，给对接程序提出了更高的要求；其次，抗体 Fv 区由双链组成。在与抗原相互识别过程中，两条链之间的界面可能会发生变化，因此给对接提出了前所未有的挑战。为了解决抗原-抗体对接中存在的特殊问题，Sircar 等在 Rosetta Dock 的基础上开发出了 Rosetta SnugDock，较好地解决了抗体对接中的柔性及双链间夹角变化等问题。

由于抗体对抗原的高特异性和高亲和力主要取决于抗体 Fv 上的 CDR 区，而框架区主要起结构支撑的作用。因此，在实际工作中可以对抗体的搜索空间做一定限制，比如将对接区域限制在抗体的 CDR 区内，如此便可大幅度降低计算时间并可提高预测准确率。此外，在实际工作中，可以通过丙氨酸扫描（alanine-scan）或定点突变等手段大致确定出抗原-抗体结合界面，并把这些实验信息作为约束条件带入到对接中，从而大幅度提高预测准确率。实际工作中，可使用 ZDock 或 Rosetta SnugDock 等进行抗原-抗体分子对接。

2. 能量评价　实验上测定的亲和力、稳定性等性质，究其实质实际上是蛋白-配体间结合自由能及蛋白质折叠自由能。因此，如何通过计算准确的预测出蛋白的结合自由能与折叠自由能对于蛋白质设计具有重要的意义。经过多年的研究，目前已经开发出了多种计算自由能的方法，如自由能微扰（free energy perturbation）、热力学积分（thermodynamic integration）、MM-PB/GBSA（molecular mechanics-possion Boltzmann/generalized Born surface area）以及其他一些快速的半经验算法。传统的自由能计算方法，如自由能微扰和热力学积分方法理论严谨，计算结果与实验数据拟合较好。MM-PB/GBSA 方法将自由能分解成若干项能量贡献，通过计算各项能量贡献，从而较准确计算出自由能。MM-PB/GBSA 方法在理论上不如前两种方法严谨，但是却可以估算出绝对结合自由能，因此目前应用十分广泛。这三种方法的应用都需要对体系进行准确且充分的采样，因此一般要求对体系进行长时间的分子动力学（molecular dynamics，MD）模拟。众所周知，MD 模拟计算时间较长，尽管目前计算机运算速度较之 MD 模拟诞生之初已经提高了数百倍，但一般计算机的计算时间尺度依然在纳秒量级。大量的实验经验表明，蛋白质与配体的结合与解离、蛋白质折叠等过程发生的时间尺度往往在微秒、毫秒甚至秒量级。因此，通过 MD 模拟探索蛋白质与配体结合、解离及蛋白质折叠等生物学过程依然具有一定的难度。总之，通过 MD 模拟计算自由能，工作量巨大，不符合实际开发的要求。因此，在实际的治疗性抗体药物开发过程中，往往采用一些半经验能量函数进行各种能量评估。目前，针对蛋白质设计中的所面对的各种问题，已经开发出了多种蛋白质设计软件，其中比较著名的几款软件有 Rosetta，EGAD，FoldX 和 I-mutant 等。利用这些软件中采用的能量函数，可以对蛋白的结合自由能和折叠自由能等能量性质进行快速的评价。通过这些软件所估算的自由能的具体数值不一定和实验值完全吻合，但对一系列样本的预测值往往与实验值具有较高的相关系数，因此可以定性的反应结合强弱或稳定性。由于该类方法计算迅速，准确率也有一定保证，因此符合实际药物开发过程中的需要。

二、亲和力成熟

亲和力（affinity）是衡量抗体与抗原结合能力的重要指标，是一株抗体能否最终走向临床应用的关键因素之一。亲和力常以解离常数（K_D）表示。K_D 由结合速率（k_{on} 或 k_a）和解离速率（k_{off} 或 k_d）确定。k_{on} 描述抗体-抗原结合的速度，而 k_{off} 则描述抗体-抗原解离的速度。实验上主要用表面离子共振（surface plasmon resonance，SPR）和动力学排斥测定（kinetics exclusion assay，KinExA）法对 K_D 进行测定。SPR 方法用来测定 K_D 大于 100 pM 的抗原-抗体结合，而 KinExA 则用以测定 100pM 以下的 K_D。

利用杂交瘤技术，往往可获得亲和力较高的抗体。而利用抗体库等技术获得的抗体亲和力往往在 10^{-9} M 以上，需要进行亲和力成熟。通过亲和力成熟，可将亲本抗体的亲和力提高 $10\sim10^4$ 倍以上。亲和力成熟方法很多，如 Error-prone PCR \ \ DNA shuffling，CDR walking 以及合理设计等。与传统实验方法相比，合理设计可以搜索的序列空间更大，因此可能获得一些用传统方法无法获得高亲和力抗体。最直接的合理设计方法是根据精确的抗原抗体复合物模型（晶体结构或经过实验验证的理论模型），利用各种计算软件（如 Rosetta，FoldX 等）进行突变体设计并进行能量评价，选取打分较高的突变体进行亲和力测定，再将亲和力获得提高的突变点进行组合并重新评价其亲和力。如此，经过若干循环后即可获得亲和力成熟的突变体。然而，在实际开发过程中，往往无法获得高质量的复合物模型，因此使上述方法的应用受到了较大的限制。一种更具有实际应用潜力的方法是首先利用分子模建与分子对接技术获得一个尽可能准确的复合物模型，再利用已有的实验信息对该模型进行验证和修正，然后根据复合物模型设计出若干可能提高亲和力的突变体，最后根据设计的突变点构建突变库用于随后的筛选。

图 24-2-3 给出一个典型抗体亲和力成熟合理设计策略。第一步，利用同源模建方法构建目标抗体的结构模型，并根据已知实验结果（如筛选过程中特定位点氨基酸出现频次或点突变信息等）进行限制性分子对接以构建初步的抗原-抗体复合物模型。根据该复合模型，可以大致确定出抗原-抗体的结合界面。此时，虽很难精确确定抗原决定簇，但却可比较准确的确定出不参与抗原-抗体结合的 CDR 残基，从而大幅的降低后续工作量。第二步，对抗体的 6 个 CDR 区上所有的氨基酸残基进行丙氨酸扫描，并根据丙氨酸扫描的结果对上一步构建的抗原-抗体复合物模型进行验证与修正。第三步，根据修正后的模型设计突变库，并利用分子表面展示技术（噬菌体、酵母展示等）进行筛选。利用这一策略不仅可大幅降低工作量，而且还可获得一个较为准确的抗原-抗体复合物模型。利用这个修正后的模型，还可对随后抗体稳定性改造等步骤提供有益的帮助。经验表明，抗体的亲和力与其稳定性是相关的。因此，在进行突变体设计时，尽量不要因为过度追求亲和力而忽略了稳定性。一旦稳定性受到严重影响，可能会导致抗体表达量降低，甚至无法正常折叠。在获得较准确的抗原-抗体复合物模型以后，可以通过 FoldX 等软件对设计的突变体的稳定性进行评估，从而提前避免上述现象的产生。

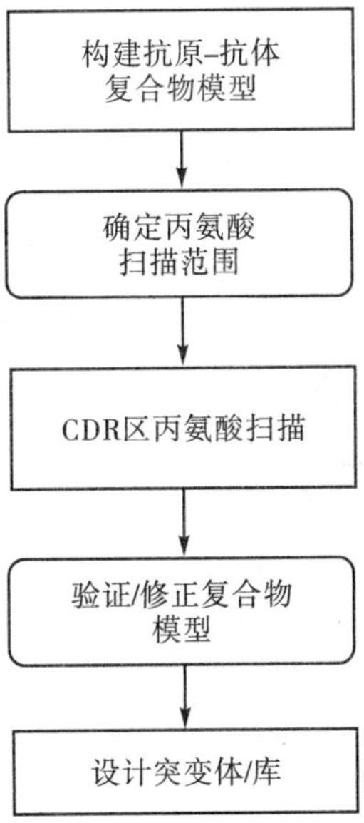

图 24-2-3　用合理设计方法进行抗体亲和力成熟的典型流程

注：首先，构建抗原抗体复合物模型，随后根据该模型确定丙氨酸扫描的范围；其次，根据丙氨酸扫描的结果对该模型进行验证和修正；最后，根据调整后的模型设计突变体或突变库

三、稳定性改造

抗体的热稳定性从本质上是指，抗体的天然态（native state）与其去折叠态（unfolded state）之间的自由能之差，即折叠自由能。稳定性是单克隆抗体药物研发过程中所面临的重大难题之一。提高抗体的热稳定性，对于抗体的开发具有重要的意义（图 24-2-4）。首先，抗体的稳定性是其行使正确生物学功能的保障。其次，抗体的热稳性越高，则其新生肽链在细胞内装配时产生错折叠（misfolding）的概率越低，从而可溶性表达量也越高。因此，提高抗体的稳定性，可以大幅降低生产成本，从而使得药物便于普及。近 10 年的研究还表明，抗体的热稳定性与其在体内对各种蛋白酶的耐受性是相关的。抗体热稳定性越高，则其结构折叠的越紧凑，进而其内部的蛋白酶切位点越不容易暴露在外，因此在体内越不容易被蛋白酶降解，从而使得其在相同体内清除速度下在体内的剩下有效成分越多，而这在客观上使得在给药剂量相同的情况下其血药浓度越高。更重要的是，抗体稳定性越高，其在体内保持生物活性的时间也越长，因此给药周期也可相应延长，从而免除患者频繁给药的痛苦。由此可见，较高的热稳定性，是一株治疗性抗体能否最终走上临床并投放市场的关键因素之一。除此以外，抗体的热稳定性对于其保质期及存放条件等性质也是至关重要的。热稳定越高，则在相同条件下的保存时间也就越长，而且对保存条件的要求也相对较低——而这在一定程度上也降低了抗体的储存和物流成本。因此，在保证抗体亲和力及表达量等性质不受太大影响的情况下，最大程度上提高其热稳定性，对于抗体药物研发具有重要的现实意义与应用价值。

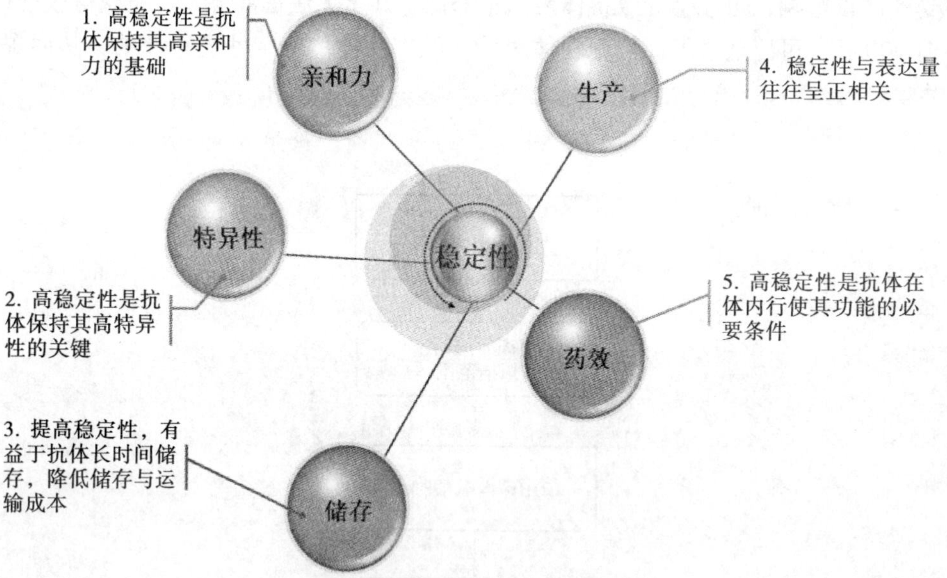

图 24-2-4　提高抗体稳定性的意义

注：抗体的稳定性是抗体其他各方面优良性质的结构基础，较好的稳定性是一株治疗性抗体得以走向临床的必要条件之一

本节第一部分中提到了抗体的筛选技术，实际上在进行亲和力筛选的同时提高筛选或展示的温度，可以筛选出热稳定性较好的抗体。然而该方法较之理性设计随机性强、耗费人力巨大，且很难获得稳定性非常高的抗体。相比而言，融入了分子模拟和统计分析等因素的合理设计方法可在较短时间内获得稳定性大幅提高的突变型抗体。

1. 基于结构的定点突变　抗体的 CDR 区和 FR 区对抗体 Fv 结构域的稳定性都有贡献。由于在抗体稳定性改造过程中，而抗体稳定性改造的前提是保持亲本抗体的亲和力不受到损害，因此在抗体稳定性改造过程中，主要需要对 FR 区和 CDR 区中远离抗原-抗体结合界面的残基进行改造，而这也同时意味着，在这项技术中，往往不需要十分精确的抗原-抗体复合物模型。

此方法中，首先需要构建出待改造的抗体模型，而复合物模型有无皆可，对实际操作影响不大。其次，根据构建的抗体模型在目标位置进行虚拟饱和突变（saturation mutation）。虚拟饱和突变可利用相关蛋白质设计软件进行。若计算条件允许，可对多个位点甚至全部位点进行虚拟饱和突变，然后再根据打分排序来选择最佳的突变体。为了减少计算时间，可以对相关位点进行限制性虚拟饱和突变。如果突变位点选择在 FR 区，则应将突变残基类型限制在天然出现的人源残基范围内；而如果突变位点选择在 CDR 区的非接触残基，则可将突变类型限制相应的放宽。一般而言，突变类型中不应出现 Cys 和 Met 等特殊残基类型。

2. 基于经验的突变体设计　抗体分子属于人体内诸多蛋白质分子的一种，因此适用于其他蛋白质的稳定性改造方法也适用于抗体分子。理论研究表明，蛋白质的内部各二级结构之间的连接部位往往在蛋白质变性过程中率先去折叠。相应的，若干研究表明，针对二级结构之间连接，尤其是转角（turn）处氨基酸残基类型的替换，会对被改造的蛋白质的稳定性产生巨大的影响。根据著名的 Chou 和 Fasman 参数，可知转角处最常出现的氨基酸残基类型为 Pro 和 Gly。Watanabe 等研究发现，将转角处的氨基酸残基尽可能的替换为 Pro，可以大幅增加被改造蛋白质的稳定性。而将蛋白质中的 Gly 尽可能的替换为其他类型的氨基酸残基，也可能会增加目的蛋白的稳定性。上述两种替换之所以成功，是因为可显著降低去折叠态的构型熵，也抑制了蛋白质易从二级结构连接处去折叠的倾向性。

3. 一致序列替换　抗体在体内会经过复杂的亲和力成熟过程。尽管该过程以随即突变为基础，但经过体内严格的亲和筛选后，仅有一些亲和力较高的突变体在体内得到富集。在亲和力成熟过程中，虽然抗体的亲和力不断提高，然后由于体内环境相对均一，因此其抗体的稳定性可能并未达到最优。根据这一思路，Steipe 等人认为，在某一位点上出现频次最高的氨基酸（即一致序列，consensus sequence）是该位点上的最稳定的氨基酸残基类型。因此，将目标抗体序列上非一致的氨基酸残基用一致序列替换，理论上可以增加目标抗体的稳定性。该方法与 1994 年由 Stepie 等提出，并经过了大量的实验验证，具有较好的实用性。根据 Steipe 所给出的抗体一致序列信息（http://biochemistry.utoronto.ca/steipe/research/canonical.html），可以方便查询出各位点氨基酸残基类型的出现频次。一般而言，将某一位点上明显偏离一致序列的残基替换为一致序列，往往可以提高被改造抗体的稳定性。

由于抗体的 L、H 链均可分为若干亚类，而每一亚类实际上都有自己所特有的一致序列。如果不对这些亚类进行区分，而将所有的抗体序列信息进行统计，那么势必会由于某一亚类序列较少（因而其权重较低）而出现统计偏差，甚至错误。例如，G37 在 17 个氨基酸长度的 L1 中非常保守，而在 18 个氨基酸长度的 L1 中则不然；再如，在较长的 L1 中，32 号残基往往是疏水的，而在较短的 L1 中，则被亲水残基所替代。基于这一发现，Honegger 等后来又提出了一种修正的一致序列方法，即对不同亚类的抗体序列信息分别进行统计，然后根据获得统计信息指导突变体设计。

4. CDR 移植　上文介绍的方法拥有一个共同的特点，就是都需要先构建单点突变体，然后逐一进行鉴定，最终将筛选出的稳定性提高的单点突变逐步组合在一起。这类方法虽然效果显著且原理清晰，但是在实际应用中却略显繁琐。首先，需要对抗体的结构进行非常详尽的分析，然后再对设计的突变体逐个进行克隆、表达、纯化和检测。为了更加快速的获得一株稳定性提高的突变体，可以利用 CDR 移植技术。

CDR 移植最早被用于鼠源抗体的人源化，其核心思想是将非人源抗体的 CDR 移植到一个能与之相适应的人源 FR 区上。因此，若能找到一条稳定性较好的 FR 序列，则可利用 CDR 移植技术将待稳定性提高的抗体的 CDR 移植到该 FR 上，从而实现稳定性的提高。与其他方法相比，CDR 移植法若操作得当，可以实现毕其功于一役的效果，大幅降低工作量。有关 CDR 移植的具体步骤可参见本节后面的内容。

四、半衰期改造

抗体在体内的代谢主要是抗体分子或抗原-抗体复合物通过非特异吞噬和受体介导的特异性吞噬进入细胞内，并形成内体（endosome）。抗体 Fc 与内体上的 FcRn 结合，而未与 FcRn 结合的抗体与溶酶体融合，并被溶酶体内蛋白酶降解，与 FcRn 结合的抗体则免于被降解，并由内体释放出细胞外，重新进入体液循环。因此，IgG 抗体在体内的代谢速度决定于被内吞的比率及抗体在细胞内与 FcRn 的结合能力。研究表明，抗体在弱酸性条件（内体中 pH≈6.0）下与 FcRn 结合的亲和力直接影响抗体的半衰期，因此通过对抗体的 Fc 进行改造，增强抗体在细胞内与 FcRn 的亲和力，可以有效地降低抗体的清除速度，目前研究证实，IgG 恒定区 T250、M 252、S254、T256、V259、V308、M384、M428 和 N434 对 Fc 与 FcRn 结合有重要贡献，通过对其中的一个或多个氨基酸残基进行合适的突变可以有效降低抗体的清除速度，延长抗体的半衰期。此方法虽然有一定效果，但却因为免疫原性风险增大和专利保护等原因使得其应用受限。除了调控 Fc 与 FcRn 的亲和力这一方法外，还可以通过调节抗体 Fv 表面电荷分布和调节抗体在不同 pH 值条件下与抗原的结合能力两种方法来调控抗体在体内的代谢速度。

1. 调节抗体 Fv 表面电荷分布　细胞膜由磷脂双分子层构成，在生理条件下，细胞膜表面呈负电性。由于水溶液的介电常数很大（一般认为超过 80），因此在抗体分子远离细胞膜时，细胞膜表面的负电荷对产生的静电相互作用很小。而当抗体由于随机碰撞靠近细胞膜时，抗体分子与细胞膜之间的静电相互作用则较强。因此，可以通过对抗体分子表面氨基酸残基进行改造，降低其 pI，使抗体分子表面在生理条件下呈负电性，从而与细胞膜表面相斥，降低其与细胞的非特异性黏附，从而使抗体分子不易被吞入细胞内，降低其被清除的概率，达到延长抗体体内半衰期的效果。早在上世纪末就有关于通过改变抗体表面带电荷状态改变其体内清除速度的报道，研究者通过改变抗体片段氨基酸表面的带电情况观察到抗体清除率的改变。2010 年，Igawa 等首次报道通过对全抗体 IgG 表面氨基酸残基的改变降低其 pI，使抗体体内清除速度明显减缓，半衰期明显延长。该研究小组采用该方法成功实现了多株针对不同抗原抗体半衰期的延长，认为通过降低可变区的 pI 是不同于抗体 Fc 改造的延长抗体半衰期的替代方法。而且，由于这种突变发生在抗体的可变区，与高度保守的恒定区相比，引起免疫原性的风险更低。同时，这种策略如果和 Fc 段改造相结合，其延长抗体半衰期的效果会更好。

2. 组氨酸开关　抗体分子还可以抗原-抗体复合物的形式被吞入细胞，当抗原为膜表面分子的时候，这种吞噬是特异性的。研究表明，复合物被吞入细胞内后，同样与溶酶体融合，被蛋白酶降解，因此，一般而言，一个抗体分子在体内只与抗原结合一次。因此，有些抗体在体内的药物清除并不是线性的，主要是受到复合物代谢的影响。故而，对于那些在体内表达量较高或持续表达的抗原分子而言，其抗体体内代谢往往较快，比如 IL-6R、EGFR 、CD4 和 CD40 分子的抗体。2010 年，Igawa 等人在 Nature Biotechnology 上发表了一篇关于如何实现抗体在体内的循环利用的文章。文章指出利用组氨酸在酸性和碱性条件下带电性质的改变，在不改变抗体在天然状态下与抗原结合活性的前提下，降低其在 pH6.0 以下与抗原结合的亲和力，使抗原抗体复合物在细胞内解离，释放出抗体，抗原被蛋白酶降解，而抗体由于 FcRn 的保护作用被释放出细胞外，进入体液，进行下一轮循环。这样，抗体即可被循环利用，从而不仅减缓了抗体的清除，也提高了抗体的利用率。该研究采用组氨酸扫描的方法成功实现了多种抗体在 pH7.4 和 pH6.0 两种不同环境下抗原抗体结合亲和力的改变，并通过实验证实这种亲和力的变化的确可有效提高抗体的再循环入血的比例。并证实这种方法也可与提高抗体与 FcRn 亲和力的方法相结合，用来进一步对在研究的抗体及已上市抗体进行第二代抗体开发，以降低其单次用药量和/或用药间隔。

五、人源化

迄今为止，在 FDA 批准的 36 株治疗性单抗或 Fab 中，鼠源、嵌合（chimeric）及人源化的抗体或 Fab 占 26 株，而全人源抗体仅占 10 株，这说明杂交瘤技术依然是治疗性单抗的主要来源之一。鼠源抗体及嵌合抗体在长期用药过程中可能会产生较强的免疫原性，从而限制了这类抗体在临床上的应用。尽管抗体的序列的人源性仅仅是导致免疫原性的诸多因素之一，然而，大量的实验证明，人源化的治疗性抗体可以大幅降低人体产生免疫原性的概率。早期 FDA 批准的治疗性单抗以鼠源或嵌合抗体为主，而 2004 年以后批准的则以人源化及全人源抗体为主。

抗体人源化方法主要分为合理设计及经验法两种。利用合理设计方法，通常仅需给出几条经人源化改造后的抗体序列，并对其进行各种性质（如亲和力和稳定性等）的鉴定。如果人源化后的抗体未能达到预期目标，则可通过回复突变（back mutation）等方法对目标序列进行微调从而最终达到预期效果。与此相对的，经验法则通过利用各种筛选方法（如噬菌体展示）对鼠源抗体上相应的部分进行人源序列替换。本章中，我们主要对抗体合理人源化方法进行介绍。

1. CDR 移植　20 世纪 80 年代中期，Greg Winter 等创立了 CDR 移植（CDR-grafting）方法，该方法主要包括三个要点：①确定需要移植的鼠源抗体的 CDR 区；②选择合适的人源框架区；③评估移植的鼠源 CDR 区与人源框架区之间的结构匹配性，并设计回复突变以应对移植后可能出现的亲和力及稳定性降低等问题。

首先，需要利用 Kabat 或 Chothia 的命名规则对目标鼠源抗体的可变区进行编号，随后再利用 Kabat 和 Chothia 等总结出的 CDR 区划分规则来确定 CDR 区。Andrew Martin 的主页（http://bioinf.org.uk/abs/）上给出了具体的划分规则。

当确定了 CDR 区以后，下一步则需要确定作为抗体可变区骨架的人源 FR 区。FR 区序列的来源主要有以下三种：一致序列、成熟序列和胚系基因。一致序列是一种非天然序列，其中每个位点的氨基酸残基类型由该亚类相同位点上中出现频次最多的氨基酸残基确定。例如，在 1 000 条 Vk3 抗体序列中，第 21 位氨基酸出现频次最高的为 Ile，因此在一致序列中，第 21 位氨基酸便是 Ile。使用一致序列增加免疫原性的风险。另一方面，成熟序列是经过免疫反应所产生的天然序列，因此，或多或少的带有一些体突变（somatic mutations）。由于这些体突变未经种系选择（species selection），因此也存在产生的免疫原性的风险。为降低免疫原性风险，人胚系基因是较好的选择。IMGT 数据库（immunogenetics data base，http://imgt.cines.fr/）给出了人抗体胚系基因的分类及相应的 DNA 序列。通过比对目标鼠源抗体与人胚系基因的序列比对，可找出与目标鼠源抗体同源性最高的人胚系基因作为 FR 区的来源。

下一步，将鼠源 CDR 区序列与人源 FR 区序列组合在一起。一般而言，鼠源抗体与人源抗体的同源性越高（特别是维持 CDR 区结构的关键残基的同源性），则抑制的鼠源 CDR 与人源 FR 之间的不兼容性越小，因此所需做的回复突变也可能越少。

与 CDR 区直接接触的残基构成的区域被称为游标区（vernier zone），其中每个残基被称为游标残基（vernier residue）。研究表明，游标残基若发生突变，会对 CDR 区的构象产生巨大的影响，从而严重影响亲和力。此外，位于 VH-VL 界面处的残基突变会对 VH-VL 的相对夹角产生变化，从而严重影响亲和力。因此，在 CDR 区移植过程中需要综合考虑这些因素，尽量减少 CDR 与 FR 之间的冲突。

最后，将设计好的CDR移植后的抗体序列进行DNA合成，并将其克隆到目标载体进行表达并检测亲和力与稳定性等指标。为了提高效率，可在合成基因的同时，根据可能的结构冲突设计若干回复突变体，待CDR移植后的抗体质粒构建完成后，直接进行定点突变。Jose Saldanha等人对若干抗体的人源化过程进行总结（http://people.cryst.bbk.ac.uk/~ubcg07s），对回复突变体设计具有一定的指导作用。

2. SDR移植　Padlan，Abergel和Tipper等指出，CDR区中仅有1/3左右的氨基酸残基实际参与了抗原的识别，而这些实际参与抗原抗体相互识别的CDR残基被称为特异性决定残基（specificity-determining residues，SDR），而包含SDR的区域则被称为简略CDR区（abbreviated-CDRs，aCDRs）。根据这一理念，Tamura等在2000年提出了SDR移植方法。从本质上讲，该方法与CDR区移植方法并无太大区别。在操作时，仅需率先确定SDR残基，而随后步骤与CDR移植方法一致。通过对大量抗原-抗体复合物晶体结构的分析，已经总结出了针对各种类型抗原的SDR残基的大致范围。此外，利用分子对接技术，也可对SDR残基进行大致的预测。然而，若想获得较准确的SDR残基信息，则需进行CDR区的丙氨酸扫描或抗原-抗体复合物结晶。

3. 超人源化　前面提到，CDR移植中很重要一步是选择合适的CDR受体，而该步骤的主要思想是找到与目标抗体可变区全长序列同源性最高的人胚系基因。Jefferson Foote等在2002年提出了一种新的人源化方法，及超人源化（superhumaniztion）。严格来讲，超人源化是对CDR移植中选择合适CDR序列的一种修正。与CDR移植不同，该方法强调选择与鼠源CDR区序列同源性最高的人源序列作为CDR受体，而不考虑FR区的同源性。

超人源化主要包含两个主要步骤。首先，确定非人源抗体各CDR序列的规范型并与人胚系基因中相应的CDR序列进行比较，选择出拥有相同或相关规范结构的人胚系基因。其次，从上一步选出的胚系基因中，挑选出与目标非人源抗体CDR序列同源性最高的序列作为FR序列供体。一旦确定了合适的FR序列，后面步骤与传统的CDR区移植方法移植。需要提到的一点是，超人源化可与前面提到的SDR移植方法组合应用，从而将移植的非人源残基数量最小化。有关超人源化方法的详细描述可参见Hwang和Foote的相关文献。

第三节　抗体合理设计实例——通过提高抗胃泌素抗体TA4的亲和力以改善其中和活性

Barderas等利用抗体库和杂交瘤技术获得了大量可特异性结合抗胃泌素（gastrin）的单克隆抗体，发现一株名为TA4的全人源scFv具有一定的胃泌素抑制活性。实验表明，TA4的与胃泌素之间的亲和力较低（6μM），因此需要对TA4的CDR区进行改造以提高其亲和力。

在该工作中，作者采用先利用CDR-walking方法对H3和L3上部分氨基酸残基进行随机突变，然后利用噬菌体展示方法进行抗体筛选，获得了若干亲和了提高的突变体。随后，作者利用分子模建技术构建了亲和力成熟后的突变体的结构模型，并利用分子对接技术获得了它们与胃泌素的复合物模型。根据该模型进行分析，预测出了若干可能对亲和力有较大影响的位点，并给出了可能提高亲和力的突变。根据预测结果，作者再次设计了若干突变库，并用噬菌体展示的方法进行筛选，最终获得了亲和力为13.2 nM的突变体，较之亲本抗体的亲和力提高了454倍。最后，作者对TA4及其突变株的中和活性进行研究，发现TA4对胃泌素介导的结肠癌细胞（Colo320）的细胞增殖抑制率只有30%，而对胰腺癌细胞（BxPc3）增殖无明显抑制效果。在同批实验中，亲和力成熟后的系列突变株对两种细胞增殖的抑制效果都得到了明显的改善。其中亲和力最高的几株突变体对两种细胞增殖的抑制率分别达到了60%和45%。

一、抗MS2抗体的稳定性改造——利用一套综合的改造策略巨幅提高抗体的热稳定性

2013年，McConnell等在Protein Engineering，Design & Selection杂志上发表了名为《An integrated approach to extreme thermostabilization and affinity maturation of an antibody》的研究论文。在该文中，作者将一系列合理设计方法组合在一起，对一株抗MS2噬菌体衣壳蛋白抗体的稳定性进行改造，最终将其熔解温度（Tm）提高到了90°。

首先，作者将该抗体的CDR区与人胚系基因V_H3-23/Vκ2D-30的FR区进行组合，构建出最初的突变体APE443。对该突变体进行表达纯化后利用DSC对稳定性进行测定，发现APE443的Tm较之未进行CDR移植之前提高了2.6°。然而，与亲本抗体相比，APE443的亲和力受到了较大的影响，从29nM下降到了84nM。

随后，作者对APE443的亲本抗体的VL/VH界面处的氨基酸残基进行考察，找到了若干不匹配的氨基酸残基。根据这些发现，作者构建了回复突变体APE556。与亲本抗MS2抗体相比，APE556的Tm值提高了8.4°，而Kd达到了27nmol/L。接下来，作者根据Dombkowski等的发现，将APE556的VH上的S49和I69都突变为Cys，从而在VH内部人为的构建出一条新的二硫键。该突变体被称为APE565，其Fab的Tm较之APE556再提高了5.9°，而其Kd更是达到了7nmol/L，较之APE565降低了4倍。利用相似的方法，作者在CH2结构域上的L12和K104之间也构建了一条新的二硫键（APE713），使得CH2的Tm较之APE556提高了8.7°。更加有趣的是，该突变还使得APE713的Fab和CH3的Tm比之前分别提高了1.7°和0.5°。

为更进一步提高稳定性，作者采用计算机辅助方法设计了若干突变体。经实验验证，确定了2个VH突变体和4个VL突变体可显著提高Fab稳定性。随后，作者将这4个单点突变进行组合，获得了Tm（Fab）再次提高3.8°的组合突变体（APE1032）。此外，采用一致序列替换法，作者将VL上的M4突变为Leu，使得其Fab的Tm再度提高了2.1°（APE1025）。最后，作者将上述发现的突变点进行组合，最终获得了一株Tm（Fab）超过90°的突变体。具体的稳定性改造过程可参见图24-3-1。

二、通过提高抗EGP-2抗体MOC31的热稳定性来调控其药效

人2型表皮糖蛋白（epithelial glycoprotein-2，EGP-2）是一种与多种肿瘤的发生与发展都有重要的联系，因此可作为临床诊断和治疗的靶点。早在1995年，抗EGP-2鼠源单抗17-1A（Panorex，奈达泊汀）就已在欧洲批准上市，用以治疗结肠癌和非小细胞肺癌。另一株鼠源EGP-2单抗MOC31，尽管具有较高的亲和力，由于稳定性欠佳，无法在肿瘤周围有效地富集，因而药效较差。为了解决这一问题，Willuda等人尝试将MOC31的CDR区移植到一株理化性质都很出色的人源抗体4D5的框架上。4D5的框架的序列是人造序列，分别来源于人胚系基因IGVK1-39和IGVH3-66（按照IMGT数据库的命名方式命名）。由于该框架区序列的优越性，其序列曾被用于抗荧光素抗体（下文将提及）和抗HER2抗体Herceptin的人源化改造。通过合理的CDR移植及随后的回复突变，作者不仅实现了MOC31的人源化，而且还大幅提高了改造后抗体的稳定性，并提高了突变型MOC31（MOC-A/B）在肿瘤部位的富集效率，从而改善了其药效。

利用分子模建技术，作者首先构建了MOC31的结构模型，随后综合该模型提示的信息和以往的经验总结进行CDR移植，获得了MOC-A和MOC-B两株CDR移植突变体。Bia-core的结果显示，MOC-A和MOC-B的亲和力与MOC31在同一水平。为了研究MOC-A/B与MOC31的稳定性差异，作者将这三株抗体分别在37℃条件下进行孵育。发现，MOC31在37℃条件下孵育30分钟后，其中

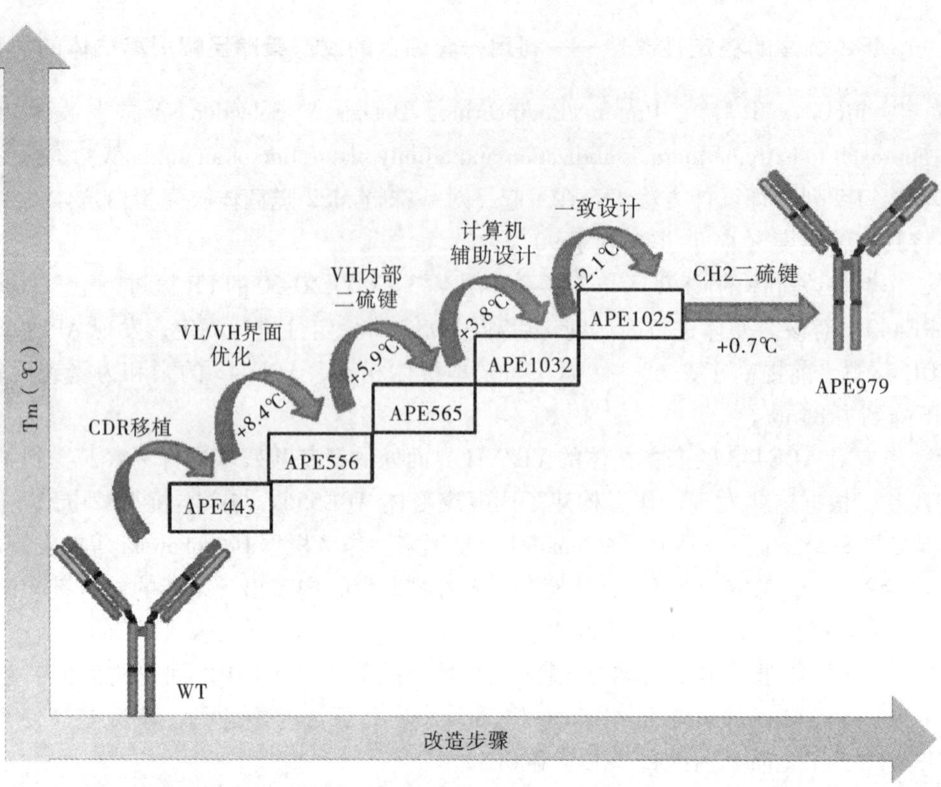

图 24-3-1 抗 MS2 抗体的稳定性改造流程

注：利用多种合理设计技术，作者将一株抗 MS2 抗体的稳定性逐步提高，使得该抗体的 Fab Tm 最终超过了 90 ℃

95%的抗体分子便因发生聚集而沉淀下来。MOC-A 的稳定性较之 MOC31 有较大的改善，在孵育了 30 分钟之后，仍可检测到部分可溶性的抗体分子。然而，在孵育 20 小时后，则基本检测不到可溶的 MOC-A 分子。相比之下，MOC-B 分子在孵育 20 小时之后仍未见明显的聚集。除了出色的热稳定性，抗体对血清中蛋白酶耐受性也是成药性的关键因素之一。将 MOC31 及 CDR 移植后的 MOC-A/B 进行同位素标记（^{99m}Tc），并在 37℃的人血清中进行孵育。孵育 1 小时后，MOC31 的免疫活性仅剩余 6. 32 ± 0. 2%，4 小时后更降至 2. 0 ±0. 2%。相比之下，MOC-A 和 MOC-B 在孵育 20 小时之后的残留免疫活性分别为 8. 1 ±4. 7%和 36. 0 ±1. 6%。从荷瘤小鼠上采集生物分布数据显示，MOC31 在进入体内 1、4 和 24 小时后，肿瘤与血液内抗体浓度百分比都在 0. 92 左右，而 MOC-A 和 B 在进入体内 24 小时后，该比例则分别达到了 1. 95 和 5. 25。这一结果说明，随着稳定性的提高，MOC31 的突变体可以有效地在肿瘤周围富集，从而起到了改善药效的效果。

三、通过降低抗体 Fv 区 pI 的方法延长抗体的体内半衰期

日本科学家 Igawa 等于 2010 年给出了一种全新的调控抗体体内半衰期的方法，即通过降低抗体 Fv 区的 pI，从而降低抗体被细胞内吞的概率以达到延长体内半衰的目的。在该工作中，Igawa 等以四株人源化的 IgG4 抗体为研究对象（分别命名为 A1，B1，C1 和 D1），首先将他们分别以静脉或皮下注射的方式对 C57 小鼠进行给药。发现，虽然这四种抗体在小鼠体内的半衰期在同一数量级上（18. 7±1. 5，10. 9±0. 9，26. 1±7. 0 和 13. 6±2. 6 天），但其有效血药浓度随时间的变化趋势却略有不

同（B1> D1> A1> C1）。由于这些抗体与小鼠体内相应的抗原无交叉反应活性，因此可断定这些差别并非是由于抗原结合调节的清除所导致的。此外，这四种抗体具有相同的恒定区（IgG4），因此它们在清除速率上的差别必然是由于其 Fv 区的区别所导致的。经实验测定，发现 A1、B1、C1 和 D1 四种抗体的 pI 分别为 8.0，9.2，7.2 和 8.7。这些数据暗示，抗体的体内清除速率可能与其 pI 具有一定的相关性。在其他条件相同的前提下，拥有较低 pI 的抗体可能拥有较长的体内半衰期。

为了进一步证明这一假设，作者在不影响其亲和力的前提下对 A1 和 B1 的 Fv 上的部分序列进行了替换，得到了 A2（pI = 8.5），A3（pI = 8.9），B2（pI = 9.0）和 B3（pI = 8.7）。实验证明，A2、A3 的半衰期较之 A1 明显降低，而 B2 和 B3 的半衰期比 B1 有所增加。这些实验结果说明，可以仅通过调节抗体 Fv 区序列达到调节抗体 pI，从而最终达到调控其体内半衰期的效果，并且这一方法是完全不依赖于 FcRn 随后，作者检测了这些抗体与 FcRn 的亲和力，发现它们与 RcRn 的亲和力几乎完全一致。此外，作者在敲除 β2m（导致 FcRn 缺失）的小鼠身上做了相同的实验，得到了完全一致的结果，说明这种半衰期调控办法不依赖于 FcRn 介导的抗体清除机制。

根据这一发现，作者对一株抗白介素-6（IL-6）受体单克隆抗体 X1 的体内清除速率进行改造。首先，作者利用 MOE 软件中的同源模建模块建立了 X1Fv 区的结构模型。随后，选择若干远离 CDR 区的表面残基，将其突变为酸性或中性氨基酸残基，在不影响亲和力、稳定性和免疫性的同时降低其 pI。根据这一原则，作者设计了 X2 和 X3 两株突变体，其 pI 分别为 6.9 和 5.5。药代实验表明，与 X1 相比，X2 和 X3 的体内清除速率分别降低了 2 倍和 3.1 倍。

四、荧光素结合抗体 4-4-20 的人源化

荧光素结合抗体 4-4-20 是一株鼠源抗体，其可变区的结构亚型分别为 mVκ1 和 mV_H6。当以单链抗体（single chain Fv，scFv）形式在大肠杆菌周质空间中表达时，4-4-20 多形成不可溶的包含体。为解决该问题，Jung 等将 4-4-20 上全部六个 CDR 区移植到了一株名为 4D5 的人源化抗体上（hVκ1/hV_H3）。之前的研究表明，4D5 在稳定性和折叠等方面都具有较好的表现，并曾经作为另一株抗体（McPC603）改造时所参照的模板。

Jung 等首先从 PDB 数据库中搜索到了 4-4-20（PDB 号：4fab）和 4D5（PDB 号：1fvc）的晶体结构，然后利用 INSIGHT Ⅱ软件（注：该软件现在已经升级为 Discovery Studio）中相关模块进行序列比对、构象叠合及其他可视化的分析。根据结构分析，确定了需要进行移植的区域。除去 CDR 去以外，作者还仔细检查了 VL/VH 界面、outer loop 以及所谓的 Vernier 区的氨基酸种类之异同。发现 4-4-20 中的 LV 46，LG66，HR71 和 HV78 对于维持其亲和力可能比较重要，因此需要在移植时加以保留。在最终移植后的序列中（命名为 4D5Flu），仅 CDR 区序列和上述若干位点残基来自于 4-4-20，而剩下所有的序列均源自 4D5。

合成好 4D5Flu 序列后，Jung 等人将该序列以 VH-$(G_4S)_6$-VL 的形式克隆入表达载体进行表达。表达分别在 24 和 37 度条件下进行，OD550 达到 0.5 时，加入 IPTG（终浓度均为 1mmol/L）刺激表达，1 小时后收菌并提取周质空间中的蛋白。在 37°条件下，4-4-20 均以不可溶的形式表达，而 4D5Flu 则生成了很多的可溶性蛋白。在 24°时，4-4-20 生成了少量的可溶性蛋白，而 4D5Flu 的情况与 37°时相仿。随后，Jung 等人对 4D5Flu 的亲和力和稳定性进行了检测。发现 4D5Flu 的亲和力较之其亲本抗体 4-4-20 甚至有所增强，而稳定性也获得了大幅增强。

（刘　明　胡卓伟）

参 考 文 献

1. Chothia, C, A. M. Lesk. Canonical structures for the hypervariable regions of immunoglobulins. J Mol Biol, 1987, 196

(4): 901-917.

2. Al-Lazikani. B, A. M. Lesk, C. Chothia. Standard conformations for the canonical structures of immunoglobulins. J Mol Biol, 1997, 273 (4): 927-948.
3. Shirai. H, A. Kidera, H. Nakamura. H3-rules: identification of CDR-H3 structures in antibodies. FEBS Lett, 1999, 455 (1-2): 188-197.
4. Sali. A, T. L. Blundell. Comparative protein modelling by satisfaction of spatial restraints. J Mol Biol, 1993, 234 (3): 779-815.
5. Guex. N, M. C. Peitsch. SWISS-MODEL and the Swiss-PdbViewer: an environment for comparative protein modeling. Electrophoresis, 1997, 18 (15): 2714-2723.
6. Whitelegg. N. R, A. R. Rees. WAM: an improved algorithm for modelling antibodies on the WEB. Protein Eng, 2000, 13 (12): 819-824.
7. Roy. A, A. Kucukural, Y. Zhang. I-TASSER: a unified platform for automated protein structure and function prediction. Nat Protoc, 2010, 5 (4): 725-738.
8. Sivasubramanian, A. A. Sircar, S. Chaudhury, et al. Toward high-resolution homology modeling of antibody Fv regions and application to antibody-antigen docking. Proteins, 2009, 74 (2): 497-514.
9. Koshland. D. E. Application of a Theory of Enzyme Specificity to Protein Synthesis. Proc Natl Acad Sci U S A, 1958, 44 (2): 98-104.
10. Moult. J, M. N. James. An algorithm for determining the conformation of polypeptide segments in proteins by systematic search. Proteins, 1986, 1 (2): 146-163.
11. Huang, P. -S. J. J. Love, S. L. Mayo. Adaptation of a fast Fourier transform-based docking algorithm for protein design. Journal of Computational Chemistry, 2005, 26 (12): 1222-1232.
12. Chen, R. L. Li, Z. Weng. ZDOCK: an initial-stage protein-docking algorithm. Proteins, 2003, 52 (1): 80-87.
13. Gray, J. J. S. Moughon, C. Wang, et al. Protein-protein docking with simultaneous optimization of rigid-body displacement and side-chain conformations. J Mol Biol, 2003, 331 (1): 281-299.
14. Simons, K. T. C. Kooperberg, E. Huang, et al. Assembly of protein tertiary structures from fragments with similar local sequences using simulated annealing and Bayesian scoring functions. J Mol Biol, 1997, 268 (1): 209-225.
15. Sircar. A, J. J. Gray. SnugDock: paratope structural optimization during antibody-antigen docking compensates for errors in antibody homology models. PLoS Comput Biol, 2010, 6 (1): e1000644.
16. Zwanzig, R. High-Temperature Equation of State by a Perturbation Method. I. Nonpolar Gases. The Journal of Chemical Physics, 1954, 22 (8): 1420-1426.
17. Kumar, J. T. K. Dey, S. K. Sinha. Semiclassical statistical mechanics of hard-body fluid mixtures. J Chem Phys, 2005, 122 (22): 224-504.
18. Honig, B, and A. Nicholls. Classical electrostatics in biology and chemistry. Science, 1995, 268 (5214): 1144-1149.
19. Kaufmann, K. W. G. H. Lemmon, S. L. Deluca, et al. Practically useful: what the Rosetta protein modeling suite can do for you. Biochemistry, 2010, 49 (14): 2987-2998.
20. Pokala. N, T. M. Handel. Energy functions for protein design: adjustment with protein-protein complex affinities, models for the unfolded state, and negative design of solubility and specificity. J Mol Biol, 2005, 347 (1): 203-227.
21. Schymkowitz, J. W. H. F. Rousseau, I. C. Martins, et al. Prediction of water and metal binding sites and their affinities by using the Fold-X force field. Proceedings of the National Academy of Sciences of the United States of America, 2005, 102 (29): 10147-10152.
22. Capriotti, E. P. Fariselli, R. Casadio. I-Mutant2.0: predicting stability changes upon mutation from the protein sequence or structure. Nucleic Acids Res, 2005, 33 (Web Server issue): W306-310.
23. Demarest, S. J. G. Chen, B. E. Kimmel, et al. Engineering stability into Escherichia coli secreted Fabs leads to increased functional expression. Protein Engineering Design and Selection, 2006, 19 (7): 325-336.

24. Ewert, S. A. Honegger, A. Pluckthun. Stability improvement of antibodies for extracellular and intracellular applications: CDR grafting to stable frameworks and structure-based framework engineering. Methods, 2004, 34 (2): 184-199.

25. Su, J. G. X. J. Xu, C. H. Li, et al. An analysis of the influence of protein intrinsic dynamical properties on its thermal unfolding behavior. J Biomol Struct Dyn, 2011, 29 (1): 105-121.

26. Chou. P. Y, G. D. Fasman. Prediction of protein conformation. Biochemistry, 1974, 13 (2): 222-245.

27. Watanabe, K. T. Masuda, H. Ohashi, et al. Multiple proline substitutions cumulatively thermostabilize Bacillus cereus ATCC7064 oligo-1, 6-glucosidase. Irrefragable proof supporting the proline rule. Eur J Biochem, 1994, 226 (2): 277-283.

28. Steipe, B. B. Schiller, A. Pluckthun, et al. Sequence statistics reliably predict stabilizing mutations in a protein domain. Journal of molecular biology, 1994, 240 (3): 188-192.

29. Tabrizi, M. A. C. M. Tseng, L. K. Roskos. Elimination mechanisms of therapeutic monoclonal antibodies. Drug Discov Today, 2006, 11 (1-2): 81-88.

30. Dall'Acqua, W. F. R. M. Woods, E. S. Ward, et al. Increasing the affinity of a human IgG1 for the neonatal Fc receptor: biological consequences. J Immunol, 2002, 169 (9): 5171-5180.

31. Onda, M. S. Nagata, Y. Tsutsumi, et al. Lowering the isoelectric point of the Fv portion of recombinant immunotoxins leads to decreased nonspecific animal toxicity without affecting antitumor activity. Cancer research, 2001, 61 (13): 5070-5077.

32. Igawa, T. H. Tsunoda, T. Tachibana, et al. Reduced elimination of IgG antibodies by engineering the variable region. Protein engineering, design & selection: PEDS, 2010, 23 (5): 385-392.

33. Igawa, T. S. Ishii, T. Tachibana, et al. Antibody recycling by engineered pH-dependent antigen binding improves the duration of antigen neutralization. Nature biotechnology, 2010, 28 (11): 1203-1207.

34. Pendley, C, A. Schantz, C. Wagner. Immunogenicity of therapeutic monoclonal antibodies. Current opinion in molecular therapeutics, 2003, 5 (2): 172-179.

35. Jones, P. T. P. H. Dear, J. Foote, et al. Replacing the complementarity-determining regions in a human antibody with those from a mouse. Nature, 1986, 321 (6069): 522-525.

36. Tamura, M. D. E. Milenic, M. Iwahashi, et al. Structural correlates of an anticarcinoma antibody: identification of specificity-determining residues (SDRs) and development of a minimally immunogenic antibody variant by retention of SDRs only. J Immunol, 2000, 164 (3): 1432-1441.

37. Tan, P. D. A. Mitchell, T. N. Buss, et al. "Superhumanized" antibodies: reduction of immunogenic potential by complementarity-determining region grafting with human germline sequences: application to an anti-CD28. J Immunol, 2002, 169 (2): 1119-1125.

38. Khee Hwang, W. Y. J. C. Almagro, T. N. Buss, et al. Use of human germline genes in a CDR homology-based approach to antibody humanization. Methods, 2005, 36 (1): 35-42.

39. Barderas, R. J. Desmet, P. Timmerman, et al. Affinity maturation of antibodies assisted by in silico modeling. Proceedings of the National Academy of Sciences of the United States of America, 2008, 105 (26): 9029-9034.

40. McConnell, A. D. V. Spasojevich, J. L. Macomber, et al. An integrated approach to extreme thermostabilization and affinity maturation of an antibody. Protein engineering, design & selection: PEDS, 2013, 26 (2): 151-164.

41. Jung. S, A. Pldckthun. Improving in vivo folding and stability of a single-chain Fv antibody fragment by loop grafting. Protein Engineering, 1997, 10 (8): 959-966.

索 引

Z